Palpation Techniques

Surface Anatomy for Physical Therapists

Second Edition

Bernhard Reichert, MSc PT, MT
Massage Therapist, Physical Therapist,
Manual Therapist
VPT Academy
Fellbach, Germany

触诊技术 体表解剖

第2版

编　著　[德]伯恩哈德·赖歇特

主　译　王红星　刘守国

副主译　伊文超　王于领　朱玉莲

天津出版传媒集团

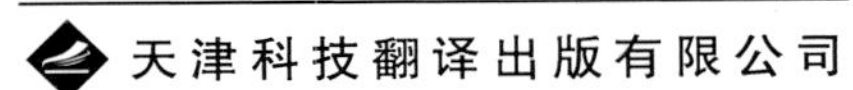
天津科技翻译出版有限公司

著作权合同登记号:图字:02-2016-08

图书在版编目(CIP)数据

触诊技术:体表解剖/(德)伯恩哈德·赖歇特(Bernhard Reichert)编著;王红星,刘守国主译.—天津:天津科技翻译出版有限公司,2019.1

书名原文:Palpation Techniques:Surface Anatomy for Physical Therapists

ISBN 978-7-5433-3865-4

Ⅰ.①触… Ⅱ.①伯… ②王… ③刘… Ⅲ.①触诊 Ⅳ.①R443

中国版本图书馆 CIP 数据核字(2018)第 159765 号

Original title:

Palpation Techniques by Bernhard Reichert, 2/e

With the collaboration of Wolfgang Stelzenmueller and Omer Matthijs

Illustrator:Martin Hoffman, Thalfingen, Germany

Photos: Oskar Vogl; Benjamin Stollenberg; authors

授权单位:Georg Thieme Verlag KG

出　　版:天津科技翻译出版有限公司

出 版 人:刘 庆

地　　址:天津市南开区白堤路 244 号

邮政编码:300192

电　　话:(022)87894896

传　　真:(022)87895650

网　　址:www.tsttpc.com

印　　刷:山东临沂新华印刷物流集团有限责任公司

发　　行:全国新华书店

版本记录:889×1194　16 开本　23 印张　500 千字

2019 年 1 月第 1 版　2019 年 1 月第 1 次印刷

定价:198.00 元

(如发现印装问题,可与出版社调换)

译者名单

主　译　王红星　南京医科大学附属江苏盛泽医院(江苏省人民医院盛泽分院)

刘守国　南京医科大学第一附属医院(江苏省人民医院)

副主译　伊文超　南京医科大学第一附属医院(江苏省人民医院)

王于领　中山大学附属第六医院

朱玉莲　复旦大学附属华山医院

秘　书　邱怀德　南京医科大学康复医学院

译　者　(按姓氏汉语拼音排序)

冯蓓蓓　中山大学附属第六医院

胡筱蓉　南京医科大学第一附属医院(江苏省人民医院)

蒋学永　南京医科大学第一附属医院(江苏省人民医院)

刘　强　复旦大学附属华山医院

刘守国　南京医科大学第一附属医院(江苏省人民医院)

鲁　俊　南京医科大学第一附属医院(江苏省人民医院)

邱怀德　南京医科大学康复医学院

王　欣　中山大学附属第六医院

王红星　南京医科大学附属江苏盛泽医院(江苏省人民医院盛泽分院)

王于领　中山大学附属第六医院

吴亚文　山西医科大学第一附属医院

夏　楠　华中科技大学附属同济医院

伊文超　南京医科大学第一附属医院(江苏省人民医院)

于大海　淄博市第一人民医院

张大威　浙江省人民医院

张文通　南京医科大学附属江苏盛泽医院(江苏省人民医院盛泽分院)

朱小霞　中山大学附属第六医院

朱玉莲　复旦大学附属华山医院

中文版序言

随着康复医学的快速发展，物理治疗师队伍不断壮大，物理治疗的亚专科方向分化成为发展趋势。继神经系统疾病物理治疗后，骨骼肌肉疾病物理治疗受到广大物理治疗师的热爱和重视。作为一名骨科专业方向的物理治疗师，手法治疗是主要的治疗手段。而手法治疗的基础是扎实的解剖学基础和熟练的体格检查技能，其中熟悉表面解剖及定位触诊，是实施精准物理治疗的前提。

纵观当前的教学体系，无论是大学的医学专业教育，还是临床实践中的继续教学，既无表面解剖及触诊技术的课程，又缺少相关的专业参考书。现有的相关解剖学著作多侧重于解剖的形态结构和毗邻关系，并未系统讲述表面解剖结构的识别和触诊。

王红星和刘守国两位教授主译的由德国伯恩哈德·赖歇特教授编写的《触诊技术：体表解剖》，填补了国内表面解剖触诊技术参考书的空白。通读全书，为该书作者触诊技术之精通和经验之丰富所折服。该书提供的大量活体实例图片和表面解剖图解，简洁明了，形象地、进阶式地阐述了触诊技术的操作和应用，无疑是物理治疗师，特别是从事手法治疗物理治疗师宝贵的参考工具。此外，该书也适用于骨科医师、康复医师、疼痛科医师以及运动医学专业人员和队医，有助于提高体格检查和评估能力。

该书的主译及翻译团队成员外语基本功扎实，多人有国外留学经历，并从事骨骼肌肉疾病的临床评估和物理治疗工作多年，具有全面的解剖学基础和丰富的临床经验，能够保证本书的翻译质量。

南京医科大学康复医学院

中文版前言

《触诊技术：体表解剖》(*Palpation Techniques*:*Surface Anatomy for Physical Therapists*)第2版由德国伯恩哈德·赖歇特教授编写。这是一部图文并茂、别具风格的专著。作者结合自己多年物理治疗、手法治疗的丰富临床经验，对骨骼、肌肉、关节、韧带、神经的表面解剖进行了详细的介绍，并将各结构的触诊技术和步骤很清晰地呈现给读者，加以大量的人体实例体表解剖和模拟图片，从而使读者可以更加形象地理解和掌握各结构的触诊方法。更难能可贵的是，作者还将自身多年手法治疗的经验体会融合到该著作的每一章节。

选择翻译此书，是因为该专著填补了国内医学教育课程体系中无表面解剖及触诊技术相关课程的空白，使物理治疗师在康复评估及实施手法治疗时能做到精准定位，有的放矢。对于临床医师和康复医师在骨骼肌肉疾病的体格检查和诊断中，该书的表面解剖触诊技术知识可以使检查思路更为清晰，体格检查操作更为精准。尤其是在该书的触诊技巧中，重点提及的不同解剖结构触诊的体位以及体位调整的影响，对于规范临床体格检查和康复评估操作方法将起到重要的指导作用。

此书的翻译出版得到南京医科大学康复医学院及南京医科大学附属江苏盛泽医院、天津科技翻译出版有限公司的大力支持，特此感谢！鉴于译者水平有限，翻译中难免有不准确甚至错误之处，敬请同仁和读者指正。

南京医科大学附属江苏盛泽医院，南京医科大学康复医学院

刘守国

南京医科大学第一附属医院

第2版(英文版)前言

《触诊技术:体表解剖》这本书已受到广泛关注,其详细图解与进阶式描述的结合尤其引人注目,对此我深表感激。大量触诊的专业信息以及主题的选择在物理治疗技术、高等技术训练和大学课程中显然受到了好评。

第2版最显著的变化是提供了解剖学、生物力学、病理学相关知识信息。在以循证医学为基础的物理治疗学习中,这一点尤为重要。与此同时,在对相关科学文献和病理解剖进行研究和回顾时,我有幸邀请到Omer CG Matthijs博士(美国得克萨斯理工大学健康科学中心物理治疗学博士)参与编辑工作。作为矫形医学国际学会的研究负责人,他成功地将病理解剖学知识、源于文献的证据以及自身作为物理治疗师多年的经验融入手法治疗和矫形医学的高质量课程理念中。他的协助对本书意义重大,在此衷心致谢。

在润色和补充文本的过程中,我们删除了个别不准确的内容,也对病理解剖学和科学信息进行了更新。同时,新的插图也使该版焕然一新。

针对本书内容和编排,学生、课程成员以及同事做了相应评论,在此表示衷心感谢。我们将致力于将这些建议贯彻落实到下一版修订中。

最后,这本关于表面解剖的书旨在鼓励广大读者应用具体的触诊技术,并且在实践中有所得有所乐。

伯恩哈德·赖歇特,MSc PT, MT

第1版（英文版）序言

我们在临床实践中一直渴望拥有一本专门用于精确执行活体解剖学检查的教科书，如今这本优秀的著作应运而生。卫生保健人员对于相关临床检查和使用手法治疗干预的需求日趋紧迫，而有效的检查和治疗依赖于从业者对人体精确表面解剖技术的全面了解和执行。由于手术暴露并非随时可行，临床工作者往往需要依靠非手术方法来识别相关的解剖结构。因此，表面解剖学技术是定位解剖结构和体表标志不可或缺的重要因素。本书可以作为临床工作者精确定位相关结构的路线图，指导触觉定位的具体方法将包括结构和功能解剖学的基本知识。

编者采用了分层与分区域识别结构的组织方法，这个组织过程可以指导临床医师可视化特定结构的相对深度和与周围结构的关系。此外，本书围绕人体所有主要肌肉骨骼区域全面、有序、系统地展开。这将有助于临床医师为整个人体提供肌肉骨骼表面解剖学方法，从而可以识别不同区域结构之间的模式、相似性和差异。最后，临床医师或治疗师应该思考如何将这些信息直接应用于临床检查，从而弥补知识和实践之间的差距。伴随着全面、系统的临床检查，精确的结构定位可以帮助证实可疑的结构是否是患者功能障碍的原因。

表面解剖学本质上就是手法导向的。因此，本书在精确定位的基础上可延伸为手法治疗的参考。此外，由于患者对手法治疗的反应可能受到临床医师对技术执行信心的影响，因此临床医师对解剖构造的全面了解和准确的触觉定位可以增强患者对治疗的反应。

从本书中获得的知识和技能可以为增加临床信心奠定基础，因为它可以减少临床医师或治疗师在探寻特定结构时的不确定性。编者提供了实用的指导，使用者须借助活体表面解剖体验来强化临床执行手法。因此，临床工作者不仅要了解使用哪些技术，还要掌握如何最好地实施这些技术。本书可以作为临床工作者的必备图书，搭建基础科学、临床知识和实践技能之间的桥梁。因为有这些特点，本书可帮助医师成为手法治疗专家。

Phillip S. Sizer Jr.，PT，PhD，OCS，FAAOMPT

物理治疗 ScD 项目教授和项目主任

康复医学研究中心，临床肌肉骨骼科学研究所主任

美国得克萨斯州拉伯克市得克萨斯理工大学健康科学中心，联合健康科学学院

第1版(德文版)序言

近几十年来,学术界对肌肉骨骼系统的解剖学和生物力学的理解日新月异。新的科学知识的巨大发展也代表了医学的大趋势。也许这也是今天的医学生涉猎广泛但疏于精通的主要原因。在当今医学资讯"爆炸式"增长的背景下,医学院校的学习时间显得不足以在基础医学培训中正确而全面地吸收这些信息。令人惋惜的是,这导致了世界各地的医学院校对于复杂的肌肉骨骼系统的研究鲜有关注。过去,医学生们需要用三年的时间研究肌肉骨骼系统的解剖学。然而,现在相同的内容在一些学院竟然被压缩至三个星期! 可以毫不夸张地说,解剖学的研究在医学研究中的比重越来越小。

为了有效地检查和治疗患者的肌肉骨骼问题,我们必须能够回答至少两个基本问题:疼痛来自哪里(即身体的哪个部位发病或受伤?)以及什么触发了疼痛?我们必须具备局部解剖学的详细知识来回答诊断时的第一个问题。但是,仅仅掌握这方面知识是不够的。与此同时,我们应该将这些知识应用于临床,这对患者有所助益。这需要深入了解活体解剖学。当应用我们的结构解剖学知识时,我们对于患者是拥有感受的生命体是否足够重视?我们是否能够将感受到的触觉与我们的解剖学知识相结合,以便能够回答患者的具体问题,并清楚描述他们的疼痛情况?

临床工作者识别并理解患者关于疼痛的描述是非常重要的,这样患者就可以感觉到自己的不适被清晰辨识出来。尽管有时难以实现,但活体解剖学的知识可以帮助我们做出正确的决定,甚至对于全身痛觉敏感的患者。

也许医学的第一个原则应该是"把患者看作一个个体":临床医师必须对患者的生理症状和主诉做出个体化的解释。当我们想要在结构之间进行区分时,活体解剖学的专业知识起着核心作用,可以确定疼痛在哪个层面上最强。只有这样,我们才能解决第二个问题:患者疼痛的原因是什么?

举一个例子:在腰骶部疼痛的情况下,重要的是要找出疼痛的源头是什么,是臀大肌(臀部大肌肉)、多裂肌(背部的肌肉)、臀中肌(臀部中间肌肉),还是骶髂关节的韧带。当触摸髂后上棘的区域时,这些结构彼此靠近,不易区分。只有在对结构进行细致的区分后,才能确定疼痛最强的结构,进而开始寻找这种特定疼痛的根源。

本书是关于肌肉骨骼系统活体解剖学的第一本详细书籍,作为编者之一我有幸见证了这个知识领域已经进入高速前进的轨道。本书不仅在正确的方向上迈出了一大步,最重要的是,它还提供了非常详细的可供选择的方案,以扩展我们对"活体解剖"的了解,最终使我们的患者受益。

我诚挚地希望这本书成为一个重要的工具,以回答来自哪里和为什么的问题,并有助于医生更好地照顾患者。我希望本书不仅能帮助物理治疗、骨关节病及手法治疗领域的学生、医师及治疗师,也适用于一般医学生和医师。本书特别适合于加深对人体解剖学的理解。体外解剖学知识(生物体外的解剖结构)与活体触诊紧密联系,只有将二者有效结合才能有助于临床应用。这需要大量的练习、手感的培养以及"倾听式的触诊"。对活体触诊技能的提高无疑将促进诊断和临床实践的提高,从而更好地治疗患者。

Andry Vleeming
世界腰背和骨盆疼痛大会物理治疗分会主席
荷兰鹿特丹脊柱与关节中心创始人

第1版(英文版)致谢

除了在长期的解剖和手法治疗工作中获得的不少建议和知识,我还从先前其他专著里(Hoppenfeld、Winkel 和 Vleeming)获得了相当丰富的知识和技能。

本书是集体智慧的结晶,在此我要对很多人表示感谢。首先,我想要感谢 Thieme 的团队,他们负责出版了这本书的原版(德国版)。这家出版商的专业性也体现在编辑和插画的质量上。Martin Hoffmann 的图片精湛之处在于其定位精准和三维立体呈现,他能够通过最佳的方式,在突出详尽的解剖关系的同时,刻画出精准的解剖学细节。

负责本书英文版本的 Thieme 团队也同样专业。本书的英文版得以面世要感谢 Angelika-M.Findgott 的提议,感谢 Anne Lamparter 在本书出版过程中的团队协调。此外,还要感谢他对我本人无数次的支持和帮助。

感谢摄影师 Benjamin Stollenberg 和 Oskar Vogl, 他们以其工作热情和专业技能润色了本书配图,使之赏心悦目且精准到位。

此外, 我还要诚挚地感谢 Mr.Wolfgang Stelzenmueller 在颅骨和下颌触诊相关章节所提供的帮助。他完备的专业知识和详尽的解释完美地润色了本书。

感谢 Sabine Reichel 在颅骨解剖知识方面提供了很多建议, 感谢 Christiane Pauling 在呼吸治疗技术方面提供的正确操作步骤。感谢包括 Dr. Omer Matthijs、Didi van Paridon-Edauw 和 Sabine Reichel 在内的 VPT 手法治疗组的所有同事, 感谢他们对我持续的专业发展的帮助。文本中来自 IAOM 协会(国际整形医学学会)的个人注解,展现了 IAOM 学会成员从多年来的文献研究和临床经验中获取的知识。

另一位伟大的榜样是 Andry Vleeming 前辈。过去多年时间,我曾获准参加 Vleeming 教授的讲座和课程。Andry Vleeming 教授以及他在荷兰鹿特丹港脊柱与关节中心的研究团队激发了我对于局部解剖、功能、病理以及触诊解剖的热情。

除此之外,无限感谢我的模特 Andreas Hofacker,感谢我们的合作和友谊。他总是知道如何用他的肢体拍出最完美的照片,书中精美的配图要归功于他的天才能力和过人的专业知识。

最后,我要向家人们表示衷心的感谢。在我投入著书的这接近三年的时间里,我曾不止一次挑战他们的耐心。我的妻子 Ulrike,我的孩子 Yvonne 和 Svenja,一直用他们的耐心和爱陪伴着这本书的完成。同时,我的妻子也是本书最重要的评论者。她说过:“你必须高效且精准地完成这本书。”我希望已经达到了要求。

伯恩哈德·赖歇特,MSc PT, MT

目 录

第 1 章

基本原则

“你必须放松才能有良好的触感。”

(A. Vleeming,Berlin,2003)

为什么医师需要表面解剖?

为了评估和治疗的目的,从按摩师、物理治疗师和康复医师专业训练之初,就需要对活体解剖特征进行定位。

在医疗和健康护理培训课程中,具体体表位置、外观和肌肉骨骼结构功能的信息,主要是通过口头传授配以二维插图说明。

由于大量信息的涌入,学习解剖的学生很快发现学习材料的枯燥和抽象。说教式的培训项目通过运动混合模式或复杂的运动序列展示了具体结构功能的重要性。虽然使用了大量的插图,但也只传达了一个近似三维的假象,从而迅速耗尽学生可利用的时间和材料。

此外,在病理科接受基础专业培训或继续教育时,学生往往无法在标本上识别解剖特征。理论知识很难成功地应用到活体实践中。为此,表面解剖学(活体解剖学)成为专业培训的一部分,成为评估和治疗患者过程中不可或缺的环节,可帮助解决自学过程中遇到的困难,也成为继续教育课程的内容。

所以,在治疗中重要的解剖特征很有可能难以定位,并且局部治疗中的错误率变得很高。这是医生或者治疗师承担不起的。

本书里讲的表面解剖是什么?

本书涉及肌肉骨骼系统中临床相关内容和可触及的血管、外周神经的临床相关结构。通过精确触诊将表面解剖知识系统地应用到活体上。治疗师应该通过系统逻辑迅速定位相关结构。整套技术内容不仅包括了实际的触诊,还为治疗师在寻找某个特定结构以及可能遇到困难时提供了提示。

本书不是新发明的触诊技术,而是在阐述触诊技术的过程。大量的插图演示可以使治疗师监督他们执行触诊的过程。这些描述能够让即使是视力受损的临床医师在听到本书后也可以准确地定位每一个结构。

一些作者还研究过表面解剖学(例如,Winkel,2004),他们的著作中涵盖了以下内容:

- 表面形态学(把身体分为不同区域)。
- 人体测量方法(如测量长度和周长)。
- 对身体的整体和局部的观察。

这些内容被排除在了本书之外,读者应该理解,“表面解剖学”仅仅是用于触诊的一个体系。

在哪里可以用到表面解剖?

肌肉骨骼系统结构的精确触诊可用于三个重要领域:

1.脊柱关节或节段评估的组成部分。

2.特殊评估和治疗技术实施之前的定位(例如,关节运动的测试、血管触诊)。

3.肌腱、滑囊等局部治疗的基础(例如,电疗或手动横向摩擦)。

作为评估脊柱关节或节段的组成部分

评估关节或脊柱的既定程序包括下列常规组成部分:

1.整体观察。

2.主观评价——主观症状。

3.局部观察。

4.评估功能前触诊温热感及水肿。

5.功能评估——客观症状(主动和被动运动、抗阻运动)。

6.功能评价后触诊(温度的升高,肿胀,详细的触诊)。

7.如果需要的话,额外的测试如肌肉功能评估、关节活动测试、肢体围度测量、稳定性测试、另外的一些症状激发试验、鉴别试验等。

评估的目的之一是通过特定的测试刺激患者现在的症状,以识别其受损结构。现今测试的准确性和结果的解释得到了许多改善,但是我们仍很难从一组协同收缩的肌群中区分出受损、疼痛的肌腱。

通常,某一结构中可能引起疼痛的原因就在几厘米范围内。例如,一块肌肉里,疼痛的部位可能是肌肉的附着处、肌腱或肌肉和肌腱之间的连接处。针对这些情况只有精确的触诊刺激才会有所帮助。

应用于特殊评估和治疗技术前的定位

某些评估和治疗技术要求治疗师先在局部结构上定位。例如,在距舟关节运动中,以触诊来协助测试。准确地触诊关节间隙,以测试关节表面的滑动方向。关节运动的手法治疗只有在已触诊精确定位时才是可靠的。

作为肌腱、滑囊等局部治疗的基础

肌肉骨骼软组织疾病通常发生于非常局限的区域。只有大的创伤或炎症才会扩散到更大的区域。对软组织疾病的物理治疗干预包括局部热疗、电疗和机械干预。这些治疗方法只有被准确地运用到受损结构时才是有效的。

准确定位必须通过有经验的、可靠的触诊技术来保证。

临床相关性

表面解剖学是局部评估和治疗的重要支柱。本书内容将从以下几个方面阐述：

- 每个章节的介绍涵盖了特定关节区域的病理状况。
- 书中讲述的用来寻找组织结构的触诊技术同时也可用于治疗技术。
- 讨论关节区域的每一章节都包括了具体细节和手法治疗的插图。主要包括 Cyriax 横向滑动或关节活动的徒手治疗试验。

触诊的特点

表面解剖的一个重点是将结构划分到特定的节段，即结构的精确水平和位置的识别。触诊开始于正常的结构形态知识，然后将这些知识应用到活体上。

用于培训和教学的解剖图像往往是理想的标准化的图纸。这些图纸违背了解剖学的一个基本原则：变异（Aland 和 Kippers，2005）。解剖规范的概念不能标准化。相反，它必须包括个体间（两人之间）和个体内（左–右）在位置和形状上的变化。以前的解剖学书籍包括了某些体表和形态特性的可能变化，这是一些现代解剖学书籍所缺乏的。例如，由 Lanz 和 Wachsmuth 编写的 *Praktische Anatomie*（2004a），描述了那些有不同形状的或缺少某些结构的人口比例。例如，有 5%~20%的人没有第五腰椎（取决于引用哪种解剖研究）。Töndury（1968）描述了所有脊柱节段边界的丰富变化："只有大约 40%的人（脊柱的）边界在正常位置。"

当我们遇到变异的情况，或在体表定位时发现培训中学到的知识失效时，我们应该怎么做？首先，保持一个开放的心态，触诊时感知到解剖异常很重要。触诊的经验及在每个个体身上得到解剖真相的信念更为重要。某些在位置和形状上保持不变的结构，因其变异不大而易被识别，例如，髂嵴、肩胛骨、胸骨、第一到第十肋骨。

相比而言，其他个体差异很大的结构：例如，棘突，第十一、第十二肋骨和枕外隆凸。经验是认识到这些变化的必要因素。

> 利用结构性细节去定位时，你越不自信，那么触诊技巧、结构引导或绘图越能帮助你触诊到正确的结构。

不管何种情况，即便你不能自信地立刻触诊到靶结构，你都不应该放弃。

什么时候应用表面解剖？

结构的精确触诊可用于物理治疗的评估和治疗，例如，脊柱节段：

- 物理治疗评估：
  - 确定要被治疗的区域。
  - 确定预期位置。
  - 检查皮肤和肌肉的质地。
  - 局部节段性结构的激惹（例如，关节突关节）。
  - 区域或局部节段性运动的评估。
  - 检查颞下颌关节。
- 区域或局部治疗的基本原则：
  - 区域治疗：瑞典式按摩、功能性按摩、结缔组织按摩、电疗、水疗、热疗、浴疗、手法治疗技术。
  - 局部治疗：节段性震动技术缓解疼痛，局部节段性松动手法松动治疗以保持或提高活动性，Cyriax 法的交叉摩擦，结肠按摩。

预修科目

解剖/体表背景

"你无法感知你不知道的事物。"

这句简单的话说明了扎实的形态解剖学知识对于局部触诊的重要性。如果你无法想象横突的形状、位置以及空间与周围环境的关系，就无法定位这一结构。

回忆临床相关结构的确切解剖一直是一项艰巨的任务，需要大量的时间和能动性来处理大量的信息。因为这个原因，在每个部分的开始都有两个简短的理论部分：

• 每个局部区域的意义和功能重要性。作为这个部分的导论性内容，涉及个体部分之间复杂关系的相关知识。

• 所需的基本解剖和生物力学知识。在寻找特定结构之前，回忆形态关系是非常重要的。所以触诊所需的重要解剖细节也在本书中提到并加以强调。

精确触诊的过程(图 1.1)

确定目标

具体结构精细触诊的目的是为了获得评估和治疗的明确方向。

准备

准备工作包括同事/患者和治疗师选取特定的初始体位(SP)。如果治疗师在应用表面解剖方面没有经验，建议严格遵守本书中所描述的初始体位。一旦治疗师获得了更多的定位具体结构的经验，可进一步实践其他更困难的初始体位。

定位解剖特征

治疗师应该从自己最熟悉的区域开始。触诊过程的描述一般是从已知的和容易触碰的骨性结构(例如，骶骨、枕骨)和肌肉(竖脊肌、半棘肌)开始。

> 精确的触诊往往需要准确的技术，每一个结构都有它特别适合的技术。

可靠的结果

可以用特定的方法(拉紧具体肌肉、椎体的被动运动等)来测试有问题的结构。这有助于在皮肤上绘制边界，能够帮助治疗师精确定位被触诊的结构。当学生在一个研究小组中进行触诊，并比较他们的结果时会变得非常有趣。

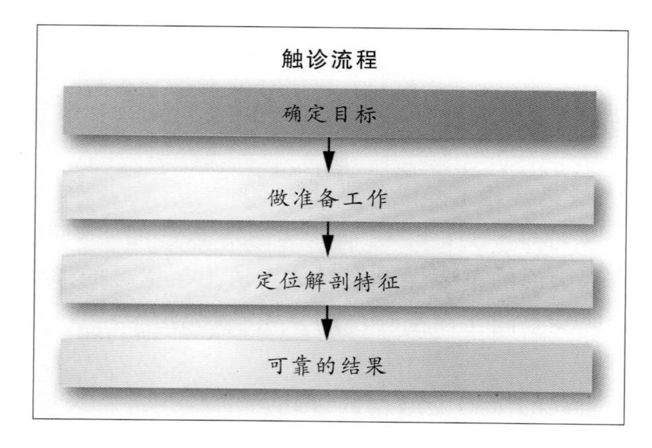

图 1.1 触诊的一般工作流程。

经验

每一位精确触诊的编者都提及了实践经验的必要性。

> 经验是拥有必要信心的决定因素。

经验首先体现在从任何一个初始体位(SP)进行快速和可靠的定位。

临床医师需要获得精确的触诊经验的另一个原因是，大多数解剖图谱和继续教育课程是以图片的形式呈现，只是一个虚拟理想化的概念。因此，这些插图忽略了解剖学的一个基本规律——多样性。即使是解剖规范的概念也不能统一，它必须包括位置和形状的变化。

某些结构在位置和形状上是相当恒定的，因此它们的解剖位置没有太大的变化。但其他结构则有很大程度的变化。治疗师需要用经验来识别这些解剖变异。

图 1.2 用经验公式的形式总结了表面解剖学的预修科目。

触诊技术和阻力

操作的中心环节

触诊过程的三个基本特征：

• 应用适宜的触诊技术。
• 预知组织结构的质地。
• 区分触诊具体结构时的不同阻力。

如上所述，体表和形态的知识和精确触诊的经验是至关重要的。每个结构需要特定的触诊技术，对于具体部位是什么样的触诊感觉要心中有数。在触诊之

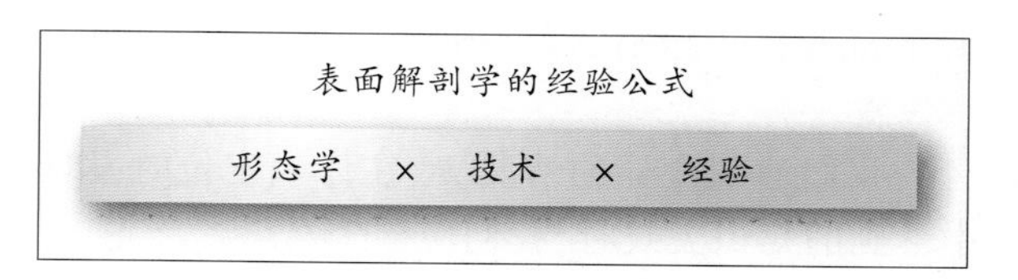

图 1.2 成功触诊的公式。

前,同样重要的是要知道触诊时施加压力或者滑过要寻找的结构时,手指会遇到什么类型的阻力。

例如,一个骨边缘的精确位置,是通过正确的触诊角度而发现的。可预知触诊该结构时会有硬的质感。如果治疗师能辨别出不同组织的不同手感,就可以从周围组织中准确地发现某一组织结构的位置和形状。

> 软、弹性组织要慢速地检查,以感觉到其弹性。硬组织要快速地检查,以感觉其硬度。

当进行角度测试(被动功能测试)和平移测试(关节活动测试)评估活动最大范围的感觉时,也推荐应用这些原则。

触诊时施加的压力

通过施加向下的力,可选择不同的触诊压力。

> 总的来说,施加的压力应该根据需要而定,应尽可能的小。

但总是用最小的压力肯定是错的。施加压力的大小取决于以下因素:

- 可预知的目标结构的质地。例如,如果你在寻找一个骨性凸起或者标志,在施加直接压力后感到坚硬就是正确的。在这种情况下,就倾向于使用更大的强度来触诊,这样坚硬的组织才能被感知。对软组织应用小一些的压力来触诊。如果施加的压力过大,就不可能触摸到其阻力了。
- 表浅组织的硬度和厚度。被强大的肌层或脂肪层覆盖的深部骨性标志,轻触诊难以达到。

本书的任务是阐述相关的靶组织结构、可预知的质地、适宜的技术和合适的触诊压力。

触诊技术

触诊皮肤

举例

躯干后部。

技术

皮肤质量:手掌抚摸皮肤。

皮肤温度:手背抚摸皮肤。

皮肤的质地:位移测试,皮肤提拉测试,皮肤滚动。

预期

皮肤质量:光滑,柔软的皮肤。有时会出现少量的毛发生长。

皮肤温度:体温均匀。

皮肤质地:柔软而富有弹性。当更多张力施加于皮肤的时候,皮肤变得更加紧绷。

评论

上面描述的皮肤质量代表年轻患者的理想情况。不用说,年龄相关的皮肤变化,不应该立刻被归类为病理病变。

皮肤的质地是由皮肤内体液平衡所决定的。弹性测试可用来评估皮肤的质地,包括位移测试、提拉测试(图1.2)和皮肤的滚动。如果这三个测试结果一致,说明皮肤弹性、敏感性以及这些参数变化是相同的。如果不是,应重新进行评估,再次问诊患者。这些测试将不同拉伸应力作用于皮肤上。位移测试可以用来确定敏感或明显发炎的区域;对皮肤进行大力拉伸时,用皮肤滚动法可以较好地检测到质地的微小变化。

> **提示**
>
> 有经验的治疗师只需要在治疗中进行其中的一个测试。测试的选择取决于组织的敏感性。原则上,皮肤滚动法可以给治疗师提供最多的信息。

> 皮肤质地的检查并不能给治疗师提供肌肉张力改变的信息。

触诊骨边缘

举例

肩胛冈边缘(图1.3)、肩峰、腕关节线、关节间隙变异。髂嵴、肋骨体、棘突、乳突、下颌弓。

技术

指腹垂直于骨的边缘。

预期

坚硬的质地和明确的边界。

评论

这种技术使治疗师能够准确定位骨的边界。手指务必垂直于结构的边缘。其他的技术不那么可靠。在寻找小关节的组成骨及关节间隙的划分时,这特别重要。

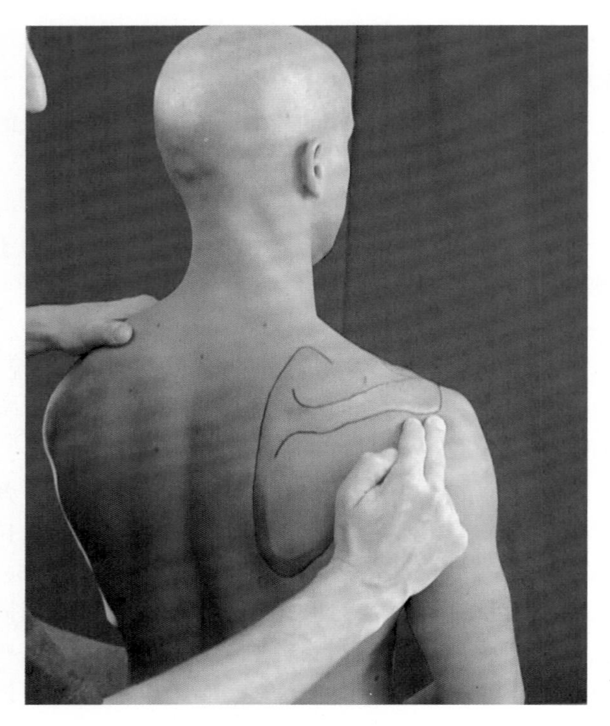

图 1.3 触诊骨的边缘,图中显示的是肩胛冈。

提示

为了感觉到硬的质地和触诊骨性边缘,治疗师应该先触诊柔软组织并逐步移向所要定位的骨边缘。当浅表组织变得紧张时,较难找到骨性轮廓。患者坐在无支撑的位置时,肌肉会紧张起来。俯卧位时腹部垫枕、坐位时患者将双肘支撑于桌面,当这种体位改变,脊柱的曲度发生变化时,背部软组织紧张度增加。关节炎性肿胀、骨骼畸形会改变受累关节中目标结构的质地和轮廓。

触诊骨性突起

举例

股骨内上髁(图 1.4)、Lister 结节、髂前上棘、胫骨结节、Gerdy 结节。

技术

用手指指腹和少量的压力环形触诊。

预期

骨性隆起突出于周围骨。直接施加压力时结构本身感觉变硬。

评论

与周围组织相比,结节是明显突出的,可以清楚地触及。移动手指来触摸整个体表时可以辨别出形状,而太多的压力会增加触诊困难,因为难以清楚地感知形状和质地的差异。

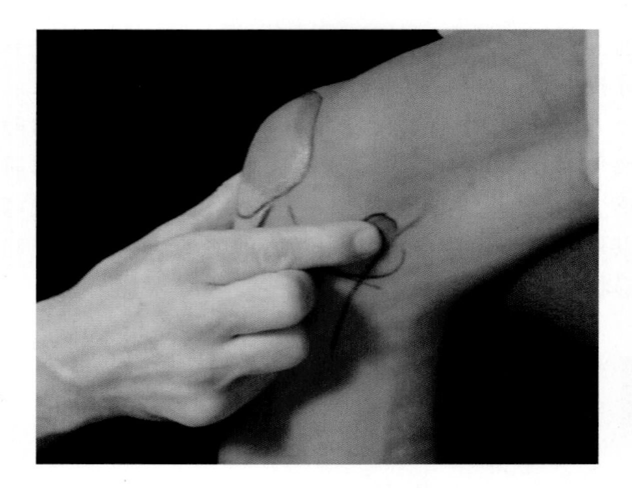

图 1.4 触诊股骨内上髁。

提示

骨性突起的形状可以通过观察来了解其形态。

触诊肌腹

举例

冈下肌、三角肌、臀部肌肉(图 1.5)。

技术

用指腹以小的压力垂直于肌纤维,在该区域缓慢地触诊。

预期

质地软。组织产生轻微的压力。深层结构常可触及。

评论

用一个或多个手指的指腹触诊肌肉。压力要直接瞄准肌肉。组织柔软的、有弹性的质地只能通过缓慢

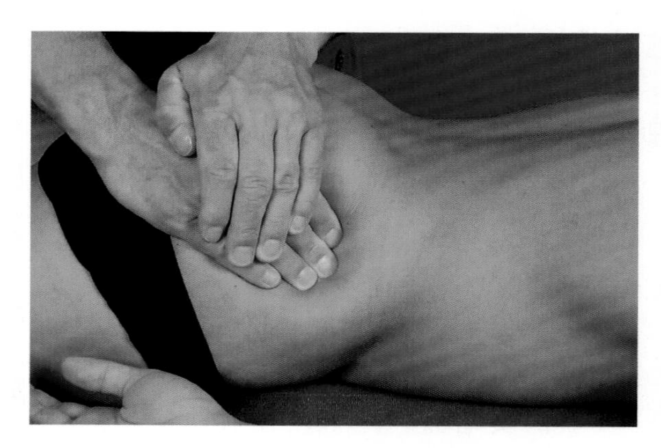

图 1.5 触诊肌腹,图示小块臀部肌肉。

地触诊才能感觉到。

提示

组织的质地直接依赖于包裹肌肉及躯干或四肢节段的筋膜的强度或张力。

筋膜厚度

位于躯干前外侧、颈部、前臂内侧、小腿后侧、大腿内侧的筋膜很软。肌肉容易在触诊压力下变形，质地柔软有弹性。相反，在触诊时筋膜会有特别坚硬的触感，即使主动肌的肌张力是正常的。典型的例子是腰部竖脊肌和腹直肌鞘浅层的胸腰椎筋膜。当触诊到硬性阻力时，治疗师可能很容易地得出肌肉紧张的结论。然而，一旦他们体验过筋膜所具有的手感时，他们会对肌肉组织的质地有正确的认识。

筋膜处的张力

肌肉和皮肤的质地也受到组织长度的影响。在肌肉被动缩短时(肌肉的末端是彼此靠近的)较软，而拉伸时感受到的张力较大。

在关节角度变化时，肌肉会缩短或拉长。屈膝 90° 时很难触诊股四头肌的分布。

体位在一定程度上可以影响躯干的肌肉长度。坐位与俯卧位下触诊躯干伸肌，有明显的不同。即使将上半身支撑在治疗床或其他支持面上，坐位腰椎屈曲和身体前倾也会使肌肉被拉长。治疗师可能会把它解释为肌肉病理性的张力增加。在俯卧位，如果治疗师在腹下放置垫枕或者降低治疗床的头端，背部肌肉张力也会改变。在对患者摆放体位或检查的同时将症状控制在最低限度，则并不能总是避免缩短或伸展肌肉。当治疗师要触诊肌肉质地时，重视这些原则非常重要，这样不至于在解释结果时得出错误的结论。

下面的练习将阐明筋膜张力的差异如何影响身体后方触诊的结果：

- 练习 1：触诊臀部，从骶骨开始横向移动。常常在大转子、髂嵴之间触诊出硬性结构。从髂嵴向大转子至外侧大腿移动，会发现髂胫束。治疗师通过髋关节外展和内收改变髋关节的初始体位，并感受髂胫束的变化(由于肌肉被拉伸或缩短时质地不同)。
- 练习 2：较硬的腰部筋膜限制了施加于腰部伸肌的压力。患者骨盆会向靠近治疗师或远离治疗师的方向移动。这会导致腰椎侧屈。治疗师触诊躯干伸肌并尝试不同位置时的质地变化(由于肌肉被拉伸或缩短时质地不同)。当患者将手臂举过头顶时，腰部肌肉张力会随之增加。

触诊肌肉的边缘

举例

缝匠肌、长收肌(图 1.6)、手的伸肌、头半棘肌、竖脊肌、胸锁乳突肌。

技术

通常在给肌肉施加轻度张力后进行肌肉边缘的触诊。触诊的手指可以使用其所有可能的部位(指尖、指腹、手指的两侧)，应尽可能放置在肌肉的边缘。一旦肌肉的边缘被确定，稳定地沿着肌肉边缘触诊，便可以感知肌肉的走向和长度。

预期

在紧张的时候，肌肉的边缘有质地坚硬、均匀、光滑的轮廓。或大和或小的间距可把肌肉与相邻的肌肉区分开来。

评论

在没有选择肌肉主动活动的情况下，许多相邻的肌肉边界不能被有效地区分。训练较多、脂肪含量低的肌肉以及病理性肌张力增加的肌肉则除外，很容易在肌群中被区分出来。

提示

通过增加肌肉的张力，可以快速识别肌肉和确定其边缘。指导患者如何快速交替绷紧和放松肌肉。交互抑制有时能够让邻近肌肉放松。通常，肌肉的边缘进一步移行为肌腱，最后附着于骨上。

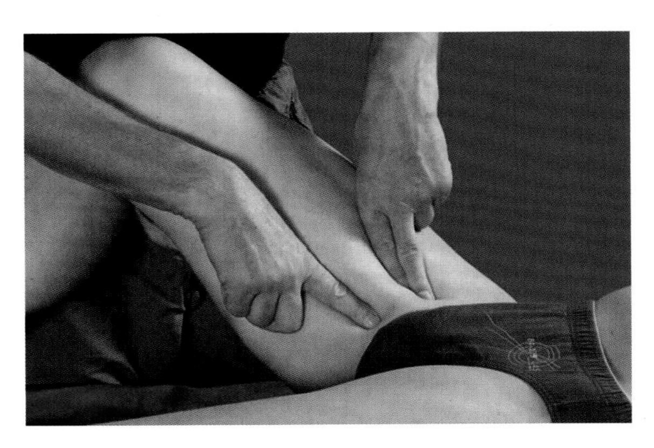

图 1.6　触诊肌肉边缘，图示为长收肌。

触诊肌腱

举例

肌腱包括腕伸肌腱、手腕和手指屈肌腱(图 1.7)、肱二头肌腱、踝跖屈肌腱、趾屈肌腱和腘绳肌腱。躯干肌肉很少通过肌腱附着在骨上,肌性附着更为常见。靠近躯干的四肢的肌肉附着处触诊时更像肌腱,例如,常见的腘绳肌腱头。

技术

技术的选择取决于找到目标组织和触诊目标的困难程度:

- 难以定位的肌腱:将手指直接放到你认为肌腱所在的点,然后交替拉紧和放松肌肉。
- 易于定位的肌腱:将手指指端放置到肌腱的边缘处。必要时拉紧肌肉。
- 疼痛激发:操作者使用手指进行横向摩擦按摩,在预估受累部位施加压力。

预期

质地坚实,而且在肌肉紧张时质地更加坚实。当对肌腱施加直接压力时,即使在很大的拉力下,肌腱仍保持一定的弹性。在大多数情况下,肌腱是一个圆滑的、有清晰轮廓的结构。

评论

肌腱和其附着处是肌肉骨骼系统中最易发生局灶性病变的软组织结构。因此,对于这种高张力的软组织,治疗师需要熟悉不同的触诊技术。

> **提示**
>
> 在应用 Cyriax 横向摩擦手法进行治疗或疼痛激发时,手指不应从肌腱上滑落。将肌肉置于拉伸的位置上,使肌腱处于紧张状态,肌腱保持稳定。

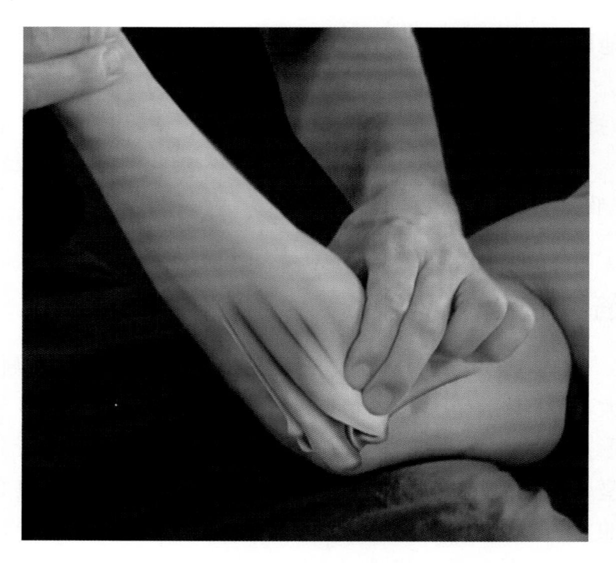

图 1.7 触诊肌腱,图示为腕和指屈肌肌腱。

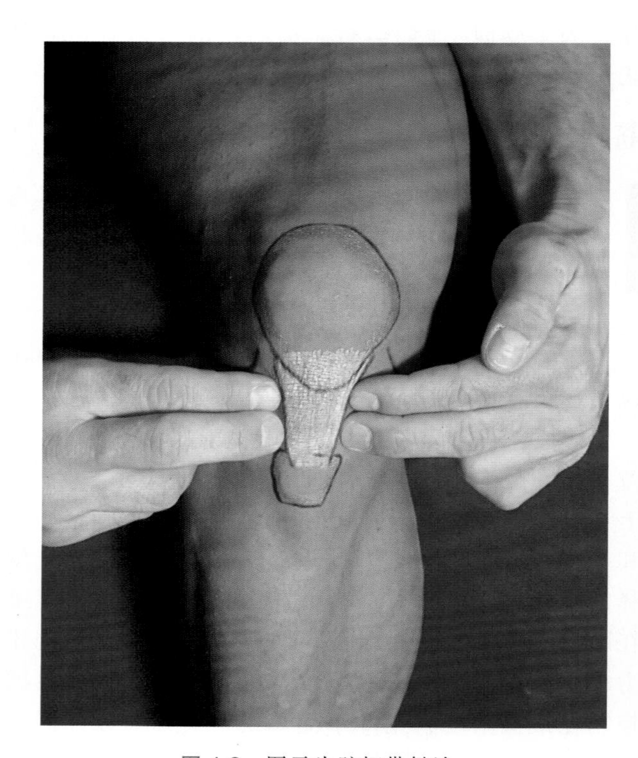

图 1.8 图示为髌韧带触诊。

触诊韧带

举例

膝关节的内侧副韧带或髌韧带(图 1.8),踝关节的距腓韧带。除了极少数例外,脊柱韧带精确触诊几乎是不可能的。骨盆韧带的结构,例如,骶结节韧带(图 1.8),以及棘上韧带和项韧带,是仅有的可以在躯干上成功触诊的韧带。

技术

- 易于定位的韧带:手指指端放置在韧带的边缘,例如骶结节韧带。
- 难以定位的韧带:将韧带处于张力位下,直接用压力去感知韧带的弹性,例如项韧带。
- 疼痛激发:操作者用手指横向摩擦,在韧带上直接给予稳定的压力,例如棘上韧带。

预期

坚实的质地。在被拉伸时表现出非常坚实的质地。即使是处于高张力位下,韧带仍然有弹性。关节囊其余部分很难发现清晰的轮廓。

评论

由致密结缔组织构成的囊韧带起到了机械增强

的作用。相对于肌腱,大多数韧带很难与关节囊或其他组织区分开来。作为关节囊的组成部分,往往没有明显的边缘。但有两个例外,分别是膝关节髌骨韧带和内侧副韧带。对于其他韧带,我们必须知道它们的走行特征和相邻的骨性标志,以分清它们的位置。

在上颈部,局部韧带触诊主要是通过相邻骨性标记和其生物力学关系进行(见第12章“翼状韧带测试”部分)。

提示

用被动活动施加应力和肌肉拉伸来显示轮廓和确认位置通常是没有帮助的。如果治疗师想进行症状激发试验或将治疗性摩擦施加到韧带上,相应的结构必须是稳定的,不能从手指下滑开。因此,可以通过关节的位置摆放使韧带绷紧。当患者最近有过度拉伸或部分韧带撕裂时,在关节摆放的过程中要小心,缓慢地摆放有助于避免严重的疼痛。肌肉收缩通常难以使韧带足够稳定以便触诊。

触诊关节囊

举例

检查膝关节大量积液和肘关节积液(图1.9)。颈椎小关节。

技术

用整个手指指腹直接在关节囊表面缓慢进行触诊。指腹在关节囊上反复运动,施加较小的触诊压力。

预期

对于水肿的关节囊,在触诊过程中可以感受到柔软的质地和波动感。若患有关节炎,与未受累的关节囊相比,触诊手感可能更柔软。

评论

关节囊触诊旨在确定受损的韧带,确认囊性肿胀和疑似存在的关节炎。

正如前面提到的,关节囊触诊需要使用平滑的、缓慢的技术进行。触诊的发现,即识别肿胀,必须和其观察结果一致。触诊发现的温度升高也具有积极意义。

骶髂关节、腰椎和胸椎小关节以及寰枕关节不能直接触诊。因为其上覆盖了多层软组织,所以无法通过触诊了解其水肿和温度改变的情况。重点是用触诊激发疼痛来定位颈椎受损的小关节。这种触诊往往会发现对压力敏感的感觉异常,可能伴有水肿,必须和功能评估共同使用(关节活动至最大范围)。

提示

膝关节关节囊肿胀的触诊分为三步(见第6章“触诊水肿”)。

触诊滑囊

举例

鹰嘴滑囊(图1.10),转子滑囊。

技术

用整个手指指腹直接在滑囊的表面缓慢进行触诊。触诊动作可重复多次,应用最小压力。

预期

正常情况:没有特殊的触诊预期。当滑囊存在炎症时,触诊时会发现滑囊柔软,并且滑囊内的液体会随着反复触诊而波动。

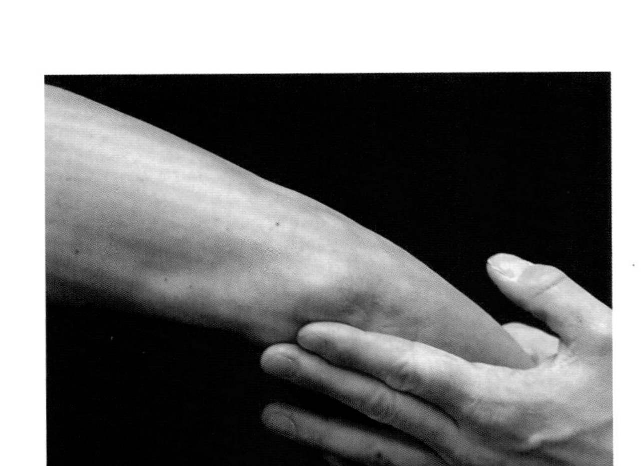

图1.9 触诊肘关节积液。

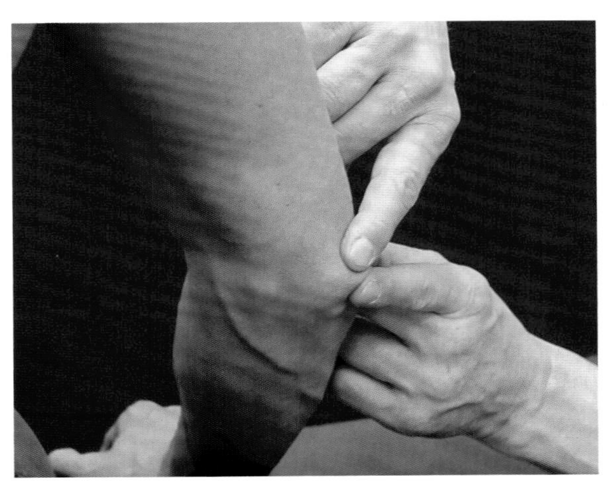

图1.10 触诊滑囊,图示为鹰嘴滑囊。

评论

存在局部疼痛时可做滑囊波动感触诊。这种疼痛出现在基础关节检查的测试中，因导致滑囊的挤压而出现。另一个做滑囊触诊的原因是存在肉眼可见的局部肿胀。

提示

表浅位置的滑囊腔可以通过肉眼发现局部肿胀。当用两个手指指腹触诊，触诊中用一根手指和另外一根手指交替向对侧挤压时，可以感觉到囊腔内液体的流动。在触诊滑囊时，位于其表面的肌肉或韧带不应被牵拉而存在张力。当透过这些组织触诊滑囊时，滑囊的触诊手感会受到影响。它们可能会失去柔软性，且波动感也无法触及。在这种情况下，该技术只用于可疑滑囊炎的疼痛激发。

触诊周围神经

举例

正中神经、尺神经、胫神经、腓总神经、腓浅神经（图 1.11）。

技术

指尖以垂直的角度沿着神经结构进行触诊。如果神经存在张力，触诊时手指可能会滑过神经。这类似于拨动绷紧的吉他弦。触诊时压力不要太小，也不要过于缓慢地进行。

预期

在张力状态下直接施加压力时，可感觉到坚实、弹性的质地。

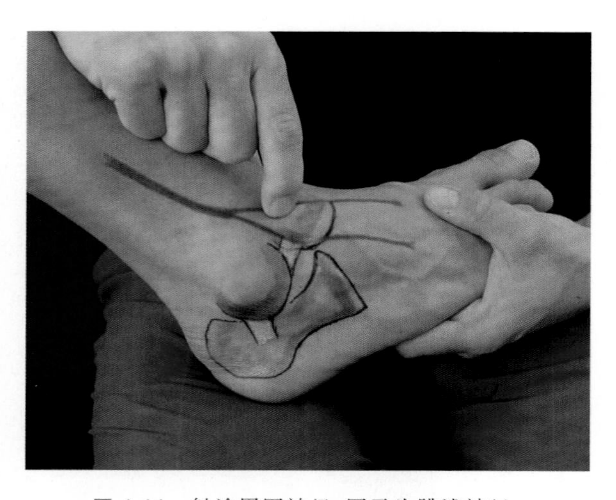

图 1.11　触诊周围神经，图示为腓浅神经。

评论

• 越来越多的患者在评估中被发现存在外周神经压迫。这种疾病可能会造成病变是存在于肌肉或肌腱的假象。例如，在肘关节肱骨内上髁尺神经的激惹很像“高尔夫球肘”的症状，而桡神经的激惹很像第一伸肌腱间隔的腱鞘炎。通过触诊进行鉴别是非常有帮助的。

• 周围神经偶尔伴行或交叉于韧带和肌腱。在进行韧带或肌腱的治疗时，施加于肌腱和韧带的横向摩擦可能会刺激神经，从而引发不适。在这种情况下，局部触诊也是一个有助于获得清晰定位的方法。

提示

• 在大多数没有给神经施加张力的情况下，很难触诊到神经组织。

• 上肢和下肢的重要周围神经在靠近躯干处非常粗。

• 神经可以在其通路上承受直接压力和进行短期调整，所以在触诊时无需极端谨慎。当神经的拉伸超出生理界限，承受反复的摩擦或长时间的压力时，才会出现症状。当神经被施加一定的张力时，感觉敏感者会觉得有针刺感。

• 一旦治疗师体会到典型的神经弹拨感，他们将能够识别其他神经，这种感觉与任何其他可触及到的感觉没有可比性。

触诊血管（动脉）

举例

肱动脉、股动脉、胫前动脉、枕动脉（图 1.12）。

技术

手指指腹放平，用非常小的压力去触诊动脉的假定位置。

预期

这里不过多赘述动脉触诊的轮廓定位或不同的质地，触诊过程中也不应该引起疼痛。触诊时我们需要获得的信息是发现动脉的搏动，这只有在施加的压力最小的情况下才能实现。当施加过大的压力时，手指指腹的感受器无法区分脉动和周围组织。压力过大还可能压迫小动脉，更难感觉到脉搏。

评论

血管位置和走行的知识对于触诊评估四肢外周动脉是很有帮助的。

此外，在进行手法操作时，应尽量避免压迫神经

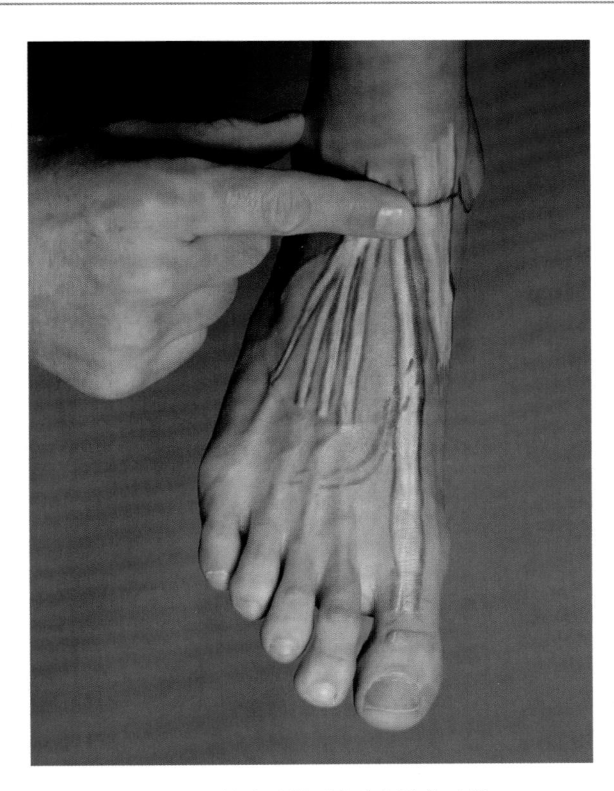

图 1.12 触诊动脉，图示为胫前动脉。

结构和血管。

提示

当触诊四肢动脉时，浅层组织应尽量放松。因此，患者应当尽可能地放松。关节应摆放于可以让外周软组织放松的位置上。因此，位于上臂内侧的肱动脉可以在肘略微弯曲时触及。如果很难找到一个血管的搏动，可以使用额外的一个或两个手指来增加接触面积。治疗师不要过于着急，搏动不会立即被感受到。

触诊辅助

指导性结构

有时通过直接触诊来确定一个解剖结构的准确位置是非常困难甚至是不可能的。在这种情况下，可应用其他解剖结构引导手指找到既定位置。可以用那些使组织结构位置更清晰的肌腱作为引导。肌肉或某些骨性标志（参考点或标志）的边缘也可用于定位。

举例

• 胸锁乳突肌肌腱可以引导手指触诊胸锁关节（SC）间隙（见图 2.47）。

• 掌长肌肌腱可显示正中神经在前臂的位置（见图 4.85）。

• 鼻烟窝处可以找到舟骨。鼻烟窝是由两条肌腱形成的（见图 4.42）。

• 远端尺桡关节间隙位于小指伸肌腱的正下方（见图 4.33）。

• 在膝关节的关节间隙同一水平线上，总是可以发现髌骨的尖端（见图 6.17）。

• 腓总神经在腘窝与股二头肌平行，与之约有 1cm 的距离（见图 6.66）。

连接线

为了有效定位，也可以用一条连接线将两个骨性标志连接，而不需要直接触诊。

举例

• 单个腕骨通过直接触诊是很难区分的，在某些情况下甚至是不可能的。连接线在这里起了很大作用（见图 4.52）。例如，治疗师可以假定舟月骨间关节间隙有一半是沿着尺骨小头和后部 Lister 结节的连接线而行的。最初，这看起来相当复杂。然而，如果治疗师能够准确地找到这些骨性标志，使用连接线就很方便了。

• 两髂后上棘连线和 S2 棘突是在同一水平上的（见图 9.60）。

有时需要寻求标志结构和空间关系来帮助定位具体结构。

确认触诊的辅助方法

当医生不知道触诊的是哪个结构的时候，一些方法可以用来确定该结构：

• 被动地移动关节一侧可以证实颈椎关节间隙成功触诊。

• 被动地移动某一个椎骨，可以证实其椎间隙成功触诊。

• 通过重复短时拉紧肌肉可以触及肌肉在骨的附着处或肌肉边缘。

• 如果治疗师想触诊外周神经，可以通过不同的关节位置让神经紧张或放松。

• 韧带（如在膝关节的内侧副韧带）可以通过在大范围的活动中收紧而被感知。

这些措施会导致被触诊结构的张力变化，有助于治疗师准确地找到特定结构。然而，常规触诊的目的是在没有辅助措施的协助下寻找这些结构。有些措施不能用于部分患者。例如,关节肿胀疼痛的患者不能通过运动来确定关节间隙。

标记结构

标记解剖结构不是必须的,所以很少在患者身上做标记。但在实践练习中,在结构位置上做标记是非常有用的。可以明确不同解剖形态的位置,拓展空间定向能力。

做标记还可以确保第三方进行重复确认是否正确。

本书中,触诊中发现的结构都可以在皮肤上做标记。例如,骨边界、肌肉和肌腱的边缘等,明确标记被触诊的位置。这样可使那些被触诊的具体结构可视化。

在皮肤表面做解剖结构的标记意味着在一个近乎二维结构上构建触诊的三维结构。因此,标记实际上比触诊本身应用更为广泛。当结构比较表浅时,标记在展现其实际大小方面更加可靠。

实践的初始体位(实践 SP)

总的来说,和学习小组的同学一起在正确的初始体位练习触诊技术是很有必要的。在练习的时候,允许初始位置并不总是与临床情况对应。

一旦可以在初始体位熟练地进行触诊操作,操作者就可以进入到更难的体位进行学习,模仿临床实践中的体位并尝试定位那些结构。

思考题

下面的问题可以帮助复习这一导论性的章节。

1.在针对某个关节应用手法治疗技术前,在关节间隙进行精确触诊的优势是什么?

2.哪些运动系统的病理学改变特别适合用 Cyriax 方法的横向摩擦进行治疗?

3.在学习和教授解剖学的过程中,教学问题是什么?

4.为什么教科书的解剖插图违反了基本的解剖规则?

5.在本书中,表面解剖的含义是什么?

6.在查体过程中,什么时候应该进行详细的触诊?

7.“你无法感知你不知道的事物”背后的含义是什么?

8. 为什么说在寻找一些难找的组织结构时,从你了解最多的地方开始是有帮助的?

9.表面解剖经验的优势是什么?

10.选择用多大压力触诊的基本原则是什么?

11.为什么说在垂直方向触诊骨性边缘是有利的?

12.肌肉表现出坚实的质地的原因是什么(病理状态下除外)?

13.当肌肉主动伸展时,在其边缘触诊会有什么发现?

14.什么技术可以用来确认肌腱是疼痛的原因?

15.为什么通过触诊很少能精确定位韧带强化的关节囊?

16.在什么病理状态下滑膜液波动可以被直接触诊感觉到?

17.动脉搏动触诊的诊断价值是什么?

18.标志性结构和连接线的作用是什么?

19.体表绘图的用途是什么?

20.在建议的初始体位,首先进行表面解剖的目的是什么?

(刘守国 译 王红星 校)

第2章 肩关节复合体

肩部的特征和功能

本章将探讨肩部或肩关节复合体的功能和病理学。

肩关节复合体是肌肉骨骼系统中最大的运动复合体之一。包括：

- 盂肱关节。
- 肩带的骨性部分和关节(肩锁关节和胸锁关节)。
- 滑动的肩胛胸壁关节。
- 从颈胸段移行至近(头)端的肋骨关节。

手臂必须能够活动到最大关节活动范围。在肩关节复合体的功能中，最重要的原则是使手臂活动最佳化，能够在可能的最大半径范围内活动，并为其提供移动和稳定的基础。手臂上抬至最大范围是人体最复杂的活动之一。

组成肩关节复合体的各部分之间具有错综复杂、相互影响的关系，可以导致多种多样的功能障碍。例如，导致肩关节上抬受限的原因，可能涉及颈臂区域的每一个单独活动的关节。

肩关节或手臂疼痛的原因相当多。疼痛可能来自颈椎或胸廓出口，也有可能是其他一些原因，包括关节炎、韧带松弛及不稳定、软组织损伤(如内外侧撞击伤或盂唇损伤)和肩袖肌肉损伤。

当遇到“肩关节障碍的患者”时，治疗师通常需要完整评估肩关节复合体的所有部分，但却常常发现很难解释清楚原因。

肩部治疗的一般应用

肩部治疗技术所需的触诊知识如下：

- 关节活动测试和手法治疗技术(如，盂肱关节、肩锁关节和胸锁关节)。
- 肩关节松弛和不稳定测试。
- 局部进行 Cyriax 交叉摩擦，例如，在肌腱和肩袖肌肉附着点处。
- 肌肉和关节局部应用电疗和温热疗法。

解剖学和生物力学基础知识

治疗师应该熟悉所有肩关节结构的位置和形状，同时也应熟悉临床中重要肌肉的位置、走行和附着点，例如，肩胛下肌。因为临床中重要结构之间紧密相联，具有良好的空间感非常重要，尤其是在盂肱关节处。了解肩胛冈和肩峰、肱骨近端的形状，锁骨大小，关节间隙的位置也非常重要(图 2.1 至图 2.3)。

盂肱关节

肩关节盂或关节窝容纳肱骨头。肩关节盂的凹面朝向外前方，有时还会作为肩胛冈的延伸朝向上方。肩胛骨因为适应胸廓外形而变得相对平滑，关节窝在矢状面上朝向前方，使得关节腔的前后面并非是横向的。肱骨头几乎呈球面，在横断面上，肱骨头相对于两侧肱骨上髁连线后缩约 30°。该后缩决定了外旋和内旋的关节活动范围。后缩减少会导致外旋变小。在冠

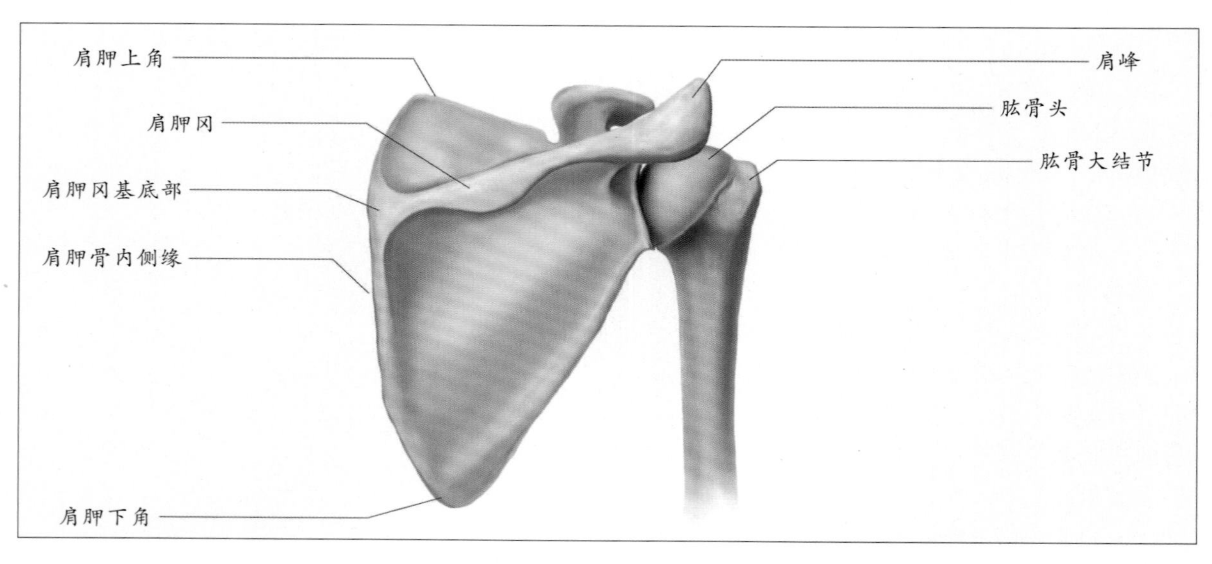

图 2.1　肩关节局部解剖的后面观。

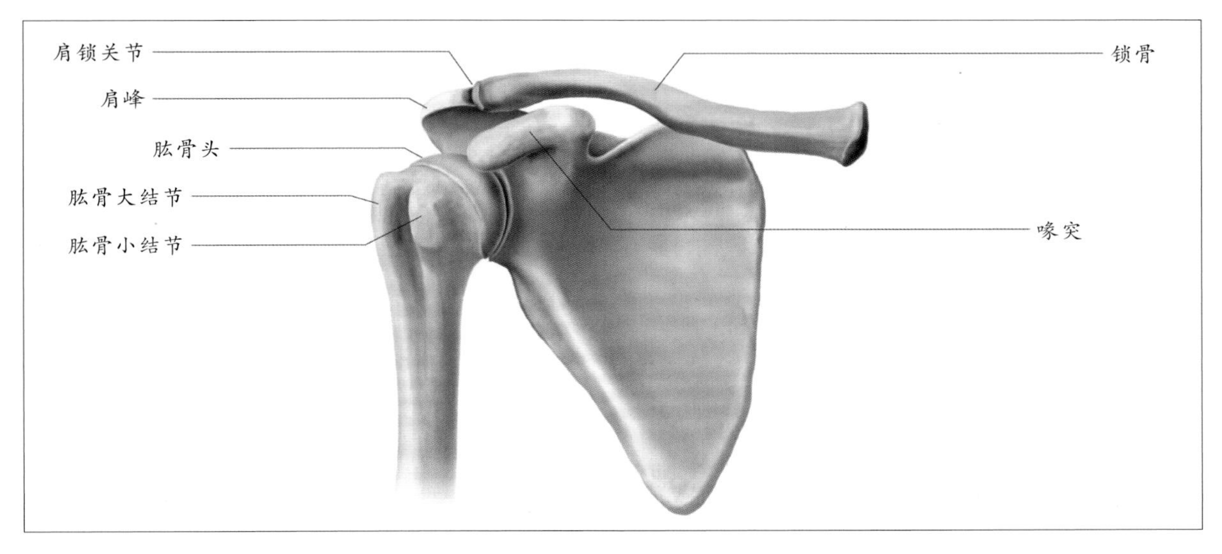

图 2.2 肩关节局部解剖的前面观。

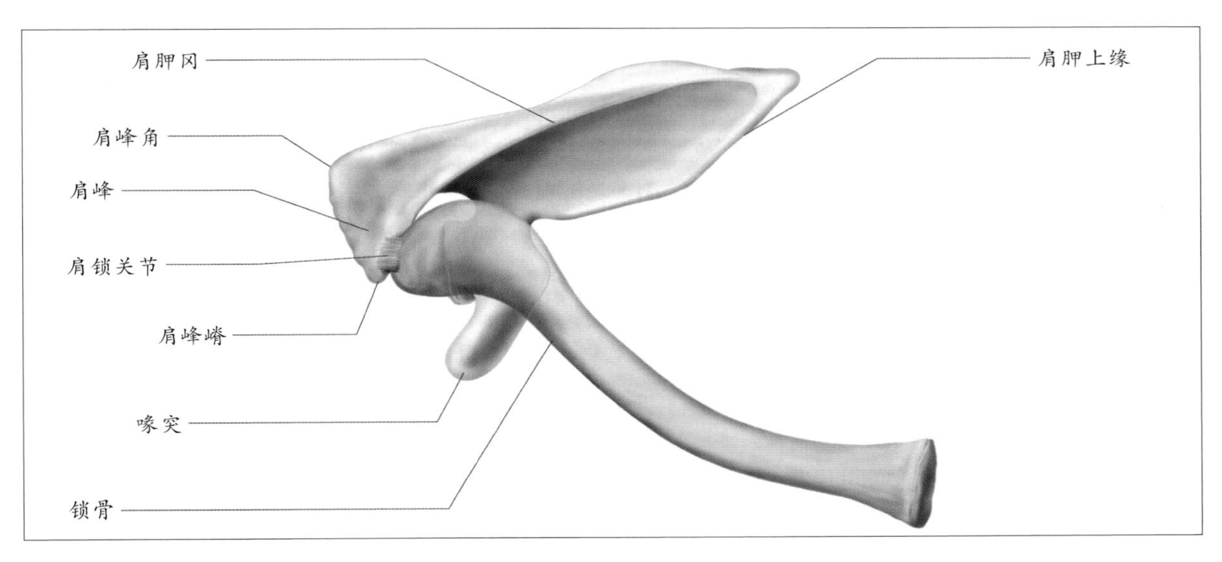

图 2.3 肩关节局部解剖的上面观。

状面上,肱骨头与肱骨干成 45°。由于关节囊附着点位于肱骨解剖颈,直接毗邻肱骨头,当手臂下垂时会牵拉关节囊上部。为了使关节囊上下张力平衡,手臂需外展约 45°。这就是休息位。

基于解剖学基础来看肩关节的 X 线片,显然肩关节是不协调的,两个关节面的曲率半径并不匹配。因此提示肩关节盂可能无法确保肩关节的稳定性。然而,解剖学研究和现代影像技术(CT 和 MRI)却显示肱骨头和关节盂呈高度匹配。关节盂内的软骨内衬和关节盂唇的形状是决定性因素。图 2.4 总结了迄今为止所认识到的盂肱关节内部构造的相互关系。关节盂边缘的软骨比关节盂内的软骨厚。关节盂的深度及其导致的高度匹配在稳定盂肱关节方面起了决定性作用。关节盂唇是纤维软骨结构,增加了接触面并产生类似吸盘的作用。此外,这里也是肱二头肌长头肌腱和盂唇关节囊的起点。

总之,高度匹配性使得关节面之间形成强有力的黏附,在外力牵拉下很难将肱骨头和关节盂分开。2003 年,Gokeler 等人的研究指出,施以 14kg 的牵引力也不能将肱骨头和关节盂分开。

图 2.5 显示了关节盂凹面和纤维软骨环(关节盂唇),关节囊内侧和其加强结构以及肩袖肌腱的位置。关节囊纤维的排列有时会出现扭曲,在右侧肩关节中呈顺时针方向,因此肩关节后伸比屈曲更容易快速绷紧关节囊。关节囊表面大约一半为肩袖肌肉的附着点,大大加固了关节囊。肩胛下肌(SSC)肌腱的附着范围最广,成为关节囊的前方支撑。关节囊上方的肌肉附着点处存在一个间隙。肱二头肌长头肌肌腱从此间

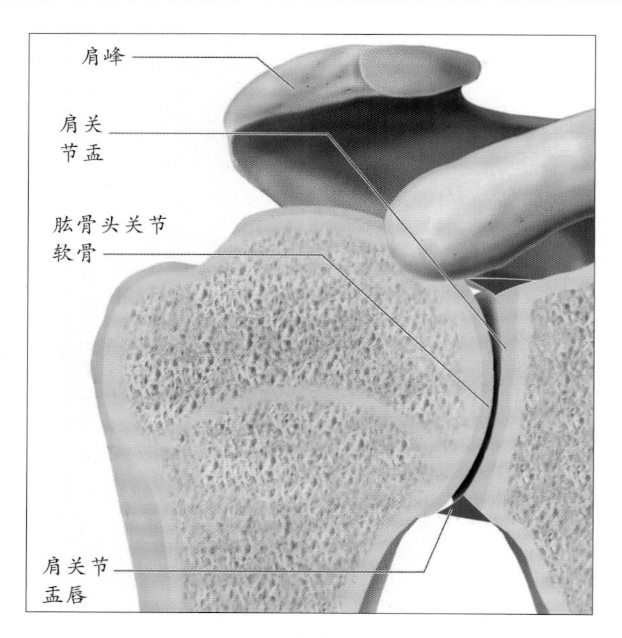

图 2.4 盂肱关节面的一致性。

隙离开关节囊,延伸至结节间沟。该间隙被称作肩袖间隔,此间隙被喙肱韧带的两个韧带束覆盖并加固。

上、中、下三条盂肱韧带起自肩关节盂唇边缘,用于加固关节囊前下方,并限制肱骨在渐增的牵引力作用下出现一定程度的移动。渐增的牵引力是为了保证肱骨头位于关节盂中央,使其活动范围逐渐增大。腋窝位于下盂肱韧带的两束之间。下盂肱韧带前束最重要的功能是将肱骨头控制在中央。在渐增的外展和外旋作用下(投掷动作中向后摆动期),盂肱韧带覆盖住肱骨头,从而防止肱骨头出现异常的向前移位(半脱位)。肩胛下的肌肉对于加固起到了决定性的作用。

肩峰、喙肩韧带和喙突共同形成肩关节顶部,肱骨穹隆。肩袖肌腱和肩峰下滑囊(在插图中未显示)位于肩峰下间隙。在炎性反应期,肌腱和滑囊可能会在结节和肱骨穹隆之间受到撞击。冈上肌(SSP)和冈下肌(ISP)肌腱相互重叠。只有小圆肌(TM)不会受到外部撞击的影响。

肩锁关节

肩锁关节(AC)具有微动关节所有的典型特征:

- 是肩带运动复合体的一部分。
- 由于自身没有肌肉附着,肩锁关节仅能与邻近关节一起活动。
- 由于关节面相当扁平,韧带极度紧张,肩锁关节没有过多的活动度。

然而,肩锁关节非常小,其内部关节面仅 1cm 长(图 2.6)。多数个体都具有内关节盘。锁骨的肩峰端形状在冠状面和横断面上有很多变异可能(De Palma 1963,Moseley 1968),且锁骨并非经常呈凸起状。

一种特殊的形状变异表现为边缘抬高,看上去像火山一样,使得精确定位关节间隙非常困难。

肩锁关节的加强韧带包括:

- 固有韧带:上、下肩锁韧带。上肩锁韧带非常牢固,主要限制所有横断面的活动,例如,手法治疗时的平移试验(见图 2.41)。
- 非固有韧带:喙锁韧带(椎状韧带和斜方韧带)。除了被动上抬肩关节,非固有韧带几乎不会完全松弛。这些韧带在面对横断面上的强大力量时能起到稳定作用(例如,当固有韧带撕裂时),并限制了肩峰和

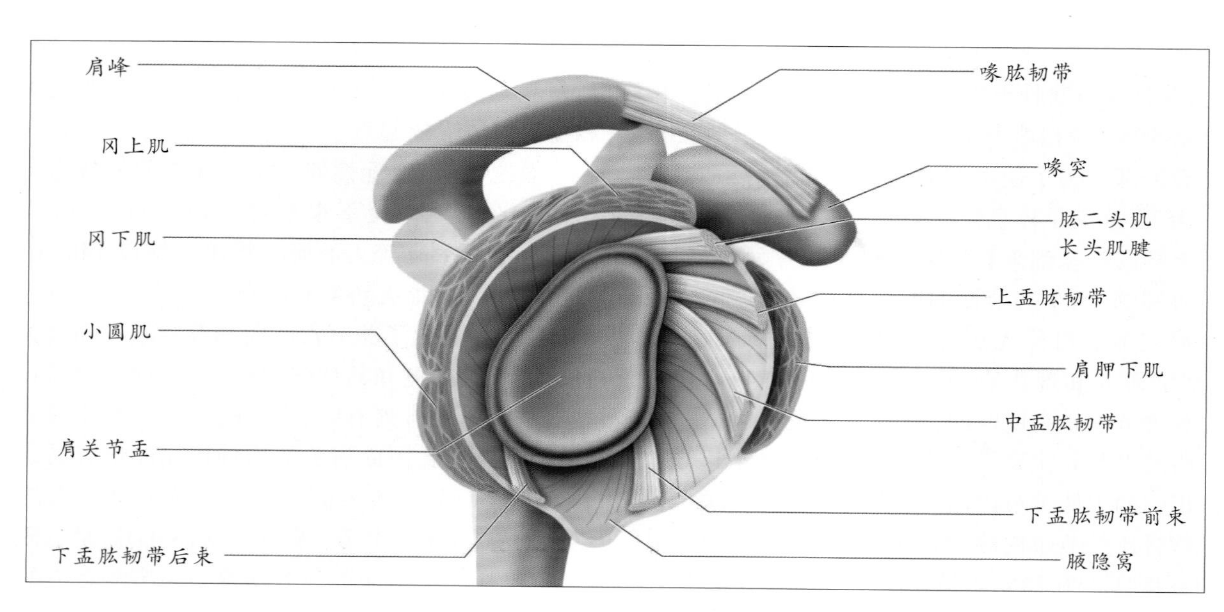

图 2.5 盂肱关节囊的结构。

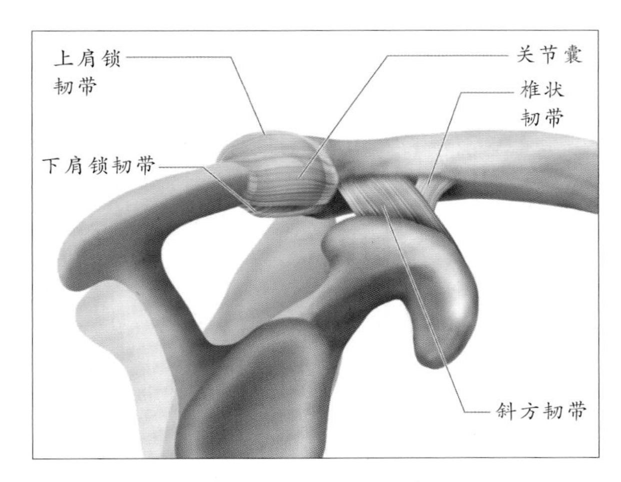

图 2.6 肩锁关节的结构。

锁骨垂直方向的运动。

由于肩锁关节是微动关节,不存在自身的活动肌肉。然而,斜方肌降部和三角肌锁骨部的纤维可能会延伸并穿过关节间隙内部,并在深层与关节囊相连。因此,这两块肌肉可保持肩锁关节的主动稳定。

整体定位——后侧

触诊流程概要

触诊从背侧肩胛骨开始,向肩锁关节移动,然后朝向胸锁关节,止于前外侧。

这一顺序源自继续教育课程中的经验,只是纯粹的培训建议。当然,治疗时可以从任何地方开始触诊。

初始体位

在详细定位肩带的重要结构时,实践过程中需要摆好初始体位:端坐于治疗凳或治疗床上,两手臂放松垂于身体两侧。初始体位中,肩关节复合体的所有结构大多位于中立位,可以很容易触碰到所有结构(图 2.7)。肩部的背侧定位从观察肩胛骨与脊柱和胸廓的相互关系的形态位置开始。最熟悉的骨性标志点位置(肩胛下角和肩峰)也需要检查。观察时,治疗师站在患者身后。

肩胛骨的形态学位置

根据 Winkel(2004)和 Kapandji(2006)所述,肩胛上角位于 T1 棘突和第二肋水平。肩胛下角可以清楚摸到,位于 T7 棘突和第七肋水平。肩胛冈的三角形起点位于 T3 棘突水平(图 2.8)。

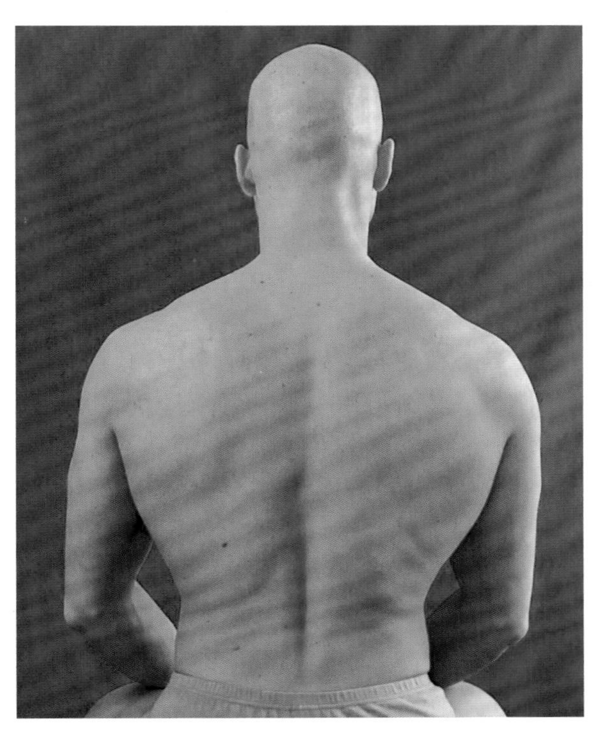

图 2.7 后侧触诊的初始体位。

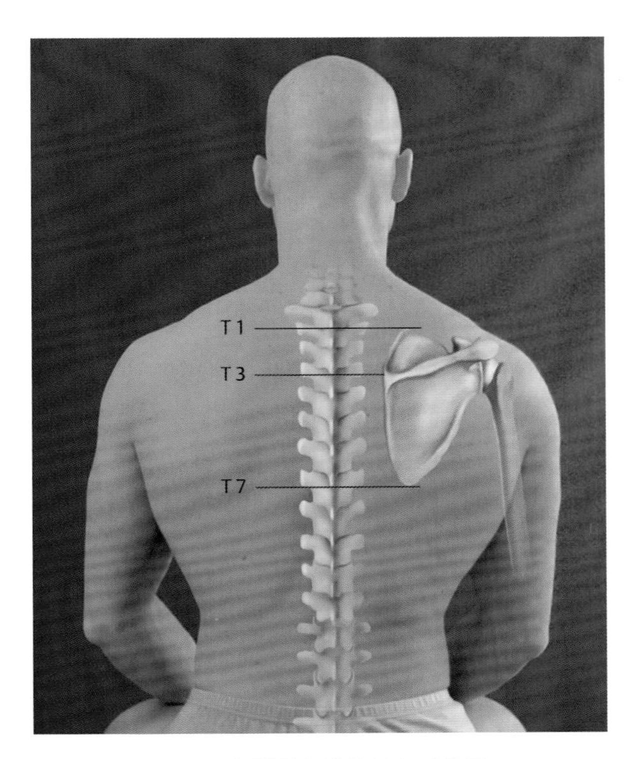

图 2.8 肩胛骨与脊柱的相对位置。

上述位置关系通常情况下是固定不变的,但仅适用于肩关节放松和坐位或直立位时。而改变体位后,这些位置便不再可靠。例如,在侧卧位时,肩胛骨的位置就会发生改变(肩胛骨更加上抬或外展)。

肩胛骨内侧缘

当肩关节内旋时，肩胛骨跟随移动，且肩胛骨内侧缘朝向远离胸壁的方向移动（图 2.9）。这个活动有助于手臂移动，并属于正常现象，不应该被认为是病理性的。只有肩胛骨移动的时间和范围，才是治疗师对肩关节内旋能力做出判断的依据。肩胛骨向外过度移动提示盂肱关节内旋能力减弱。

通常只有在菱形肌和前锯肌无力导致肩胛骨–胸廓稳定性不足时才可肉眼观察到肩胛骨内侧缘。这些肌肉的严重无力或瘫痪可以使肩胛骨呈翼状，尤其是在手臂上抬时，也称作翼状肩胛（图 2.10）。

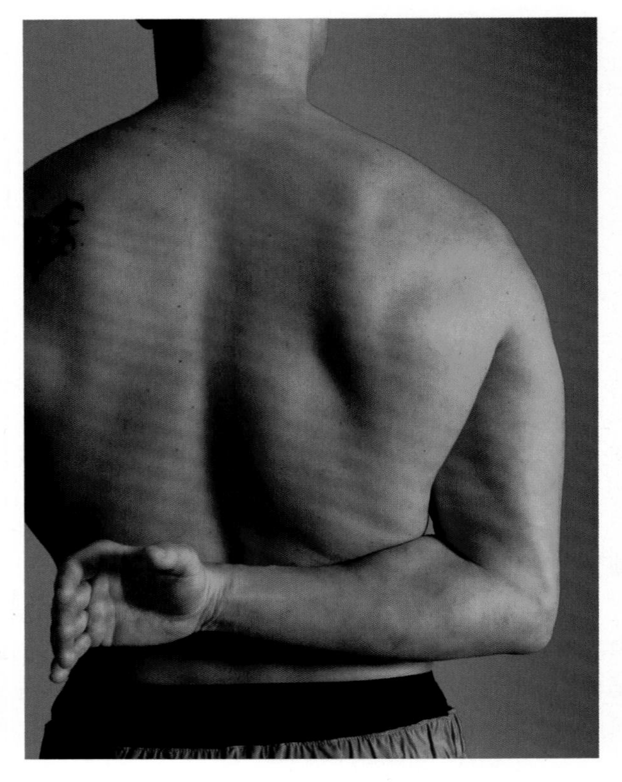

图 2.9　手臂内旋时的肩胛骨移动。

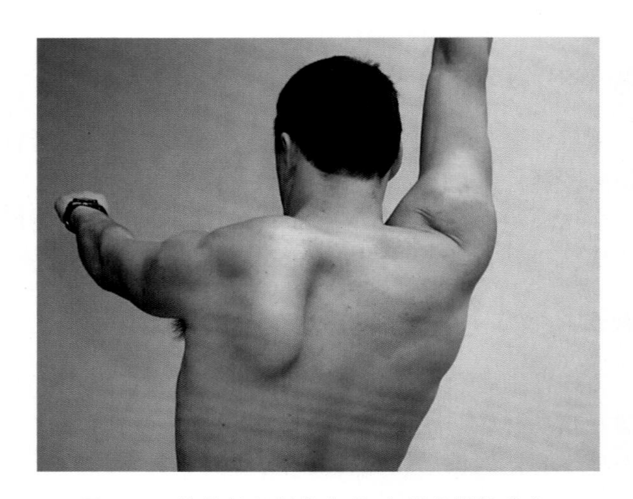

图 2.10　胸长神经损伤患者，左侧前锯肌瘫痪。

局部触诊——后侧

触诊结构概述
- 肩胛下角
- 肩胛骨内侧缘
- 肩胛上角
- 肩胛冈——内侧缘
- 肩峰角
- 肩峰
- 肩胛冈——上缘
- 冈上肌——肌腹
- 冈下肌——肌腱和附着点

触诊流程概要

在肩部后方的引导性定位完成后，首先需要定位几个重要的骨性结构。触诊从内侧开始，越过肩胛冈并朝向肩关节内侧。肩峰的不同区域有着特殊意义，可以指导治疗师定位两个具有重要临床意义的结构：冈上肌和冈下肌。

初始体位

患者的初始体位与上一节完全相同。

各结构触诊

肩胛下角

肩胛下角是评估肩胛骨活动时的重要参考点。在评估肩关节相对于脊柱外展和内外旋活动范围时，治疗师通常需要用肩胛下角来定位。

技术

为评估肩胛骨旋转，治疗师首先应触诊休息位时的肩胛下角（图 2.11）。然后引导患者手臂上抬。观察肩胛骨活动时可以发现，无论在屈曲还是外展位肩胛骨都没有明显活动（见图 2.17a，b）。一旦肩胛骨开始尽可能上抬，治疗师应再次触诊肩胛下角的位置，并评估其活动范围（图 2.12）。另一侧应进行同样的评估作为对照。背阔肌非常强健时，肩胛下角会很难定位。

在评估肩胛骨时，不能只关注活动范围。肩胛下

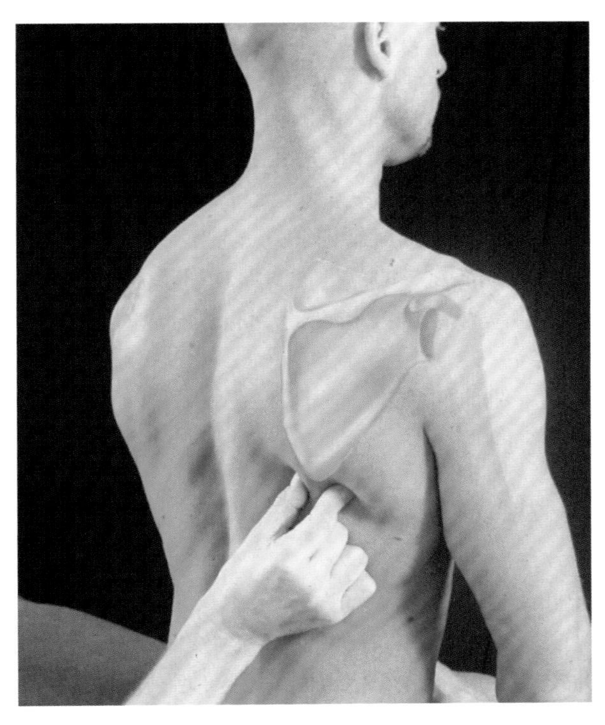

图 2.11 休息位的肩胛下角位置。

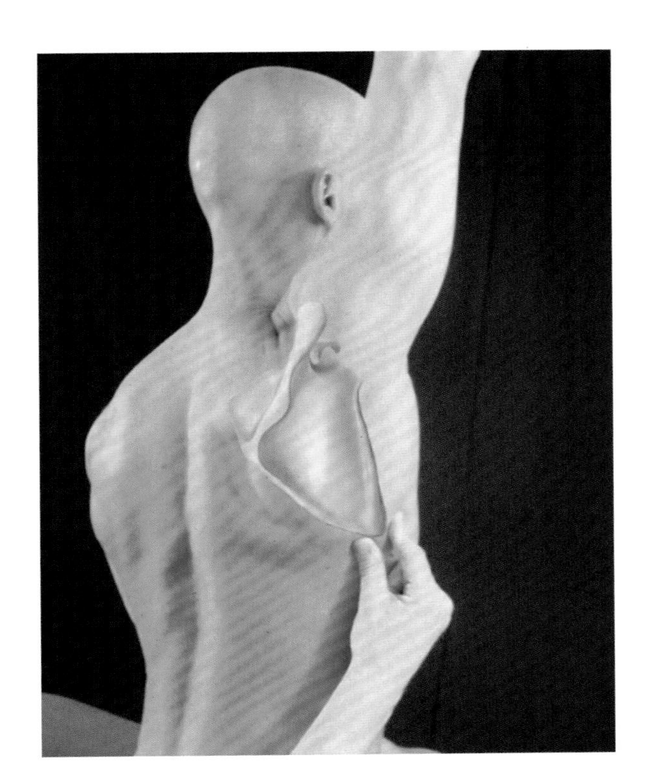

图 2.12 手臂最大程度上抬时肩胛下角的位置。

角活动可以帮助手臂上抬，所以当其出现不对称甚至震颤样的活动时，提示协调性欠佳和前锯肌可能无力。应该区分开这两种活动，尤其在手臂上抬的开始和结束时——翼状肩胛和肩胛倾斜。翼状肩胛是指肩胛骨内侧缘在横断面上向外打开。肩胛倾斜是指肩胛下角在矢状面上抬高。如果缺少肩胛骨支撑，不仅限制手臂上抬的整个过程，也会造成各种类型的肩关节内部或外部撞击征。

肩胛骨内侧缘

定位肩胛骨内侧缘时可以使用垂直技术，并从下向上触诊。这是一个让学生有意识地使用该技巧的机会，应学会区分肌肉的柔软、弹性质地和骨骼的坚硬抵抗。

技术

使用指尖从内侧开始触诊并向边缘推挤（图2.13）。内缘的下方很容易定位，因为此处覆盖的肌肉较少，不会妨碍评估。如果从头侧开始评估肩胛骨内侧缘，准确评估则会非常困难。

> **提示**
>
> 如果出现难以触诊到内侧缘的特殊情况，可以让肩关节放松并置于内旋位，使肩胛骨内侧缘呈翼状展开（图2.9）。但是，该触诊练习的实际目的是为了能够在不同的组织情况下发现任何肩关节的骨性边缘。

肩胛上角

肩胛上角位于肩胛骨内侧缘的头侧，大约在第二肋骨水平，因此通常从头侧看，肩胛上角的位置比预计得要高一些。

技术

将手指置于斜方肌降部的肌腹后方，作为肩胛骨

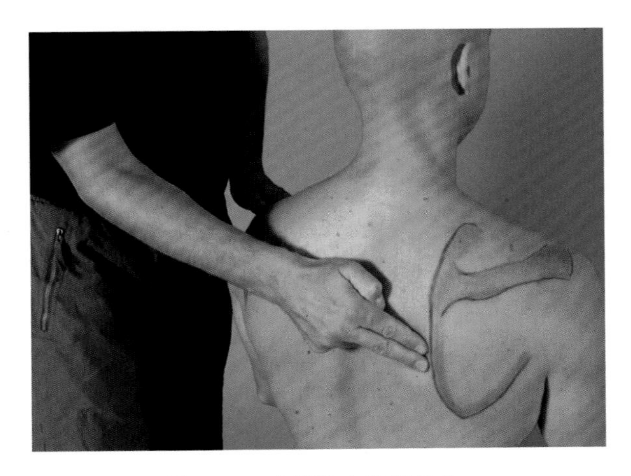

图 2.13 肩胛骨内侧缘触诊。

内侧缘的延续，从头侧向肩胛上角触诊。

提示

触诊肩胛上角非常困难。斜方肌穿过肩胛上角并且止于此的肩胛提肌常呈紧张状态，使得治疗师很难区分紧张度增高的肌肉和肩胛上角。此外，第一肋横突关节一般很敏感，直接位于头侧。治疗师可以通过被动上抬肩胛带来避免这一问题。可以在任何初始体位执行该动作。治疗师沿着手臂下垂时的轴向推动和上抬肩胛带，通过感觉朝向头侧的对抗触诊手指的压力来分辨肩胛上角(图 2.14)。

肩胛冈下缘

肩胛冈是后方触诊的另一个重要的骨性参考标志。在此处，治疗师可以可靠地触及肩峰和临床中重要的肌肉肌腹(冈上肌和冈下肌)。肩胛冈指向肩关节窝的开口处(关节盂)，也是徒手治疗性牵引盂肱关节的方向。因此，在牵引关节之前，治疗师应触诊肩胛冈以明确方向。

技术

触诊肩胛冈上缘和下缘时，可以使用前文提到的垂直技术。冈上肌和冈下肌通常很紧张，使得定位肩胛冈比定位肩胛骨内侧缘更加困难。

肩胛冈下缘可以从内侧向外侧触诊。由于肌肉附着点牵拉的原因，肩胛冈的外形呈旋转的波浪形，例如，斜方肌升部。

为了精准定位肩胛冈下缘，治疗师可在肩胛骨后方使用指腹推挤，抵抗皮肤和肌肉的弹性阻力，并逐渐朝上移动触诊的手指，直到指腹碰到坚硬的阻力(图 2.15)。

冈下肌肌腹位于肩胛冈下缘、肩胛下角和肩胛骨外侧缘之间。

肩峰角

技术

当手臂下垂时，肩胛冈下缘的外侧有一处明显突出的角——肩峰角(图 2.16)。在该处，肩胛冈下缘几乎成直角弯曲，并向前内侧继续走行，作为肩峰的边缘。

肩峰

肩峰也是重要的参考标志。休息位时的肩峰高度可以提示是否存在肩关节抬高现象。在手臂上抬过程

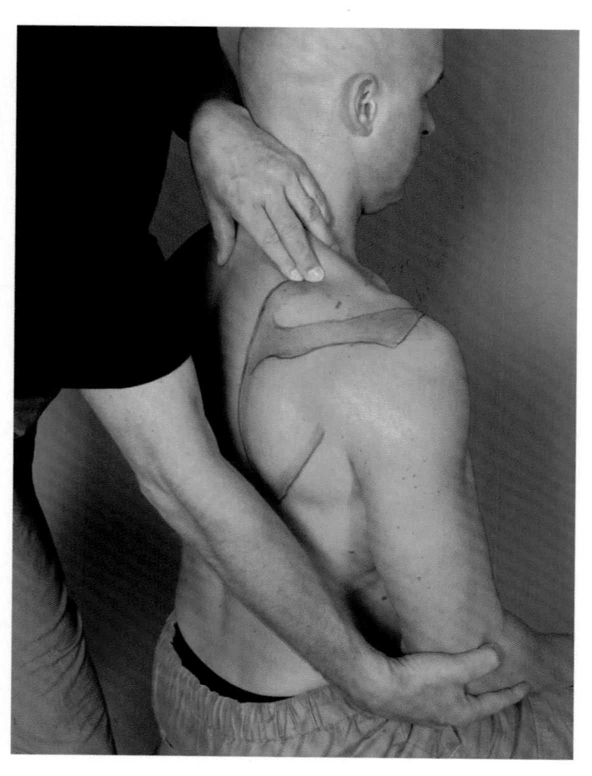

图 2.14 肩胛上角触诊。

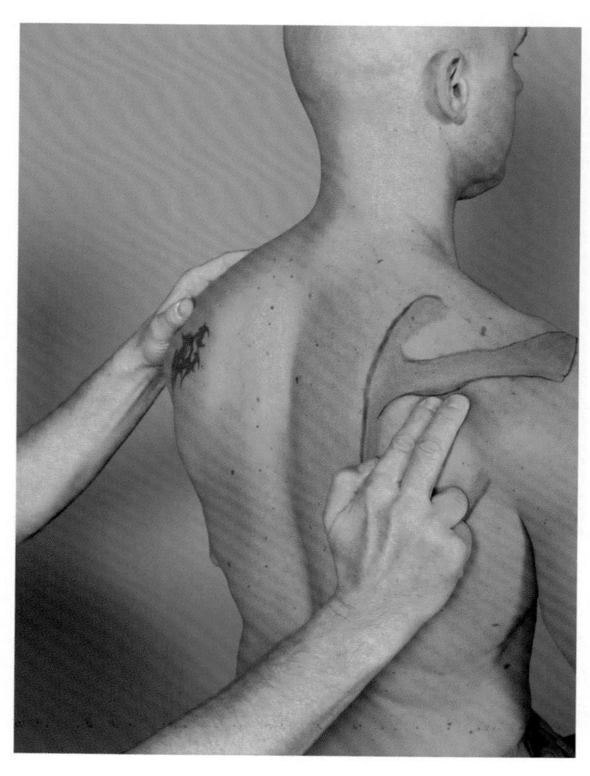

图 2.15 肩胛冈下缘触诊。

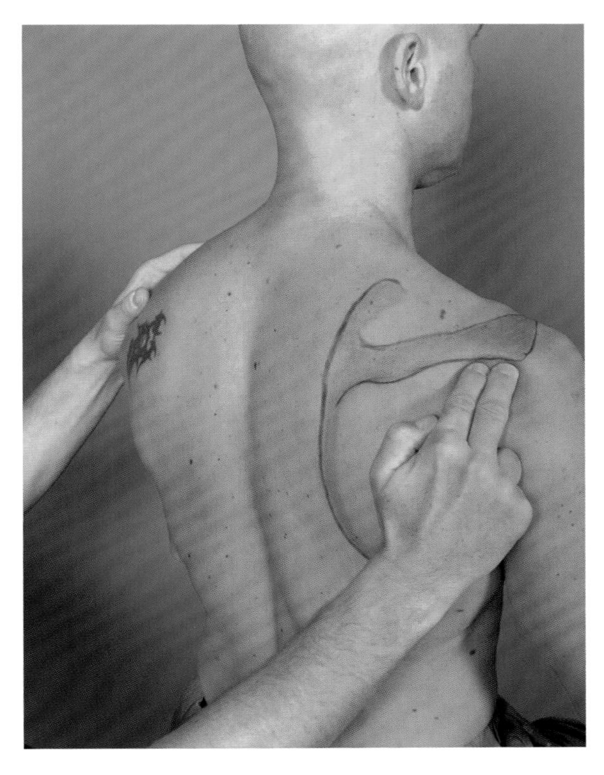

图 2.16　肩峰角触诊。

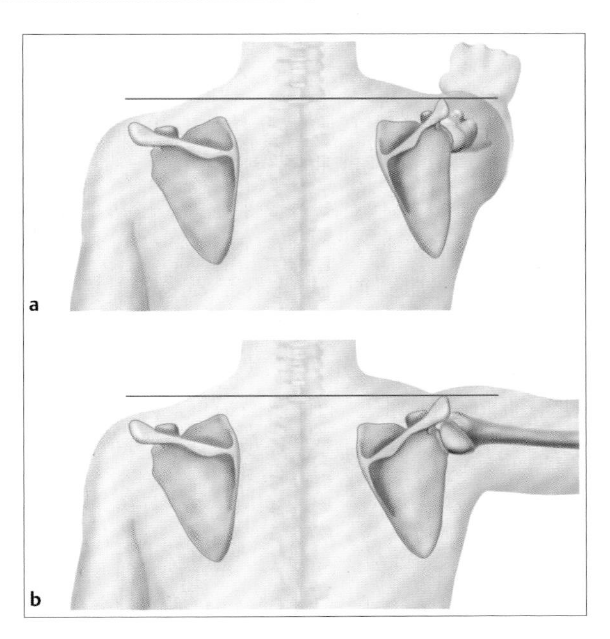

图 2.17　(a,b)肩关节前屈和外展时的肩峰移动。

中,肩峰也可以用来定位,以评估肩带上抬的范围和速度,以及从侧面观察和评估肩带撤回的范围和速度(图 2.17 a,b)。

提示

肩峰外侧缘的整体位置朝向前内侧和轻微向上。在不同的个体间,肩峰的形状和大小差异极大,所以必须精确触诊。下文将有描述。

肩胛冈上缘

在接下来的触诊过程中,从内侧向外侧触诊肩胛冈上缘,直到碰到锁骨后缘。治疗师会发现肩胛冈比想象中明显增厚。当在皮肤上画出肩胛冈上缘和下缘的投影时,两者几乎互相平行,并且看上去非常宽,大约间隔 2cm。

技术

触诊时同样使用垂直触诊手法,用指腹从头侧推挤直到碰到肩胛骨边缘,并沿着该边缘从肩胛骨内侧起点朝向外侧触诊(图 2.18)。

触诊肩胛冈时可以沿着基底部朝向肩峰方向进行。触诊终止于外侧,当指腹碰到另一个坚硬的结构时,即锁骨后缘。这两个骨性边缘(肩胛冈上缘和锁骨后缘)逐渐靠拢呈锥形并最后相连接,形成后方 V 区(见图 2.31)。

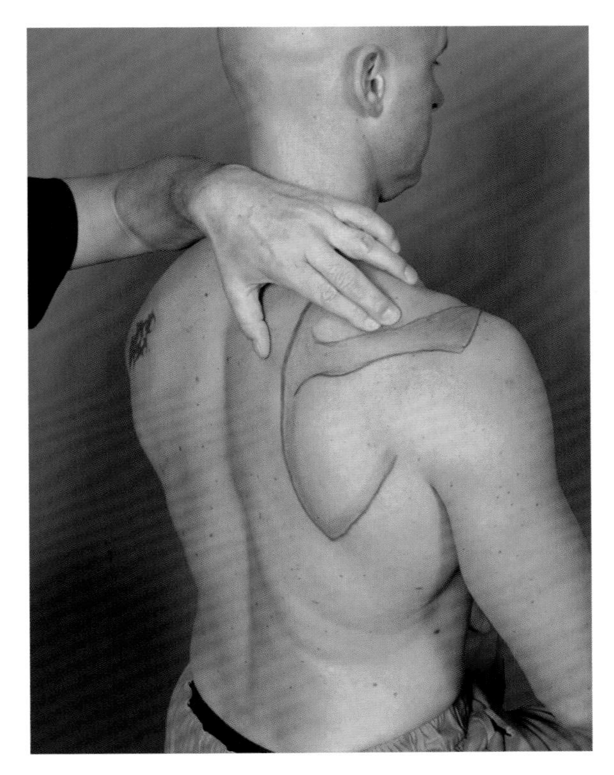

图 2.18　肩胛冈上缘触诊。

冈上肌肌腹

冈上肌肌腹位于肩胛冈上缘和斜方肌降部的骨

性凹陷处。冈上肌肌腹和更外侧的肌肉-肌腱移行部分可以在肩胛上角和后方V区之间触及。

冈上肌肌腹或者其附着于大结节的地方偶尔会出现异常(外部撞击征或肌腱炎)。

初始体位

在定位这一肌腹时,患者不需要采取某一固定体位,保持端坐位。必须从侧方触诊肩关节。为了更好地触及肌肉-肌腱移行部分,可以通过被动外展(肩胛面)使得肌腹更加靠近肩胛平面(图2.19和图2.20)。该方法移动了肌肉-肌腱移行位置,使之更容易被触诊到。

技术

冈上肌肌腹位于冈上窝深部,且仅能直接触及表浅的细长部分。治疗师必须使用一定技巧来使该区域紧张度增加,但无论如何都很难达到触诊所需的足够的紧张度。

通常使用横向摩擦进行触诊。该技术可用于评估和确定肌腹的症状。也可以联合其他技术来治疗肌肉-肌腱连接处的肌腱炎或肌腱变性,或者肌腹损伤。

比较合适的方法是从侧方使用中指平行于肌肉纤维并施压。示指位于中指上方用于支撑(图2.19)。横向摩擦触诊时,检查者下臂后旋,从后向前深压(图2.20)。在肩胛上角和后方V区之间可以使用该方法触诊整个肌肉长度。

肌肉在外侧移行为肌腱,附着于大结节,这是临床关键点,但在手臂位于中立位时不易触及,此时肌腱位于肩峰下。该肌腱的定位将在下文“局部触诊——前外侧”中讨论。

冈下肌肌腱和附着点

初始体位

患者必须采取一种非常难的体位,才能更容易触及冈下肌(包括肌肉-肌腱移行处、肌腱和附着点)。患者俯卧位,紧靠治疗床边缘。

患者通过前臂支撑自己的身体,在腹下放置软垫来预防脊柱过度前凸导致的不适。该体位会使肩关节呈70°屈曲。此外,肩关节轻微内收(约10°,肘关节距治疗床边缘约一只手的宽度),外旋约20°(手紧握治疗床边缘)(图2.21)。通过以上屈曲动作,肩峰下的大结节附着点外旋并朝向背侧,这在其他位置很难触诊到(图2.22)。该体位在1984年由Cyriax提出,并在1996年由Mattingly和Mackarey研究确认。在肘关节内收和支撑时,冈下肌肌腱紧张,肱骨受到朝向头侧

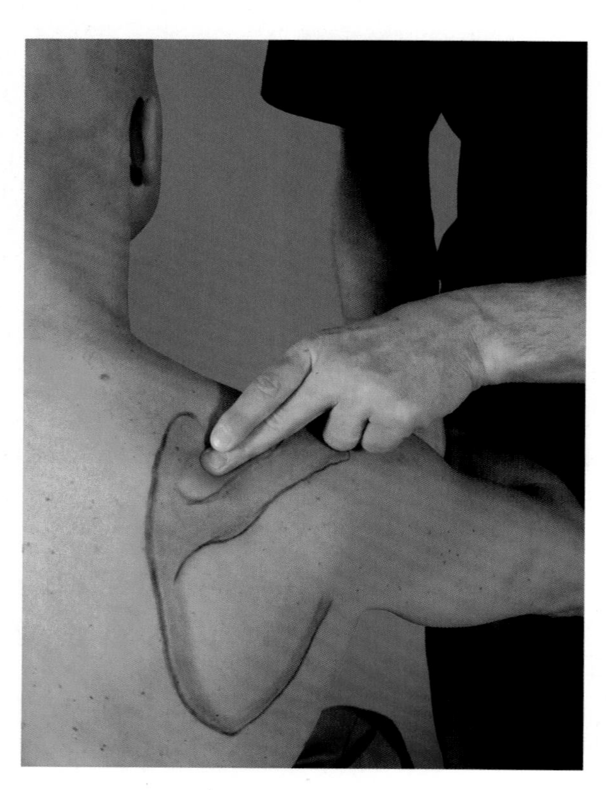

图2.19 横向摩擦触诊冈上肌肌腹,初始位置。

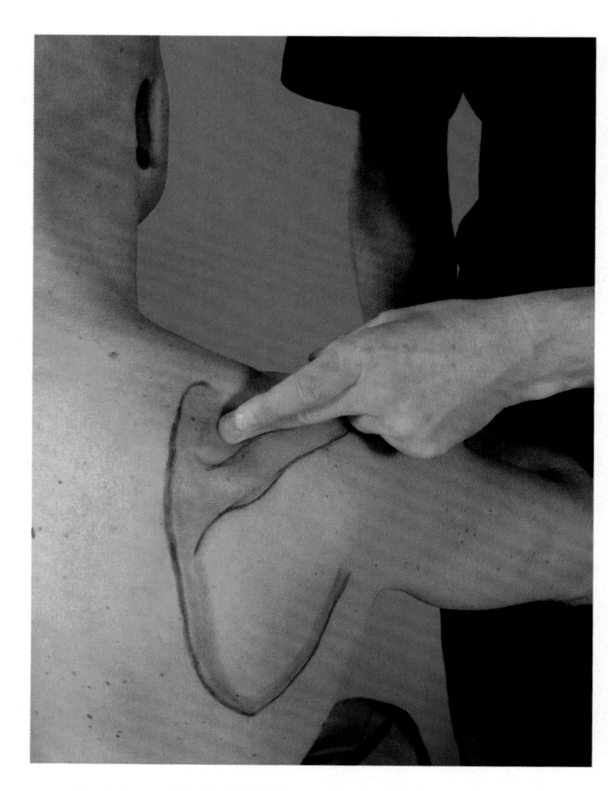

图2.20 横向摩擦触诊冈上肌肌腹,结束位置。

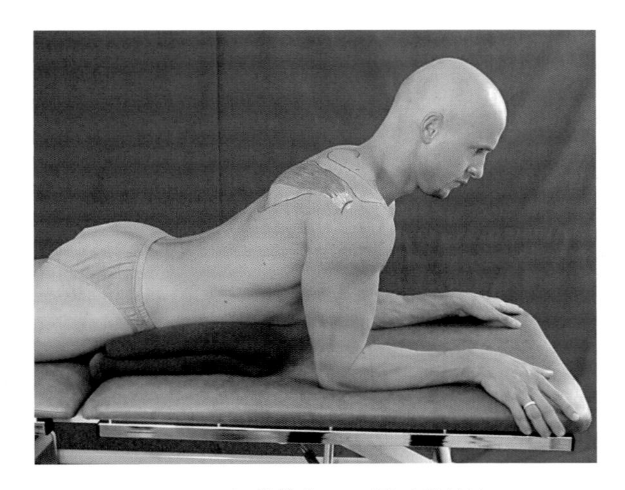

图 2.21　初始体位——冈下肌触诊。

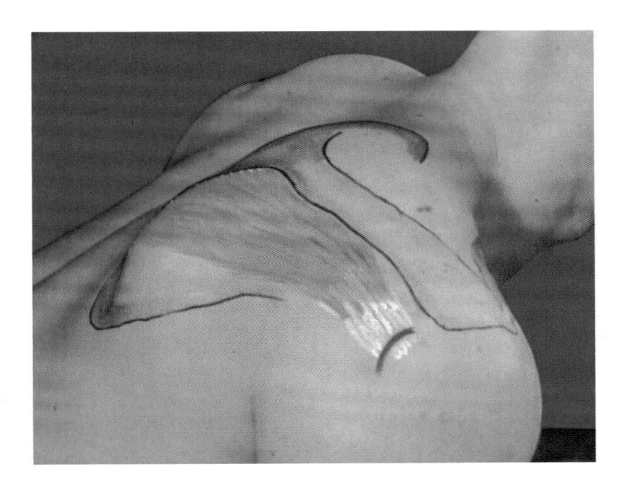

图 2.22　冈下肌位置。

的推力，使得紧张程度更高。该体位也更容易确定肌肉-肌腱移行处和周围结构之间的边界。在使用该手法进行治疗性横向摩擦时，可以使触诊手指下方的肌肉-肌腱移行处和肌腱保持稳定而且不容易滑开。

可替代的初始体位

尽管在腹部加了垫子，但上述常用的初始体位还是可能导致颈椎和腰椎不适。许多手法治疗师和物理治疗师会使用其他体位来避免这些问题：

• 患者俯卧平躺（不用前臂支撑）。受检侧手臂垂于治疗床边，前臂放置在凳子上处于休息位。然后，治疗师尝试将盂肱关节置于轻微内收的位置，并向外侧旋转（图 2.23）。

• 患者坐在位于治疗床头侧的凳子上。治疗床头侧降低，手臂处于上述体位，处于休息状态并置于检查床头侧（没有图片）。1996 年，Mattingly 和 Mackarey 确定该体位也可以触及附着点。

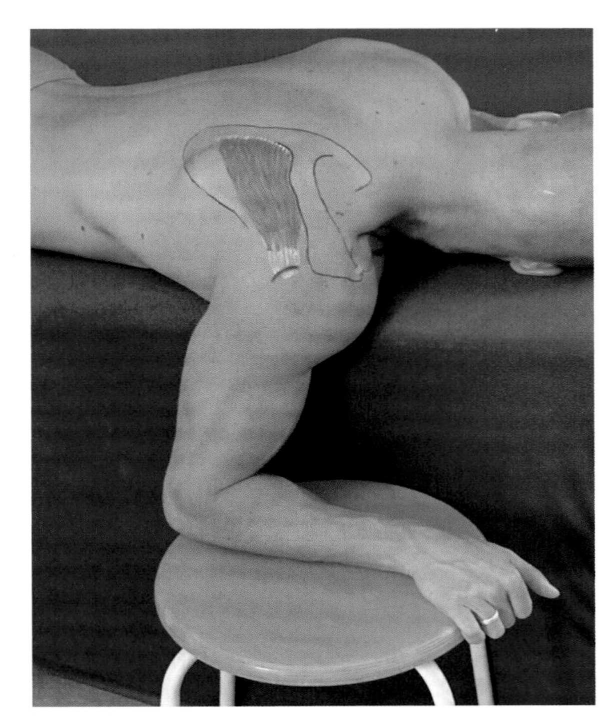

图 2.23　可替代的初始体位。

提示

所有可替代的初始体位对患者来说都是更加舒服的体位，但却不是特别有利于定位肌腱和附着点。这些体位都有缺点，施于肱骨处用于拉紧肌腱的轴向压力不充分。触诊手指下方的肌腱紧张度减少，并且更难区分周围软组织和骨骼上的附着点。在施加横向摩擦力的压力时，肌腱可能会避开。

技术

触诊始于我们已经熟悉的肩峰角后方（肩峰角，见图 2.16）。宽大的冈下肌肌肉-肌腱移行处位于距肩峰角朝向腋窝方向约 2cm 处（图 2.24）。触诊的手指能感觉到肌肉-肌腱移行处平滑而紧张的状态，产生一种坚实但仍有弹性的阻力来对抗横向触诊。为了触及肌腱，采用横向摩擦的方法，平行于肩胛冈向外侧继续移动约 2cm。为了确定大结节中间面的附着点（见图 2.66），沿着肌腱触诊，逐渐感觉变平，再继续朝向外侧，直到感觉到坚实的阻力。这是肌腱-骨性结构的连接处，即冈下肌附着点。触诊的路线会被三角肌的粗纤维束反复干扰。该肌肉组织的走行呈典型的倾斜状，逐渐上升至上外侧。

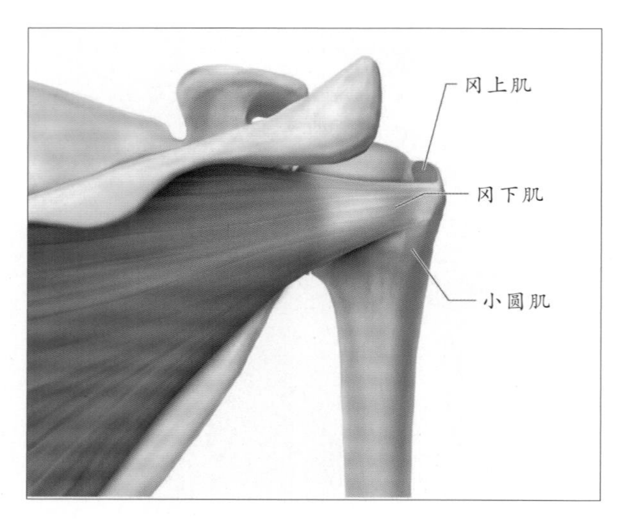

图 2.24 冈下肌的解剖结构。

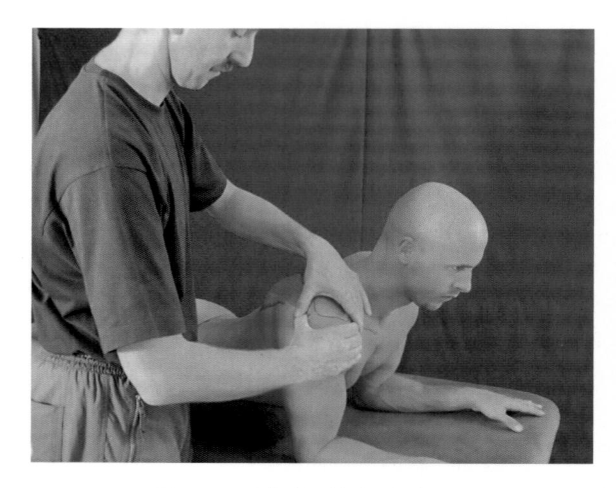

图 2.25 冈下肌触诊,方法一。

冈下肌表面的范围可以精确触及。如果触诊手指向外侧进一步移动,将会滑过肱骨表面边缘。如果手指朝向肩峰移动,会向前滑大约45°并到达冈上肌表面(见图2.65)。如果手指滑向内侧,且仍然倾斜45°,则到达小圆肌表面(见图2.67)。在肌腱炎或肌腱变性的患者中,为了触及附着点周围更多的浅表组织,治疗应重点关注冈上肌的外侧部分。

肌腱炎的治疗意见:应用大强度的横向摩擦方法,保持两个方向的压力。当治疗内部撞击征中被激惹的肱骨上深部肌腱时,摩擦应该用于表面偏内侧的地方。应用触诊或横向摩擦治疗可以通过以下两种不同方法:

方法一

通常有两种不同的横向摩擦方法,用于激惹疼痛或治疗。第一种方法,治疗师站在侧方。两侧大拇指顶端相互抵触于肌肉-肌腱移行处(图2.25)。其余手指维持在喙突前方。拇指保持皮肤接触,几乎不施加压力,并朝向头侧和略微偏外的方向移动。拇指深压时,压力增加。接下来,在这种压力下,朝向头侧和略微偏内的方向移动大拇指。在移动过程中,双侧前臂轻微旋后。

如果是治疗肌腱附着点,拇指施加的摩擦力不仅是深推软组织,同时也要施加侧方压力来抵抗大结节中间面。

方法二

作为可替代的方法,治疗师站在患者前方,稍微偏向对侧(图2.26)。大拇指用于稳定双手,放松置于喙突处。

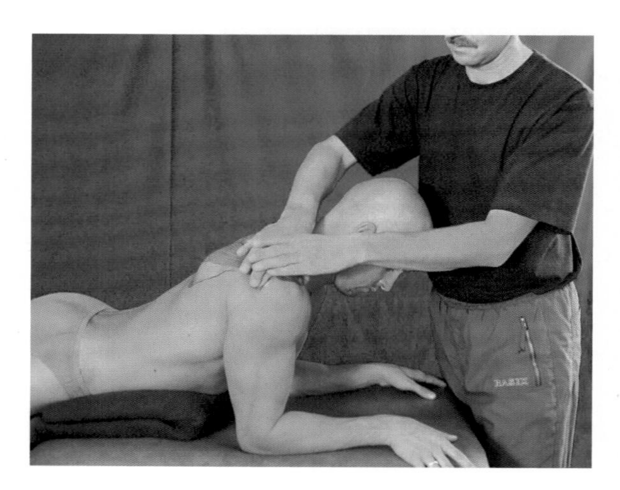

图 2.26 冈下肌触诊,方法二。

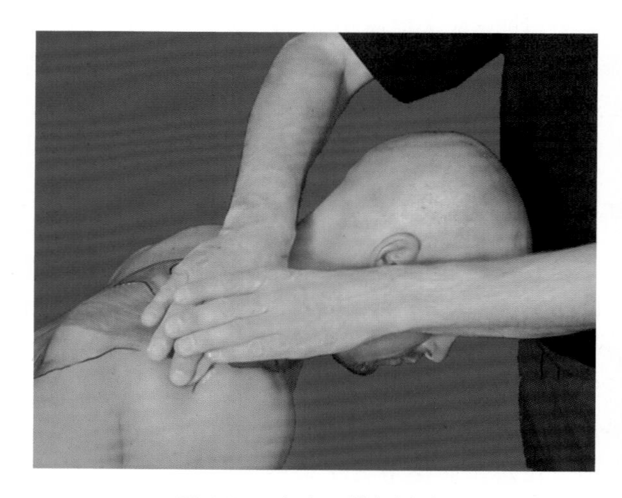

图 2.27 方法二详细图示。

一个示指叠于另一个示指之上(图2.27)。沿着上述路线,在开始时示指不施加压力向下移动。在触诊或实施治疗性技术时,可以在向上移动的过程中施加压力。

这里主要的动作是伸腕。这种方法较省力，比使用手指屈曲的技术好。

局部触诊——外侧

触诊结构概述
- 肩峰外侧缘
- 肩峰
- 肩锁关节——前方触诊
- 肩锁关节——后方触诊
- 肩锁关节(AC)

触诊流程概要

该区域同样包含了重要的骨性参考点，可以引导治疗师触诊多种临床病理结构。肩锁关节是触诊的重点，并且应该明确肩锁关节前方和后方的解剖通路。通过触诊关节囊来明确定位肩锁关节，并描绘关节位置。这反过来又增加了定位肩锁关节以及诊断和治疗该区域病变的自信。

初始体位

患者坐在椅子或治疗床上，肩带完全放松。肩关节外侧区应该可以轻易触及。触诊最开始时使用该初始体位。某些评估和治疗技术也要求患者呈仰卧位、侧卧位或俯卧位。之后，治疗师应该在其他这些初始体位中也能正确定位重要的结构。

可替代的初始体位

当治疗肩锁关节或肩周疼痛时，患者往往不是坐位。因此，建议使用其他初始体位进行重复触诊。在手法治疗过程中，要求治疗师在不常用的初始体位甚至在不可视的情况下定位小关节面时，这些方法存在优势。

只要经过少许练习，治疗师在上述坐位时不难定位肩锁关节面。一旦治疗师对该方法十分有信心，便可以选择其他初始体位，并重复以下触诊：

- 侧卧位触诊肩锁关节。
- 仰卧位触诊肩锁关节。
- 在每个体位中，双肩关节位于休息位，上臂完全上抬。

手臂上抬会大幅度改变关节面位置。当肩关节放松，关节面呈现后方-前方的对位对线时，在手臂上抬过程中伴随的肩胛骨旋转会改变关节面的对位，使得肩锁关节面更加指向下巴尖。

当治疗师熟悉前方结构的一般和特殊定位时，继续向外侧触诊(见图 2.64)。

各结构触诊

肩峰外侧缘

从肩峰角开始，治疗师尝试沿前方肩峰边缘触诊。由于肩峰外侧缘呈现起伏和参差不齐，并且位置变化很大，不太容易准确触诊到该边缘。

技术

这里可以使用垂直触诊技术，将手指尖或是整个手指置于肩峰边缘(图 2.28)。

肩峰嵴

治疗师只能沿着肩峰边缘到达前方边界，即肩峰嵴。它呈一小而圆的尖端，是触诊时定位肩关节前外侧非常重要的参考点。

治疗师可以通过肩峰嵴来感知肩锁关节的走行，以及准确定位当手臂预先放在内旋最大角度时冈上肌附着点的位置(见图 2.71)。

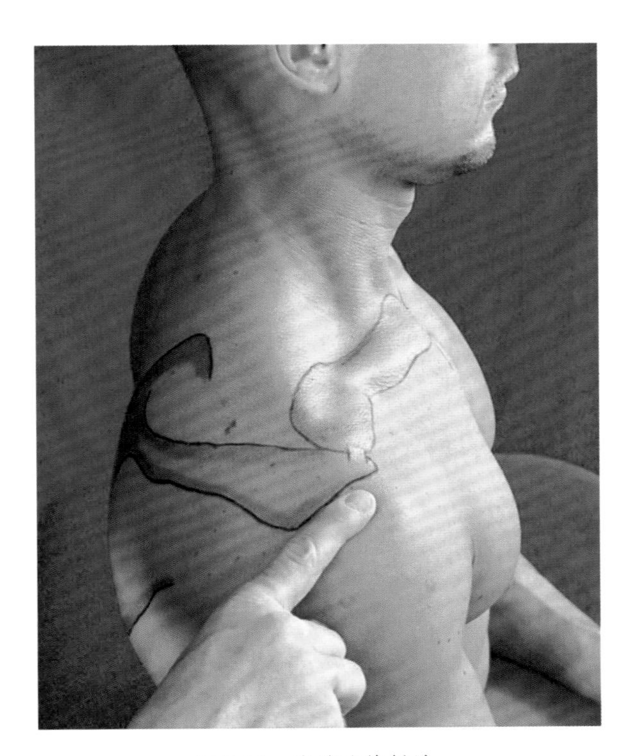

图 2.28 肩峰边缘触诊。

提示

当治疗师向下牵拉上臂导致肱骨头从肩峰边缘或肩峰嵴处分离时,肩峰边缘和前方尖端很容易触诊(图 2.29)。

该方法可提高这些结构触诊的可靠性,并将它们与肱骨头进行区分。当检查肱骨头下滑时,手法治疗师可以用肩峰边缘来定位。

肩锁关节——前方触诊

继续沿着肩峰嵴向内侧触诊。首先能感受到一处小凹陷,接下来是骨性结构。在该点,手指尖碰到锁骨,指腹放松位于"前方 V 区"。该 V 区尖端通常直接指向后方。肩锁关节囊的前部止于此。

提示

定位这些结构的困难之处在于准确找到肩峰嵴并且继续沿着轮廓向内。最常见的错误是认为前方 V 区太靠近内侧。已证实有效的触诊方法包括将示指内侧缘向下放在患者身上,使得指腹触诊到肩峰嵴的尖端,指尖代表前方 V 区。

肩锁关节——后方触诊

肩锁关节的前方定位已经明确。"后方 V 区"可用于标记肩锁关节的后方走行。前文已经描述过从侧方沿着肩胛冈上缘和锁骨后缘直接触诊。基于基础形态学解剖的知识,治疗师将注意到锁骨外侧端比一般预想中要明显增大。此外,斜方肌降部常会非常紧张,阻碍后方边缘的触诊。

技术

步骤 1:锁骨后缘

触诊从锁骨中间偏内侧开始。可以在这里摸到锁骨后缘,通过横向触诊技术可以系统有序地朝向外侧定位。在这个过程中,触诊会因斜方肌降部的嵌入而受到严重阻碍。为了减轻斜方肌紧张度和触诊难度,让患者头部向同侧倾斜,并转向对侧,使肌肉靠紧(图 2.30)。

提示

另一种可靠的锁骨后缘定位方法是从肩胛冈上缘开始向前触诊。当出现坚硬的抵抗时,下一个骨性结构就是锁骨。

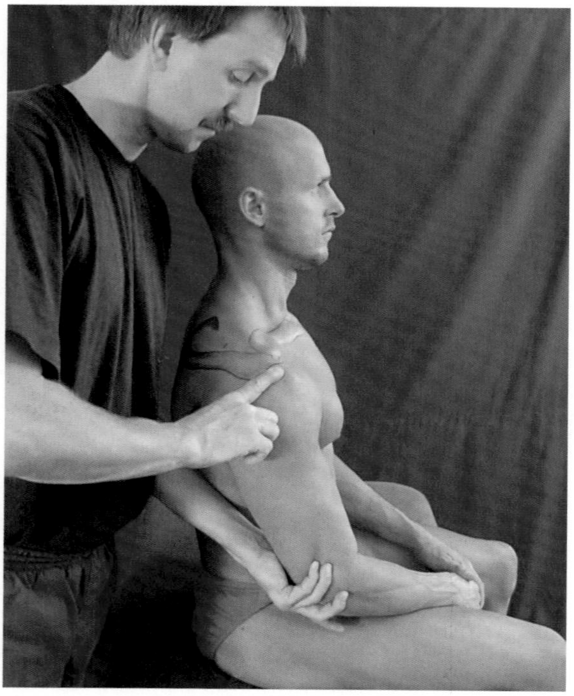

图 2.29　肩峰边缘触诊——肱骨向下分离。

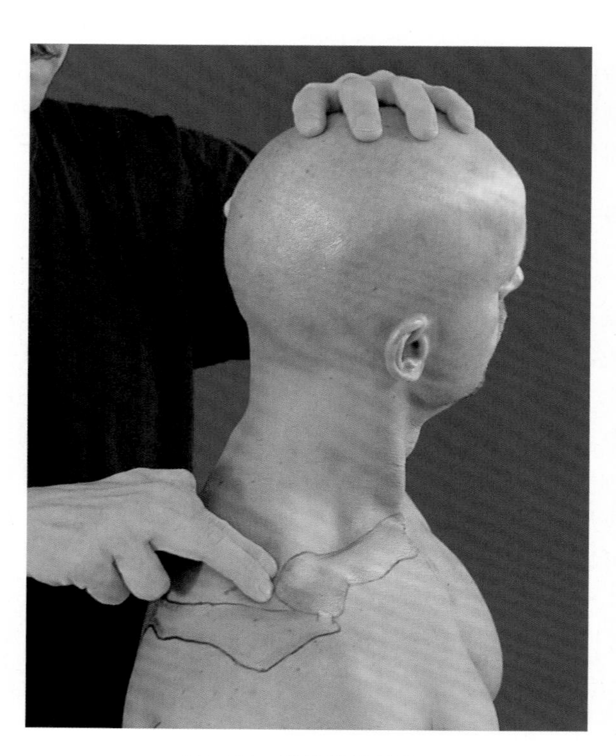

图 2.30　锁骨后缘触诊。

步骤 2:后方 V 区

后方 V 区是指两个可触及的边缘(肩胛冈上缘和锁骨后缘)相遇之处。该 V 区的尖端朝向前外侧。

治疗师改变触诊方法,在准确定位这个点时,将一根手指垂直放置在肩胛冈边缘和锁骨边缘之间(图 2.31)。

当这两个边缘同时阻碍手指推动深层坚固、有弹性的组织时,此为后方 V 区的准确定位。

锁骨的整个横向长度可以通过沿着锁骨前缘从内侧到外侧来确定,直到碰到前方 V 区。

锁骨的长度常被低估。需要注意的是,这里描述的锁骨宽度,是锁骨这个三维触诊结构以二维方式呈现出来的结果(图 2.32)。

肩锁关节

两个 V 区尖端的连线与肩锁关节基本成对线关系。在定位肩锁关节时,仅将该连线的前段(距前方 V 区后方 0.5~1cm)用来定位。基于此,肩锁关节间隙基本位于前方,并常偏向外侧少许(图 2.33)。

在定位肩锁关节间隙时,治疗师需要注意个体间和个体内差异可能会很大。其变异度很大程度上取决于姿势、胸廓形状和肩带相对应的位置。如果脊柱过度后凸畸形,肩带在前方牵引的作用下更加下垂,并且肩锁关节明显倾斜,朝向更加前内侧的方向(图 2.34)。

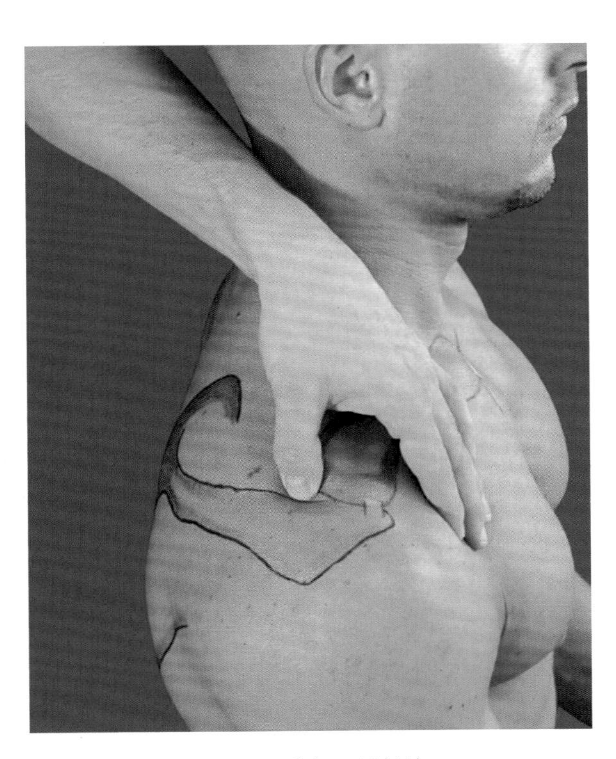

图 2.31　后方 V 区触诊。

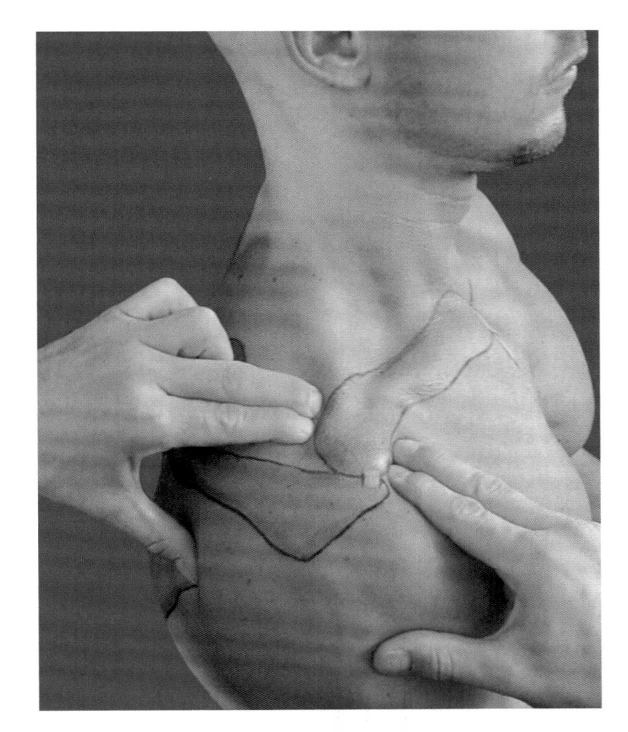

图 2.32　锁骨前缘和后缘。

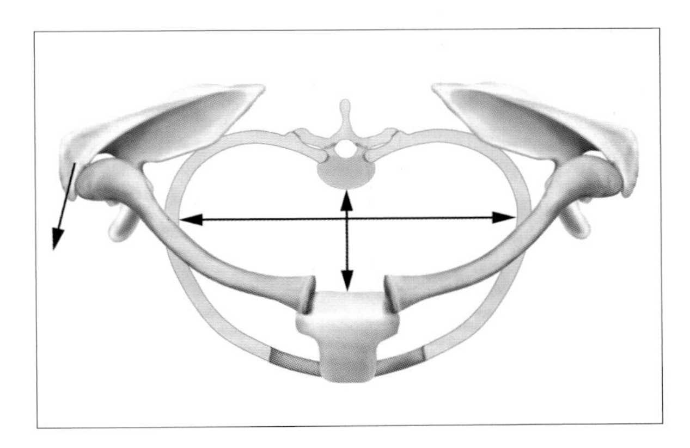

图 2.33　当胸廓形状正常时,肩锁关节间隙的位置。

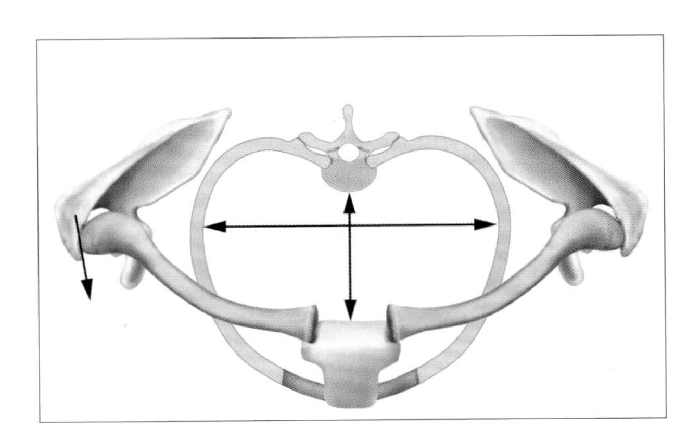

图 2.34　当胸椎过度后凸畸形时,肩锁关节间隙的位置。

当胸椎笔直(平背)时，肩胛骨常位于相对脊柱而言更加内侧的位置。肩带也会偏离正常的位置。肩带看上去呈内收状，肩锁关节间隙更多位于矢状面上(图 2.35)。

技术

肩锁关节囊

前面描述的肩锁关节间隙定位方法可以用于快速定位，也可用于更加精准的触诊。治疗师从锁骨后缘开始触诊，并沿着锁骨向前弯曲的外侧凸起端进行(图 2.36)。

治疗师的指尖垂直于锁骨缘触诊，接着会明显感觉到一个台阶。手指指腹平置于肩峰，手指尖抵住锁骨(图 2.37 和图 2.38)。

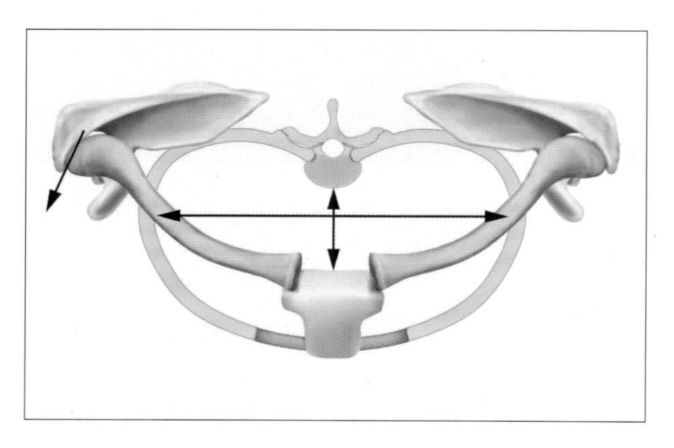

图 2.35　当胸廓形状扁平时，肩锁关节间隙的位置。

当手指边缘感到平滑并且倾斜却不再像台阶一样时，触诊的手指便直接定位在肩锁关节间隙之上。该倾斜的“斜坡”由关节囊及其充填韧带台阶强化部分构成(图 2.39 和图 2.40)。

该肩锁关节囊的定位触诊方法区分了台阶和斜坡样的感觉，这是建立在假设肩峰上缘朝锁骨的内侧方向走行是平滑的基础之上，但并不是每位患者都这样。常见的肩峰变异是在肩峰延伸至锁骨时呈现波浪形，因此，肩锁关节的两侧骨端朝向彼此时呈现一种火山样的锥形边缘，关节间隙则看起来像火山口的漏斗。如果斜坡样的感觉是唯一确定肩锁关节囊的方法，则应假设肩锁关节在特别靠近内侧的地方。因此，为了准确定位，通常建议选择一种通过移动来确认关节位置的方法(图 2.41 和图 2.42)。

评估与治疗提示

治疗师在这一区域使用了重要的骨性参考点来触诊许多临床中的病理性结构：

• 当确定肩峰的形状和位置时，肩峰角可以作为开始触诊的另一个点(并且是可靠的点)，以评估大结

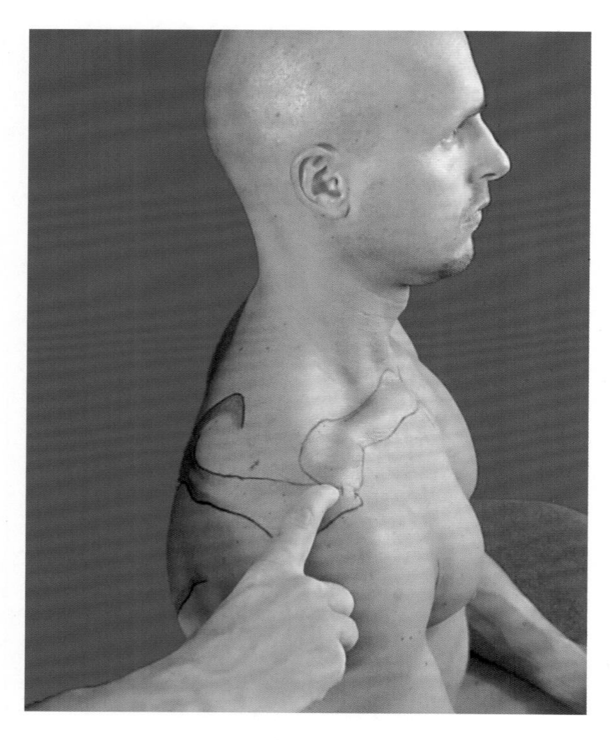

图 2.36　锁骨外侧触诊，从头侧观。

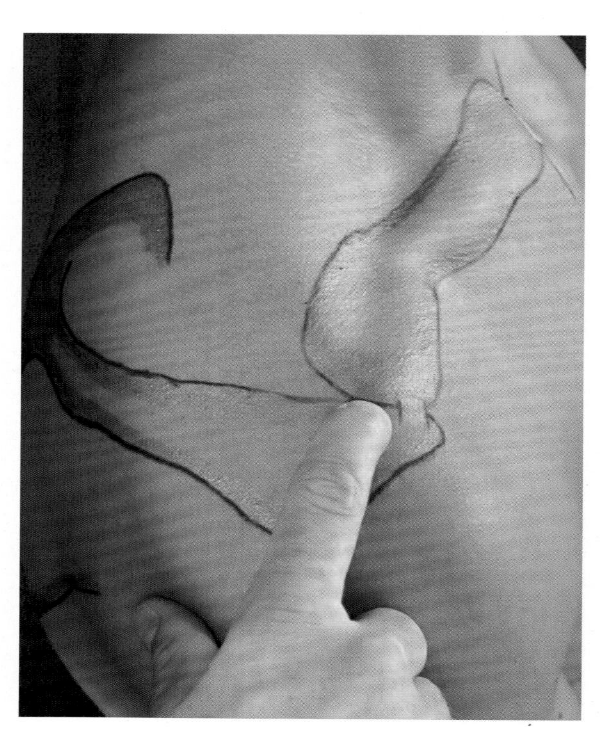

图 2.37　锁骨外侧触诊细节图示。

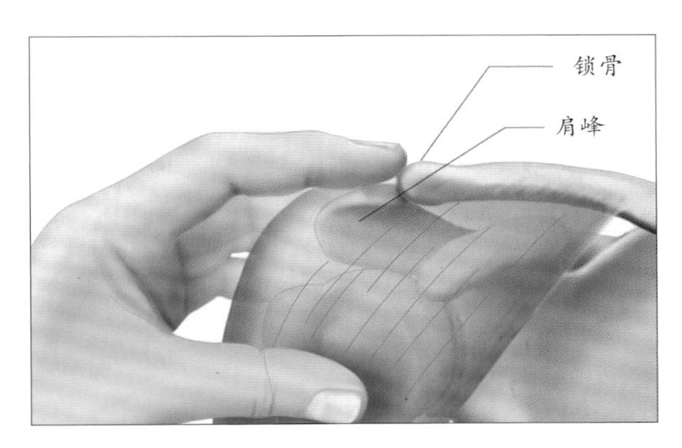

图 2.38　锁骨外侧触诊，前面观。

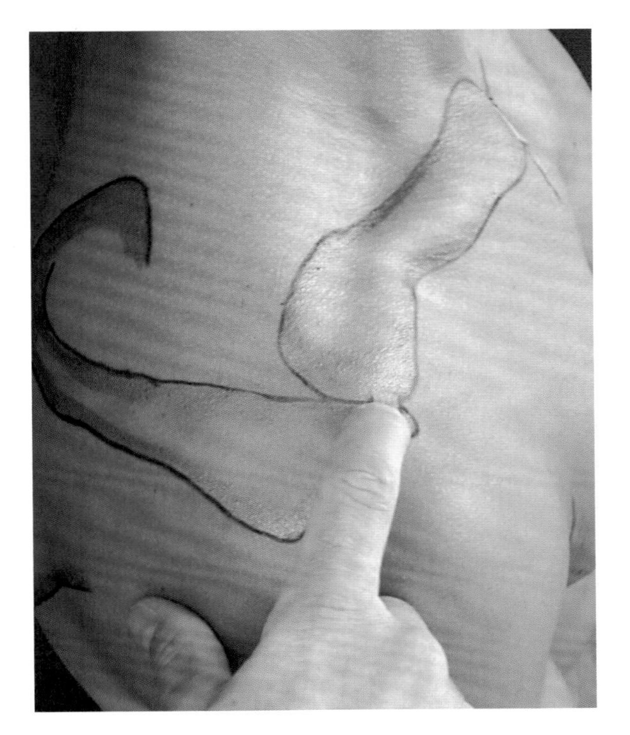

图 2.39　肩锁关节囊触诊，近头侧观。

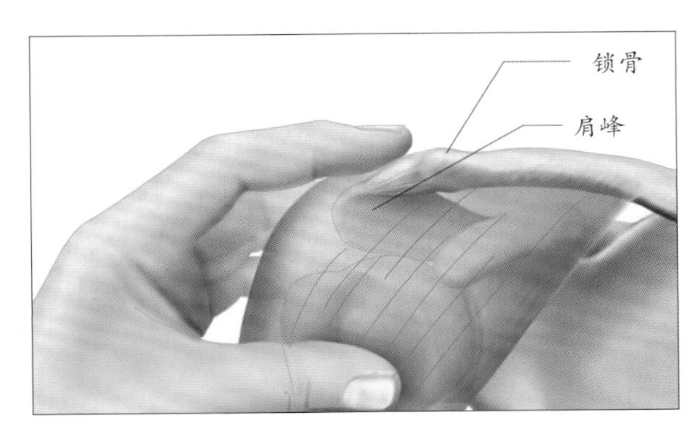

图 2.40　肩锁关节囊触诊，前面观。

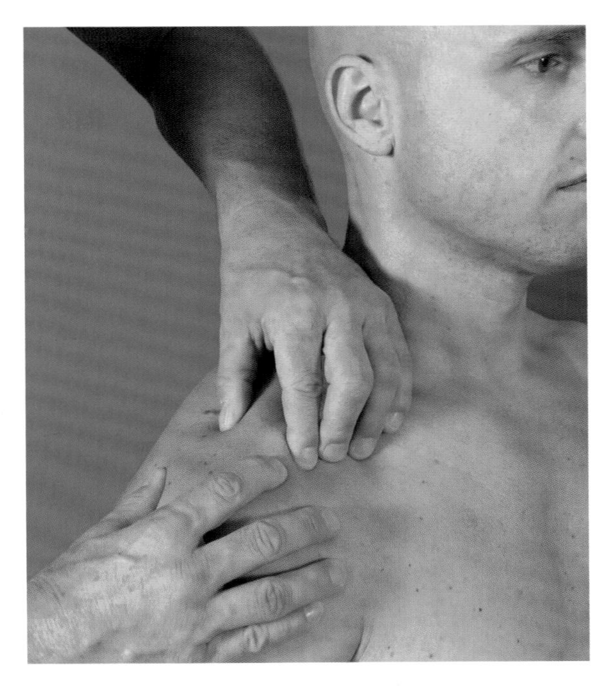

图 2.41　锁骨前-后移行。

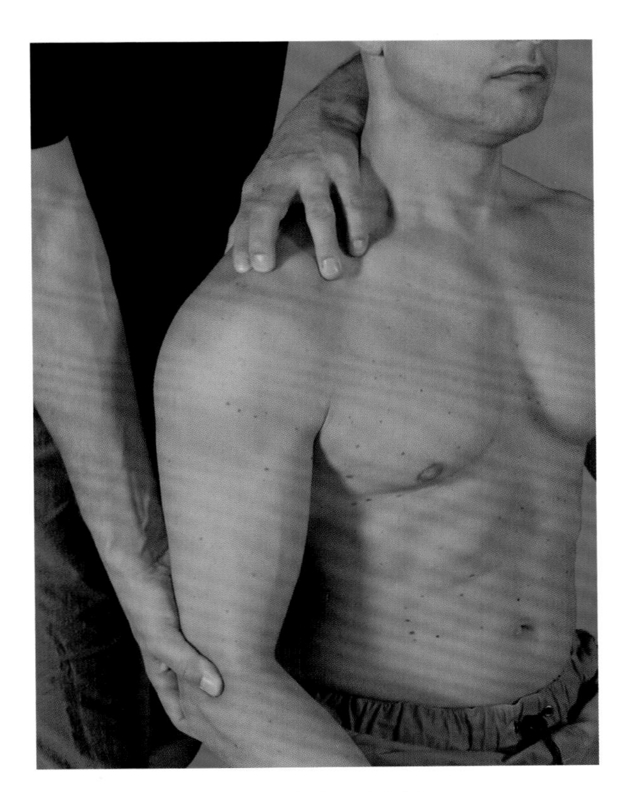

图 2.42　肩峰上-下移行。

节的前外侧结构。

• 肩峰外侧缘可用于区分肩胛骨和肱骨头(对手法治疗技术很重要)。

• 从肩峰嵴(临床上关注度最高的地方)开始,可定位手臂前置时冈上肌的附着点和肩锁关节的前部入路。

• 应准确定位肩锁关节的整体对线对位和精确位置,从而准确使用以关节为治疗目标的手法治疗技术和在关节囊之上使用 Cyriax 交叉摩擦技术。对肩锁关节定位的了解确保了诊断性结果测试以及温柔的活动实施。

通过关节特殊操作技术可以获得有关肩锁关节活动度的信息。当存在活动减少的问题时,横向移行试验可以评估关节囊的弹性,并且测试关节囊加强韧带的稳定性(见图 2.41)。操作时,外侧手的拇指和示指在肩峰角和肩峰嵴处抓握和固定肩峰。内侧手的拇指和其他指尖围绕锁骨外侧端并向前/后侧方向推动。在不同的方向进行一些尝试后,可以找到对关节作用力最大的一种推动力。该方法在个体内和个体间的变异度极大。位于关节间隙最可能位置的外侧手的示指,可以感受到锁骨对抗肩峰的活动。

推动和牵拉下垂的上臂产生一个对肩锁关节的垂直压力(见图 2.42)。这是第一个,也是最重要的检查喙锁韧带完整性的方法。阳性测试结果提示韧带松弛,是指肩峰相对于固定的锁骨产生过度的垂直移动度。此时可能位于关节间隙上的手指可以确认肩锁关节的正确位置,并通过触摸确定垂直移动程度。

可以缓解疼痛的 Cyriax 横向摩擦力已经证实不仅对受累的肌腱、附着点和腱鞘有效,也对不同类型的关节炎有效。在轻微的关节炎中,尤其是创伤性肩锁关节关节炎中,横向摩擦力是有帮助的。在准确定位关节囊后,示指指腹施压并直接放在关节囊头侧之上(图 2.43)。为了稳定,拇指从背侧施压对抗肩胛冈。示指从前方向后方用力或不用力牵拉,并在关节囊上施压和避免皮肤摩擦力。

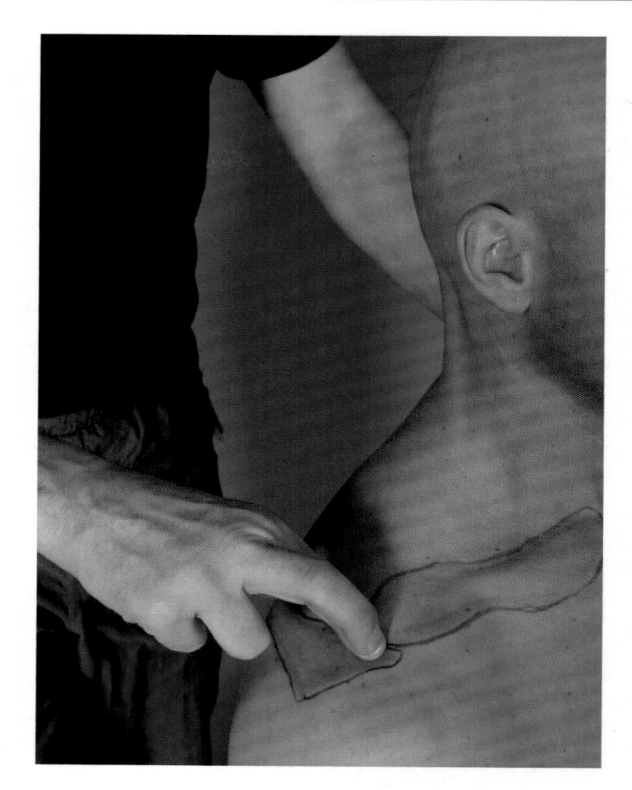

图 2.43 肩锁关节囊的横向摩擦力。

整体定位——前侧

初始体位

患者端坐,肩带松弛(图 2.44)。治疗师一开始站在患者前方。为了最佳定位,在继续其他特殊结构的特殊触诊之前,治疗师应该首先对肩关节前方区域做出粗略分区。

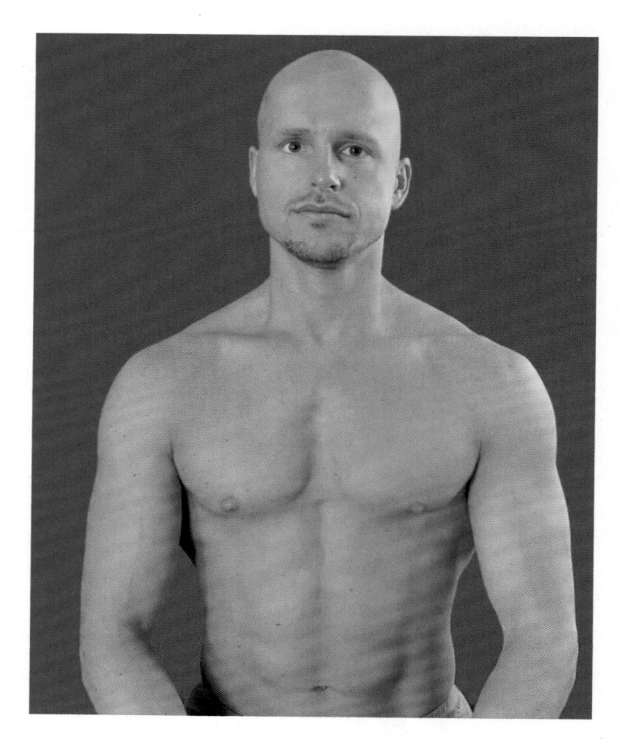

图 2.44 初始体位——前方区域的整体定位。

锁骨上窝和锁骨下窝

弯曲的锁骨将前方区域分成锁骨上和锁骨下的

凹陷的窝(锁骨上窝和锁骨下窝)。锁骨前方弯曲凸起的部分形成锁骨上窝前界,而后方的弯曲部分形成锁骨下窝的上界(图 2.45)。

以下结构组成了锁骨上窝的边界:

- 下界=锁骨后侧边缘
- 内界=胸锁乳突肌和斜角肌的锁骨头
- 后界=斜方肌降部

以下结构组成了锁骨上窝的底面:第一肋,穿过前斜角肌间隙的锁骨下静脉和动脉,穿过后斜角肌间隙的臂丛,以及这些血管和神经在锁骨之下继续向上的走行。

以下结构形成了锁骨下窝的边界:

- 上界=锁骨下缘
- 内界=胸大肌锁骨头的外侧缘
- 外界=三角肌锁骨段的内侧缘

锁骨上窝和锁骨下窝的边界可以通过肌肉收缩很直观地看到。为了显示锁骨下窝,患者需从0°屈曲位置轻微抬起手臂。该动作尤其会调动三角肌。在该体位,患者手臂水平内收并对抗轻微的阻力。此外,胸大肌也被激活。锁骨下窝的两侧肌肉边界变得明显可见。这个凹陷也被称作胸大肌间沟或锁骨胸肌三角。锁骨下动脉和静脉也被称作胸肩峰动脉和静脉,位于该凹陷的底部,在三角肌前束穿过上臂之前的内侧。

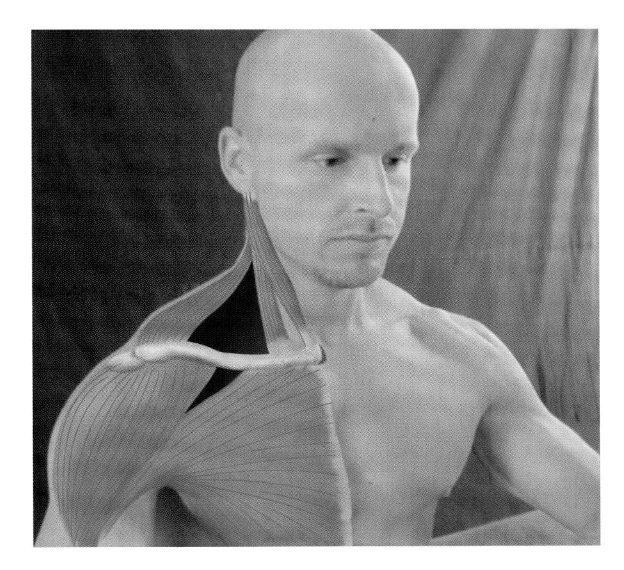

图 2.45 锁骨上窝和锁骨下窝。

局部触诊——前内侧

> 触诊结构概述
> - 胸锁乳突肌
> - 锁骨内侧端
> - 胸锁关节面
> - 锁骨下窝

触诊流程概要

肩带前方某些特定结构的位置非常靠内,而且需使用特殊的方法来准确定位胸锁关节。接着,治疗师继续触诊重要的前外侧区域,在此可以精确定位锁骨下窝和喙突。

初始体位

患者坐在治疗凳或治疗床上,肩带松弛。治疗师站在患者后方。

各结构触诊

胸锁乳突肌

首先,治疗师让患者主动将头转向对侧,使得胸锁乳突肌的胸骨头更加直观(图 2.46)。

如果再要求患者将头倾向身体同侧并对抗轻微阻力,胸锁乳突肌的锁骨部会突显。沿着胸锁乳突肌的头部触诊直到其插入锁骨内 1/3。

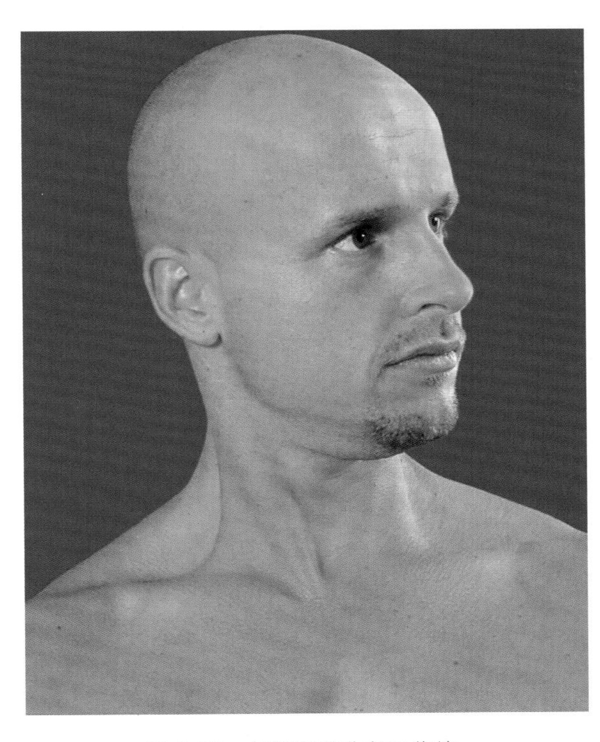

图 2.46 右侧胸锁乳突肌收缩。

提示:这块肌肉参与组成锁骨上窝的内界和前斜角肌间沟的前界。

锁骨内侧端

触诊胸锁乳突肌胸骨头的肌肉束外部和肌腱,并且延续直到其嵌入胸骨柄(图 2.47)。

该肌肉直接嵌入胸锁关节间隙内侧。在肌腱外侧嵌入胸骨柄之前可以清晰感觉到骨性结构,这是锁骨内侧端的上部。

当肩带处于放松位置时 (肩关节正常下垂,图 2.48),可以在胸锁关节间隙上找到大约一半渐宽的锁骨末端。

当手臂上抬时,两侧上方关节面首先与胸骨关节面接触。根据凹凸定律,手臂上抬时,锁骨向下滑动。

胸锁关节面

基于以上信息,实际的胸锁关节间隙位置在更下方。其对位对线是从上内侧到下外侧。

技术

可以准确地沿着胸锁乳突肌肌腱触诊直到胸骨柄。此时,触诊的手指指向外侧。

当手指触及锁骨内侧端时,手指指腹下即为胸锁关节间隙(图 2.49)。

提示

在胸锁关节囊肿胀的患者中触诊胸锁关节会非常困难。在这些患者中,可以通过活动肩带来确诊胸锁关节位置。最佳的方法是通过朝向手臂近端的推力被动上抬肩关节(图 2.50)。

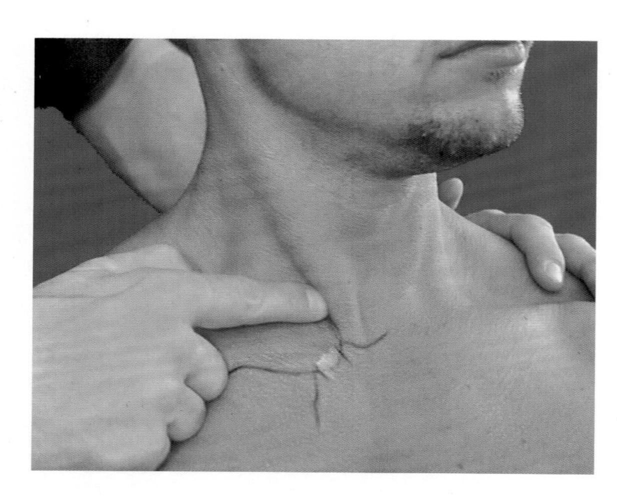

图 2.47 胸锁乳突肌胸骨部分触诊。

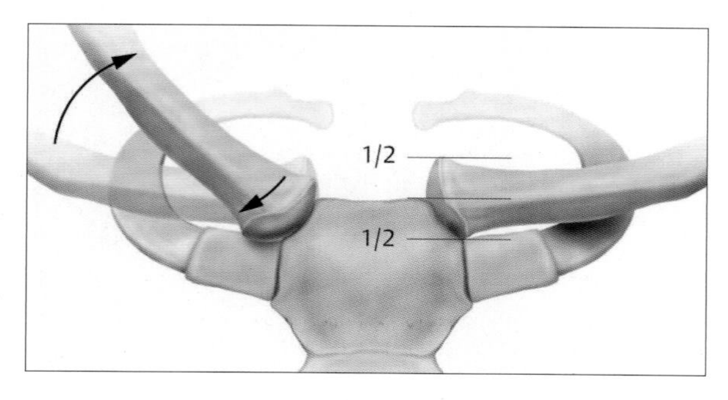

图 2.48 锁骨内侧端的形状。

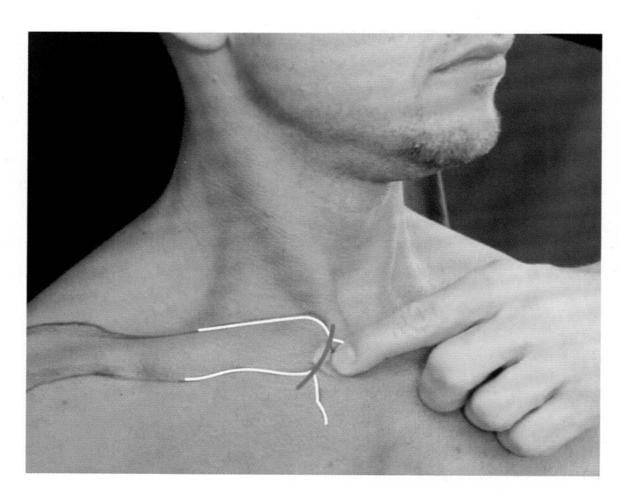

图 2.49 胸锁关节面触诊。

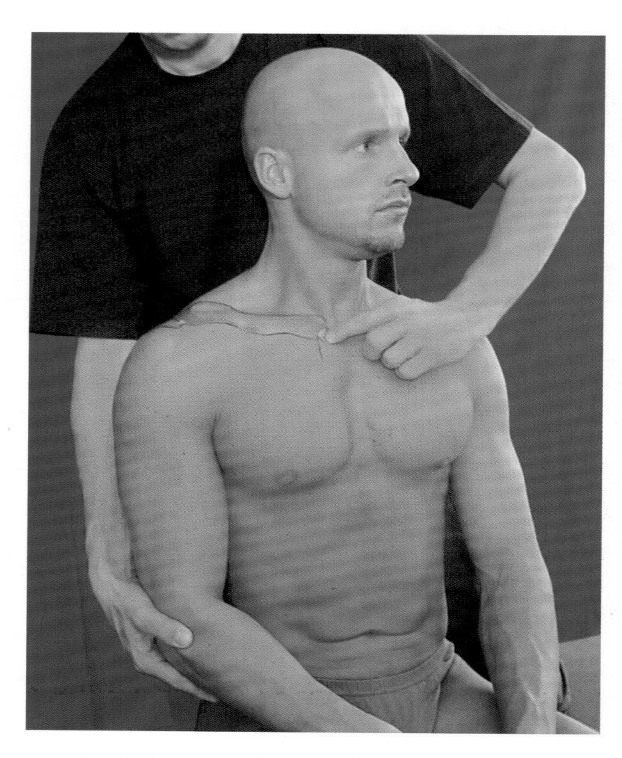

图 2.50 通过上抬肩带来精确触诊胸锁关节。

胸骨上切迹

治疗师从锁骨内侧端和胸锁关节开始，沿着锁骨下缘从外侧触诊。胸大肌锁骨部分的肌肉附着点通常会影响锁骨下缘的精准触诊。此外，位于胸锁关节头侧端的胸肋关节移行处出现肿胀，也会使触诊非常困难。在锁骨从内侧到外侧走行至大约一半的位置，锁骨从前凸变成后凸。

评估与治疗提示

胸锁关节炎可以导致局部疼痛和放射至肩膀的疼痛，甚至是放射至下颌和耳朵处的疼痛(Hasset, 2001)。此外，关节囊受限可以导致肩带和手臂上抬的部分活动度明显受限。关节特殊检查，例如关节的牵引检查，可以评估关节的局部活动度(图 2.51)。为了在牵引的作用下能移动锁骨，治疗师可抓住锁骨，手掌外侧对抗凹面并作为支撑，向外后方和略向上的方向牵拉。通过指腹触诊关节间隙来判断胸锁关节的分离程度。

局部触诊——前外侧

触诊结构概述
- 喙突
- 肩胛下肌腱
- 肱骨小结节
- 结节间沟
- 肱骨大结节
- 肩关节盂
- 冈上肌——附着点

触诊流程概要

在更外侧，锁骨形成了锁骨下窝或锁骨胸骨三角的上界。其他边界是三角肌和胸肌的锁骨部分(见图 2.45)。这些结构紧靠在一起，偶尔也很难区分。往往在活动其他关节组成部分的时候才能区分。

触诊的手循序渐进地从内向外移动，几乎每间隔 1cm 就能定位一个新的结构。

通过定位锁骨下窝和喙突来进行评估。

各结构触诊

喙突

初始体位

患者坐在椅子或治疗床上。手臂靠近身体，前臂充分放松置于大腿上。治疗师站在患者后方。以患者的右侧肩膀为例，治疗师用左手触诊，右手引导患者的手臂，让患者将肩关节置于要求的体位或产生不同程度的抵抗(图 2.52)。

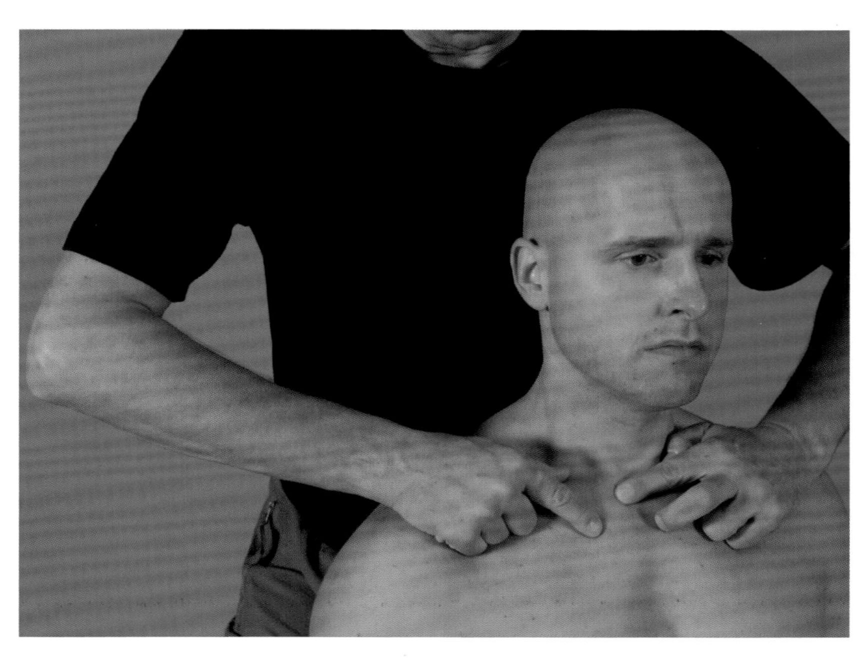

图 2.51 胸锁关节牵引测试。

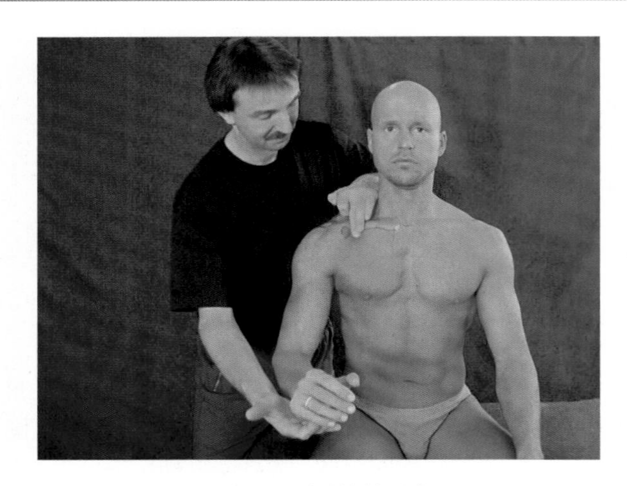

图 2.52　图示锁骨下窝。

可替代的初始体位

一旦通过这些方式可以准确定位肩关节外侧区结构，应该尝试其他触诊方法和更难的初始体位。例如，患者仰卧位，手臂上抬。

技术

正如前文所述，通过内收时的肌肉活动，很容易直接观察到锁骨下窝。喙突是锁骨下窝的外侧深部骨性边界。建议采用以下触诊方式来定位该突出结构。

在肌肉处于紧张状态时，触诊的手指（最好是中指，图 2.53）放于锁骨下窝内，甚至当手臂放松回到休息位的初始位置时仍保持在此位置。此时，中指从外侧方向逐渐增加压力，可以即刻感到喙突内侧边的骨性抵抗（图 2.54）。

当把左手的示指直接置于中指旁边时，示指指腹即位于喙突之上（图 2.55）。

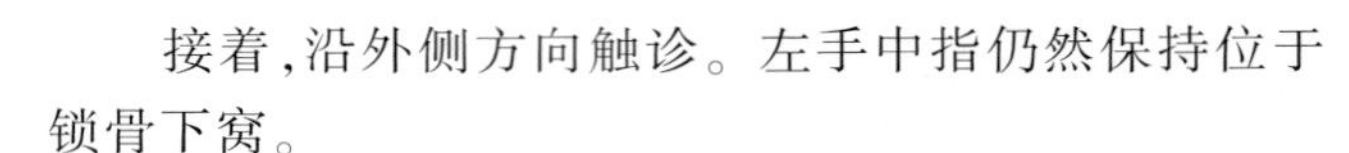

接着，沿外侧方向触诊。左手中指仍然保持位于锁骨下窝。

在适度的压力作用下，示指向外侧移动大约一个手指的宽度。在该处可以感觉到一个可明显触及的凹陷，位于喙突外侧缘和肱骨小结节之间（图 2.56）。

接下来，可以从各个方向来确定喙突尖端的边界：从上方、下方和外侧（图 2.57）。显然，喙突是一个比较明显的较大的结构。

提示

建议关注触诊过程中施加的压力，因为在喙突上施压常会让患者觉得不舒服。

提示：参与形成肩关节顶峰的四个韧带和三组肌肉附着在喙突上。此处为力的连接点，用于稳定肩关节并向前方拉动肩带。喙突下部对肉眼定位肩关节盂

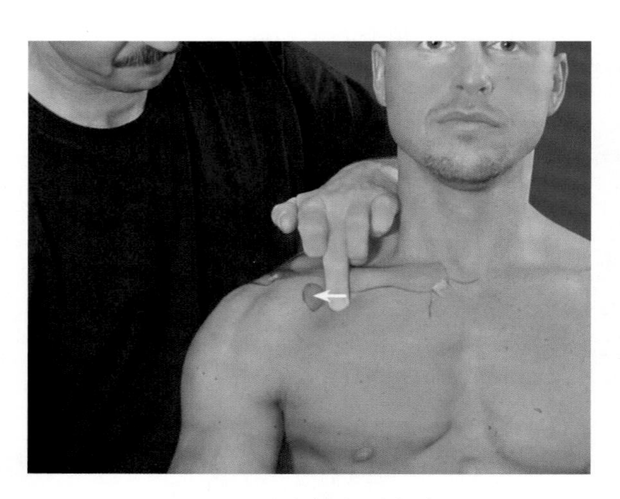

图 2.54　喙突触诊，内侧缘。

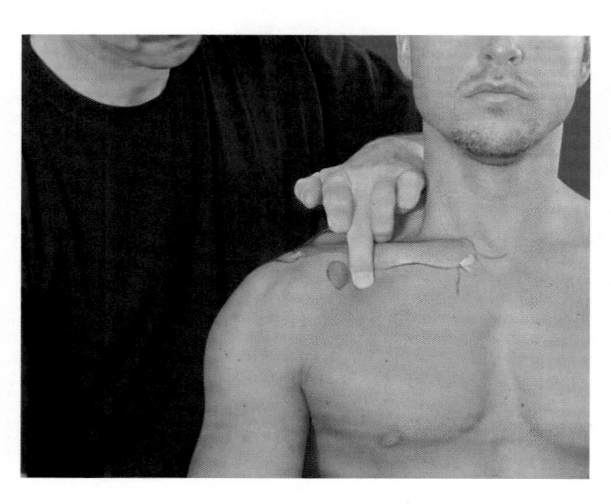

图 2.53　锁骨下窝触诊。

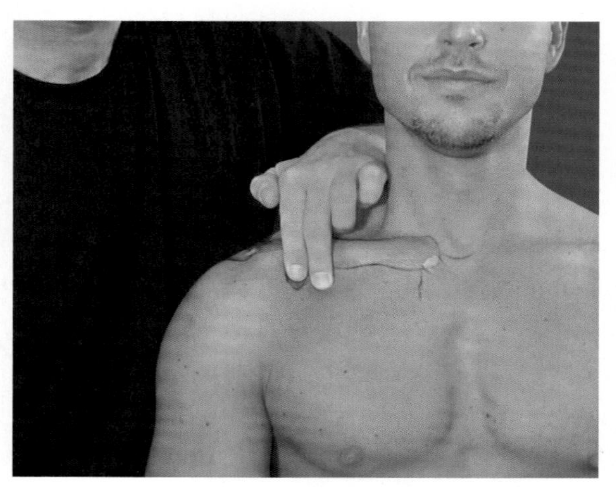

图 2.55　喙突触诊。

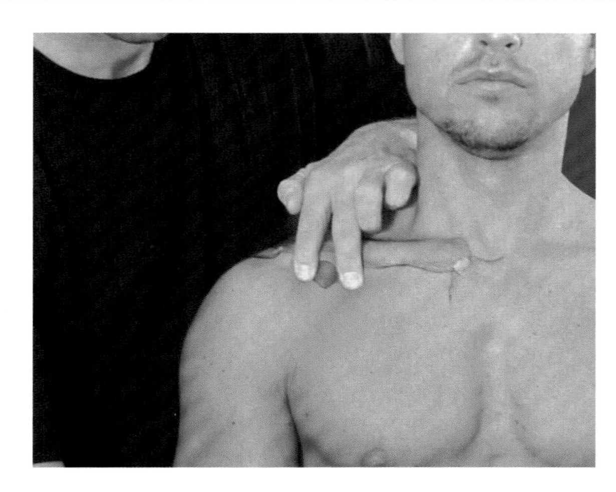

图 2.56　喙突内侧缘和外侧缘。

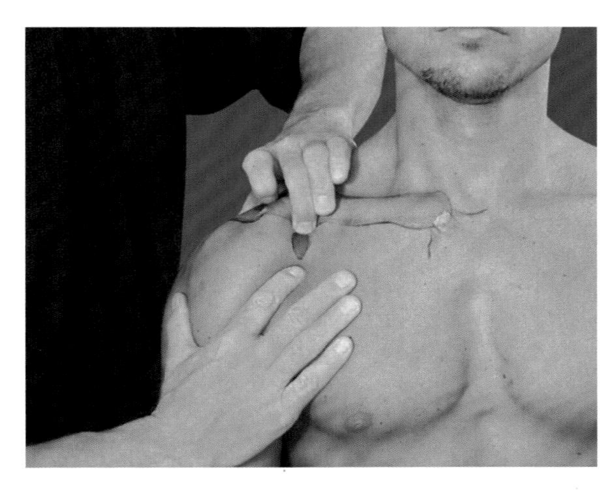

图 2.57　喙突上缘和下缘。

的空间位置很重要(见图 2.68 和图 2.69)。

喙突的训练建议

在手臂活动时，喙突相对于锁骨发生位置变化，尤其是在肩关节屈曲时。建议用以下训练让治疗师了解这些运动过程中的喙突位置。

右手一根手指在喙突上缘和锁骨之间触诊。另一只手被动屈曲肩关节。在这个活动过程中,喙突尖端显然向更贴近锁骨的方向移动，同时肩胛骨旋转渐增。后伸肩关节,作为交互检查,可以观察到喙突逐渐移开锁骨。但是,此时并不能清晰感觉到,因为相比于肩关节屈曲，肩关节伸展引起的肩胛活动明显减少。在这个活动过程中,三角肌锁骨部分的肌纤维也被拉紧,并阻碍触诊。

尽管喙锁韧带主要与肩锁关节稳定性相关,但此时喙锁韧带的运动学作用更加清晰。肩关节被动活动引起围绕在肩关节和肩胛骨周围的软组织拉紧。肩胛骨先在肩锁关节处朝向锁骨移动,直到关节韧带处于紧张状态,然后锁骨开始旋转。置于喙突上的手指可以感觉到这个短暂的延迟。

当手臂上抬时,喙突向后上方倾斜,锥状韧带处于拉紧的位置,导致锁骨向后旋转。在肩关节伸展时,斜方韧带选择性拉紧以帮助锁骨前旋。在喙突和锁骨之间常存在一个黏液囊,因此需避免喙突和锁骨之间的相对摩擦,而在极少数患者中,锁骨和喙突之间会形成一个关节。

肩胛下肌肌腱

喙突外侧缘有一个肉眼可见的凹陷,示指触诊时在其下方可以感觉到。肱骨小结节紧挨其外侧。通过被动内旋和外旋下垂的手臂可以定位肩胛下肌肌腱(图 2.58)。在这个活动过程中,示指下方仅感觉到小结节移动。喙突处没有任何活动。

当肩关节位于最大范围外旋时,肩胛下肌肌腱处于紧张状态,并且抵抗触诊的手指,并朝向皮肤表面向前突出。当触诊的手指在该处紧张的肌腱上施以更多的压力时,会发现肌腱非常坚固,有时也会有弹性。

肱骨小结节

肱骨小结节的形状呈倒泪滴状。其尖端在下方变得更薄，并合并呈一个嵴状的附着点，此为小结节顶端。结节间沟构成小结节外侧缘(图 2.59)。

肩胛下肌的附着点占据了小结节的整个表面。其

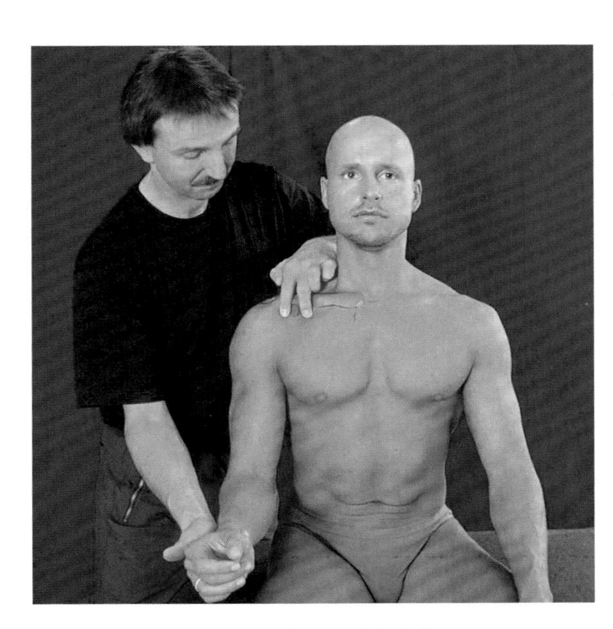

图 2.58　肱骨小结节定位。

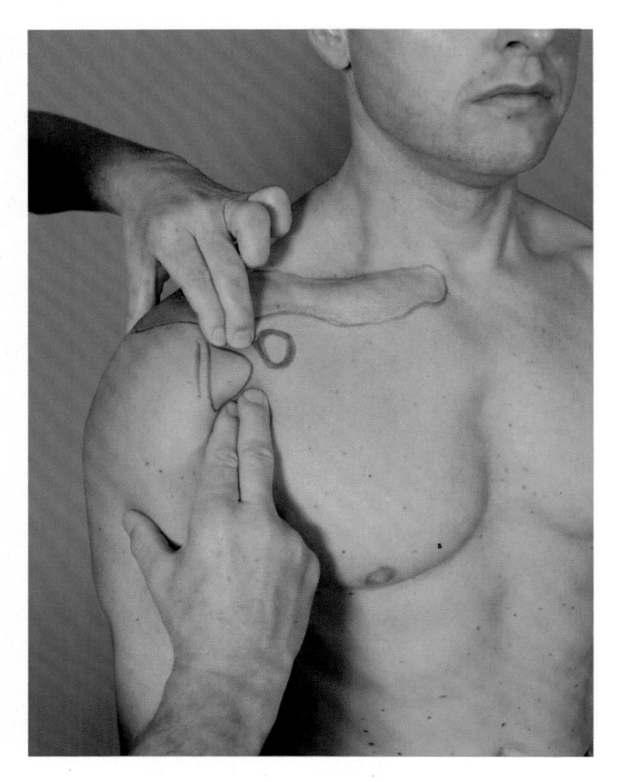

图 2.59 肱骨小结节的位置和大小。

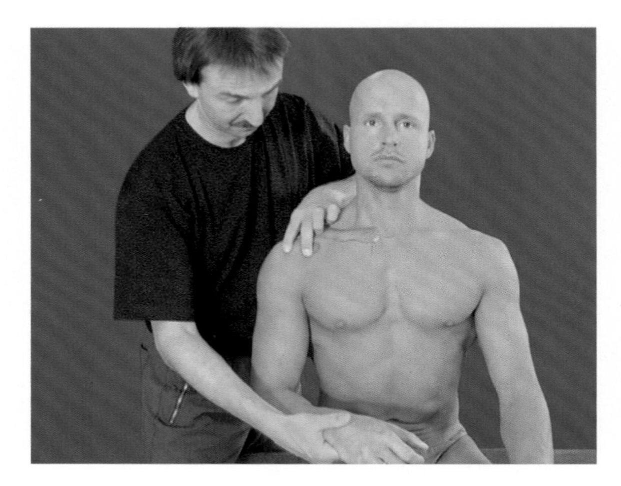

图 2.60 初始体位触诊,结节间沟。

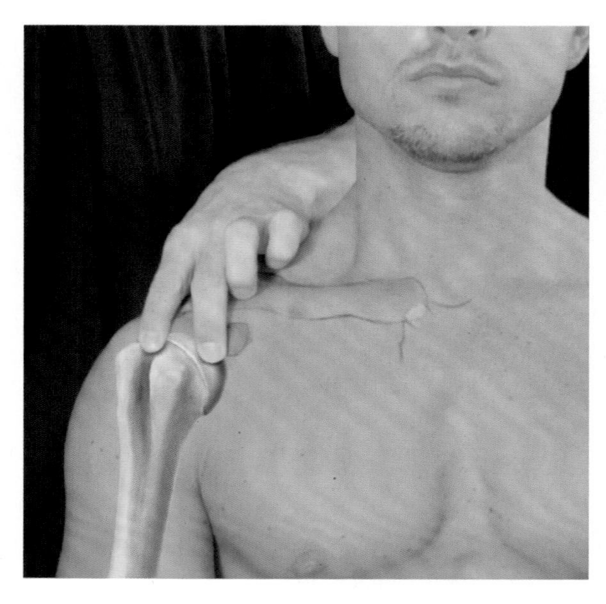

图 2.61 结节间沟触诊细节图示。

表面纤维作为横向韧带，从该处延伸并越过结节间沟,确保肱二头肌长头肌腱维持在结节间沟中。背阔肌和大圆肌从背侧插入并走行于小结节顶峰。

如果过度负荷,肩胛下肌肌腱附着点可能会出现疼痛和炎症。肩胛下肌也可能被限制在肩关节顶峰下,在手臂上举过程中形成一个疼痛弧。

肩胛下肌肌腱深部位于肱骨头和肩关节盂之间,在内部撞击中可能会受累。

结节间沟

技术

方法一

此时,中指取代示指的位置。通过继续向外侧移动示指并越过小结节,可以触诊到结节间沟。继续被动内旋和外旋手臂时,结节间沟在手指下方向前向后移动，治疗师可以确定结节间沟中细长的凹陷位置,并可以感觉到结节间沟的边缘(大小结节)(图 2.60 和图 2.61)。当三角肌部分非常发达时,该方法会比较困难。

方法二

如果上述直接方法不能找到结节间沟,可以使用间接方法。当肩关节在肩胛平面主动外展时,在三角肌间沟下可以找到结节间沟。

要求患者在肩胛平面保持肩关节外展，使得肩峰和锁骨之间的三角肌肌间沟显而易见。触诊的手指沿肌间沟的长轴放置(图 2.62)。当触诊患者右侧肩关节时,治疗师使用左侧示指。此时,在三角肌肌间沟之下可以直接定位结节间沟。示指保持在肌间沟中,而手臂放回初始位置(肩关节中立位生理位置)(图 2.63)。触诊的手指则非常可能就位于结节间沟上。确定示指下方结节间沟的位置通常需要反复轻微旋转手臂。

评估与治疗提示

在肩关节软组织疾病中,肱二头肌长头肌腱在结节间沟处出现的腱鞘疾病相关症状已经被熟知。治疗

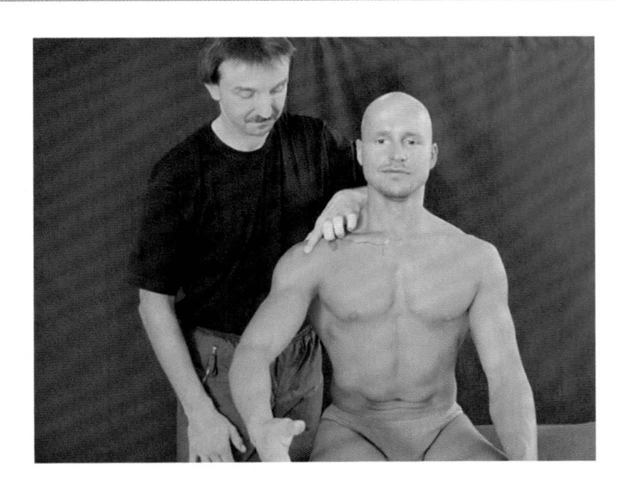

图 2.62　三角肌间沟定位。

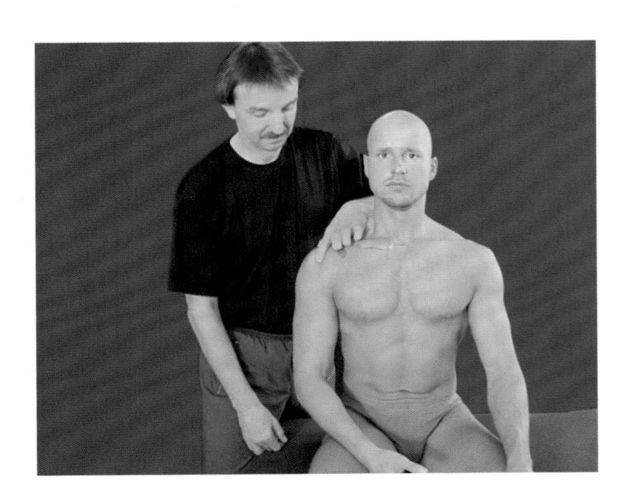

图 2.63　结节间沟触诊。

方法通常包括使用局部物理治疗技术，如 Cyriax 交叉摩擦。只有触诊精确时，治疗才会有效。

结节间沟定位触诊还应该采用其他初始体位进行练习。

肱骨大结节

肱骨大结节提供了三个小平面（附着面）作为肩袖肌肉的附着点：

- 前面——冈上肌。
- 中间面——冈下肌。
- 后面——小圆肌。

以下触诊是为了描述大结节的范围，并精确定位这三组肩袖肌肉的附着点。物理治疗技术（例如，横向摩擦）可以用在其他初始体位上，使得在临床中更多有问题的结构可以更容易地处理（见图 2.21 和图 2.71）。

前文已经阐述了可以通过结节间沟找到大结节内侧缘。所有的三个关节面相对于肱骨干的经典定位如下（图 2.64）：

- 前面垂直于结节间沟。
- 中间面在结节间沟后下方大约 45°。
- 后面相对中间面成 45°角，因此在矢状面上再次平行于肱骨干。

技术

前面

示指伸直，靠其桡侧支撑并抵住肩峰边缘，与结节间沟成适当角度（图 2.65）。由于肩峰大小的个体差异，该平面的可及性也存在差异。前面与结节间沟毗邻。示指感受到这个边缘并滑向结节间沟内。当示指滑落到一侧时，外侧边界明显可见。

中间面

从结节间沟后方超过前面大概 2cm 左右触诊，当手指滑过 45°角到后下方时，即到达中间面（图 2.66）。为了感受到这个平面，也可以用拇指指腹触诊。触诊过程提示中间面的内侧与肩峰边缘毗邻，外侧与滑向

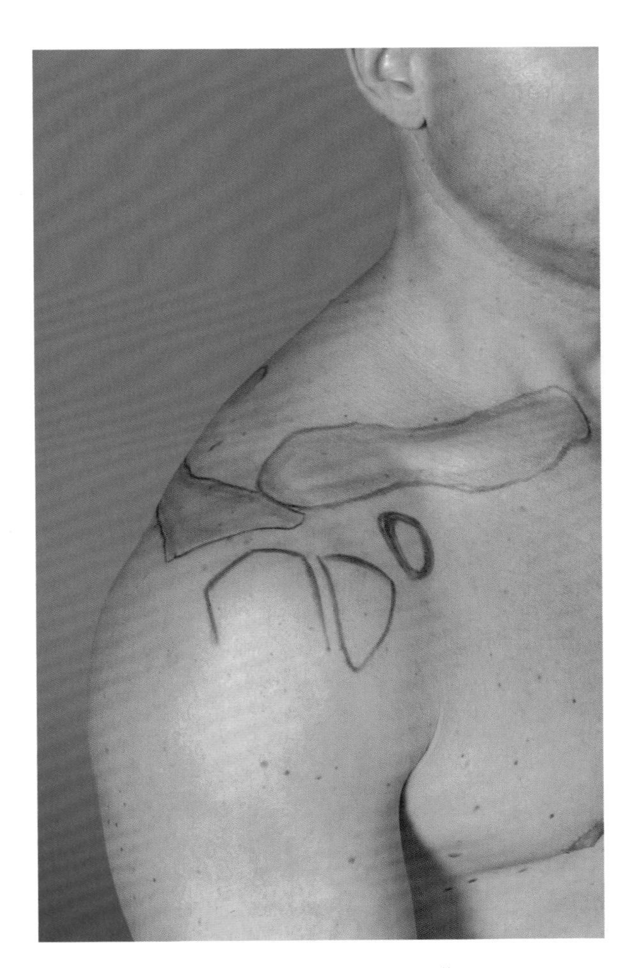

图 2.64　大结节几个平面的位置。

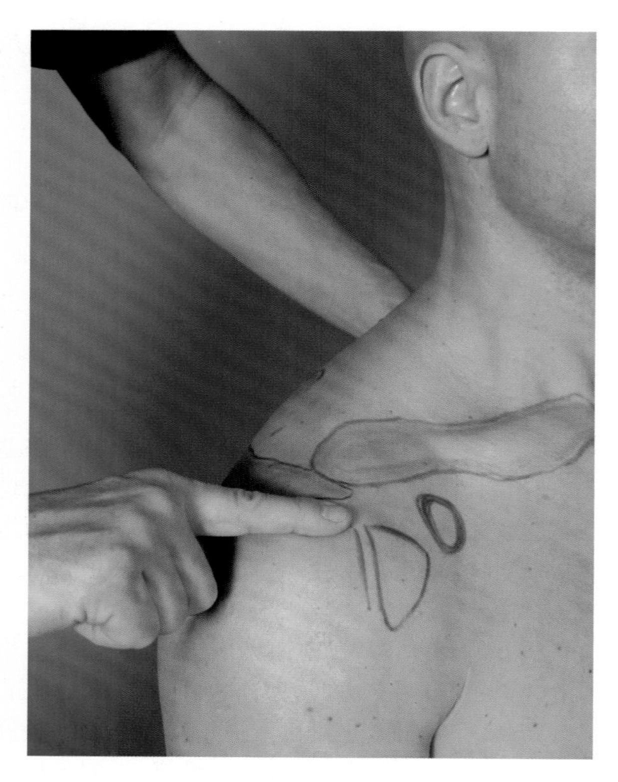

图 2.65　前面触诊。

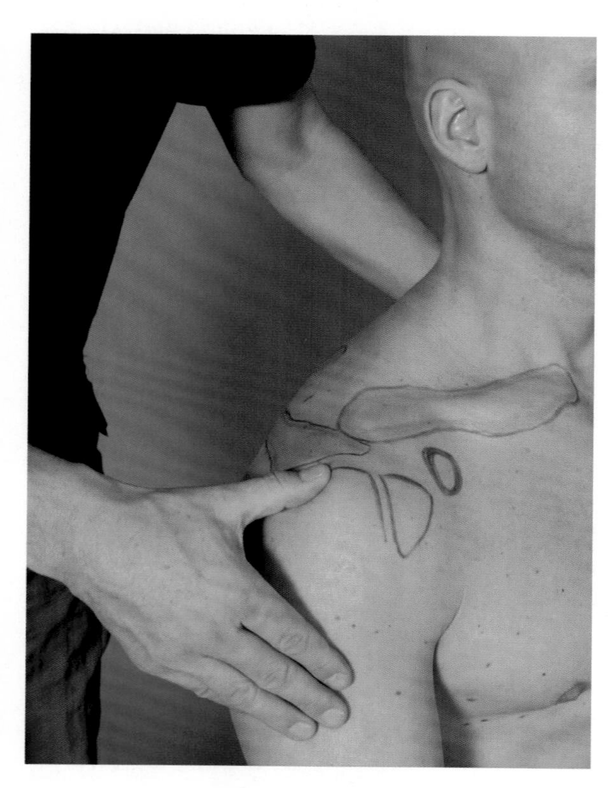

图 2.66　中间面触诊。

下方的圆平面毗邻。

后面

与上述方法相同，大约 2cm 后，拇指在后下方以 45°角滑过一个边缘，进而落在大结节后面。此时拇指平行于结节间沟(图 2.67)。

肩关节盂

治疗师此时已经非常熟悉所有结构，可完整描述肩关节腔内的空间排列。肩关节盂的位置是肩胛骨适应胸廓外形的结果。肩关节盂通常朝向前外侧和略向上的方向打开，也是肩胛冈的直接延伸。

肩关节盂在冠状面向前成角为 20°~30°。这个角度与个体的胸廓形状高度相关。当背部呈扁平状时，肩关节盂面向更外侧，当胸椎呈后凸畸形时，肩关节盂面向更前方。这种对位方式也可能会因不同的初始体位而改变。当患者呈俯卧位、仰卧位或侧卧位时，肩胛骨在胸廓上的位置及其导致的肩关节盂空间定位就会随之改变。

因此，治疗师需要可以准确定位关节盂位置的标志。此时只能通过一条连线来确认，该连线的两端分别为：肩峰角和喙突下方。

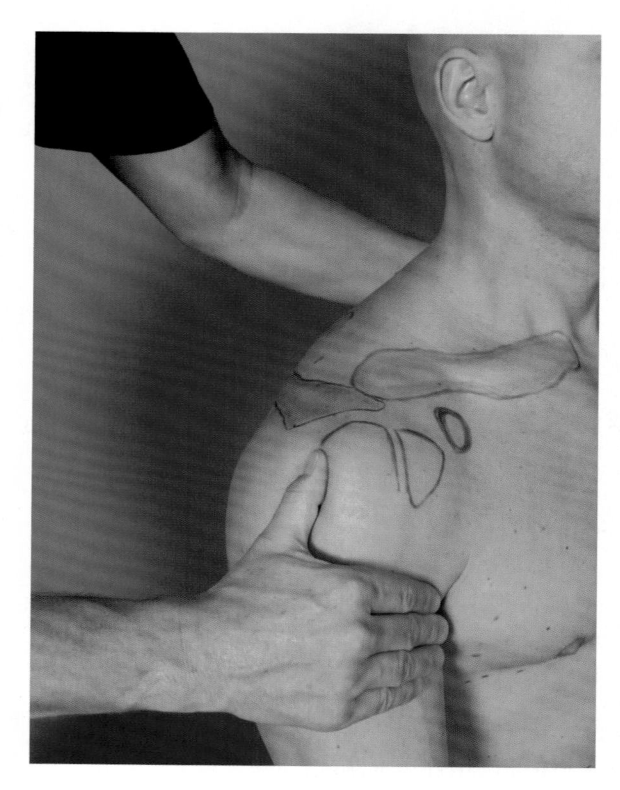

图 2.67　后面触诊。

技术

右手拇指置于肩峰后角上方(肩峰角),示指置于喙突下方。这两点的连线可以确定肩关节盂的位置。

从上方看,该连线从后外侧走行至前内侧(图2.68)。从侧面看,该连线还以微小角度朝向前方走行(图2.69)。

该图示出肩关节盂在矢状面的角度。

可替代的初始体位

如果治疗师发现在肩关节休息位时很容易确定肩关节盂的位置,应在其他初始体位或当手臂在其他位置的情况下(例如,完全上抬)来实际定位上述的连线。在不同体位操作时都应该尝试肉眼直接观察肩关节盂的空间位置。

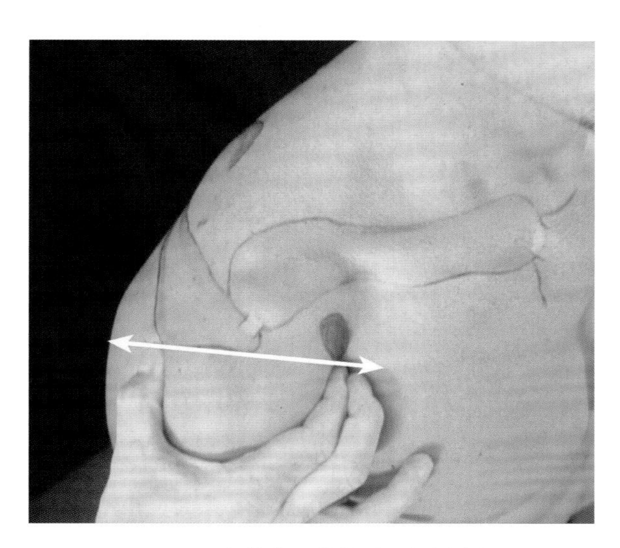

图2.68　肩关节盂的位置,近头侧观。

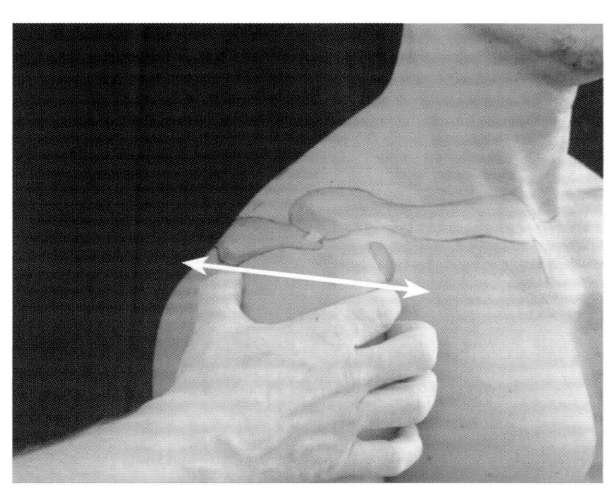

图2.69　肩关节盂的位置,侧面观。

评估与治疗提示

手法治疗师准确定位肩关节盂的平面以评估关节活动和应用手法进行治疗性滑动是非常重要的。因此,关节腔的平移手法意味着朝前方、内侧和有时下方的空间调整。如果治疗师不能准确沿着这条线滑动肱骨头,测试结果将不能成为诊断性结论。

在应用平移技术向后方移动肱骨时(图2.70),必须选择外侧足够远的地方,以保护易受累的结构(尤其是关节盂唇)不会受到挤压。

冈上肌附着点

患者坐位,可以触诊到大结节外侧,也是结节间沟外侧(见图2.64)。尽管这里几乎没有临床意义。当手臂完全处于生理体位时,肩峰下的冈上肌和冈下肌重要的附着区域将非常难以接近和触诊。

初始体位

在该测试中,患者上身位于某一角度(仰卧位抬起约60°),斜靠在治疗床的尾部。为了触及冈上肌附着点,大结节的前平面应向前方移动。因此,患者的手臂应后伸(约30°~40°)、轻微外展和最大程度内旋(约90°)。此时,手背可碰到腰椎(图2.71)。前文已经描述

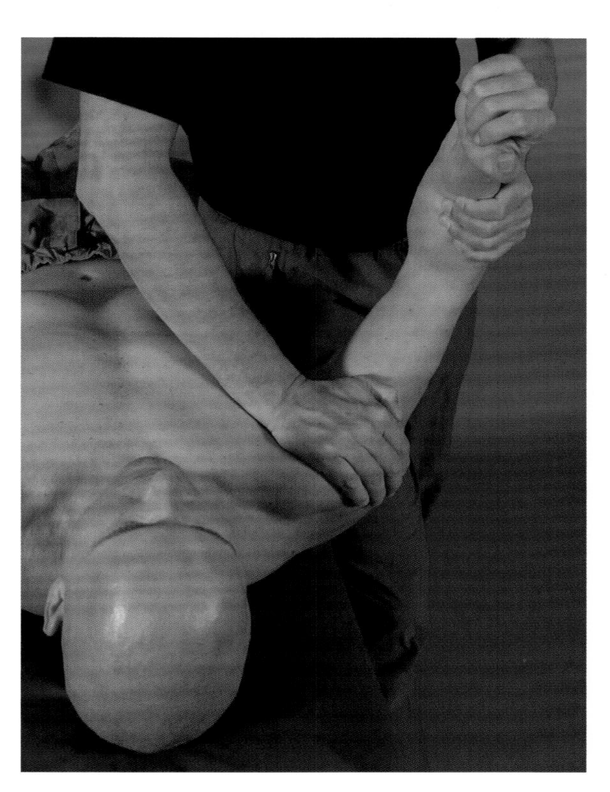

图2.70　肱骨平移向后方。

过的这一体位在 1984 年由 Cyriax 提出,并在 1996 年由 Mattingly 和 Mackarey 的研究证实。

此时,临床中重要的附着点,约 1.5cm²~2cm²,直接位于肩峰嵴前内侧,在肱骨髁上一个小的骨性平面上(图 2.72 和图 2.73)。

技术

为了找到附着点,治疗师沿着肩峰边缘从后角触诊至前方的肩峰嵴(见图 2.28)。此时示指应该呈如下位置,手指指腹位于骨性髁上,指甲呈水平方向,示指边缘正推挤肩峰尖端(图 2.74)。

如果手指尖是从肩峰嵴朝向前方移动到肩峰前缘,当手指下滑且指甲平行于肱骨干时,即达到肱骨髁的末端。当手指下滑进入结节间沟时,即为肱骨髁前方平面的内侧缘。如果触诊的手指向外侧移动,以 45°下滑至中间平面时,即为肱骨髁末端(见图 2.65 至图 2.67)。

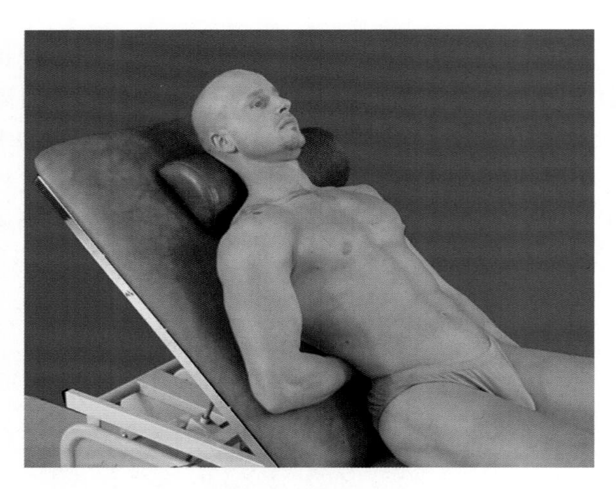

图 2.71 触诊冈上肌附着点初始体位。

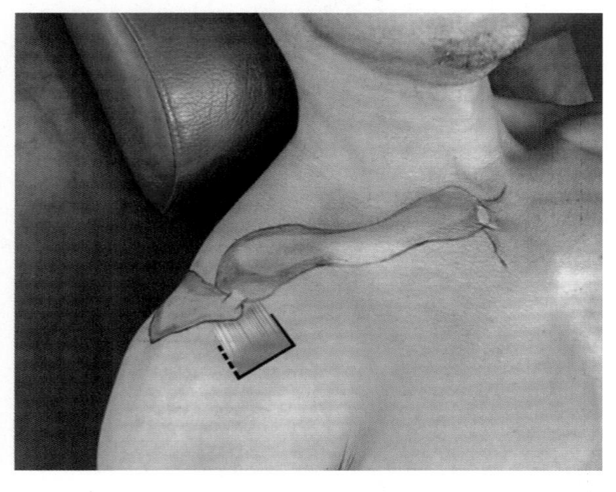

图 2.72 冈上肌附着点的位置。

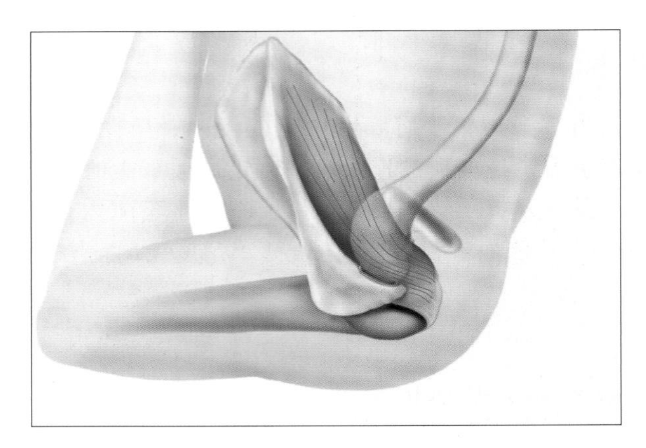

图 2.73 手臂向前时的冈上肌走行。

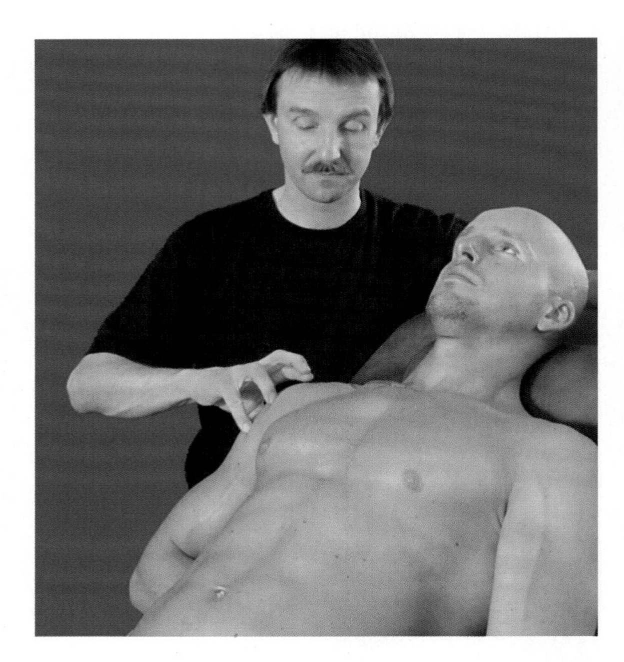

图 2.74 患者和治疗师初始体位,手的位置。

评估与治疗提示

当评估和(或)治疗肌腱病附着点并激惹疼痛时,建议使用 Cyriax 交叉摩擦。示指位于皮肤上并向内侧移动一小段距离,此时仅施以最小的压力。一旦手指位于肱骨髁上,在没有皮肤摩擦的情况下,手指向更深处推动软组织并向外侧移动(图 2.75 和图 2.76)。施以渐增的压力用于激惹疼痛;用于治疗时,临床上一般从轻度开始,以秒递增。

治疗师应时刻注意触诊的手指从来没有直接接触附着点位置。三角肌肌束和肩峰下/三角肌下滑囊位于附着点的上方。该滑囊也可以出现炎症和疼痛。

治疗师只有在恰当的肩关节功能评估后才能确

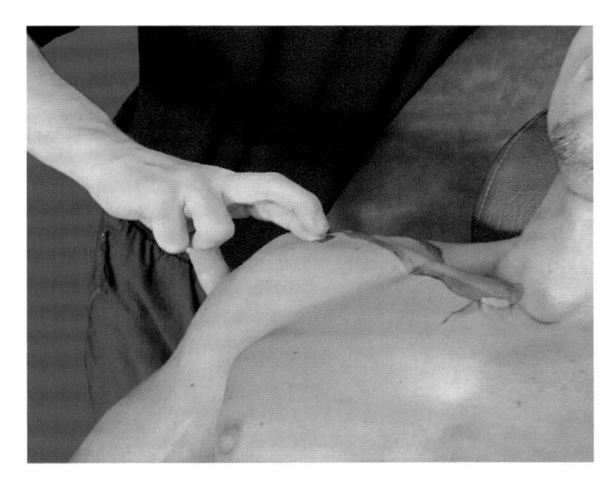

图 2.75 治疗技术——冈上肌横向摩擦。

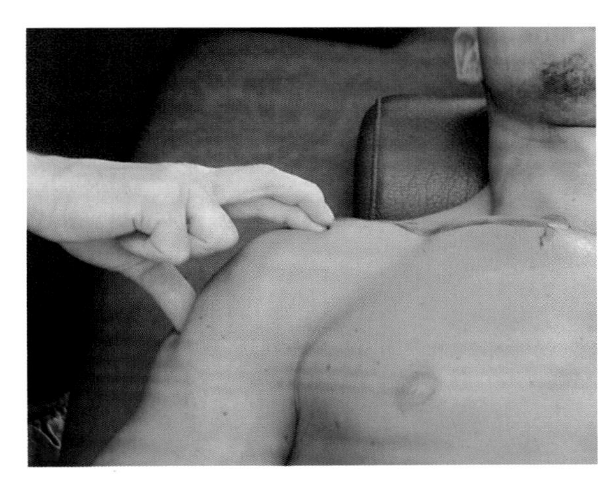

图 2.76 另一个视角。

定该区域内的触痛是由于冈上肌附着点的肌腱病导致。

如果已经存在由外部撞击导致的肌腱病,则很有可能是肱骨髁前缘的肌腱浅层受累。

肌腱炎的治疗

在施压阶段(内侧或外侧),横向摩擦的方向并不非常明显。在外侧方向施压已经证实符合人体工程学的优势。如果用于缓解疼痛,则选择适中强度。

肌腱变性的治疗

在两个方向上均应用横向摩擦力并持续施以适度的压力。

当治疗内在撞击综合征时,为了到达关节边缘的肌腱深部,直接在肩峰嵴之前,平面之上,施以向后的横向摩擦力。

提示

- 有时,在建议的初始体位时很难找到肩峰嵴。当患者的初始体位不再是端坐位时,治疗师应通过牵拉三角肌前段来触诊。在这种情况下,建议首先在手臂休息位时找到肩峰嵴,然后再摆放手臂。
- 触诊时为了符合人体工程学,建议治疗床充分抬高,治疗师站在患者肩关节的后方(见图2.74)。

思考题

1.哪些结构参与形成锁骨下窝?

2.哪块肌肉可用于定位胸锁关节?

3.如何找到结节间沟?

4.作为重要参考点的肩峰前嵴,哪些结构是从该处发出?

5.治疗师应该从哪个骨性标志点开始寻找冈下肌腱?

6.胸锁关节间隙的对位对线是怎样的?

7.哪种肩胛骨活动可以通过观察肩胛下角来评估?

8.如何更好地区分肩峰边缘和肱骨头?

9.作为临床上的重要结构,治疗师应如何使位于肱骨大结节上的冈上肌附着点更容易触及?

10.肩关节盂的一般对位对线是怎样的?

11.什么是翼状肩胛和肩胛骨倾斜?

12.触诊时找到后方V区的标志是什么?

13.触诊肩锁关节是出于何种治疗目的?

(胡筱蓉 译 王红星 校)

第 3 章 肘关节复合体

肘关节复合体的特征和功能

上肢中部关节(肘关节)的功能是增加或缩短手和身体或头面部之间的距离。第二个功能是手的旋转,它发生在前臂。上肢远端旋转不仅是肘关节独有的,也是肘关节在解剖和功能上区别于下肢膝关节的典型特征。屈伸主要发生在肱尺关节(HUJ)。控制前臂旋转的最重要的关节是近端桡尺关节(PRUJ)。肱桡关节(HRJ)仅仅在肱尺关节屈伸和近端桡尺关节旋转中进行配合。

这三个关节在同一关节囊内,关节囊为肘关节大范围的屈伸运动提供充足的空间,也为肘关节伸展时提供侧向的稳定(侧副韧带)。此外,环状韧带将桡骨头固定在尺骨桡侧,直接确保近端桡尺关节的稳定。

多数骨性结构在外侧和后侧可以被触及,内侧仅少部分可以被触及。不同于其他关节的是,关节间隙通常隐藏在发育良好的软组织下。因此,熟悉肘关节运动相关的肌肉及其空间关系对于关节的定位触诊非常重要。例如,当治疗师想触诊桡骨前侧时,必须先找到肱桡肌的内侧缘,然后从这个点向深部触压。

关节手法治疗试验中,手放置是否准确取决于对关节骨性结构和关节面空间位置的感知。

除了复杂的骨性结构,肘关节的特征还包括周围排列的许多细长的肌肉,包括一条伸肌(肱三头肌)和几条屈肌。特别是肌腱及止点的应力综合征(网球肘或高尔夫球肘)诱发的症状,这使得治疗师有必要找到损伤的确切位置。这些相关肌肉起始于肱骨内外上髁上或其附近。

肘部治疗的一般应用

多种不同的技术可运用于肘关节的评估和治疗中,包括血压测量、肱二头肌和肱三头肌的反射测试、电疗和冷疗,以及应用于肘关节各个部位的局部横向摩擦技术和手法治疗技术。

解剖学和生物力学基础知识

治疗师如果能将触诊到的结构和局部解剖学知识联系起来,对于认识和区分深层组织结构的精确触诊来说是最有价值的。所以当触诊时,治疗师需要对肘关节骨性结构的空间位置有很好的了解。他们必须能够从不同角度发现和辨别出最重要的结构。

圆柱状的肱骨干向远端延伸变得宽而扁平,形成边和嵴,最终形成许多肌肉附着点的肱骨上髁。

肱骨的远端(肱骨髁)可分为肱骨小头和肱骨滑车(图 3.1),构成了肘关节的近端。从矢状面看,肱骨滑车关节面前后都是凸面。从冠状面看,因为有纵行中心沟,所以看起来是凹面。

肱尺关节(HUJ)

肱尺关节是一个铰链关节,它具有一个多重运动方向的屈伸运动轴。这个轴具有三个维度的运动方向,所以肘关节活动发生在三个解剖方向。伸肘时,尺骨通常外翻。屈肘时,尺骨的运动是多变的,既可以是内翻也可以是外翻(Matthijs 等,2003)。尺骨近端比远端要宽大得多,滑车切迹形成一个带有深凹槽的关节面,该面和尺骨长轴形成约 45°的夹角。肱尺关节的被动稳定主要由关节面产生。凹陷的滑车切迹约呈 180°包绕肱骨滑车(Milz 等,1997)。这种当两个关节具有几乎完全相同的曲面时才会有的稳定类型被称作结构性稳定(Matthijs 等,2003)。

滑车切迹的软骨面是因人而异的。许多切迹没有或几乎没有软骨(Milz 等,1997)。这就意味着很多人的肱尺关节在中部没有接触,或者说肱骨滑车和尺骨切迹两个关节面之间是不完全吻合的。

从 1993 年,Eckstein 等在几个出版物上报道了这种关节面不吻合的情况。据他们所说,肱骨滑车通常比尺骨切迹大,且在不负重的体位下紧靠尺骨切迹关节面。当关节负荷增加时,肱骨滑车会紧贴尺骨切迹,增加其间吻合度(Eckstein 等,1995)。

肱桡关节(HRJ)

球形肱骨小头在前末端方向有非常小的直径和

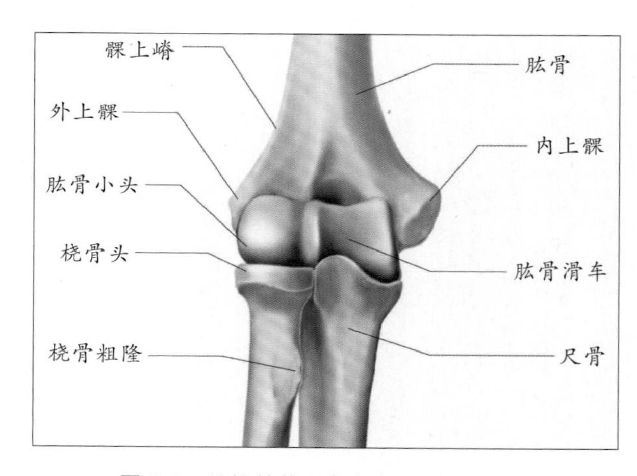

图 3.1 骨性结构局部解剖——前面观。

面。桡骨头近端较远端相对精巧,它有两个关节面分别和肱骨小头及尺骨桡骨切迹构成关节(图3.2)。桡骨头和肱骨小头构成车轴屈戌关节。与肱尺关节不同,它的稳定不是源于关节面的骨性构造,而是源于关节周围的韧带关节囊结构,被称作应力性稳定。在这种情况下,关节囊和韧带在受到牵伸时会产生一个拉力,使关节面维持在生理接触区内。由于构成关节的两个关节面不是很吻合,关节囊褶皱(滑膜皱襞)会突向关节腔内。在肱桡关节,轴向负荷的60%由前臂传递到上臂。关节的压力负荷会随着肘关节的伸直(伴随外翻)和旋前而增加,也会随着手的伸肌活动而增加。因此就可以理解手的伸肌活动可以引起关节痛和关节囊褶皱夹挤痛,从而难以区分究竟是由于握拳还是由于肱桡关节松弛和不稳定而导致肘关节外侧疼痛(O'Driscoll 等,1991)。

近端桡尺关节(PRUJ)

近端桡尺关节是由桡骨的环状关节面作为关节头,尺骨的桡切迹和桡骨的环状韧带作为关节窝构成,属于车轴关节(图3.2)。尺骨的桡切迹关节面从前内侧通向后外侧。在前臂的旋转活动中,桡骨头在尺骨桡骨切迹和环状韧带构成的环中运动。桡骨头环状关节面全部由软骨覆盖,但是有部分区域从不与尺骨关节面相接触,而只与环状韧带相接触。环状韧带直接与桡骨头环状关节面相接触,且没有收缩性。因此,环状韧带松弛更应该被看作是病理性的活动异常,而不是关节囊引起的活动度减少(Matthijs 等,2003)。

桡骨头是椭圆形的,它的长径约28mm,短径约22mm。

由于侧面有桡骨粗隆,因此桡骨头不仅仅是桡骨的延长。椭圆关节面的长径处于前臂零度位。在这个位置上,桡骨干向桡侧方向进一步远离尺骨,留下空间让桡骨粗隆(和止于其上的肱二头肌长头及其间的滑囊)通过前臂两骨之间。在旋前位末端能感觉到桡骨粗隆推开周围的软组织,因此局部实施治疗干预就变得可行了。在最大旋后位,桡骨粗隆尖朝前,可在肘窝的深部触摸到。

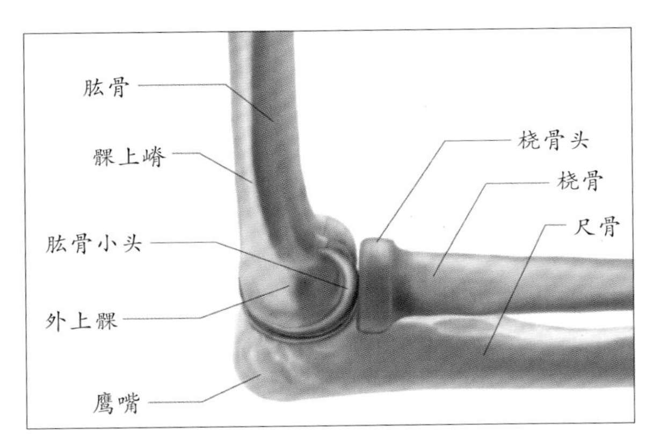

图3.2 骨性结构局部解剖——外侧(桡侧)观。

在物理治疗中,肘关节区域的软组织损伤是最常见的问题。起于肱骨上髁的肌肉名称和位置是治疗师必须掌握的解剖知识。后面的章节会详细描述触诊肌肉的方法。接下来,我们来讨论一些有趣的内容。

起于肱骨外上髁的肌肉

屈肘90°时,肘外侧的肌肉彼此间几乎是平行的(图3.3)。临床上不明显的是,肱桡肌(肱骨外侧缘)和桡侧腕长伸肌(肱骨外侧髁上嵴内侧)起于一条线上。有几块肌肉直接起于肱骨外上髁,其肌腱通常互相融合在一起,并且和肱桡关节的关节囊相接触——包括桡侧腕短伸肌、指伸肌、尺侧腕伸肌和肘肌。这些肌肉起点的精确解剖位置由 Omer Matthijs 在美国拉伯克市得克萨斯理工大学通过标本研究得出。桡侧腕短伸肌是最常发生软组织激惹的结构之一,如肌腱末端病或肌腱变性(网球肘)。经常需要对其进行治疗性的牵伸。然而,目前常用的牵拉动作(将肘伸直、前臂旋前、腕屈曲尺侧偏)不是延长肌小节的最佳动作。在1997年,Lieber 等人指出伸肘并不能牵拉桡侧腕短伸肌,Ljung 等人也支持旋前不能延长桡侧腕短伸肌这一观点(Ljung 等,1999)。常用的牵拉动作产生的牵拉感也可能是桡神经浅支被牵拉所产生的。尺侧腕伸肌、肘肌和旋后肌也起自肱骨外上髁,但是在临床上并不是很重要。

起于肱骨内上髁的肌肉

以下位于前臂浅表屈曲腕关节的肌肉通过屈肌总腱起于肱骨内上髁尖(图3.4):桡侧腕屈肌、掌长肌、尺侧腕屈肌和指浅屈肌肱骨头腱。屈肌总腱长约1cm,会引起肘关节内侧疼痛(高尔夫球肘)。只有旋前圆肌是单独起自于内上髁前侧的结节。在肘关节远端几厘米处,从肱二头肌辐射出一个边缘锐利的腱性结构,止于前臂筋膜——二头肌腱膜或纤维膜(见图3.12)。

神经结构

在关节治疗研究中,神经结构有特殊作用,并对鉴别诊断有重要意义。因此,熟知支配前臂和手的三个主要神经(正中神经、桡神经和尺神经)如何经过肘

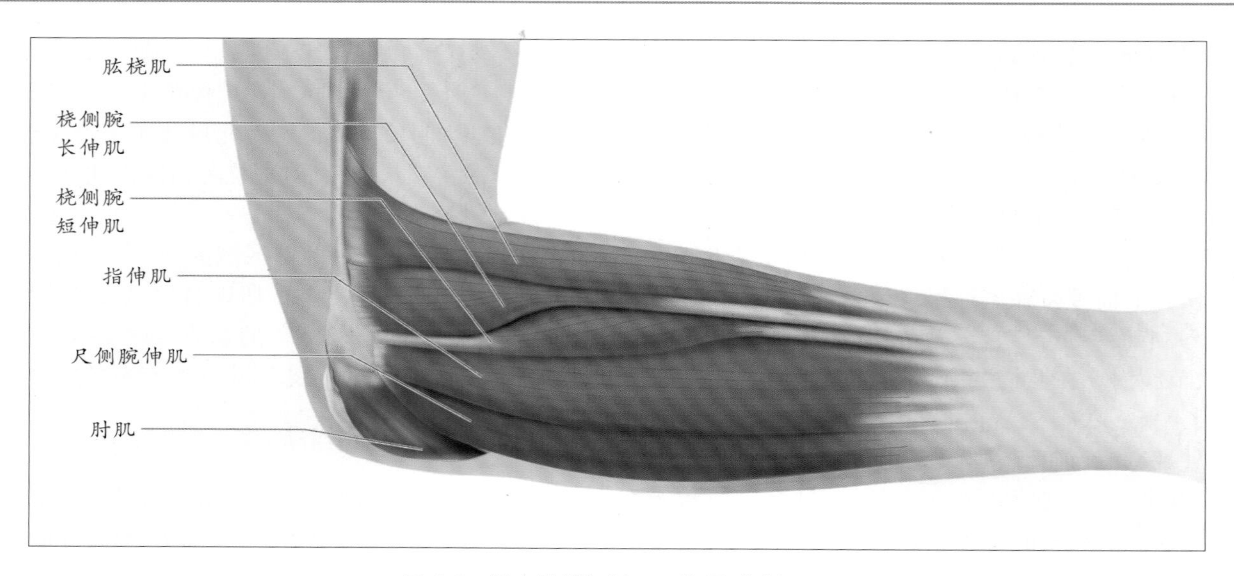

图 3.3 肌肉局部解剖——外侧(桡侧)观。

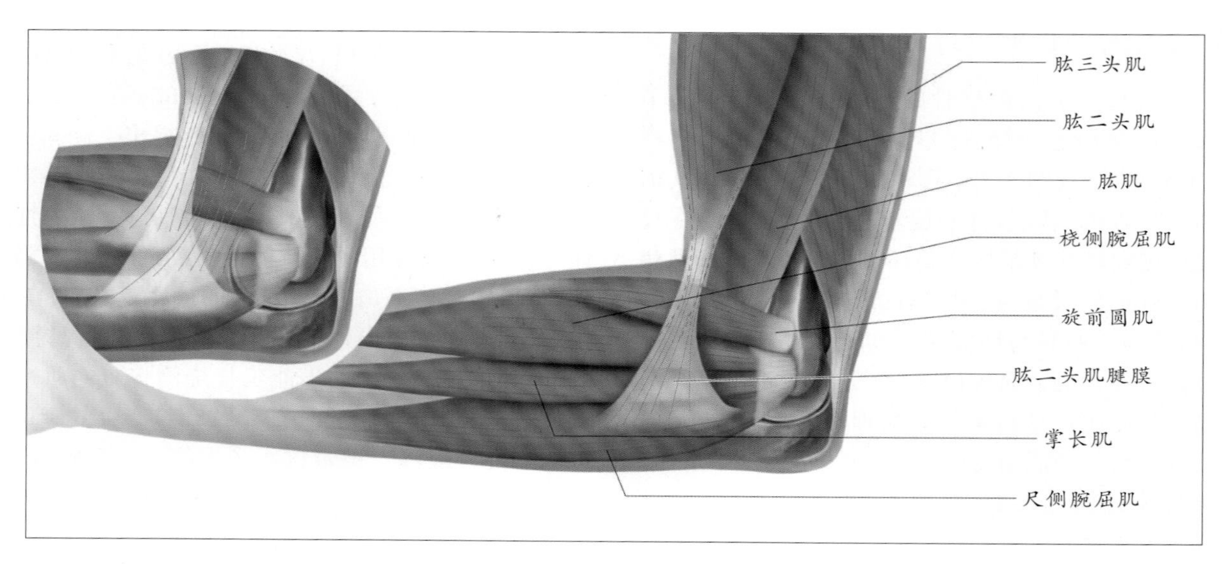

图 3.4 肌肉局部解剖——内侧(尺侧)观。

关节是很重要的(图 3.5)。在该过程中,每条神经至少通过一个肌肉通道,这个通道可以形成瓶颈卡压神经。因此,外周神经受压类似于网球肘和高尔夫球肘,是另一种必须认真对待的软组织病变。

桡神经沿着肱骨后侧的桡神经沟走行,跨越肘关节到前侧,从两个位置穿过旋后肌。

正中神经和伴行的血管穿行在肱二头肌内侧的软组织间沟内——内侧肌间沟。正中神经在肘窝处穿过肘关节正中,然后穿过旋前圆肌的两个肌腹。

尺神经沟是肘部最被人熟知的神经通道。尺神经是上肢唯一从肘关节后侧穿过的最大外周神经。进入肘管(CT)入口的神经压力很大程度上是难以预测的。Andreisek 等人(2006)提出肘管综合征是上肢第二常见的神经卡压综合征。即使是轻度的肘管压力,如有力地屈曲肘关节这一生理运动,也可以引起肘管容积明显减小。2001 年,Grana 在他的专著中描述道:继发于内上髁病变的肘管综合征,是美国投掷运动员常见的一种肘关节内侧疼痛的原因。这一病理变化早在一百年前就被发现,但直到 1958 年才被 Feindel 和 Stratford 命名(Robertson 和 Saratsiotis 2005)。

O'Driscoll 等人在他们的出版物中(1991),对肘管做出了非常详细的描述。其基本构成是内上髁和肱骨滑车之间容纳尺神经的骨性沟槽。肘管的底部由肱尺关节囊和其间通过的尺侧副韧带构成(Robertson 和 Saratsiotis 2005)。顶部由分别起自外上髁和鹰嘴的尺侧腕屈肌的肱骨头和尺骨头构成。它们构成一个 3cm

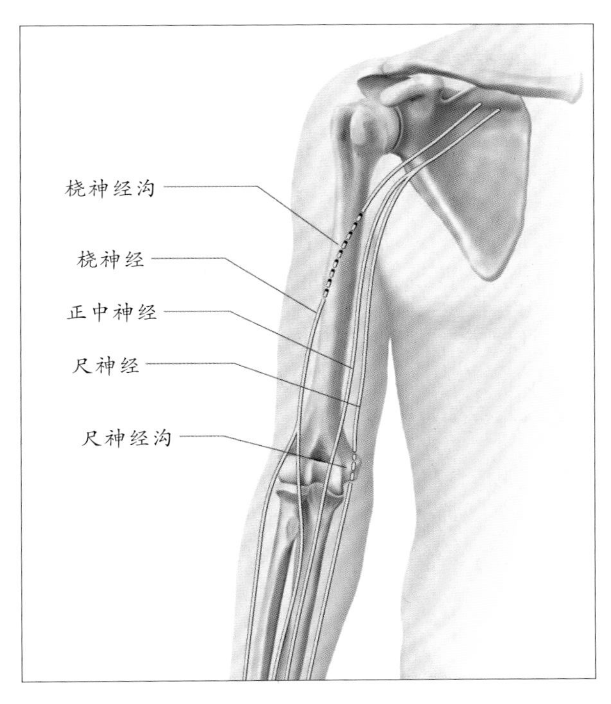

图 3.5 上肢最重要的外周神经走行。

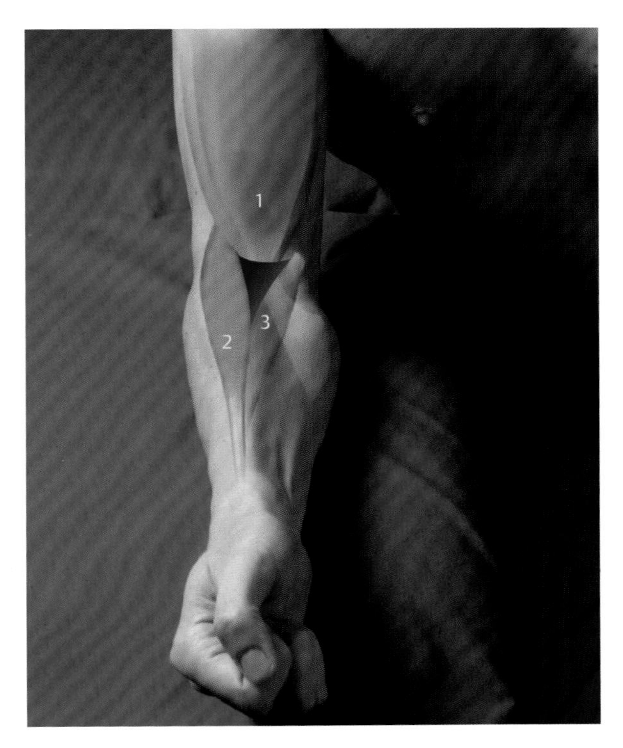

图 3.6 肘窝的位置和边界。

长的三角形管道，深部的肌肉腱膜则延伸并跨过这个管道。在 O'Driscoll 等人解剖的 70%标本中，肘管近端边界是由一个大约 4mm 长的韧带样支持带结构(肘管支持带或 Osborne 韧带)构成。它位于肱骨内上髁和尺骨鹰嘴之间。如果支持带存在，90%可以触摸到。随着肘关节屈曲角度增加，支持带会变紧并且使肘管内压力增加达 20 倍(Polatsch 等，2007)；肘关节伸直时，它会变得松弛。支持带存在可能与神经压力性病变有关；支持带缺如则可能造成尺神经跨过肱骨内上髁而产生前脱位，并可能因摩擦而导致神经炎。再向近端，尺神经还可能受到肱三头肌的挤压。

整体定位——前侧

肘窝的边界

表面解剖开始于肘关节前面屈侧(肘窝)。从这里开始，先介绍内侧结构的触诊，然后是关节外侧，最后介绍关节后侧结构。肘窝是三角形的，下列结构构成了它的边界(图 3.6)：

- 近端是肱二头肌和肱肌的肌腹和肌腱。
- 外侧是肱桡肌。
- 内侧是旋前圆肌。

肱动脉和正中神经在肘窝处伴行，走行于筋膜下至前臂中部(见图 3.11 和图 3.13)。并且，肱二头肌和肱肌的肌腱止于前臂骨的结节。

局部触诊——前侧

触诊结构概述

- 肱骨——骨干内侧
- 肱二头肌
- 神经血管束
  - –肱动脉
  - –正中神经
- 肱肌
- 旋前圆肌
- 肱桡肌
- 近端桡尺关节(PRUJ)

触诊流程概要

肘部屈侧的各种结构可以通过大范围的触诊找到，从肱骨内侧开始，于肘窝结构结束。

上臂内侧结构可以在两个方向找到：

- 治疗师可以先触摸肘窝的下方和前侧。

• 触摸内上髁的远端和内侧(后文将会描述)。

尤其值得注意的是,治疗师可以先找到位于肘内侧的血管和神经,再引导治疗师的手通向肘关节的前侧。

最后,肘窝处的每一个结构彼此间都是相互独立的。

初始体位

操作时,下述的初始体位是适合的(图 3.7)。患者坐在治疗台边的凳子上,治疗师坐在治疗台上。患者的肘放在治疗师的大腿上,肘关节屈曲置于旋前和旋后之间的的中立位。肘窝一直朝上,处于上臂的中立位(图 3.8)。

当触诊肱骨内侧和肘窝时,这个不常用的初始体位有两个主要的优点:

• 被触诊的部位易于被触摸到。

• 容易将肘关节调整到其他位置。

当需要利用关节运动或首先拉长拉紧某些肌肉或神经来确定诊断时,第二个优点就表现出来了。

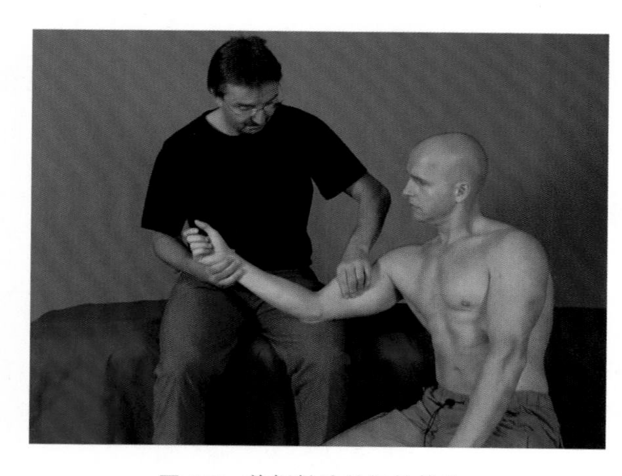

图 3.7 前侧触诊的初始体位。

可替代的初始体位

当然,其他初始体位也可用于触诊下述结构。不过,触诊时需小心,应避免挤压肘关节周围的软组织和确保关节自身的位置能被放好。如果肘关节能被稳定地支撑且另一只手能自由地触及上臂内侧和肘窝,触诊自己的上臂也是可能的(图 3.9)。

各结构触诊

肱骨——骨干内侧

为了找到通向肘窝边界的可靠起点,肘窝前侧的触诊开始于离肘窝较远的近端。推开肱三头肌和放松周围肌肉对上臂内侧的触诊是非常重要的。

技术

肱骨干内侧和外侧的大部分区域都能在肱三头肌和前侧肘屈肌之间被触摸到。在屈肌内侧,用手掌和手指指腹捏住屈肌肌腹轻轻提起,并用指腹轻柔地向深处施加压力(图 3.10)。

这个触诊技术能快速定位肱骨干,并且沿着肱骨干长轴能触摸到一些细长的结构。这里可以由前向后对肱骨进行横向拨动。当触诊到后面时,治疗师的手会触摸到肱三头肌,有一坚硬的肌间隔将它和肘关节屈侧肌肉区分开来。

提示

当有血管和神经伴行这些结构时,触诊应非常平顺,且施加的压力要合适。肱骨和其伴行的血管神经束在从腋窝到远端前臂的触诊过程中很容易被触摸到。

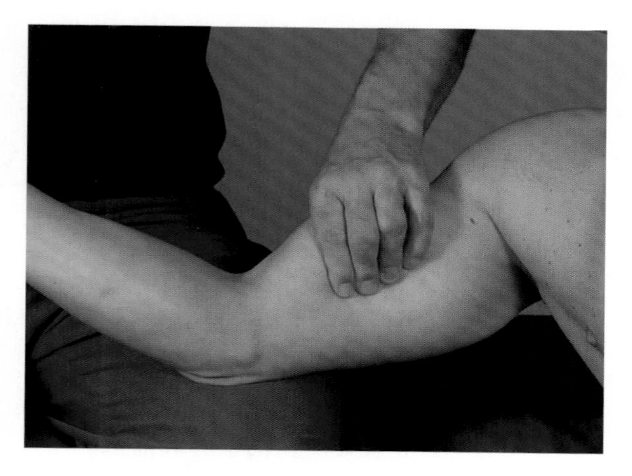

图 3.8 细节视图。

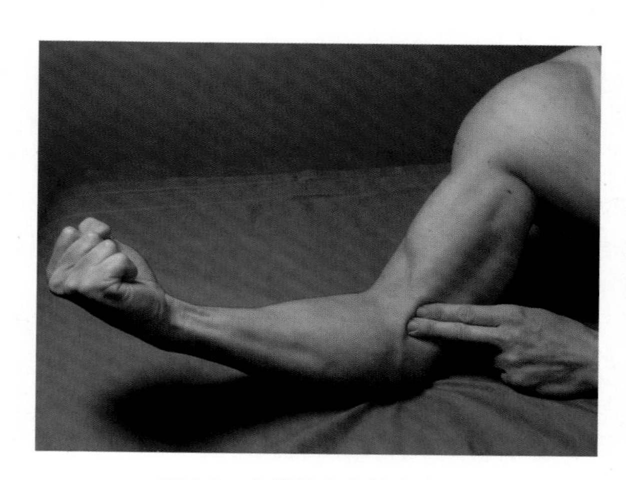

图 3.9 上臂的自我触诊练习。

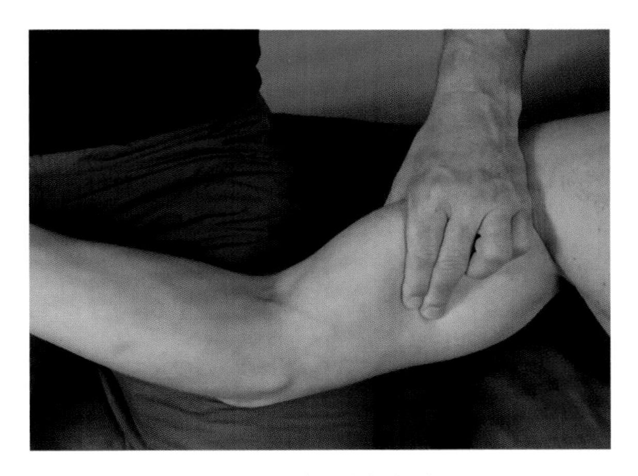

图 3.10 肱骨内侧触诊。

肱二头肌

通常情况下，肱二头肌轻微抗阻产生收缩时，其轮廓就很容易被触摸到。它的内侧缘会引导治疗师触摸到神经血管束，以及肘窝内的某些结构。

技术

二头肌腱膜

治疗师可在肱二头肌持续小强度收缩时触诊肱二头肌肌腹-肌腱接合处（图 3.11）。肌腹向远端逐渐变细，分成两个肌腱止于不同止点。当用手从内侧钩触时，可触及锐利的边缘。但从前侧触摸时，它是宽平的胶原纤维板（二头肌腱膜），向远端内侧延伸，然后消失在覆盖于旋前圆肌周围的前臂筋膜内（图 3.11 和图 3.12）。

肱二头肌腱

治疗师可以从肱二头肌肌腹-肌腱接合处的外侧钩触到肱二头肌腱主要部分。肱二头肌等长收缩并在前述的初始体位旋后时更易于被触摸到。接着利用横向触诊法触摸肌腱远端，可引导触诊的手指到达肘窝远端。

桡骨粗隆

为了能触摸到桡骨粗隆，必须沿着肱二头肌腱向深处逐渐增加压力，直到肘窝底部。患者前臂旋前并维持等长屈曲时，肱二头肌腱便不易被触及。当前臂旋后并维持等长屈曲时，肱二头肌腱又会重新出现且容易被触及。换句话说，桡骨粗隆在没有肌肉收缩时才可以被摸到。可以通过前臂被动旋前旋后来鉴别是否触及到。旋后位下，触诊的手指可以感受到来自桡骨粗隆的反作用力，从而在此触及肌腱的止点。在旋前位下，桡骨粗隆通过桡尺骨间隙绕到桡骨后侧。因此这个隆起可以在背面相同平面被摸到（在最大旋前

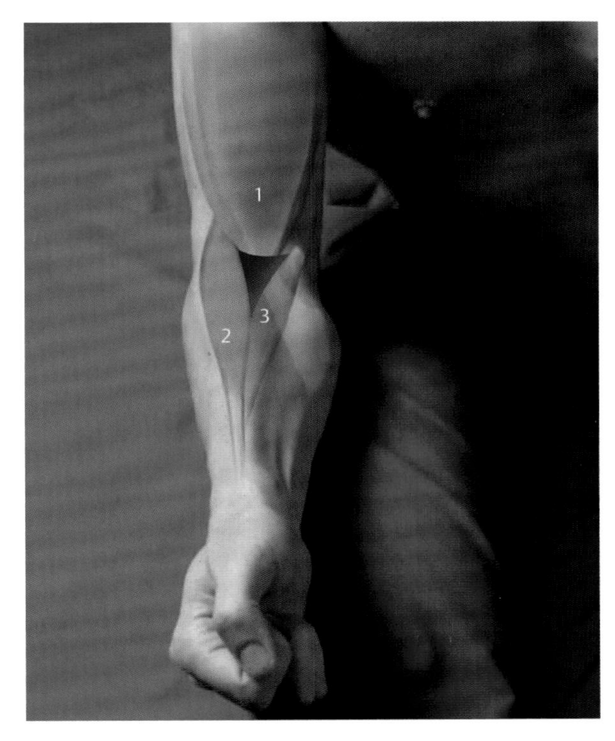

图 3.11 肱二头肌腱膜周围。(1)肱二头肌。(2)肱桡肌。(3)旋前圆肌。

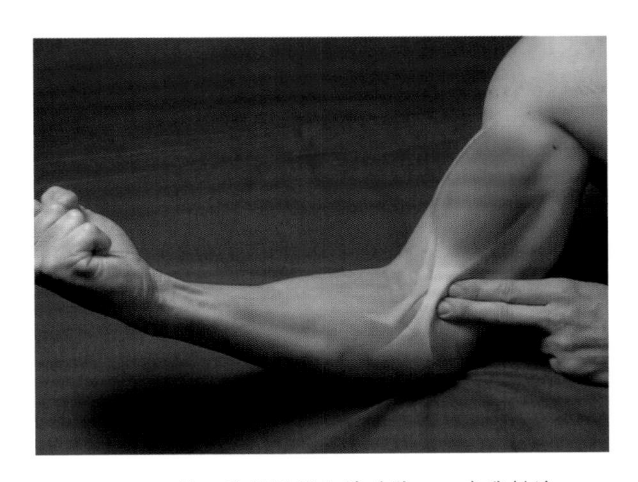

图 3.12 肱二头肌腱膜和肱动脉——自我触诊。

位，距离桡骨头远端 2~3 指宽处）。

提示

肌腱和肌腱止点的触诊可用于诱发疼痛以进行鉴别诊断。收缩诱发出肘前面屈侧疼痛说明肌腱止点有病变。如果被动旋前时桡骨粗隆及附着的软组织通过尺桡骨间隙有问题，通常是因为位于肌腱止点和桡骨粗隆之间的滑囊肿胀（肱二头肌桡骨间滑囊）。

神经血管束

有两条重要的外周运动神经支配前臂和手，还有两条大血管穿过上臂内侧区域。(图 3.13)：

- 正中神经。
- 尺神经。
- 肱动脉。
- 贵要静脉。

贵要静脉、肱动脉及正中神经形成一个神经血管束，可沿着整个肱骨干被触摸到。尺神经在上臂中段以上也是这个神经血管束的部分。从中段以下分离向肘关节后内侧穿行。

其他结构(正中神经和两条血管)沿着上臂走行，先是在肱二头肌间沟，然后向前内侧(通过肘窝)穿过肘关节到达前臂。

这些都是纵行结构，可以在横向触摸肱骨内侧时触及。

技术

肱动脉

患者被要求保持中等强度的屈肘旋后等长收缩。使用类似于肱骨横向触诊的技术(见图 3.10)。在肱二头肌内侧缘稍后一点可以找到神经血管束，位于软组织间沟内，即肱二头肌间沟。触诊的手指要轻微地屈曲来增加指腹和这些结构的接触。

随着肌肉再次放松，在持续中等的压力下可以感受到肱动脉的搏动。沿着其搏动可以触及远端的肘窝。肱动脉穿行于肱二头肌的腱膜和远端两个头的下方，通向肘窝中部(见图 3.12)。然后分成桡动脉和尺动脉，此时通过触诊就摸不到了，直到前臂远端在腕关节附近才能再次触及。

通常需要借助血压计和听诊器在肱动脉通过肱二头肌腱膜之间测量血压。

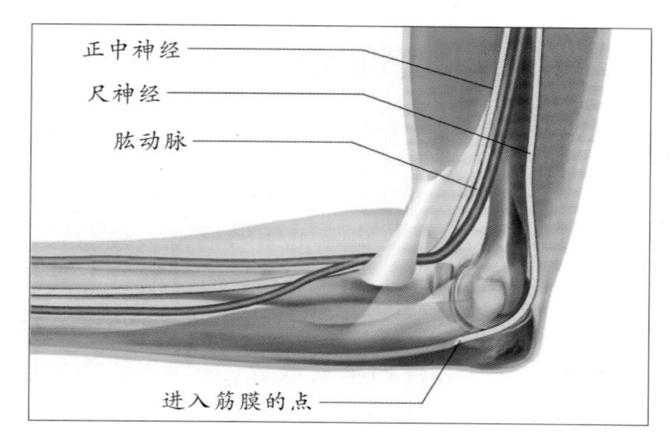

图 3.13　神经血管束——内侧(尺侧)观。

> **提示**
>
> 如果治疗师不能确定已经找到的是肱动脉，可以在认为是肱动脉的那个点加压，然后感受腕部动脉搏动情况来确定。如果腕部动脉搏动减弱，说明触压的地方就是肱动脉。除了严重的血管疾病外，短时间的血管压迫是没有风险的。

正中神经

正中神经伴随肱动脉直到进入肘窝之前。它先穿行在纤维膜之下，在极少数患者中，纤维膜会刺激到正中神经。在进入前臂正中之前，正中神经穿过旋前圆肌起于尺骨和肱骨的两个头之间。如果旋前圆肌绷得很紧，就会增加正中神经发生卡压的风险。

当稍大的压力作用在上臂时(见图 3.10)，位于肱骨中段的正中神经在手指横向拨动下会前后滚动。这就是典型的正中神经触诊手感。

> **提示**
>
> 辨别正中神经和并行的血管是相对容易的，不用多说，就是利用神经不会搏动也不会改变腕部桡动脉搏动这一特点。要确定神经的位置和走行，可以通过交替拉紧和放松神经，然后来触诊确定。这样做对患者是没有风险的，因为外周神经可以很好地对抗短时间中等强度的压力。触压偶尔会引起外周有蚁走感。
>
> 在该初始体位下，可以通过伸肘，必要的时候可以加上伸腕来牵拉正中神经。这个时候触诊手指就可以感受到神经变紧。

肱肌

首先，治疗师的手回到肱二头肌肌腹–肌腱接合处内侧，沿着肌腹–肌腱接合处到肱骨内上髁这一假想直线由前方向内侧移动(见图 3.23)，手会先碰到肱动脉和正中神经。在这些组织的深部和这条假想直线的内侧，肱肌的一部分肌腹从旋前圆肌下方通向尺骨粗隆。将 1~2 个手指指腹从前侧平放于这个假想的点上，可以触摸到肱二头肌肌腹–肌腱接合处(无插图)。肌腹位置可以通过交替收缩和放松屈肘肌来确定。

旋前圆肌

旋前圆肌的外侧缘构成了肘窝的内侧边界。在触诊肱二头肌腱膜的时候可以触碰到它(见图3.11和图3.12)。它起自肱骨内上髁的近端(见图3.23),跨过前臂近端,止于桡骨干上(图3.14)。

技术

沿着被触及的肱肌肌腹远端,治疗师可以触摸到旋前圆肌的外侧缘。嘱患者最大程度主动旋前,施加一定的压力来证实。旋前圆肌的边缘在消失于肱桡肌肌腹下之前,可以在肘窝远端下缘被摸到。

肱桡肌

这是唯一一块由桡神经支配的肘关节屈肌。它细长的肌腹构成了肘窝的外侧缘(图3.15)。在前臂处于旋前与旋后之间的中立位,肘关节屈曲抗阻时,可以很明显地呈现出来。

技术

如果沿着持续收缩的肌腹内侧缘向近端进行触摸,治疗师会从肱骨远端1/3的外侧开始逐渐向上,直到摸到肱骨外侧缘并触及桡神经(见图3.39)。随着等长收缩的力量明显增加,它会把上臂外侧的软组织拉平,在其止点水平形成一个容易辨识的窝。

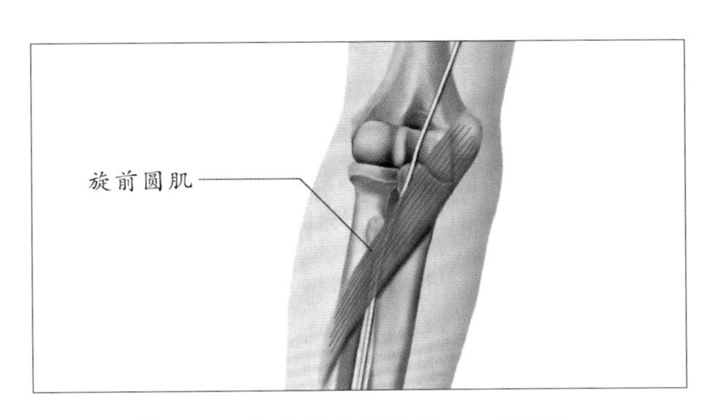

图3.14　旋前圆肌的位置——前面观。

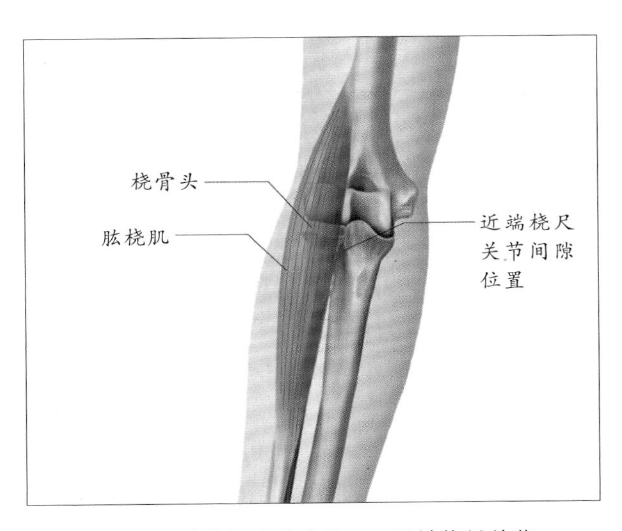

图3.15　关节间隙的位置——近端桡尺关节。

近端桡尺关节(PRUJ)

在肘窝,肱桡肌内侧缘正好对准近端桡尺关节的间隙(图3.15)。

技术

将一个手指放在肘窝中部,位于二头肌腱外侧和肱桡肌内侧缘之间。在肘窝略偏外侧深压,此时旋转前臂可以感觉到桡骨头运动。治疗师借此方法可以寻找近端桡尺关节:在肱桡肌内侧缘平桡骨头的水平。

评估与治疗提示

- 治疗师找到肱骨内侧神经血管束的准确位置是很重要的。治疗师在触诊课程中首次体验这些结构的位置和尺寸时,往往对这些结构能被触摸到并且能在其上施加压力而感到吃惊。
- 不论是用传统按摩、水下按摩还是整骨等手法治疗,治疗师必须要保护好上臂内侧和肘窝,避免其受到持续的压力或张力,力量必须精准地作用于目标部位。
- 熟悉肱二头肌腱相关内容,在确定止点处是肌腱病还是滑囊炎时,是非常有用的。
- 利用桡骨头相对尺骨和肱骨的平移运动进行诊断和治疗,是每个手法治疗师需要掌握的内容。知道桡骨头能向内侧延伸多少距离及其与尺骨的边界,能确保正确地应用技术。在肱桡关节,这些检查在固定肱骨的情况下,可以被用来确定关节囊是活动受限还是过度松弛。在近端桡尺关节,在固定尺骨的情况下(图3.16),可以被用来确定关节是否松弛。

局部触诊——内侧

触诊结构概述
- 肱骨——内侧缘
- 尺神经
- 尺神经沟和肘管
- 肱骨内上髁和内上髁嵴
- 内上髁肌肉止点处、屈肌总腱、旋前圆肌
- 内上髁炎的辨别
- 前臂快速定位

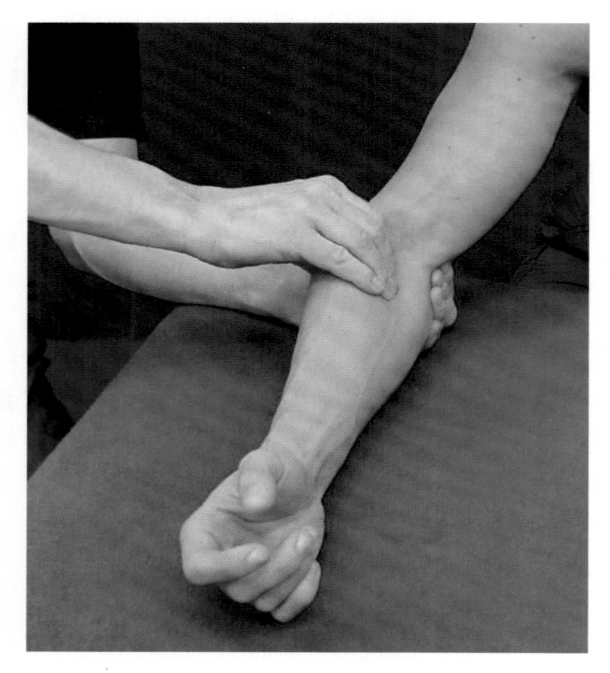

图 3.16 近端桡尺关节松弛性评估。

触诊流程概要

局部触诊还是从肱骨干内侧面开始。前面所述的神经血管束中的神经结构就经过此处,然后向下通向前臂。

接下来是骨性和肌性结构,对肱骨内上髁炎这类情况,找到它们的位置并和其他结构区分开来是非常有趣的事情。

Hoppenfeld(1992 年)用一种简单而又有效的方法来观察起自内上髁前臂的肌肉位置。在后文将有介绍。

初始体位

推荐治疗师选择常用初始体位或者选择其他初始体位从前侧触诊(见图 3.7)。治疗师坐在治疗台上,患者坐在治疗台前的凳子上。肘关节放松置于治疗师的大腿上。肩关节屈曲并稍微外展。肘关节屈曲置于旋前和旋后之间中立位上。

各结构触诊

肱骨内侧缘

内侧局部触诊从肱骨干内侧面开始(图 3.17)。

技术

治疗师通过横向拨动法来尝试感受位于少量软组织下的肱骨干。手的握法细节已经在前侧局部触诊中介绍过了。下述的方法中,建议仅从肘关节处抓住上臂。为了利于定位,建议在肱骨内侧二头肌间沟寻找已经被触诊到的神经血管束(图 3.18)。

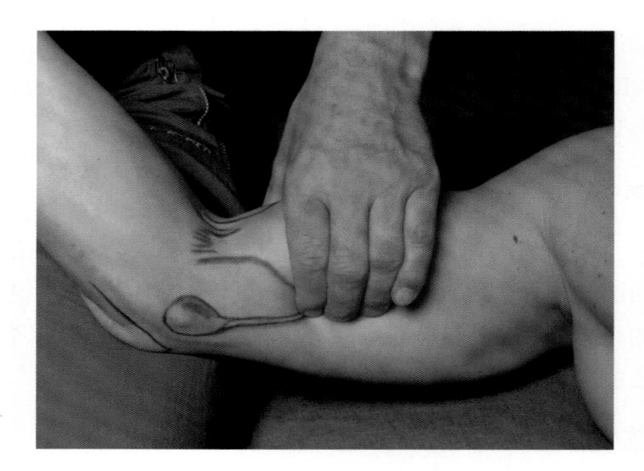

图 3.17 肱骨干内侧触诊。

尺神经

尺神经在肱骨中段以下与神经血管束内的其他结构分开。它走行在后侧,与肱三头肌伴行,穿过内侧肌间隔(图 3.19 和图 3.20)。这一段路径长约 8cm(Grana,2001 年)。尺神经穿过肘关节后侧的尺神经沟(在肘管的起始部位),朝向尺骨在尺侧腕屈肌和指深屈肌之间(Polatsch 等,2007 年)走行至前臂远端,仅在前臂远端可再次被触摸到(见第 4 章图 4.71)。

技术

触诊的手指从肱骨干内侧向后移动。肱三头肌肌腹以内侧肌间隔的膜性表面作为起点。这两个结构在轻微的静力性收缩时都可以被触摸到。尺神经在肌间隔和三头肌的前侧可以摸到。直接在尺神经上横向拨

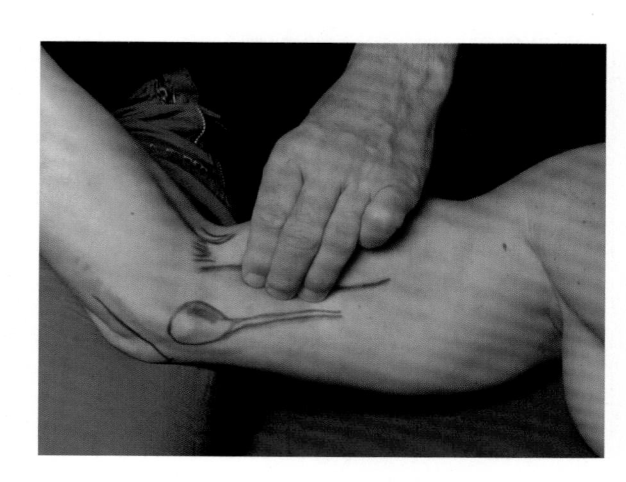

图 3.18 肱二头肌间沟触诊。

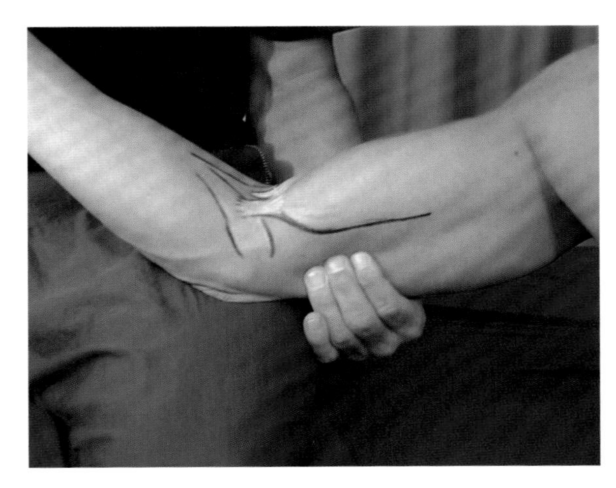

图 3.19　尺神经靠近肌间沟处触诊。

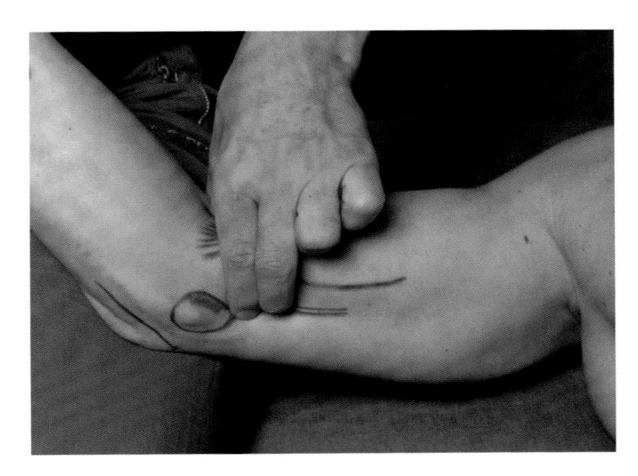

图 3.20　内侧肌间隔触诊。

动，触诊手可以感觉到特有的滚动感。朝后侧远端方向进行横向拨动，直到肱骨内上髁。

提示

只有有经验的治疗师才能确定是否找到尺神经。通常需要用下述方法来帮助确定。尺神经在被动屈肘时可被牵拉到，必要时可以加伸腕动作。神经被拉紧后，触诊时可在指尖下来回滚动，并能感觉到外周神经所特有的感觉。

尺神经沟和肘管

在肱骨内上髁后面的明显凸起部位可以摸到尺神经沟。尺神经就走行在这个沟里，有一个小动脉与其伴行。

技术

当肘关节固定于中度屈曲位时（40°~70°），通过横向拨动可以很好地触摸到尺神经。随着屈曲角度变大，尺神经绷紧，会把触诊的手指从神经沟内推出来。因此，只有点状凸起的物体才可叩击到尺神经，尤其是在肘关节屈曲时。在这个位置偶尔可以观察到尺神经习惯性和外伤性半脱位。

尺神经在肱骨内侧上部更近端处也可以被触及。在远端内上髁这个位置，由于它进入了肘管，就不再容易被触摸到了（图 3.21）。在 70%的病例中，肘管入口从内上髁起，由横跨尺神经走行路线止于鹰嘴的韧带性支持带构成。随着肘关节屈曲，它会变紧将尺神经固定在尺神经沟内；肘关节伸直时，它会变得松弛。如果将触诊手指放在肱骨内上髁和鹰嘴之间（肱尺沟），指腹放在尺神经上，指尖指向患者手的方向，可以压到这个支持带并能感受到它的走行。这项检查最好的初始体位是肘关节屈曲 70°~90°。直接向韧带远端大约 3cm 处横向拨动尺神经，可触诊到它穿过尺侧腕屈肌腱膜，向下走行直至消失在尺侧腕屈肌肌腹和指深屈肌肌腹之间。通过局部解剖学我们知道它向远端走行于前臂尺侧直到豌豆骨的位置。在这里可以再次触摸到它。

作为通路的一部分，肘管的底部也能被触摸到。将手指放在肱尺沟，手指尖跨过尺神经朝外指向尺骨。鹰嘴内侧面近端和远端都可以被触摸到。在这个面的最前侧边界是肱尺关节的关节囊，易受到撞击。

肱骨内上髁和内侧髁上嵴

技术

触诊仍起始于肱骨干内侧，沿着骨有序地向远端

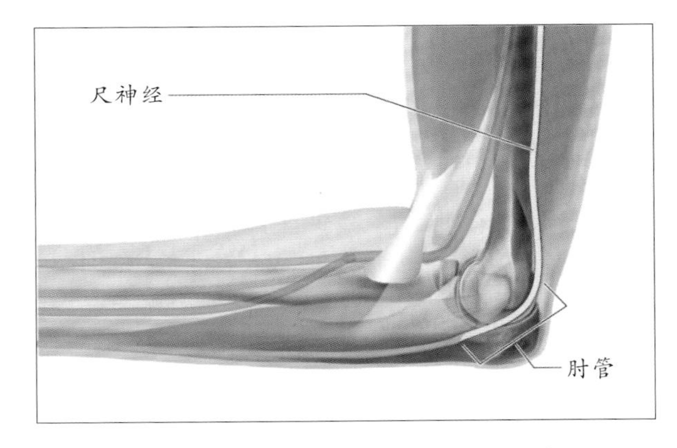

图 3.21　神经沟和肘管内的尺神经通路。

触诊。可以明显地感觉到肱骨变宽并形成一个锐利的边缘。顺着锐利的内侧髁上嵴可以触诊到发育良好的内上髁顶点。这个顶点是触诊这一区域通向前臂肌肉的起始位置。

内上髁肌肉起点(旋前圆肌,屈肌总腱)

这两块要触诊的肌肉起自肱骨内上髁。

技术

旋前圆肌

当治疗师由后向前从肱骨内上髁顶点向肘窝滑动手指时,可以清楚地感受到一个骨板,这就是旋前圆肌的起点(图 3.22)。主动旋前可以从骨板上推开触诊的手指,以帮助治疗师判断是否正确地触摸到了旋前圆肌。旋前圆肌很少引起肱骨内上髁炎(除了一些投掷运动员;Grana,2001)。肌腹长时间绷紧可能会累及穿过该肌肉的正中神经。

屈肌总腱

当治疗师从肱骨内上髁向远端腕部滑动手指时,可以触摸到一个致密的约 1cm 宽的圆形结构(图 3.23)。这个结构稍往远端一些就是柔软的肌肉组织。共用该起点的肌腱(屈肌总腱)是由三个肌腱在肱骨内上髁顶点聚合而成:桡、尺侧腕屈肌,掌长肌(图 3.24)。指浅屈肌起于肱骨的头在组织深部连接到屈肌总腱(但无法触摸到)。

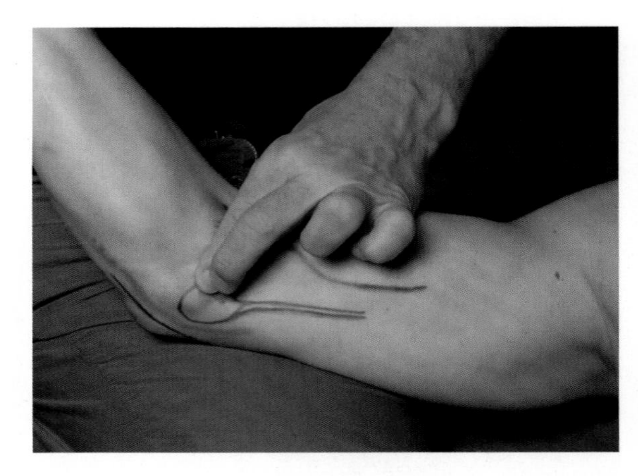

图 3.22 触诊旋前圆肌起点。

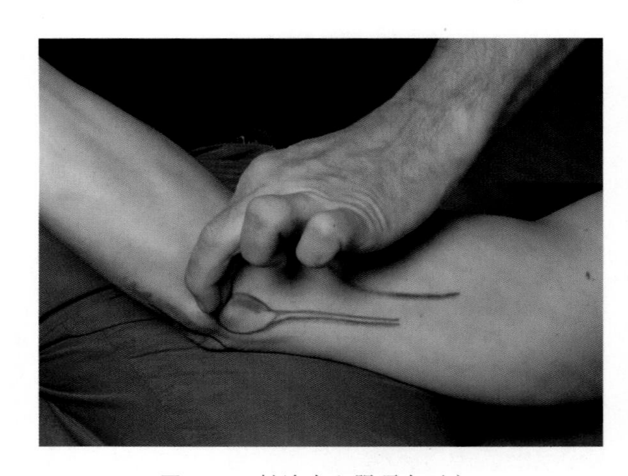

图 3.23 触诊内上髁顶点下方。

> **提示**
>
> 肌肉主动活动可以帮助准确地定位。当患者抗阻屈腕或屈指时,肌腱会立刻绷紧产生对抗力。

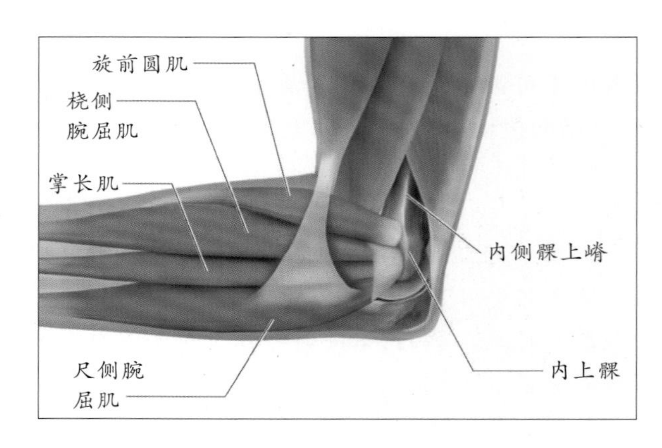

图 3.24 内侧(尺侧)肌肉局部解剖。

其他技术

屈肌总腱

屈肌总腱的形态可以用另外两个方法来观察。

第一个方法是通过横向拨动来确定肌腱的厚度和肌腹-肌腱接合处(图 3.25)。将患者的肩置于稍外旋的位置,以便更好地触诊这个区域。

第二个方法是把示指放在屈肌总腱的任意一侧来确定其长度(图 3.26)。然后通过手指或手腕屈肌适度地主动收缩帮助定位肌腱。

肱骨内上髁炎的鉴别

高尔夫球肘的症状和附着于内上髁的肌肉有关。Winkel(2004)根据损伤累及的上述组织结构的部位不同,将肱骨内上髁炎分为三种类型。有多种技术可用来评估和治疗。首要目标是先找到最痛的点,然后用合适的物理方法来治疗这个区域,包括 Cyriax 提出的横向弹拨法。

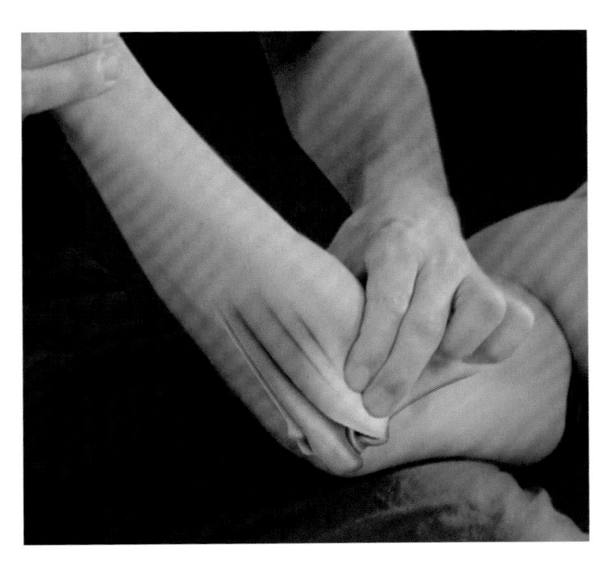

图 3.25 屈肌总腱的横向拨动。

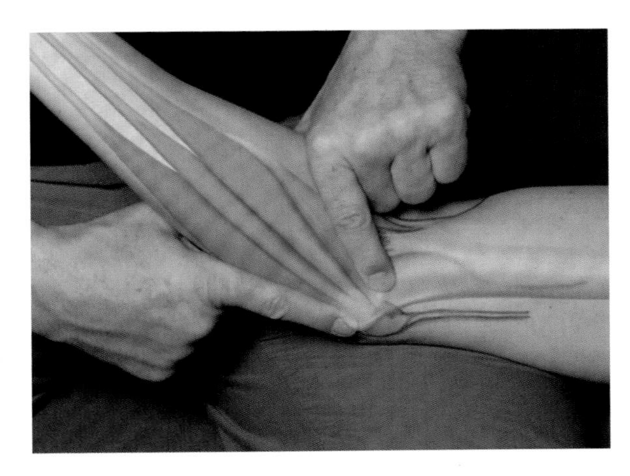

图 3.26 屈肌总腱的边界。

肱骨内上髁炎的类型

Ⅰ型：内上髁稍远侧顶端的屈肌总腱起点；附着点肌腱病的可能性更大。

Ⅱ型：屈肌总腱的肌腱部位；倾向于肌腱病变（是网球肘的最常见类型）。

Ⅲ型：肌腹-肌腱接合处；多为炎性病变。

技术

Ⅰ型

为了直接触摸到强健的屈肌总腱在肱骨内上髁的附着点，可以将指腹指向内上髁稍远侧顶端（图3.27）。这种情况下，要用靠近患肢近端手的示指指腹。

屈肌应处于短缩状态以便放松肌腱，触诊附着点。可通过将患手置于屈曲位来实现。

用示指侧面推压肌腱，指腹朝向内上髁施加压

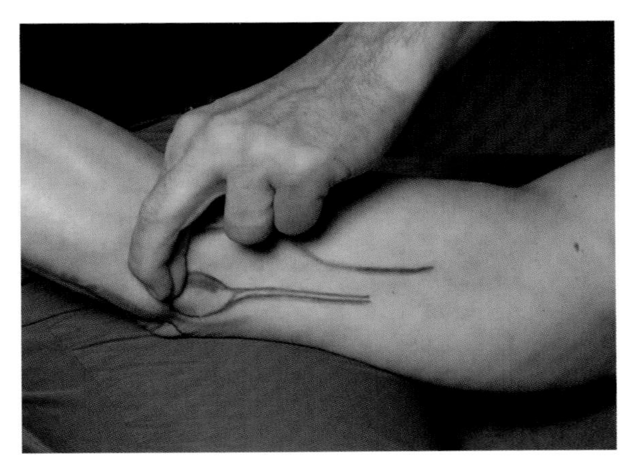

图 3.27 横向弹拨——Ⅰ型内上髁炎。

力。如果必要的话，中指可以放在示指上辅助加压。示指维持这个姿势，逐渐增加压力，并且由后向前（朝肘窝方向）移动。如果肱骨内上髁炎发生在这个部位，通过患者的疼痛反应可以确定诊断。

Ⅱ型和Ⅲ型

治疗师旋转前臂近端，以便示指指腹直接向下推动到大约1cm宽的屈肌总腱（图3.28）。触诊时直接在肌腱上加压，移动方向保持不变。

如果治疗师要触摸肌腹-肌腱接合处，触诊的手指可以向远端移动约1cm。

肌腹-肌腱接合处（Ⅲ型）比屈肌总腱（Ⅱ型）更宽且更软，通过这一点可以将两者进行鉴别。

提示

肌腱和肌腹-肌腱接合处一开始就应该放置于绷紧的位置，以防触诊时把它们推到深层组织中。腕和肘伸直可以使其达到绷紧的状态。

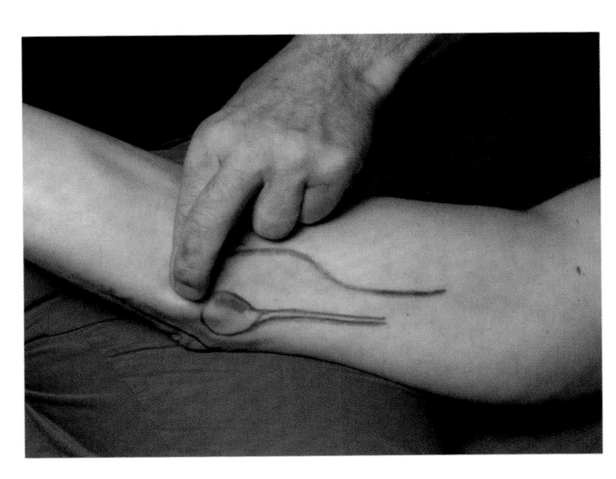

图 3.28 横向弹拨——Ⅱ型内上髁炎。

注意

尺神经走行在肘管内，距离屈肌总腱附着点、肌腱、肌腹-肌腱接合处约 1cm，且与它们平行（图 3.29）。通过精准定位后者结构，治疗师可以证实通过触压诱发的疼痛实际上与内上髁炎有关。在使用该方法触诊并小范围移动时，治疗师要确保不能挤压到尺神经。

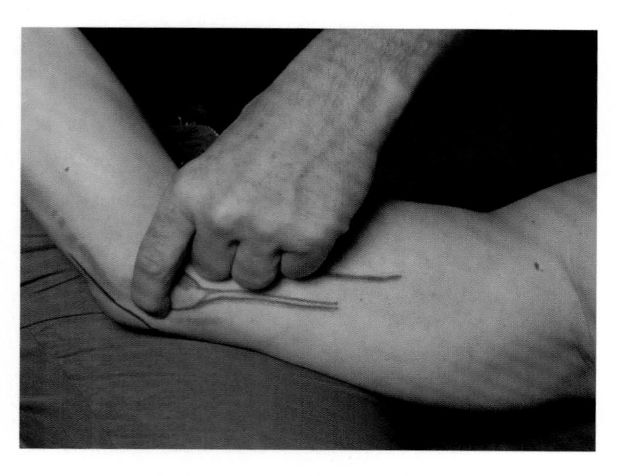

图 3.29 肘管处尺神经触诊。

前臂快速定位

如上所述，下列是起于内上髁的肌肉：

- 尺侧腕屈肌（沿着尺骨走行通向腕部）。
- 掌长肌（走行于前臂中间的浅层，通向腕部）。
- 位于肱尺骨中间的指浅屈肌头端（走行于前臂中间深层至腕部）。
- 桡侧腕屈肌（与桡骨成角走行至腕部）。
- 旋前圆肌（与桡骨成角走行）。

触诊腕部时，这几块肌肉的肌腱都可再次被触摸到。在前臂则难以精确地区分出这几块肌肉的肌腹，仅能将旋前圆肌与手和指的屈肌总腱区分开来。

技术

可以利用一个小技巧来观察这些肌肉在前臂的位置以及它们到达腕部后的排列，建议治疗师先在自己的手臂上尝试一下。

要触诊的前臂置于肘关节轻微屈曲位。

将左手大小鱼际交汇处放在肱骨内上髁的位置。手指轻轻张开放在前臂上。除了小指，其他每个手指各代表一条起自内上髁的肌肉的位置和走行（图 3.30 和图 3.31）。

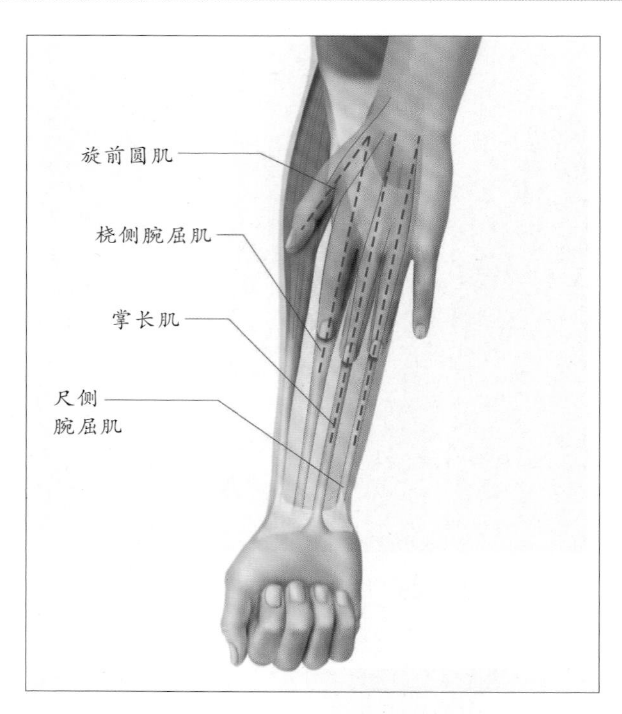

图 3.30 前臂肌肉局部解剖前面观。

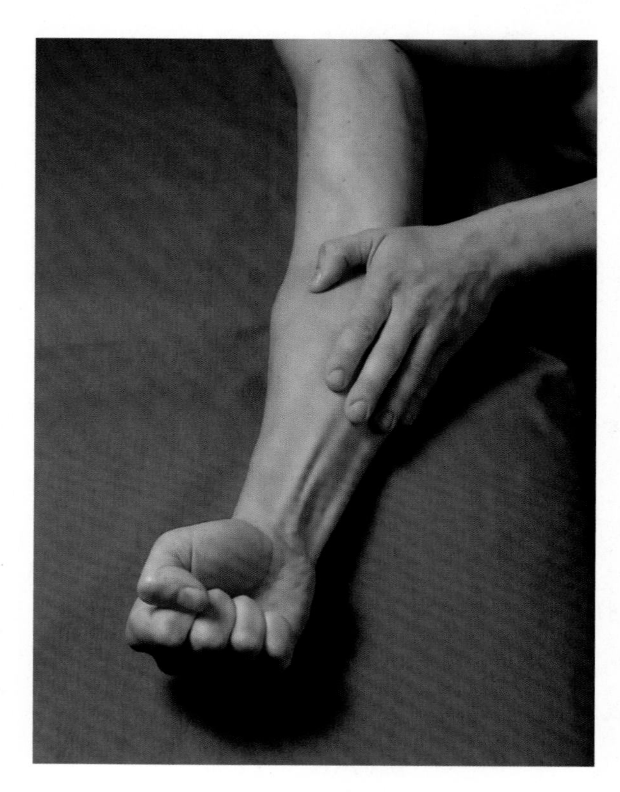

图 3.31 前臂快速定位。

提示

肌肉的实际位置可以通过肌肉收缩来进行确认：

• 当患者前臂用力旋前到最大程度时，旋前圆肌肌腹在左侧触诊手的拇指下就会变得明显。

• 桡侧腕屈肌沿着示指指向走行，随着腕屈曲伴桡侧偏，桡侧腕屈肌肌腱在前臂远端会变得很明显。

• 尺侧腕屈肌沿着无名指指向走行，当腕屈曲伴尺侧偏时，会激活这块肌肉。

• 不是每个人都有掌长肌。如果有的话，该肌肉可以在前臂中部找到，它沿着中指指向走行。更详细的描述见第 4 章。

评估与治疗提示

肘内侧产生症状有可能是肱尺关节发生问题或该处肌肉附着点出现软组织损伤的征象。治疗师应迅速意识到他或她在评估时所面对的是哪种病理类型的情况。可以通过被动活动和抗阻运动来鉴别是哪个结构出现问题。

软组织损伤，如常见的高尔夫球肘，可以通过手指和腕最大抗阻运动进行确诊。损伤结构还可通过局部触诊精确鉴别。明确高尔夫球肘和肘管综合征的鉴别诊断是非常必要的。尤其是出现烧灼样痛或远端放射痛时，治疗师应该考虑到神经激惹的可能性。准确触诊可以将神经和肌肉结构的位置区分开来。

局部触诊——外侧

触诊结构概述

- 肱骨外侧缘和外侧肌间隔
- 肱骨外侧髁上嵴
- 肱骨外上髁和外侧髁
- 肱骨小头和肘肌
- 肱桡关节间隙(HJS)
- 桡骨头和桡骨颈
- 肱桡肌和桡神经
- 桡侧腕长伸肌
- 桡侧腕短伸肌
- 指伸肌
- 尺侧腕伸肌

触诊流程概要

当触诊特殊且重要的结构时，肱骨再次成为触诊的起始点。

肘关节外侧最先触诊的结构主要是构成肱桡关节的骨性结构(图 3.32)，然后是肌肉。肘关节外侧与内侧的触诊目的相同：找到发生外上髁炎的准确位置。

初始体位

建议将上肢放在治疗台上，肩关节置于外展位(在 45°~90°之间)。肘关节屈曲 90°，前臂置于旋前和旋后中立位。治疗师坐在患者侧面(图 3.33)。

最重要的骨性结构定位

肱骨外侧边缘和外侧肌间隔

像肘关节内侧一样，变宽的肱骨远端在外侧也可

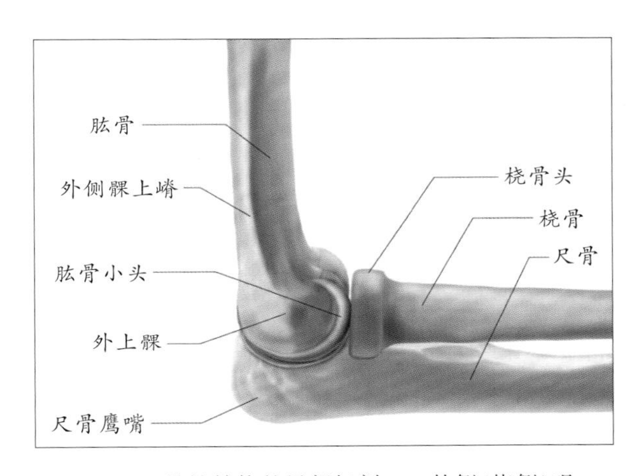

图 3.32 骨性结构的局部解剖——外侧(桡侧)观。

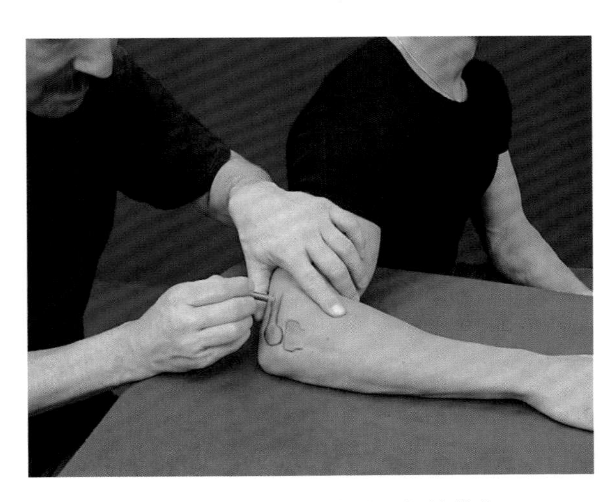

图 3.33 肘关节外侧触诊的初始体位。

被触摸到。治疗师能在上臂下 1/3 的屈伸肌群之间摸到肱骨。

技术

将指腹平放在上臂外侧做横向触诊(图 3.34)。可触及坚硬的圆柱形结构(肱骨干)。

当在寻找肱骨时,触诊手指会滑过一层坚硬但压之仍有弹性的组织,这就是外侧肌间隔。像内侧一样,肱三头肌有一层膜延伸覆盖在其起点的表面。当患者绷紧肱三头肌,治疗师试着从前方触摸肌肉时,肌间隔尤其明显。由肌间隔向前很容易就能触诊到肱骨。

外侧髁上嵴

技术

当沿着肱骨持续横向拨动到远端时,圆柱形的触感变成了锐利的边缘。这时触诊手指就到达了外侧髁上嵴,恰好位于肱骨外上髁近端。这是腕长伸肌的起点,肱桡肌正好位于其近端。

肱骨外上髁

技术

下列内容是基于最新的解剖学知识和有关肱骨外上髁形态学和肌肉止点位置准确定位的描述。图 3.35 是在由 P. Sizer 博士、M. Smith 博士和 J. M. Brismée 博士完成的保存于得克萨斯理工大学健康科学中心的许多肘关节标本的基础上,由 Omer Matthijs 所做。该图与 Zoner 等人(2010)对标本行磁共振成像研究获得的结果基本相符,并在当时公布于众。

肱骨外侧髁上嵴锐利的边缘向远端进一步延伸,变宽形成一个具有一个外侧面和三个角的类似三角形结构(图 3.35)。

肱骨外上髁的上缘(图 3.35 的顶部)也是桡侧腕长伸肌起点的表面。前侧平坦的边缘是桡侧腕短伸肌、指伸肌、小指伸肌和尺侧腕伸肌起点的表面。旋后肌以肱骨外上髁后缘的一小块区域作为起点。肱骨外上髁实际上是位于肱骨外侧表面的一个最大隆起。该隆起与内上髁相比没有那么突出,可以用手指指腹环形移动触压到。

值得关注的最新信息是,桡侧腕短伸肌起点位置的改变。我们现在知道它是起自肱骨外上髁的前缘,而不是像以前假设的那样起自肱骨外上髁的上缘。这对网球肘肘关节软组织手法治疗有非常重要的意义(见图 3.47)。

提示

要正确界定肱骨外上髁的轮廓,必然要触摸髁上嵴以及它向远端的两个延长线。可以通过横向触诊来寻找这两条线。髁上嵴的远端由附着于其上的肌腱覆盖,较难触及。

肱骨小头和肘肌

从外侧髁上嵴前缘开始, 治疗师用手指指尖,从前侧向肘窝方向触摸,调整压力,可以触碰到一个圆形隆起结构,肱骨小头前侧。向远端移动手指,可以感

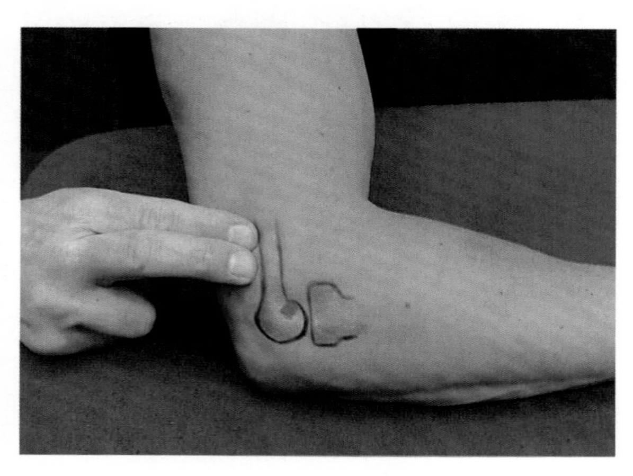

图 3.34 肱骨外侧触诊。

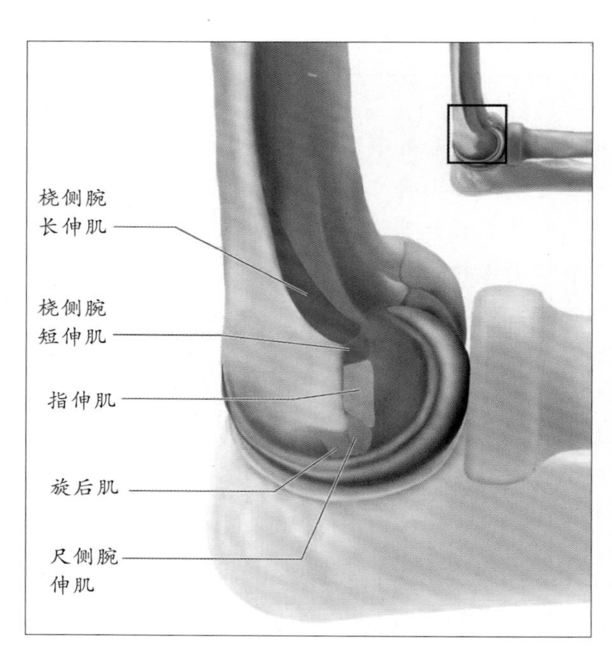

图 3.35 肱骨外上髁的详细解剖(Omer Matthijs)。

受到桡骨头嵴的骨性抵抗。

从圆形隆起的后侧末端开始(图 3.36),沿着隆起结构向后触诊,可以摸到鹰嘴外侧面。这个圆形结构是肱骨小头的后侧部分,仅在肘关节屈曲时可以触摸到。

在外上髁,外侧鹰嘴以及肱桡关节后侧之间的外侧区域完全由肘肌肌腹覆盖,伸肘时可以直接感觉到肌腹收缩(图 3.37)。

肱桡关节间隙(HJS)

肱桡关节间隙可以通过以下三种方式找到:

- 从肱骨小头前侧。
- 从肱骨小头后侧。
- 从肱骨外上髁外侧缘的远端。

触诊时可感觉到狭窄的缝隙和紧邻间隙的骨突。缝隙是关节间隙。骨突是桡骨头。下面有几种方法可以确定定位是否正确:

- 通过运动来确定:由被动旋前旋后前臂来确定触诊手的位置是否正确。如果当旋转前臂时感受到桡骨头运动,说明手指放置位置是正确的。

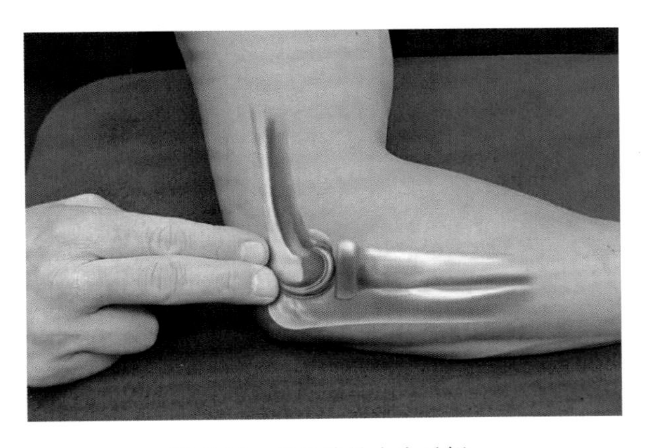

图 3.36　寻找肱骨小头后侧。

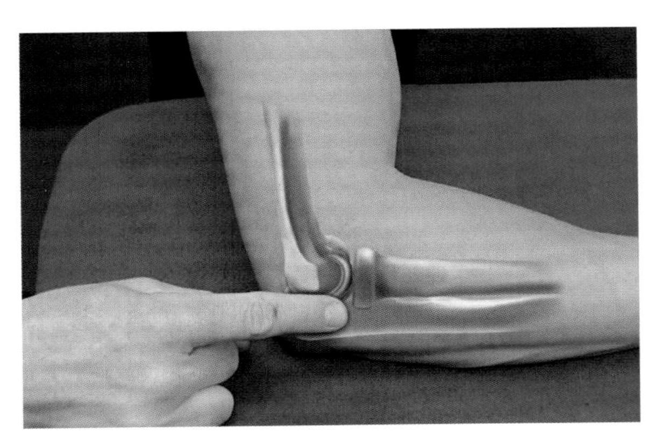

图 3.37　肱桡关节间隙和肘肌的触诊。

- 最简单的触诊方向:如果从肱骨外上髁外侧缘移向远端来触诊肱桡关节间隙,由于肌腱附着点的影响,要想感受到关节间隙的形态是比较困难的。如果从肱骨小头后侧寻找,可以错开伸肌腱的覆盖,相对平直的桡骨头和凸起的肱骨小头之间的间隙是充分打开的。这个点就是触诊肱桡关节间隙最好的位置(图 3.37)。
- 运动中的触诊:治疗师现在应该明白在不同的肘关节位置下肱桡关节间隙是如何变化的。当肘关节伸展时,关节间隙最容易被触及。当屈肘角度逐渐增大时, 小巧的桡骨头会沿着肱骨小头向前滚动和滑动,且关节囊会相应地变紧,此时肱骨小头就容易被触诊到。

桡骨头和桡骨颈

桡骨近端的形态下文将有详细描述。当练习者首次感受到这个结构时,都会惊讶于它的位置,尤其是桡骨头的三维形态。

技术

桡骨头

触诊手先放在肱桡关节间隙,然后向远端滑过一段很小的距离。这时指腹刚好直接放在桡骨头上,在其浅表的是环状韧带。

当大范围地旋转患者前臂时,治疗师能感受到桡骨头在手指下转动。因为桡骨头是一个长径为横向的椭圆结构,所以当前臂由旋后位旋前时,治疗师可以清楚地感受到手指被顶开。

提示

治疗师手指保持在桡骨头上直到软组织阻碍进一步触诊,这一点是很重要的。这些软组织包括桡侧腕长伸肌和肱桡肌,稍后将会重点介绍。治疗师用两手示指包绕在易触及的桡骨头前后缘,能感受到它的形态(图 3.38)。它的尺寸非常令人惊讶,比在解剖图谱和解剖模型上看到的更大。

注意:桡骨头在肘窝深处同样容易被触及(见图 3.15)。辨认出桡骨头的全部形态和它与桡骨颈的不同之处,是肱桡关节和近端桡尺关节手法治疗的基础(见图 3.16),也是定位关键肌肉的重要基础。

桡骨颈

稍向远端,桡骨头部变细成为颈部。如果用手指指腹沿着桡骨头向远端触摸, 手指常会滑向深部,并

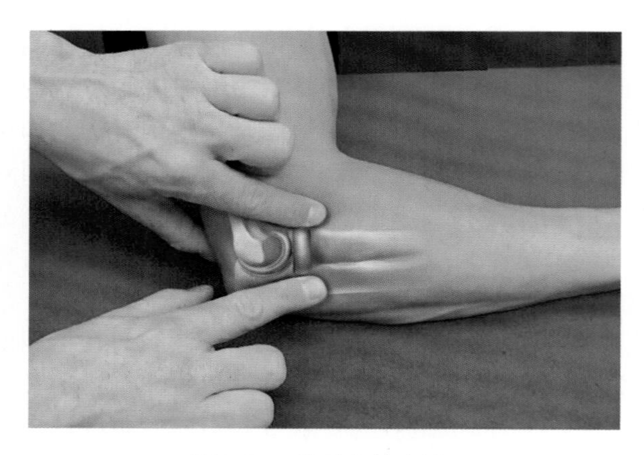

图 3.38 桡骨头的边界。

向下触诊到桡骨颈。从此处开始,由于肌肉的覆盖,桡骨不能再直接触及。进一步向远端触摸到的突起结构是桡骨粗隆,在最大程度旋前位透过尺侧腕屈肌的肌腹可以摸到其突起(通常是后面部分)。

肱桡肌和桡神经

桡神经在屈侧从肘关节外侧穿过。肱桡肌是触诊的引导结构。

技术

触诊从上臂远端开始。肱桡肌丰隆的位置是肱骨的外侧缘。当强力抗阻屈肘时,其细长的肌腹就会鼓起来。治疗师可以沿着它的内侧缘找到其起点。在这里,收缩的肌肉推开周围的软组织形成一个浅窝(图 3.39)。由这个点向近端,在肱二头肌肌腹-肌腱接合处的边缘,向深部用力横向拨动可以摸到桡神经。

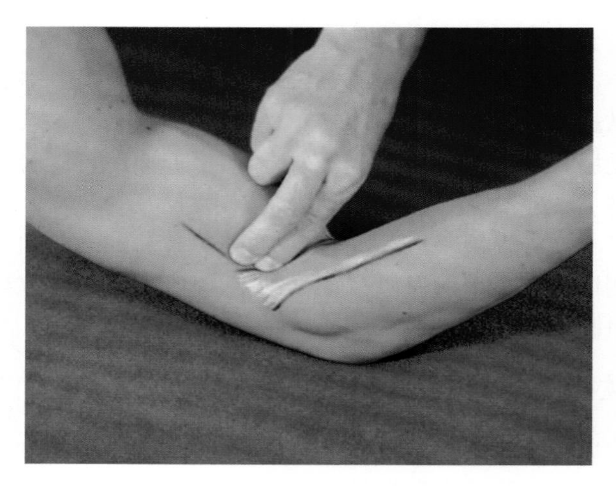

图 3.39 桡神经触诊。

提示

- 外周神经触诊的典型感觉是在手指轻轻向后压到骨面横向拨动时,感觉到神经在手指下前后滚动。
- 桡神经浅支伴行肱桡肌通向远端,大约距离腕关节近端一掌宽。它穿过前臂筋膜到浅表,在那里可以再次被摸到。

肌肉和其附着点定位

位于肱骨外上髁区域的前臂后侧肌肉附着点是肘关节外侧疼痛的原因,俗称网球肘。然而,这并非是引起疼痛的唯一原因。在明确鉴别诊断方面,肱桡关节炎或肱桡关节间隙处关节囊皱襞夹挤也应当考虑到。

为了正确定位受激惹的软组织,了解下述情况是必要的:

- 肱骨远端外侧的形态。
- 桡侧腕短伸肌和指伸肌的附着纤维融合成的扁平肌腱,也被称作伸肌总腱。
- 由于这些肌腱是和深部的肱桡关节关节囊相接触的,这必然会导致很难判断肘关节外侧症状是由软组织引起还是由关节引起。

外侧附着点肌腱病定位(图 3.40)

- 网球肘,Ⅰ型:桡侧腕长伸肌附着点。
- 网球肘,Ⅱ型:桡侧腕短伸肌附着点。
- 网球肘,Ⅲ型:桡侧腕短伸肌肌腱。
- 网球肘,Ⅳ型:桡侧腕短伸肌肌腹-肌腱接合处。
- 网球肘,Ⅴ型:指伸肌附着点。

桡侧腕长伸肌

桡侧腕长伸肌丰隆处在外侧髁上嵴处也很明

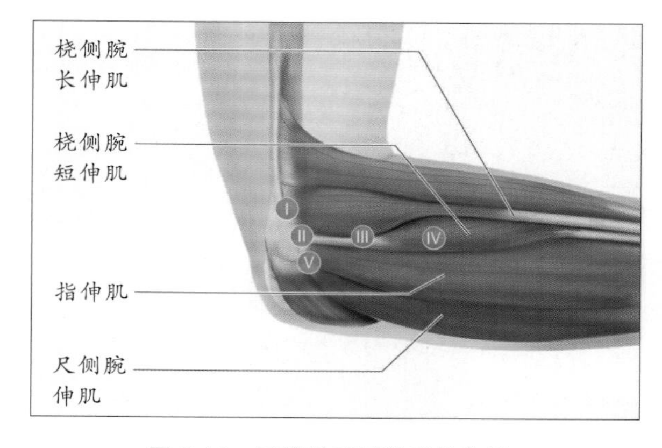

图 3.40 网球肘不同类型的位置。

显。在腕关节等距收缩而手外展时，治疗师可以观察到易辨别的、短的、圆形的且通常明显突出的肌腹（图3.41）。

技术

从位于肱桡肌（外侧边缘）起始点开始，向远端外侧髁上嵴进行触诊。

在每个病例中，肌肉收缩都会向上推开触诊的手指。

根据Winkel（2004）报道，附着点肌腱病被定义为Ⅰ型网球肘。一旦找到肌肉，在持续收缩时就可观察到它的边界（图3.42）。

桡侧腕短伸肌

上述初始体位能定位到桡侧腕短伸肌细长的肌腹，是桡侧腕长伸肌的直接延伸。

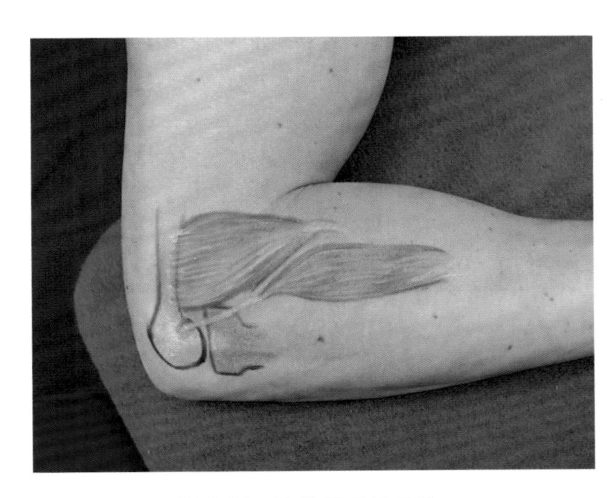

图3.41 腕伸肌的外侧位。

技术

当肌肉收缩时，在这两个肌腹交接的地方，可以触及一个浅窝。这个浅窝位于桡侧腕长伸肌肌腹的远端和桡侧腕短伸肌肌腹的近端。肌肉一旦定位好，肌腹的边缘就能被摸到（图3.43）。肱桡肌形成它的前侧边界，指伸肌形成它的后侧边界。肌腱起于肌腹的近端，止于外上髁远端的边缘。引起网球肘的三种可能原因都被归因于桡侧腕短伸肌（Ⅱ~Ⅳ型，图3.44）。

提示

在两触诊手之间定位桡侧腕长和短伸肌与肱桡肌之间的界线是比较容易的，可以通过交替地主动屈肘和伸腕来确定。紧邻指伸肌的后缘不是很清晰，需要交互抑制的方式帮助定位，后文将有介绍。桡侧腕长、短伸肌的肌腱走行平行于腕关节桡侧，穿过第二肌腱间隔。

桡侧腕短伸肌仅肌腹的浅表部易被触及，其他大部分在深层，被邻近的肌肉覆盖。

指伸肌

指伸肌在外上髁的前缘较明显，在桡侧腕短伸肌和尺侧腕伸肌之间可触及其肌腹。

技术

肌肉只能通过收缩来与周围组织相鉴别。治疗师用轻微的力量作用于手掌侧进行屈腕抗阻，使所有腕伸肌交互抑制。

当同时运动手指（例如弹钢琴）时，肌肉的内侧缘

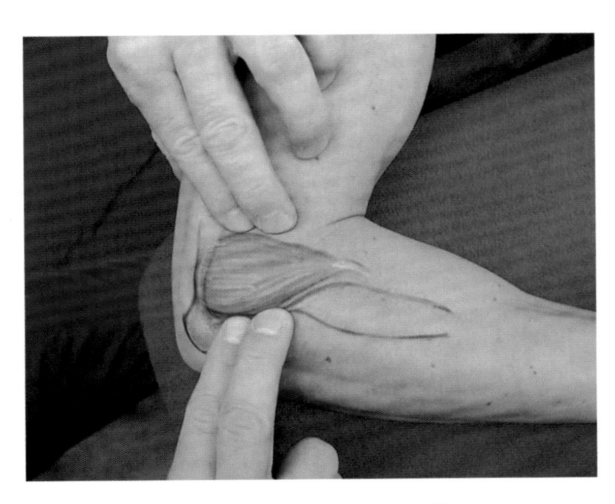

图3.42 桡侧腕长伸肌边缘。

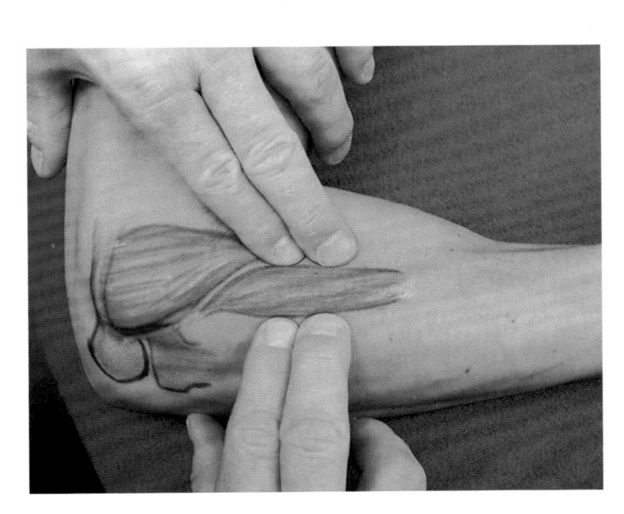

图3.43 桡侧腕短伸肌边缘。

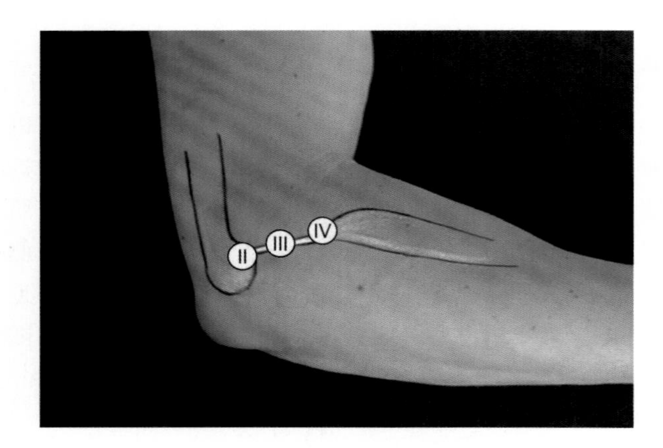

图 3.44　Ⅱ～Ⅳ型网球肘的位置。

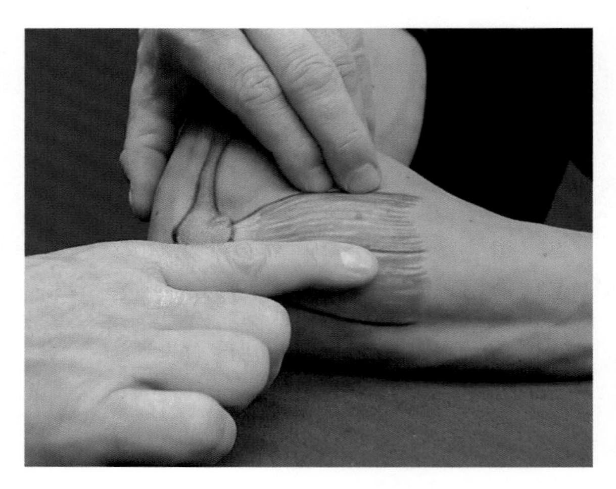

图 3.45　指伸肌的边缘。

和外侧缘就能明显区别于腕伸肌(图 3.45)。

尺侧腕伸肌

尺侧腕伸肌在外上髁前缘的远端也能清楚看到，沿着尺骨后缘通向远端。

技术

通过感觉组织硬度，能将尺侧腕伸肌和尺骨区分开，即手指施加压力，肌肉的抵抗感相对柔软，而骨的抵抗感相对坚硬。

提示

为了观察到完整的肌肉，治疗师可以让患者交替地背伸腕关节和进行尺偏运动(图 3.46)。

和上面描述的一样，可以通过交替抑制腕伸肌和收缩指伸肌来鉴别尺侧腕伸肌外侧缘和指伸肌。

肌肉起点、肌腱以及肌腹-肌腱接合处和肘关节外侧症状都没有关系。这块肌肉的临床意义不大。

评估与治疗提示

Ⅱ型网球肘定位触诊技术

易诱发疼痛的横向拨动手法在评估和治疗所有类型网球肘时均有提及。Ⅱ型网球肘(合并Ⅴ型)最常发生，针对Ⅱ型网球肘的方法将在下面部分讨论。

初始体位

有两点需要强调：

• 患者手臂应放松置于治疗台上，肩关节适度外展，肘关节适度屈曲。

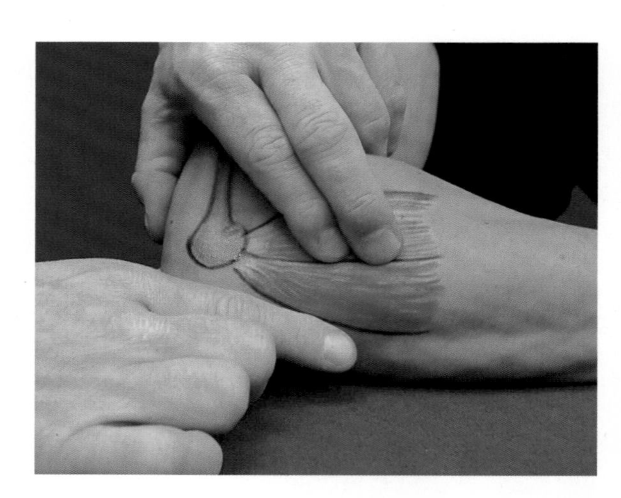

图 3.46　尺侧腕伸肌的边缘。

• 肘关节伸出治疗台，以便于从各个方向触诊。

治疗师一只手进行手法操作，另一只手将患者的手臂固定在治疗台上。

技术

手指指腹钩在肘关节内侧并抓住关节。用拇指指腹平稳地进行横向拨动(图 3.47)。

拇指指腹触摸到外上髁前缘。

拇指对外上髁前缘施加较大的力并沿直线推向肘窝。但在回到原来位置的过程中，拇指不发力，但仍和皮肤保持接触。桡侧腕短伸肌的腱性起点平坦地附着于外上髁前缘，不像隆起那样易于触及。

当有网球肘症状时，触诊会引起疼痛。所以治疗师在治疗中应调整施加的压力。治疗的实施要坚持缓解炎症刺激引起的疼痛的原则：强度适当和单向施加压力。

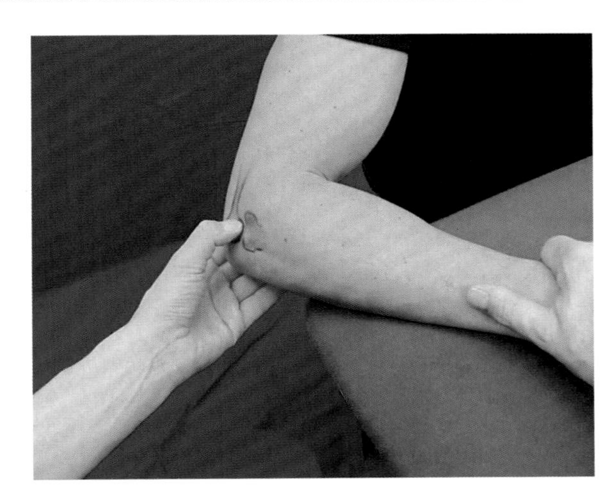

图 3.47 治疗Ⅱ型网球肘的横向拨动。

提示

治疗师应用这个技术即使只有几分钟也是非常疲劳的。技术的有效性不取决于力量有多大。治疗师不应利用拇指关节活动来刮拨，而是将没有支撑的手臂置于近乎水平位，通过腕部或整个手臂来带动运动。也可以改变手的位置，采用针对外上髁远端肌肉附着点的前-后向推力进行弹拨。

整体定位——肱骨后侧

触诊流程概要

治疗师定位肘关节后侧可用来：

- 触诊温度和肿胀。
- 判断三个骨性结构的高度位置关系。

初始体位

即使不需要特殊的初始体位，肘关节后侧面也易于触及。在手臂位于各种体位下都可以触及，例如，在肩关节屈曲或伸直的时候。

触诊温度和肿胀

肘关节后侧是仅有的只覆盖着少量软组织的区域。对治疗师来讲，很容易识别触诊到的是关节囊还是鹰嘴下滑囊囊肿。关节内温度情况仅能通过肘关节后侧进行判断。

技术

温度评估要用手背，肿胀则用指尖触摸。关节囊肿胀恰好在鹰嘴内侧或外侧可见。治疗师将手指指腹直接放在关节囊上，用轻柔的力缓慢进行触诊（图3.48）。

肿胀的滑囊用肉眼很容易识别。当手指直接压在滑囊上时，滑液在滑囊内会来回移动(图 3.49)。

三个骨性结构的高度位置关系

这里将描述在关节不同位置下触诊骨性结构相互间的位置关系。临床参照点包括鹰嘴和肱骨的两个上髁。

在肘关节屈曲 90°时，这几个标志点连线会构成一个等边三角形；在肘关节伸直时，会构成一条直线(图 3.50 和图 3.51)。

这三个标志点的位置关系为治疗师提供了这些骨性结构位置的概况。对于外伤患者，这些骨性标志的位置是否正常非常重要。如果治疗师认为位置异常，在活动之前，建议先做影像学检查。

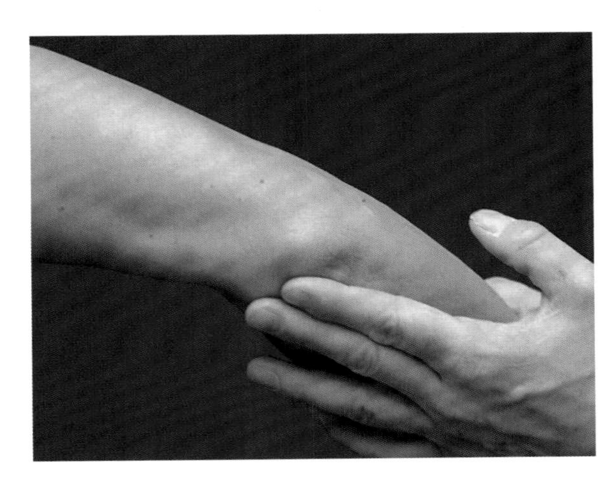

图 3.48 肘关节的关节囊触诊。

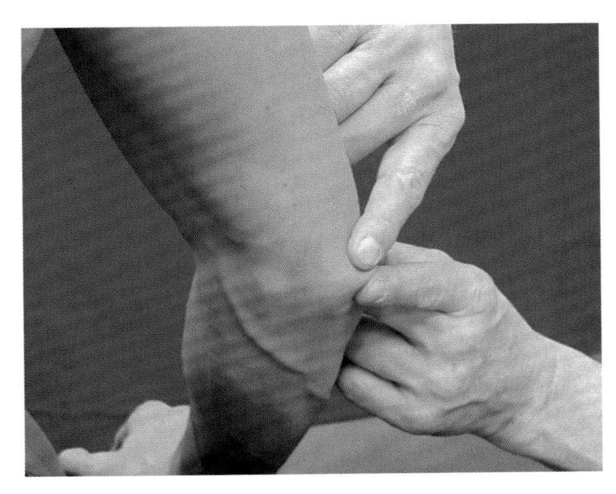

图 3.49 鹰嘴滑囊——触诊方法。

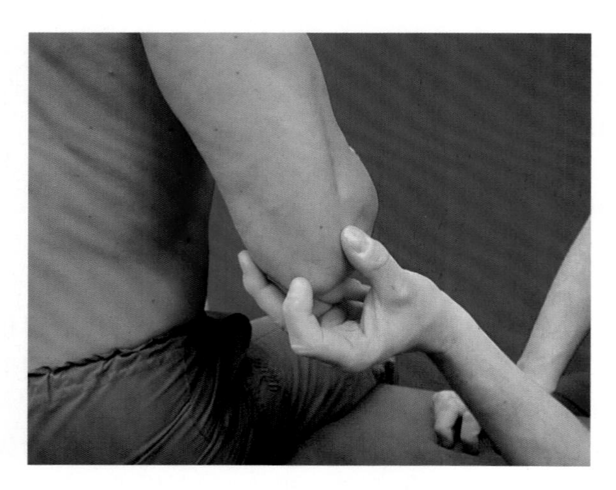

图 3.50 骨性参照点的触诊。

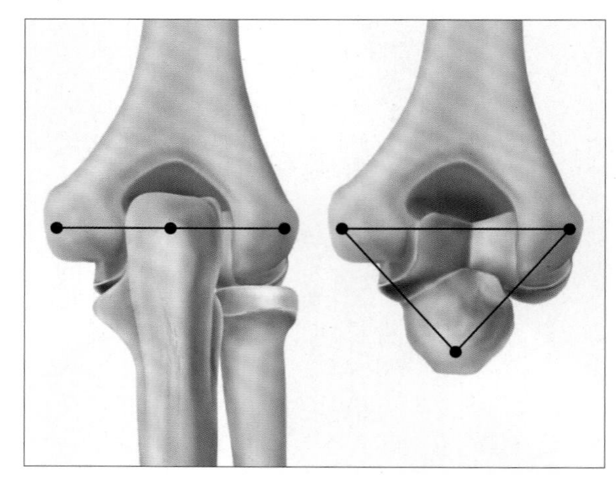

图 3.51 肘关节伸直和屈曲时参照点的位置关系。

思考题

1.肘关节具有哪两个功能？

2.肘关节囊内有哪三个关节？

3.构成肘窝边界的肌肉是哪几块？

4.止于前臂筋膜的肱二头肌内侧肌腱的名称是什么？

5.肱二头肌腱外侧部分止于哪里？

6.在哪个点能摸到桡骨粗隆？

7.哪个血管和神经走行在肱二头肌间沟？

8.应该按什么方向来寻找近端桡尺关节？

9.在内上髁，哪些肌肉构成屈肌总腱？

10.在屈肌总腱后侧，哪个结构可以直接在内侧触摸到？

11.肱骨远端外侧结构的名称是什么？

12.在肘关节哪个位置能最清楚地摸到肱桡关节间隙？

13.治疗师应如何确定肱桡关节间隙的位置？

14.可以利用哪个神经生理学机制来鉴别触诊到的是桡侧腕短伸肌还是指伸肌？

15.正中神经在哪个位置最容易触摸到？

16.哪块肌肉能直接在肱骨外上髁上触摸到？

17.在肘关节后侧，摸到发热和肿胀，能确定是哪种病理学变化？

（蒋学永 译 王红星 校）

第4章 手

手的特征和功能

手和足的骨性结构在长时间的进化过程中以相同的方式进展。即便是现在，这两部分骨骼之间仍然有很多相似性。众所周知，站立和双足步行使得上肢骨骼与下肢骨骼截然不同。

▌手的功能可分为三大方面：抓握、触摸和手势/交流。

手是上肢最末端的器官，是一个具有很多精细功能的、进化完善的劳动工具。Kapandji(2006)描述了不同类型的抓握，包括力量型抓握和精细操作，其中捏(使用示指和拇指的两指抓握)是最重要的功能。

视觉受损的人们靠手的感觉就能够分辨不同的表面、材质和质地，这令人印象深刻。手的皮肤，尤其是指尖，分布着高密度的机械感受器，可为人们提供超凡的能力来感知微小区域的不同之处（分辨能力)。手的大量感觉传入投射到感觉皮层的手部代表区。

通常，在非语言性交流——手势、模仿和身体姿势相互作用时，手扮演着非常重要的角色。大家都很熟悉一些典型的、常见的和国际性的手势和姿势，比如，拇指和示指接触组成一个环(形成一个"O")，其他手指在空中保持伸直或放松，表示一切OK。

手部多种功能的成因

• 腕部和手指关节数量很多，因此大部分关节的活动性非常强。腕骨间奇妙的相互作用是基于每块骨在手掌向前、向后运动（腕关节的屈伸）和侧方运动(腕关节的尺偏和桡偏)时的三维运动。手的两列(桡腕和腕骨间)关节使得腕部的屈伸活动范围可惊人地达到180°。

• 拇指和手指的对指。拇指与其他手指对指的能力在很多灵长类动物中都可以见到。大多角骨相对其他腕骨特殊的空间位置关系是形成这种能力的首要因素。因此，休息时，放松的拇指与掌面约成35°，与桡侧约成15°(Zancolli 等，1987)。这两种特征，结合拇指特殊的肌肉作用，使拇指对指成为可能。不仅拇指可以，其他手指也能够完成对指。如果治疗师观察伸直的手的掌侧面，让每个手指分别屈曲就可以很清楚地看到，在屈曲时，每个指尖都指向腕掌关节（图4.1）。手指的对掌也可在拇指接触小指时观察到。拇指的指腹与第5指的指腹接触，而不是手指的侧方接触。第5指掌骨也有它自己的对指肌(图4.2)。

• 抓握的基础——稳定的骨性中心。运动、表达和功能的多样性都离不开稳定的根基。如果没有手中央固定的点，不同类型的抓握和力量的发展几乎不可能出现。这个稳定的中心位于腕骨(腕骨的远侧列)和2~5掌骨底(腕掌关节线)的交界处。这个区域以坚硬的关节连接为特征。所有的解剖学特征，比如参差不齐的关节线、复杂结构的关节面和厚厚的韧带，都表明它具有较好的稳定性，而不是可动性。腕和掌骨的连接也组成了一个骨性的横弓，与足部横弓有相似的位置、意义和进化发育时间。这也是腕管的骨性基础

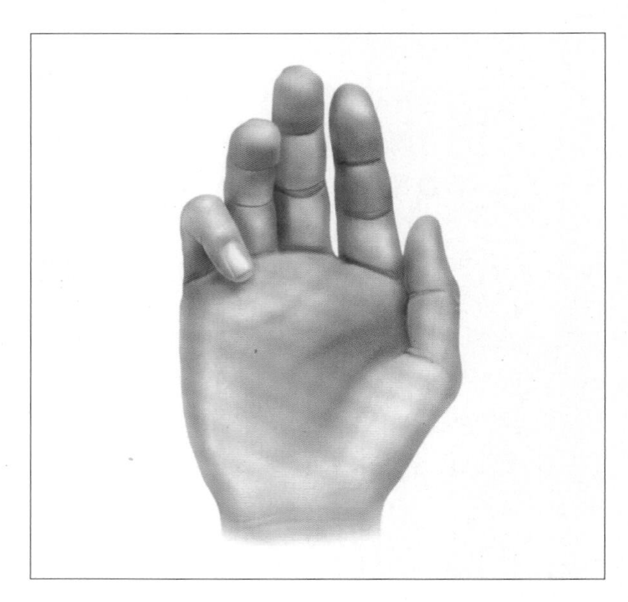

图4.1 第5指朝向拇指。

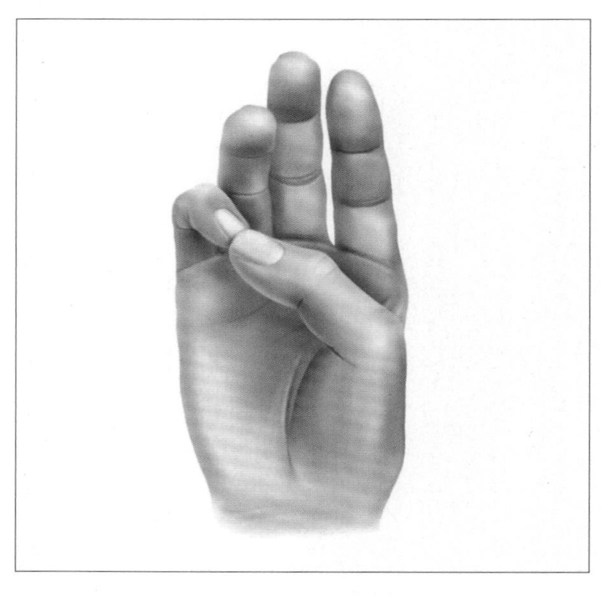

图4.2 拇指和第5指对指。

(腕沟)。

• 手掌的柔韧性。腕掌关节近端与腕部及腕骨间都相互形成牢固的关节;腕掌关节远端由韧带联合连接,相互之间可以自由活动。因此手掌可以放平——有利于力量型抓握,也可以成杯状——有利于手指的精细操作。值得一提的是,手掌没有足底那么多错综复杂的小肌群。并且,手部加固的筋膜(掌筋膜)天生作用就是使相应肌肉(掌长肌)收紧。

• 选择性肌肉控制。手在中央前回初级运动中枢特定的代表区以及最迟发育的随意运动系统传导束,构成了手部功能多样性的运动基础。即便功能上至关重要的钳状抓握都需由若干最小运动单位参与,进行精细调控(图 4.3)。

手部治疗的一般应用

手部疾病的治疗是一个巨大的挑战, 上肢术后、外伤性和非外伤性问题都会涉及手部。

手部骨骼独有的特征是,相关的结构都紧密地排列在一起。治疗师在寻找多数临床症状来源时,往往集中在腕部或者邻近腕部的近端。非外伤性疾病在前臂和手指很少见。因此,腕部及其周围的解剖结构是手部精确触诊的主要内容。

手部常见疾病

• 关节炎,主要由风湿性疾病或外伤导致。关节炎不仅发生在腕部,还会发生在远端桡尺关节(DRUJ)和第 1 腕掌关节,这一点必须牢记,以便鉴别诊断是桡侧问题还是尺侧问题。

• 活动受限,通常是制动的后果,比如关节周围骨折(Colles 骨折)。当手部出现活动受限时,治疗师要做的关键事情便是明确活动受限部位。那么,治疗师应该从桡腕关节开始治疗,还是应该首先评估局部的腕骨?

• 手部的不稳定往往是很多症状的原因,可表现在很多不同地方:

—整体来说,在腕关节线处:腕中关节不稳位于两列腕骨之间的腕中关节处(Lichtman,2006)。桡腕关节的掌部不稳通常是类风湿性关节炎所致。

—局部来说,在腕骨内:这里要注意的是月骨。它由内在韧带将其固定在近侧列的手舟骨和三角骨之间。如果其中的一条韧带因外伤断裂,那么通常月骨最容易发生错位,向手掌方向移位。

—其他的不稳可发生在 DRUJ 和腕掌关节。在理解了局部生物力学和准确定位构成关节的骨的基础上,治疗师的挑战是鉴别习惯性松弛和导致这些症状的原因。完成这一任务所需的基础是掌握基于位置和形态的局部表面解剖知识。

• 软组织疾病。例如,肌腱通过筋膜室和腕管段,腕部一些长肌肉的止点,都有发生过度使用问题的可能性。这些可能性的疾病包括腱鞘炎、肌腱炎、附着点肌腱病。在手背侧,肌腱穿过腱间隔。在手掌侧,9 条肌腱和 1 条神经一起通过腕管。这一区域的问题通常都可以通过精准治疗得以改善。

• 神经卡压。在肘关节,三条大的外周神经都有可能受压,也可能在腕管或邻近部位发生卡压。正中神经常在腕管受压。多数腕管综合征的诱发试验皆基于仔细定位狭窄部位实现。骑行常会压迫腕尺管内的尺神经("手握把麻痹")。桡神经会在穿过前臂筋膜至表浅组织时受压。

掌握表面解剖有很多好处,治疗师可以准确地分析患者的症状。除了神经激惹,牵涉痛往往不会出现在肢体远端。诊断的时候,除了功能评估外,患者主诉的疼痛性质通常对鉴别受损结构十分重要。

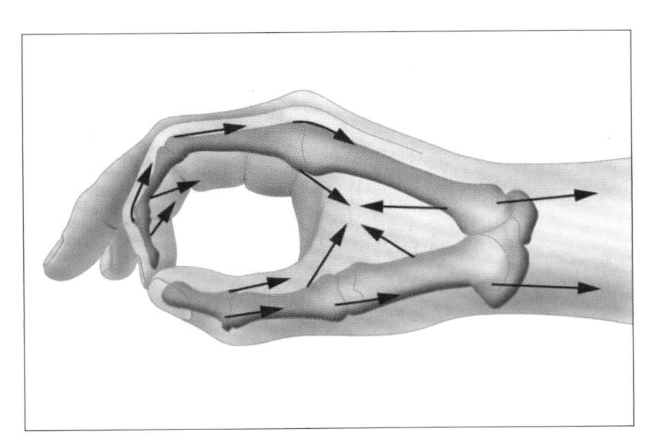

图 4.3 钳状抓握的肌肉控制。

解剖学和生物力学基础知识

初学者需要掌握一些重要的基础知识,以便理解局部触诊的指导说明:

• 手和手指骨骼的结构,尤其是腕骨的名称和位置,以及手的纵向分区。

• 跨过腕部的肌腱名称和位置。

• 使长肌腱保持在伸肌筋膜室和腕管中的支持带的位置和尺寸。

• 支配手部外周神经的狭小通道的位置和结构,尤其是腕管。

手部骨骼的纵向分区及其临床意义

自达·芬奇和维萨里起，手部就有明确的解剖代表区。自那时起,对解剖的描述就没有改变过,都是从较为简单清晰的背侧视角来描述(Berger,2010)。对于手部的解剖分区,除了我们熟悉的横向分区——将手分为腕骨、掌骨和指骨外(图 4.4),还可以将手的骨骼进行纵向分区（图 4.5)。这种所谓列的设计也早在1937 年就曾被 Navarro 描述过(Matthijs 等,2003)。

这种分类是一种侧重临床方面问题的经验分类方法。每一列包括一到两个“排”(掌骨和指骨)以及相应的纵向方位的腕骨。

• 桡侧列:这一列包括第 1 排和第 2 排以及大多角骨和手舟骨(远端)。经验显示,关节炎性改变常发生在此处。手舟骨与四块邻近的腕骨和桡骨构成关节,因此它控制着头状骨和月骨的生物力学。活动性降低和骨折,尤其是手舟骨,在桡侧列最常见。这一列中拇指可以单独考虑,因为拇指的骨骼由于大多角骨特别的朝向问题,与其余腕骨分开。因此,第 1 列,包括大多角骨和手舟骨(图 4.6)。

• 中间列:是手部最主要的一列,由第 3 掌骨和中指以及头状骨、手舟骨(近端)和月骨组成中间列。除了活动性较差,临床上这一列的特点就是常发生局部不稳,尤其是月骨,会发生脱位,处于非生理性的位置上,承受压力。最后,桡骨远端矢状面上的倾角(掌偏)也会促进错位的发生(图 4.7)。如果可以精确定位每一个腕骨的话,就可以通过测试月骨的关节连接和其邻近关节结构的局部活动性来判断局部的稳定性。

• 尺侧列:为第 4 排和第 5 排、钩骨和与 DRUJ 关节盘相对的三角骨。这一列活动性最大,容易导致症状发生。尺侧列的稳定性大部分取决于三角纤维软骨复合体(TFC)的完整性。

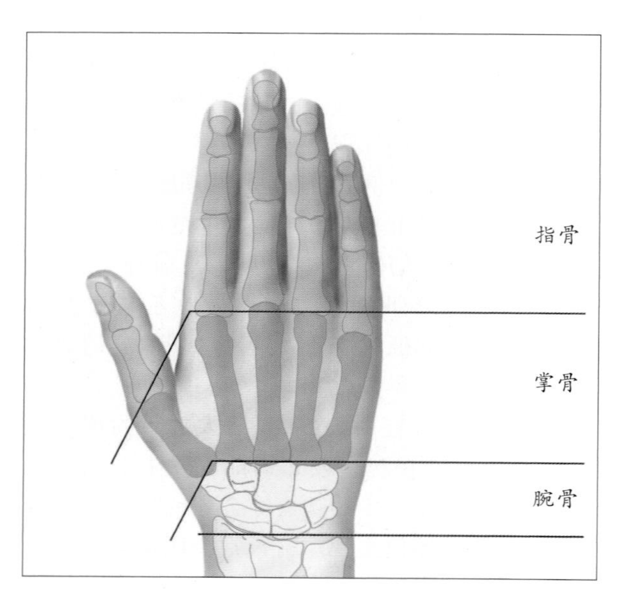

图 4.4 手部骨骼的横向分区。

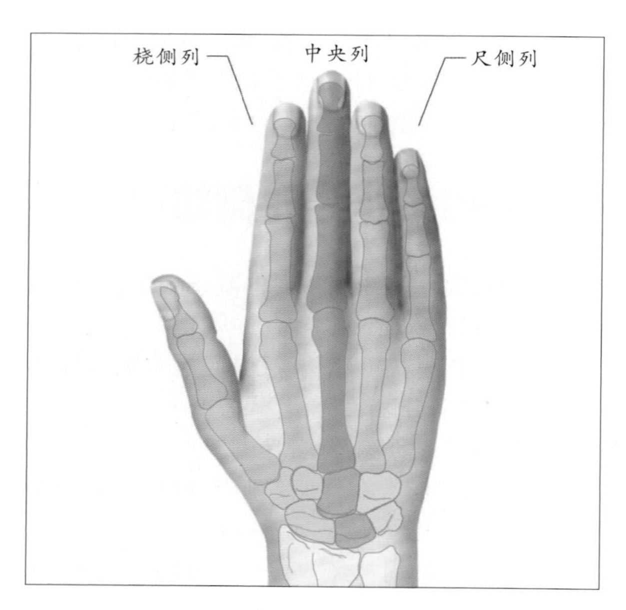

图 4.5 手部骨骼的纵向分区(列的概念)。

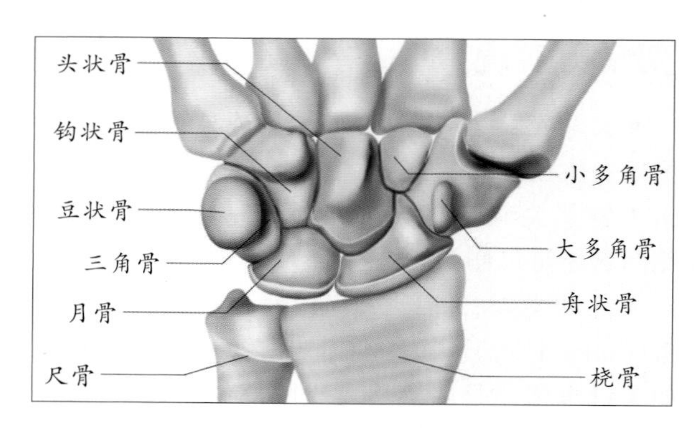

图 4.6 腕骨的位置——掌面。

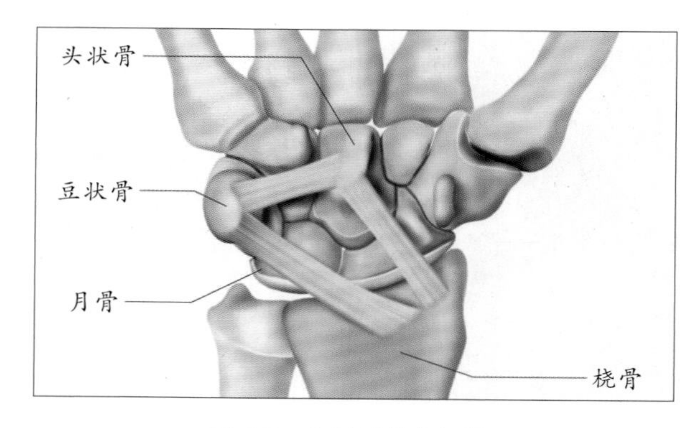

图 4.7 掌深层外在韧带。

腕骨

8块腕骨排成两列,是腕部解剖结构的基础。从这种排列方式来看,腕骨的近侧列特别重要。除了尺侧腕屈肌,没有其他外在肌肉直接附着于此。豌豆骨确实应该被划分为一块腕骨,但从生物力学角度,它并不是近侧列的一部分。

近侧列腕骨是独立的,不受肌肉影响,意味着其功能是两个坚硬组合体(前臂远端和腕骨的远侧列)之间的夹层。在进行掌侧运动(伸和屈)和侧方运动(尺侧和桡侧外展)时,近侧列腕管可通过大的、被动的附属运动来完成这一功能。手掌侧和侧方运动由两列关节完成:桡腕关节和腕中关节,其中每块腕骨又有其独特的活动度(De Lange 等,1985)。侧方运动的活动度取决于前臂的位置。在完全旋后时,前臂远端拉紧,前臂骨间膜某些纤维收缩,桡侧外展度数比完全旋前时小。手舟骨和月骨通过相应的关节沟槽在桡侧(手舟骨窝和月骨窝)构成关节,三角骨和尺骨的关节盘形成关节。桡骨相对其纵轴有两个成角:尺侧倾斜角和掌侧倾斜角(见图4.24)。

远侧列与近侧列形成腕中关节,两列从整体来看都有一个凸形。仅在桡侧,手舟骨和两块多角骨之间的弧面可以发生转动。因此,在伸腕(伴桡侧外展)时,小多角骨和大多角骨可以在手舟骨上滑动,在运动终末,它们会直接与桡骨远端接触。腕中关节是屈戌关节,可以绕着倾斜的轴线进行桡侧伸展和尺侧屈曲,称为掷飞镖运动(Moritomo 等,2007)。

三角纤维软骨复合体(TFC)

尺腕和远端桡尺关节的稳定性均由TFC控制(图4.8)。

功能

- 将腕骨稳定于尺骨和桡骨上。
- 承重。
- 稳定DRUJ。

主要组成

主要组成部分是DRUJ的关节盘、腕关节的尺侧副韧带、深层的尺腕韧带和尺侧腕伸肌腱的腱鞘。关节盘位于尺骨茎突和DRUJ桡骨关节面边缘之间,由韧带加固。

TFC的边缘有血管和痛觉感受器。因此,它可以是疼痛的直接来源,是腕关节尺侧综合征的常见原因。

腕管的结构

两列腕骨形成一个横弓——腕管。“列”这一术语实际上很容易让人困惑。当治疗师检查向掌侧凸起的骨骼部分时,就会清楚腕弓的结构(图4.9):

- 桡侧:手舟骨结节和大多角骨。
- 尺侧:豌豆骨和钩骨钩。
- 在沟的底部是月骨和头状骨。腕横韧带包裹着腕弓,形成腕管。
- Schmidt 和 Lanz(2003)给出了腕管的直径,为8~12mm。

以下结构通过腕管:

- 指深屈肌的四条肌腱(图4.10)。
- 指浅屈肌的四条肌腱(图4.11)。
- 拇长屈肌肌腱(图4.12)。
- 正中神经(图4.12和图4.13)。

以前,桡侧腕屈肌肌腱也曾被认为是腕管的一部

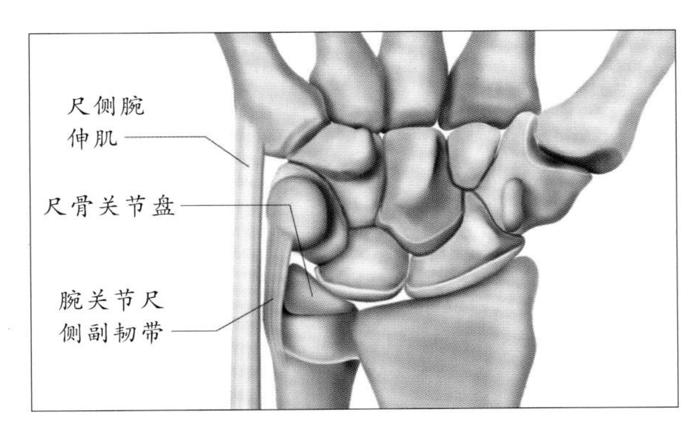

图4.8 TFC复合体的组成。

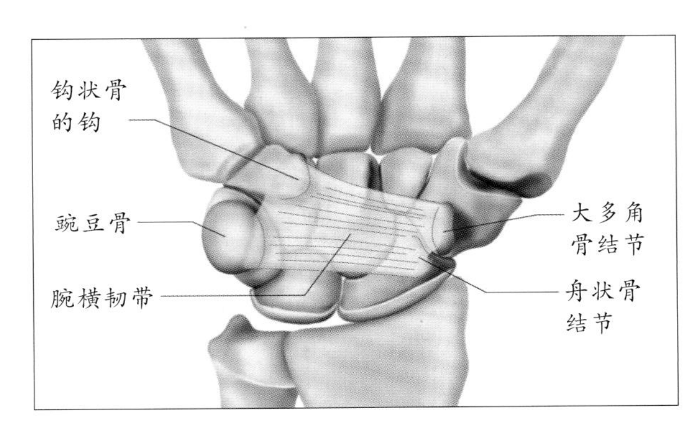

图4.9 腕管的边界。

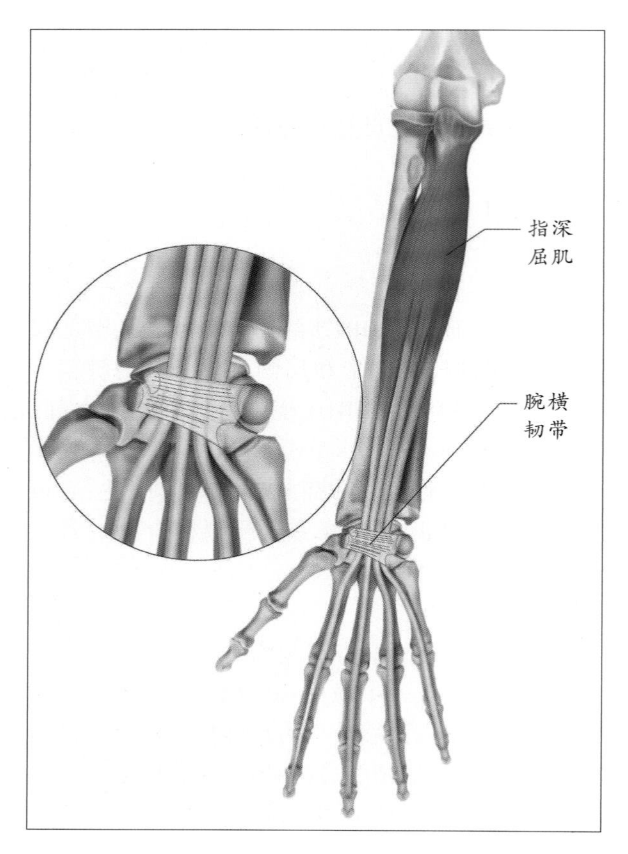

图 4.10　指深屈肌的位置和走行。

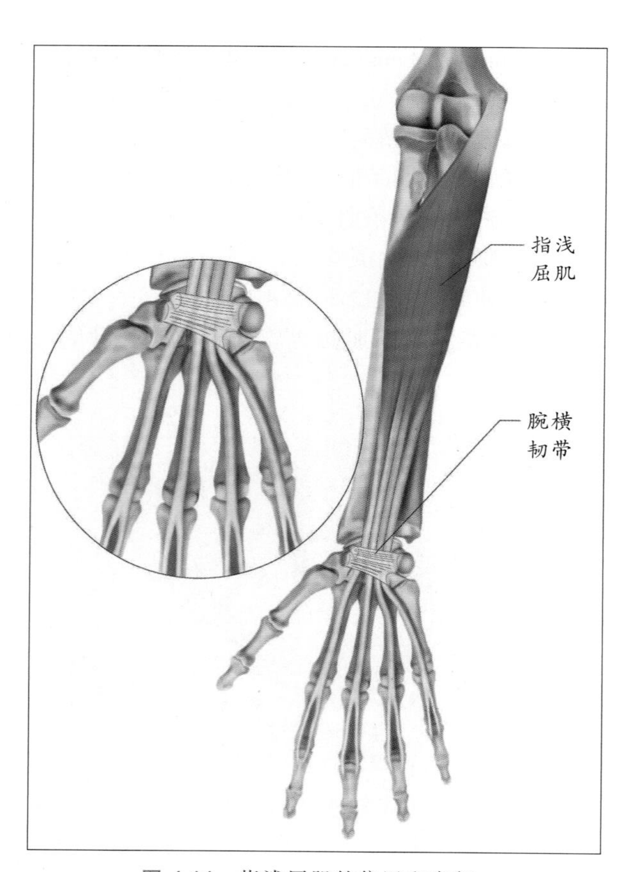

图 4.11　指浅屈肌的位置和走行。

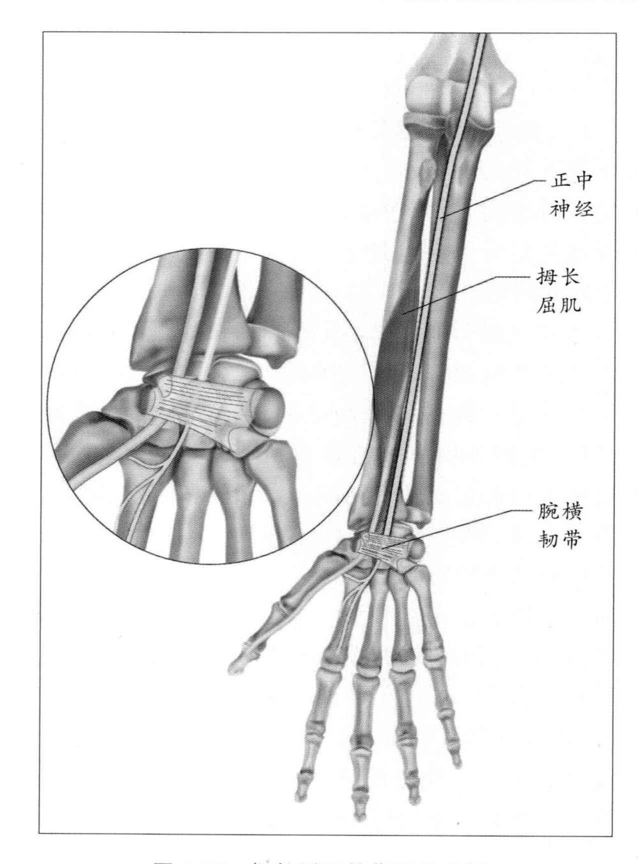

图 4.12　拇长屈肌的位置和走行。

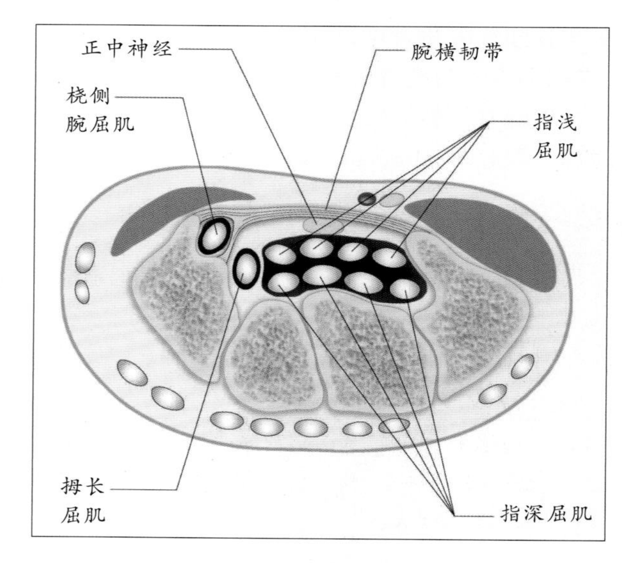

图 4.13　腕管的横切面。

分，走行在韧带下面，在解剖学上被列为一个单独的通道(Beckenbaugh in Cooney，2010)。

伸肌腱及其筋膜室

支配手和手指骨骼运动的长肌肌腱(外在)紧紧附着在桡骨和尺骨的掌面和背面以及前臂的侧面，由一个深厚的前臂筋膜(屈肌支持带和伸肌支持带)固定。

支持带维持着所有肌腱相对于前臂的位置，即便在手或前臂大范围旋转运动时也是如此。伸肌支持带延伸到桡骨和桡侧腕屈肌腱鞘之间，附着在肌腱筋膜室之间相应的骨骼上，因此形成一个小的骨性纤维管，允许肌腱从中穿过(图 4.14)。腱鞘在此可保护肌腱在运动时免受摩擦。

伸肌肌腱通过 6 个管道，这些管道被称为肌腱筋膜室(图 4.15)。

肌腱筋膜室，从桡侧到尺侧

- 第 1 筋膜室：拇长展肌（APL）和拇短伸肌(EPB)。
- 第 2 筋膜室：桡侧腕长伸肌(ECRL)和桡侧腕短伸肌(ECRB)。
- 第 3 筋膜室：拇长伸肌(EPL)。
- 第 4 筋膜室：指伸肌(ED)和示指伸肌(EI)。
- 第 5 筋膜室：小指伸肌(EDM)。
- 第 6 筋膜室：尺侧腕伸肌(ECU)。

整体定位——背侧

触诊流程概要

下面从背侧开始寻找手的结构。治疗师首先要对腕部大小和其近端和远端界限有一个整体印象，以便能获取腕骨和掌骨大小的准确信息。治疗师要寻找明显的骨性边缘和点。这需要治疗师具备很好的解剖基础知识，能够十分准确地定位伸肌腱在腱鞘中的位置以及每块腕骨的位置。

初始体位

待触诊的手处于放松位并维持，不伴有任何肌肉活动。当触诊骨性结构时，关键的是要避开所有类型的肌肉收缩，将手和前臂摆放在同一水平面上（图 4.16)。如果这一步没有做好，表浅的肌腱就会有张力，妨碍深层特定结构的触诊。治疗师坐于待触诊手的尺侧。

> 描述方向时将使用桡侧(向拇指)、尺侧(向小指)、背侧(向手背)和掌侧(向手掌)四个术语。这可能需要一段时间习惯，但使用准确的术语有助于理解。比如，DRUJ 的关节间隙在尺骨头的桡侧。

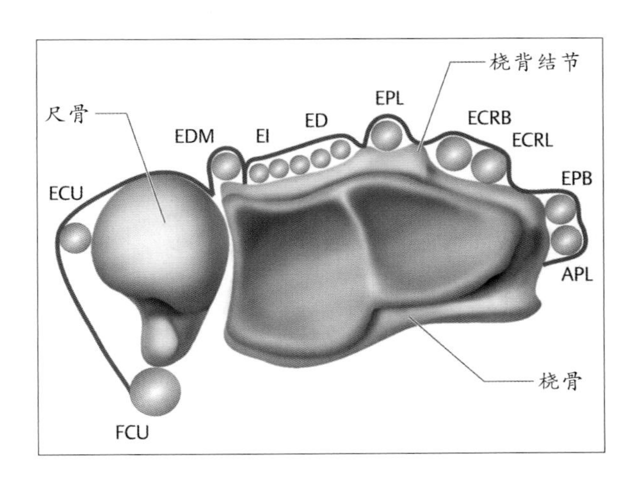

图 4.14 伸肌腱和伸肌支持带——背面观 (Omer Matthijs)。FCU：尺侧腕屈肌。ECU：尺侧腕伸肌。EDM：小指伸肌。EI：示指伸肌。ED：指伸肌。EPL：拇长伸肌。ECRB：桡侧腕短伸肌。ECRL：桡侧腕长伸肌。EPB：拇短伸肌。APL：拇长展肌。

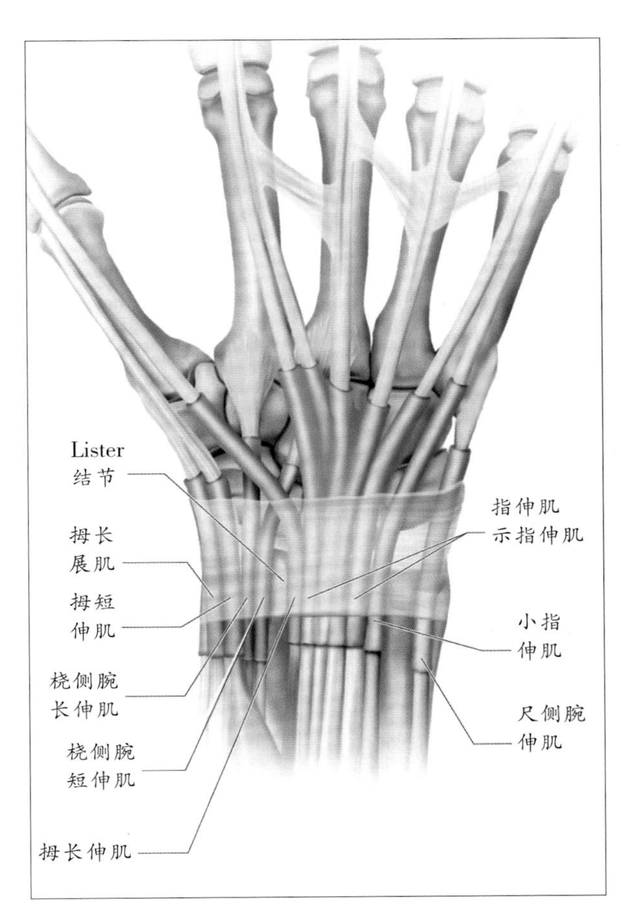

图 4.15 腕和指伸肌腱的筋膜室。

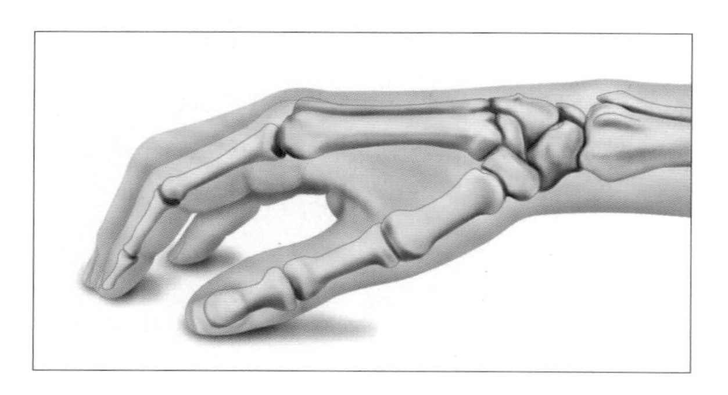

图 4.16 手部骨骼——桡侧面。

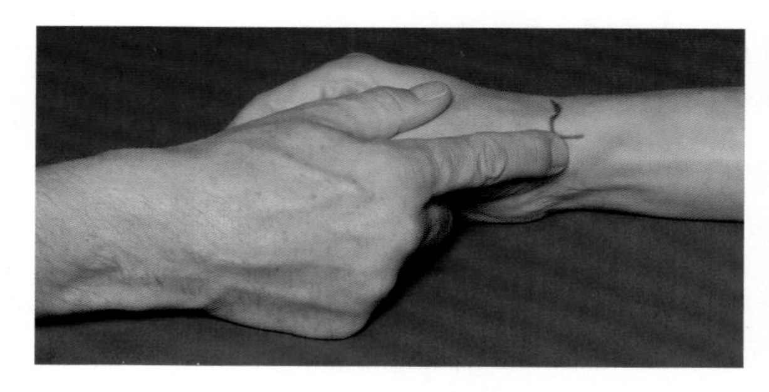

图 4.18 触诊桡骨茎突。

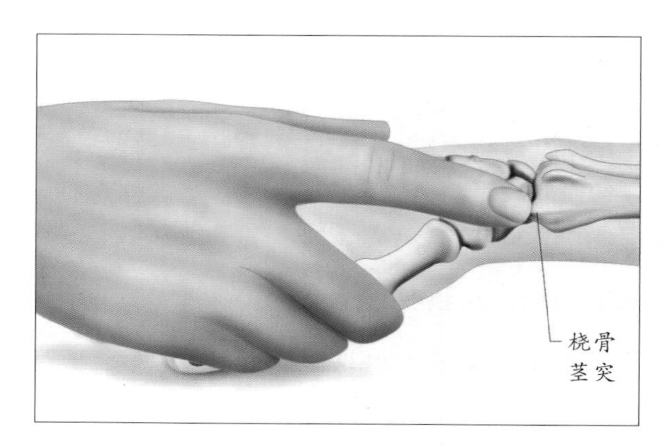

图 4.19 触诊技术图示。

腕骨的近端界限（桡腕关节线）

近侧列腕骨和前臂之间的界线，标志着桡腕关节的关节间隙。特别是，关节线可以定位桡骨和尺骨的边缘。

技术

触诊的手指先从远端开始，这样指尖可以碰到桡骨和尺骨头（横向触诊图 4.17）。最有效的方法是从手部桡侧腕部凹陷（桡窝）的地方开始，下文会详细描述。

从这一点横向触诊，当接近桡骨边缘时，会碰到一个明显坚硬的阻力。稍稍向掌侧移动一点点，就可以找到桡骨茎突，这是桡骨右掌面和桡侧的分界（图 4.18 和图 4.19）。桡骨茎突上方是伸肌筋膜室 Ⅰ 区肌腱，V 字形的桡侧副韧带从顶端走向桡腕部（手舟骨和大多角骨）。

使用相同的技巧定位腕部的边界，从桡侧到尺侧触诊。有越来越多的圆形肌腱在腕部穿过筋膜室，影响了向尺侧的触诊（图 4.20）。当触诊的手指在近端从第 2 列到第 3 列移动时，就在尺骨头水平快到桡骨时，会感觉到有一个水滴形的桡骨背侧结节，也叫 Lister 结节（图 4.21）。结节的远端正对着桡骨边缘。再往尺骨方向触摸就是桡骨和尺骨的分界。当触及桡骨最边缘处凸起时，就到达远端桡尺关节间隙水平，可以

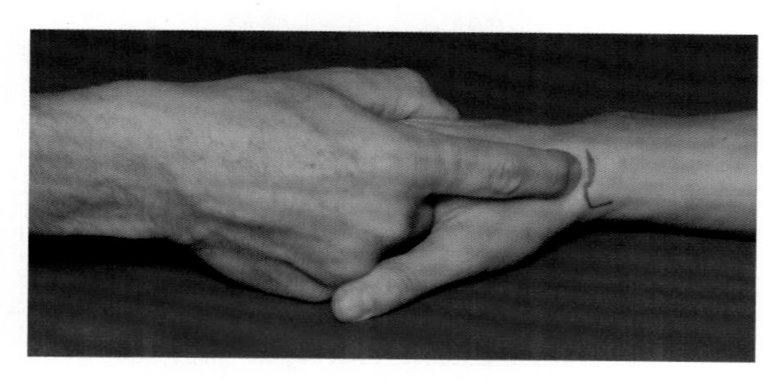

图 4.17 从远端触诊桡骨。

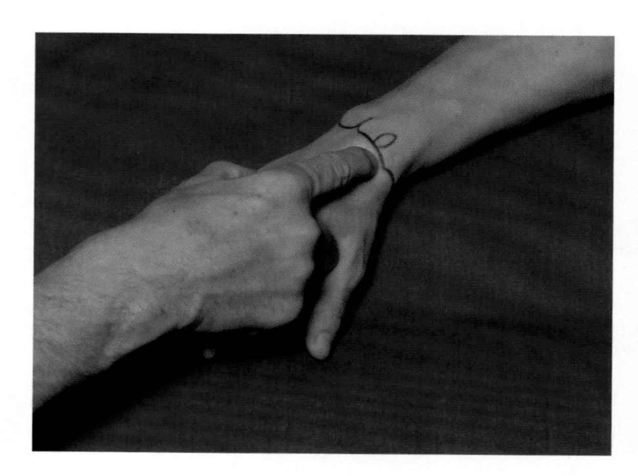

图 4.20 桡骨桡侧远端。

感觉到两者之间的过渡，是一个小的 V 字形的压迹（图 4.22）。触诊结束于尺骨头远端和尺骨茎突，到达尺骨头侧面（尺侧和背侧）（图 4.23）。

提示

如果肌腱妨碍了桡侧边缘的触诊，可以将腕关节轻微伸展，让手部放松。这会使近侧列骨向掌侧移动，使软组织结构放松。尺骨头水平小指伸肌肌腱的部位就是 DRUJ 间隙的部位。

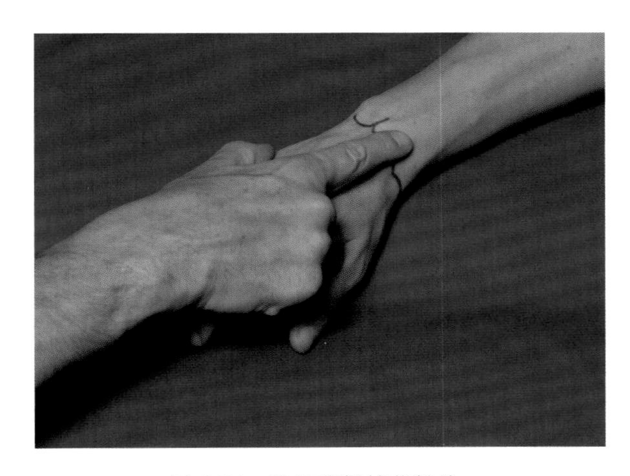

图 4.21 桡骨背侧结节触诊。

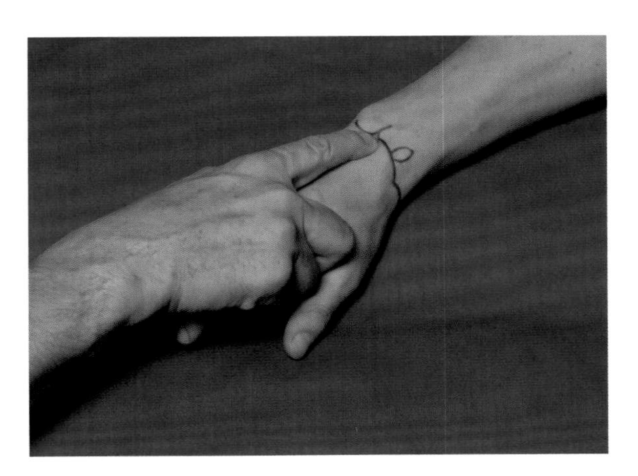

图 4.22 DRUJ 触诊。

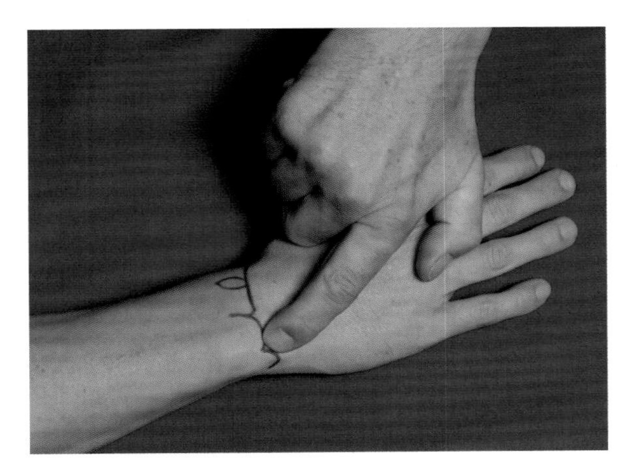

图 4.23 尺骨远端小头和尺骨茎突触诊。

桡腕关节间隙的对线

若想快速根据桡腕关节间隙定位近端边界，需要找到另外一个结构。桡骨茎突、背侧桡骨结节的远端与尺骨茎突可连成一线，恰能表示桡腕关节间隙的走行和定位。

现已明确，关节间隙的定位并不是刚好垂直于前臂。实际上，从桡侧向尺侧看，它是向近端倾斜的(图 4.24)。倾斜的角度在不同文献中的报道有所不同。Taleisnik(1984)描述，这个角度大约平均为 22°(12°~30°)，标准差约 1.5°，十分小(Hollevoet，2000)。不只此处，在矢状面上从侧面看，桡骨远端的关节面也是从背侧远端到掌侧近端角度逐渐减小的。掌面的倾斜平均为 11°~15°(Taleisnik，1984；Zanetti 等，2001)，并且因人而异，标准差约 2.5°(Hollevoet，2000)。此外，Zanetti 报道掌倾斜角的变化取决于前臂的位置。在前臂完全旋后时掌倾斜角为 29°，但在完全旋前位仅 13°。这个部位之所以需要这么精准地评估，是因为手法治疗中包含很多的整体松动技术，这些技术可在桡腕关节进行整个手部的松动。这样，治疗师就可以对关节面如何弯曲和其空间变化有一个深入的理解。

腕部的远端边界(腕掌关节线)

腕部远端边界明显比近端边界更难触诊到。两者的初始体位是一致的。触诊手的手指仍指向近端。首先，关节线位于第 3 掌骨底和头状骨之间，或在第 4 掌骨和钩骨之间。并且只能在靠中间的部位完成触诊，因为再向桡侧触诊，由于第 2 和第 3 掌骨突起的结节，无法直接触及关节线。

技术

触诊手指的指腹直接在第 3 掌骨干或者第 3 和

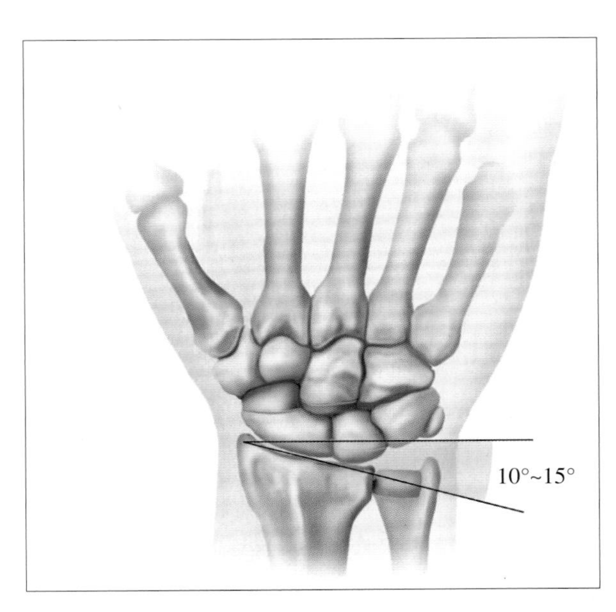

图 4.24 腕关节桡侧关节间隙的排列。

第 4 掌骨之间向近端移动，直至触摸到一个突起，这就是掌骨底(图 4.25)。在这个突起上可以找到一个很窄的关节间隙。正因如此，触诊的手指要稍稍抬高，这样才能感觉到关节间隙，它是一个很窄的空间，稍施加一些压力便可在局部触及(图 4.26)。这一技术也可以用来触诊第 3 掌骨与头状骨及第 4 掌骨与钩骨间的关节间隙。

第 5 掌骨与钩骨的关节间隙几乎在同一水平。第 5 掌骨底有另外一个很有用的解剖特点：它有一个粗隆，是尺侧腕伸肌的附着点。从近端可以很容易垂直触摸到。

桡侧的关节间隙位于第 2 掌骨，可以用相同的技术触诊。如前所述，第 2 掌骨的尺侧面和第 3 掌骨的桡侧面向近端汇聚成一个结节，类似茎突。桡侧腕短伸肌附着在此处(Rauber 和 Kopsch，2003)。

若腕掌关节线与桡腕关节线一并画好了，就可以看到整个腕部的情况了(图 4.27)。两条关节线之间的距离大概是患者手指宽度的两倍。这是确定每一块腕骨在手背侧面位置的基础。

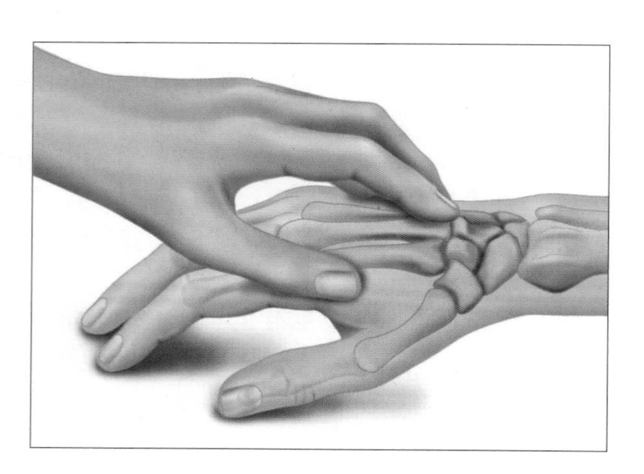

图 4.25　寻找腕掌关节线。

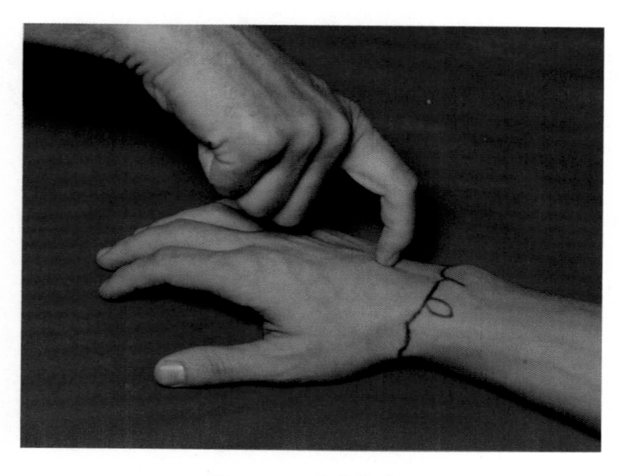

图 4.26　腕掌技术。

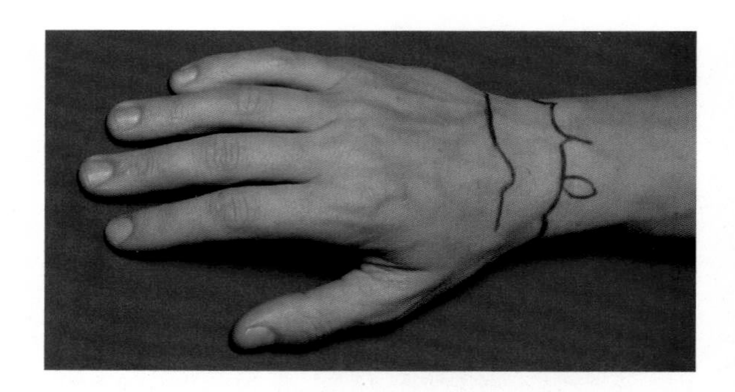

图 4.27　腕部的近端和远端界限。

提示

如果用手指尖触诊第 3 和第 4 掌骨水平的关节间隙比较困难的话，可以让患者向桡侧做手部外展的动作，这样可能会容易些。其他方向的运动对这个活动度较小的关节线的定位没有太多帮助。

评估与治疗提示

一旦找到桡腕关节的关节线，它将可以成为很多手法技术的定位点。尺桡关节线的角度以及掌背关节线(掌侧倾)的角度也会因此确定并观察到。图 4.28 演示了用于评估和治疗的腕掌关节平移技术。图中腕骨近侧列被推向桡侧掌面。在这种情况下，治疗师可尝试在前臂下使用一个支撑来代偿掌侧倾斜，这样就可以成功地在手部远端施加一个几乎垂直向下的力。

有证据表明，前臂在支撑面上的放置以及手法本身都需要一些正确的摆位、关节间隙和构成关节的骨的对线知识。

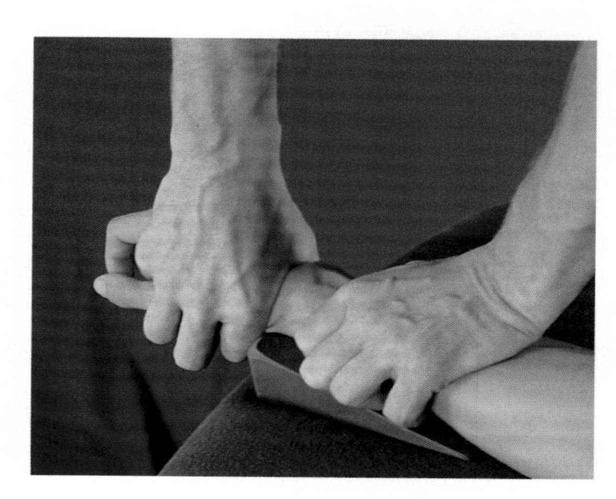

图 4.28　平移技术——腕到掌。

背侧软组织局部触诊

触诊结构概述
- 桡窝(解剖上的鼻烟窝)
- 伸肌腱和筋膜室
- 桡神经、头静脉和桡动脉

触诊流程概要

腕部的范围和边界触诊清楚后,软组织(肌腱、血管和神经)就位于手部背侧中央。触诊还是从桡侧开始,在尺侧结束,明确伸肌腱的确切位置。

初始体位

患者手部和前臂放松,放在支持面上,尽量水平放置。治疗师通常坐在侧方。手掌应向下放,可以精确地触诊到腕部背侧和尺侧。如果要寻找桡侧的结构,放置手部的时候可以让小指在下方。

各结构触诊

桡窝(解剖上的鼻烟窝)

在腕部桡侧可以发现一个三角形的凹陷,这个凹陷已经被用于触诊腕关节边界的初始体位。这个凹陷也叫桡窝,或"解剖上的鼻烟窝"(图 4.29)。如果腕部有炎症,治疗师可以很容易看到以及触诊到这个部位的肿胀。

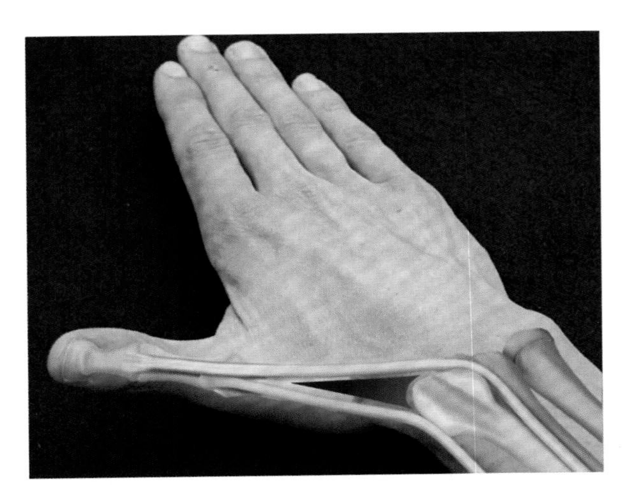

图 4.29　桡窝的位置。

以下结构组成了桡窝的边界:
- 近端=远端桡骨。
- 背侧=拇长伸肌(第 3 肌腱筋膜室)。
- 掌侧=拇短伸肌(第 1 肌腱筋膜室)。

技术

通常,相关的肌肉必须收缩以确定肌腱的边缘位置,并确定桡窝。患者小指尽量放在下面,嘱患者朝着天花板向上移动拇指(拇指伸展)。

如果桡窝仍不明显,可以横向触诊拇指伸肌腱的边界。

拇指伸肌的两条肌腱在远端更加彼此靠近。桡侧列的结构可以在这个凹陷下面找到(手舟骨和大三角骨)。

伸肌腱和其筋膜室

作为新手,请参考图 4.15。

从桡侧到尺侧的肌腱筋膜室

- 第 1 筋膜室: 拇长展肌 (APL) 和拇短伸肌 (EPB)。
- 第 2 筋膜室:桡侧腕长伸肌(ECR)和桡侧腕短伸肌(ECRB)。
- 第 3 筋膜室:拇长伸肌(EPL)。
- 第 4 筋膜室:指伸肌(ED)和示指伸肌(EI)。
- 第 5 筋膜室:小指伸肌(EDM)。
- 第 6 筋膜室:尺侧腕伸肌(EDU)。

技术

第 1 筋膜室

患者手尺侧始终保持向下,可以通过活动拇指肌肉清楚地看到桡窝(图 4.30 和图 4.31)。在掌侧,大多数肌腱都可以使用横向触诊定位。然后,患者可以放松拇指,肌腱束可以在近端触及,直到感受到桡侧的骨性抵抗。这就是两条肌腱穿过第 1 筋膜室通过支持带的地方,就在桡骨茎突的下方。

提示
- 如果难以感受到桡侧的肌腱,拇指规律性地伸展,让肌腱重复紧张和放松,可以帮助确定。
- 肌腱的远端部分可以在鼻烟窝处进行分辨:
  –拇短伸肌:患者伸直拇指,腕关节保持在中立位。

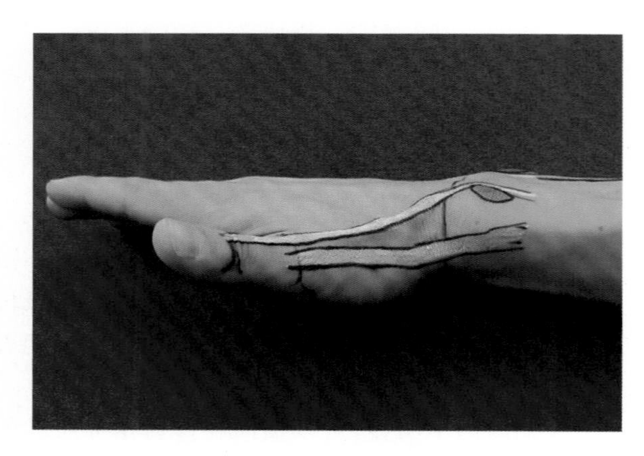

图 4.30 第 1 和第 3 筋膜室肌腱。

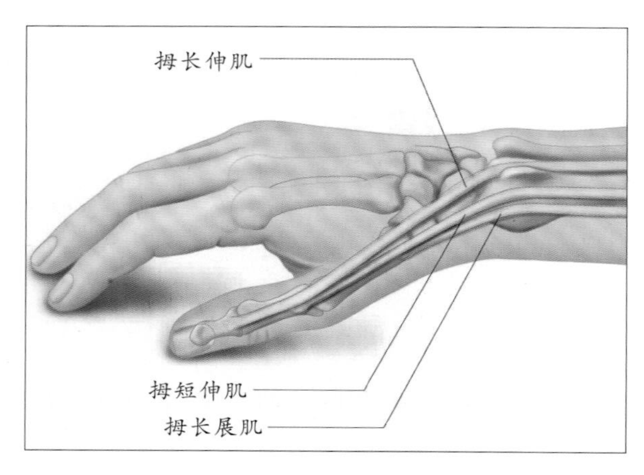

图 4.31 尺侧肌腱的形态(第 1 和第 2 筋膜室)。

-拇长展肌:这条肌腱更难以触及或见到。当拇指向掌面(垂直手掌)强烈外展时,可准确触及。在做这个动作时,腕关节可以稍微放松。这条肌腱可以指导治疗师找到第 1 掌骨底。

第 1 筋膜室是腱鞘炎最常发生的地方,该处的炎症称为 de Quervain 病。

第 2 筋膜室

桡骨粗隆背侧是进一步区别第 2 和第 3 筋膜室的起始点。

从这个点开始,触诊手指指向桡侧。非常轻微地、节律性地屈伸手指,使用指腹直接触诊,就可以触及桡侧腕长伸肌和腕短伸肌肌腱的收缩。两条肌腱共用第 2 筋膜室。当患者同时收缩这两条肌肉时,向远端触诊(大约 2cm),它们在穿过拇长伸肌腱底部之前形成一个 V 形的间隔。它们都可以通过相同的触诊技术一直触摸到止点处。桡侧腕长伸肌的肌腱止于第 2 掌骨底桡侧,短肌的肌腱止于第 2 和第 3 掌骨底之间腕掌关节线茎突粗隆处(见图 4.27)。

第 3 筋膜室

桡骨背侧粗隆可作为拇长伸肌肌腱的滑轮。在这里,从前臂远端开始,肌腱朝着拇指指骨远端改变方向(图 4.32)。如果从粗隆的尺侧直接开始触诊,拇指持续做伸展运动,就可以感受到该肌腱的张力。

第 4 筋膜室

第 4 筋膜室的肌腱可以在拇长伸肌腱的尺侧直接触及。指伸肌肌腱很容易触及。只要让患者将手指一一抬起,像弹钢琴一样,就可以做到。触诊的手指放在肌腱筋膜室上时,会立即被肌腱推到上方。第二块肌肉示指伸肌的肌腱,也使用这个肌腱筋膜室,不能单独被分离出来。

提示

示指伸肌的肌腱可以在手背侧触及,示指伸直向桡侧和尺侧运动时,就在第 2 掌骨头近端。它可以直接用手指指腹触及,有时候还能看到。

远端桡尺关节间隙和第 5 筋膜室触诊技巧

手背软组织的进一步触诊都是朝向尺骨头,前臂旋前放松。

尺骨头侧面有两条肌腱。小指伸肌腱可在节律性收缩下,于尺骨头桡侧触及,并可进一步从近端到远端进行触诊(图 4.33)。它直接沿着桡侧,在远端桡尺

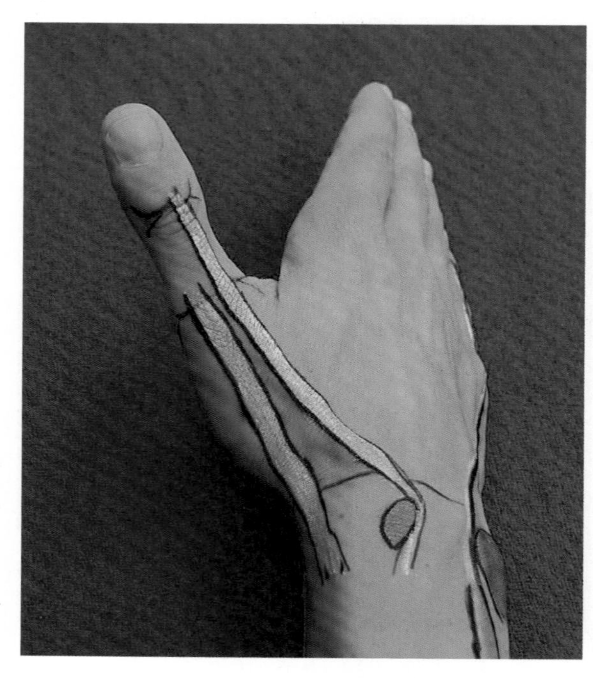

图 4.32 背侧桡骨 Lister 结节和拇指伸肌腱。

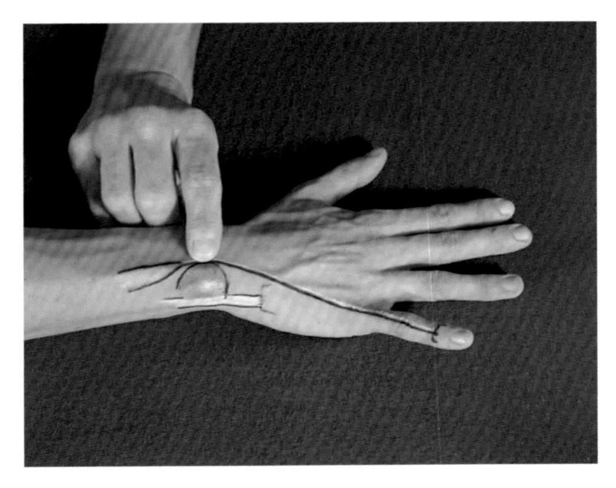

图 4.33 小指伸肌腱触诊。

关节下面向尺骨头走行。第 5 筋膜室的肌腱可用来引导定位或确认关节间隙的位置(见图 4.21)。

提示

为避免将小指伸肌和指伸肌混淆,建议使用手指伸肌的交互抑制。嘱患者用第 2 到第 4 指指腹对抗支撑面,然后伸小指(图 4.34)。

第 6 筋膜室

尺侧腕伸肌肌腱就在尺骨头尺侧。如果肌肉节律地收缩(手部尺侧外展时伸直),可以很明显地在腕部水平感受到。沿着远端较容易触诊其在第 5 掌骨底的附着点,向近端跨过尺骨头。该肌腱通过第 6 筋膜室的一个浅的骨性沟槽(图 4.35)。

如果两个手指一直放在靠近尺骨头的肌腱位置上,前臂旋后,尺骨头看上去就像位于肌腱下面,手部背侧靠在尺骨头上。其实这是个假象,沟槽内的肌腱

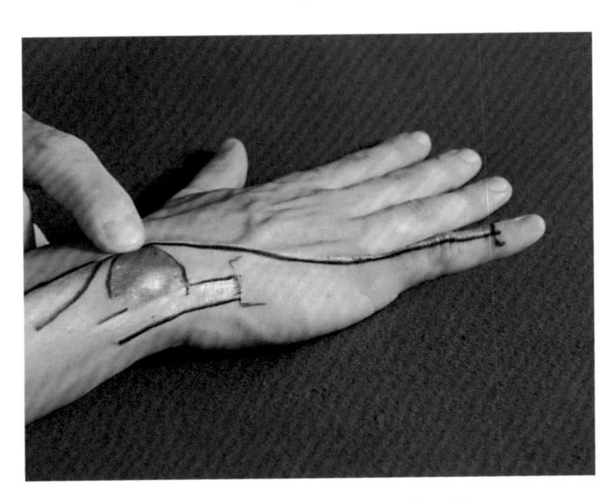

图 4.34 尺骨头被两条肌腱环绕。

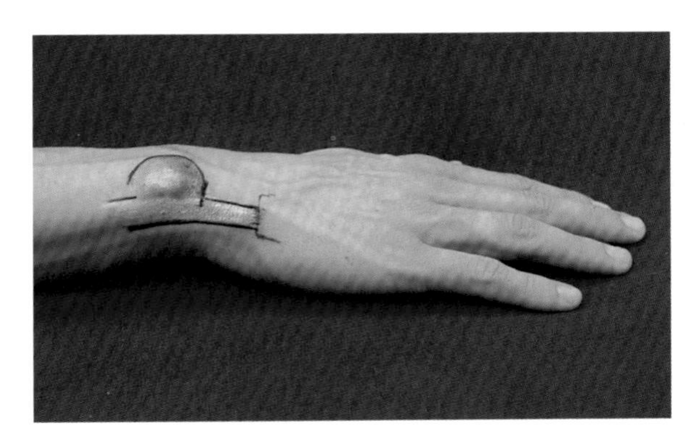

图 4.35 尺侧腕伸肌肌腱位置。

始终处于原来的位置。尺骨头依旧在肘关节的屈侧面。在前臂旋前位,很容易看到和触及。在极度旋后和 DRUJ 不稳定时,桡骨的尺侧缘会挤压或激惹肌腱腱鞘。

桡神经、头静脉和桡动脉

一般在桡骨茎突近端平均 8cm 左右位置(Robson,2008),桡神经浅支通过肱桡肌和桡侧腕长伸肌肌腱之间的空隙穿入前臂筋膜(Balakrishnan 等,2009)。这是前臂中部和远端 1/3 的过渡地带,就在第 1 筋膜室短肌肌腹的桡侧近端。它向远端延续,在皮肤下方,可以在第 2 筋膜室肌腱旁感受到。

技术

桡神经

首先,确定拇指伸直时收缩的肌肉肌腹。手握拳(包括拇指),向尺侧偏,并伸展腕关节(Finkelstein 手法)。在横向触诊的手指指尖下方,桡神经会在肌腹的桡侧近端滚动。

可以在桡侧触及桡神经全程(图 4.36):

- 首先,第 1 次可以在其穿过前臂筋膜时触及。
- 然后,它跨过第 1 筋膜室的肌腱。

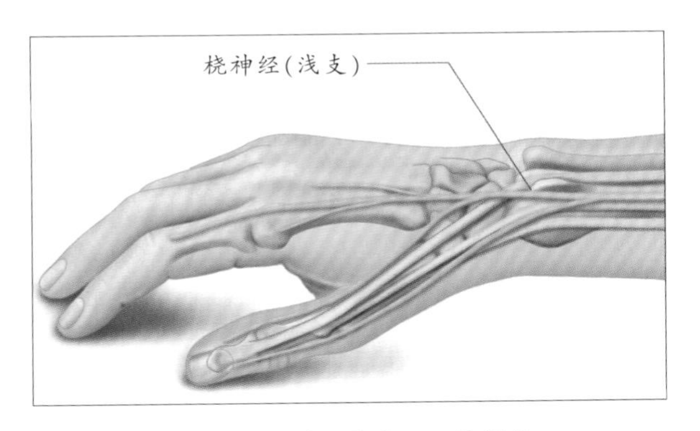

图 4.36 桡神经分支——桡侧观。

• 在桡骨远端，沿着第 2 筋膜室肌腱走行。据 Robson(2008)描述,它到桡骨结节的距离约 1.5cm。

• 在桡窝Ⅰ,头静脉伴随着桡神经,从浅层跨过桡神经沟。这个地方适合进行静脉穿刺,因为静脉就在皮肤下面,而且很容易触及。当在桡窝向骨面(手舟骨) 施加轻微压力时，桡动脉分支的搏动变弱 (图 4.37)。大约有 72%的桡动脉与桡神经伴行(Robson, 2008)。

• 最后,还可以触诊神经和静脉,因为它们都跨过拇长伸肌肌腱。在指腹下轻微加压横向触诊时,神经会前后滚动。

提示

肘关节伸直,手屈曲时,桡神经的张力会增加。因为它的位置表浅,所以很容易受压和摩擦,常由过紧的手镯和较重的手表引起(Wartenberg 疾病)。

评估与治疗提示

如前所述,肌腱的通道和滑囊鞘通过伸肌筋膜室处是炎症反应最常见的地方。第 1 筋膜室是腱鞘炎的好发部位。狭窄性腱鞘炎,也叫 de Quervain 病,常见于伸肌支持带水平或肌肉–肌腱过渡地带的近端。

技术

第 1 筋膜室横向摩擦

横向摩擦常用于诱发腱鞘炎的症状或者治疗。患者的手和拇指首先放在无痛体位,伸直伴尺偏。这可以让肌腱和滑膜鞘处于足够的张力下,以保证在加压摩擦时它们不会处于太深层的组织内或者从手指下滑走。

另一只手扶住患者手背,稳定拇指。示指放在患侧,中指轻微施压放在示指上作为支撑(图 4.38)。从

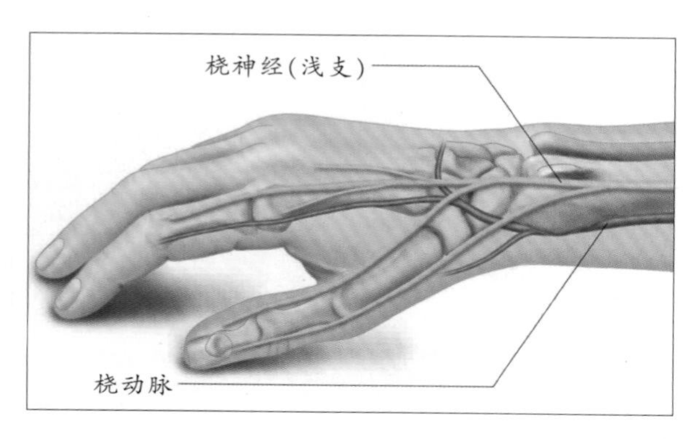

图 4.37 桡动脉的走行。

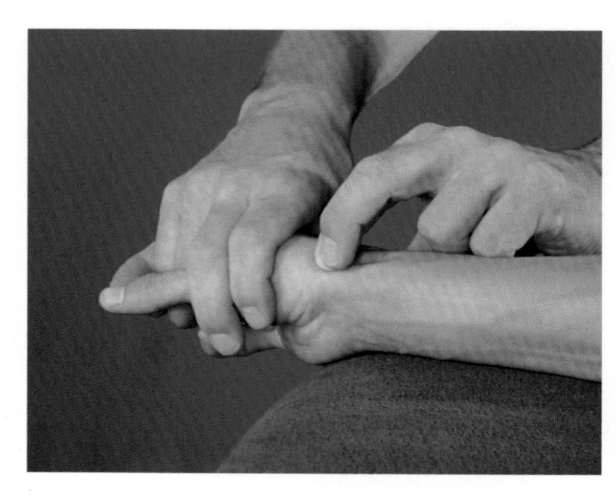

图 4.38 第 1 筋膜室肌腱的横向摩擦。

掌侧向背侧完全垂直于肌腱纤维加压施加摩擦力。手指回到起始位,不加压但保持与皮肤接触。如果是症状激发点的话，这一技术还可以施加在肌肉–肌腱过渡处约 5cm 的位置。

第 6 筋膜室附着处肌腱病的横向摩擦

另外一个手局部触诊的例子就是,在第 5 掌骨底尺侧腕伸肌止点应用横向摩擦技术。

当肌腱从近端发出,直接止于基底部,治疗师在触及止点位置时会遇到挑战。

可考虑以下两种方法来帮助达到目的:

• 肌腱必须用力向下压到腕骨上。

• 触诊手指指腹从近端出发,停留在掌骨底。

若被治疗的手处在可以被动触及肌腱的位置或者前臂旋前位,都可以成功触及(图 4.39)。

真正的横向摩擦是从掌侧到背侧施压来实现的(图 4.40)。

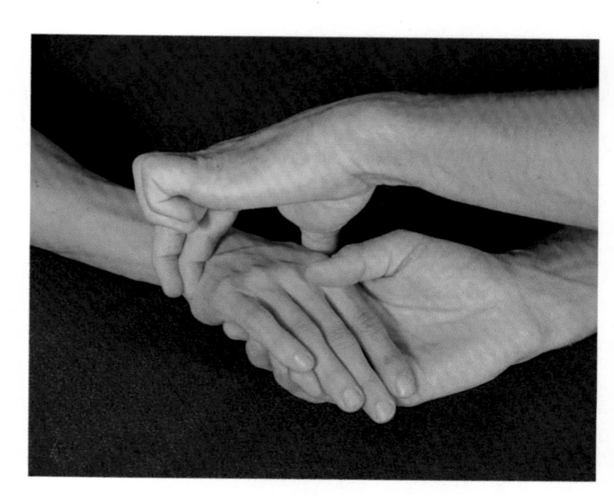

图 4.39 第 6 筋膜室肌腱的横向摩擦。

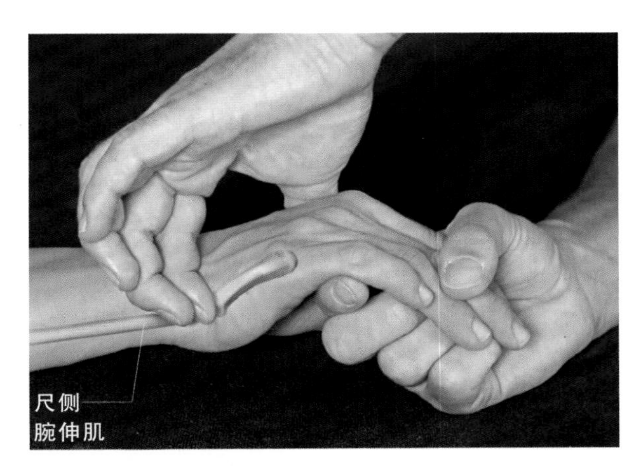

图 4.40　横向摩擦——尺侧观。

如果治疗师主要想治疗第 6 筋膜室的滑膜鞘，可以使用类似于第 1 筋膜室的方法来处理：

• 将腕关节桡偏并屈曲（没有图示），肌腱和滑膜鞘是紧张的。

• 方法是垂直肌腱施力，从掌面到背面运动时施加压力。

这个基本操作可用于其他滑膜鞘问题。

腕骨背面局部触诊

触诊结构概述
- 桡侧列腕骨
  - –桡窝的骨骼（手舟骨、大多角骨）
  - –第 1 腕掌关节
- 中央列腕骨
  - –头状骨
  - –月骨和手舟骨的背侧定位
  - –手舟骨和小多角骨
  - –月骨
- 尺侧列腕骨
  - –三角骨
  - –钩骨

触诊流程概要

治疗师现在应该对腕骨和掌骨的尺寸有了整体的概念。手背部和边缘的浅表软组织也能够定位。

下一步是触诊软组织深部，以分辨每一块腕骨在腕部的位置（图 4.41）。因此，治疗师要先弄清手部的纵向分区、列和排（掌骨和指骨）以及腕骨。触诊从桡侧开始，在尺侧结束。

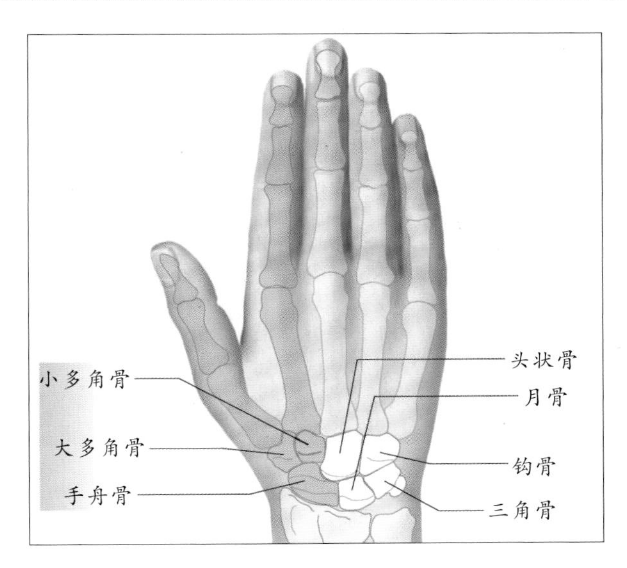

图 4.41　桡侧列组成。

初始体位

患者手和前臂放松，置于支持面上，尽量水平放置。治疗师通常坐在侧方。手掌向下，以便能够精确地触诊腕背部和尺侧。如果要寻找比较靠桡侧的结构，那么手放置时就要小指向下。

各结构触诊

桡侧列腕骨

桡窝的骨

拇指向侧方伸直时，形成桡窝。治疗师应该很熟悉其肌腱和骨性边缘。腕骨将于鼻烟窝的底部触诊。

技术

手舟骨

触诊手的示指从远端开始向近端触摸，直到示指指腹到达桡窝。示指尖此时可以很清楚地感受到桡骨的边缘，示指指腹此时就位于手舟骨的桡侧面（图 4.42）。

> **提示**
>
> 手舟骨在手被动桡偏、尺偏过程中的运动模式会帮助确定触诊。手舟骨在尺侧外展时，示指指腹会被顶出桡窝；而当桡侧外展时，指腹下沉会更加明显。

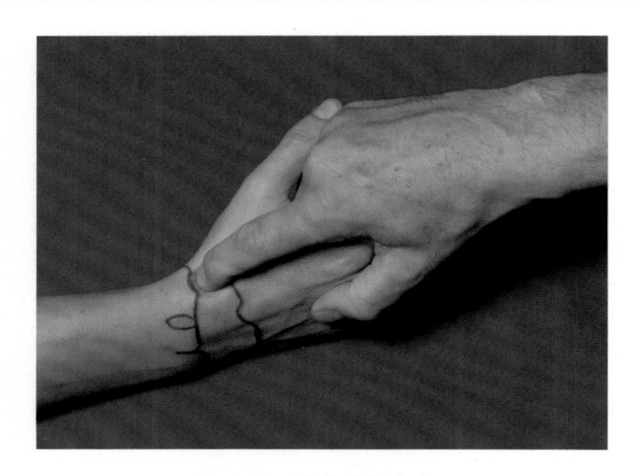

图 4.42 手舟骨的定位。

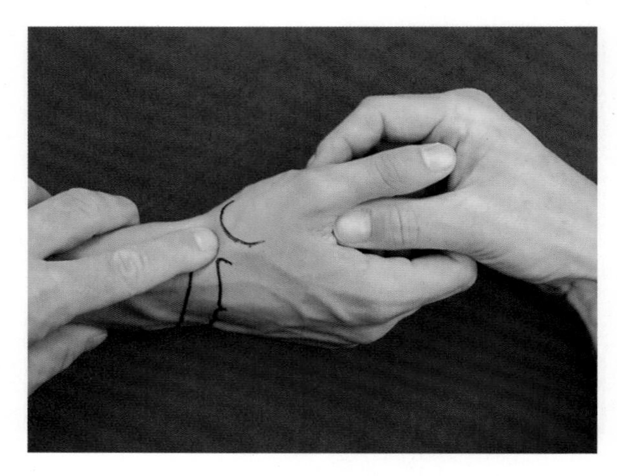

图 4.44 通过运动确定大多角骨是否定位正确。

大多角骨

触摸大多角骨的边缘时,示指尖需转一下,将触诊的手旋转 180°后,示指尖指向远端,对准拇指尖。示指指腹再次置于桡窝的浅凹内。此时指尖便可感觉到大多角骨硬的骨性抵抗(图 4.43)。

提示

是否定位正确可通过一个小动作来确定。当小范围被动伸直拇指时,示指尖不应感到任何运动(图 4.44)。

手舟骨在小范围桡偏时,再次消失在组织深部,大多角骨的边缘依旧可以触及。

第 1 腕掌关节

由于拇指腕掌关节是桡侧活动受限或关节炎的可能原因,所以它的定位非常重要。

开始时,示指还是在手舟骨上,指尖在大多角骨上。现在将触诊的示指向远端滑动几毫米(图 4.45)。

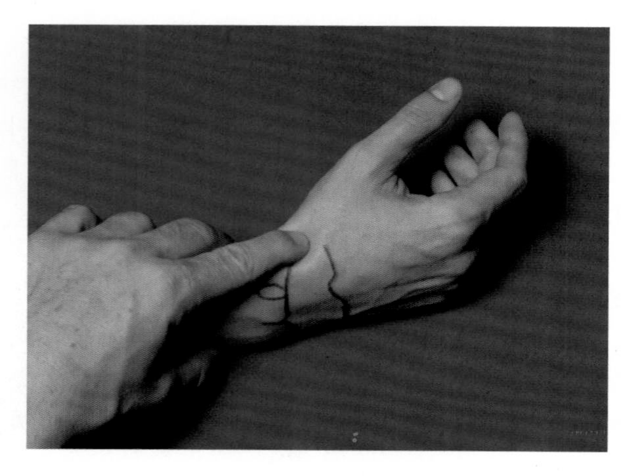

图 4.43 大多角骨的定位。

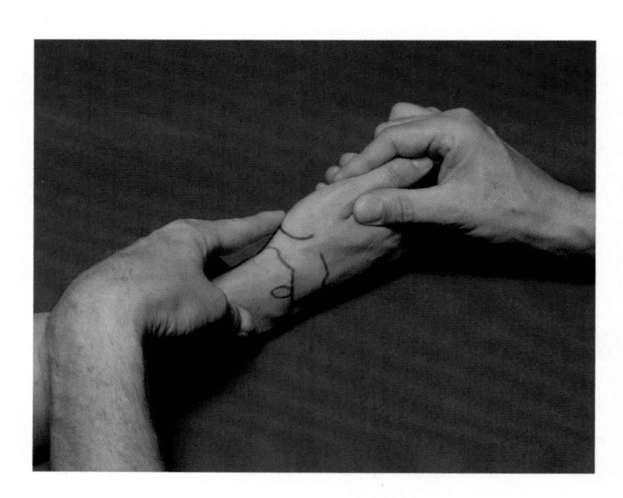

图 4.45 第 1 腕掌关节间隙的定位。

此时若将患者拇指被动伸直,就能够感觉到运动。触诊手指下方抵在第 1 掌骨底部,这就是桡侧关节间隙的位置。

若拇指持续轻微运动的话,就可以感受到整个基底部。如果治疗师想找到掌面的基底部,可以使用拇指进行背侧和掌侧运动(外展、内收)。拇指内收会使基底部向掌面凸起(图 4.46)。

在这个运动中,基底部按照局部生物力学凹凸定律的原则进行滚动和滑动。

评估与治疗提示

以下是桡侧列局部触诊的几个例子:

• 一旦定位了腕骨,就有可能在关节内从掌面到背面特定地活动某一块腕骨及与其邻近的骨。通过对比两侧,便可以得知活动性方面可能的变化,即活动过度或者活动受限。尤其是可以确定腕关节活动的最小范围或最大范围。比如,桡侧手舟骨的分离运动(图

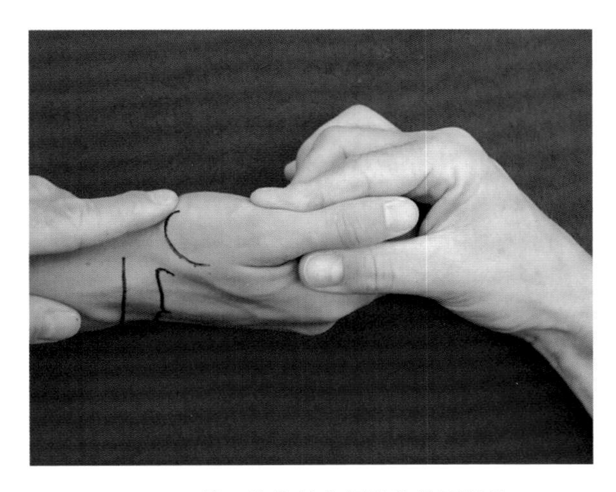

图 4.46　第 1 腕掌关节间隙的掌面触诊。

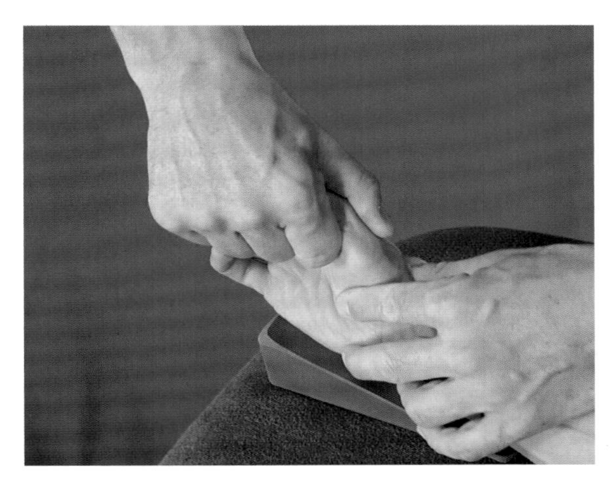

图 4.48　第 1 腕掌关节的牵引。

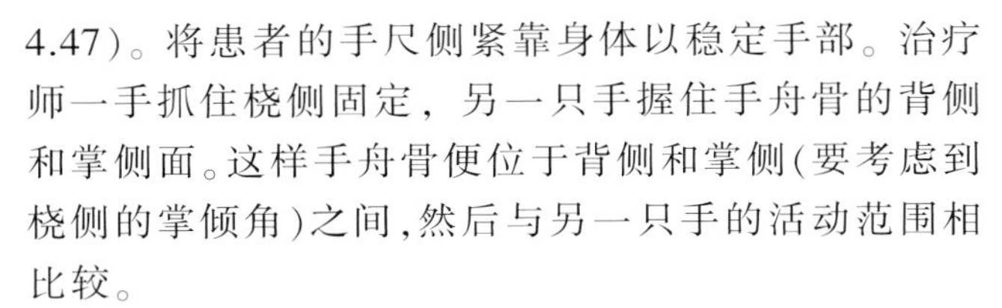

4.47)。将患者的手尺侧紧靠身体以稳定手部。治疗师一手抓住桡侧固定，另一只手握住手舟骨的背侧和掌侧面。这样手舟骨便位于背侧和掌侧(要考虑到桡侧的掌倾角)之间,然后与另一只手的活动范围相比较。

• 相似的活动度改变也可发生在拇指腕掌关节的疼痛性关节疾病(急性基底关节炎)。这时可在腕掌关节处使用牵引手法(图 4.48),通过对第 1 掌骨施加拉力,评估关节囊当前的弹性水平。对局部解剖知识的准确掌握,可用于精确固定大多角骨。

• 第 1 腕掌关节囊的横向摩擦,已证实可有效缓解疼痛。但前提是治疗师能够准确使用触诊定位关节间隙,才有可能实现。

中央列腕骨

我们很难以触诊的方式进一步定位背侧的腕骨。只能从尺侧以特定的触诊手法来鉴别这些结构。正因如此,我们需要在手背上画一些引导线并熟悉其空间关系。腕骨的边界必须画上去。

技术

头状骨

触诊从远端开始。治疗师的手沿着患者手的长轴放置。

在手背侧,头状骨从腕掌线(第 3 掌骨底末端)开始延伸到距离桡骨 2/3 的距离。头状骨两侧的宽度大约比第 3 掌骨底宽 1mm。图 4.49 画出了头状骨的宽度,成凸起曲线状。

月骨和手舟骨背侧的标记点

可用来进一步鉴别腕骨的是背侧的桡骨粗隆和 DRUJ 间隙。手舟骨在头状骨和背侧桡骨粗隆连线中点处,月骨在头状骨和 DRUJ 连线中点处。其他连线可以显示出月骨和手舟骨的轮廓。连线时,背侧桡骨粗隆与 DRUJ 关节间隙相连。这条线的中点就是两块腕骨之间的关节线。

手舟骨和小多角骨

手舟骨已经在桡窝处定位。月骨的边界也已经清楚。最后,必须确定从桡侧到远端的具体距离。手舟骨

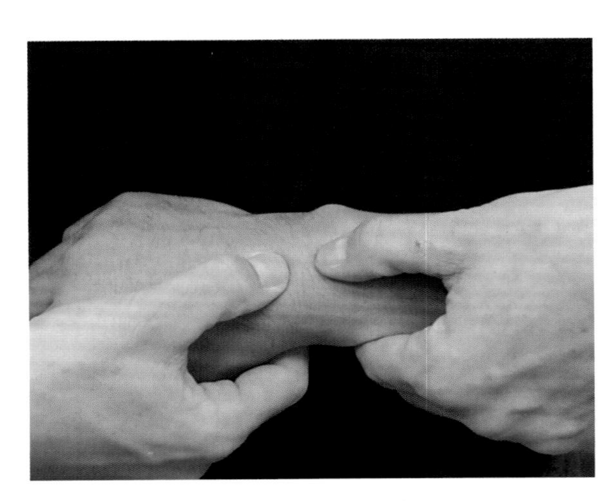

图 4.47　桡骨相对于手舟骨的平移方法。

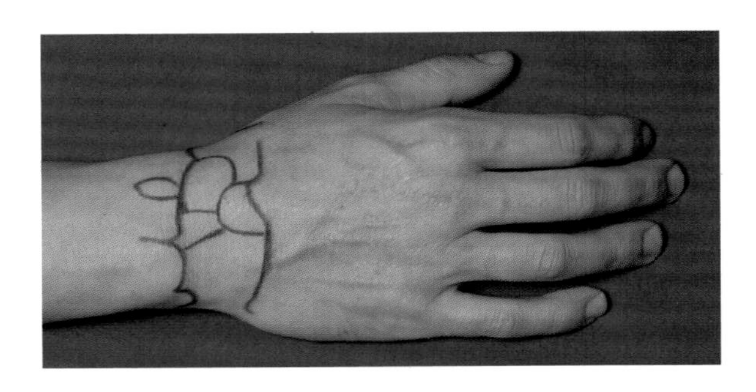

图 4.49　头状骨的位置。

背侧的桡侧界限可以通过已知的定位(头状骨到背侧桡骨粗隆连线中点)施加轻微压力触及,直到腕骨的桡侧边缘处为止。触诊手指从背面桡侧滑下时,可以触及手舟骨的边界(图 4.50)。其大概位于第 2 掌骨底和背侧桡骨粗隆之间。从这里开始画边界,向远端延伸的距离大约为从桡骨边缘到第 2 掌骨底的 2/3 (见图 4.49)。

通过这个边界,可以找到手舟骨和第 2 掌骨底的空隙,也就是小多角骨的位置。小多角骨的远端与第 2 掌骨同宽。大多角骨在背侧定位的描述几乎没有意义,因为它相对于其他腕骨向掌侧倾斜了 35°。

月骨

月骨的准确位置已有描述,大概在头状骨和 DRUJ 关节间隙连线的中点处。现在可以准确地画出它的位置。月骨从手舟骨延伸到 DRUJ 关节间隙处,并从这里一直延伸到头状骨(图 4.51)。

桡骨边缘的准确定位,可通过手屈曲和伸展来确定。使用一手指指腹直接触诊月骨,手伸展时感觉更加明显,而在掌屈时消失并感受到桡骨的边缘。

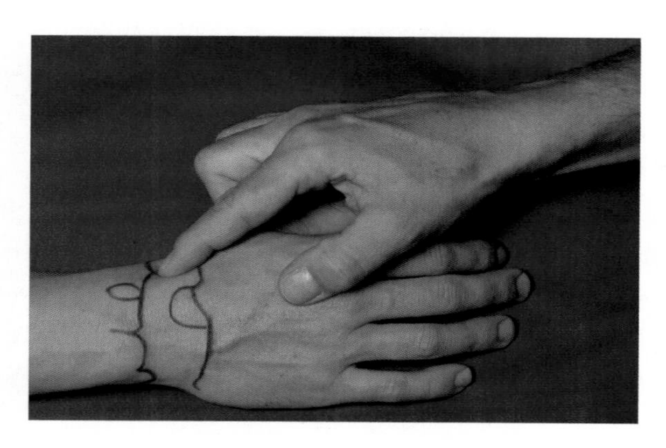

图 4.50 手舟骨背面触诊。

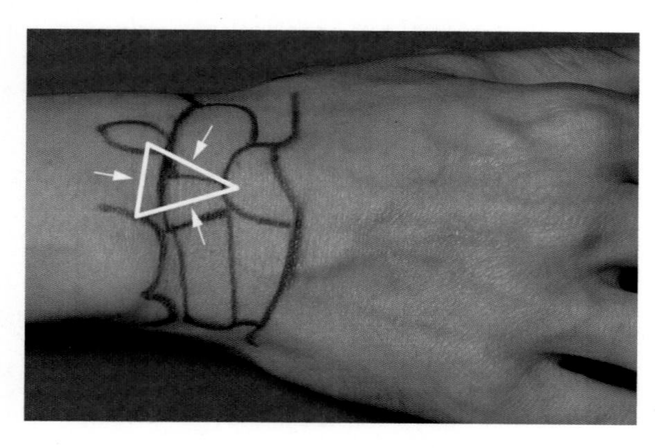

图 4.51 手舟骨和月骨的位置。

评估与治疗提示

尤其是月骨在头状骨或者桡骨上的活动性评估,可以在中央列月骨不稳定时,为治疗师提供诊断信息(图 4.52 和图 4.53)。

活动性通常会因为月骨和手舟骨之间构成关节而受限, 从而影响近侧列腕骨和腕部整体的活动性(图 4.54 和图 4.55)。

尺侧列腕骨

从前臂近端开始触诊。建议治疗师位于手的拇指侧,这样可以自如地接近尺侧列(图 4.56)。

技术

三角骨

第 1 个标记点就是尺骨头,从这里可以找到尺骨

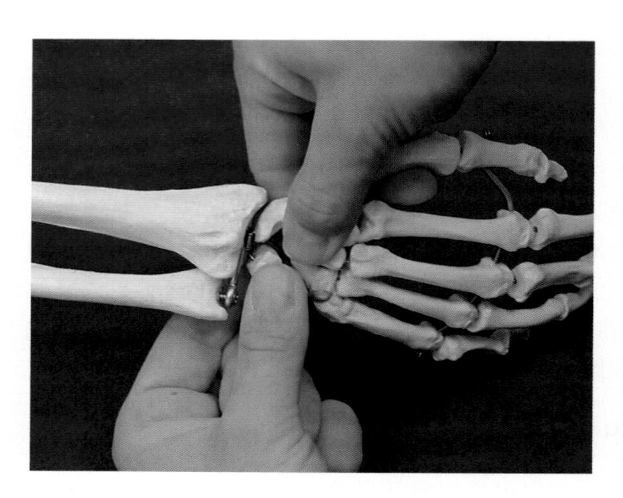

图 4.52 在骨骼模型上测试月骨在头状骨上的活动性。

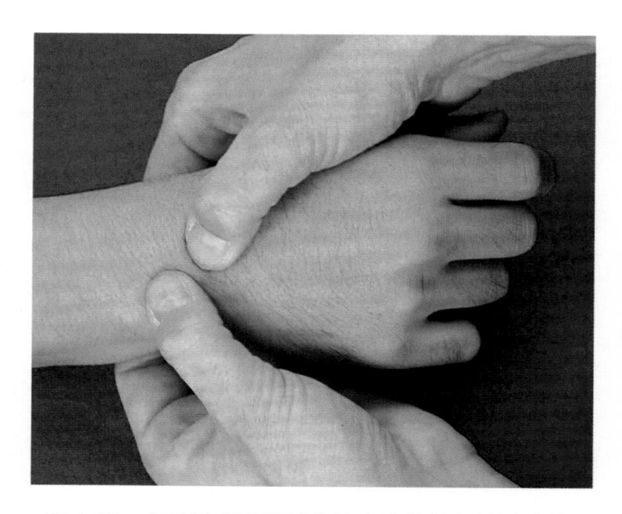

图 4.53 在手部表面测试月骨在头状骨上的活动性。

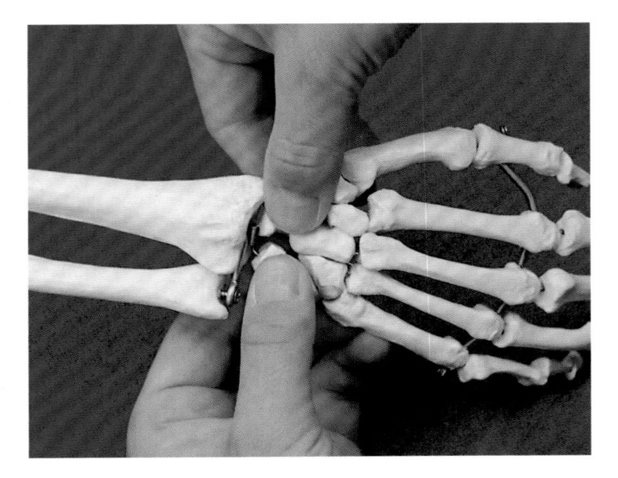
图 4.54 在骨骼模型上测试月骨和手舟骨之间的活动性。

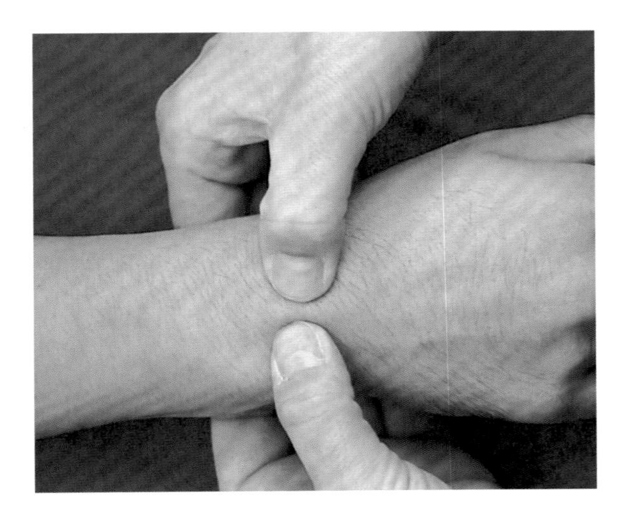
图 4.55 在手部表面测试月骨和手舟骨之间的活动性。

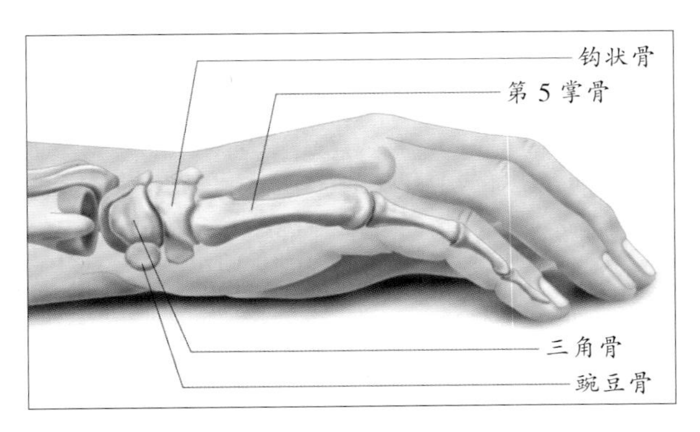

图 4.56 尺侧列示意图。

茎突。接下来尺骨头远端的骨性结构便是三角骨。到三角骨之间的过渡位置有一个凹陷，是关节盘的位置。当指尖感觉到这个凹陷，即一个狭窄的凹(尺骨和三角骨对面)，三角骨就位于指腹下面(图 4.57)。它是凸起的，曲面朝向尺骨。这个凸起在桡侧外展时增加，

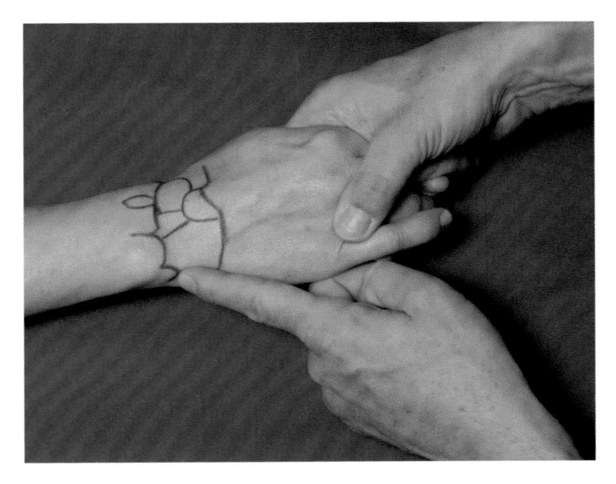
图 4.57 三角骨的定位。

尺侧外展时明显减小。这样就可以通过运动来正确定位。这个凹陷的尺侧边界与月骨相连，勾画出了整个三角骨的范围(图 4.58)。三角骨近端和尺骨头之间的狭窄凹陷始终存在。这就是 TFC 复合体的位置，尤其是尺骨盘。

拇指和示指可以很容易地握住背侧的三角骨和掌侧的豌豆骨，与关节盘一起，相对于尺骨头做背掌方向的运动(图 4.59)。

这个运动相比之前描述的腕骨内的运动幅度更大一些。活动范围代表着松弛程度和 TFC 复合体稳定尺侧列的能力。

提示

因为三角骨是尺骨头远端最突出的一块腕骨，所以原则上定位相对容易。但有时需要进行再次确认。以下几种尝试可用于确认其位置：

- 治疗师触诊三角骨的背面，被动屈伸腕关

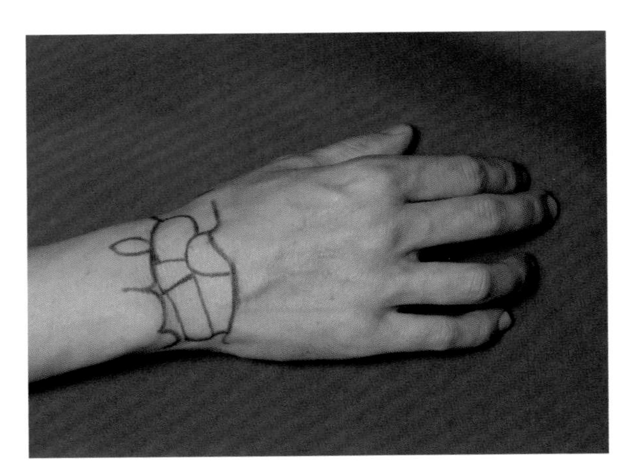
图 4.58 三角骨和钩骨的位置。

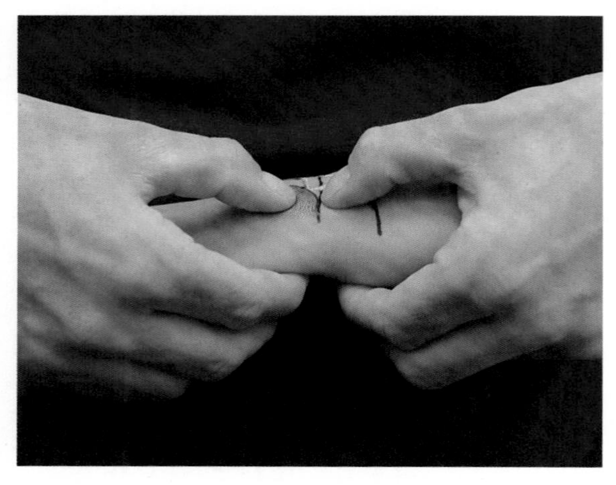
图 4.59 手部表面尺骨头和三角骨的鉴别。

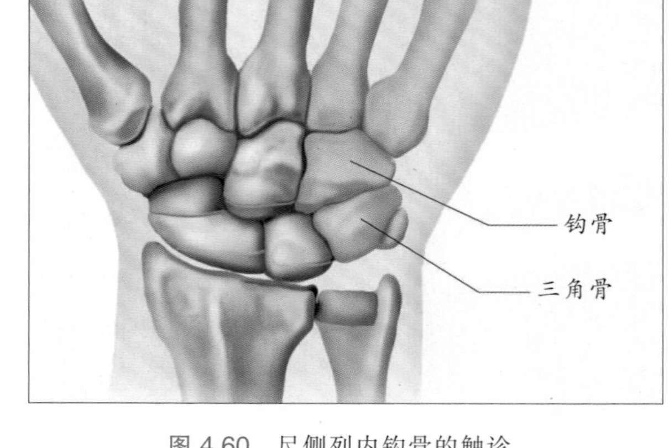

图 4.60 尺侧列内钩骨的触诊。

节。三角骨在屈曲时向背侧突出,伸直时消失于掌侧方向。

• 当进行腕关节桡尺偏时,已有研究证实正常的滚动和滑动都会伴随旋转。三角骨在桡偏时更加突出,而在尺偏时向掌侧方向再次消失。这使得尺侧偏的范围更大,第 5 掌骨底部更加靠近尺骨。

钩骨

钩骨在尺侧并不是很明显,但向桡侧头状骨方向逐渐明显起来。它主要呈三角形,宽的部分面对头状骨(图 4.60)。

钩骨填充了三角骨和第 5 掌骨底部的空隙,并且也可在手部尺侧边缘另外一个凹陷处感觉到。

提示

总的来说,所有从尺侧触诊的骨的轮廓都是波浪状的:尺骨是凸起的,关节盘位于一个浅的凹陷内,三角骨无疑是凸起的,钩骨感觉是凹陷的,第 5 掌骨是明确凸起的。

如果治疗师希望把钩骨包括在局部活动性评估或者松动技巧内,可以直接在第 4 掌骨底近端定位钩骨(见图 4.59)。

评估与治疗提示

手部活动度最大的地方就在尺侧列。物理治疗师局部施压时通常使用手掌根部尺侧列来支撑身体。所以在职业训练中,尺侧不稳定将导致症状加重也就不足为奇了。通常建议佩戴一个特殊的手部护腕,以增加尺侧列的支持能力(Wrist restore,www.iaom.de)。

整体定位——掌侧

触诊流程概要

触诊腕骨和观察腕管是手掌部触诊的第二大部分。前臂远端和腕部之间的过渡部位将涵盖在以下触诊中。

前臂远端总体来看是由许多韧带、血管和神经结构组成的横断面。问题在于前臂实际的远端骨性边界和软组织结构的鉴别,这可以通过触诊来明确。

再远端的部分就是我们通常说的手掌根部,也是大小鱼际会聚的地方。这是第 1 至第 5 指内在小肌群的骨性附着点。这个地方也是腕管所在,就是最常见的外周神经卡压部位,也是腕管综合征好发部位。它的位置和范围可以通过触诊准确定位。

初始体位

触诊时,建议前臂放松置于水平面上,中立位或者稍旋后放置(图 4.61)。治疗师位于手部一侧。触诊

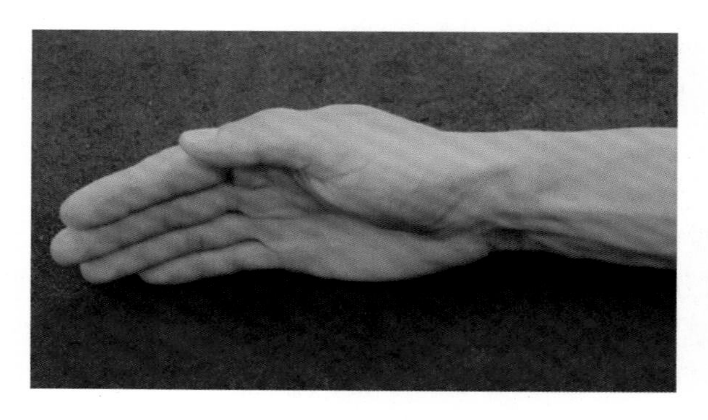
图 4.61 掌侧定位的初始体位。

自己的腕骨时,这个初始体位要稍做改动,手部要垂直放置。

桡骨边缘

治疗师需要具备一定的技术和经验,以感受前臂的远端边缘。桡骨的边界仅能在几个点上触及。很多厚的肌腱阻碍了其余边界的触诊。治疗师只能巧妙地绕过肌腱,施加轻微的压力来感觉。

可再次通过桡窝进行触诊。通过垂直触诊桡侧,可以发现桡骨(见图 4.42),并在掌面跟踪肌腱走行,再通过桡侧的茎突。这样就很容易在第 1 筋膜室肌腱掌侧触及桡骨。它的边缘形状也可以很好地在此处显示出来。屈肌腱很大程度上会在向前臂和尺骨中间移动时进一步干扰触诊。

提示

如果治疗师想进一步触及桡骨边缘,手必须明显屈曲,最重要的是,要把手被动屈曲。然后,治疗师垂直放置触诊手指,在肌腱间进行触诊,尝试勾住桡骨边缘。如果触诊成功,就可以显示出桡腕关节线。相对背侧来说,掌侧线稍稍有点倾角,因此它在尺侧更加偏向近端,而在桡侧更加偏向远端(图 4.62)。

现已证实,相对背侧线来说,掌侧线轻微地向近端靠近,表现为背面桡骨比掌面要长一些(掌倾斜角)。不论是整个腕骨的运动还是每一块腕骨相对于桡骨的运动,对手法治疗时使用平移方法来说都非常重要。

腕骨的远端边缘无法通过触诊确定。接下来,我们将讨论可以触及的腕骨的掌面凸起。它们将会提供掌面腕掌关节线的相对定位。

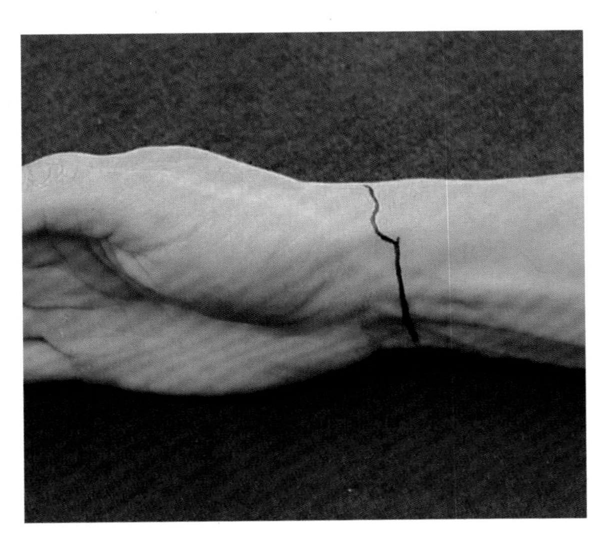

图 4.62 桡腕关节线——掌侧观。

掌侧软组织局部触诊

触诊结构概述

- 桡侧腕屈肌和手舟骨结节
- 桡动脉
- 拇长屈肌
- 掌长肌
- 指浅屈肌
- 尺侧腕屈肌和豌豆骨
- 尺动脉和尺神经

触诊流程概要

患者紧握拳头,屈腕。然后,治疗师检查腕部的肌腱。通常,有三条肌腱可以在腕中部看到(桡侧腕屈肌、掌长肌和指浅屈肌)。

三条肌腱和其他跨过腕关节的软组织结构都可以彼此区分开来。触诊还是从桡侧开始,尺侧结束。

Netter(1992)将桡侧部分的结构称为"桡侧三重唱"(图 4.63)。它们从桡侧到尺侧分别是:

- 桡动脉。
- 桡侧腕屈肌腱。
- 拇长屈肌腱。

Netter 将前臂掌侧的尺侧区域称为"尺侧三重唱"(图 4.64):

- 尺侧腕屈肌腱。
- 尺神经。

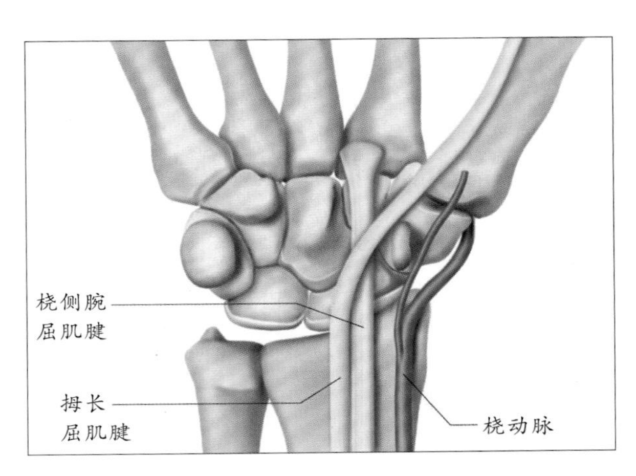

图 4.63 Netter 的"桡侧三重唱"。

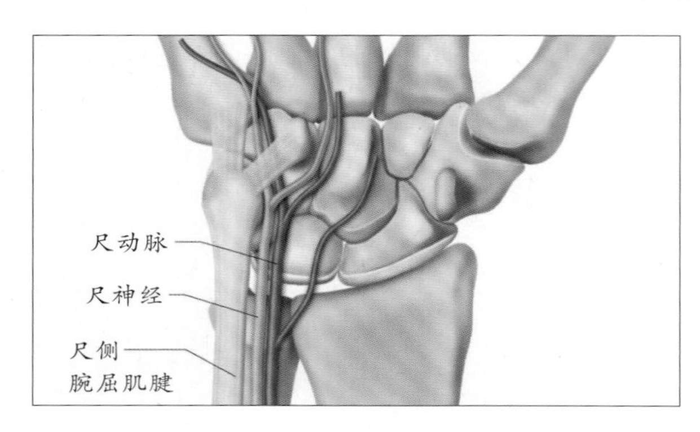

图 4.64 Netter 的“尺侧三重唱”。

- 尺动脉。

各结构触诊

桡侧腕屈肌和手舟骨结节

患者握拳,屈曲,稍微持续收缩。

触诊从桡侧开始,尺侧结束,先定位桡侧腕屈肌的肌腱。这是最偏桡侧的肌腱。这条肌腱在腕关节屈曲联合桡偏时突起会更加明显(图 4.65)。

当治疗师再向远端触摸这条肌腱时,它会指引触诊的手指找到一个重要的骨性参考点:手舟骨结节。这条肌腱并不能在这个结节处找到,它从结节的尺侧绕过,继而经由一个与腕管分开的筋膜室穿过腕横韧带,止于第 2 掌骨底。

桡动脉

感受桡动脉的搏动,是最常用的通过触诊确定心率的方法。在桡侧腕屈肌腱桡侧的桡骨平台上就可明显触及桡动脉(图 4.66)。

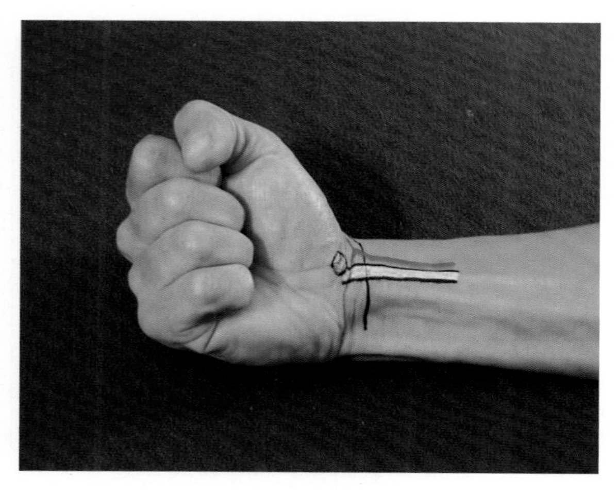

图 4.65 桡侧腕屈肌腱和手舟骨结节。

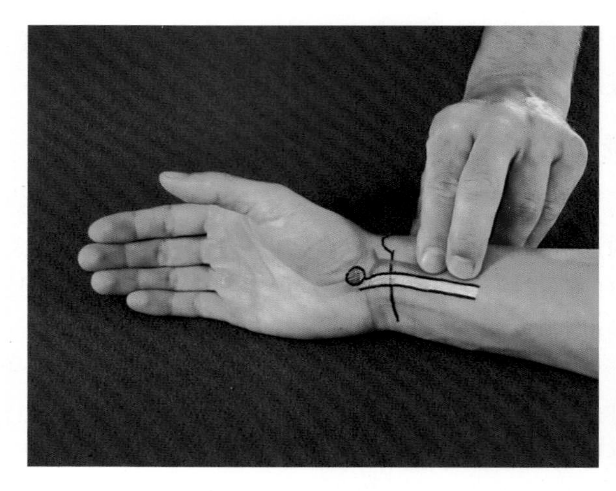

图 4.66 桡动脉触诊。

治疗师对其走行非常熟悉,根据解剖学结构方面的知识,这条动脉仅有部分可触及。在腕部,它向背侧分支,在手舟骨结节近端进入桡窝,在第 1 筋膜室和手舟骨之间通过拇长伸肌腱下方,继续向背侧第 2 和第 3 掌骨方向走行,通常伴行桡神经浅支。

拇长屈肌

“桡侧三重唱”最后一个结构就是拇长屈肌肌腱。与桡动脉类似,这条肌腱可以在桡侧腕屈肌腱的桡侧直接触及,但它位于动脉下方稍深层的组织内。通过重复地屈曲拇指关节,可以清楚感受到它的活动。肌腹的收缩可以在稍近端处明显感觉到。这条肌腱是通过腕管的十个结构之一。

提示

如果仍然很难分辨出具体的肌腱,可以让腕关节主动伸展,然后利用交互抑制,放松腕屈肌。

桡侧结构总结

手部桡侧触诊的结构从背侧到掌侧按顺序分别是:

- 拇长伸肌肌腱(第 3 筋膜室)。
- 背侧桡骨结节。
- 桡侧腕长伸肌和腕短伸肌肌腱(第 2 筋膜室)。
- 桡神经的表浅支、头静脉。
- 拇短伸肌和拇长展肌(第 1 筋膜室)肌腱。
- 桡动脉。
- 拇长屈肌肌腱。
- 桡侧腕屈肌肌腱。

掌长肌

患者握拳时，首先会看到三条位于中央的肌腱。中间的肌腱就是掌长肌肌腱，它跨过腕部到达掌筋膜。这条肌腱在拇指和小指对指时会很明显（图4.67）。这条肌腱是一个标志性的结构,因为正中神经就位于肌腱的正下方,通过腕管。

掌长肌是运动器官解剖中描述过的最多变的肌肉。根据文献报道,平均有15%的个体缺如(Mbaka和Ejiwummi,2009)。外科医生喜欢用掌长肌肌腱作为自体移植材料。

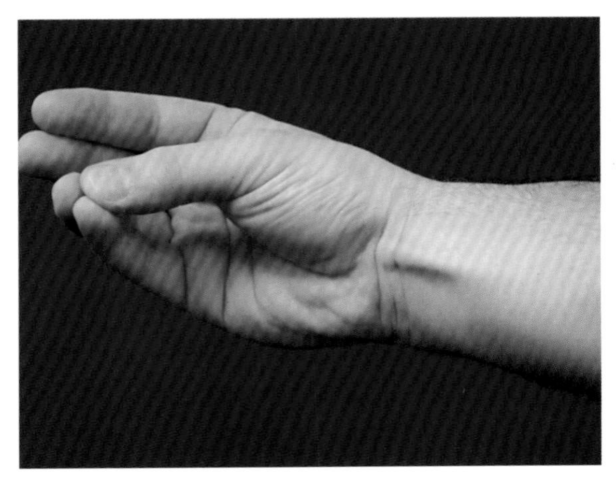

图 4.67 掌长肌肌腱示意图。

指浅屈肌

嘱患者再次握拳。治疗师向尺侧进一步触诊,当患者选择性地在第4至第5指增加向手掌心的压力时,可明确另外一条肌腱。这就是指浅屈肌的肌腱。指浅屈肌和指深屈肌，以及其他四条肌腱一起通过腕管。

尺侧腕屈肌和豌豆骨

另一条肌腱可以通过重复握拳收缩并且手向尺侧偏屈曲抗阻或手向尺侧大范围运动来触及（图4.68)。尺侧腕屈肌肌腱位于最尺侧,可以指引触诊手指向远端找到豌豆骨。

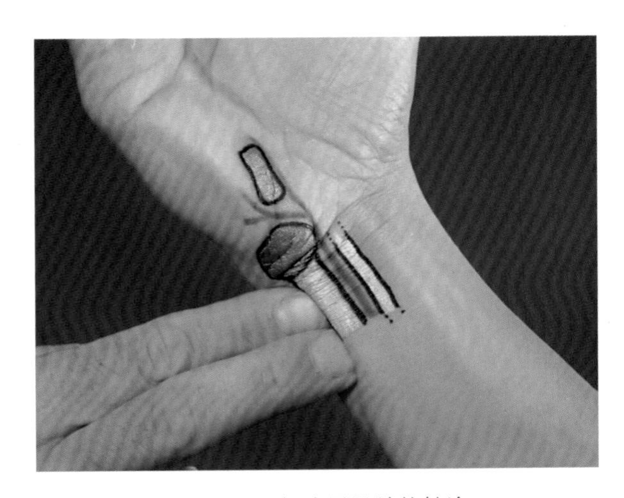

图 4.68 尺侧腕屈肌腱的触诊。

> 这条肌腱很少能看到，因为前臂筋膜在此处很软。因此,需要大量的肌肉活动并在豌豆骨近端快速触诊才能找到。

尺动脉和神经

这条动脉也不容易在尺侧触及。正因如此,触诊这一结构需要掌侧肌腱和肌肉绝对地放松,并且需要一些耐心。

尺动脉的搏动可以在指浅屈肌和尺侧腕屈肌肌腱之间感受到,把指腹放在这个地方,施加少量压力。接下来，尺动脉穿过腕管，发出一个分支到达Guyon管。动脉的主干从掌筋膜弓穿过,跨过掌骨(掌浅弓),并在此处发出其他分支。

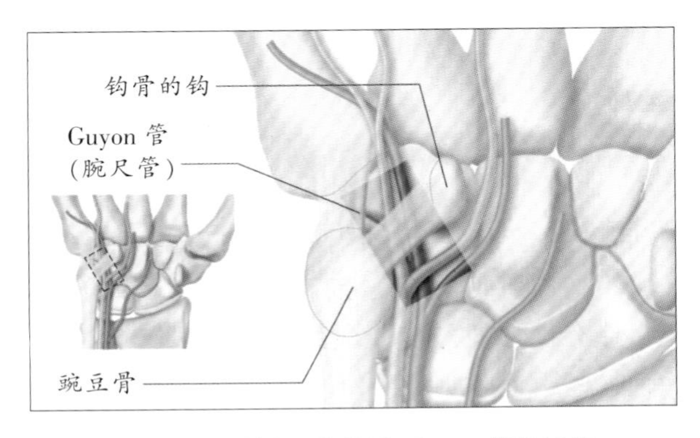

图 4.69 “尺侧三重唱”和Guyon管的结构。

尺神经位于前臂远端、尺动脉的尺侧(图4.69)。将手指再次垂直放置在尺侧腕屈肌和指浅屈肌的肌腱之间触诊(图4.70)。这条神经有时候可能会和放松的肌腱混淆,因为它们的直径差不多。当治疗师在浅表垂直触诊时，该神经会在触诊的手指下前后滚动，它的位置和质地在主动手指屈曲时都不会改变。

这条动脉和神经至少可以一直追踪到3~4指的宽度,直到它们被指屈肌腱覆盖。尺神经还可以跟踪到更远端(图4.71)。它在此通过腕部,在豌豆骨的桡侧分出两个分支。一条分支和尺动脉的分支消失在豌

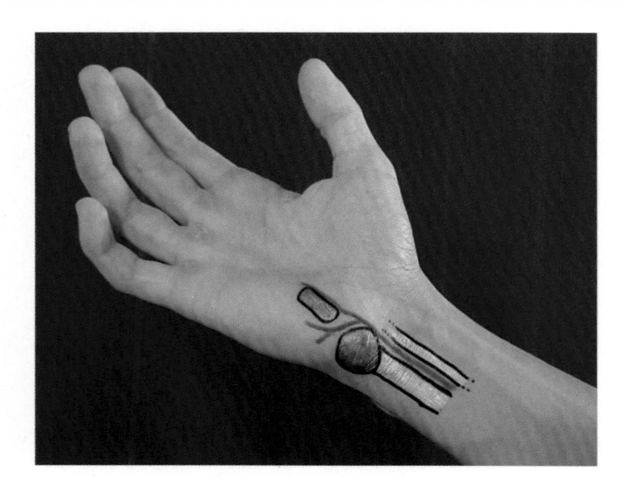

图 4.70 掌面桡侧结构概览。

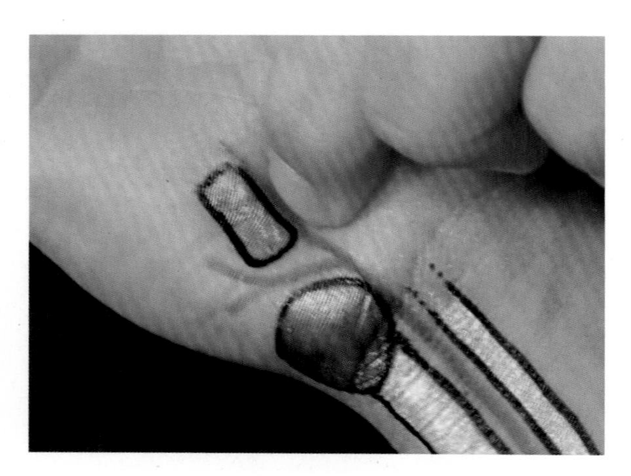

图 4.71 钩骨钩附近直接触诊尺神经。

豆骨和钩骨间的 Guyon 管中；另外一条向钩骨桡侧走行，到达手内部。在钩骨旁边，也可以触及这条神经（图 4.71）。

尺侧结构总结

前臂远端尺侧可触及的结构由背侧到掌侧包括：

- 小指伸肌肌腱（第 5 筋膜室）。
- 伴有尺骨茎突的尺骨头和 TFC 复合体。
- 尺侧腕伸肌肌腱（第 6 筋膜室）。
- 尺侧腕屈肌肌腱。
- 尺神经和动脉。
- 指浅屈肌肌腱。

评估与治疗提示

Guyon 管由邻近的骨性结构，即豌豆骨和钩骨钩以及表浅的豌豆骨钩骨韧带组成。这条韧带起自豌豆骨，是尺侧腕屈肌肌腱两个延伸部分的其中一个。

尺神经在这个管内的神经卡压病变，称为“车把型瘫痪”。腕关节处于伸展位，手桡侧偏时，这些压力会压迫手尺侧，造成尺神经损伤。

腕骨掌侧面局部触诊

触诊结构概述

- 豌豆骨
- 钩骨钩
- 手舟骨
- 大多角骨
- 尺骨头和桡腕关节间隙
- 月骨和头状骨
- 腕横韧带和腕管
- 正中神经

触诊流程概要

从掌侧触诊腕骨的主要目的就是显示腕管的位置，并且找到尺侧和桡侧的骨性标志点（图 4.72）。然后，把腕管的骨性边界点连接起来，这样能够明确管道的范围。

首先找到桡骨和尺骨。然后，再次触及并确定前臂的远端边界，通过指引线和空间定位确定腕骨在腕管底部（月骨和头状骨）的位置。最后，画出腕横韧带，就是腕管的顶部。

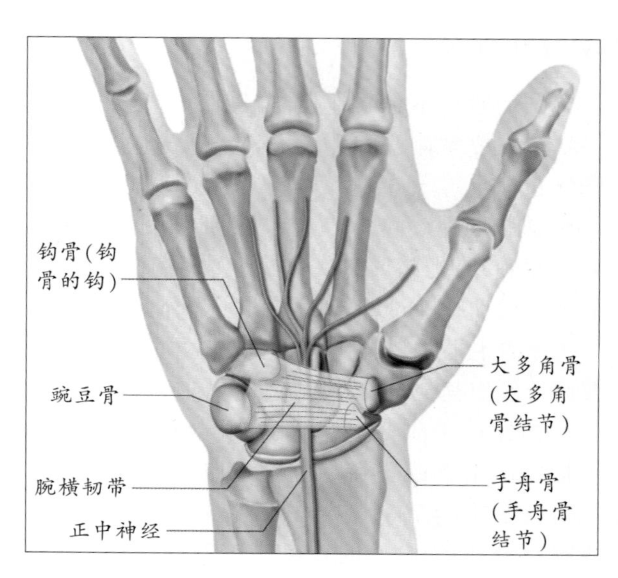

图 4.72 腕管和正中神经的边界。

初始体位

触诊掌部软组织的初始体位也是这里的标准初始体位。在手垂直放置时，通过做一些活动可以定位某些结构。这时，手部完全放松至关重要。只有这样，腕骨的触诊才不会被前臂远端收缩的肌腱或收缩的大小鱼际肌腹所干扰。

各结构触诊

豌豆骨

治疗师首先从豌豆骨开始。它可以在尺侧腕屈肌末端触及(见图 4.68)。豌豆骨一般不会被忽视，它位于小鱼际突起的底部。治疗师指尖垂直在其周围触诊。触诊的边缘大概成一个圈。如果在手上把外围边界画出来，就会发现这个范围大得惊人。这样就会发现，同现有解剖模型上所描述的有所不同。

豌豆骨将肌腱的拉力传到钩骨钩和第 5 掌骨底。在这个方面，豌豆骨可以说是唯一一块手外在肌肌腱附着的腕骨。因为豌豆骨明显位于其他腕骨和尺骨之上，所以它的功能像一块籽骨，包含在尺侧腕屈肌肌腱中。这个肌腱没有滑膜鞘，但它也不会承受任何来自于手或者前臂在任何姿势下的摩擦力。

此外，豌豆骨位于小鱼际中央，提供了一个骨性附着点，比如小指外展肌。当患者放松手部，然后节律性地做小指大范围外展和内收时会变得很明显。外展肌的收缩会向远端牵拉豌豆骨，从这个方向，使尺侧腕屈肌肌腱紧张。

豌豆骨可用拇指和示指固定，当手部放松时，可在远端三角骨上侧向运动(图 4.73 和图 4.74)。另一方面，手部大范围伸展会使豌豆骨固定在尺侧腕屈肌腱

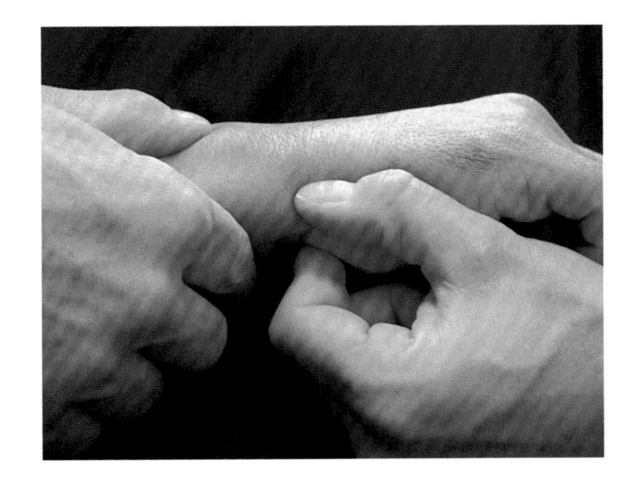

图 4.74　手表面豌豆骨的定位。

和腕掌韧带之间。治疗师可以使用这个体位，对手部施加局部压力。但有时，也有豌豆三角骨性关节炎的报道。

提示

可以从多个面来触诊豌豆骨。它的边缘甚至可以在豌豆骨和钩骨钩之间的空隙(Guyon 管)触及。因此，触诊的手指几乎可以垂直放置，腕关节放松，轻微屈曲(图 4.75)。如果在管内施加局部压力，会导致患者小鱼际处刺痛，因为可能碰到了尺神经的分支。

钩骨钩

另一块在尺侧可触及的腕骨是钩骨。它可以通过其显著的凸起——钩骨钩来辨认。可以使用 Hoppenfeld(1992)描述的方法快速找到它，也可以在自己

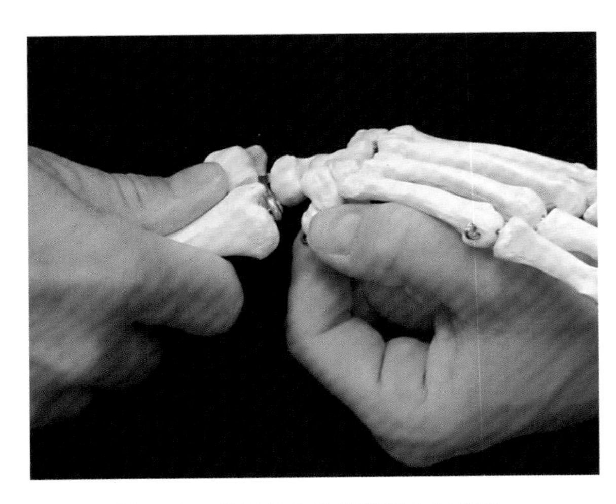

图 4.73　豌豆骨在骨骼模型上的位置。

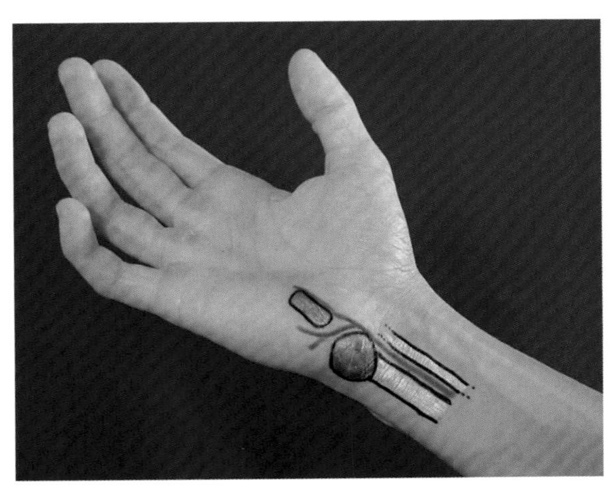

图 4.75　豌豆骨和钩骨钩的位置。

的手上找到。

治疗师将拇指中段的指间关节褶皱对准豌豆骨(图 4.76)。拇指尖指向手掌中心。从这个点出发，钩骨钩的距离大约等于拇指末端指节的长度。

如果拇指指腹轻微施压，就可以立即感受到钩骨钩的骨性阻力(图 4.77)。

治疗师可以使用触诊豌豆骨边缘的方法定位钩骨钩的边缘。

豌豆骨和钩骨钩组成了腕管尺侧的骨性边缘。

两者之间就是 Guyon 管，有尺神经分支和尺动脉通过。Guyon 管也可以使用垂直和横向触诊方法触及。钩骨钩的远端桡侧，尺神经一个分支的延续部分也可以触及。

手舟骨

手舟骨和大多角骨组成了腕管的桡侧边界。这两块骨都有结节，在手掌面很容易触及。手舟骨结节在手掌软组织触诊的部分已经提过。桡侧腕屈肌就是该处的指引结构(图 4.78)。

为了更加精确地定位结节，首先在手掌屈曲握拳时桡侧腕屈肌收缩，然后增加手桡侧的张力。

桡侧明显突起的肌腱可以指引横向触诊，找到手舟骨结节这个骨性标志。通过在结节周围进行触诊可以进一步明确定位和范围。

该结节是一个圆形的骨性点，当手处在伸直和桡侧外展位时更加明显。

治疗师应时刻记住，肌腱并不在结节上，而是通过肌腱指引触诊到这个点。

桡侧腕屈肌通过腕管附近的自己的管道，止于第 2 掌骨底(图 4.79)。

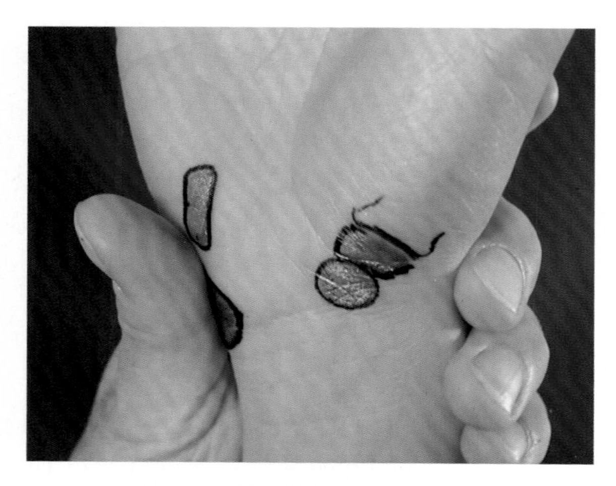

图 4.76 钩骨钩的定位——1 期。

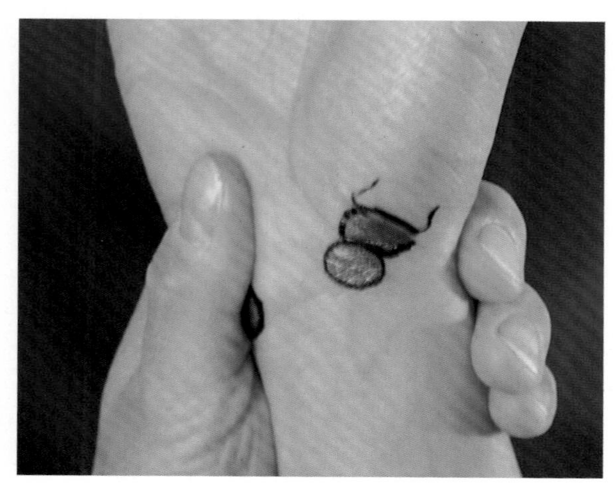

图 4.77 钩骨钩的定位——2 期。

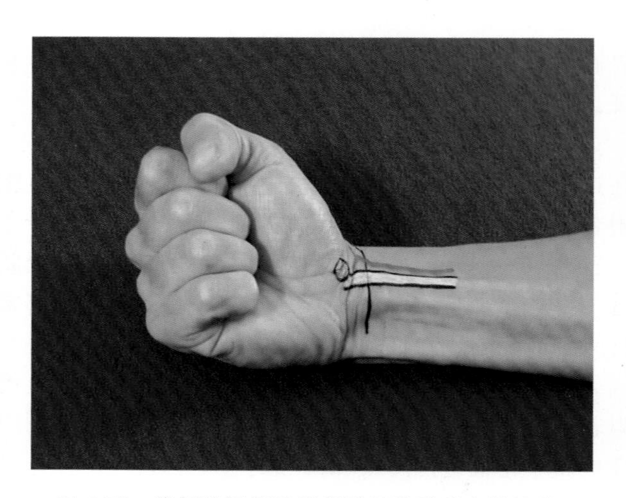

图 4.78 桡侧腕屈肌肌腱指引触诊到手舟骨结节。

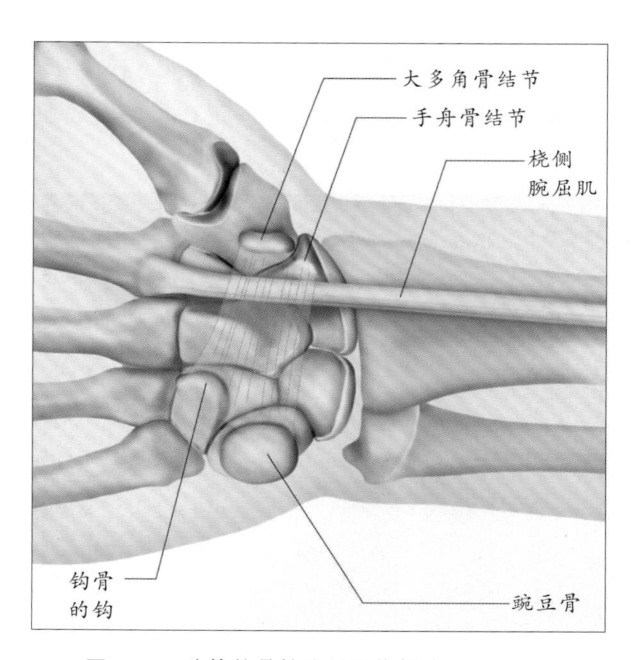

图 4.79 腕管的骨性边界和桡侧腕屈肌肌腱。

大多角骨

大多角骨的结节在手舟骨附近,位于拇指侧,与手舟骨被一条很小的沟隔开。手指应用接近垂直的姿势来触诊这条沟。这条沟感觉类似于 AC 关节内前方的一个"V"形,标志着手舟骨和大多角骨之间的关节间隙,是腕中关节线的一部分。这个结节也是圆形的、硬的结构。

基于每块腕骨在腕关节运动时遵循的局部关节运动学的凹凸定律(DeLange,1987),两个相邻腕骨之间的运动模式可以帮助定位。

中指指腹从桡侧开始,置于手舟骨上。示指指腹就在其旁边,置于大多角骨上(图 4.80)。

提示

• 手腕先主动或被动伸展和屈曲。触诊的指腹跟着手运动,两块腕骨会发生彼此相对运动。在腕关节伸展时,手舟骨更加突出,而大多角骨则不怎么明显。屈曲会导致大多角骨突出,手舟骨消失于背侧。两块骨之间的沟会变得更加突出,并且有可能从近端勾住大多角骨。

• 指腹依旧放在结节上,现在把手向桡侧或尺侧偏。手舟骨在桡偏时更为表浅、明显,并将中指推离手部(图 4.80)。相反方向的运动也会在手尺偏时观察到(图 4.81)。

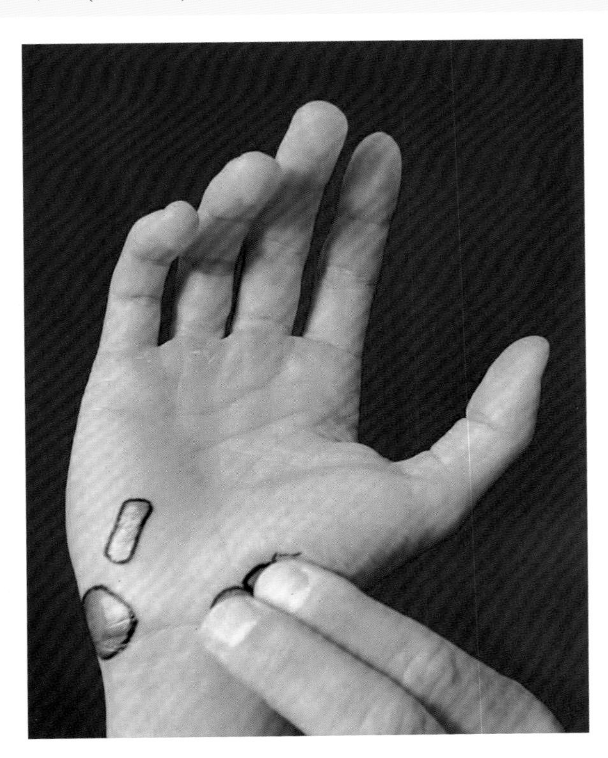

图 4.80 手部桡偏时手舟骨的定位。

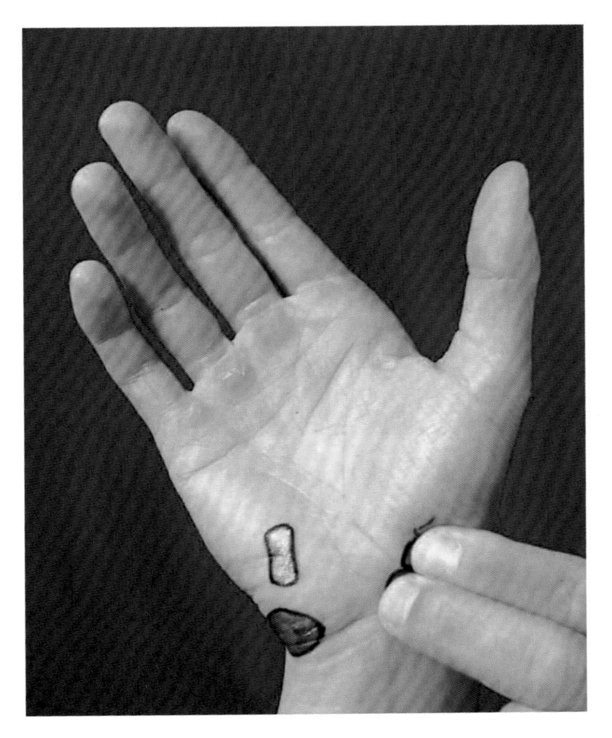

图 4.81 手部尺偏时大多角骨的定位。

腕掌关节的关节间隙位于小多角骨结节直接延伸处,指向拇指骨。第 1 掌骨基底通过拇指内收在背侧很容易观察到,在该运动中,基底部凸向掌侧(图 4.46)。

尺骨头和桡腕关节间隙

现在,腕管的骨性壁已确定,并找到了构成腕管底部(中央列)的腕骨。

因为月骨和头状骨被软组织覆盖,不能直接触诊到,为了在视觉上精确定位,需要画辅助线和空间指向。

展示桡腕关节间隙精确定位在视觉上很有帮助。在前面的掌侧完整定位部分已经描述了如何发现桡骨边缘。现在,触诊始于桡骨边缘线的尺侧面,豌豆骨近端(图 4.82)。尺骨头可采用环绕的方法触诊。此外,DRUJ 位于桡侧缘, 远侧边界构成了桡腕关节间隙的一部分。至此, 触诊月骨的所有要求已经达到(图 4.83)。

月骨和头状骨

月骨的近端边界就是桡腕关节间隙,它由桡骨茎突和 DRUJ 间隙的远端连接而成。大约在这个连接的中点,使用垂直触诊,中等压力,稍有耐心,就可以感受到手舟骨的桡侧关节面(手舟骨窝)和月骨关节面

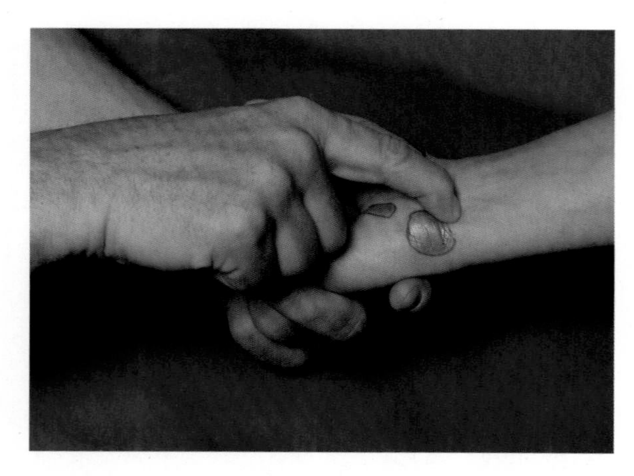

图 4.82　尺骨掌侧头的触诊。

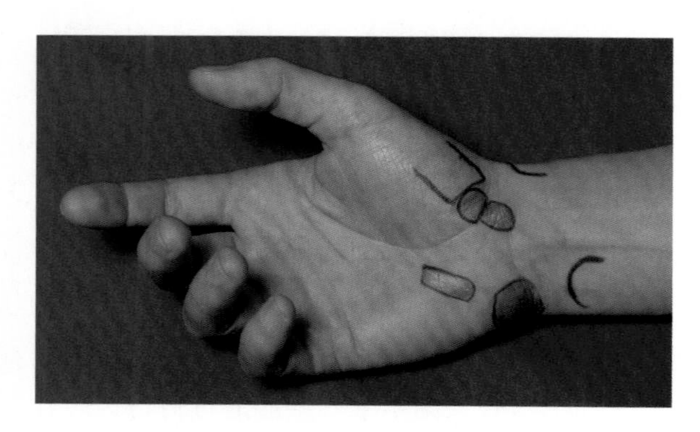

图 4.83　掌侧可触及的结构概览。

(月骨窝)之间的边界,是一个轻微的凸起。它就位于桡侧腕屈肌肌腱尺侧。这也确定了月骨向桡侧偏的范围。背侧定位时,DRUJ 的关节间隙就是桡侧边界。通过桡骨茎突和豌豆骨中点连线可以看到远端的范围(图 4.84)。

头状骨位于月骨正远端。沿着豌豆骨和大多角骨结节连线可在中途间接触及到它。

腕横韧带和腕管

骨性结构的边缘和底部的腕骨都已经确定,加上腕横韧带覆盖腕弓的部分,组成腕管。因为不能精确地直接触诊,所以要使用辅助线,以便能准确定位。这个区域可以通过韧带的强韧弹性特征与周围坚硬的腕骨或者手掌的软组织区分开来。但还不能通过触诊来明确边界。Beckenbaugh(2010)描述过腕管的起点在月骨的远端。为了更加可靠地看到腕管,我们认为韧带必须处在可视的腕骨之间,这一假设也有文献支持。

如果治疗师在尺侧的豌豆骨和钩骨钩以及桡侧的手舟骨和大多角骨粗隆之间画一连线,那么就可以清楚地看到韧带的范围。

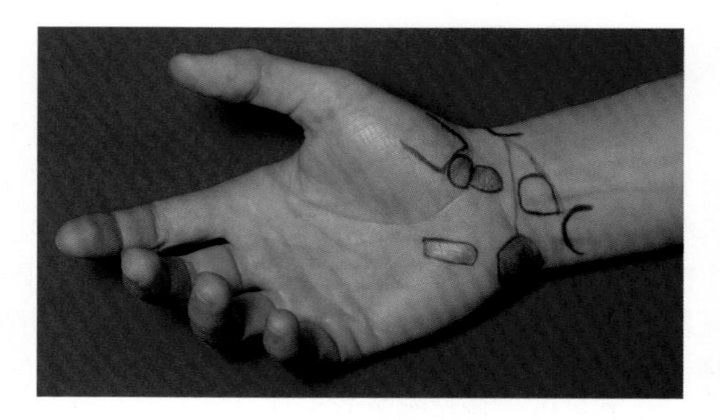

图 4.84　月骨的位置。

在皮肤上画线时,有两点需要特别注意:

- 该韧带很大。
- 该韧带不是方的,更像个梯形,尺侧缘较宽。

除此之外,画出的韧带范围虽然很大,但不能误导治疗师,其实腕管骨壁之间的距离就是小指的宽度。

正中神经

除了 9 条肌腱穿过这个狭窄的腕管,正中神经也通过腕管,并且十分表浅(图 4.85)。正中神经不能全程触及,需要有一些指引结构和解剖学的知识。掌长肌标志其在前臂远端的位置。这条神经位于肌腱下面,非常表浅地通过腕管,发出神经主要支配大鱼际的动作。

这条神经在腕管中的位置并不是固定的。手指、手甚至肩关节和肘关节近端和远端的运动都会使它发生改变。手背伸 60°就会使其位置向远端移动 19.6mm,手屈曲 65°会使其向近端移动 10.4mm 的距离。手从最大

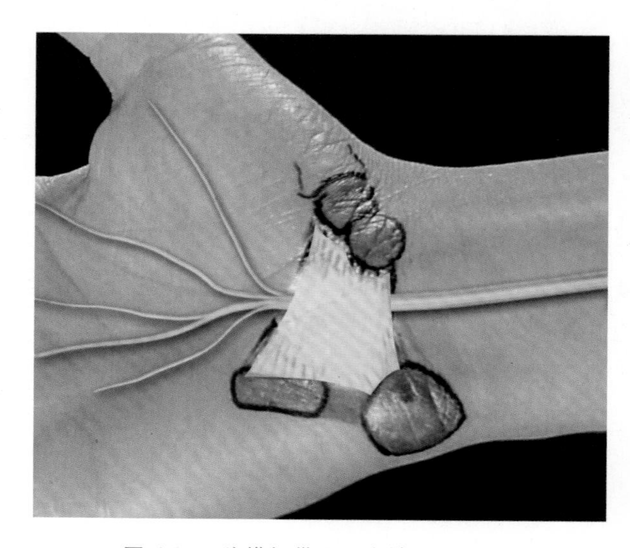

图 4.85　腕横韧带和正中神经的投影。

伸展位运动到最大屈曲位，会使该神经发生总计9.7mm的位移。甚至屈肘90°，肩外展和内收都会使腕管内该神经移动2.5~2.9mm(Wright等，1996)。

评估与治疗提示

从腕关节掌侧面定位腕骨有以下两个方面的优点：

• 腕骨的定位准确。准确地将每一块腕骨区别开来的定位，对腕关节治疗十分有用。例如，在掌侧和背侧触诊手舟骨时，触诊的手指在两侧显然并不是直接相对。在背侧时，手舟骨更加向远端延伸。治疗师一定要精确地触诊骨性标志点，因为如果定位不准确，有时会导致阴性的临床测试结果。

• 诱发卡压综合征。手部神经卡压症状可以通过在狭窄通道内施加局部压力诱发出来。这适用于腕管综合征和Guyon管内的神经卡压。当进行Tinel和Tetro测试时，局部表面解剖知识就很有用：

在Tinel测试中，在腕管部位叩击可诱发患者症状(图4.86)。

1998年，Tetro等描述了一种新的腕部卡压测试方法，使手腕屈曲，在腕管处连续局部施压(图4.87)。手臂放好，肘关节伸直，前臂旋后。当手腕屈曲超过60°时，便在腕管处使用两个拇指对其施加压力。如果在30s内出现症状，则测试阳性。这个测试敏感性约为85%，特异性约为95%，是临床上最可靠的诊断方法。

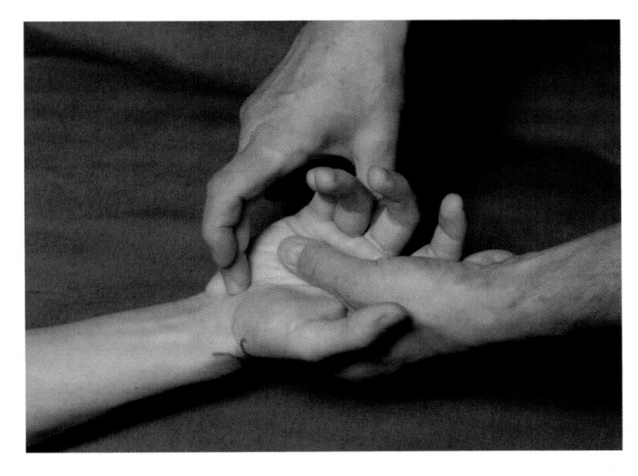

图4.86　Tinel测试。

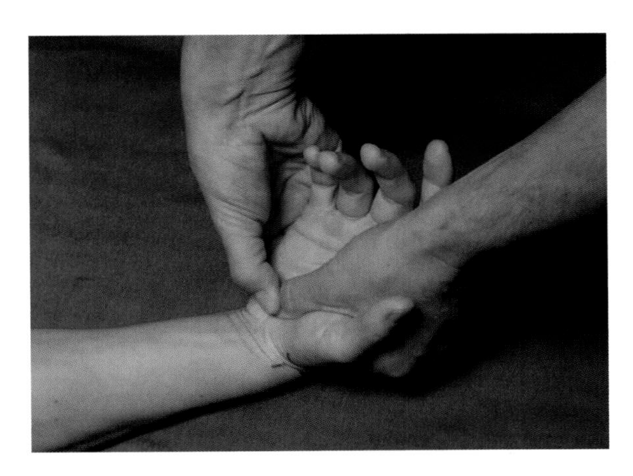

图4.87　Tetro测试。

思考题

学完这章后，你应该很容易回答以下问题：

1.手部骨骼被分成哪几列？

2.哪些结构通过腕管？

3.哪些肌腱形成桡窝的边界？

4.远端桡骨从背侧远端到掌侧近端所成的角，又叫什么名字？

5.从尺骨头到第5掌骨底，掌骨的轮廓形成了一个非常特殊的形状，叫什么？

6.哪些结构在桡窝处跨过拇长伸肌？

7.在桡骨粗隆背侧走行分开的是哪条肌腱？

8.远端桡骨处的神经是什么？

9.哪条肌腱可引导在背侧向远端触诊桡尺关节间隙？

10.前臂远端拇长屈肌腱在哪？

11.哪些结构通过Guyon管？

12.如何找到月骨？

13.如何触诊尺神经？

14.哪些腕骨组成了腕管的桡侧边界？

15.哪块腕骨在腕管的桡侧，当手向桡侧外展时，会变得很明显？

16.手舟骨可以从三面触及，请描述如何从背侧、桡侧和掌侧定位。

(伊文超　译　王红星　校)

髋与腹股沟区

髋与腹股沟区的特征和功能

腰-骨盆-髋(LPH)是由髋关节、骨盆和腰椎组成的重要功能单元。本章着重介绍外侧与前侧髋复合体的精确触诊,后侧髋复合体与骨盆的触诊将在第 9 章重点介绍。

LPH 区和整个下肢的结构一样,遵循双足运动原理。双足运动原理中最重要的两个就是支撑与运动。

首先,LPH 是连接下肢与躯干的重要区域。与连接上肢与躯干的胸锁关节相比,骶髂关节更大、更坚硬。由于骶髂关节面凹凸不平,骶骨有一定程度的倾斜,这使得骶髂关节的结构与稳定性相对比较复杂。

骶髂关节与耻骨联合的微小活动可以缓冲地面反作用于身体的震荡。震荡不是只在骨盆被吸收,而是在下肢的各个节段均被吸收。

下肢与脊柱之间的复杂联系也会使髋关节的运动直接传递给脊柱。骨盆的运动或高于骨盆以上的运动也会影响 LPH 区的各个组成部分。这在髋关节伸展时较为显著。正常髋关节伸展角度为 10°~15°,髋关节伸展会迅速传递至骨盆(主要是骶髂关节和耻骨联合),并通过骨盆传递至下腰椎。

髋与腹股沟区治疗的一般应用

髋关节可出现各种临床症状。一旦出现臀部或腹股沟区的疼痛,鉴别引起疼痛的功能性原因是一个挑战,常需要花费大量的时间和精力。疼痛可能来自于腰椎、骨盆或者髋关节。骨盆和髋关节的疼痛也可能源于不同的组织,例如关节囊、软骨下骨、髋臼唇、肌肉止点、肌腱、滑囊或周围神经等。此外,源于脊柱周围的疼痛还会传递至下肢,从而扩大了疼痛的范围,因此我们建议在检查 LPH 区时,应当检查所有可能导致疼痛的部位。

髋部的一般病理情况

髋部两侧的症状:发生于大转子周围的软组织病变(肌腱退化变性和转子滑囊炎)和累及髋关节的疼痛。

髋后部的症状:股后肌群肌腱附着点的病变、梨状肌综合征、腘绳肌综合征、股骨髋臼撞击征、髋臼唇的损害。

腹股沟疼痛:肌腱附着点病(比如:内收肌的肌腱附着点)、耻骨联合的刺激症状、脊柱腰椎的疼痛累及髋关节(关节病、关节炎、盂唇损害、股骨髋臼撞击征)、神经卡压病。

在物理治疗师日常临床工作中,这些只占所有髋部和耻骨联合症状的一小部分。发生在骨盆背侧的症状通常是源于脊柱或者骶髂关节的疼痛。

大多数髋和腹股沟的症状可以通过专门的试验检查加以区别。不过,当物理治疗师无法通过特殊试验检查发现和明确损伤的准确位置时,精确触诊仍然是需要的。

解剖学与生物力学基础知识

在学习局部触诊之前必须具备一些重要的基础知识:

- 骨盆的骨性结构,尤其是可触及的隆起区域。
- 股骨近端的几何结构,尤其是股骨颈前倾角。
- 跨越髋关节的肌肉名称与位置,尤其是伸髋肌与内收肌。

骨性解剖

骨盆

骨盆是是由耻骨、坐骨和髂骨构成的三维环形结构。很难从二维空间去描述骨盆的结构,因此治疗师需要具备空间想象能力,能够从各个角度了解骨盆的结构。

本节重点介绍骨盆的骨性标志的精确位置,尤其是前部的骨性标志(图 5.1)。

这部分亦属于髂骨与耻骨的前部解剖。

骨盆后侧的深层解剖结构将在髋关节触诊的章节重点介绍(图 5.2)。

坐骨结节是后方唯一可以触诊到的结构,后方所

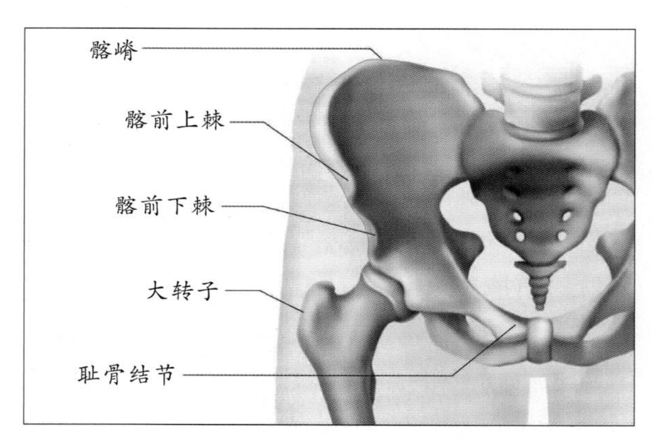

图 5.1 骨盆结构——前面观。

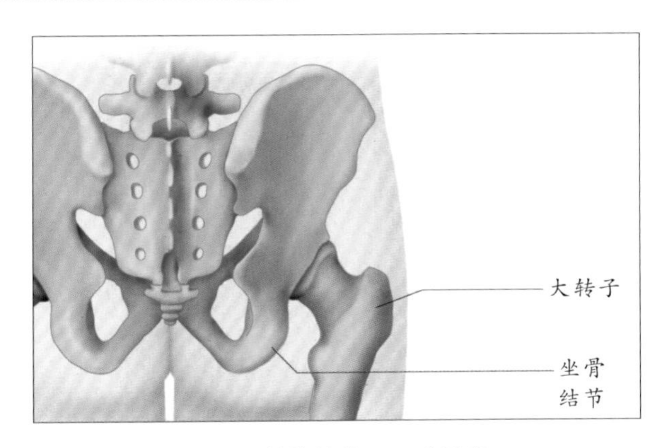

图 5.2 骨性结构——后面观。

有的其他部位将在第 9 章介绍。

耻骨联合

耻骨联合是骨盆环形结构的重要组成部分，对髋关节的控制与骶髂关节的稳定起到重要作用。耻骨联合可以最大程度抵消骨盆运动产生的影响。

耻骨联合长 4~5cm，但因为从前头端到后尾端大约成 45°角的倾斜，所以其看起来不是那么长（见图 5.8）。在耻骨联合两个分支中间是纤维软骨盘。这个耻骨间纤维软骨盘的厚度不一，并随着年龄的增长而变化。大约在 10 岁时出现关节腔，30 岁时出现滑膜。耻骨联合由耻骨上韧带和耻骨弓状韧带稳定，其中弓状韧带是最重要的稳定结构。其由粗大的纤维组成，成弧形走行，止于股薄肌在耻骨支起点的内侧。单脚站立时产生的剪切力会刺激弓状韧带的止点，步行时耻骨联合会在垂直和腹侧方向分别产生 2.2mm 和 1.3mm 的移动（Meissner，1996）。

许多神经走行于耻骨联合（髂腹股沟神经和生殖股神经，T12~L2，阴部神经，S2~S4），因此下腹部、肛门、生殖器或大腿内侧等区域的单侧或双侧疼痛可能来自于耻骨联合。耻骨联合的关节病分为四个阶段，并与耻骨联合稳定性下降（移动增加）有关。当内收肌出现障碍时，通常通过触诊来定位出现问题的肌肉，也应该考虑耻骨联合部位刺激的可能。

髋关节

髋关节的几何结构导致其易于发生某些病理改变：股骨髋臼撞击（伴或不伴髋臼唇损伤）和髋关节病等，髋关节的结构随着生长发育发生不断变化，而且股骨头和髋臼之间的空间关系个体差异很大。

颈干角描述的是股骨头相对于股骨干在上内侧方向的位置，其个体差异很大。颈干角在刚出生时约为 150°，发育至 15 岁时颈干角减小到约 133°，成年人的颈干角更小。与此同时，个体间也存在差异。当颈干角≤120°时称为髋内翻，髋内翻增加了股骨头与髋臼撞击的发生率。当颈干角>135°时称为髋外翻，髋外翻是早期髋关节病的诱因之一，同时也使髋臼上缘过度负重，损伤的风险增加（Matthijs 等，2003）。

前倾角是决定髋关节旋转能力的重要因素之一。通常前倾角越大，髋关节在正常弹性软组织（关节囊和肌肉）中的内旋能力越强。股骨内外侧髁的连线表示股骨干的位置，前倾角代表了股骨颈相对于股骨干向前扭转的程度（图 5.3）。

儿童的前倾角更大，所以儿童的髋关节内旋角度也更大。随着骨骼的发育，前倾角逐渐减小，平均为 14°~15°（Lanz 和 Wachsmoth, 2004）。不同文献报道有所不同。幼儿期前倾角减小 35°（Matthijs 等，2003）会导致个体间差异，尤其是个体内的差异。

在物理治疗领域，治疗师们普遍认为同一个体左右两侧髋关节的旋转能力应该相同，即两侧的内旋角度与外旋角度之和应该相等。前倾角的大小决定了内、外旋角度的分配。然而，2005 年 Tavares Canto 等对此持有不同的观点，其研究发现很多人两侧髋关节的旋转能力并不对称，并发现前倾角与旋转功能并无显著相关性，他认为髋关节的旋转功能还与其他因素有关，例如髋臼的几何结构。

脑瘫儿童在进行股骨旋转截骨术前，可以通过手法触诊股骨大转子确定前倾角的大小，这是一项重要的术前诊断方法。也有验证研究（Ruwe 等，1992；Chung 等，2010）证明了这项检查的准确性。

大转子是股骨在体表最容易被触及的结构，其余部位都被较厚的软组织覆盖，只能通过导向结构来定位。

活体大转子的大小令人惊讶。例如，后方股骨大转子到坐骨结节外缘的距离只相当于 2~3 个手指的宽度。

然而一些插图或解剖模型经常让我们误以为大

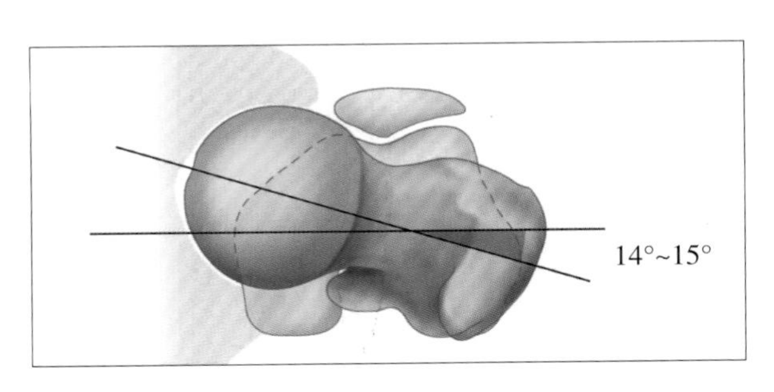

图 5.3 股骨颈前倾角。

转子很小,距离骨盆很远。

近年来,越来越多的学者开始研究髋臼的几何结构。髋臼在三个平面呈不同的角度。在冠状面,儿童的髋臼与水平面成 60°,而成人则为 45°(图 5.4);在水平面,髋臼上部与矢状面成 20°,而下部成 45°,这样导致髋臼存在一定的扭转;在矢状面,髋臼向后倾斜约 30°,使髋臼窝朝向上前方。

前方相关软组织

前方结构划分为:

- 外侧股三角(图 5.5)。
- 内侧股三角(图 5.6)。

这种分区方法有助于前方结构的定位。

外侧股三角的外侧界为:

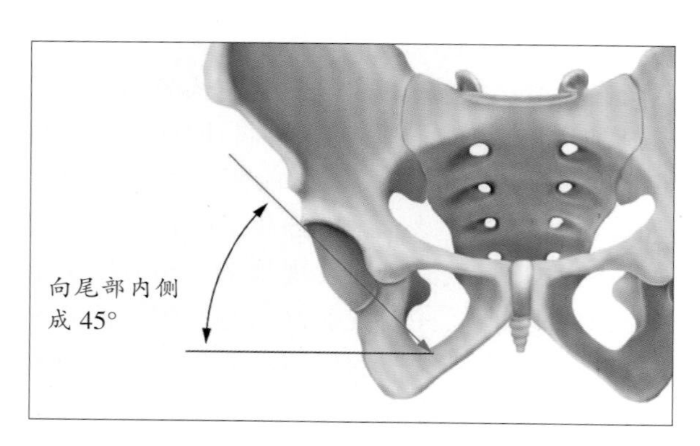

图 5.4 髋臼成角。

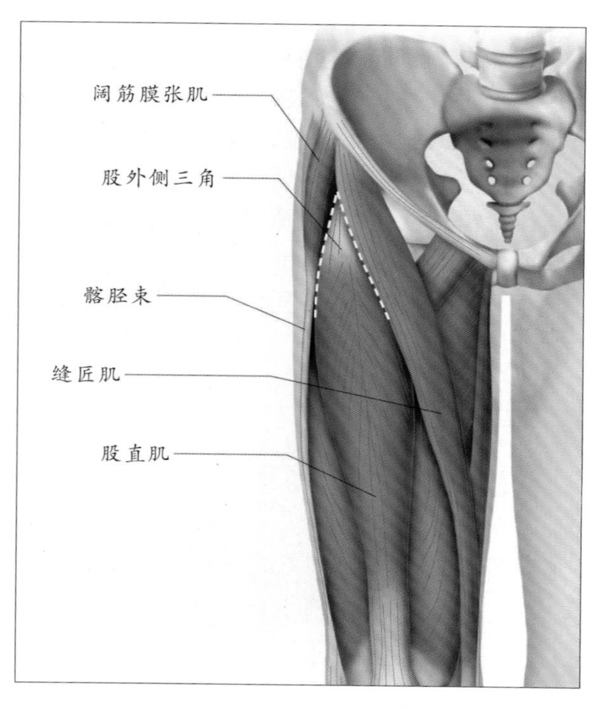

图 5.5 股外侧三角。

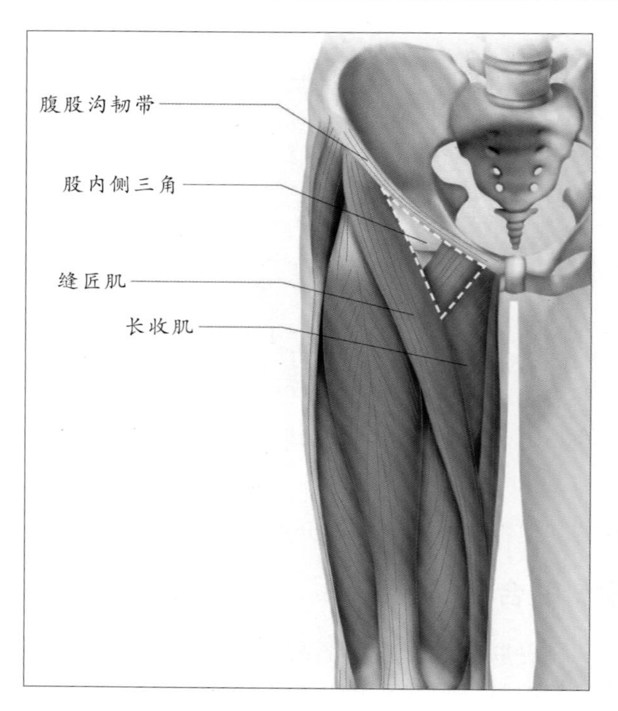

图 5.6 股内侧三角。

- 阔筋膜张肌(肌腹内缘)。
- 缝匠肌(肌腹外缘)。

外侧股三角并不是一个真正的三角形,它只有两条边,它更像是一个向上的箭头。构成股三角的两块肌肉与髂前上棘紧密相连。髂前上棘是骨盆前方最重要的骨性标记。

股三角的下方是髂前下棘和股直肌。

内侧股三角最早由意大利解剖学家 Antonio Scarpa(1752 - 1832)所描述。它是一个真正的三角形区域,由以下三块肌肉构成:

- 缝匠肌(肌腹内缘)。
- 长收肌(肌腹外缘)。
- 腹股沟韧带。

除了前述的髂前上棘,耻骨结节是骨盆另一个重要的骨性标记。

了解内侧股三角的结构有助于定位髋关节屈曲与内收肌群的损伤。此外,髋关节前方的许多神经血管束都可以被触及。由外向内依次为(图 5.7):

- 股神经。
- 股动脉。
- 股静脉。

动脉和静脉一起穿出骨盆,并从腹股沟韧带下方穿过血管腔隙,而股神经与髂腰肌伴行穿过肌腔隙。腹股沟韧带是由前外侧肌肉汇聚而成的筋膜,并不是真正的韧带组织。腹股沟韧带从髂前上棘延伸至耻骨

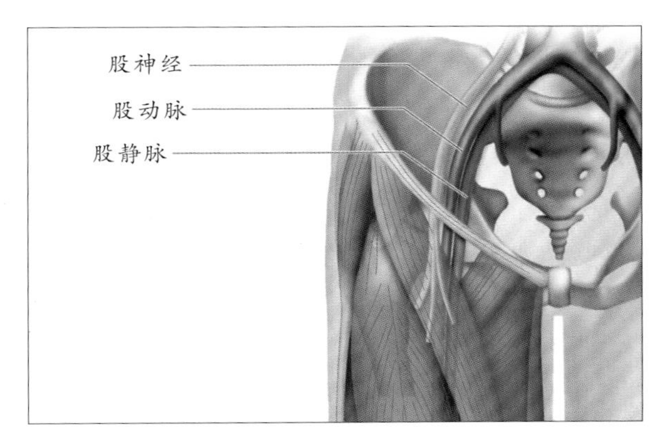

图 5.7 腹股沟内神经血管束。

结节。腹股沟韧带在髂前上棘外侧扁而平，向内逐渐变细。腹股沟只有在瘦削的人群中才会与腹股沟韧带重叠。只要脂肪稍微增多，腹股沟就会位于腹股沟韧带的下方。腹股沟区有许多浅表淋巴管，此处不加以赘述。

后方相关软组织

腘绳肌在坐骨结节的共同附着点是髋关节后方触诊时的重要软组织结构(图 5.9)。

股二头肌、半腱肌和半膜肌肌腹在近端汇聚成一条肌腱。

腘绳肌肌腹并不是沿着股骨近端的中线走行，而是向内形成一定的角度，这是由于坐骨结节位于更内侧。

腘绳肌肌腱起点处的肌纤维(尤其是股二头肌的肌纤维)有时在深层与骶结节韧带汇合，因此可以直接影响骶髂关节(Woodley，2005)。

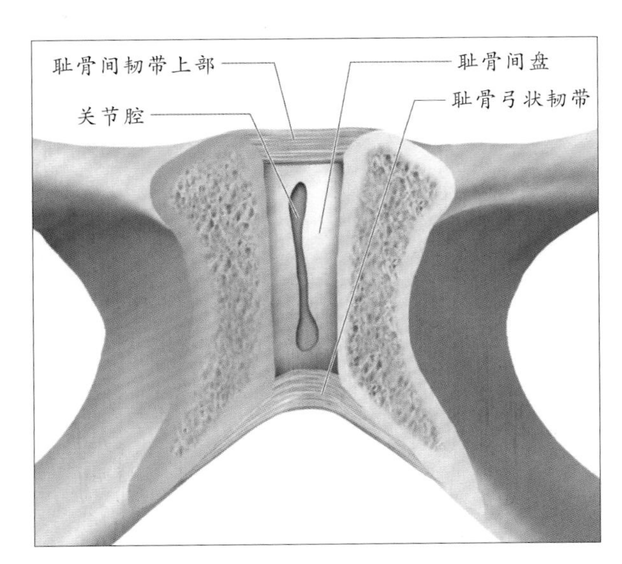

图 5.8 耻骨联合结构。

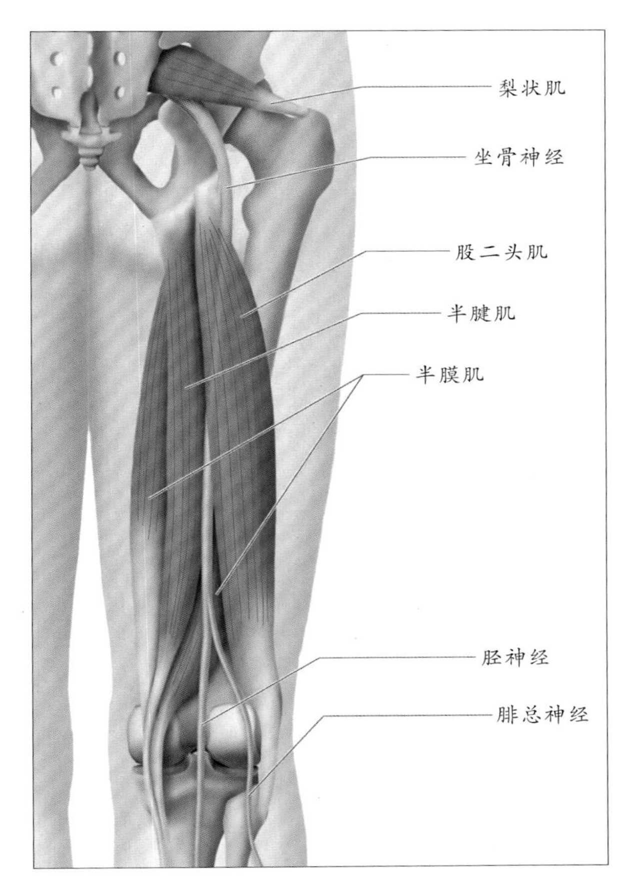

图 5.9 大腿后部重要的软组织结构。

腘绳肌功能的重要性远不止于向心收缩产生的伸髋屈膝动作。在近端，腘绳肌与其他肌肉共同帮助控制骨盆的稳定，防止骨盆前倾。在膝关节，腘绳肌在摆动相末期达到最大收缩，在足跟着地之前减缓下肢的向前摆动，减小关节的过度负荷。

髋关节屈曲和伸展时，坐骨神经在坐骨结节外侧与腘绳肌起点之间移动。尤其是在髋关节内收时，坐骨神经被邻近组织挤压。肌肉损伤之后瘢痕形成、久坐、快跑或大腿后侧肌群的过度牵伸均会导致坐骨神经发生摩擦或牵张产生激惹症状(腘绳肌综合征；Puranen 和 Orava 1991)。

滑囊

在骨突和肌肉附着点等处有大量的滑囊。图 5.10 展示了临床上与滑囊炎密切相关而又不易被直接触诊到的滑囊。分别是：

- 髂耻滑囊，位于髂腰肌神经下方与髂骨耻骨支之间，可以减小腹股沟韧带下方肌肉的摩擦。
- 股骨大转子滑囊，位于臀大肌和臀中肌附着点的下方，两边各有一个腱下囊。在侧面位于髂胫束的

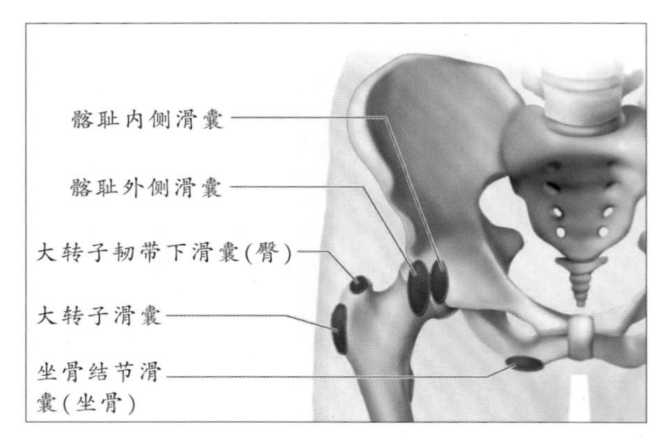

图 5.10 髋部滑囊(Omer Matthijs 之后)。

边缘的是转子囊(Pfirrmann 等,2001)。

• 臀大肌坐骨结节滑囊,位于坐骨结节内下方,可以减少坐骨结节与肌肉的摩擦。

局部触诊——外侧

> 触诊结构概述
> - 股骨大转子
> - 股骨颈前倾角(FNA)测量
> - 股骨大转子处的肌肉附着点与滑囊

触诊流程概要

触诊包括寻找易于触及的结构。首先确定大转子的位置,触诊大转子的全部表面,诱发局部炎性软组织疼痛并确定其重要的几何结构:股骨颈前倾角。

初始体位

患者俯卧位,双臂自然置于身体两侧,踝关节下方放置一个滚筒。若患者髋关节或腰椎出现不适则调整患者的姿势。

定位大转子的边缘,确定前倾角的大小,膝关节必须轻度屈曲以便于髋关节旋转。治疗师站在被检查侧肢体的对侧。

各结构触诊

大转子

大转子是髋关节外侧重要的定位标记,也是股骨近端唯一可以直接触诊的体表结构。部分起于骨盆的臀肌止于大转子,延长了其作用力臂。通过大转子的触诊可以确定股骨的几何结构。

大转子通常位于外侧,在臀沟起点处与骶骨尖大约在同一水平(见图 9.32),位于髂嵴下方约一横掌。

技术

通过触诊确定大转子的位置,垂直施加适当的压力,感受阻力并确定大转子的前缘、后缘和上缘(图 5.11)。如果用拇指和示指固定大转子的前缘和后缘,可以很清楚地确定大转子的宽度。继续触诊大转子的表面,可以检查该处的肌肉附着点与滑囊。

> **提示**
>
> 若患者过度肥胖,检查会变得相对困难,因此需要通过下列方法帮助定位大转子的位置。
>
> 治疗师一手握住同侧小腿,屈曲膝关节,然后内外旋转髋关节,另一只手的手指置于髋关节外侧,可以感受到大转子的转动,并很容易触诊到大转子的外侧面与上表面。
>
> 这是背面触诊的起点,详见下文。

股骨颈前倾角的测量

前倾角决定了髋关节的内旋程度,前倾角越大,髋关节的内旋能力越强——保持软组织(关节囊和肌肉)正常弹性。

脑瘫儿童在旋转截骨术之前往往要测量前倾角的大小。快速手法测量前倾角的方法最早由 Drehmann (1909)提出,这种方法是在大转子运动到最外侧点时估算和测量前倾角的大小(Ruwe 等,1992)。这种测量方法的精确性很高。Ruwe 等研究发现,这种测量方法与手术中测量的前倾角大小平均误差只有 4°,测量者自身误差约为 5°。Chung 等(2010)证实了这种方法良

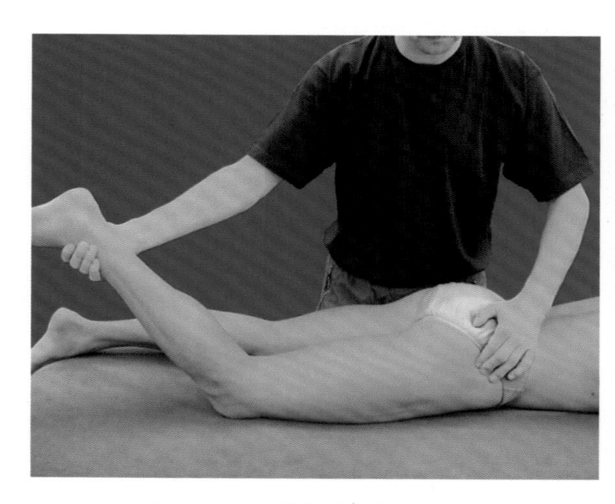

图 5.11 股骨大转子尖的触诊。

好的信度与可重复性。

技术

治疗师将患者髋关节置于中立位，屈曲膝关节，另一只手的手掌于大转子表面沿着髋部外侧进行触诊(图 5.12)。

向外侧推小腿使髋关节产生内旋，想象着大转子在髋关节内旋的过程中围绕股骨头呈现一个弧形的运动轨迹。

持续触摸大转子，直到感觉大转子运动至最外侧缘时停止髋关节内旋(图 5.13)。

此时股骨颈位于额状面并可以确定前倾角的大小(估算前倾角大小或用量角器测量前倾角大小)。前倾角平均值为 10°~16°(Schneider 等，1997)。前倾角大小一定程度上依赖影像学的检查，但也存在一定的个体内差异(约为 5°；Schneider 等，1997)和个体间差异。

位于大转子的肌肉止点与滑囊

股骨大转子周围肌腱炎与滑囊炎是导致髋关节外侧疼痛的重要原因。图 5.14 是 Omer Matthijs 在 Robertson 和 Pfirrmann(2001)工作的基础上总结出的大转子上臀肌止点与滑囊的位置。

滑囊与肌腱从后向前交替连续，每一块肌腱的止点都有自己的滑囊以防止肌腱与大转子产生摩擦。最大的滑囊覆盖了大转子的后表面、臀中肌外侧束远端肌腱的止点以及股外侧肌近端起点 (Pfirrmann 等，2001)。通过直接按压大转子，尤其是侧卧位的检查，可以准确地诊断滑囊炎。国际骨科学会推荐在髋关节不同体位下诱发疼痛来鉴别附着点肌腱炎与滑囊炎。初始体位是侧卧位(无图)：

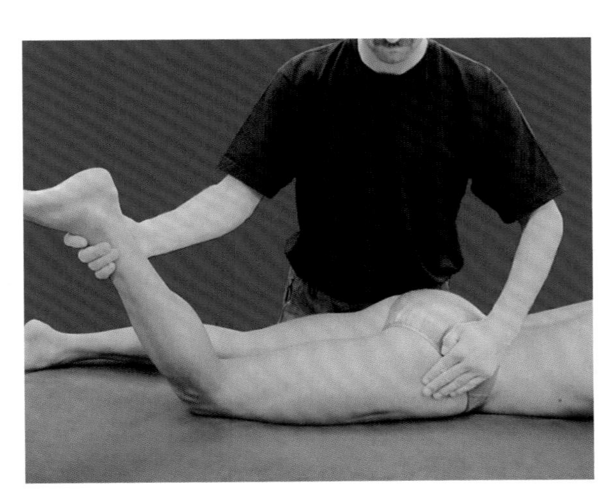

图 5.12 FNA 角的图示——阶段 1。

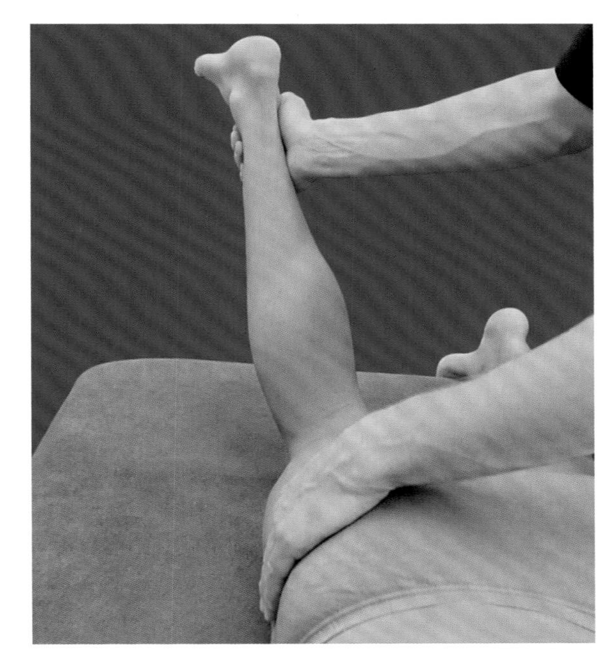

图 5.13 FNA 角的图示——阶段 2。

- 通过触诊定位大转子疼痛的部位。
- 髋关节主动外展，重复上述检查。

如果髋关节外展时疼痛程度不变，诊断为附着点肌腱炎；如果疼痛减轻，诊断为大转子滑囊炎。可以通过手掌横向按压大转子治疗附着点肌腱炎。

局部触诊——背侧

触诊结构概述
- 坐骨结节
- 大腿后侧肌肉

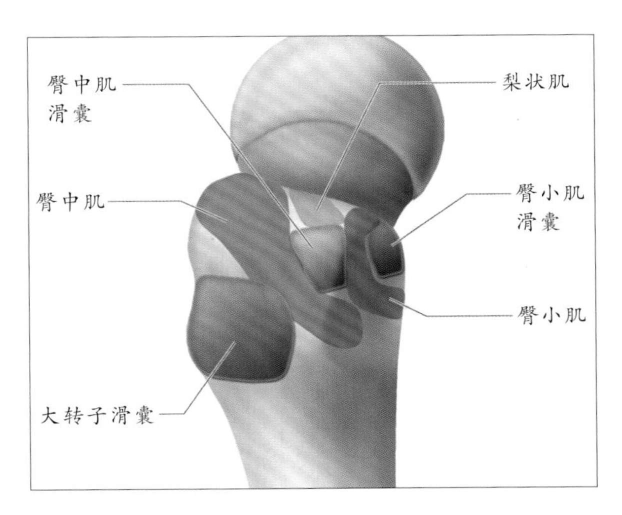

图 5.14 大转子滑囊(Omer Matthijs 总结之后)。

触诊流程概要

首先定位背侧最易触及的骨性标记——坐骨结节。许多稳定骶髂关节的韧带(主要是骶结节韧带)、伸髋肌群(大腿后侧肌肉)都起于坐骨结节,在坐骨结节可以触诊到大腿后侧肌群的肌腱。

初始体位

患者俯卧位,双手置于身体两侧,踝关节自然下垂,当患者出现腰部或髋关节不适症状时再调整姿势。

在触诊大腿后侧肌群的肌腱起点时,可以让患者侧卧,屈髋屈膝,这种姿势下更容易触诊到肌腱。

各结构触诊

坐骨结节

坐骨体和坐骨支中间的骨性突起叫做坐骨结节。坐骨结节只有在坐位下传递身体的重量。骨盆垂直位时,坐骨结节的长轴是从内下方朝向外上方。坐骨结节的内侧缘是骶结节韧带的起点,外侧缘是股方肌的起点。背侧呈椭圆形,可以分成四等分(图 5.15;Standring,2008),大腿后侧肌群止于坐骨结节上半部,内下侧是臀大肌的坐骨滑囊和大收肌止点。

技术

方法一

触诊手指从大转子的后部落入转子周窝,约两指宽,与结节内侧缘相邻(见图 9.94)。在这个间隙中,股神经和坐骨神经的走行与结节边缘接近,此处可能会遭受病理性摩擦。

方法二

治疗师手指分叉(大拇指在内侧)横向触诊臀肌,直至大拇指内侧触及坐骨结节(图 5.16)。原则是触诊坐骨结节顶点。

股后肌群

目的在于触及到肌肉的边缘及附着点。膝关节抗阻屈曲时股后肌群收缩,触诊肌腹清晰可辨(图 5.17)。

技术

肌腹

在肌肉保持收缩或节律性收缩放松时边缘很容易被触及。可以看到大腿后侧肌肉不是顺着股骨走行,而是成一个角度由远及近、由外向内朝向坐骨结节。

> **提示**
>
> 为了避免肌肉发生痉挛,当肌肉最接近前倾位时,膝盖不应过度屈曲,治疗师不应该让患者过度收缩肌肉。如果观察目标是为了通过一些指定动作刺激诱发出腱病或者附着区的肌腱炎,一个有效的起始位置是患者于前倾位置将腿抬起高过治疗台,这种情况下可以同时屈髋和屈膝。通过这种方式,股后肌群最大程度地被预先拉伸,更容易刺激,而且不易痉挛。

股四头肌的股外侧头构成了大腿后肌群尤其是股二头肌的外缘。这令人惊奇,因为我们往往直观认为股外侧肌大部分位于大腿前侧。实际上,股四头肌位于髂胫束深部、大腿的前侧与外侧,同时也有相当一部分位于后侧。

肌腱的起点

肌肉的边缘在近端很容易触及。肌肉汇合成一个

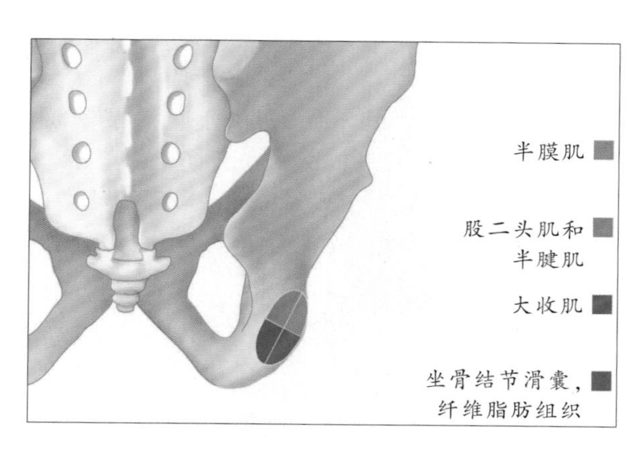

图 5.15 坐骨结节止点(Omer Matthijs 总结之后)。

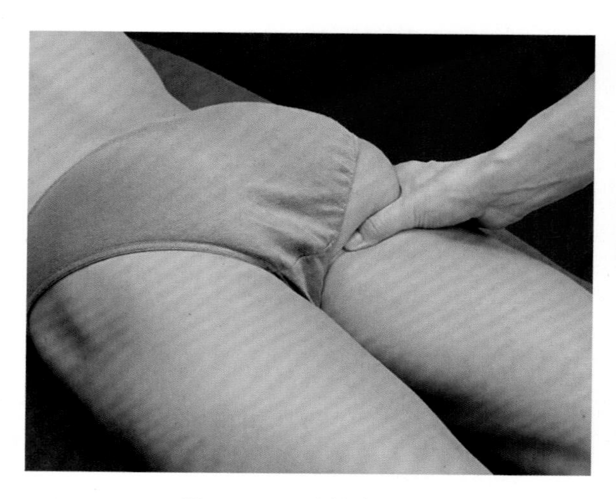

图 5.16 坐骨结节触诊。

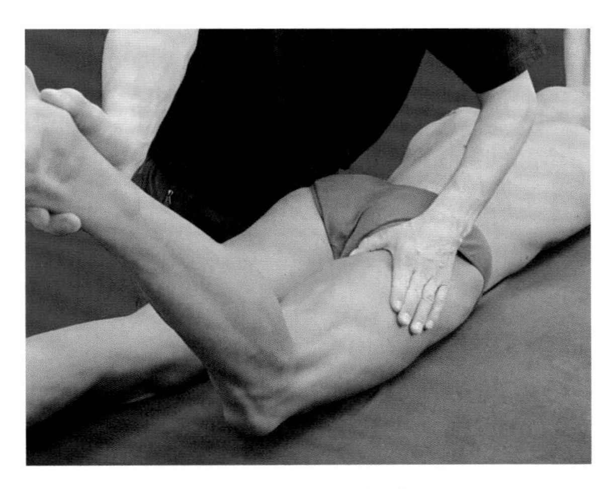

图 5.17 腘绳肌肌腹触诊图示。

共同的头,因此不易一个个分离开。共同的肌腱起止点被发现更多是在坐骨结节两侧。肌腱本身可以通过大拇指和示指触诊与周围软组织区分开来（方法一,图 5.18)或者通过使用双手触诊(方法二,图 5.19)。

提示

如果臀大肌收缩影响了触诊,可以指示患者在治疗台上做膝盖下压的动作,此时肌肉会产生交互抑制。

评估与治疗提示

尤其是肌肉损伤的运动员,附着点肌腱病或附着点周围肌腱病，大腿后群肌可以呈现出该部位的疼痛,局部触诊可确定损伤结构的确切部位。

当患者侧卧时,横向摩擦力可以较好地用来诱发疼痛或者治疗。2007 年,Askling 和 Thorstensson 研究了不

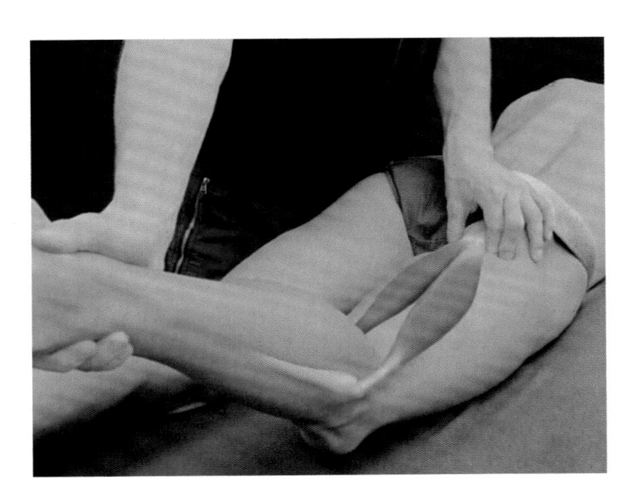

图 5.18 触诊肌肉的共同起点(头)-方法一。

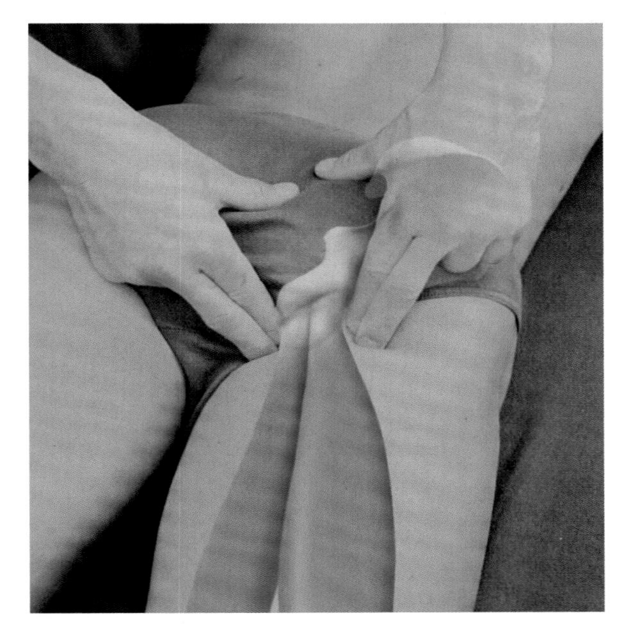

图 5.19 触诊肌肉的共同起点(头)-方法二。

同运动类型患者的腘绳肌损伤,以及损伤位置水平对康复过程的影响:相对于较低位置水平的损伤(短跑者中坐骨结节下 7~10cm),较高位置水平的损伤(舞蹈者中坐骨结节下 1~3cm)需要更长时间的康复。由此,损伤水平的触诊可以提供康复时长的信息。

技术

治疗师选择患者髋关节明显屈曲作为起始体位(SP),此时肌腱起点处于很小的张力,并且在摩擦时一直保持这种状态。如果需要,膝可以延伸得稍远一些。

触诊坐骨结节远侧并且施以横向摩擦。从内侧移动到外侧时需要更大的力度。

建议另一只手在施加压力时予以辅助,减轻疲劳(图 5.20)。

局部触诊——前侧

触诊结构概述

- 外侧股三角
  - –缝匠肌
  - –阔筋膜张肌
  - –股直肌和髂前下棘
- 内侧股三角
  - –缝匠肌
  - –长收肌

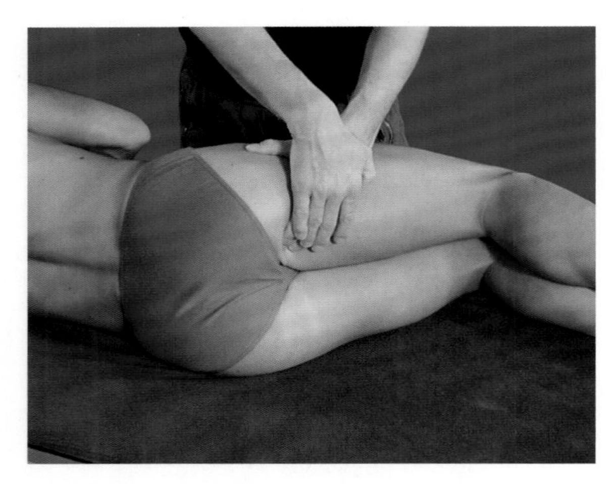

图 5.20 肌肉共同起点(头)的横向摩擦。

- –髂前上棘,腹股沟韧带,股外侧皮神经
- –股神经,股动脉,股静脉
- –髂腰肌和髂耻滑囊
- –耻骨肌近端附着点
- –长收肌、短收肌的耻骨结节近端附着点
- –股薄肌

这个区域分为两个三角以助于定位。这些三角的界限及其内容物是需要被触及的。

外侧股三角

- 缝匠肌。
- 阔筋膜张肌。
- 股直肌腱。
- 髂前下棘(AIIS)。

内侧股三角

- 缝匠肌。
- 长收肌。
- 腹股沟韧带。

触诊流程概要

髋前部局部触诊主要是为了定位软组织结构,即肌腹及其附着点,这些有重要临床意义。

触诊始于大腿外侧股三角(图 5.21)。组成边缘的肌肉需要被准确辨别。深层的结构可以在收缩状态下被定位。

接下来是内侧股三角的触诊。首先仍是确定边缘,接下来是三角内的组织结构(比如神经和血管束)。

初始体位

患者呈仰卧中立位。将一个支撑滚筒放置于膝下;上肢放松置于身体两侧。患者需充分暴露腹股沟区便于触诊。为了触及某些位置,可以主动或被动屈曲、旋转髋关节。

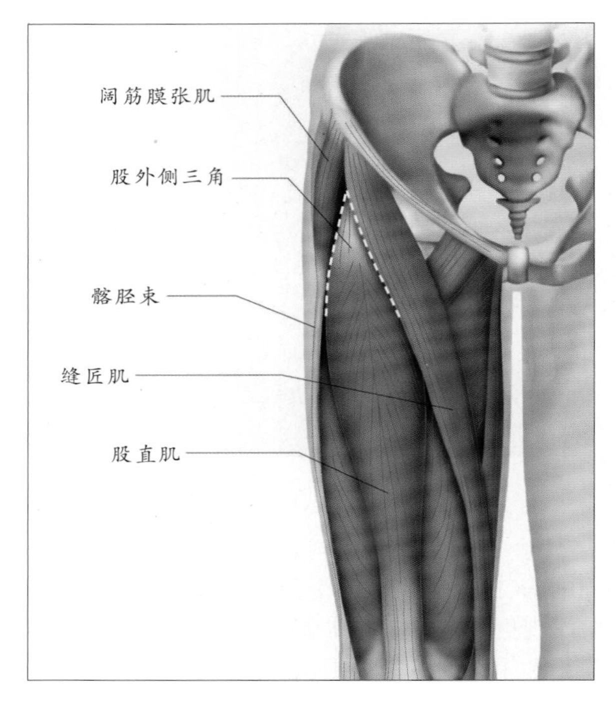

图 5.21 股外侧三角。

各结构触诊

外侧股三角

以下结构组成大腿外侧股三角的边界:

- 缝匠肌外侧缘。
- 阔筋膜张肌前缘。

这个结构实际上并不是一个三角,而是类似一个箭头形状,上部形成一个很锐利的角(图 5.22)。这个三角没有第三条边。髂前上棘是最重要的骨结构,位于箭头处。

技术

缝匠肌

缝匠肌是用来定位的中间肌肉。它呈对角线跨越大腿且分离外侧股三角和内侧股三角。肌肉没有活动时很难发现这些肌肉的边缘。因此,为了使肌肉界限清楚,也为了在大腿中部触及缝匠肌,触诊时需要嘱咐患者适当地收缩肌肉。

缝匠肌和阔筋膜张肌是屈髋肌。主动屈髋可明确它们的位置。为此,指导患者从髋中立位缓慢抬起腿,抬起过程中膝关节可轻微屈曲。

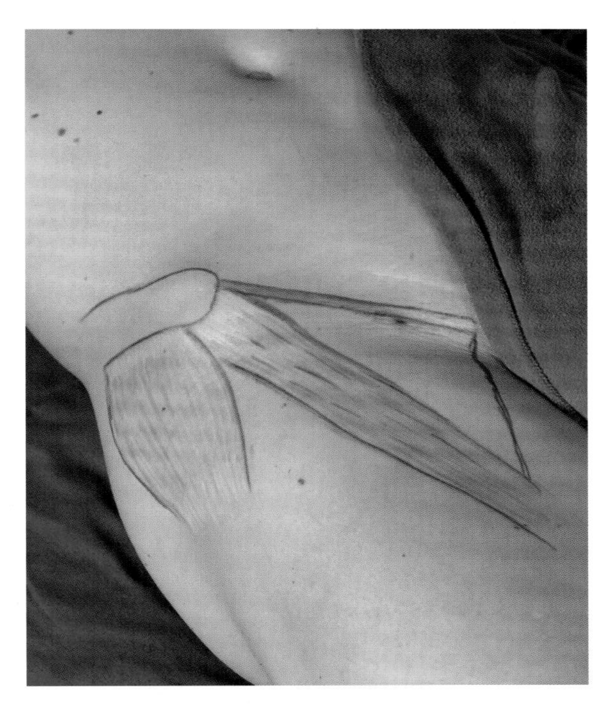

图 5.22 描绘出股外侧三角的结构。

当屈髋加上外旋时缝匠肌可明显突出。沿着大腿中部，缝匠肌肌腹可明显看到。位于大腿远侧 1/2 的缝匠肌仅能在一些很瘦的患者中见到(图 5.23)。

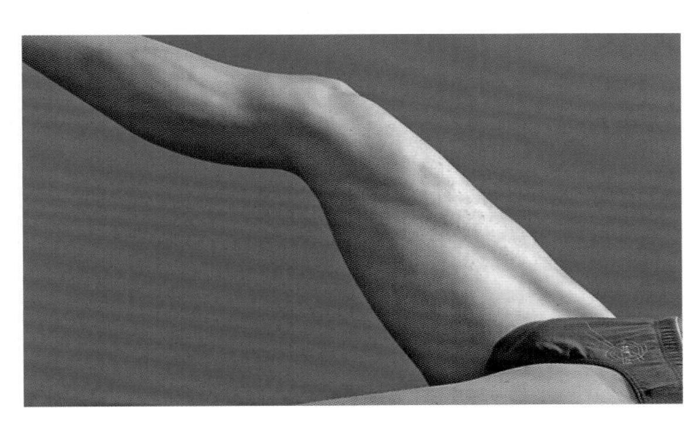

图 5.23 缝匠肌——完整的走行。

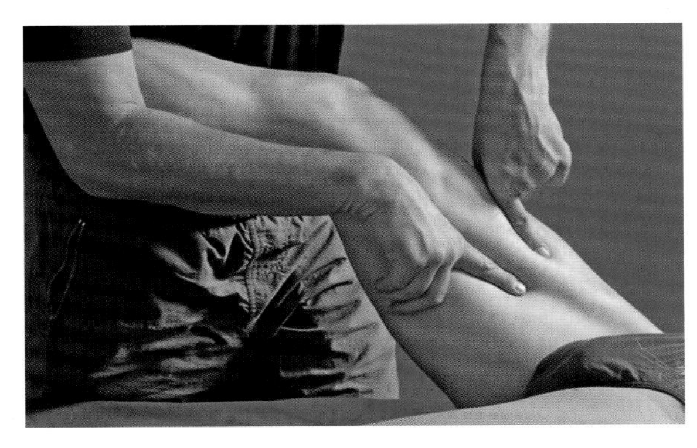

图 5.24 缝匠肌——触诊肌肉的边界。

其内侧缘构成股内侧三角的边缘，其外侧缘构成股外侧三角的边缘(图 5.24)。

在触诊时直到外侧面触及一个软且具有弹性的阻力结构时，缝匠肌的外侧缘可显露更明显。这是阔筋膜张肌的前缘(图 5.25)

阔筋膜张肌

在患者屈腿从外旋变为内旋过程中，阔筋膜张肌变得特别明显。

阔筋膜张肌前缘很容易被触及，而后缘常隐藏在大腿筋膜中(图 5.26)。

肌肉起点延伸为肌腹。阔筋膜张肌不仅涉及髂前上棘，如解剖书上详细说明的，而且是髂嵴的大部分，这点很重要。

股直肌和髂前下棘

阔筋膜张肌和缝匠肌的肌肉边缘在上端相交，形成一个像箭头的倒 V 形状。尖端很容易在缝匠肌稍下方的髂前上棘的下方发现。股直肌形成这个不完整三角形的底面(图 5.27)。

阔筋膜张肌和缝匠肌汇合处，股直肌腱的起点消失在组织深部，头朝向髂前下棘。

为了触及这个附着点，检查侧下肢需要被动屈髋约 90°，而且小腿需要维持在一个水平位(图 5.28)。

患者在此过程必须完全放松腿部。利用另一只手

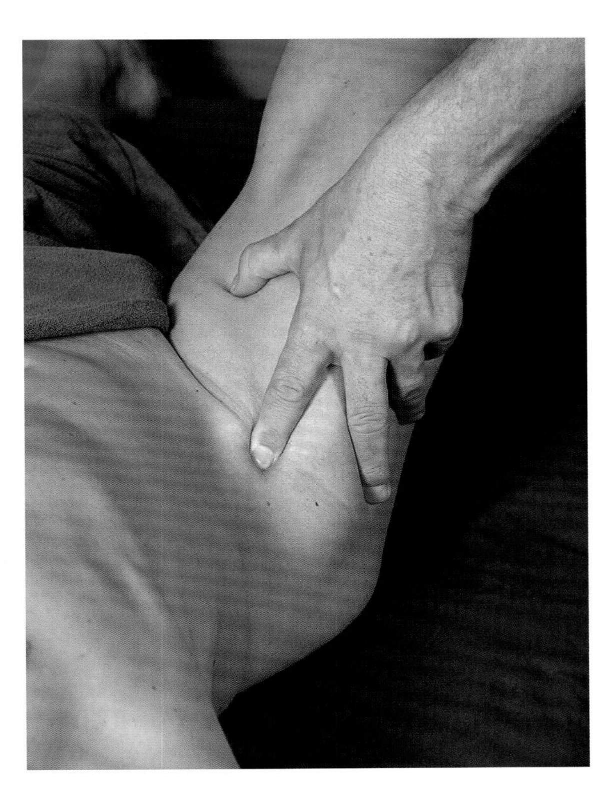

图 5.25 股外侧三角的顶端。

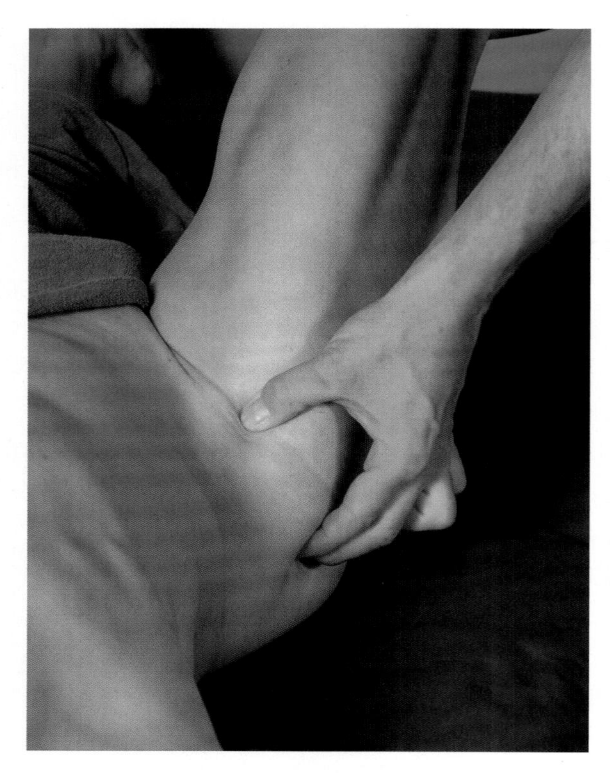

图 5.26 阔筋膜张肌的边界。

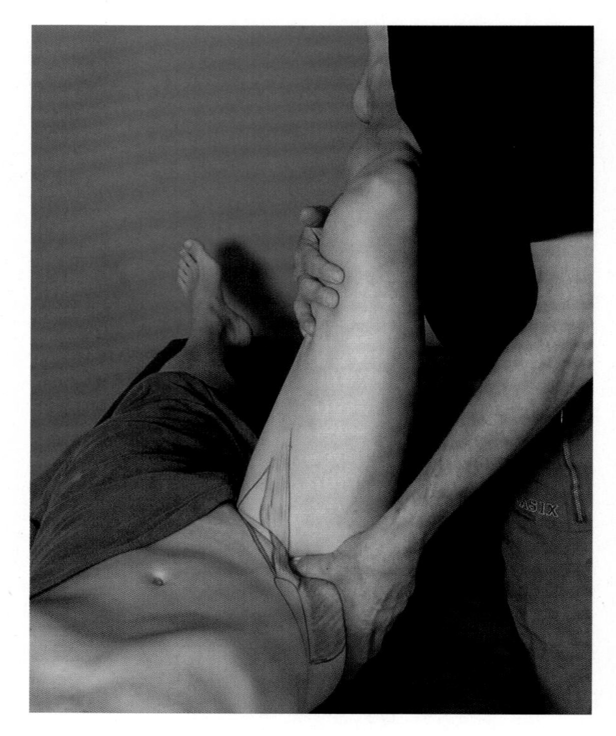

图 5.28 股直肌肌腱起点的触诊。

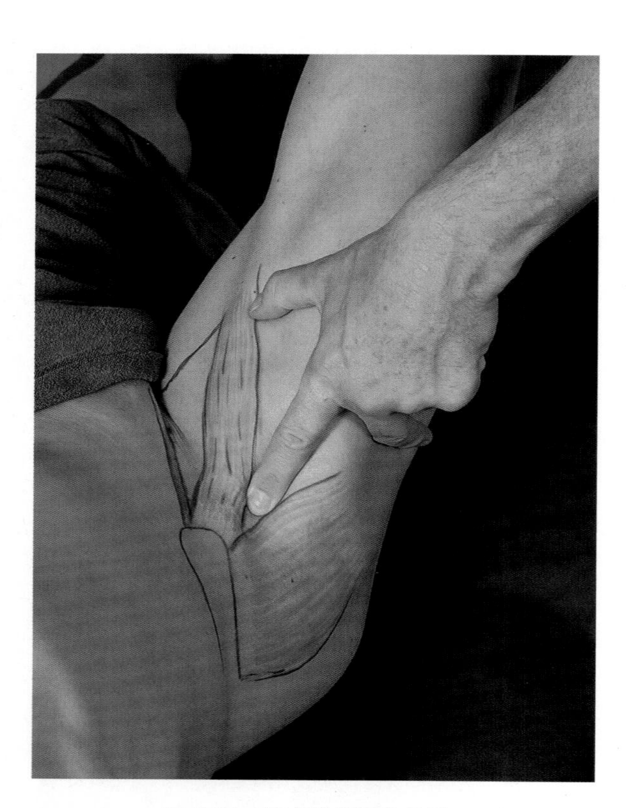

图 5.27 股直肌肌腱的触诊。

的大拇指，治疗师横向触诊位于三角顶点（也就是箭头的尖端）深处的组织，施加轻微的压力，试图定位股直肌腱。这条肌腱相对周围组织更坚硬。股直肌触诊起点位于距髂前上棘远端一横掌的位置。距髂前上棘5~6cm，股直肌降到缝匠肌深面附着于髂前下棘，即髂前上棘内侧远端约4cm处（图 5.29）。

提示

在膝关节有节奏地轻度屈伸，就像做朝天花板踢球的动作时，肌腱很容易被定位。在此运动过程中，髋部周围屈肌保持放松状态，股直肌是唯一激活的肌肉。

一旦发现肌腱，治疗师顺着肌腱到达髂前下棘。触及到一个骨性结构时就表示触及到髂前下棘。用扁平的手指对髂前下棘施以压力，整个骨盆都会移动一点。

内侧股三角

内侧股三角内可触及到以下结构（图 5.30）：

- 腹股沟韧带。
- 长收肌外侧缘。
- 缝匠肌内侧缘。

尤其是以下结构可被定位（从外到内）：

- 一部分髂腰肌，髂耻滑囊。
- 股神经，动脉，静脉。
- 耻骨肌的近端附着点（起点）。

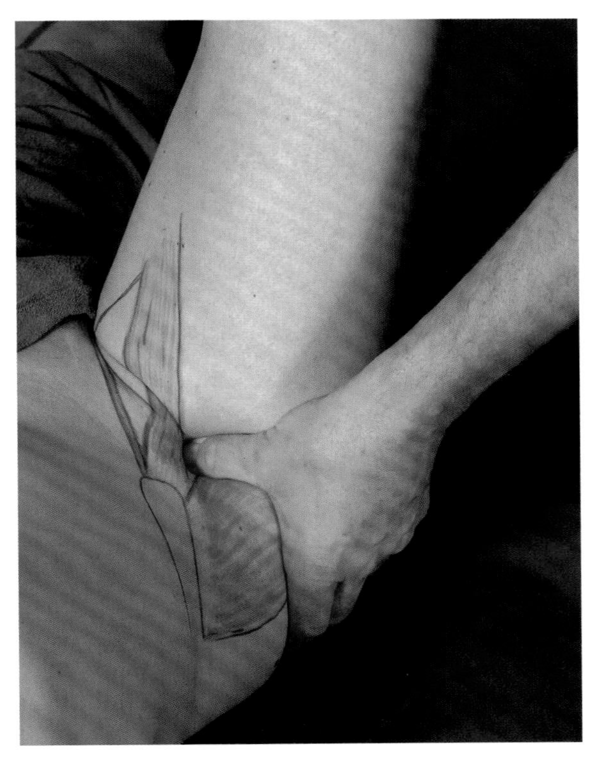

图 5.29 髂前下棘(AIIS)的触诊。

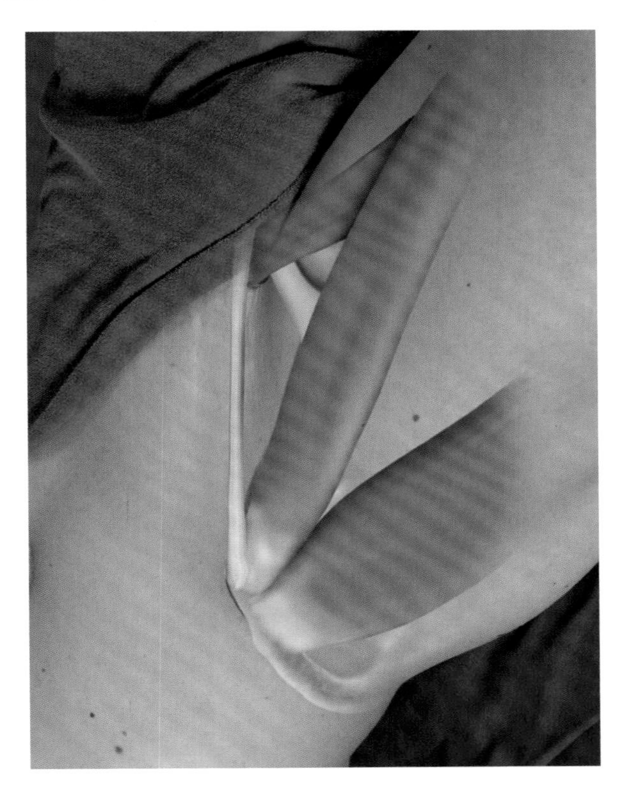

图 5.31 股内侧三角的图示。

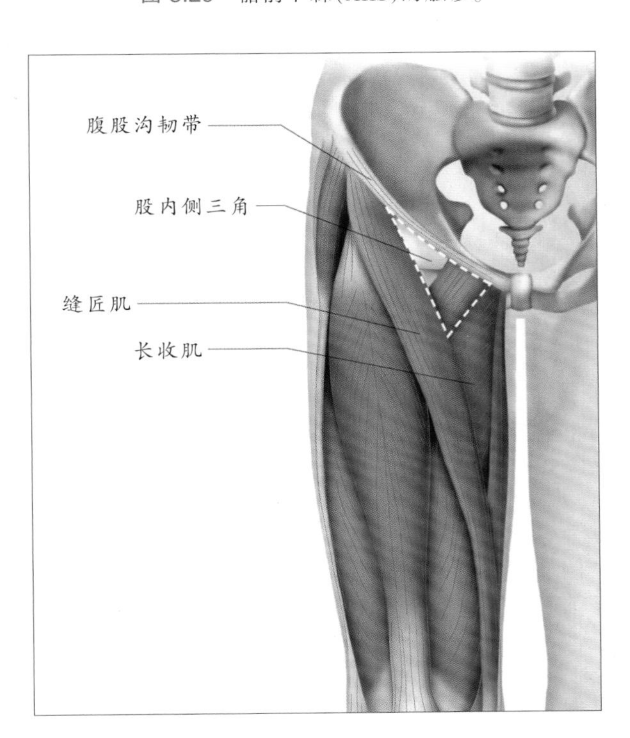

图 5.30 股内侧三角。

- 长收肌的近端附着点(起点)。
- 股薄肌全程。

技术

缝匠肌

缝匠肌是定位内侧股三角的重要结构(图 5.31),可以采用上述方法定位,缝匠肌一直延续到股骨最远端,沿着缝匠肌的内侧缘可以触及股骨中点。

长收肌

髋关节适当屈曲并外展 45°,维持这一姿势时所有的内收肌等长收缩。

长收肌是内收肌群中最主要的一块肌肉(图 5.32),长收肌的前面构成内侧股三角的边缘。

> **提示**
>
> 如果患者在做上述动作时仍不能清晰地看到或触诊到长收肌的肌腹,可以在膝关节内侧施加适当阻力,让长收肌做等长收缩,这样便可以明确触诊长收肌。

髂前上棘、腹股沟韧带、股外侧皮神经

腹股沟韧带构成了内侧股三角的最后一条边,腹股沟韧带起自髂前上棘,止于耻骨结节,邻近耻骨联合的上外侧缘。腹股沟韧带是许多筋膜的融合体,因此当垂直触诊时,腹股沟韧带并没有明显的边缘。

通过触诊硬度,髂前上棘可以与韧带明显区分开。

大拇指置于髂嵴上,沿着髂骨向远端内侧移动,直到触摸到一圆形骨性凸起即为髂前上棘(图 5.33 和

图 5.34)。此时从远端扣住髂前上棘,可触及一扁平弹性组织即为腹股沟韧带(图 5.35 和图 5.36)。

在髂前上棘的内侧、腹股沟韧带下方可触诊到股外侧皮神经 (直径约 3mm), 据文献报道 (Dias Filho 等,2003;Doklamyai 等,2008), 股外侧皮神经距离髂前上棘 0.7~1.6cm,距离股动脉 5~6cm。

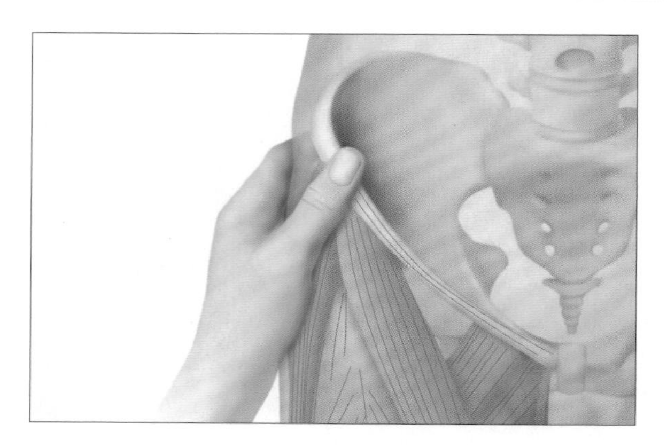

图 5.34 髂前上棘的触诊。

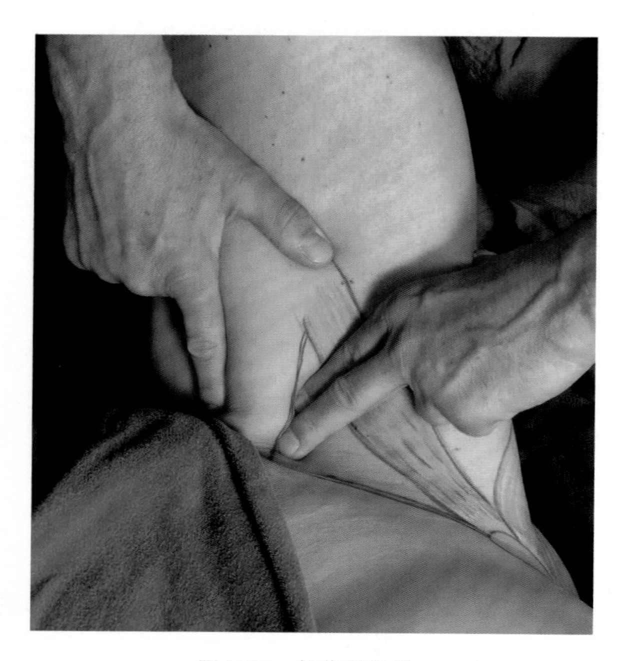

图 5.32 长收肌边界。

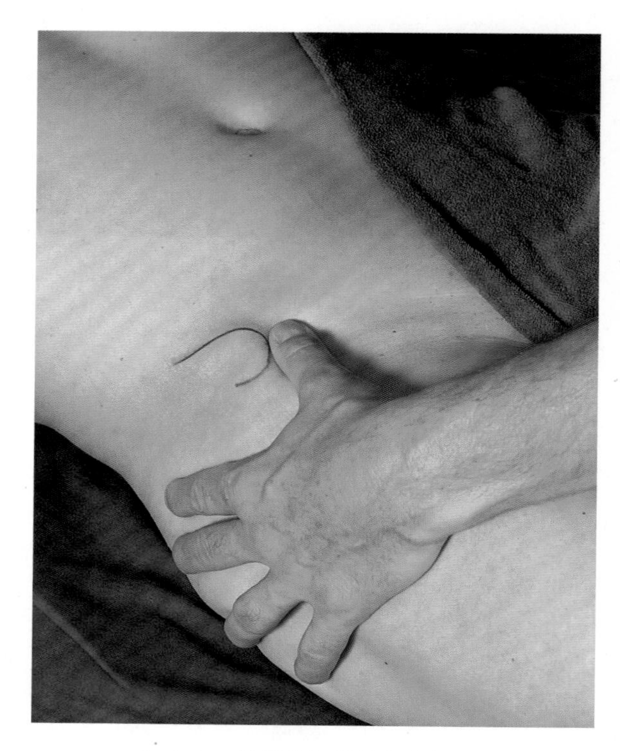

图 5.35 腹股沟韧带的体表触诊。

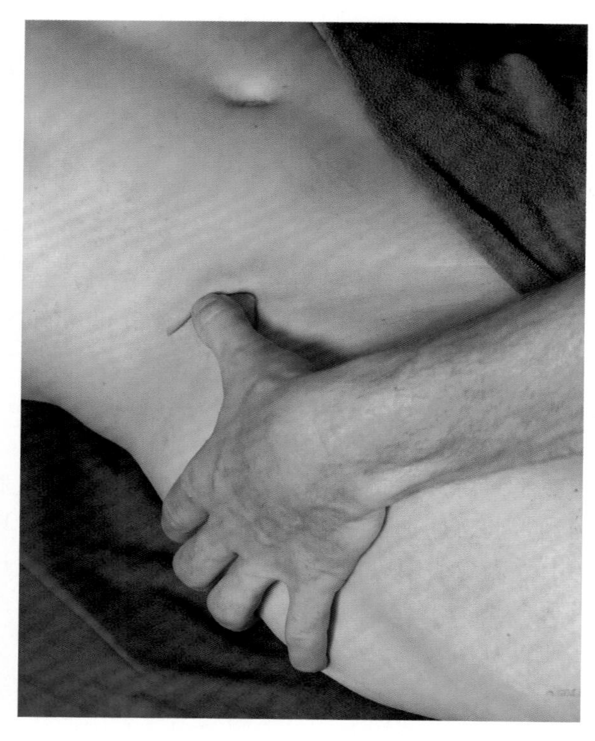

图 5.33 ASIS 的体表触诊。

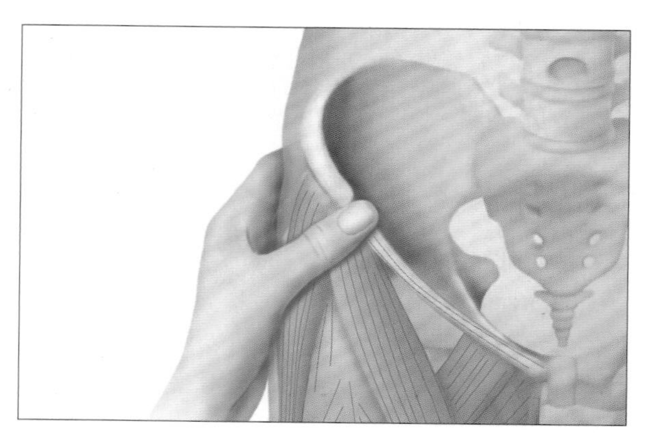

图 5.36 腹股沟韧带的触诊。

横向触诊时可以感觉到股外侧皮神经在指尖下来回滚动。股外侧皮神经与髂肌相伴而行，穿过腹股沟韧带下方，于髂前上棘处向外侧成一定角度延伸至股骨远端，支配该部位约一横掌宽度的皮肤感觉(Trepel,2004)。然而股外侧皮神经的主干和分支的位置在不同个体间存在差异，因此有时无法触及股外侧皮神经。腹股沟外侧区域的长期压迫会反复刺激股外侧皮神经(感觉异常性股痛)。

上述介绍了内侧股三角的边缘结构，下文将叙述内侧股三角内部的组织结构。

股神经、股动脉和股静脉

股动脉是内侧股三角最好的定位标记，通过股动脉可以定位其他神经血管束和肌肉组织(图 5.37)。

股动脉主干从腹股沟韧带中点处进入内侧股三角，一直延伸至内侧股三角的顶点。通过股动脉还可以定位股骨头，髋关节内侧缘位于股静脉的正下方，而股骨头位于股动脉外侧 15~24mm 处的正下方(Sawant 等，2004)。

触诊时用一只或两只手指的指腹轻度按压腹股沟韧带中点下方(图 5.38)。

以一只手指的指腹体会股动脉的搏动。股神经紧邻股动脉的外侧，而股静脉位于股动脉内侧。

髂腰肌与髂耻囊

髂腰肌的一束位于股神经、股动脉和股静脉的外侧，缝匠肌内侧缘与腹股沟韧带形成的夹角处。将拇指置于该处，髋关节屈曲，可以触及腰大肌的肌腹。一般屈曲 45°就足够了，脚放在板凳上，被动稳定住大腿。如图 5.39 所示，该点的正下方为髂耻囊，其位于髂耻粗隆或髂耻结节上，轻度按压会感觉疼痛。髂耻囊下面是髋关节囊。

耻骨肌近端止点

在股动脉和股静脉内侧，耻骨肌线的边缘可以触及耻骨肌的止点。治疗师前臂旋前，示指或中指与对侧腹股沟韧带平行，指腹朝向耻骨上支，向对侧髂前上棘施加压力，同时由内向外摩擦(图 5.40)。

> **提示**
>
> 治疗师在施加压力时要注意患者的反应，因为任何压力都会造成患者的不适感。本文所述的触诊方法均会诱发疼痛，但同时也可以治疗肌腱炎。

长收肌与短收肌的耻骨结节近端止点

长收肌的远端止点、肌腱、肌肉以及肌腱肌肉交界处均会发生激惹。首先我们要找到长收肌的近端止

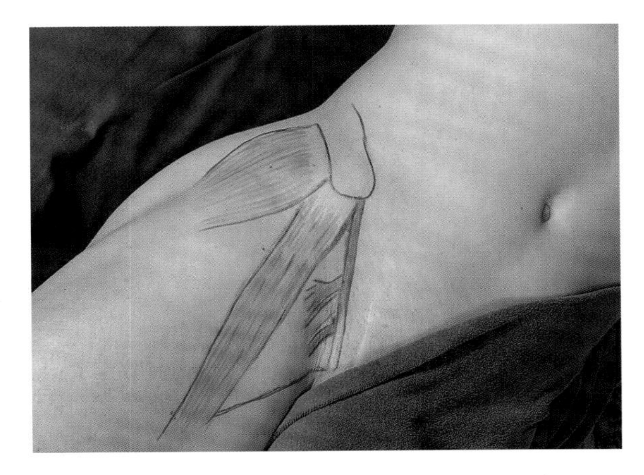

图 5.37 在股内侧三角内的股动脉，静脉和神经。

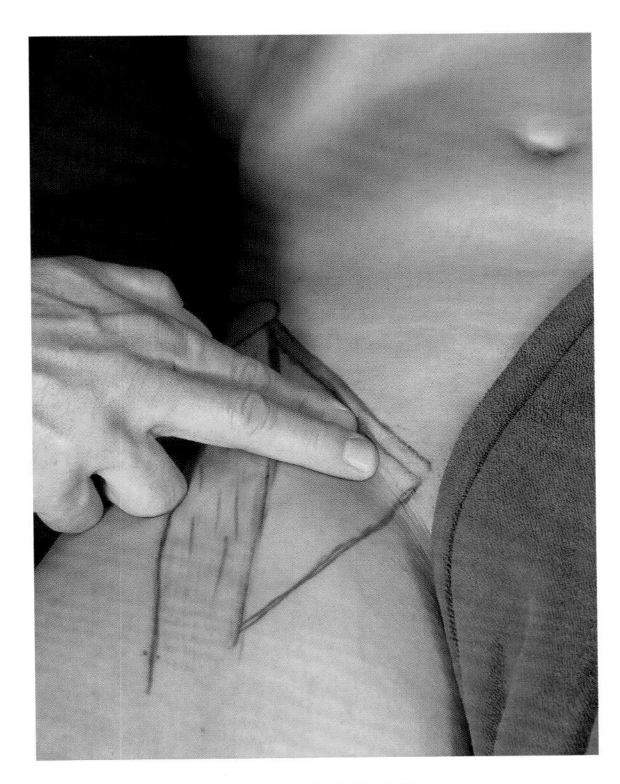

图 5.38 股动脉触诊。

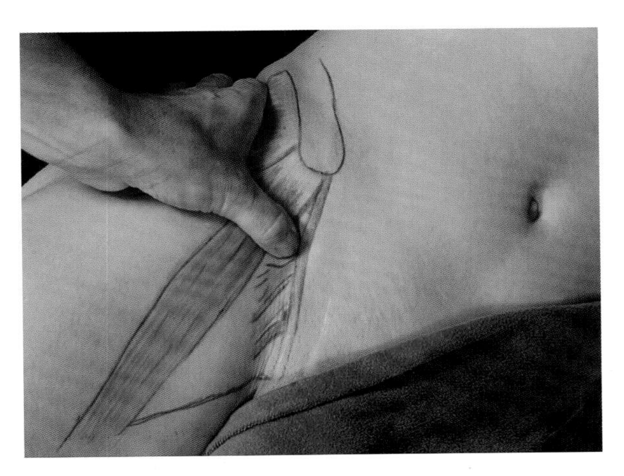

图 5.39 可触及髂腰肌。

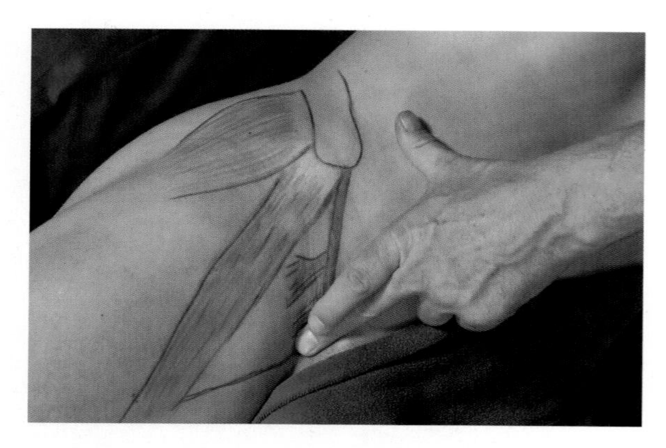

图 5.40 耻骨肌触诊。

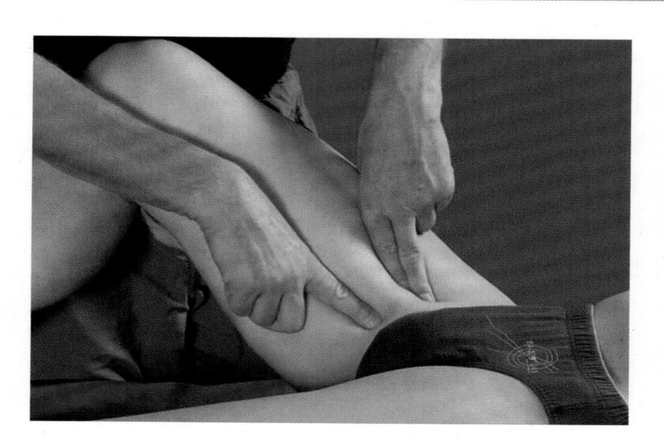

图 5.42 长收肌边界。

点耻骨结节,手指置于耻骨肌线稍内侧(图 5.41)。耻骨结节位于耻骨联合的头盖部,其形状为一明显的较大凸起,因此从各个方向触摸都可以找到耻骨结节。长收肌的肌腱止于耻骨结节的下部,耻骨肌放松时即可触诊到其肌腱。前臂旋前将手指移动到耻骨结节,并向对侧髂前上棘施加一定压力,向内上方施加压力,由后向前横向摩擦。长收肌主动收缩以确认定位是否准确,长收肌主动收缩时触诊的手指会被推开。如果长收肌的止点形状不典型,也可以用上述方法(图 5.42)先找到长收肌的肌腹,然后顺着肌腹往近端找到其止点。

长收肌的肌腱也可能出现变异,分为两条肌腱。肌腱相对坚硬,而肌肉肌腱连接部则相对比较柔软,因此很容易区分肌腱与肌肉肌腱连接部。前文在叙述内侧股三角边界时已经介绍过长收肌肌腹的定位。

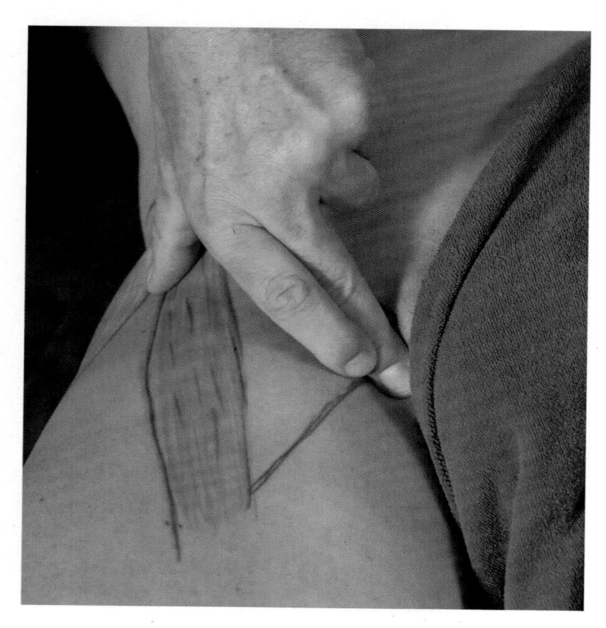

图 5.41 耻骨结节触诊。

短收肌位于长收肌后方,深度按压可以触诊到短收肌(此处不再赘述),其止点位于长收肌止点的前方。

股薄肌

为了在位置和走行上区分长收肌与股薄肌,首先要暴露出长收肌肌腹。

患者仰卧位保持膝关节屈曲等长收缩,长收肌的肌腹便清晰地凸显出来。

然后要求患者足跟向治疗床(并朝向同侧臀部)移动,此时便可以看到拉紧的股薄肌肌腹(图 5.43),因为膝关节主动屈曲时有股薄肌的参与,然后顺着股薄肌肌腹可以触及其位于耻骨联合下方耻骨下支的止点,采用与检查长收肌同样的方法进行横向摩擦。

提示

如果上述方法无法准确定位股薄肌,治疗师可以采用交互抑制的方法。要求患者膝关节与髋关节轻度屈曲,并将膝关节置于身体一侧。治疗师在膝关节外侧给予适当阻力。要求患者保持膝关节位置不变,此时外展肌收缩。根据交互抑制原则,所有的内收肌均放松。

然后让患者主动屈曲膝关节,此时便可以清楚地看到股薄肌肌腹。

局部解剖学提示

内收肌附着于耻骨支上,排列形似马蹄,可以概括为“PELOGRAM”。

PE 代表耻骨肌(pectineus),LO 代表长收肌(adductor longus),GRA 代表股薄肌(gracilis),M 代表大收肌(adductor magnus),只有短收肌不包含在内。

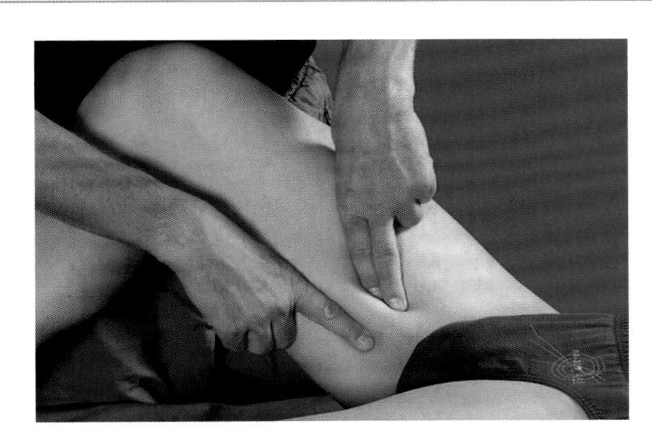

图 5.43 股薄肌边界。

评估与治疗提示

当患者内收抗阻试验阳性时，首先要通过对肌腹和肌腱起止点的触诊精确定位疼痛产生的部位，然后采用 Cyriax 横向摩擦手法治疗病理状态下的软组织。

但是，治疗师在诊断肌腱疾病时首先要排除耻骨联合激惹导致的相关问题，因为耻骨联合区域的激惹产生的疼痛可以扩散到下腹部、会阴区、肛周以及内收肌。

如果患者在髋关节中立位或轻度屈曲位下内收抗阻试验阳性，建议用治疗腰带固定住骨盆（图 5.44）再进行一次测试，两次施加相同的阻力。

若第二次测试时疼痛明显减轻，可以推测病变的部位为骶髂关节或者耻骨联合。

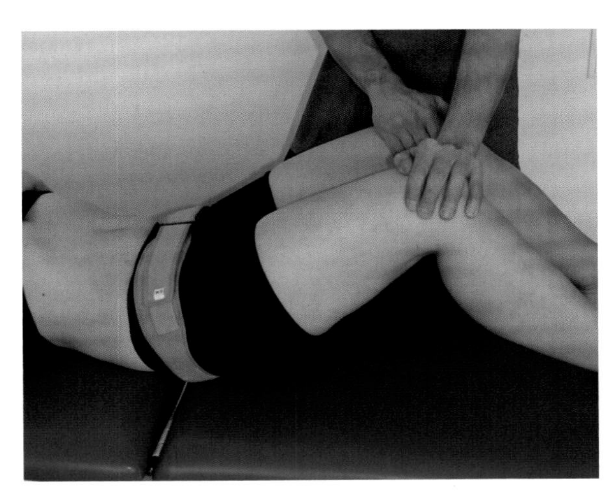

图 5.44 耻骨联合病理状态的鉴别。

思考题

在学习过本章的内容之后，你应该能回答下列问题：

1.髋关节内翻和外翻分别导致髋关节什么病理状态？

2.哪一块肌肉对于大腿前侧的一般定位尤为重要？

3.哪些结构围成了内侧股三角？

4.哪些骨性标志与腹股沟韧带相关？

5.在哪一点股外侧皮神经跨过腹股沟韧带？

6.治疗师如何定位股直肌的附着点？

7.在哪个部位可以触及髂耻囊？

8.哪些结构穿过腹股沟韧带走行于血管腔隙或肌腔隙？

9.哪个结构可提示髋关节或股骨头的位置？

10.起于耻骨的内收肌名称和顺序有助于记忆。PELOGRAM 代表什么？

11.如何定位短收肌？

12.什么肌肉收缩可用于鉴别股薄肌与长收肌？

13.坐骨结节的空间方向是什么样的？

14.如果患者主诉在抗阻收缩内收肌疼痛时，内收肌症状和耻骨联合病变不能排除。如何鉴别两者呢？

（鲁俊 译 王红星 校）

第 6 章 膝关节

膝关节的特征和功能

膝关节不仅是人体中最大的关节,也是生物力学最复杂的关节。其两端连接最长的骨头,并且具有最大的关节腔、最大的籽骨(髌骨)和最大的关节囊(Matthijs 等,2006)。治疗师们在日常工作中经常需要治疗此关节。膝关节创伤后和术后治疗几乎是每个康复诊所或物理治疗工作中的一部分。

相比较来说,膝关节手术的数量大得惊人。膝关节常见的手术治疗指征包括关节面破坏、韧带复合体和半月板损伤。在美国,每年有超过 30 万例全膝关节置换手术(ChimutengwendeGordon,2012)。在德国,平均每 10 万人中就有 213 例接受膝关节手术(OECD Health Data,Eurostat Statistics Database,2012)。

除了进行常规的术后治疗,治疗师还会处理一些创伤性和非创伤性的关节病变。初诊时难以根据关节症状进行分类,这就需要系统和专业的精细检查程序。目标导向的触诊结合系统的询问和判断,对鉴别症状部位和原因非常重要。

膝关节不仅要锁定稳固下肢,使其成为一个稳定的承重立柱,还应具有很好的活动性,这是下肢关节功能的基本要素之一。这个要素在膝关节中尤为重要。

膝关节的活动性需要大范围的屈曲来缩短足和身体间的距离。在一些日常活动中,如深蹲、爬楼梯或者上汽车,这都说明为何大角度的屈曲是必需的。

膝关节活动性第二种形式是膝的旋转。该运动与膝关节屈曲角度相关联,并且仅出现在屈膝 20°~130°时。在屈膝 20°到膝完全伸直,膝关节被锁定在终末旋转位。当腿承重且在膝末端伸直位时,股骨内旋。在开链运动中,膝末端伸直时,胫骨外旋。如果膝末端伸直时可以主动旋转,这将可能是以牺牲稳定性为代价,而稳定性在在膝伸直位尤为重要。

足的旋转能力主要与膝关节相关,除此以外,其他部分的旋转出现在由距跗关节和跗横关节组成的运动复合体中。

膝关节中胫骨旋转能力对膝关节骨的结构有特别的要求。小腿在膝关节处的轴向旋转需要一个中央旋转柱(主要是后交叉韧带),一个平坦的旋转平台(胫骨近端)和几乎仅有一个接触点的关节面。

平坦的旋转平台导致关节面间高度不吻合。如果胫骨关节面曲度更大,膝关节也不能旋转。尽管关节面的不吻合促进旋转,但膝关节的稳定性和负荷传递会受到挑战。半月板使膝关节功能得以完善,其形成可滑动的关节窝以平衡关节面间点状接触,并润滑关节。

由于关节稳定性不再依赖骨性结构,而是由内、外部的韧带结构(交叉韧带和侧副韧带)和辐射至关节囊(动力化)的肌肉来承担此功能。所有的这些韧带结构相互作用以增强稳定性(Matthijs 等,2006)。

交叉韧带主要负责膝关节矢状面的稳定性。此功能可通过在矢状面的测试(抽屉试验、拉赫曼试验)来评估。这些韧带也通过调整张力来控制屈膝时关节的运动和限制膝内旋程度。

侧副韧带和后部关节囊的功能是维持膝关节在额状面的稳定性。

关节不同胶原结构的动力化与整合特性并不是膝关节特有的,然而在此区更为明显。张力释放与整体特性在本文中指肌肉、有时指肌腱,它们与关节囊或半月板相连。当肌肉收缩时,关节囊的不同部位承受不同张力并被牵张。在膝关节主动运动时,股骨髁不仅在胫骨半月板上前、后方向上转动,肌肉收缩也牵拉半月板,引起其运动。

膝关节治疗的一般应用

可能的病变节选

由于列出膝关节区域所有类型的疾病和损伤已经超出本书的目的和范围。因此,以下只列出最重要的部分:

- 运动时关节囊性和非关节囊性限制。
- 松弛或不稳定。
- 半月板创伤和退行性病变,半月板侧角撞击。
- 韧带损伤或韧带过度使用综合征。
- 肌肉损伤或肌肉过度使用综合征(包括肌腱和肌腱止点)。
- 胫股关节关节软骨疾病(例如,骨关节炎或骨软骨病剥脱性骨炎)。
- 髌股关节病变(例如,髌骨软化或髌股疼痛综合征)。

常见评估与治疗技术

- 对运动时存在的限制因素进行评估和松动。
- 提高关节不稳定疾病的肌肉活动轨迹。
- 治疗韧带和肌肉的损伤或合并肌肉和韧带承受负荷过大的症状。

高发病率的韧带、肌腱和滑囊激惹或损伤常以特定的术语形式出现，如跑步者膝（髂胫束摩擦综合征）、跳跃者膝(位于髌骨顶点处的髌腱止点肌腱病)、女仆膝(髌前滑囊炎)。

解剖学与生物力学基础知识

治疗师必须掌握基本的解剖学知识以便找出膝关节及其周围的相关重要结构。通过培训、学习和临床经验积累，治疗师对大部分骨和韧带结构很熟悉。重要的是培养良好的空间感,以便于从不同角度来思考重建关节。膝关节构造复杂性的描述超出本书的介绍范围。因此,接下来仅讨论基本的概念。

膝关节可被分为胫股关节和髌股关节。

胫股关节结构

在胚胎学上,膝关节源自内、外侧间室。原始滑膜分隔壁在发育过程中逐渐消失,仅留下滑膜皱襞。然而,由于该解剖和功能上的原因,这种原始的划分仍然继续使用。通常外侧间室可动性更强。轻度凸起的胫骨外侧髁,可动性更强,并且呈O型的易变形的外侧半月板可以证明外侧间室可动性强。

在额状面,膝关节可分成三个层次(Matthijs 等,2006):

- 胫股关节:在股骨髁和胫骨髁之间选择性地直接接触。
- 半月板股骨关节:在股骨髁与半月板间接触。
- 半月板胫骨关节:在胫骨髁与半月板间接触。

相关的关节囊部分也以相同的方式描述，例如,半月板股骨关节囊部分。

股骨远端部分变宽且有两个髁(图 6.1)。这可使膝关节归类为髁状关节。然而,由于膝有屈曲、伸展、内旋、外旋运动,它必须被归类为轮状屈戌关节。股骨内侧髁比外侧髁长,以补偿股骨倾斜位置。相较而言,股骨外侧髁位置较靠前,提供抵抗髌骨向外侧活动的阻力。

两侧股骨髁一起构成了髌股关节一部分——髌骨面沟。向远端和后侧,两侧髁偏离形成髁间窝,20~22mm 宽(Wirth 等,2005),是交叉韧带的止点部位。双侧股骨髁是呈凸状的。在矢状面,股骨髁的曲度向后增加(图 6.2),这种曲度变化在外侧髁更加明显。因此,股骨髁与胫骨髁的关节接触面在屈曲位小于伸展位。股骨髁有一条印记线,即终末沟,在膝关节伸直末端时指向胫骨和半月板前角。在承重位时,半月板上的压力

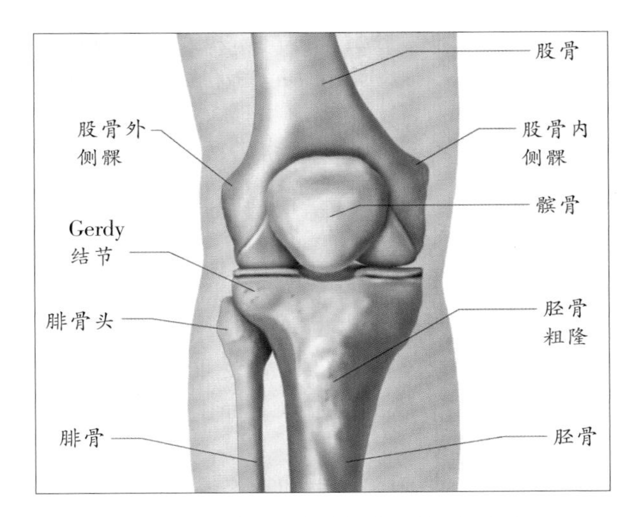

图 6.1　骨性标志点的影像图片,前面观。

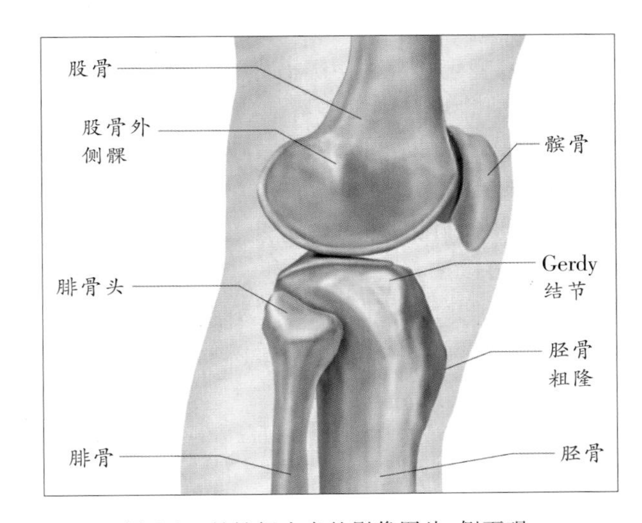

图 6.2　骨性标志点的影像图片,侧面观。

和胫骨外旋启动终末旋转——伴有股骨内侧髁向后呈较长距离的滑动——从而促使股骨内旋。在膝关节的近端,股骨有内、外上髁,是侧副韧带的附着点。

胫骨近端呈棍状扩大(见图 6.1),由两个关节软骨覆盖关节面(胫骨髁)、髁间区及髁间隆起构成。这些部位是两个半月板和两条交叉韧带的附着点。从额状面来看,双侧胫骨关节面呈轻度凹型。在矢状面,内侧关节面仍是凹的。相反,外侧关节面呈轻度凸起,形成了外侧间室关节运动学中的滚动成分。再者,从矢状面来看,胫骨平台偏离胫骨纵轴约 10°(Matthijs 等,2006)。在胎儿此角度是 45°,之后在不同个体间退化至不同角度。因此,该角度变化很大。在近端胫骨,有两个粗大的区域是两个强壮的韧带的止点:髌韧带的止点胫骨结节和髂胫束的主要止点 Gerdy 结节。这两个粗隆和腓骨头构成等边三角形。

有时,在膝关节也会发现另一块籽骨。腓肠豆骨在股骨外侧髁水平嵌入腓肠肌外侧头。相关报道腓肠豆骨作为骨的发现率为 8%~20%(Petersen 和 Zantop,2009)。如果腓肠豆骨不以骨的形式出现,则会以纤维或纤维软骨结构形式出现。其与后关节囊重要的韧带结构(腘斜韧带、弓状韧带、腓肠豆骨腓骨韧带)相连。

半月板,像一个可动的垫子,来增强股骨髁和胫骨间的吻合度。当关节负重时承受重量,在运动时促进关节滑液在关节髁的关节软骨面间流动,从而给关节软骨提供基本营养。

交叉韧带作为中间立柱或关节囊内韧带,控制着膝关节运动以确保膝关节在矢状面运动的完整性并限制内旋。它们通常起自股骨髁间窝,止于胫骨髁间区。它们由一些抗高强度张力,螺旋形的Ⅰ型胶原纤维束组成,包裹于滑膜内。严格地讲,它们位于纤维关节囊(关节内),无法与关节滑液直接接触(滑囊外)。交叉韧带的部分结构是等长的,在每个关节位置都保持紧张(伴随束)。其他部分在运动末端才参与发挥稳定作用(安全束;Fuss,1989)。

关节囊可以按多种方式细分。可按浅层和深层或者按照方向来区分。有一种划分方式如下:

• 内侧关节囊部分由内侧副韧带来加强(除了在关节囊水平处)。

• 外侧关节囊部分则不能直接得到外侧副韧带的加强。

• 前部关节囊由髌韧带、纵向和横向的支持带、髌骨半月板韧带来加强。前部关节囊形成的髌上皱襞止于后下部髌骨底,在膝屈曲增加时促使髌骨向下移动多达 8cm。

• 例如,通过外侧弓状韧带和内侧腘斜韧带来加强后部关节囊。

冠状面的保护由侧副韧带和后部关节囊提供,在膝伸直时所有成分都紧张。后部关节囊主要在膝完全伸直时提供主要保护,而侧副韧带则在膝开始轻度屈曲时通过对抗内翻、外翻应力来提供主要的稳定性。两条侧副韧带在形态学上不同却能协同作用来限制膝外旋。

内侧副韧带股骨端起点在股骨内上髁和内收肌结节,并在关节面水平明显增宽(3~4cm)。根据 Liu 等(2010)研究,内侧副韧带从关节面水平向下延伸至胫骨内侧面约 6.2cm,且位于鹅足浅层的下方。它有浅层部分(前部)和深层部分(后部)。浅层部分在膝屈曲时扭曲,因此在关节面水平可触诊到凸起。后部与内侧半月板基部紧密接触。

外侧副韧带相对较短(约 5cm),圆形,较薄。与关节囊或半月板无接触。其接触点位于股骨外上髁和腓骨头。

髌股关节结构

髌骨是人体内最大的籽骨,从冠状面看时,其基本上呈三角形(图 6.3)。髌骨的圆形底部约 1.5cm 厚。在功能上髌骨后部是髌上滑囊止点,髌骨前部是股四头肌最大部分的止点。在屈膝 90°时,髌骨的底部是平坦的,并且与股骨干平行。因此,髌骨底部的前缘较后缘更容易触诊。底部外缘以突出的角:髌骨内、外极为界。从此处开始向髌尖部逐步变窄,髌尖部通常位于胫股关节面水平。髌骨远端 1/3 是髌韧带的止点,髌韧带部分纤维止于髌骨边缘,也有小部分纤维止于前后关节表面。髌骨后关节面的中间位置是纵行嵴,内、外侧关节面由此延伸出去。这些部分构成髌骨的关节面。纵行隆突与股骨髌面髁间沟相关节,在膝伸直时它们相互接触。在膝屈曲增加时,髌骨外侧关节面在股骨髁上滑动。在膝大范围屈曲时,髌骨运动可归类为:

• 向下滑动,多达 8cm。
• 移位,从外侧向内侧移动,然后再向外侧移动。
• 倾斜,沿着纵轴倾斜。
• 髌骨尖向内侧旋转,与胫骨内旋终末位置一致。

近端胫腓关节

与肘关节相比,下肢中间关节中只有一块骨头,即胫骨,与下肢近端部分的骨头——股骨形成关节。腓骨与后外侧胫骨头构成微动关节;其关节间隙方向为从前外侧向后内侧,约呈 45°角(见图 6.2)。在一些个案中,此关节窝与胫股关节窝相连,因此应该将近端胫腓关节看作膝关节一部分。从功能上讲,近端胫腓关节是胫跗运动复合体的一部分,并伴随着足背屈、跖屈和其他相关运动,尤其是在足前后方向上的

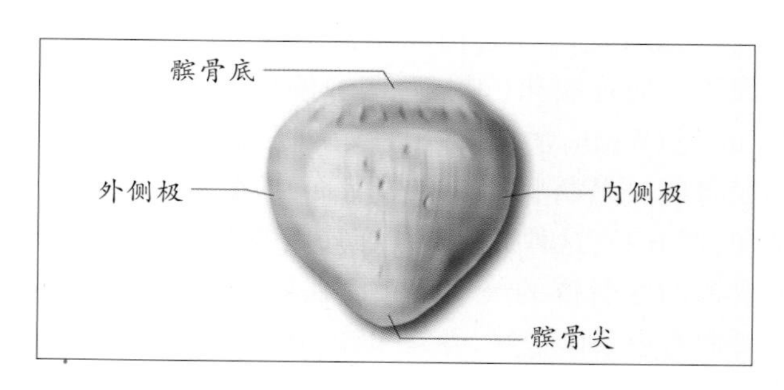

图 6.3 髌骨部分——前面观。

运动。韧带结构保护膝关节，且提供力矩，并作为一些肌肉的止点，尤为重要的肌肉是股二头肌。股二头肌基本作用之一就是使近端胫腓关节产生移位效应。

膝关节周围肌群

股四头肌是膝关节中最重要的伸膝肌（图6.4）。它的肌纤维部分止于髌骨底部前方，也通过髌骨和髌周以纵行支持带向前止于胫骨。股内侧肌，部分起自大收肌肌腱(Scharf 等，1985)，对向外运动趋势产生主动阻力。随后，其止于髌骨内侧主要的稳定结构——内侧髌股韧带（Panagiotopoulos 等，2006）。股外侧肌——可能是人体内最大的单一肌肉，以5cm长的肌腱止于髌骨底外侧缘。收缩时增厚的肌腹将髂胫束从内侧向外侧推。在股直肌深部，是股四头肌分支之一，股中间肌，它是环绕关节的肌肉。它的肌纤维辐射至髌上囊。在主动伸膝时，使髌上囊伸展，避免髌股关节撞击。

膝关节屈曲肌群特点明显，它们是内旋和外旋肌群(图6.5)。坐骨-小腿肌肉(腘绳肌)可认为是屈曲主动肌，鹅足(缝匠肌和股薄肌)的远端部分、腓肠肌近端和腘肌协同作用。菱形腘窝近端结构的一半由坐骨小腿肌在大腿的远端构成。

股二头肌是主要的外旋肌，其肌腱止点分布变化很大。主要止点位于腓骨头(图6.6)、小腿筋膜和胫骨(Tubb 等，2006)。其肌纤维包绕外侧副韧带，一些肌纤维辐射至膝关节弓状韧带和腘肌肌腱。也有相关描述指出其止于外侧半月板后角。

另一重要的结构位于髂胫束的外侧，髂胫束紧邻股外侧肌间隔，受阔筋膜张肌、臀大肌、股外侧肌影响，其功能可增强大腿外侧筋膜。在近端，接受来自股韧带辐射的纤维（Kaplan 纤维束）。其远端主要止于Gerdy 结节、胫骨头前外侧。其余辐射至足部伸肌筋膜和近端髌骨前面(髂髌韧带)，可使髌骨产生向一侧运动的趋势。在膝屈曲30°~40°时，髂胫束位于股骨外上髁的正上方。在膝伸直角度增加时有伸膝作用；在膝屈曲增加时，它是屈膝协同肌。此外，还有外旋膝关节的作用。

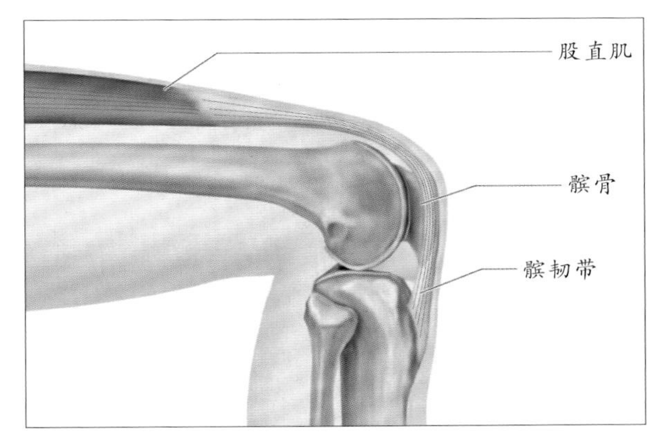

图6.5 膝关节屈曲位时的股直肌、髌骨和髌韧带。

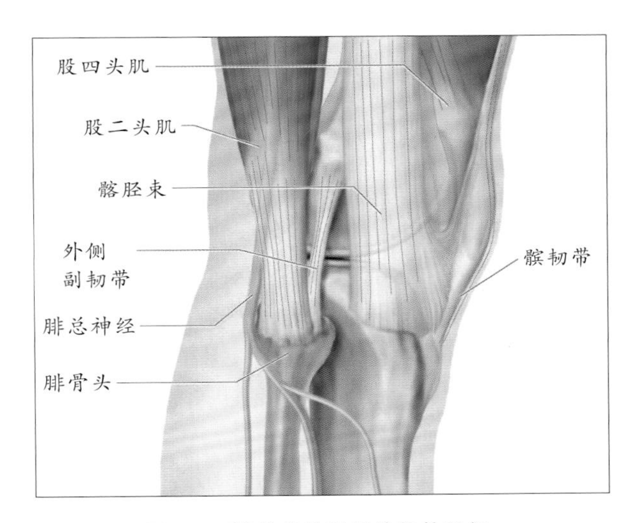

图6.6 膝关节外侧相关的软组织。

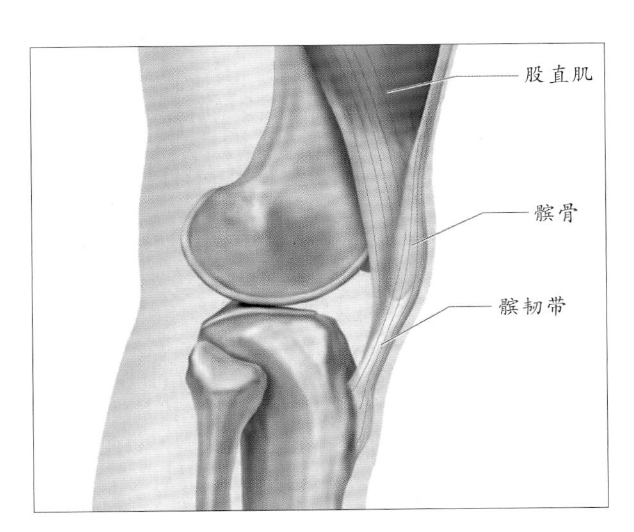

图6.4 膝关节伸直位时的股直肌、髌骨和髌韧带。

在膝内侧主要的解剖结构是鹅足肌群（图6.7）。众所周知，缝匠肌、股薄肌、半腱肌的肌纤维止于鹅足浅表位置。这些结构在关节近端容易鉴别。在关节间隙的远端，它们一起以宽大的肌腱止于胫骨内侧关节面。它们跨过膝关节，位于膝关节屈伸轴的后侧，其作用是屈膝和内旋。一系列小的滑囊保护肌腱止点，避免与内侧副韧带到胫骨周围的骨膜摩擦。深部鹅足由半腱肌肌腱组成，并分成五个止点带。除了两个止点位于胫骨，其他辐射至腘肌筋膜、内侧半月板后角和后内侧关节囊(腘斜韧带)。在膝屈曲时大腿后部肌腱

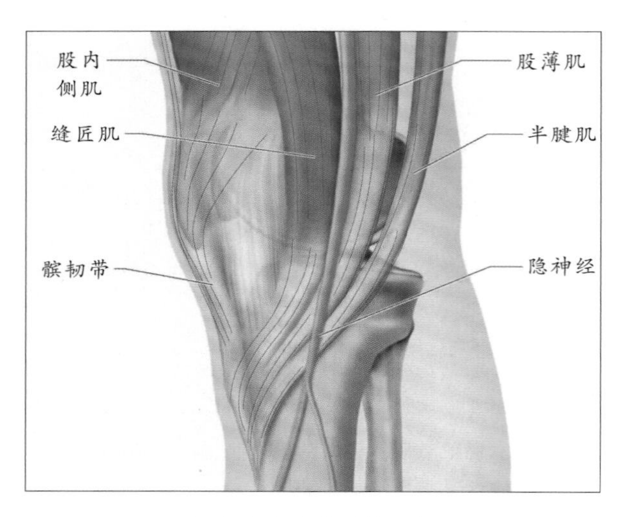

图 6.7 膝关节内侧相关的软组织。

明显突出。

在膝后侧,表浅的主要结构是腓肠肌;它的两个肌腹构成菱形腘窝结构的下界。肌腱的深层部分辐射至后侧关节囊。腘肌在其起点处,即近端胫骨后方比较丰满。其肌腹位于腓肠肌内侧头的前方,因此难以扪及。其肌腱向上走行至近端和外侧,并分成三部分,止于内侧半月板并辐射至后外侧关节囊。肌腱实际止点在外侧副韧带和胫股关节间穿过关节间隙,止于股骨外上髁前方和远端约 0.5cm 处。

至此,通过对膝关节肌群的介绍,不仅清楚了解其运动功能,肌肉辐射至关节囊、筋膜或半月板也是重要的解剖要点。通过肌肉收缩引起这些结构的紧张效应,即动态作用。在其他关节,比如肩关节,动态作用也存在。然而在膝关节,肌肉与关节结构连接的差异性尤为突出。表 6.1 总结了所有的动态作用。

神经结构

最重要的神经结构都穿过膝关节后方,仅有一个股神经的大分支——隐神经, 穿过膝关节内侧 (图 6.7)。它的位置变化很大,通常位于缝匠肌和股薄肌之间,在远端走行于皮下(Lanz 和 Wachsmuth,2004d)。

在膝关节近端后方约一掌宽的位置,坐骨神经分成两支。胫神经穿过腘窝中间,直径有铅笔或小指那么粗。在胫神经分出后,腓神经向外侧走行,伴随着股二头肌腱至腓骨头。在腓骨头远端,它穿过前外侧再次发出分支,在股二头肌腱水平,腓神经大约向内移行 1cm。

表 6.1 肌肉连接和动态作用

股四头肌	关节囊前部(髌韧带和各种支持带),半月板(通过髌骨半月板韧带)
长收肌	内侧副韧带
股二头肌	外侧副韧带和外侧半月板
腘肌	关节囊后部(膝交叉韧带)和外侧半月板
半膜肌	关节囊后部(腘斜韧带),内侧半月板,内侧副韧带
腓肠肌	关节囊后部

温度升高的触诊

温度升高可能是关节囊激惹的一种征象。治疗师可通过双侧对比或比较膝关节近远端软组织来确定是否有此问题。很显然,正常的膝关节双侧温度应该相同(图 6.8)。然而,检查膝关节及其周围组织是非常有意义的。治疗师要知道,与近、远端或外侧软组织相比,非病理性膝关节比周围软组织温度低。

水肿的触诊

触诊流程概要

许多关节病变或累及关节囊、韧带、半月板、交叉韧带等损伤,都可出现肿胀。如果外伤后 1h 内出现肿胀,极有可能是关节积血。缓慢出现的关节渗出极有可能是滑液。承受应力后迅速出现的非创伤性肿胀是软骨损伤的征象。相反,承受应力后逐渐形成的肿胀可能是退行性半月板疾病。对任何病例,肿胀都是关节病变的征象。具体诊断时对关节采用一些必要的、额外的挑战性测试——稳定性和激惹疼痛测试,可加剧渗出和增加关节周围温度。

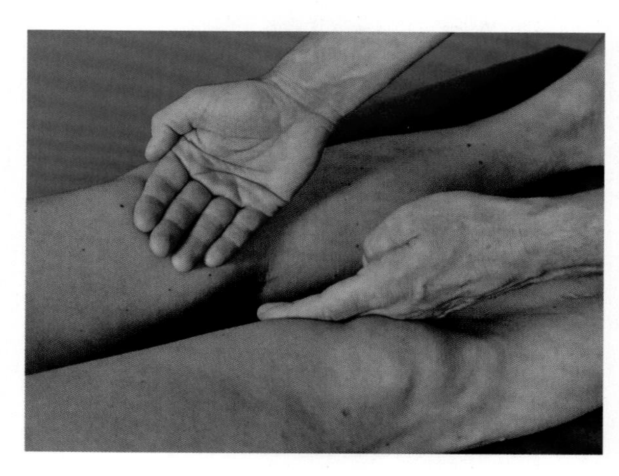

图 6.8 测皮温。

用来识别关节水肿的相关技术将以下列术语来描述：

- 严重渗出。
- 中度渗出。
- 轻度渗出。

初始体位

患者可俯卧或坐位将腿伸出治疗床外。患侧膝关节在不加重疼痛范围内尽可能伸直。然而，对于少量渗出来说，膝关节需完全伸直才能发现，否则此测试会呈现假阴性结果。

严重渗出

通过视诊和触诊很容易发现巨大的关节水肿。在伸膝位，关节囊后侧和外侧紧张。关节内渗出，液体向前聚集，位于髌骨下缘，有时也会抬高髌骨。

技术

本测试目的是通过给髌骨施压来汇聚髌骨下方滑液，进而确定水肿程度。

双手拇指外展，远端手置于膝关节间隙，以避免滑液流向髌骨远端和外侧(图 6.9)。

近端手开始在髌骨上方约 10cm 处沿着大腿向下轻压，以便于将滑液从髌上囊挤出，并积聚到髌骨下，这会使髌骨抬高。近端手的一个手指置于髌骨上方，将髌骨向后方施压，直到髌骨与股骨髁相接触。

比较两侧水肿的标准是髌骨与股骨接触所需要的时间。

> **提示**
>
> 本测试也称为“髌骨舞蹈”测试、“冲击触诊髌骨”测试或“髌骨轻叩”测试。测试方式各异，但各种方式都可行，前提是能观察到以下具体细节：液体聚集于髌骨下方，当直接向后施压于髌骨时液体仍聚集在那儿。

中度渗出

“髌骨舞蹈”测试很常见，却很少用来识别鉴别中度渗出。

技术

近端手依旧向远端轻擦，远端手由拇指和示指用力构成“V”型。此“V”抵于髌骨外侧远端，且指腹置于关节间隙(图 6.10)。

在轻擦时，滑液被推向远端髌骨下方。当滑液被推开时“V”型手感觉到压力增加。

本测试标准是双侧压力程度不同。

轻度渗出

识别膝关节中度和严重渗出很简单。而识别轻度渗出需要特殊的技术。初始体位需是被动完全伸直位。

技术

步骤 1

治疗师广泛地从膝关节近端向外侧轻擦，至少 3 次(图 6.11)。通过这种方式，滑液被推至关节其他部分。

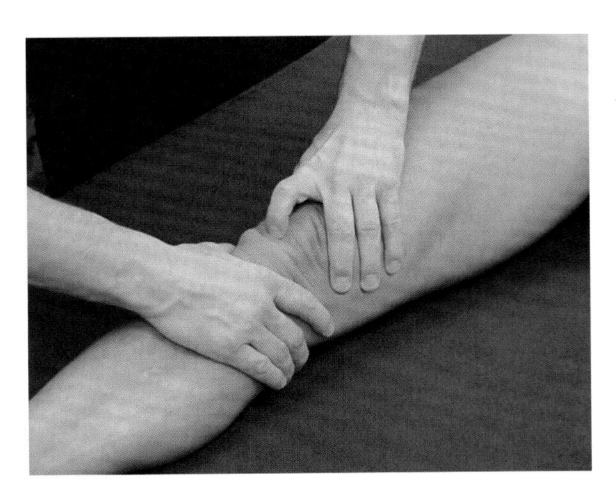

图 6.9 关节内大量积液的检查。

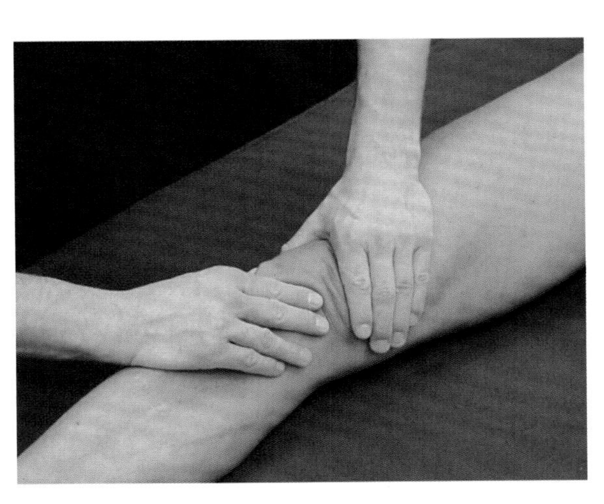

图 6.10 关节内中等量积液的检查。

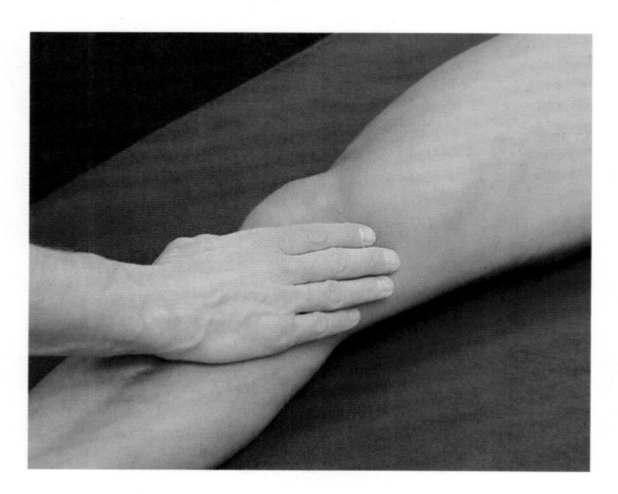

图 6.11　关节内少量积液的检查–步骤 1。

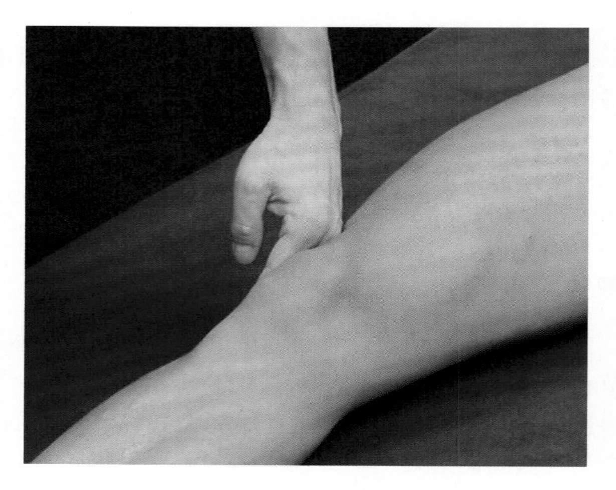

图 6.12　关节内少量积液的检查–步骤 2。

步骤 2

紧随其后，在近端方向上对膝关节外侧广泛轻压,以推动滑液至关节窝和关节内侧(图 6.12)。治疗师同时观察髌骨附近的关节间隙，通常呈凹陷间隙。在正常关节,如果渗出测试呈阴性,关节处有轻度凹陷。当关节轻度渗出时,在轻擦膝关节外侧缘时内侧凹陷会有小的“膨胀”。

局部触诊——前侧

触诊结构概述

- 髌骨底
- 髌骨边缘
- 髌骨顶部
- 髌韧带,鉴别
- 胫骨结节

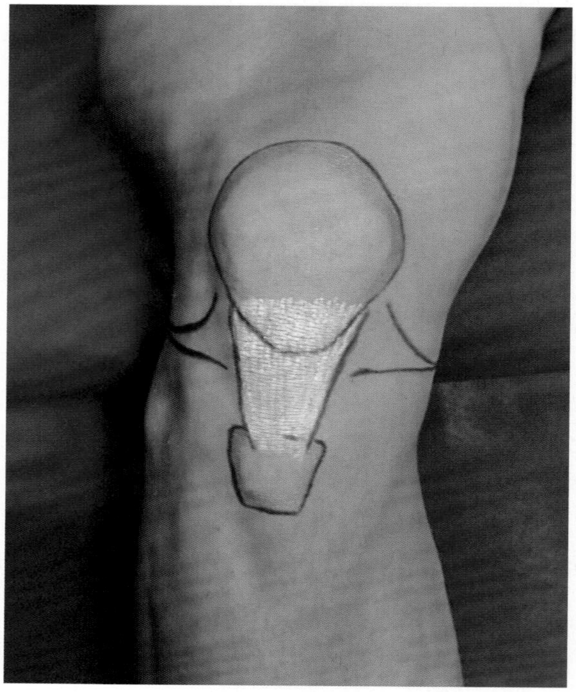

触诊流程概要

前部触诊定位髌骨的边界以及与胫骨相连接部位(图 6.13)。

初始体位

患者坐在高的位置,例如在治疗床的边缘。治疗师坐在患者对面或稍微偏侧方(图 6.14)。

当治疗师的手活动膝关节时,尽可能让患者的腿放松地摆放在床边并能完成屈曲。

这个初始体位确保触诊时膝关节前侧、内侧、外侧能轻松地触诊到。仅在触诊膝关节后侧时需要考虑更换初始体位。所有肌肉都处于放松状态,患者不需要利用其固定作用来维持初始体位。髌韧带适度紧张,整个髌骨底可触及。

图 6.13　膝关节前面可触及的结构。

可供选择的其他初始体位

以上介绍的初始体位主要在练习时使用。其他初始体位可能在膝关节日常的评估和治疗中是必要的。在这些案例中,治疗师可能需要从不同角度去接触膝关节,并将膝关节置于不同屈曲角度。

当能准确地在同学或患者身上进行以下触诊时,

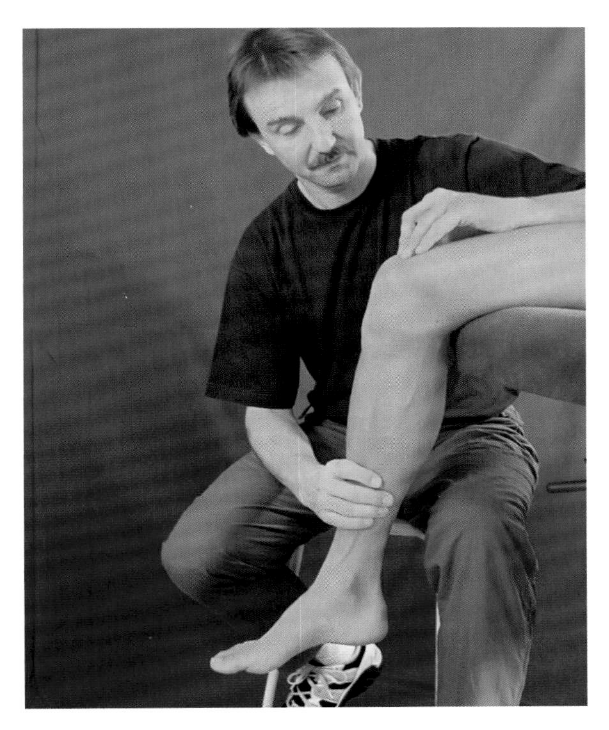

图 6.14　膝关节前面触诊的初始体位。

仍需重复以下改良的触诊形式：

- 膝完全伸直。
- 增加膝屈曲角度。
- 患者侧卧位。
- 无视觉控制。
- 触诊有关节炎和(或)肿胀的膝关节。

当膝处于完全伸直位时，通过向外侧突起的髌下Hoffa脂肪垫很容易触诊到髌骨底和髌骨尖，而难以触及髌尖和髌韧带。

屈曲角度增加时由于增加了膝前结构的紧张，所有轮廓都更加难以找到。与关节炎相关的水肿和骨性畸形改变了原有结构的质地和相关结构的轮廓。

各结构触诊

髌骨底

寻找髌骨边界始自髌骨底。正如在膝关节局部解剖介绍中所提及的，髌骨底非常厚，有前后边界。

当膝伸直时，仅能轻易触及髌骨底前缘。它以一条曲线连接双极。髌尖施压可使髌骨底翘起，让髌骨后缘被触及(未示出)。

在屈膝位时，髌骨后边缘是最重要的边界。触诊的目的是识别后边缘，并将其与股骨和周围软组织区别开。当膝关节屈曲时，髌骨底平行于大腿并紧贴股骨髌面。因此，它的边界只能在膝关节轻度被动伸直/屈曲时被触及(图 6.15)。

技术

治疗师将几个手指尖置于大腿上，大约在连接髌骨内、外极线近端 3~4cm 处。指尖向远端横向触诊边缘。另一只手将膝关节小范围内被动运动。这是因为这种运动可以造成髌骨向近端小幅度运动，并将髌骨后缘推向触诊手，从而触及到。(髌骨后缘通过内外侧的两极而触诊到)。

> 提示
>
> 腿的促进性活动应该最小化和完全被动的。股四头肌收缩导致定位髌骨底非常困难。

髌骨边缘

髌骨的边界现在被定义为横向触诊时紧随轮廓，通过双极至髌尖(图 6.16)。

技术

与内侧相比，髌骨外侧极的明确边界相对更难确定。股骨外侧髁比内侧髁更向前突出，它的轮廓与髌骨形状相似。需要不时地被动活动膝关节来区别髌骨

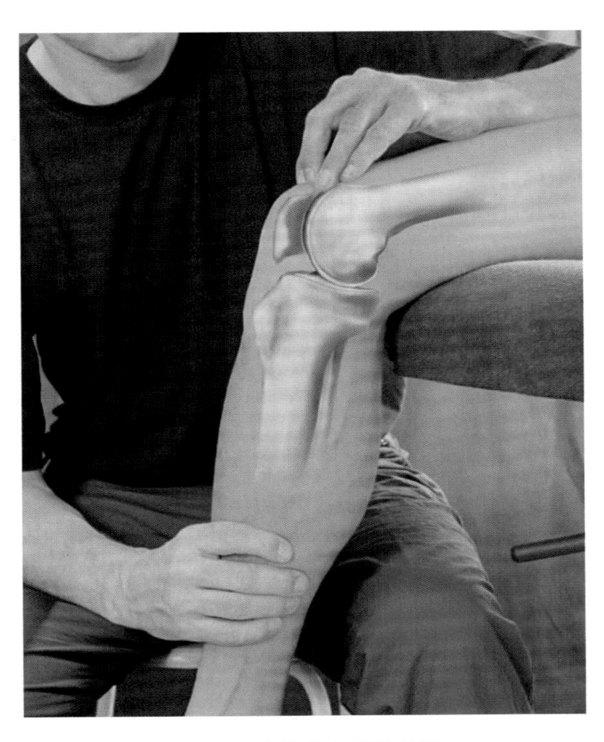

图 6.15　髌骨基底部的触诊。

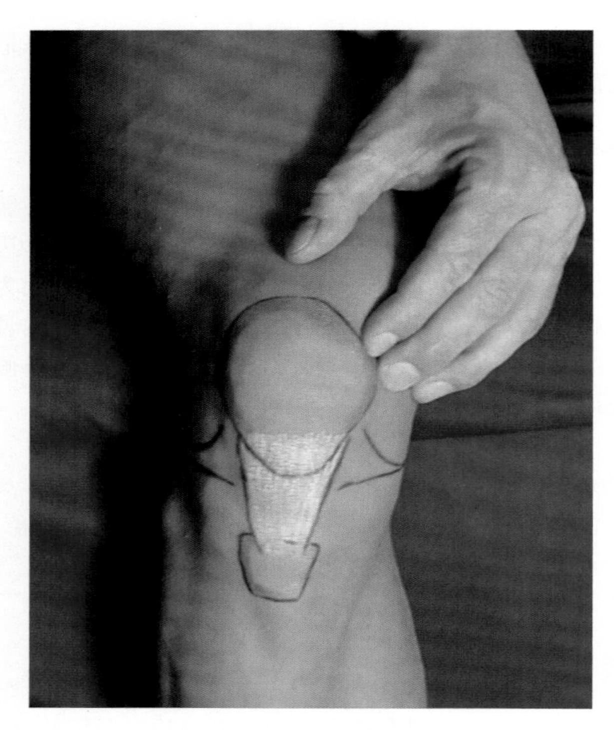

图 6.16 髌骨内侧极的触诊。

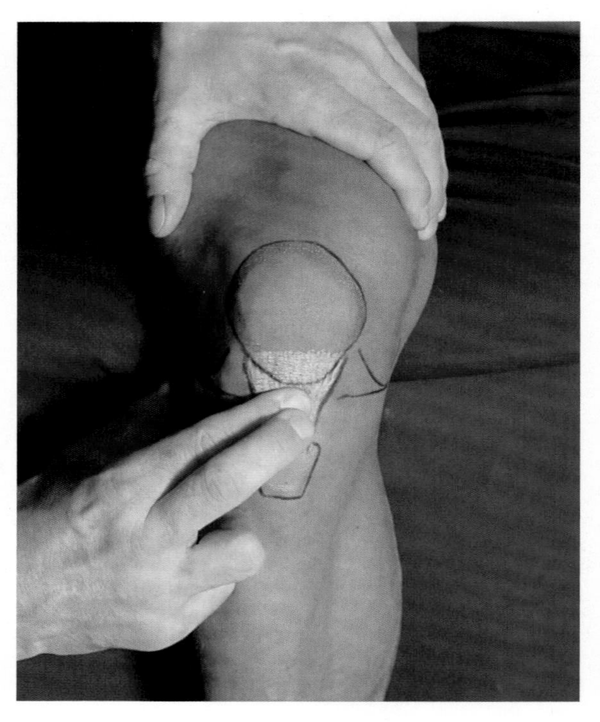

图 6.17 髌骨尖的触诊。

与股骨外侧髁。可用之前描述的垂直技术来触诊。

髌尖

髌韧带覆盖髌骨远端 1/3，包括髌尖和近端附着点。因此髌骨远端边界只能通过髌韧带来触及。

技术

触诊手再次采用垂直技术靠近髌尖。开始对髌韧带施加强大的压力,髌韧带会变得坚硬。当保持韧带上压力时,触诊的指尖尝试与更近端的髌尖接触。髌尖是坚硬的而髌骨边缘则不同(图 6.17)。采用同样的技术很容易定位韧带止点区的髌骨边缘。

髌韧带的一些软组织病(肌腱炎、跳跃者膝)也容易在此位置定位。因此,精确定位技术作用巨大。这些病理状态的治疗将在本文随后部分再作讨论。

> **提示**
>
> 髌韧带在屈膝位适当紧张。因此,应对韧带施加强大的触诊压力。如果不能将髌尖与髌韧带区别开来,需要在伸膝位进一步尝试。

髌韧带,鉴别

必须将髌韧带和其骨性固定点即起点 (髌尖)和止点(胫骨结节)区别开来。此外,外侧轮廓也能被识别出来。下面将描述两种技术:

方法一:起自髌尖,治疗师在更远端轻触诊。这样手指直接位于韧带上方。之后从此位置找到两侧边界。

方法二:在没有肿胀和关节炎的膝关节中,可在髌尖水平找到两个浅的凹陷。在此可触诊到膝前关节间隙。从浅窝开始,治疗师在前方触诊,可触及坚硬并有些弹性的髌韧带。

韧带的边缘可沿着髌骨至胫骨结节(图 6.18)。触诊显示出:

- 髌韧带较宽。
- 髌韧带在向胫骨结节处下降时会聚并逐渐变细。

胫骨结节

结节向远端倾斜并与胫骨前缘融合。沿着整个下肢可轻易触诊到胫骨前缘。在内侧部,胫骨有一个面位于胫骨内侧缘后方。在胫骨结节近端外侧有一粗糙区域,是髂胫束的止点(Gerdy 结节)。

技术

使用和髌尖同样的技术(感知硬度不同)来区别髌韧带和胫骨结节。

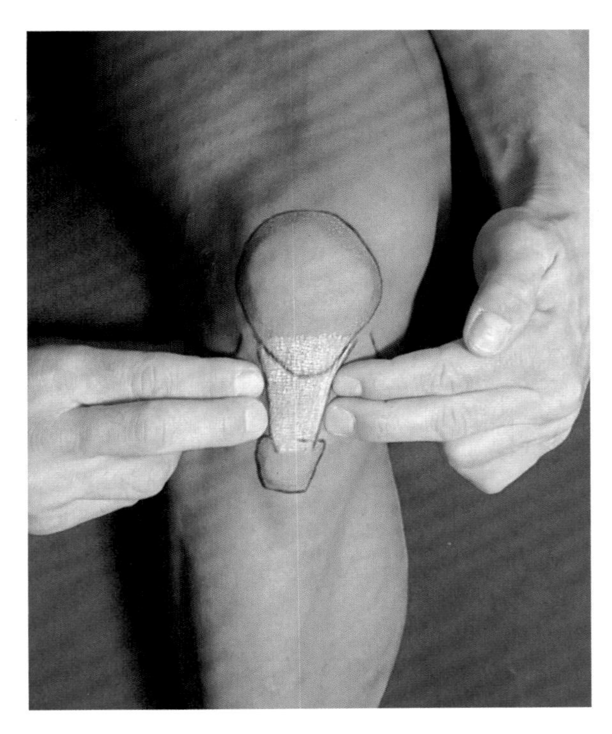

图 6.18　髌韧带边缘。

直接施压于韧带，可感到坚实并有弹性的质地(图 6.19)。如果继续向远端触诊,可通过感觉到显著坚硬阻力来定位胫骨结节。从弹性到坚硬的质地转变标志着胫骨结节的近端边界。可采用平坦的指尖进行

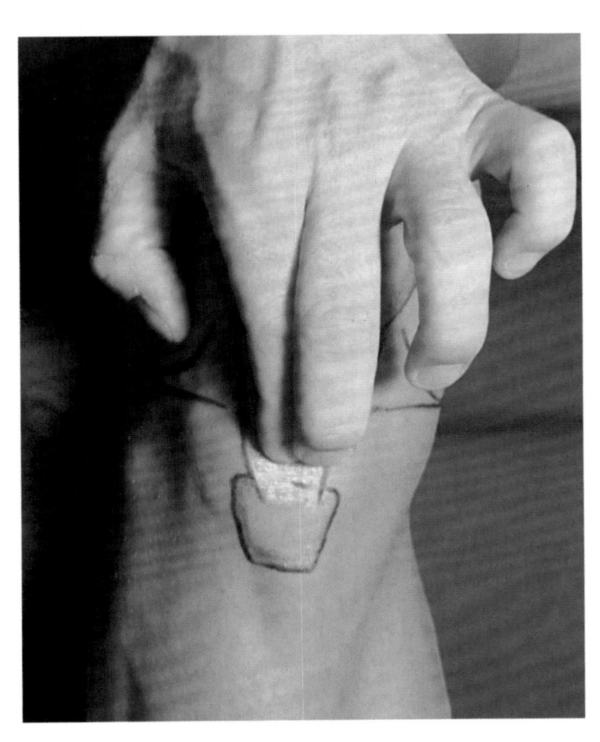

图 6.19　髌韧带和胫骨粗隆之间连接部的触诊。

环形触诊来感知更大的胫骨结节。这在无菌性坏死(胫骨结节骨软骨病）导致的胫骨结节外形扭曲的个案触诊中非常成功。

提示

韧带远端止点的肌腱病众所周知,但发病相对较少。有时此部位会由于滑囊炎产生压痛。发炎的深部髌下滑囊(韧带止点下方)或胫骨结节皮下滑囊(胫骨结节上)内液体流动能被感受到。

评估与治疗提示

在膝前区评估和治疗时两个常用的技术是：

- 评估髌股关节活动性。
- 横向摩擦髌韧带和髌尖。

髌股关节技术

为了保持或恢复膝屈曲,检查或恢复髌骨在股骨上滑动性在术后治疗中非常重要。

在术后治疗的超早期,当膝关节还几乎处于伸直状态时就可以采用该技术。在此位置最容易将髌骨向各个方向运动,因为其周围结构处于最松弛状态。

治疗目标是保持关节囊尤其是髌上囊的弹性。因此,保持髌骨向远端运动是最重要的。

如果有必要,在术后治疗晚期阶段牵张可被用来恢复活动性。这仅在当膝关节位于最大屈曲位时才有效。因此在此位置开始评估膝关节,必要时松动膝关节。

表面解剖技术帮助治疗师精确定位髌骨底,并有效地治疗,即便关节还处于肿胀状态。在此过程中,远端手的指尖或近端手的掌根置于髌骨底,并向远端施加推力(图 6.20)。

髌韧带横向摩擦

髌韧带的肌腱病(尤其是肌腱炎)在膝关节软组织损伤很常见。在使用暴发性伸展或离心屈膝的跳跃运动中尤其常见(Tan 和 Chan,2008)。在 Van der Worp 等(2011)的研究中,竞技排球运动员发病率高达 45%。

横向摩擦被用来精确定位和治疗这个受累的巨大结构。

如果此技术治疗目标仅仅是韧带,膝关节应放置于不受因手指施加横向摩擦产生的压力影响的位置。治疗师因此应选择膝屈曲位,以使韧带在一开始承受

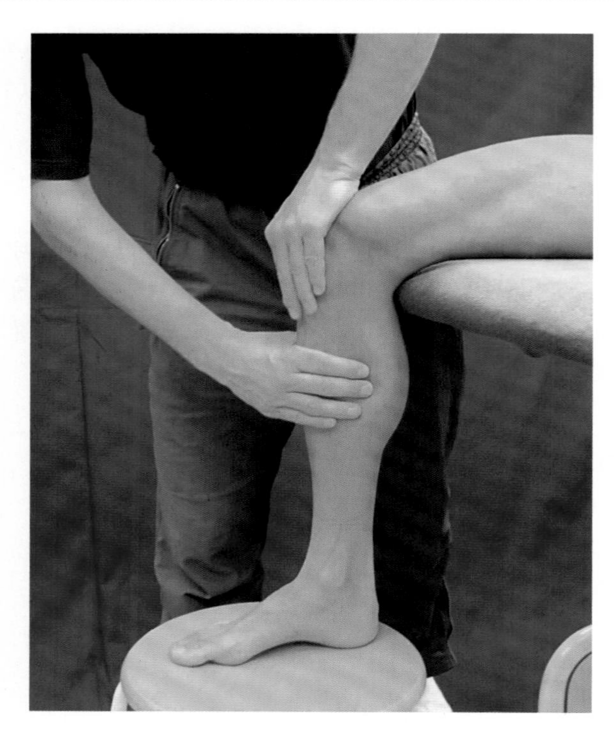

图 6.20 髌骨的向下滑动。

张力(图 6.21)。

中指置于示指上,并用示指继续施行此手法。摩擦手法通过外侧支持的拇指施加在肌肉纤维横向压力来获得稳定性。

提示

如果使用此方法评估时引起症状,治疗师在找到受累(最)明显的韧带之前需要耐心地触诊这些点。治疗师应站在膝关节稍近端以避免身体阻挡触诊手。

髌尖横向摩擦

触诊韧带和髌尖之间的结合部并不容易。如果治疗师希望能到达髌骨边缘,韧带需要首先被推向深部组织。这仅在膝关节屈曲时部分有效。

因此,建议将膝关节放置于接近伸直位,而不是过伸,因为它会导致 Hoffa 脂肪垫突起,干扰此技术。指腹向髌尖方向施加横向摩擦。施加持续的压力于韧带和髌尖的一些点上,并触诊髌骨边缘(图 6.22)。

另一手稳住髌骨进端,避免其向旁边运动。也可在髌骨底施加轻度压力使髌尖向前倾斜,使其更易触及。

局部触诊——内侧

触诊结构概述
- 关节间隙边界
  - –胫骨平台
  - –股骨内侧髁

触诊流程概要

现在治疗师已完成膝前部触诊,接下来将讨论膝关节侧方区域。在膝内侧将找到一个可靠的点来接近关节间隙。如果可能,从膝前侧到后侧,需要触诊构成关节的骨骼。必须定位触诊的重要软组织:
- 内侧髌胫韧带。
- 半月板股骨韧带。
- 髌骨内侧滑液窝。

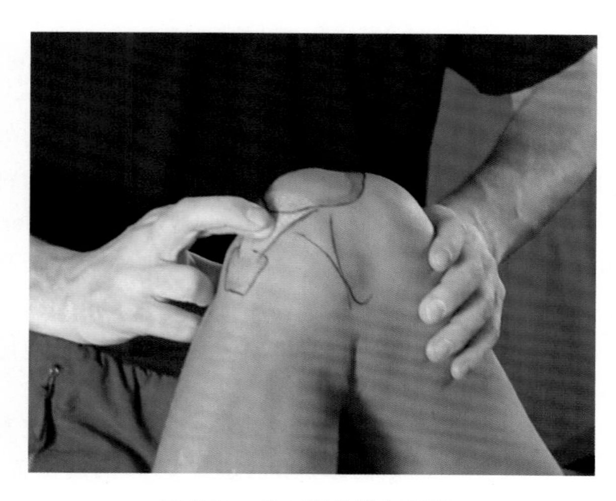

图 6.21 髌韧带的横向摩擦。

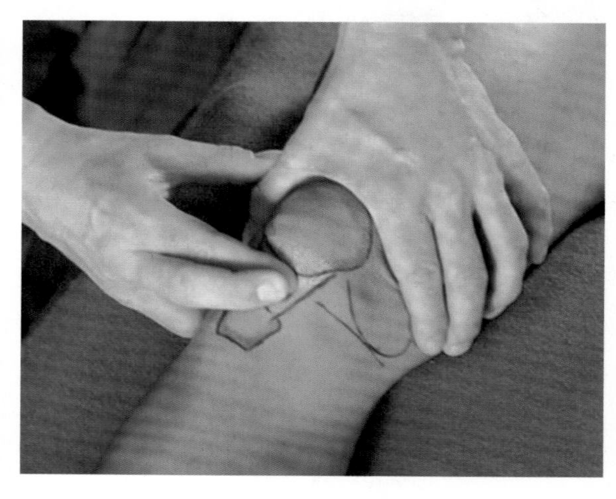

图 6.22 髌骨尖的横向摩擦。

• 浅层内侧副韧带。
• 浅层鹅足上的止点。

初始体位

患者坐在较高的位置,比如在治疗床的边缘。治疗师坐在稍侧方,面对患者(图6.23)。

有可能的话,小腿需要自由悬垂于床边,并在当治疗师的手促进运动时,能够充分屈曲。初始体位可确保方便地触诊膝关节内侧结构。

可供选择的其他初始体位

上面所述的初始体位主要用在练习时。其他初始体位可能在膝关节日常评估和治疗中会经常用到。在这些案例中,治疗师可能需要从不同屈膝角度开始和将膝置于不同屈曲角度。

各结构触诊

关节间隙的边界

股骨内侧髁和内侧胫骨平台构成关节间隙的边界。通过一些练习,在触及鹅足肌群软组织之前,在很长一段距离中都可以触诊到关节间隙。

胫骨平台边缘通常被用来描述胫股关节的空间对线。

在髌尖水平的内外侧常可触及两个较软的浅窝或者至少是两个区域。它们是确定关节组成部分轮廓的最佳触诊位置。

由于仅在伸膝末端位,髌下 Hoffa 脂肪垫向两侧——内侧和外侧突向髌腱,使关节结构更难以找到。

技术

胫骨平台

如果治疗师想精准地触诊胫骨平台边缘,一只手从近端方向采用垂直技术而另一只手控制小腿。

触诊的指腹放置于髌尖内侧缘的浅窝。指尖推向远端可感到胫骨边缘坚硬的阻力(图6.24)。

当使用此技术时,从这点向后很长一段距离都能触诊到胫骨平台。

最佳触诊方向是沿着一条轻度向后和远端倾斜的直线。

> **提示**
>
> 当向更后方触诊时,由于内侧副韧带出现,将更难分辨出胫骨边缘。为了增加可信度,可通过移动小腿来确认触诊。通过轻度被动伸膝,使胫骨向前移动,胫骨推向触诊指尖。大范围的旋转适合确认更后方的结构触诊。

股骨内侧髁

触诊手自远端位置,再次放置于髌尖内侧缘凹陷部(图6.25)。将指尖推向凹陷处,尝试触及上方骨性结构。感受到的坚硬阻力是股骨内侧髁关节表面的软骨。如果触诊手指从此点向近端滑动,它们到达弹性边缘——内侧髁软骨和骨的分界。患有关节炎的膝关节由于关节囊的拉力增高,这个边界会明显抬高。在第一个点开始以坚硬接触,再向更后方去触诊股骨髁(图6.26)。触诊需根据股骨髁的形状,沿着一条凸起

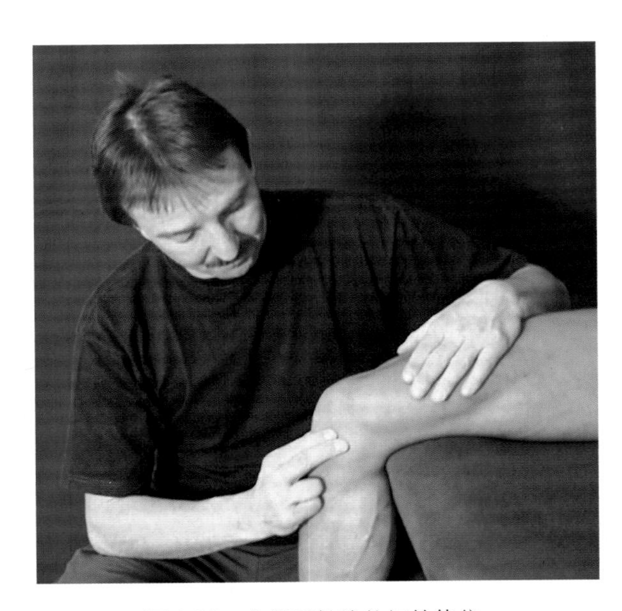

图6.23 内侧面触诊的初始体位。

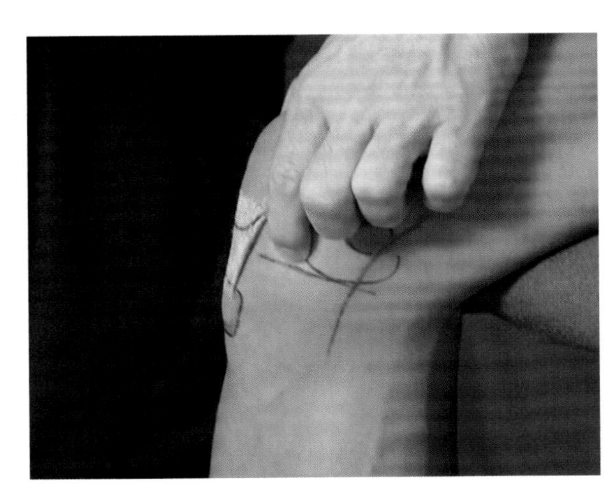

图6.24 胫骨边缘的触诊。

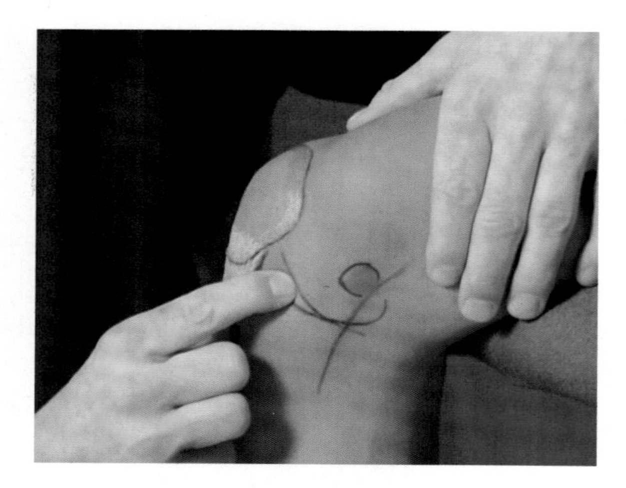

图 6.25 股骨内侧髁的触诊。

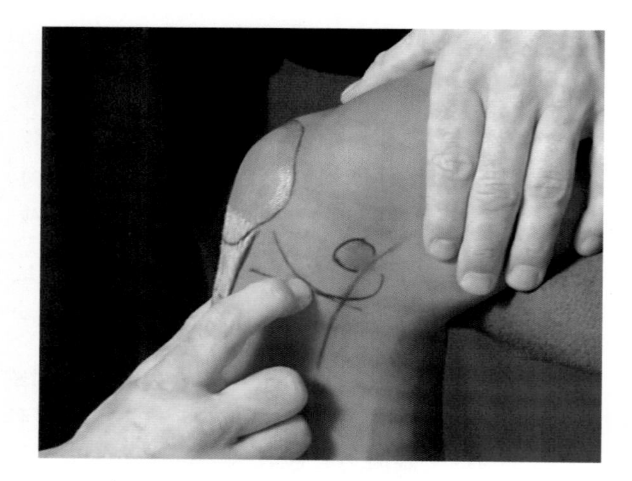

图 6.26 沿着股骨内侧髁边缘向后。

的曲线进行(图 6.27)。

与触诊胫骨平台边缘一样,很难去分辨出股骨 3~4cm 长的边缘。因为内侧副韧带再次影响直接触及此处。

提示

偶尔将手指垂直置于膝表面使用指甲触诊看起来会更恰当。骨性边界会更清楚。

再往后,手指会触及一些软组织结构。它们是连接于鹅足近端的肌肉。

提示

当治疗师抬起下肢使大腿肌肉放松时,再向后方找到关节间隙。触诊手在后方可更容易触诊股骨髁。

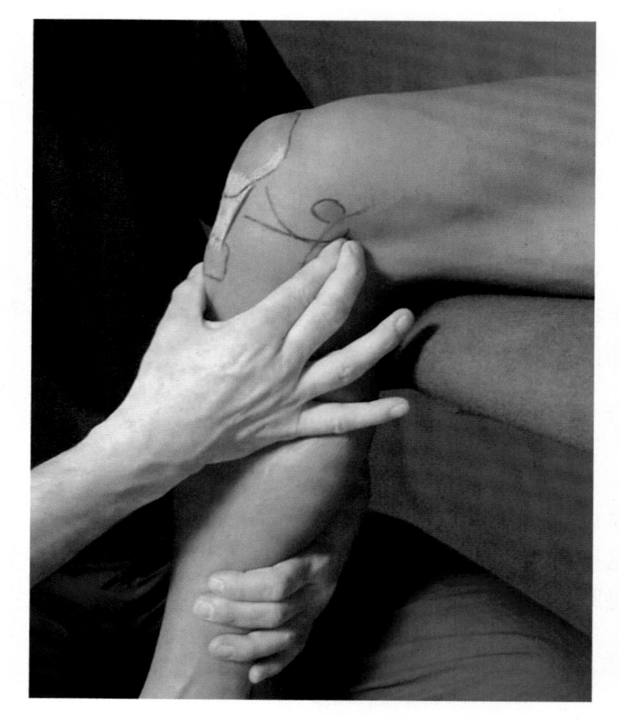

图 6.27 股骨内侧髁后侧面的触诊。

前内侧软组织局部触诊

触诊结构概述

- 股骨内上髁
- 内收肌结节和大收肌肌腱
- 隐神经
- 内侧副韧带
- 鹅足肌群

更多的软组织结构可在髌骨内侧近似三角形关节间隙被触诊到。在轻度压力、垂直指压和小幅度从内向外运动时,可以感受到窄的内侧髌胫韧带,它是前关节囊中层的一部分。在伸膝轻度等长收缩时,此韧带变紧。

进一步向近端触诊至股骨内侧髁, 紧邻髌骨边缘,是髌内侧滑膜皱襞。滑膜皱襞的大小因人而异,最小宽度是 5mm。在一些案例,由于在内侧髌骨边缘撞击,滑膜皱襞因炎症反应变得更厚,因而导致膝前痛。当膝屈曲 30°时,在髌骨内侧边缘施压可激发疼痛。

在胫骨边缘施压,可在三角形内侧关节间隙内触及深层关节囊层的半月板胫骨连接。该结构一般无法识别,可当有炎症时它们可被激发产生疼痛。这在膝屈曲 90°并充分外旋时, 从胫骨边缘近端施加有效的压力时,特异性较高(见图 6.42)。

各结构触诊

股骨内上髁

此结构是用来标记内侧副韧带走行的近端固定点。

技术

内上髁非常结实,治疗师很容易在大腿远端内侧缘找到这个平坦的隆起。指腹平放在此区,轻轻地以环形运动方式触诊 (图 6.28)。最显著的凸起是内上髁。紧邻近端的是内收肌结节。如果能感受到两个不同的隆起,远侧的隆起是内上髁。Lanz 和 Wachsmuth (2004d)描述了内侧副韧带的一个滑囊,恰位于内上髁远端,此滑囊在膝关节运动时可减少韧带和股骨髁之间的摩擦。

内收肌结节和大收肌肌腱

内上髁周围的骨性区域比较大。大收肌的部分肌腱起自近端位置止于内上髁近端。在文献中(Schünke 等,2005)报道该处的止点比较突出,是内收肌结节的标志。

技术

内收肌结节

定位此结构时,治疗师将手放平置于大腿内侧,施加轻度压力,向远端方向触摸。触及的第一个骨性结构就是治疗师要找的内收肌结节。局部环形触诊用来确定此凸起的精确程度(图 6.29)。

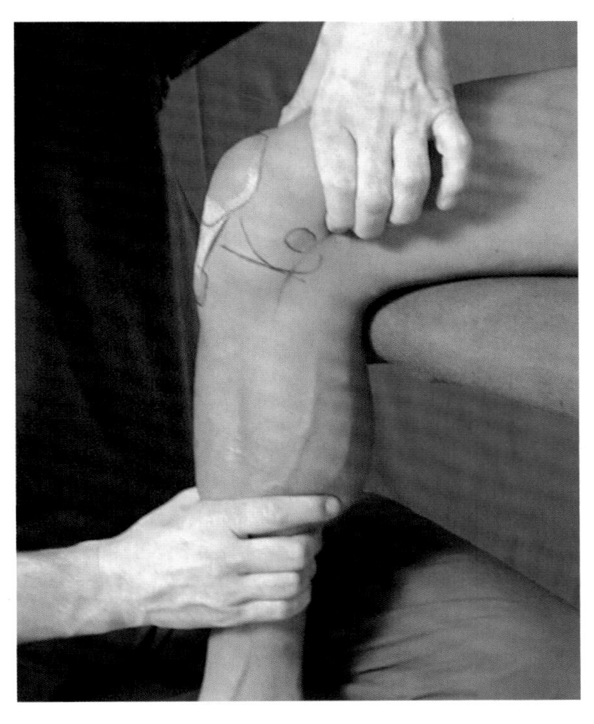

图 6.29 抬高大腿后的触诊。

大收肌肌腱

大收肌肌腱恰位于内收肌结节近端,可通过施加轻度压力的横向触诊来清晰地感受此结构(图 6.30)

> **提示**
>
> 坐于治疗床边缘,向前外侧按压大腿后方软组织。如果鹅足肌群阻碍肌腱的触诊,可将大腿抬起以便鹅足肌群下垂(图 6.29)。这样更有利于大收肌肌腱的触诊。

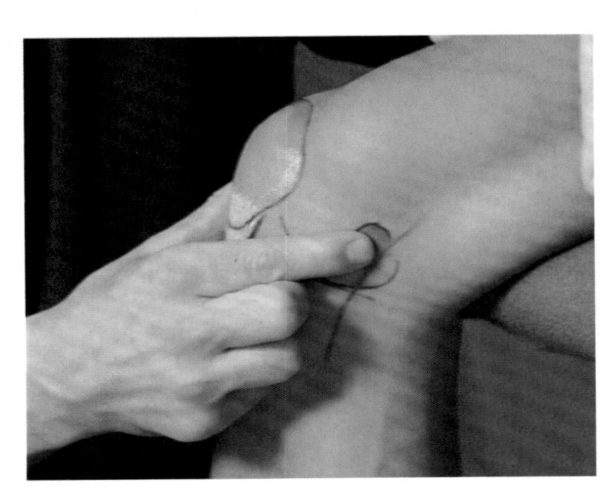

图 6.28 内上髁触诊。

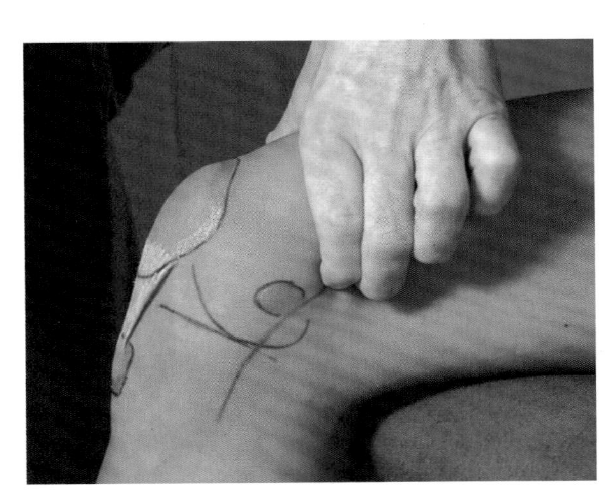

图 6.30 大收肌肌腱的触诊。

隐神经

是通过膝后侧面最为重要的神经结构。股神经唯一的大分支——隐神经，通过膝关节内侧。它的位置变化很大（Lanz 和 Wachsmuth，2004d）。图解的位置只是展示个案解剖的一个示例。

技术

通过触诊来定位神经结构需要非常特殊的技术。治疗师可以像弹拨吉他琴弦那样，勾住周围神经或其分支，然后拨动它，以便感受周围神经或其分支的运动。治疗师首先尝试通过在内侧髁前后运动来找到细长的结构，或者在内侧关节间隙使用指尖按先平后竖的顺序来寻找。寻找神经是极为困难的。当手指触及前后滚动的细长结构时，才能找到神经（图 6.31）。

内侧副韧带

在标记骨性结构时，内侧副韧带使得勾勒骨性结构的边缘更加困难。在膝关节间隙水平，其为 3~4cm 宽。现在尽可能完整地显现此韧带。股骨上的固定点——内上髁，也已被找到。现在此韧带只有关节间隙的前后部分和胫骨附着区未能标记出。

技术

触诊指腹在髌尖内侧凹陷处施加显著的压力。指尖水平放置，与关节间隙平齐（图 6.32）。

当治疗师沿着胫骨边缘向后触诊时，触诊手指很快会被平坦的、非常坚硬的且偶尔有尖锐边缘的结构推开。此结构使触诊关节间隙的边界变得困难。

此边缘与内侧副韧带浅层前界相对应。原则上，

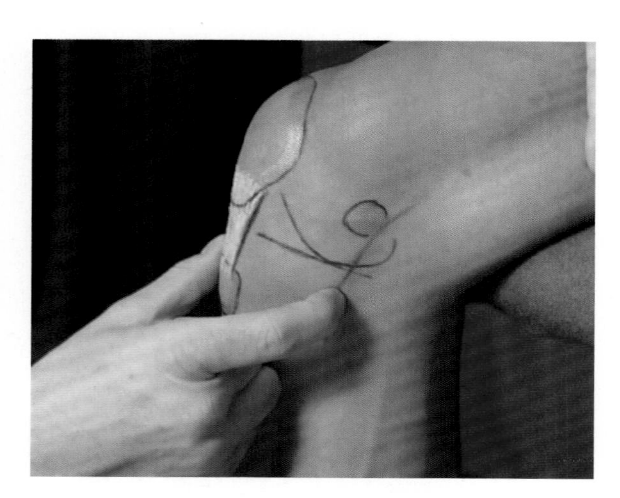

图 6.31　隐神经的触诊。

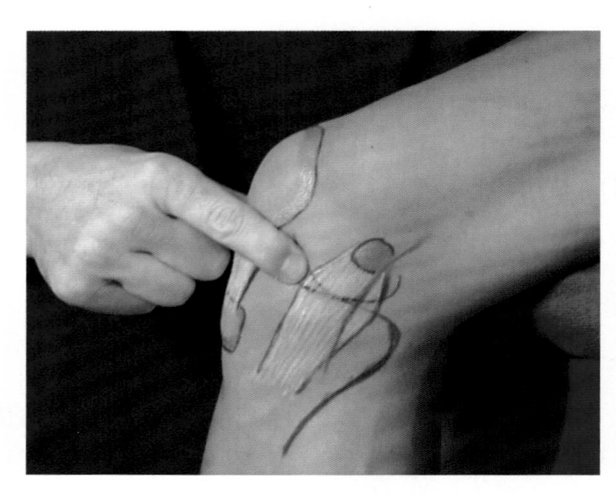

图 6.32　内侧侧副韧带触诊，前缘。

如果不能清楚地感受到关节间隙，那可能是因为内侧副韧带增加了关节囊强度，从而无法直接触诊到骨性结构。

浅层部分可作为清楚的结构被触诊到。在此部分使用横向前–后方触诊，可感受到一个隆突，在屈曲位尤其清楚而伸展位则不明显。隆突的后侧边界，标志着浅层束，代表着向侧副韧带后（深层）束过渡。继续在外侧韧带后部触诊。

当关节间隙可再次更清楚地感受到时，已到内侧副韧带的后界（图 6.33）。内侧副韧带与内侧半月板在此区有紧密的联系。

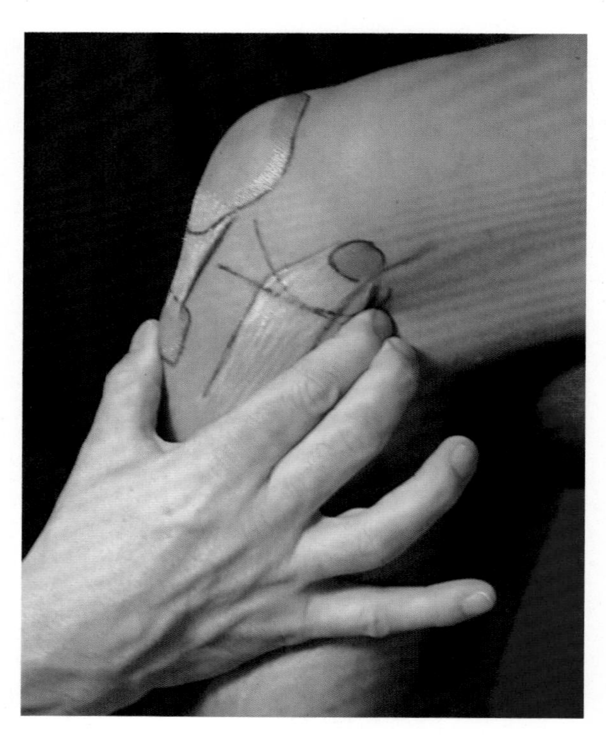

图 6.33　后面边界的触诊。

提示

后侧边界只有在确认不再有韧带出现，即当胫股关节在没有其他结构干扰的情况下才能被定位。触诊关节间隙时，治疗师可推动小腿使大腿在治疗床上轻微抬高，这样可使肌肉下垂放松(图 6.34)。

为了识别韧带完整的结构，治疗师需要在关节间隙和内上髁水平间画一条线。进一步向远端想象韧带的走行时，治疗师可以假想韧带来自关节间隙并向远端走行平均约 6.2cm(Liu 等，2010)，然后轻度朝前。在内侧胫骨面前半部分，它走行于浅层鹅足下方，止于骨膜。考虑到内侧副韧带向远侧和前侧走行的整个路径和其通过大量胶原纤维加强关节囊，不难理解内侧副韧带是膝关节外翻和外旋的主要制动力量。

鹅足肌群

我们现在开始从后方识别一些容易与靠近关节的组织相混淆的结构。包括连接到鹅足的一组肌群。单个肌肉按从前向后顺序依次为：

- 缝匠肌。
- 股薄肌。
- 半腱肌。

Helfensein 和 Kuromoto(2010)给出了止点位置，位于关节间隙远端 5cm。据报道症状（滑囊炎和肌腱炎）主要发生于长跑者。

技术

止点区域

当局部触诊和检查解剖标本时，很难将肌腱和鹅足区域其他部分区别开。治疗师只能识别止点区的下界。

触诊手平放于腿的内侧缘，拇指置于胫骨前缘。当治疗师沿着小腿从远端向近端触摸时，手指将在越过浅窝后首先感受到更突起的腓肠肌。浅层鹅足远侧边界是在手指一旦再次感受到轻微突起区域的情况下被找到(图 6.35)。

肌肉的鉴别

单块肌肉可与膝关节近端其他肌肉区别开；这最好从股内侧肌后方开始(图 6.36)。屈膝使一些肌肉以肌群的形式进行收缩。如果可以，也可以采用内旋膝关节，进行屈膝位下等长收缩，肌腱突出最明显的是半腱肌肌腱。

提示

单块肌肉，可通过它们在其他关节——髋关节选择性动作来定位。治疗师之后可以定位：

- 缝匠肌——采用额外的主动屈髋
- 股薄肌——采用额外的主动髋内收
- 半腱肌——采用额外的主动伸髋

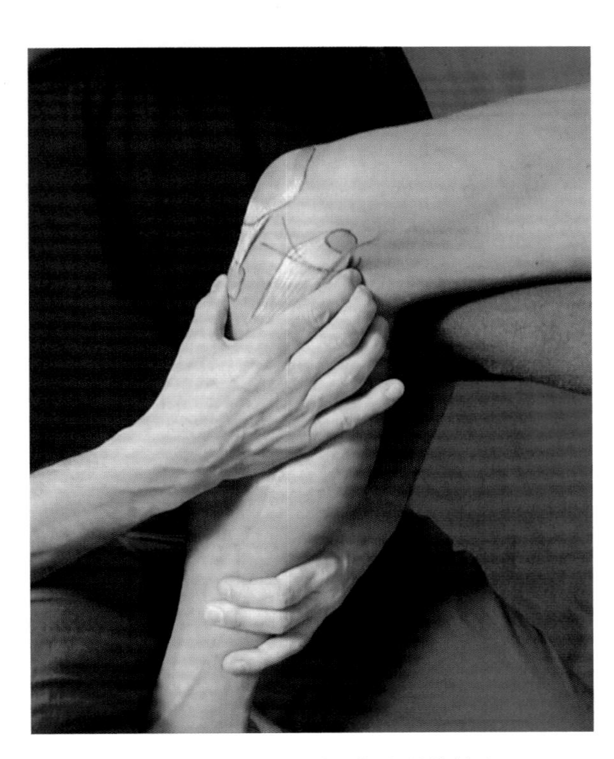

图 6.34 大腿抬起时后侧边界的触诊。

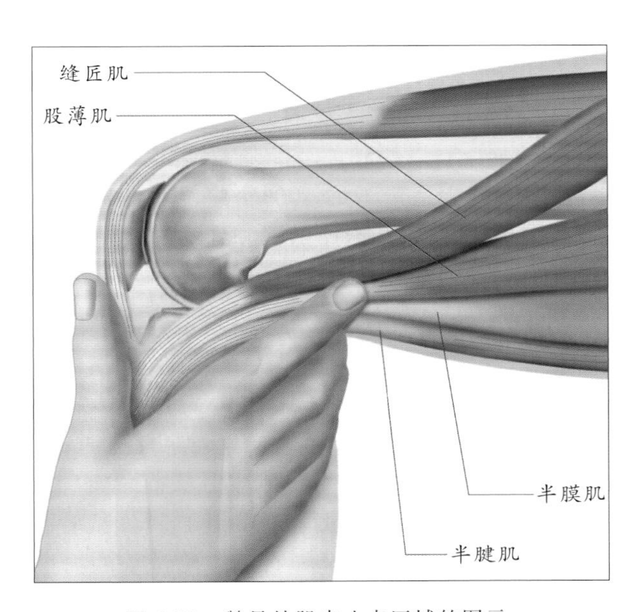

图 6.35 鹅足处肌肉止点区域的图示。

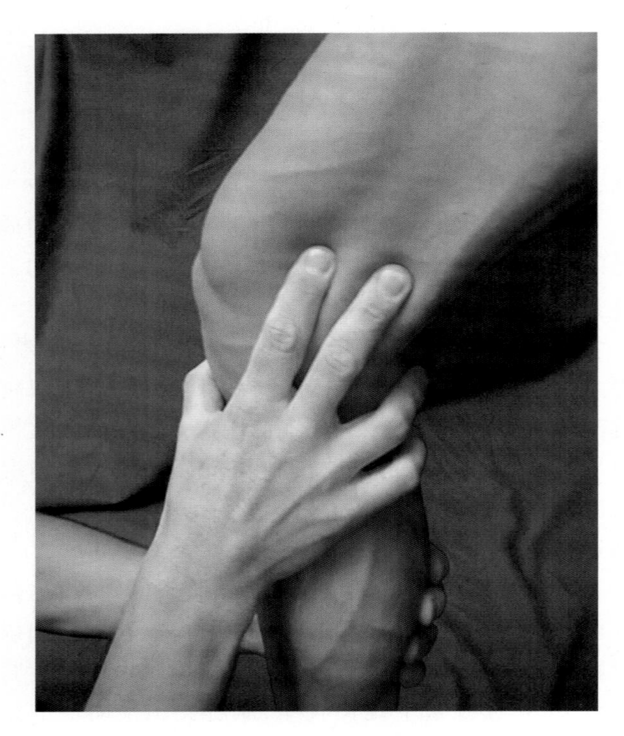

图 6.36 膝关节近端的鉴别。

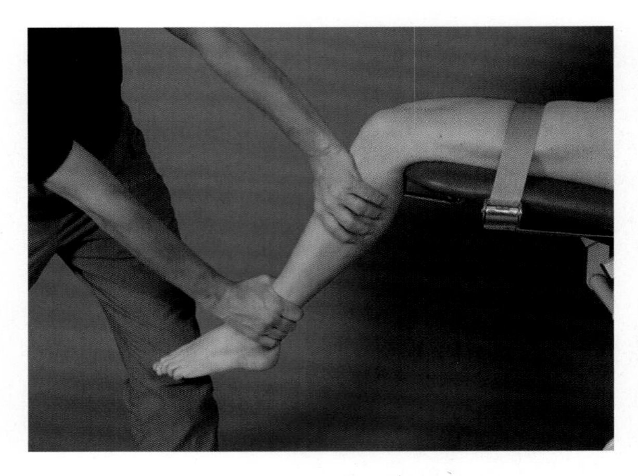

图 6.37 胫骨沿股骨前后滑动。

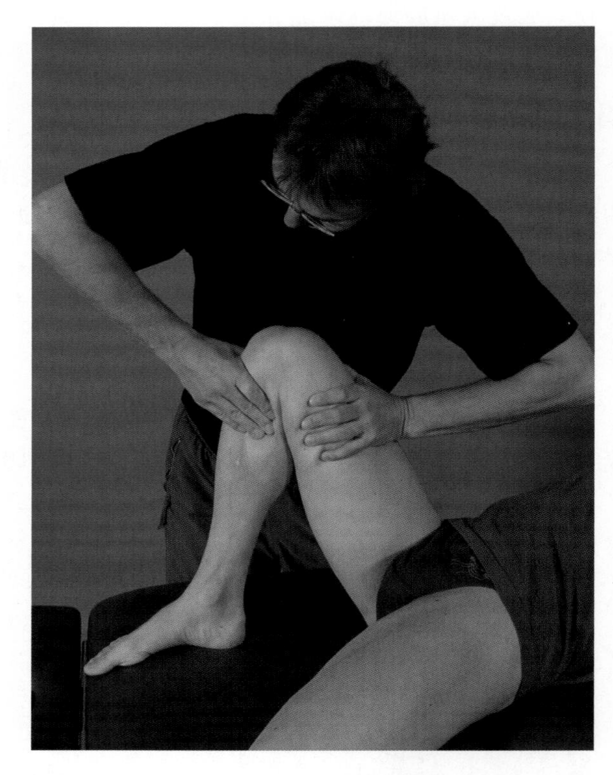

图 6.38 在膝关节最大屈曲位的滑动。

评估与治疗提示

为什么治疗师需要定位关节间隙?

正如之前所说,胫骨平台的边缘被用来确定关节间隙的空间对线。对于滑动徒手治疗技术的使用,定位非常重要。关节间隙与胫骨纵轴不完全垂直,而是向远端下倾约 10°。

插图的示例可以证实在向后滑动胫骨时识别关节间隙的必要性。该技术使股胫关节产生必要的向后方和前方的滑动,以便膝关节能随意地屈曲。

不管膝关节是置于约 100°屈曲(图 6.37)还是最大程度屈曲(图 6.38),治疗师必须对关节准确的空间对线多加留意,以便施加平行的力。

关节间隙的前内侧结构

膝关节屈曲时半月板在胫骨平台上向后运动,膝伸直时半月板向前运动。当膝关节完全伸直时,在膝关节间隙靠近髌尖位置可触诊到半月板前角。

Steinman Ⅱ测试是半月板前角疼痛诱发试验。检查时,膝关节首先置于完全伸直位。测试手的拇指向关节间隙邻近髌尖方向施加明显的压力(图 6.39)。此压力会在半月板前角损伤区引起疼痛。

然后膝关节从完全伸直位缓慢运动到屈曲位(图 6.40 和图 6.41)。同时,半月板在胫骨平台上向后滑动,并远离拇指的压力。由压力导致的疼痛逐渐减轻则证实是半月板前角损伤。

半月板胫骨韧带横向摩擦

髌尖附近的凹陷不仅是定位股骨和胫骨间关节间隙的起点,也是触诊半月板胫骨韧带的起点。冠状韧带常引起膝关节前内侧的症状,尤其是在创伤性半月板损伤时。它们止于关节间隙远端数毫米处(Bikkina 等,2005)。

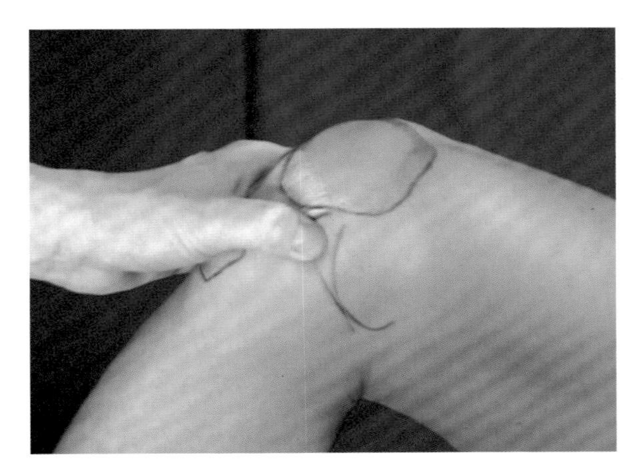

图 6.39 关节间隙的触诊。

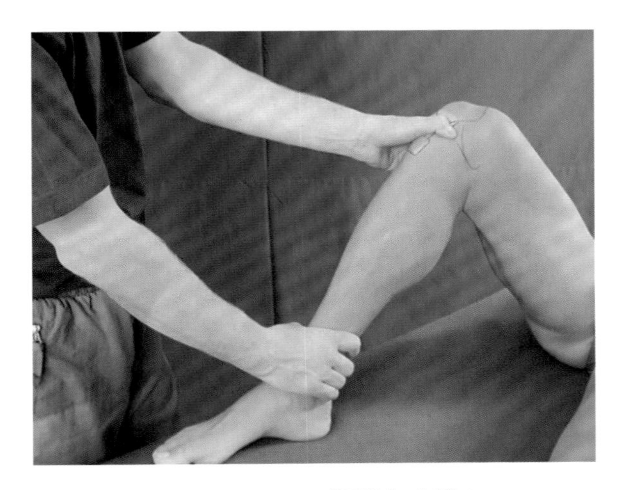

图 6.40 Steinman Ⅱ 测试，步骤 1。

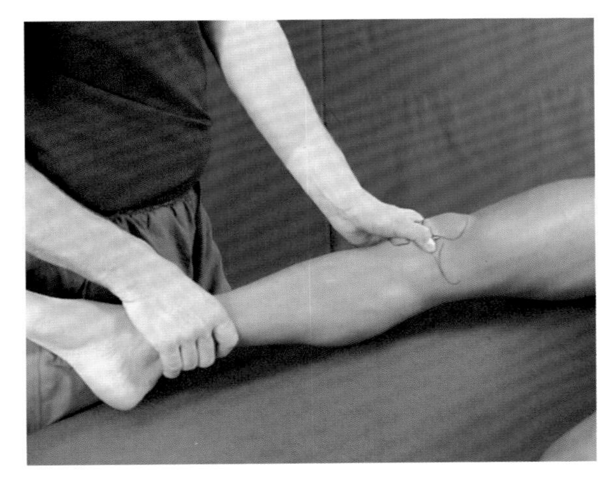

图 6.41 Steinman Ⅱ 测试，步骤 2。

通过横向摩擦技术来触及这些韧带。触诊示指置于髌尖附近熟悉的凹陷上，以便于指腹指向远端的胫

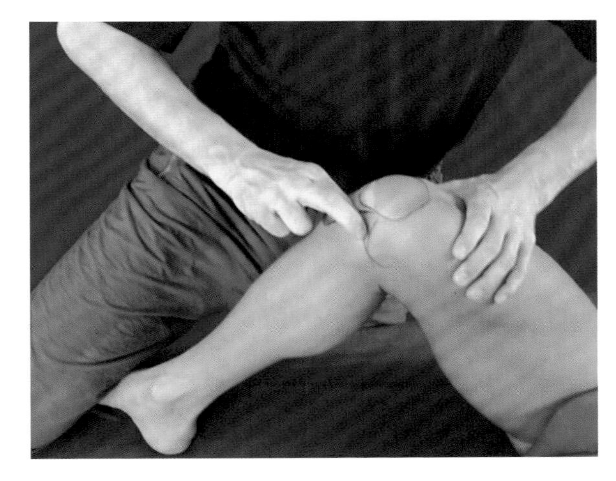

图 6.42 半月板胫骨韧带的横向摩擦。

骨平台(图 6.42)。为了便于接近胫骨平台，可将膝关节置于外旋位，使胫骨平台更向前突出。

抵住胫骨，由后向前指导髌尖横向拨动，此技术既可以用于诱发受损结构的疼痛也可以用来治疗。

内侧副韧带横向摩擦

这条内侧韧带的损伤较为常见。经验显示大部分损伤会沿着 9cm 长的韧带出现在关节间隙水平(Liu 等，2010)。

治疗师采用之前描述的技术来定位韧带前缘以便精确识别韧带受损部分(图 6.43)。这需要确保治疗师的触诊位于关节间隙水平。接下来治疗师通过覆盖整条韧带宽度的、以 5mm 为一个节段单位逐渐向后方的后前向横向摩擦。

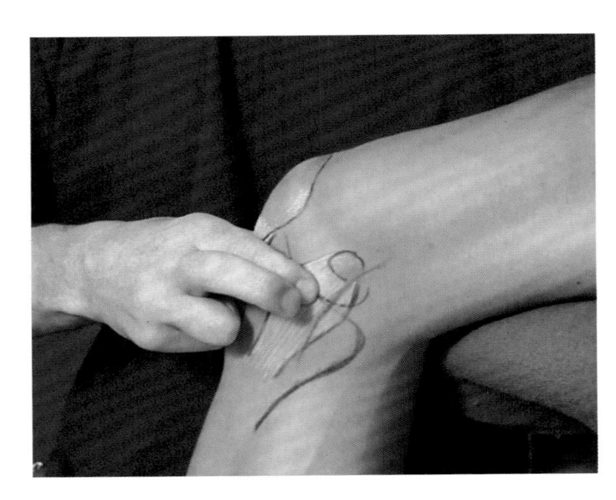

图 6.43 内侧副韧带的横向摩擦。

局部触诊——外侧

触诊结构概述
- 关节间隙的边界
  - –胫骨平台
  - –股骨外侧髁和外侧髌胫韧带
- 髂胫束
- Gerdy 结节
- 股骨外上髁和腘肌腱止点
- 腓骨头
- 外侧副韧带
- 股二头肌
- 腓总神经

触诊流程概要

大部分程序和内侧触诊完全一致。最初,在膝外侧找到一个便于发现关节间隙的参照点。从前往后勾勒出关节的骨结构。从关节间隙中穿过的结构会被识别并标注出来(图 6.44)。

初始体位

初始体位仍然是选择让患者坐在高处,例如位于治疗床的边缘。治疗师坐在稍内侧,但仍位于患者前方。

如果可能,腿应自由地悬垂在床边,以便治疗师在带动关节活动时能扩大屈曲的范围(图 6.45)。初始

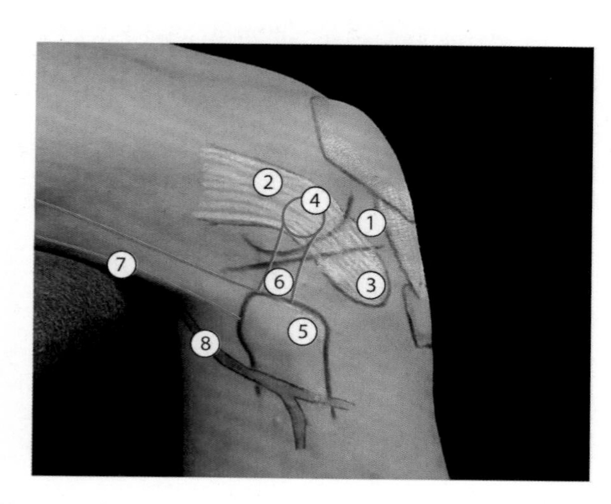

图 6.44 膝关节外侧面的结构。(1)关节间隙的边缘;(2)髂胫束;(3)Gerdy 结节;(4)股骨外侧髁;(5)腓骨头;(6)外侧侧副韧带;(7)股二头肌;(8)腓总神经。

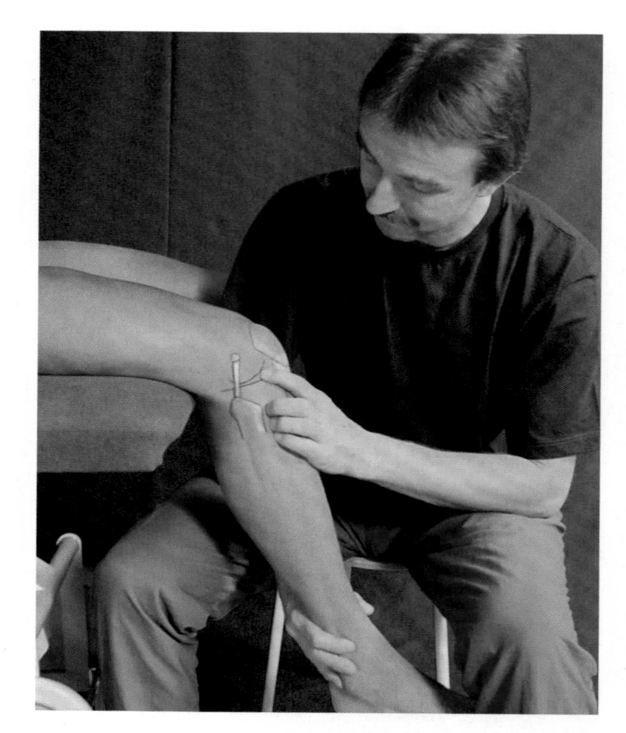
图 6.45 膝关节外侧面触诊的初始体位。

体位确保能够方便地触诊到膝关节外侧结构。

可供选择的其他初始体位

上述的初始体位主要用在练习中。评估和治疗技术通常迫使治疗师在日常处理膝关节外侧问题时采用不同的屈膝角度。因此,为了增加触诊技能,触诊时应该要选择常用的、每天都在使用的初始体位进行反复操作。

各结构触诊

关节间隙的边界

此处使用的程序和技术与内侧触诊一致。治疗师需要适应在髌尖处轻易地触及关节间隙。由于股骨外侧髁和胫骨平台外侧缘,此处边界增宽。

技术

胫骨平台

手来自近端方向,使用垂直技术来精确触诊胫骨边缘。另一只手控制小腿。

触诊的指腹置于髌尖内侧浅窝。指尖向远处推以对抗胫骨平台边缘坚实的阻力(图 6.46)。

到了这一步,可用此技术沿着胫骨平台向后移动相当一段距离。继续触诊,沿着一条直线,并可在膝关

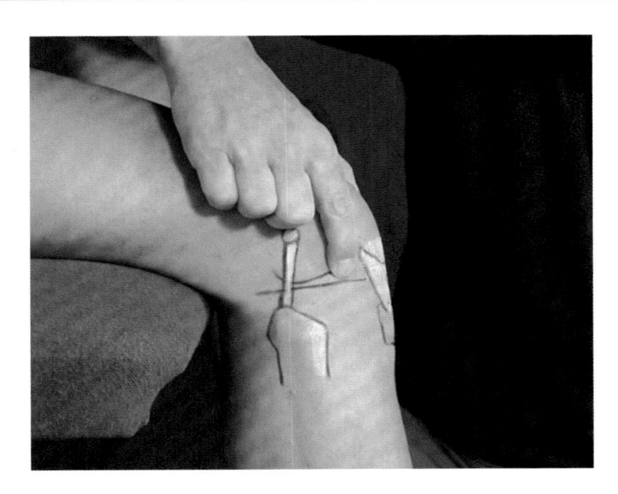

图 6.46 胫骨边界的触诊。

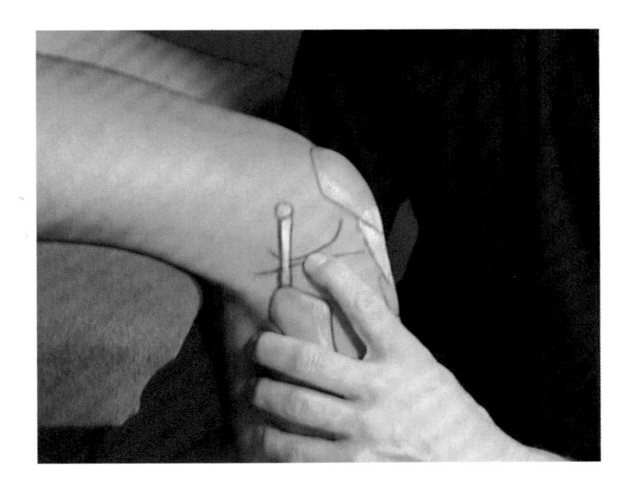

图 6.48 股骨髁状突外侧面的触诊。

节后方斜向下倾斜。

提示

由于两个软组织结构的出现，很难去辨别胫骨平台边缘的更后方。为了保证触诊的可信度，治疗师可通过活动小腿来确认定位。关节轻度被动伸直和大幅度旋转是较为理想的做法。

股骨外侧髁和外侧髌胫韧带

触诊手自远端位置，再次置于髌尖外侧凹陷处。指尖推向凹陷处，尝试触及近端的骨性结构(图 6.47和图 6.48)。感受到的坚实阻力是来自外侧髁关节面的关节软骨覆盖层。如果治疗师进一步向近端轻度滑动，可触及外侧髁关节软骨和骨之间的边界相对应的另一个边缘。

与内侧髌胫韧带相同，外侧韧带在髌尖内侧的沟内走行，直接下降并与髌韧带几乎平行，止于胫骨。外侧髌胫韧带有可能通过深压或横向的内–外侧手指摩擦动作被感受到，但概率并不大(不详述)。

从坚硬的首个接触点开始，股骨髁在更后方被触及(图 6.49)。触诊必须沿着股骨髁的形状，且应以一条曲率小于内侧髁的凸形弧线的方式进行。

在外侧比在内侧通常更容易感受到关节间隙的骨性边界。如果外侧触诊仍然困难，可用垂直位的指甲操作，这能使骨骼边缘的触诊更容易。

软组织不妨碍关节间隙后部外侧缘的触诊。因此，不必抬腿使肌肉垂下来。

髂胫束

髂胫束(图 6.6)跨越膝关节，为一扁平、宽大而结实的弹性结构。它直接止于关节间隙远端的隆起区域(Gerdy 结节)。

总的来说，髂胫束与内侧某些方面比较，不如穿过关节间隙的内侧副韧带浅层那么宽和坚硬，它的前

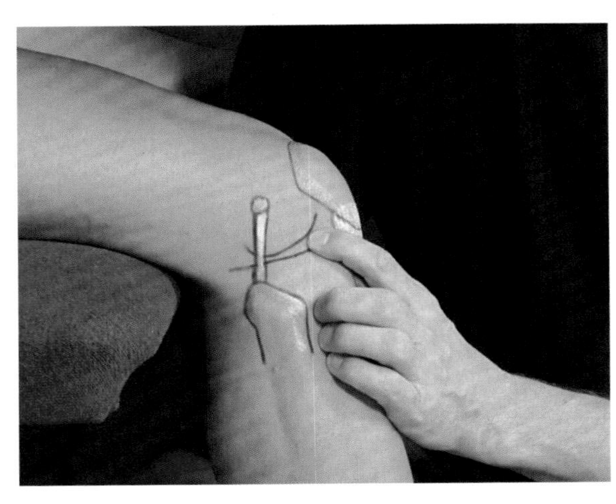

图 6.47 股骨髁状突前面的触诊。

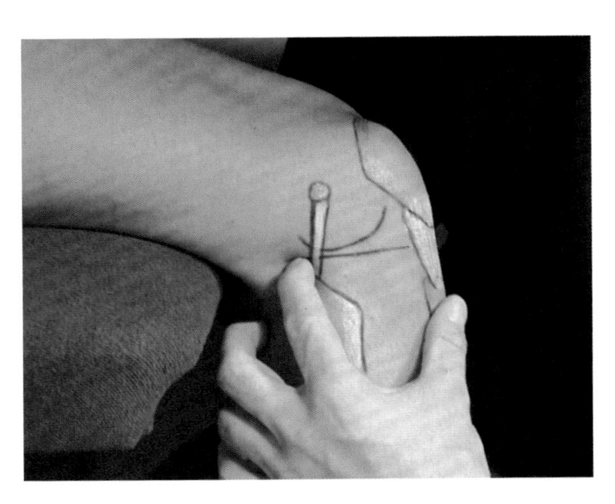

图 6.49 股骨髁状突的后侧面触诊。

缘也不如内侧副韧带锐利。

技术

在关节间隙处

触诊指腹施加较强的压力于髌尖外侧凹陷处,指尖与关节间隙对齐。

当治疗师在外侧触诊股骨髁和胫骨髁时,手指很快会被再次向浅表方向挤出关节间隙(图 6.50)。这标志着髂胫束的前侧边界。在髂胫束穿过关节间隙的位置,关节成分就很难被清晰地感受到。定位髂胫束的后侧边界也可以利用相同的方式。

膝关节近端

当通过肌肉强力收缩使此胶原结构张力增高时,髂胫束的整个宽度可被定位。参与的肌肉是股外侧肌(膝伸直)和阔筋膜张肌(髋屈曲和内旋)。

横向触诊时,可在紧邻髌底的近端显现出髂胫束的边缘(图 6.51)。大量的纤维束从髂胫束的额状部分走行至髌骨近端边缘,并止于股外侧肌腱稍远处。在屈膝位,这些纤维(髂髌韧带)可通过屈膝等长收缩而紧张,使其与股骨肌纤维清楚区别开。

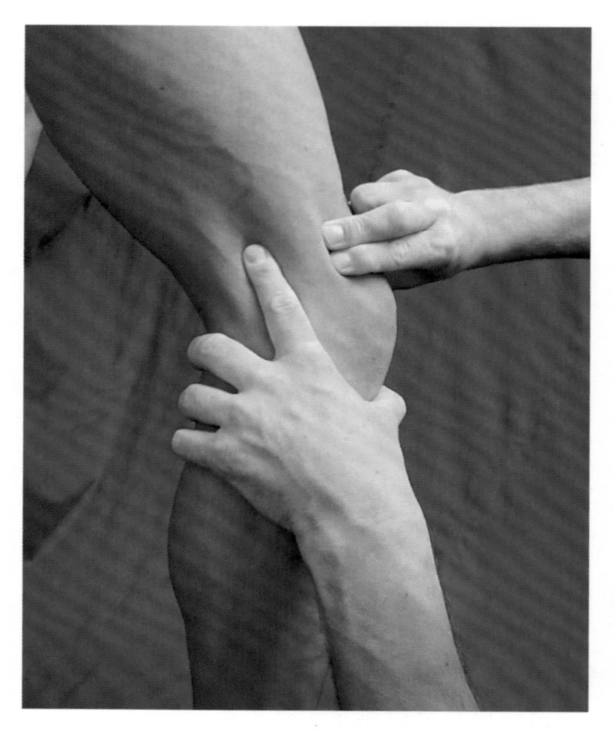

图 6.51 膝关节近端触诊。

Gerdy 结节

髂胫束在胫骨的主要止点有一些不同的叫法:Gerdy 结节、外侧胫结节和髂胫束结节。

技术

再次通过几根平放的手指触摸关节间隙稍下方的胫骨前外侧面,通常很容易定位此隆起部位及其边界(图 6.52)。触诊时能感受到该骨性突起为半圆形的结构,恰位于胫骨平台边缘下方。它与胫骨结节和腓骨头构成一个等边三角形。

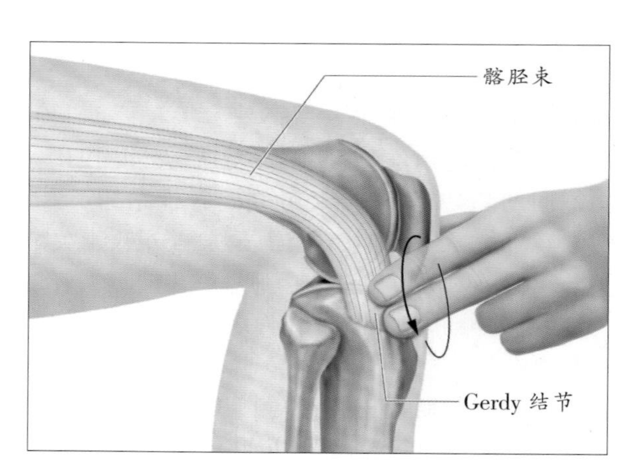

图 6.52 Gerdy 结节。

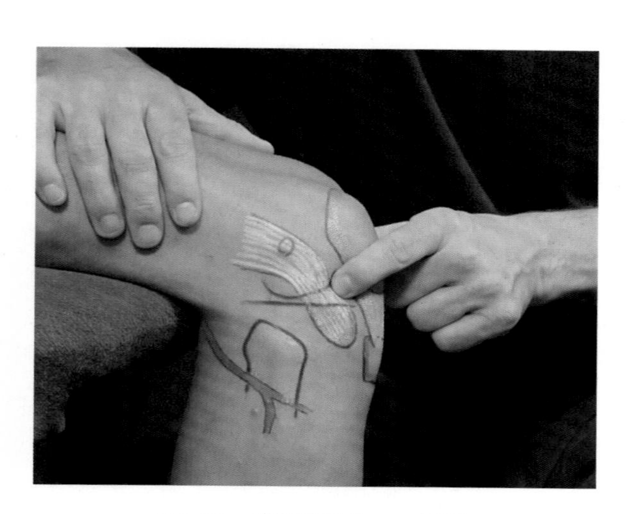

图 6.50 髂胫束触诊——前侧。

股骨外上髁和腘肌腱止点

外上髁远不如内上髁突出;可通过同样的技术来找到并感受此结构。它可作为寻找外侧副韧带的标志。

技术

外上髁

此处使用的触诊程序和内侧一样。该区域使用几个平放的指尖和少量的压力来触诊(图 6.53)。最突起部分即是外上髁。

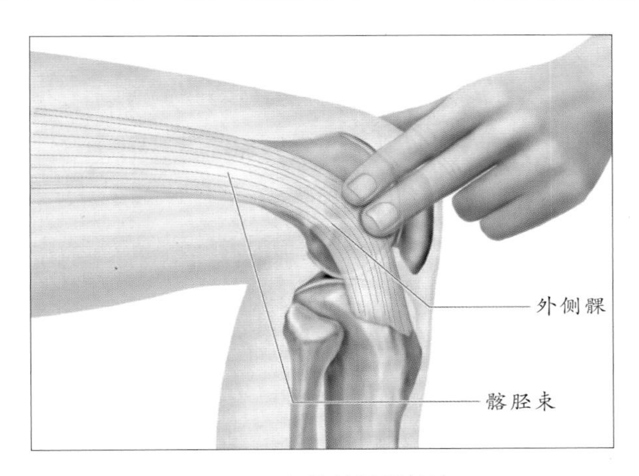

图 6.53 股骨外侧髁触诊。

腘肌腱

腘肌的腱性止点可从外上髁感受到，通过触诊外上髁尖部远端约 0.5cm，并向前 0.5cm。肌腱的止点，在侧副韧带和关节囊间走行，几乎很少能清晰地触诊到。因此，只能通过指导患者轻度节律性地屈曲和伸展膝关节来确认定位的准确性，可感受到收缩位于触诊手指的下方。然而，定位过程相当困难（未示出）。

腓骨头

下一阶段触诊外侧膝关节，包含整个腓骨头的结构。有意思的是，它既是外侧副韧带和股二头肌的止点，也是胫腓关节的一部分。

技术

毫无疑问，后外侧胫骨平台的定位通常首先使用平放的指腹触诊确定。接下来识别腓骨头的前侧、近端、后侧轮廓。垂直技术被再次使用。

当初次触及腓骨头时，它的尺寸惊人（图 6.54）。很显然，腓骨头的顶端个体间差异很大，并且它也是外侧副韧带和股二头肌宽大部分的标志。

提示

如果仍然很难去定位此结构和完整的去触诊，可沿着突起的股二头肌腱向远端直到触及腓骨头的顶端。

外侧副韧带

治疗师可通过在外上髁和腓骨头间画一条线来标记外侧副韧带的走行和结构。

技术

既然在触诊外侧膝关节的初始体位中已经描述过外侧副韧带保持相对松弛，那么横向触诊通常不会那么顺利（图 6.55）。

提示

有两个方法可使此韧带更明显：

- 改变初始体位来确认定位。一个手指与假定的韧带位置保持接触。将被触诊腿放置于另外一侧腿上，使髋关节置于屈曲、外展、外旋的“Patrick 测试位置”（或“4 字试验”）（图 6.56）。当膝关节被动下垂时，膝关节承受内翻的力使外侧副韧带承受张力。此时韧带可被触诊到，为短、厚、圆形的结构。当腿被放回到初始体位时，手指仍与韧带保持接触。
- 当膝关节被动置于充分外旋位时，便可轻易定位此韧带。由于韧带在后方向下延伸，此位置会使韧带承受张力，使其更容易被定位（未示出）。

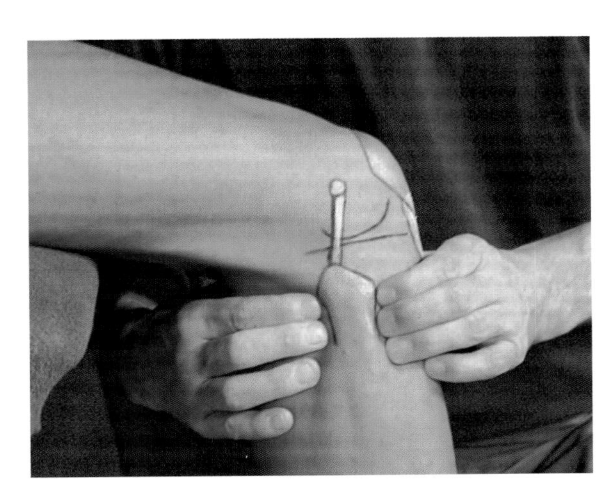
图 6.54 腓骨头的边界。

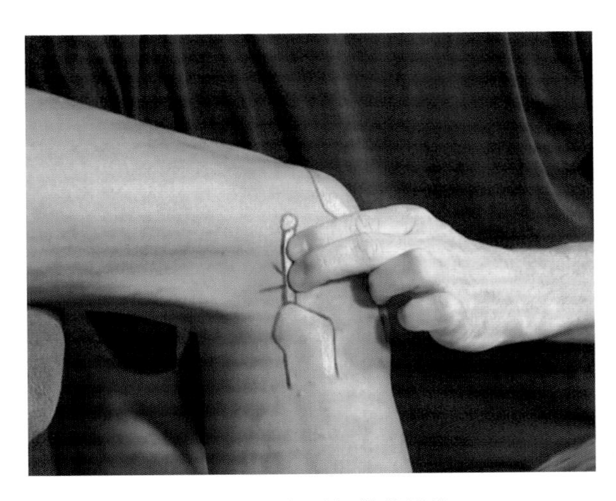
图 6.55 外侧副韧带的触诊。

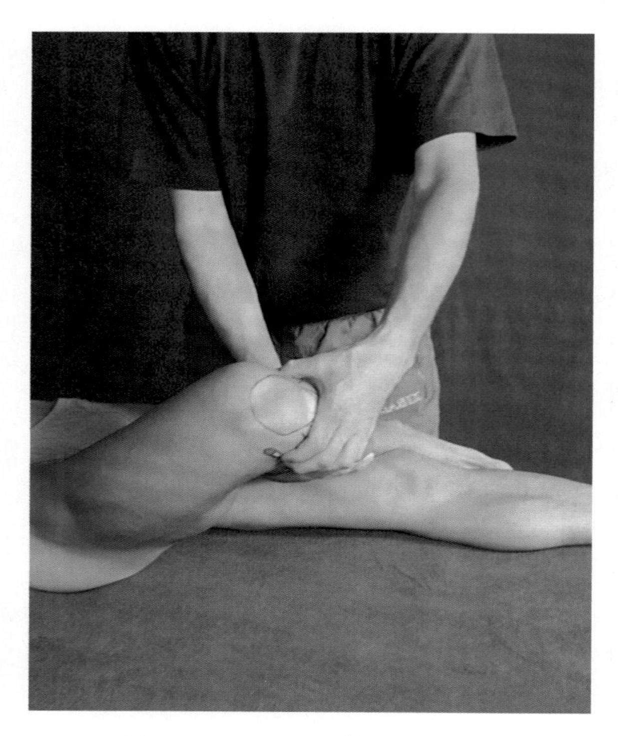

图 6.56 Patrick 试验体位下的触诊。

股二头肌

股二头肌是唯一有效的膝关节屈曲和外旋肌肉。当股二头肌等长收缩时，它的肌腱尤其明显（图 6.57）。它的部分纤维明显位于外侧半月板上或围绕外侧副韧带。肌腱的最大部分止于腓骨头。

技术

在前方和后方通过横向触诊可找到此宽大、突起肌腱的边界(图 6.58)。紧邻的前侧和后侧结构分别是

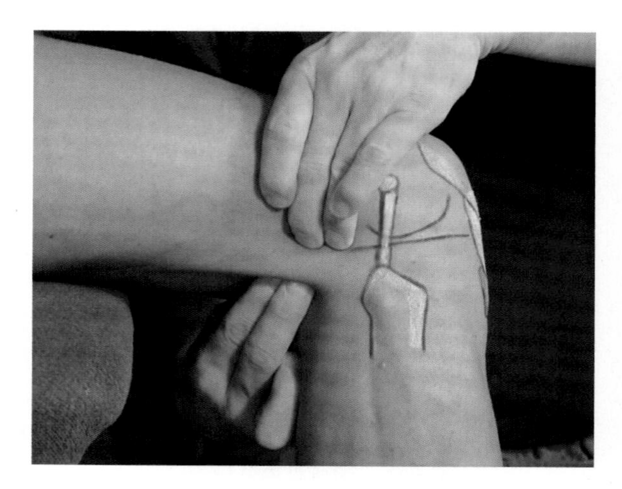

图 6.58 股二头肌近膝关节处的边缘。

髂胫束和腓总神经。沿着它在腓骨头上的止点可以很容易找到此肌腱。

腓总神经

此神经是跨过膝关节最大的周围神经之一。治疗师从形态解剖上对它的走行很熟悉。在离关节近端约一掌宽位置此神经与胫神经分开(见图 6.65)。它之后伴随着股二头肌腱,在分成腓深和腓浅神经之前穿过腓骨至腓骨头下方。

技术

以垂直的指尖在腓骨头上滑向远端,直到感受不到骨性增厚的腓骨头,而仅能感受到软组织。神经可在此位置稍偏后方，并使用轻微的横向运动（近-远端)进行弹拨而被触及。(图 6.59)。当该神经被首次发现时,它的厚度是惊人的。

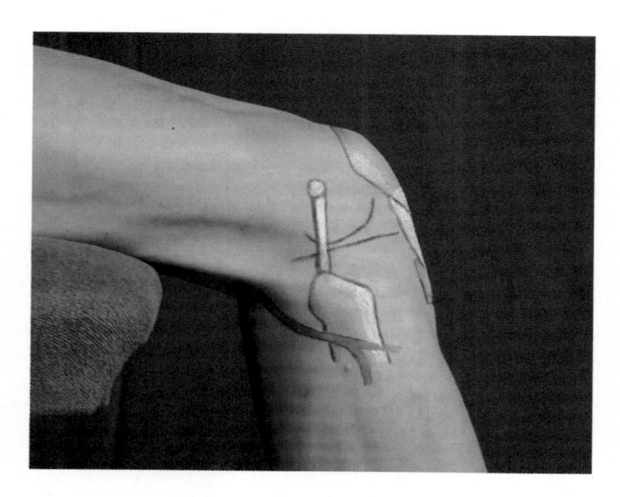

图 6.57 股二头肌的收缩。

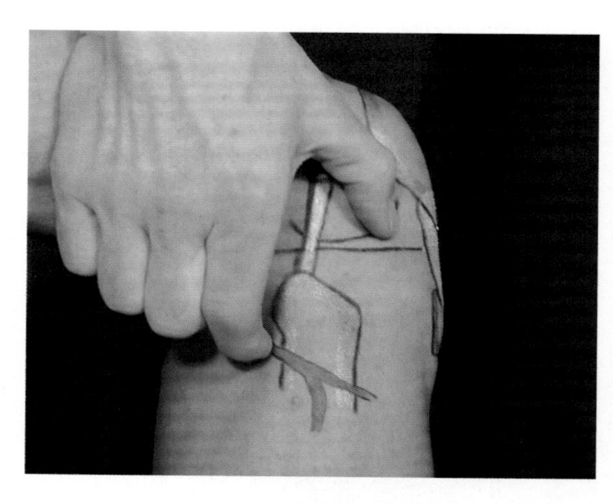

图 6.59 腓总神经的触诊。

评估与治疗提示

技术

关节间隙

当使用徒手滑动治疗技术时，外侧关节间隙的触诊也可在外侧进行。在这些技术中，滑动的角度必须精确到度（图 6.37）。

外侧半月板

SteinmanⅡ试验也可以相同的方式用于外侧半月板前角的症状诱发。

外侧副韧带的治疗

和内侧的案例一样，横向摩擦也可以用来确认或治疗外侧副韧带的疼痛损伤。

三种可能的方法可用来发现韧带：

- 沿着关节间隙横向触诊。
- 从韧带的骨性附着点（外上髁和腓骨头）来触诊。
- 将腿放至 Patrick 试验位置。

经验显示在仰卧位屈膝约 90°是合适的初始体位。通过最低限度地外旋膝关节可使韧带处于轻度紧张状态，以确保韧带不会从施加摩擦力的手指下轻易地滑开。其他初始体位也可行（图 6.60）。

治疗师站在患者对侧。一只手稳住腿的位置而另一只手施加摩擦力。中指置于示指上施加摩擦力，拇指放松地置于膝内侧来稳住手。

在找到韧带后，使用横向摩擦来精确定位受损点（图 6.61）。在一些小范围评估肌腱，使用同样的技术和适当的压力来减轻疼痛。

髂胫束摩擦综合征

外侧膝痛有很多原因。症状经常被归因为股胫关节或外侧半月板。因此，我们必须指出两个病理可能性与关节病理状态无关。表面解剖学知识是识别和指出症状原因不可或缺的先决条件。

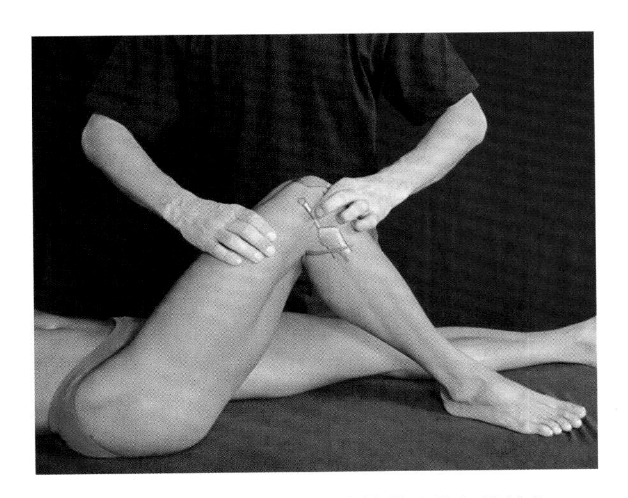

图 6.60 外侧副韧带横向摩擦检查的初始体位。

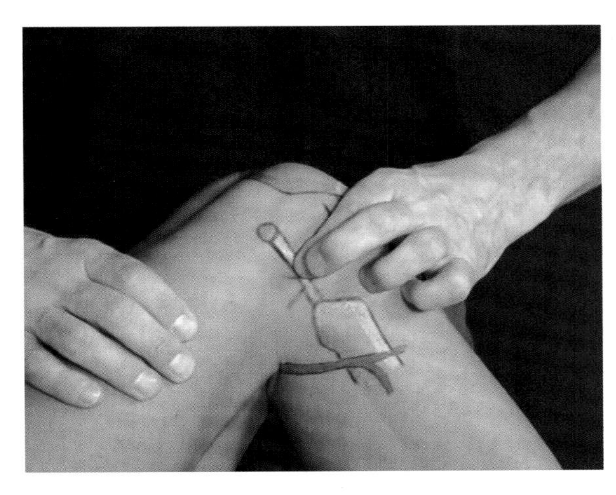

图 6.61 横向摩擦的详细观察。

运动员经常进行屈伸膝的活动可能发展成“跑步膝”，又称髂胫束摩擦综合征。这由于在屈伸膝时髂胫束（也叫髂胫带）在外上髁上反复摩擦导致。在大部分案例中，额外的病理因素，如异常关节内翻静力学也起到一定作用。

当治疗师能够确认髂胫束或髂胫束与外上髁间滑囊摩擦的存在时，表面解剖学的好处就体现出来了。得到这些问题是由关节周围的因素（更容易治疗的）引起的结论，对进一步进行受损膝关节的评定和治疗方向的确定非常重要。

近端胫腓关节关节炎

另一组症状包括膝区前外侧的疼痛，并与腓骨头和后外侧胫骨间关节的关节炎有关。重要的是，通常也有与股胫关节无关的情况存在。

胫腓关节功能上属于与足部重要关节（胫跗复合体）相关联的运动链。尤其是腓骨，会在足背屈和跖屈时活动。当然，这也出现在胫腓关节近端。与“踝扭伤”相关的创伤可损伤踝关节韧带，也经常导致腓骨位置改变并伴随后方松弛，有时也会导致近端胫腓关节脱位。以上两种情况长时间存在并刺激到关节囊时，可表现为膝前外侧痛。

除了这些特殊损伤外，疼痛无法轻易与其他诱发因素相关联。

只有局部触诊关节前部或全面的胫腓关节活动测试可证实这些症状的原因（图 6.62）。

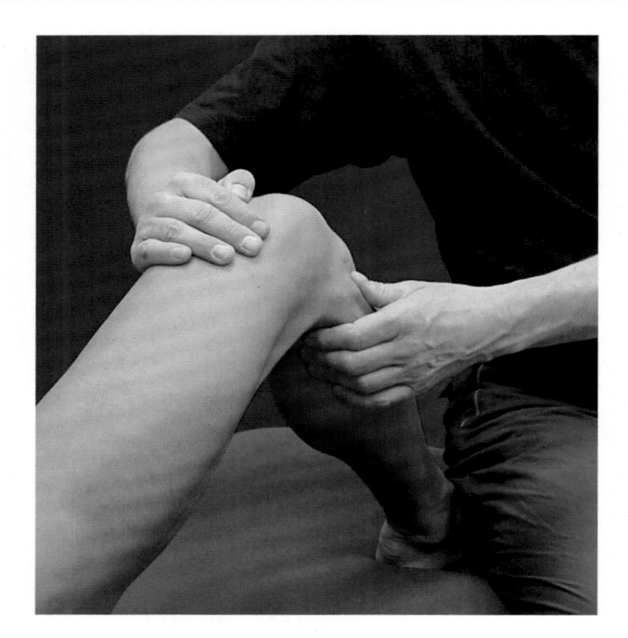

图 6.62 胫腓关节活动的检查。

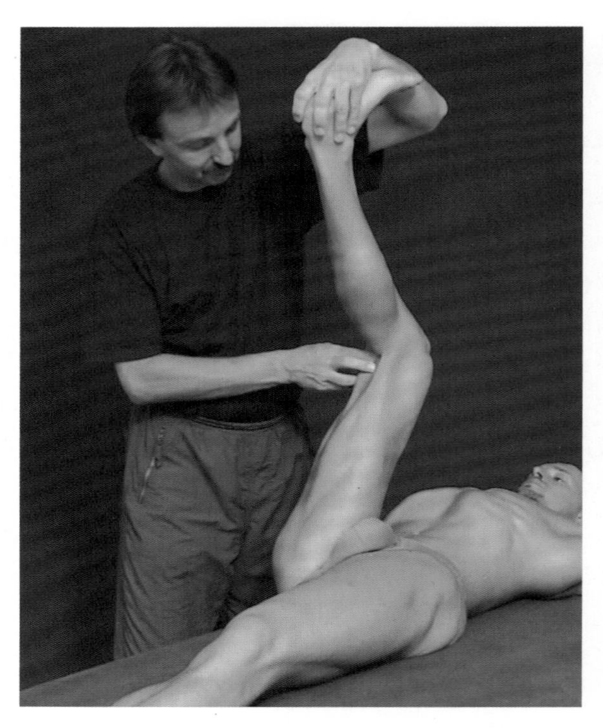

图 6.63 膝关节后面触诊的初始体位。

局部触诊——后側

触诊结构概述

- 腘窝部位的神经结构
  - –胫神经
  - –腓总神经—后部
- 股二头肌肌腱
- 鹅足肌肌腱：
  - –半腱肌肌腱
  - –股薄肌肌腱
  - –缝匠肌肌腱

触诊流程概要

膝关节的凹陷(腘窝)以形态学解剖和膝关节后部的触诊为特征。它呈一个菱形的凹陷，并且由肌肉构成其边界。

表面触诊的目的是触及腘窝边界和内部的结构。为了腘窝的定位，使软组织结构(肌肉和神经)张力增高是可行的，目的是使其轮廓变得清楚。

初始体位

患者俯卧。治疗师将腿置于和直腿抬高测试非常相似的位置，但位置的顺序略有不同(图 6.63)。

推荐用以下组合练习：大角度的屈髋和伸膝(对于此患者，大约是 50°屈曲)，以及适度的足背屈。

初始体位的好处是对膝部凹陷的观察无阻碍，触诊手可自由活动，以及诱发软组织结构的初始张力。

一只手固定腿的位置。抓握应允许促进额外的踝关节背屈活动以便使其他肌肉和神经结构紧张。另一只手可自由搜索需要寻找的结构。

可供选择的其他初始体位

上述初始体位会引起患者不适，所以只在练习时被推荐使用。一旦治疗师能够明确定位上述结构，他们应在其他更舒适的初始体位练习触诊。然后肌肉结构的定位可使用选择性肌肉收缩来确认。

各结构触诊

腘窝的神经结构

以下的神经和血管结构穿过腘窝(图 6.64)：

- 胫神经。
- 腓总神经。
- 腘动脉和腘静脉。

当治疗师使用上述初始体位并将踝关节置于额外的背屈位时，腘窝的神经结构可轻易识别。极限的屈髋和伸膝已经可牵伸到这些周围神经，足的位置使它们达到最大张力。

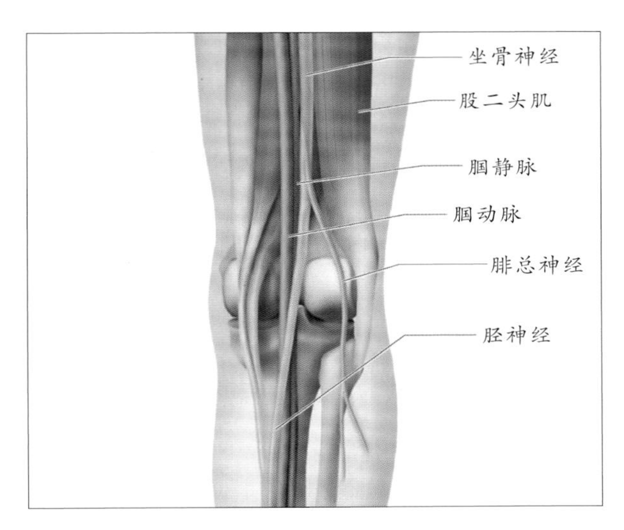

图 6.64 膝关节后面神经血管束的图示。

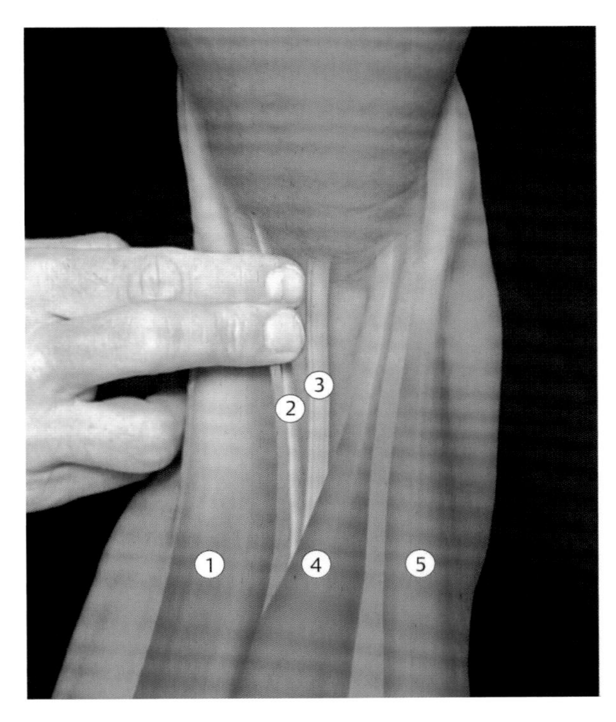

图 6.65 胫神经触诊。(1)股二头肌;(2)腓总神经;(3)胫神经;(4)半腱肌;(5)股薄肌。

技术

胫神经

坐骨神经在距膝关节近端约一掌宽位置分成两支。胫神经在腘窝中间可被直接观察到。当直接触诊时，可感觉到受牵伸的神经结构很坚硬并富有弹性(图 6.65)。此结构的直径大约在铅笔到小手指厚度之间。

提示

若腿的位置不能充分牵张到该坚韧的神经结构，治疗师可额外地将髋关节置于内收和内旋位置，可增加胫神经的被动张力。

腓总神经—后部

从坐骨神经发出分支后，腓总神经从外侧穿过，伴随着股二头肌腱至腓骨头。它进一步向腓骨头远端的膝前外侧穿行，之后发出分支。

此神经约 1cm 宽，位于股二头肌腱水平更内侧。神经的张力使其易于与肌腱清晰地区别开来（图 6.66）。

提示

如果感觉到神经不够坚硬，那是由于其未被充分牵伸。治疗师可以额外改变足的位置来增加张力，足内收和旋后便是增加张力的理想位置。理论上，足跖屈也可增加张力，可它的作用在此并不恰当，因其导致毗邻的腓肠肌放松，并使得将神经与周围结构区别开来更加困难。

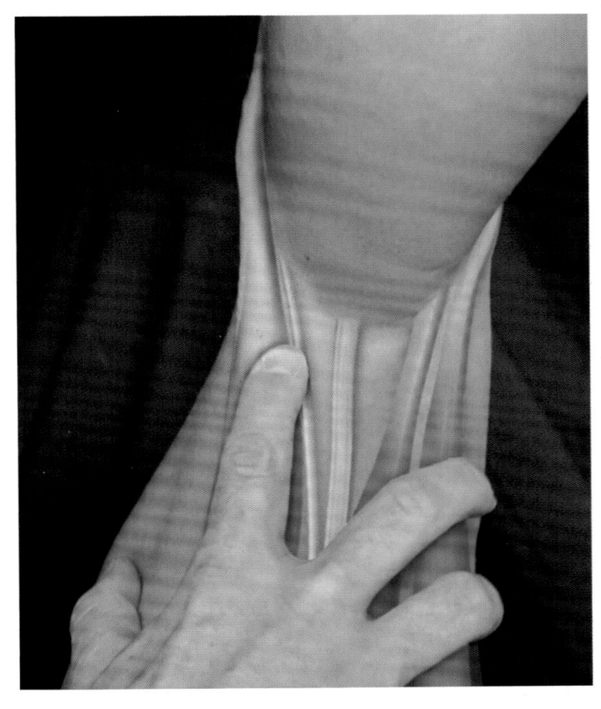

图 6.66 腓总神经的触诊。

股二头肌肌腱

股二头肌肌腱构成腘窝的外侧边界。在初始体位时此肌腱受到充分牵伸而明显突起，所以不可能触摸不到。在远端方向触诊肌腱使治疗师再次触及腓骨头。在近端，清晰的肌腱轮廓消失标志着股二头肌短头肌腹的起始。

鹅足肌群肌腱

鉴别构成腘窝内侧边界的肌肉具有更强的挑战性。

技术

半腱肌肌腱

在这组肌群中，半腱肌有最突出的肌腱。从腘窝中间向内侧移动，并用指尖勾住，便可轻易找到它(图6.67)。半腱肌肌腱位于稍远端。其轮廓消失于膝内侧浅层的鹅足胶原盘上。

> **提示**
>
> 如果组织结构的状况使得精确定位肌腱困难，治疗师可通过让患者主动伸髋，使肌腱明显突出来确定其位置。

股薄肌肌腱

股薄肌肌腱可在紧邻半腱肌内侧的位置被触及，当患者内收髋关节时最容易完成(图6.68)。两条肌腱被小的间隙分隔开来。

缝匠肌肌腱

在穿过肌群的另一个小间隙，触诊手指可在更内侧定位到更加平坦的缝匠肌结构。

通过屈髋抗阻可精确地将缝匠肌与股薄肌区别开来。这使得股薄肌再次放松，缝匠肌更加清楚(未示出)。

评估与治疗提示

注意：腘窝

由于膝腘窝中敏感的组织很容易被触及，比如周围神经或其邻近的血管，治疗师就应该避免施加过大的压力于腘窝。例如，当对腘肌施行水下压力按摩和局部摩擦技术时，或者在松动过程中当压力施加于膝关节附近的小腿肌肉时，会增加该区域的损伤风险。

横向摩擦应非常精准地施加于股二头肌肌腱或肌腹—肌腱接合部。当施行这些技术时，将这些结构与腓总神经区别开很重要。正确的活体解剖知识为治疗师提供了必需的基本技能。

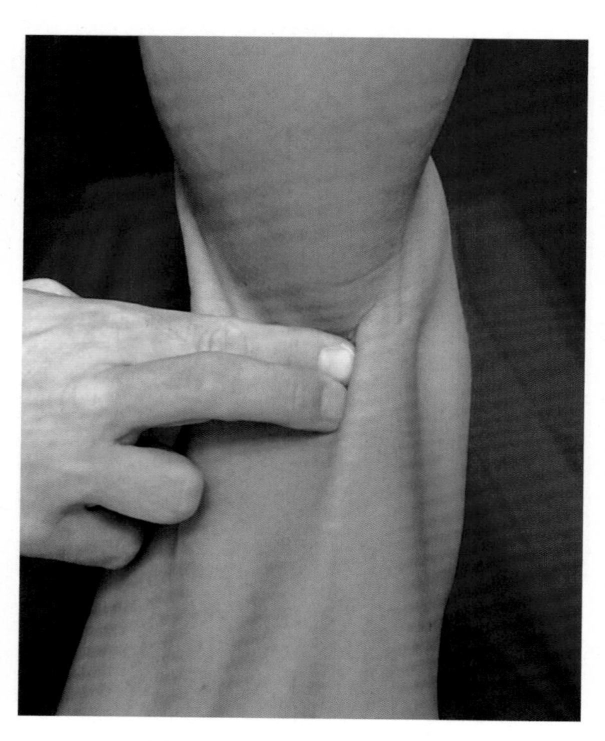

图 6.67 半腱肌肌腱的触诊。

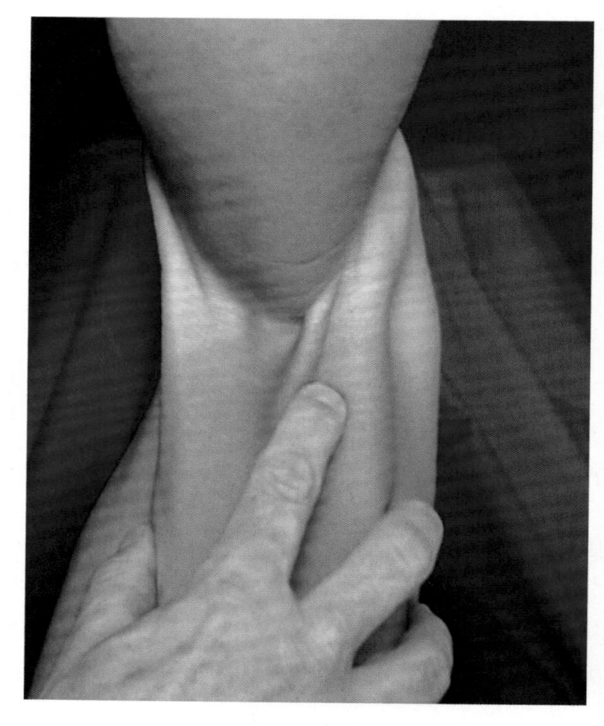

图 6.68 半腱肌与股薄肌之间的鉴别。

思考题

当你已经学完此章时，你会发现很容易回答下面的问题：

1.膝关节的组成部分有哪些？

2.为什么膝关节被归类为屈戌关节？

3.膝关节还可以被细分为哪些亚分区？

4.半月板的功能是什么？

5.交叉韧带的功能是什么？交叉韧带还可以怎么再细分？

6.在高度屈膝时，如何描述髌骨的运动？

7.菱形的腘窝由哪些结构组成？

8.治疗师如何识别膝关节轻度关节囊炎症？

9.在哪里可找到内侧半月板前角？

10.如何通过触诊来区别髌韧带和胫骨结节？

11.列出内侧副韧带的特征。

12.在腘窝内，紧邻股二头肌腱约一指宽的结构是什么？

13.哪个骨性参照点标志着外侧韧带的止点？

14.哪个体位可清晰地观察到外侧副韧带？

15.如何描述腓骨头的位置？

16.内上髁近端的显著增宽部位有一个独立的名称，叫什么？什么结构止于此？

17.在膝关节外侧画出你所知道的所有结构(图6.69)：

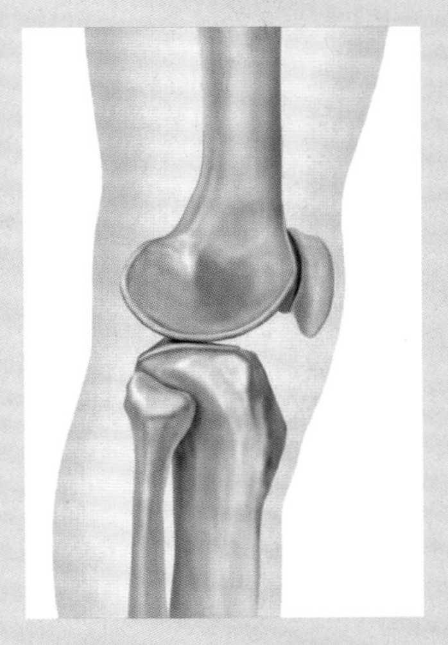

图 6.69 膝关节外侧观。

(张大威 译 王红星 校)

第7章 足

足的特征和功能

功能

• 将体重传递到地面：在步行周期和双足站立时，足部结构吸收震动冲击力，将身体负荷缓冲到地面。足底是一个双角杠杆，在安静时垂直于小腿长轴，将身体重量分散于一个较大的平面。

• 吸收震动冲击力：这个基本的原则适用于整个下肢和脊柱。是通过足部的以下结构实现的：

–足底的一些腔隙。

–骨性结构，类似于缓冲垫而非不灵活的弓。

–跗骨关节令人吃惊的活动度。

• 移动：步行周期是骨骼肌肉系统最复杂的运动成分，其次是上臂上举和上颈椎生物力学。足部在下肢的功能是建立接触面，支撑体重，适应于不平的地面，提供一个稳定的支撑面，和推进力。

在这一活动中有两种不同的模式：

–在支撑相（负重反应）足部作完全外翻运动（总体旋前）。跟骨外翻，前足（跗横关节）伸展、外展、旋前。伴随着距骨向内旋转，然后带动胫骨、股骨随之内旋。这个连锁反应起始于跟骨，终止于大约 T8。

为推进阶段（总体旋后）做准备的连锁反应起始于近端。摆动侧腿摆动向前导致了支撑侧髋关节的短暂内旋，在吸收了股骨大转子肌肉和关节囊的张力后转变为股骨向外旋。

最终，股骨的旋转牵拉着胫骨和距骨、跟骨的相应内翻、内旋。连贯的转动导致前足具有足够的强度，在足跟离地时准备承受负重。

• 感觉功能：从许多的关节、韧带和足底的机械感受器而来的信息有助于协调地站立和步行，以及产生平衡。诸如跗骨窦内距骨和跟骨之间深部内在韧带扭伤可能导致慢性疼痛，特别是在足跟着地时的不稳定感（Karlsson 等，1997）。

骨性结构的特征

手和足的骨骼在系统发育方面有许多相似的方面。因此手和足横向的关节——根部、中部和末梢成分——能够进行相应的描述。与手部骨骼结构相比，跗骨显著增大的体积和较小的活动度是其独特之处。

骨性的拱形结构，在手的结构中也存在，通常被认为在足部更加明显；足部具有纵向和横向拱形结构，中间的拱比边缘的更高。从进化而言，跟骨从水平位置发育，拉着距骨转变为垂直位。这就产生了一个纵向的弓，将身体的重量缓冲式地传递到地面，而不是刚性的。通过足底腱膜，足底韧带（跖长韧带），和足部较短的肌肉，纵向的弓被一条张力带所固定。

值得注意的是，在评估跖骨区域时，第一列连同踇趾列与其余的跖骨共同形成关节。这一发育既改善了足部支撑体重的能力，也参与足跟–足趾步态，但是其代价是，与灵长类动物的脚相比丧失了大部分抓握的能力。

足部骨骼和小腿长轴之间的两个方向的角度几乎是垂直的，因此被称为“双角度杠杆结构”。这提供了足底的移动力并且给予小腿的长肌一个长的杠杆。

距骨是一个特例，它没有肌肉的附着点，也没有固有筋膜的起止点，周围的非固有筋膜的走行都绕过距骨。在负重的情况下，距骨分散体重到前足和足跟，相当于机体适应性的中间缓冲区（Landsmeer，1961），类似于手部的腕骨。除了在足部屈伸功能方面发挥显著作用，距骨还介导小腿在足上的旋转，反之亦然。

命名特点

足部骨骼与小腿几乎垂直的空间关系要求对命名进行修改，以便精确地描述足部结构的位置和方向。因此，建议对位置名称做如下设计，这样足部特别的结构就可以被考虑在内。距骨以上使用通用命名；距骨以下使用足部特殊的术语。图 7.1 标出以通过距骨的横线为界的两种术语。

特殊的生物力学特征

足部的显著生物力学特征是由距小腿关节、距下关节复合体和跗横关节（TT）组成的运动学关节复合体形成的。这个关节复合体通常被视为一个功能单元。关节成分总是一起运动，特别是在进行闭链运动时。

跗横关节和其与踝部和距跟舟关节（TCN）的生物力学连接在足部运动性和柔韧性方面也发挥着重要作用。运动链障碍——全部沿着 Chopart（或 TT）关节线——只能通过各个关节的测试来确定。

距下关节复合体是足跟触地阶段从远端到近端连锁反应的关键。跟骨位置和运动的自由度决定了进一步运动。因此，距下关节复合体也被认为是关键点。

距骨和跟骨相反运动，而跗横关节总随着跟骨运动。在触地阶段，跟骨倾斜呈外翻位。其末端摆动向外展。同时，距骨头转向内侧，被称为内旋或内收。在蹬离阶段，跟骨反向运动，距骨和跟骨运动模式也都是

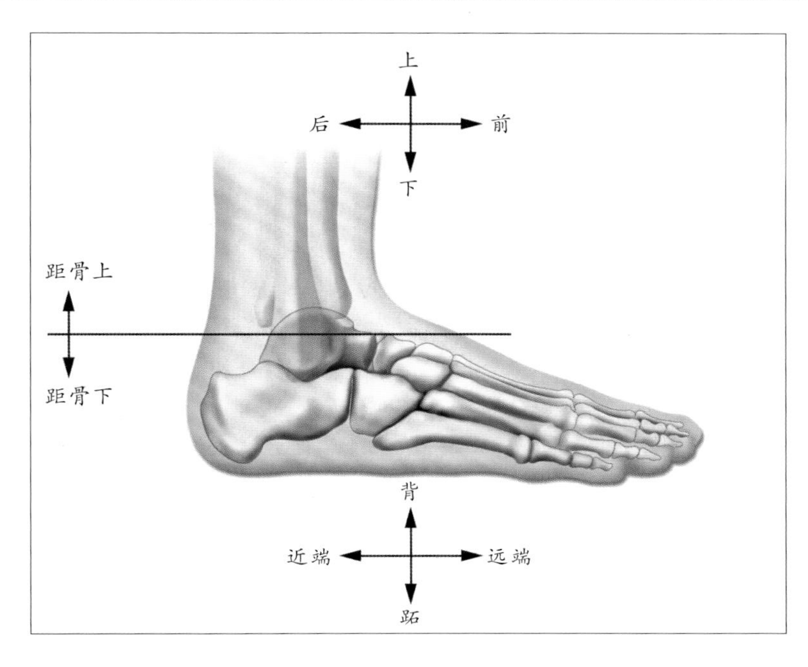

图 7.1 足部的专有命名。

相反的；它们共同挤压跗骨至一个刚性位置上，在足跟蹬离时预备承受体重(图 7.2)。距骨的旋转和跟骨远端的外侧运动往往容易被忽略或者被低估，事实上这些运动成分对足部的平滑运动至关重要。距小腿关节处于极度屈曲和伸展位时，距骨的外旋是一个决定性要素(Van Langelaan，1983；Huson，1987，2000；Lundberg，1989)。

运动复合体的各个成分互相影响，总是被视为一个整体进行观察和评估，必要时(当活动性受到影响时)还要以整体观进行治疗。过度运动和运动不足通常相互关联。因此，所有的关节在异常运动时应单独评估。需要用关节空间位置的准确信息来定位相应的关节。

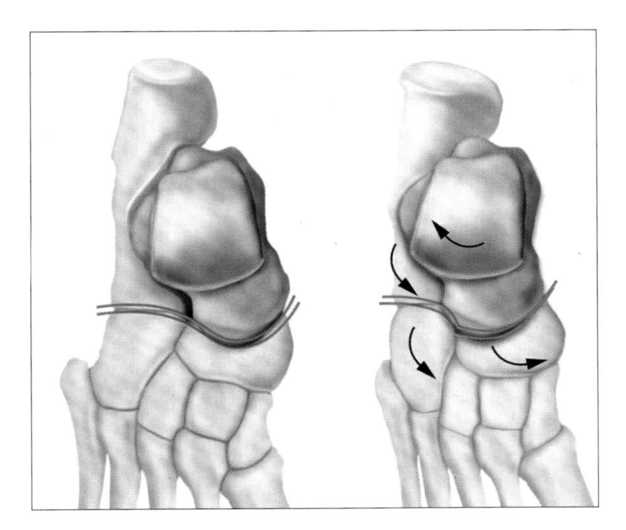

图 7.2 距下关节的生物力学结构。

足部治疗的一般应用

任何的足部感觉、运动和运动控制障碍都会影响下肢、骨盆和脊柱的更高水平部位。因此，需要特别关注足部的症状。

足部常见症状

关节炎：关节炎源于创伤或风湿性疾病。创伤性关节炎通常源于踝关节的扭伤。前距腓韧带加强了踝关节囊的前外侧面，是骨骼肌肉系统最容易损伤的结构之一。该韧带损伤的治疗策略要求：

- 监测创伤后炎性反应征象。
- 检查和治疗可能的并发症。
- 在生理位置愈合韧带以避免负重腿重心偏向距骨后方。

表面解剖是治疗损伤造成的疼痛和检查某些并发症的基础，比如腓骨肌腱鞘或其分支韧带的过度牵伸。

活动受限：踝关节的运动不足通常是由制动或关节炎造成的。对运动复合体的理解应包括运动受限的检查。检查是基于扎实的解剖学基础，诸如对跗横关节的关节间隙的位置和方向的准确认知。

松弛和不稳：创伤后造成韧带松弛是众所周知的。踝关节的前部韧带具有在负重时将胫骨拉到距骨上的作用。在过度松弛时这个作用将不能产生，这样胫骨将无法稳定在距骨中心的上后方(Hintermann,1999)。当负重位背屈时,踝关节运动学异常功能可能导致关节的运动受限。

足踝、跗横关节和距跟舟关节构成的运动复合体存在的其他类型的松弛可能不易察觉。距骨和跟骨间的韧带的创伤性损伤可能导致跗骨窦综合征,患者主诉感觉后足部不稳(Akiyama 等,1999),在足跟触地时尤为明显。跗横关节韧带的松弛导致触地阶段(总体内旋)运动停止过迟,导致足在支撑中期过度旋前。

软组织的病理状况:除了韧带损伤,跟腱和足部外在肌(长肌)滑膜鞘的炎症是非常疼痛的。这可能发生于足两侧外在肌腱改变方向的位点:

- 外侧——腓骨肌。
- 前面——踝背屈肌、趾伸肌。
- 内侧——跗骨管踝深部跖屈肌和趾屈肌。

肌腱附着点病变在足部骨骼的内外侧面都可以见到。这里主要是在第 5 跖骨上附着的腓骨短肌附着点和舟状骨结节上附着的胫后肌附着点。

足底局部疼痛经常认为是由足底跟骨骨刺引起的。这通常包括了足底筋膜附着点的一些症状(足底筋膜炎)。

足部神经结构被过度牵伸或压迫也是有可能的。两支外周神经常受累:

- 在跗骨管内(从后面到内踝)的胫神经。跗骨管的狭窄,踇长屈肌、趾长屈肌和胫后肌从其中通过,可能压迫神经结构(Hudes,2010)。胫神经在穿出跗骨管后分为两支足底神经。
- 腓浅神经的中间支。这一神经非常靠近小腿的前外侧和远端。它跨过距小腿关节内侧转向踝关节的腓侧。损伤可来源于在踝关节扭伤时的过度牵伸(Blair 和 Botte 1994),可以是医源性或者由于操作不慎导致与距腓韧带横向摩擦而形成的激惹刺激。

神经受到刺激(激惹)的征象往往相同:在神经支配区域的烧灼痛和感觉障碍。

解剖学与生物力学基础知识

治疗师在触诊足部时应该具有良好的局部解剖学知识。以下的内容有助于进一步学习局部解剖学。

骨性结构

治疗师应该熟悉足部和各个组成部分的骨性结构,关节线和单个跗骨以及它们之间的连接名称(图 7.3)。足部的骨骼可以横向细分为趾骨、跖骨和跗骨。跖跗关节线及其非常坚硬的关节,划分跖骨和跗骨。Chopart 关节线的关节(在距骨和舟骨内侧和跟骨和骰骨外侧之间)是跗横关节的一部分。

为了强调负重足部运动中功能相关性的重要性,所有参与的关节被合并为胫跗关节复合体(Padovani,1975)。这个运动复合体包括距小腿关节,具有两个关节腔的距下关节复合体(距跟关节)和跗横关节。从功能上讲,远端的韧带联合和近端的胫腓关节是这个复合体的一部分。

肌肉结构

足部的肌肉结构包括了足部长肌(外在肌)的肌腱和腱鞘,尤其是跨过胫跗关节复合体以及肌肉附着点的部分。图 7.4 显示了在跗骨管内侧和足底的路径。该通道有 3 条肌腱、2 条血管和胫神经通过。它是由屈肌支持带覆盖而形成了一个管道。图 7.5 显示了腓骨肌在外踝、腓骨肌滑车和在骰骨(腓骨长肌)后面肌腱频繁变化方向的特殊路径。足和趾伸肌从背侧经过距小腿关节(图 7.6)。它们肌腱的位置解释了其相应的功能:胫前肌和踇长伸肌内收和旋后足部,而趾长伸肌及其分支(腓骨肌),足部唯一的外翻肌,也参与足部外展和旋前。所有外在肌肌腱(除了跟腱)通过支持带固定于足部骨骼上,为了避免摩擦,要求腱鞘比支持带稍长数厘米。

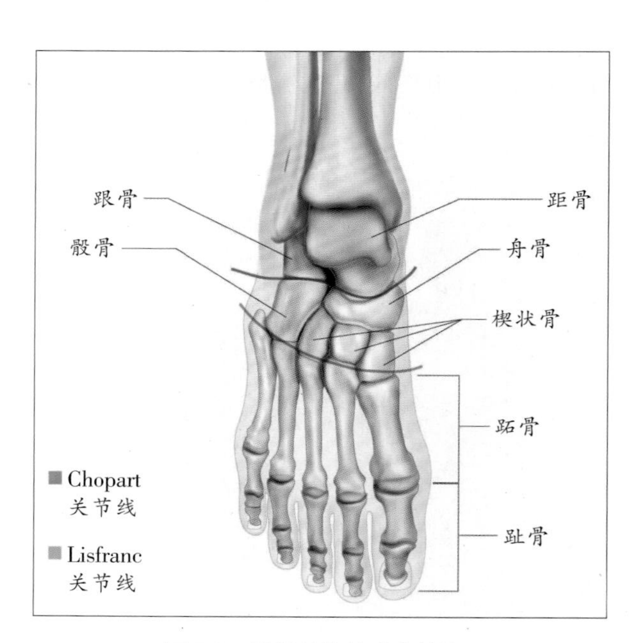

图 7.3 足部骨骼的形态结构。

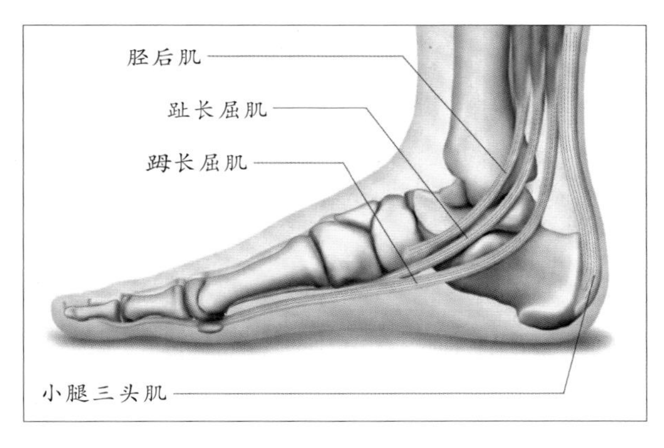

图 7.4 外在肌——内侧部。

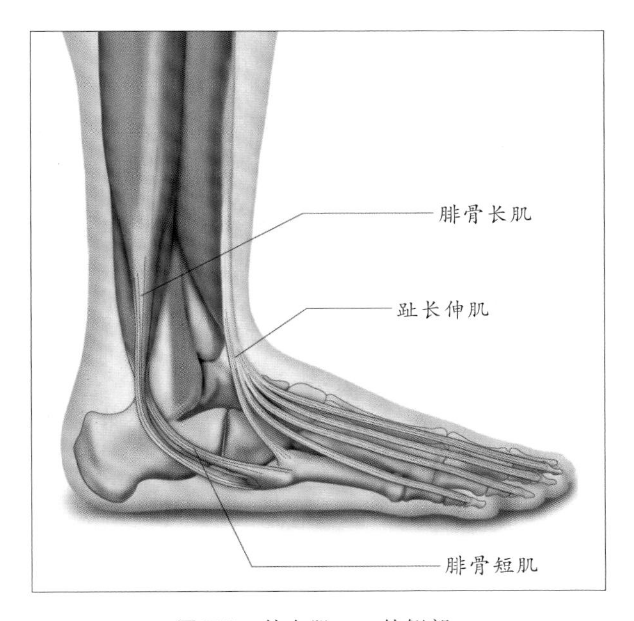

图 7.5 外在肌——外侧部。

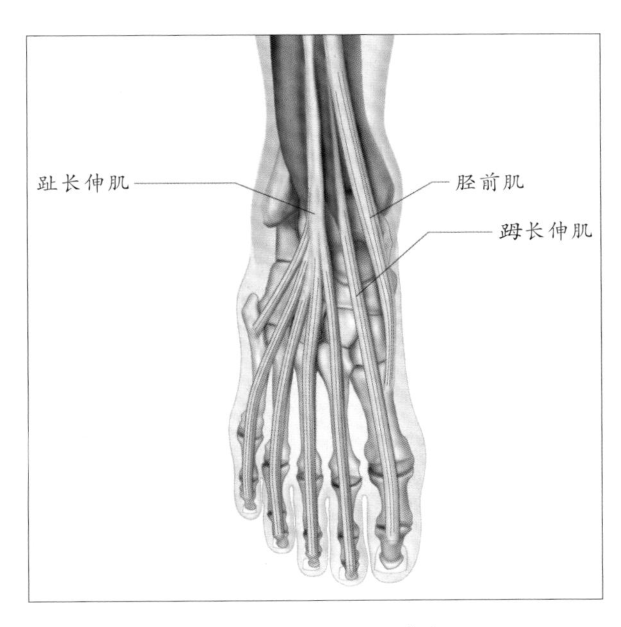

图 7.6 外在肌——足背部。

韧带结构

具有重要功能和临床意义的韧带延伸到踝关节的内侧和外侧(图 7.7 和图 7.8)。距腓韧带控制着距骨榫的位置,而跟腓肌腱越过距下关节。三角韧带是一个坚实的胶原板,从内踝延伸到距骨、跟骨和舟状骨。在一个解剖制备标本上可以看到 4 条独立的韧带。这个韧带复合体看起来比外侧面更加厚实和稳定。内踝未延伸到足底。另外,该韧带复合体在功能上是在触地阶段阻止足旋前。跟舟韧带关闭了距骨、跟骨和舟状骨之间足底的关节间隙(跟舟韧带、弹簧韧带),与其他的足底韧带和短的固有肌肉,有助于稳定内侧纵弓。

神经结构

胫神经经过距骨管的内侧面,分为内侧和外侧足底神经,支配足底固有肌肉。距骨管内可能的神经压迫已经受到关注。腓浅和腓深神经从背侧走行于足

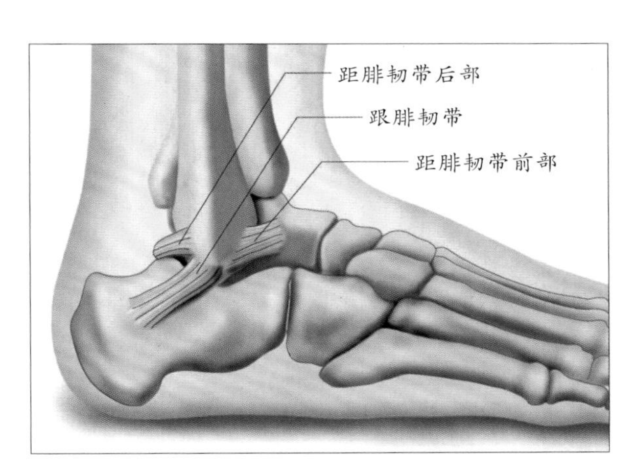

图 7.7 外侧踝关节重要韧带。

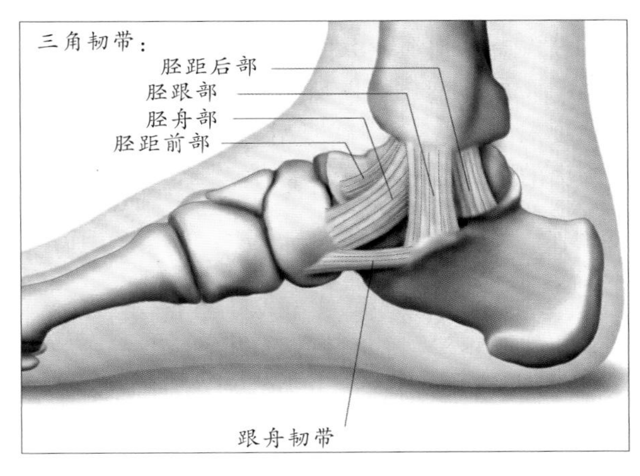

图 7.8 内侧踝关节及 TT 关节的重要韧带。

部。然而腓深神经支配背侧固有肌，腓浅神经完全是感觉神经。它们最开始出现于小腿筋膜下距小腿关节近端10cm的地方，分为不同的分支，走行于足部的背侧。背侧皮神经中间支将在之后的章节中描述。

足内侧局部触诊

触诊结构概述

- 内踝
- 载距突
- 距骨头部和颈部
- 距骨后突（内侧结节）
- 胫后肌腱
- 舟骨粗隆
- 内侧韧带的位置
  - –三角韧带
  - –跟舟足底韧带
- 趾长屈肌腱
- 踇长屈肌腱
- 胫动脉和胫神经
  - –胫后动脉
  - –胫神经
  - –胫骨前肌腱
- 足内侧缘的关节间隙
  - –距舟关节间隙
  - –舟骨–内侧楔形骨关节间隙
  - –内侧楔形骨–第1跖骨关节基底间隙
  - –第1跖趾关节间隙

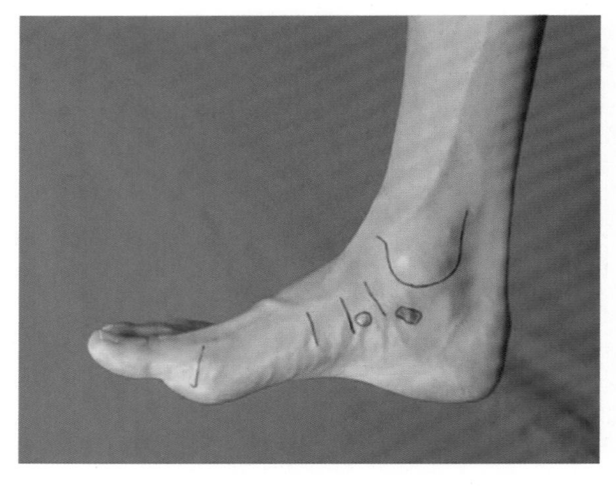

图7.9 足内侧面若干结构图示。

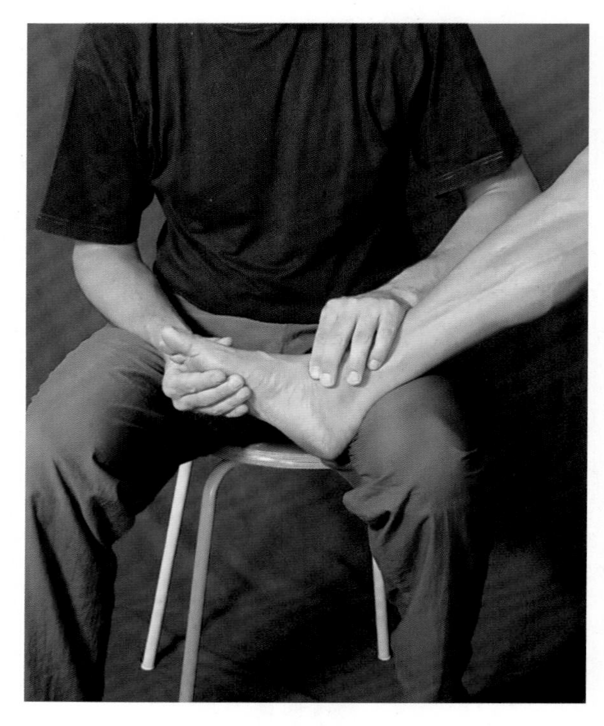

图7.10 内侧面触诊的初始体位。

触诊流程概要

治疗师首先应定位踝关节区域的所有相关结构。关注骨性参考点和临床上重要的软组织结构。

接下来触诊内侧面的所有关节间隙，一直延伸到第一跖趾关节（图7.9）。在开始之前建议先回顾图7.1中所给出的腿和足的方向性术语。

初始体位

患者坐在较高的位置上，比如治疗床的边缘。治疗师坐在凳子上，靠近足部的外侧缘。患者腿的远端放在治疗师大腿上以稳定患者的腿部，患者足部悬空并且能够自由活动（图7.10）。

在练习触诊时初始体位（SP）并不是强制的，治疗师也可以选择将患者置于不同的位置。所描述的起始位置可以将患者置于舒适的坐位并且可以给予治疗师双手自由移动的最好空间，患者足部几乎处于中立位。

各结构触诊

内踝

触诊从环绕内踝开始。垂直触诊技术用于踝关节边缘骨性结构的触诊。

技术

内踝的后面(面向跟腱)和足底边缘应该使用示指从近端和前面开始触诊,而距小腿关节的间隙应该使用示指从远端开始触诊(图 7.11)。

总的来说,内踝的边界通过横向的触诊很容易被触到并且清晰标记。只有一个肌腱跨过内踝的部分边界可能会干扰触诊。因为胫前肌肌腱的阻碍,触诊前部边界过渡到距小腿关节间隙较为困难。

一旦已经环形触诊了内踝,治疗师就能够确定踝关节的最前、最后、最下的边界。

最突出的点:

- 远端被描述为踝关节前方凸点。
- 下方被描述为踝关节下方凸点。
- 近端被表述为踝关节后方凸点。

提示

治疗师应该避免过度牵拉内侧软组织,因为软组织在被牵拉时阻碍了对内踝骨性边界的触诊。在关节中立位检查足部的最佳技巧是治疗师用手由远及近进行触诊。当仔细触摸内踝时,一个小的缺口在远端凸点处能够被感觉到。这个 V 形缺口分隔出了内踝的前部(前丘)和后部(后丘)(Weigel 和 Nerlich, 2004)。

载距突

另一个骨性结构在内踝极下方大约 1cm 处:载距突。这是跟骨上一个朝向内侧的骨性突起。载距突的形态和功能解剖非常有趣:

- 它承载了距骨头内侧的阳台样突起。
- 跗骨管分隔了跟距关节的两个腔室。最后终止于载距突的近端边界。踇长屈肌从下方穿过。
- 两个韧带插入载距突:三角韧带的一部分和跟舟韧带,又被称为 Spring 韧带。
- 距骨能够在载距突和踝部的内侧面直接被触诊到。

技术

载距突能够很清晰地从内侧方向辨别出来。但它与距骨连接的部分很难被辨别。

治疗师能够通过从足底的软组织朝向内踝触诊确定其下方边界。载距突是第一个被触到的骨性结构,有相应的坚硬感(图 7.12)。

治疗师轻轻地将手指放在内踝的下极和载距突之间(也就是放在位于下方的距骨上)以定位圆形的背侧边界,并且将跟骨小幅度向内倾斜(内翻)和向外倾斜(外翻)。这样就可以区分出载距突:载距突是可以活动的,而距骨是不能活动的。

在内翻和外翻运动时触到的变化表明表面局部软组织(支持带和三角韧带)的紧张和放松。

载距突的后面和前面的边界也能确定。这个结构总计大约宽 1cm,长 2cm。距骨头部的远端和距骨后突内侧结节的近端形成关节(图 7.13)。

距骨的头部和颈部

从载距突向远端触诊,可以连续触及两个骨性突起:距骨的头部和舟骨结节。距骨的头部直接突向内侧紧邻载距突。如果触诊的指尖准确地置于突起上,运动可以证实其准确位置。为达到此目的,足跟要向

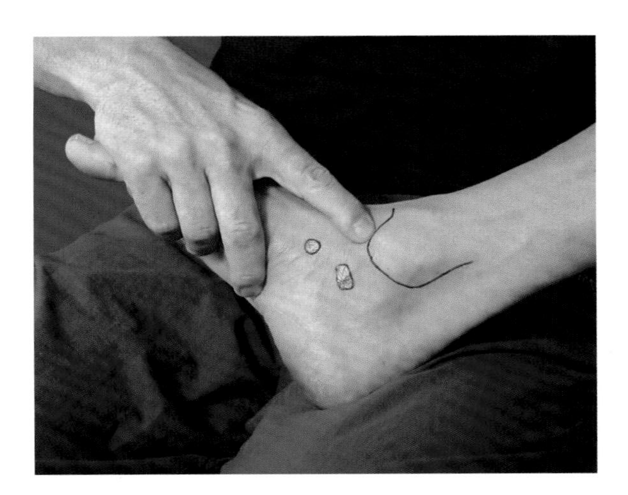

图 7.11　围绕内踝旋转。

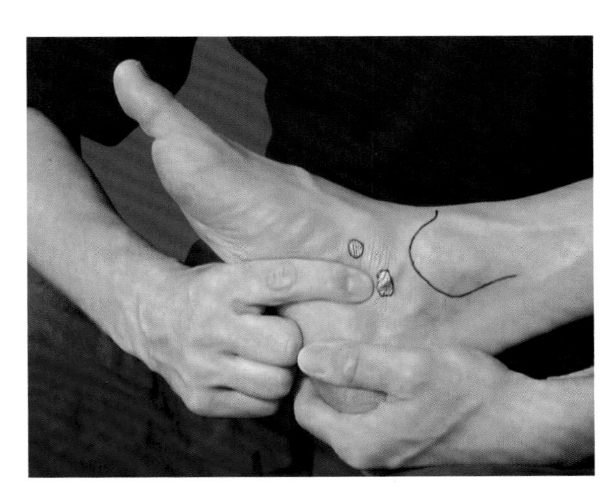

图 7.12　跟骨载距突的触诊。

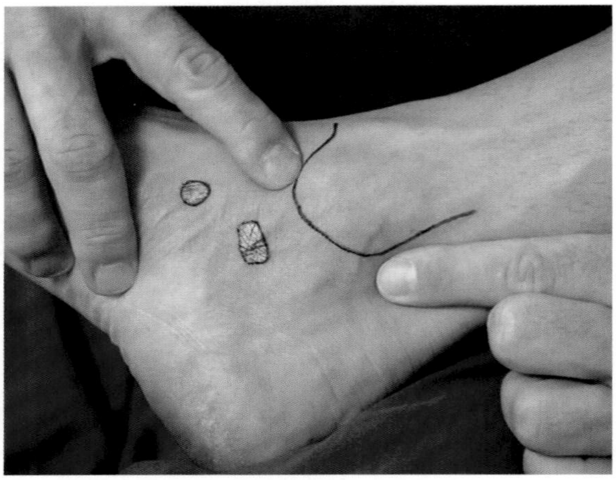

图 7.13　定位距骨的颈部和距骨后部。

内侧倾斜，如果距下关节的生物力学是正常的，距骨头立即转向外侧。将跟骨转向之前的位置，可以让距骨头重新突向内侧。

距骨的一部分可以从内踝尖的前侧和后侧触及（图 7.14）。从前侧移向更远端，触诊的手指立即可以碰到距骨颈部。

三角韧带最前侧的成分，前胫距韧带附着于此。内踝近端的后关节面位于距骨后突正上方，很少能明确触及。

距骨后突（内侧结节）

另一个骨性参考点在内踝的近端和足底面。距骨后突的内侧结节与载距突的近端直接相接。

技术

触诊的手指以中等力度放在内踝的后极，并且逐渐向后和稍向下移动触诊。从载距突向近端触诊也是一个可以成功找到结节的方法。在环形触诊时，结节是另一个骨性突起（见图 7.13）。三角韧带的另一个部分，也就是后胫距韧带附着于此。

提示

活动可用来明确触诊结构。空闲的手帮助踝关节交替进行背屈、跖屈。距骨后突在踝关节背屈时顶着触诊的手指，在跖屈时便无法触及。这是由于在做这些活动时距骨的滚动和滑动以及空间位置的相应变化。

胫后肌腱

这是内侧面最突出的肌腱。它是通过屈肌韧带提起足部和腿部骨骼的肌腱之一。该结构特别之处是其位于内踝深层独立的沟槽内（胫后肌肌腱沟）（Lanz 和 Wachsmuth，2004），正好在距小腿关节屈伸轴的下方。

这个肌腱常被治疗师用来定位足舟骨这个足内侧面最重要的骨性参考点。

技术

从理论上讲，使用一个平面的横向触诊技术触诊踝部肌腱是轻而易举的，即便肌腱处于放松状态也不例外；然而实践证明这绝非易事（图 7.15）。

通过活动足部（跖屈、内收、外旋）等长、有节律的收缩肌肉，治疗师可以更清晰地触诊到肌腱。这样可以触及肌腱的全长，从远端腿部到舟骨结节近端附着点。

舟骨粗隆

沿着胫后肌肌腱向远端触诊可以触及一个骨性隆起——舟骨粗隆，其大小可以通过环形触诊估计。

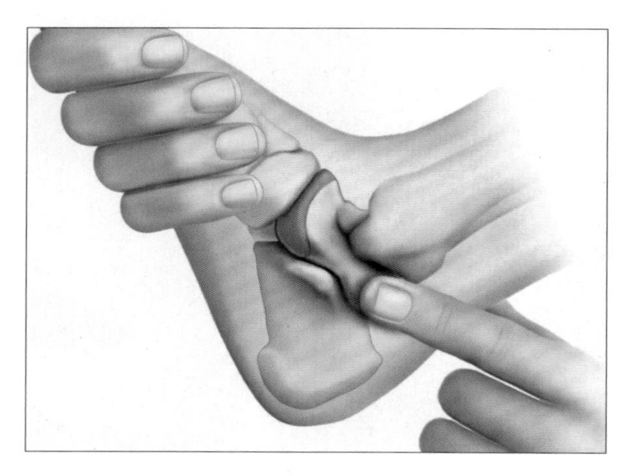

图 7.14　距骨后部触诊。

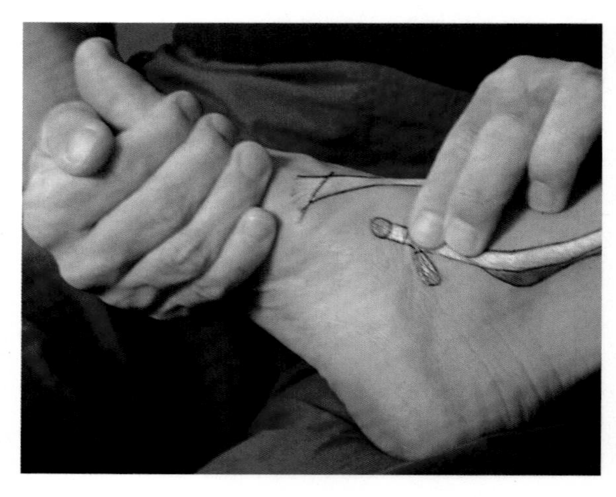

图 7.15　胫后肌肌腱的触诊。

为了精确定位这一结构，治疗师应确保受检者肌肉和肌腱处于放松状态。舟骨粗隆呈现出清晰的、圆状的隆起。在施压时能够感到很坚硬。相反，肌腱相对更加有弹性。为了与邻近的距骨头相区别，治疗师可以向内倾斜受检者足跟，使距骨头转向外侧，突出舟骨的近端边界，此时便可以触及距舟骨关节间隙。通过环形触诊法，舟骨粗隆的范围能够在足内缘和足底被触及。

内侧韧带的位置

三角韧带的一部分和足底跟舟韧带是足内侧最重要的韧带(见图 7.8)。

定位内踝附着的骨性参考点后，所有需要用来确定三角韧带位置的参考点便都已确定。

三角韧带可以被分为几个解剖学部分。韧带的命名是基于骨性固定点。依据从前面(远端)到后面(近端)的位置——包括以下韧带：

- 前胫距韧带：内踝的前极——距骨颈
- 胫舟韧带：内踝前极——舟骨粗隆
- 胫跟韧带：内踝的下极——载距突
- 后胫距韧带：内踝的后极——距骨后突。

技术

三角韧带的触诊

三角韧带的单个韧带不能通过触诊被定位。其纤维汇聚在一起，有许多其他的软组织成分覆盖在上面，因此很难直接触诊(屈肌支持带和许多肌腱)。

通过将相应皮肤上骨性固定点画线，治疗师只能确定韧带的尺寸。

这一流程的优点是对多种关节位置不同结构三维概念的产生和张力的理解。

比如，治疗师理解后胫距韧带在踝关节背屈增加时张力更高(图 7.16)。距骨后突内侧结节突向近端和下端，远离内踝。这样拉紧了韧带并且支撑了踝部的骨性结构。

为了进一步的实践：下面的运动表示了使三角韧带的各个部分在紧张时的位置：

- 前胫距韧带：跖屈、外展，和旋前。
- 胫舟韧带：跖屈、外展，和旋前。
- 胫跟韧带：通过外翻(跟骨向外侧倾斜)。
- 胫距韧带的后侧：通过踝背屈(伴外展和旋前)

足底跟舟韧带

足底跟舟韧带穿过载距突和舟骨结节之间的距骨头下面。它是一个厚实、圆形的结构，与胫后肌腱上

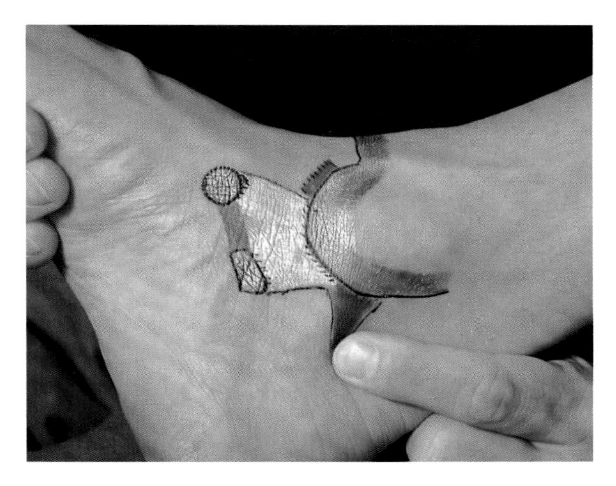

图 7.16 胫距后部分布的记录。

相聚，汇于结节上。

相邻的骨性固定点的边界通过运动足跟（和前足)来确定。触诊时治疗师手指垫放于载距突和舟骨结节之间的距骨头内侧可接触到的一面。指尖指向足底(图 7.17)。当足跟向内侧倾斜，距骨头露向外侧。远端和近端邻近骨的特征可以清晰地被触及。压向外侧，能够触及跳跃韧带。足跟明显的外侧倾斜可以使距骨头突向内侧，因此拉紧了韧带。

趾长屈肌肌腱

这是第二个肌腱及其腱鞘，穿过跗骨管，在屈肌支持带的深层之下。如下面描述的，只能在距骨和跟骨的近端被清晰地触及。

治疗师首先定位胫后肌肌腱，沿着近端直到大约踝上部 2~3 个横指的一个点。

从这个肌腱开始，治疗师向着跟腱方向依次向后触诊。下一个感觉到的突出就是趾长屈肌腱(图 7.18

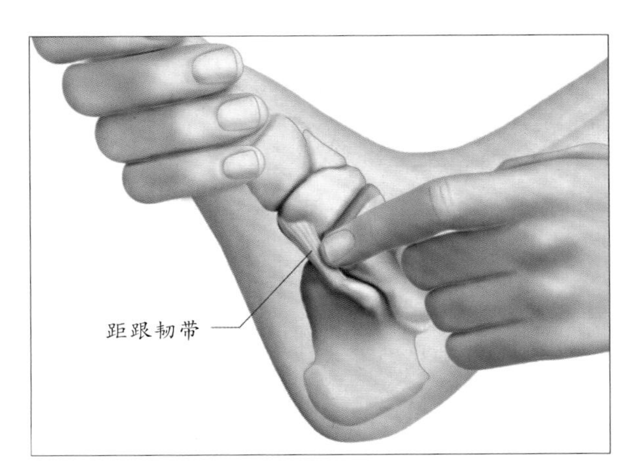

图 7.17 距跟韧带的触诊。

和图 7.19）。

提示

因为这一区域通常被脂肪组织填充，单独使用横向触诊是不可能定位该肌腱的。因此治疗师主动地、有节律地让受检者屈趾，以确认趾长屈肌肌腱正确的位置。这样该肌腱张力的增加和降低是非常确切的。如果这样没有成功，治疗师也可以通过被动伸展受检者足趾，以提高肌腱张力，而后清晰地触及肌腱结构。

踇长屈肌

这是第二个使用相同方法可以触诊的肌腱及其滑膜腱鞘。这个肌腱可以直接在上述的肌腱后面被发现，是第三个通过屈肌支持带抬起小腿骨骼和足部的肌腱。这个肌腱一直在其胫骨沟内，并且延伸至足底，在胫骨后突的两个结节之间。

治疗师触诊起始于趾长屈肌，同样是轻轻地朝着跟腱向后纵深移动（图 7.20 和图 7.21）。踇长屈肌是跟腱之前最坚韧的结构。使用节律性主动屈曲第一足趾来定位。踇趾的被动伸展也能达到理想的张力，可以轻易触及该肌腱。通过横向触诊，治疗师可以朝向足底方向触诊肌腱直到内侧结节的近端。

胫动脉和胫神经

除了上面描述的这三条肌腱和滑膜腱鞘，在内踝的后面到足底屈肌支持带的深层和浅层有三个结构通过（Lanz 和 Wachsmuth，2004d）（图 7.22）：

- 胫静脉。
- 胫后动脉。
- 胫神经。

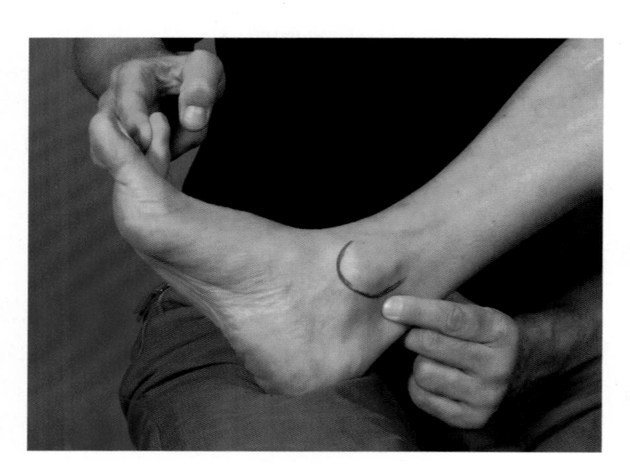

图 7.18　趾长屈肌腱触诊。

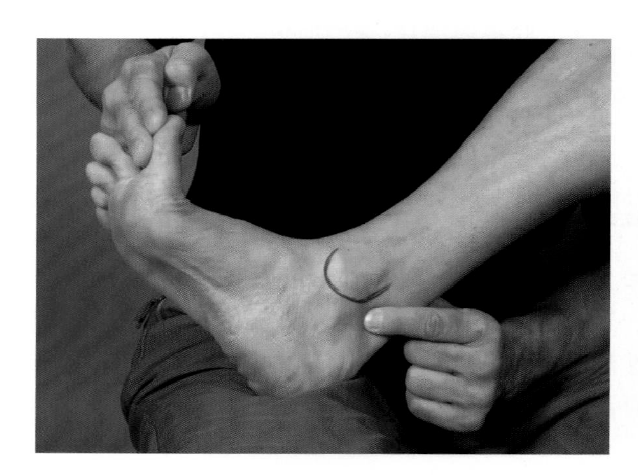

图 7.20　踇长屈指肌腱触诊。

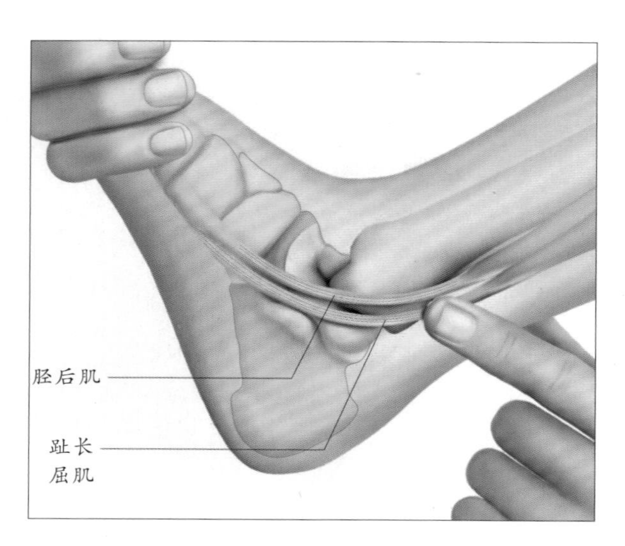

图 7.19　趾长屈肌腱触诊。

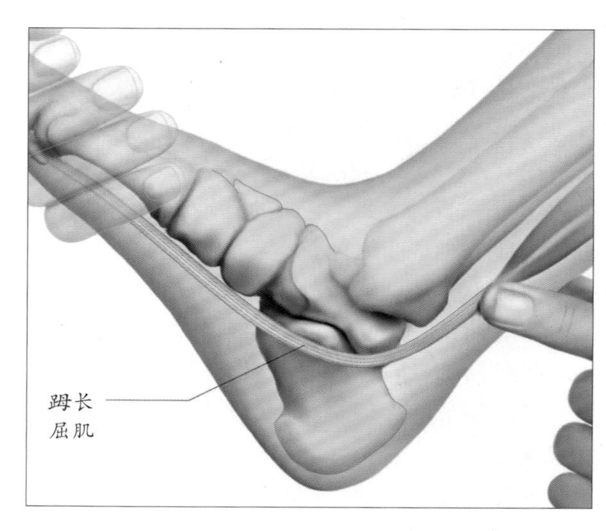

图 7.21　踇长屈肌腱触诊。

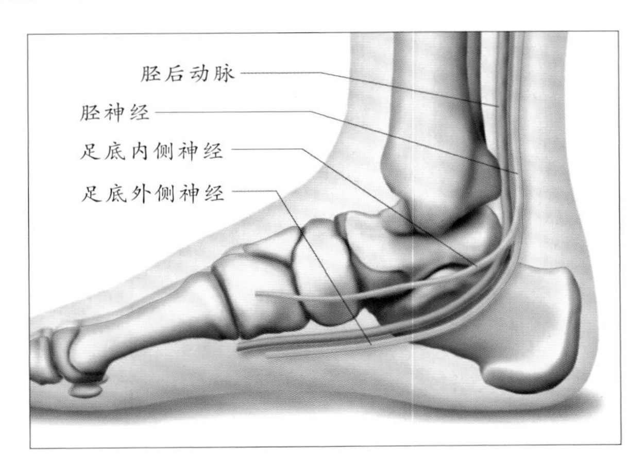

图 7.22 胫后动脉和神经的插图。

动脉可以被确切触及，神经也可以，但相对困难一些。

技术

胫后动脉

治疗师首先应定位距骨后突。从这个点稍微移向近端，用手指指腹施加少许压力。Lanz 和 Wachsmuth (2004)描述其位置如下："胫后动脉的搏动能够在踝内侧沟感觉到，大约是内踝和跟腱之间的中点"。

在短时间的平缓触诊后，动脉搏动能够被感觉到，在近端很短的距离被触到。

胫神经

动脉紧邻胫神经，其通过跗骨管，然后分成两个分支（足底神经）。治疗师通过拨动神经（就像吉他琴弦）来确定，使用垂直点状触诊技术来触诊这一结构。当其被精确定位时，神经滑到了触诊手指的下面。

静脉不能通过触诊来精确定位。

胫前肌肌腱

治疗师触诊手从内踝出发，集中到足内侧的其他结构上。胫前肌的肌腱是在足内侧缘寻找关节间隙的标志。

使用背屈、内收、旋后足部从而拉紧肌肉的方法，胫前肌宽大的肌腱可以被确切触及(图 7.23)。其边界很容易被确定，并且向远端向下可以延续到足的内侧缘。肌腱在足内侧缘开始变宽、变平，从而不容易被触到。这是内侧楔骨和第 1 跖骨(MT)基底之间的关节间隙。

足部内侧关节间隙

以下关节间隙的触诊定位(图 7.24 和图 7.25)：

- 距骨——舟骨，距舟关节，TT 关节(Chopart 关节)线的一部分。
- 舟骨——内侧楔骨。
- 内侧楔骨——第 1 跖骨的基底部：跗跖关节线(Lisfranc 关节线)的一部分。
- 第 1 跖骨的头部——第 1 趾骨、跖趾关节的基底部；第 1 跖趾关节。

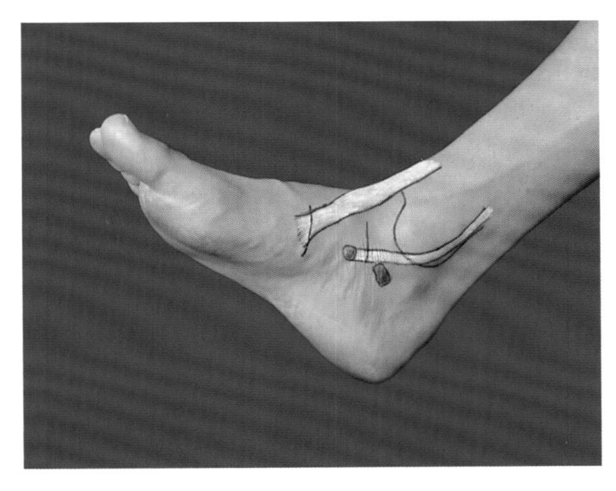

图 7.23 胫前肌腱和胫后肌腱的触诊示范。

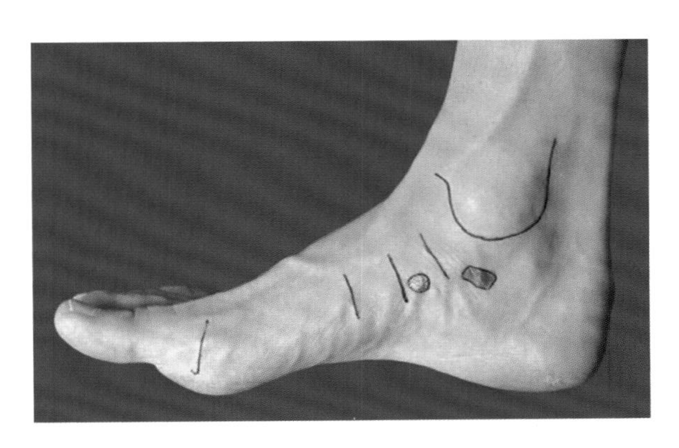

图 7.24 足的内侧缘联合部位。

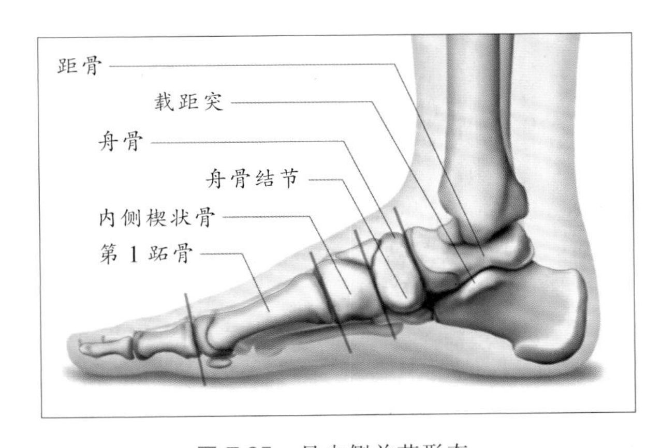

图 7.25 足内侧关节形态。

技术

距舟关节间隙

使用内收和旋后，足内侧两个突出的肌腱——胫前肌和胫后肌——变得更加突出，而且在足内侧缘可以观察到一个凹陷的窝。它的位置和形状有些类似手部的虎口。

在这个窝内可以找到距舟关节间隙。足内侧关节间隙的走行并不是垂直于足底，而是与足底近端倾斜大约30°。

这个关节间隙对应于TT(Chopart)关节线或跗横关节的内侧部分。

> **提示**
>
> • 定位该关节间隙的另外一个可靠的方法是找到舟骨结节胫后肌的附着点。在结节近端可以找到关节间隙。
>
> • 为确认所找到的位置，若使前足以内收的方式进行运动，会有较大的运动范围。在运动时，舟骨会推挤触诊的手指(图7.26)，其位置和关节间隙平行。
>
> • 舟骨不仅在内侧可以触到。治疗师应该知道它和距骨一样宽。
>
> • 使用触诊或者关节活动测试无法准确区分其他跗骨的背侧面。然而区分这些骨头与足底则很容易：触诊的手指从坚硬的跗骨移开，随即触及柔韧和有弹性的组织。

舟骨——内侧楔骨关节间隙

触诊手指滑入一个浅凹陷，在舟骨结节远端看起来像AC关节的"V"区。这个压痕标志舟骨和邻近的内侧楔骨之间的关节间隙。

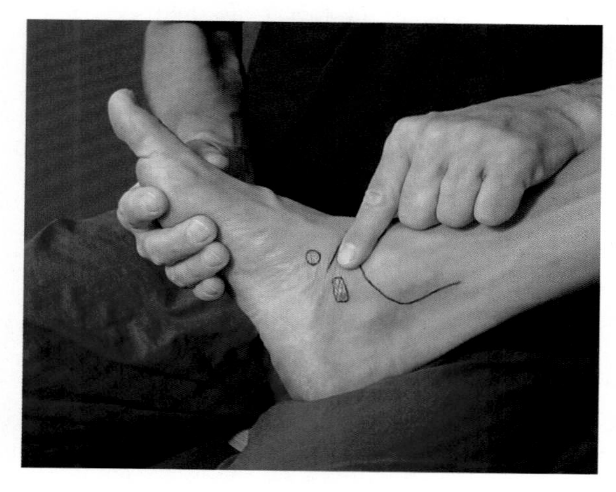

图7.26 距舟关节间隙触诊。

内侧楔骨——第1跖骨关节间隙

触诊定位该关节间隙难度很大(图7.27)。

首先该关节间隙很小，其次，该关节几乎没有任何运动可以使其定位更加准确。这是跖趾关节线上关节的特点。

> **提示**
>
> 内侧楔骨在足内侧缘与舟骨大约一样宽。沿着胫前肌肌腱触诊也可获得相同的触诊结果。

第1跖趾关节间隙

治疗师应首先定位触诊到第1跖骨突出的头部。其在第1跖骨的末端呈现为大的凸起。第1跖趾关节间隙位于其远端(图7.28)。这一点必须强调，因为缺乏触诊经验的治疗师倾向于在关节近端寻找该关节间隙，那样只能是徒劳。

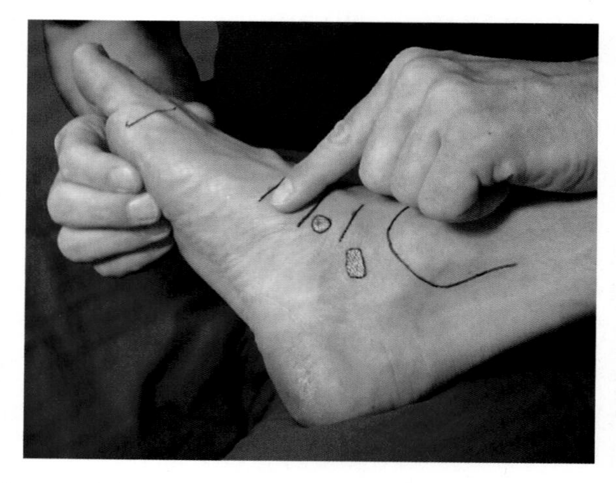

图7.27 内侧楔骨及其第1跖骨关节之间的关节间隙的触诊。

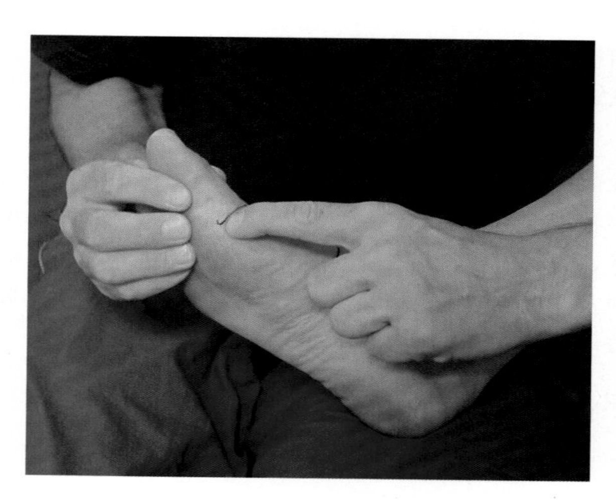

图7.28 第1跖趾关节间隙的触诊。

利用关节运动确认关节间隙的定位

在以下内容中将介绍如何运用关节主被动运动寻找关节间隙的确切位置。

除了距舟关节以外，治疗师只能用小幅度的关节运动来明确触诊关节间隙的位置。此项触诊技巧的三个目标：

- 通过大面积的接触固定近端的骨，使之不能移动(使用近端的手)。
- 在关节间隙触诊运动(使用近端手)。
- 给予小幅度的运动(使用远端手)。

治疗师往往用近端手的示指或中指来触诊。其余手指和小鱼际大面积接触稳定关节间隙近端的骨，确保小幅度的辅助运动没有传递到周围。远端手帮助运动，以确保远端骨的边界触及到触诊手指。通常采用内收或者伸展的运动。

通过参照点测量明确关节间隙定位

如果以踝下极和第 1 跖趾关节间隙之间的距离作为参照，在该连线的中点附近可以找到内侧楔骨和第 1 跖骨基底部之间的关节间隙(图 7.29)。

近侧半可分为三段：

- 近端 1/3=从踝到距舟关节间隙。
- 中间 1/3=距舟关节间隙到楔骨。
- 远端 1/3=舟骨和内侧楔骨之间的间隙到内侧楔骨和第一跖骨之间的间隙。

这两个骨性结构的标志(踝极和第 1 跖趾关节的关节间隙)可以帮助治疗师快速、可靠地定位这些结构。

评估与治疗技巧

技术

胫后肌腱鞘炎的横向摩擦

胫后肌肌腱病、滑膜鞘或附着点的激惹是足内侧最常见的软组织损伤部位之一，通常与扁平足畸形同时发生(Wilder 和 Sethi，2004)。除了跟腱和腓骨肌的肌腱，胫后肌的肌腱是最常受累的(同上)。临床上确诊为有明确激惹的患者，经过 MRI 证实 52%为肌腱炎，66%为肌腱周围炎(Premkumar 等，2002)。

治疗师可以使用上述的触诊技巧定位该肌腱。

足置于紧张、无痛的位置，治疗师使用横向摩擦的手法。因此足被置于外展、旋前的位置，必要时治疗师可以背屈受检者足部。治疗师进行触诊时，局部肌肉的张力可以促进结构稳定，在施加摩擦力时防止其在手指下方来回滚动。

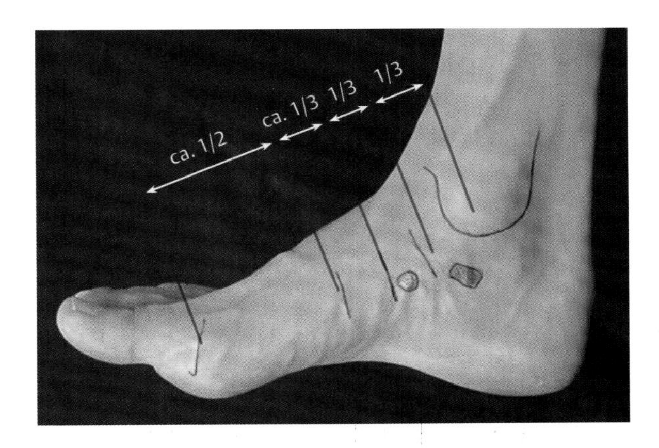

图 7.29 内侧关节间隙之间距离的图示。

来自背面的手可以触诊肌腱和腱鞘的全长。在患者最痛的位置，治疗师可以施加横向的摩擦手法进行触诊(图 7.30)。

胫后肌肌腱附着点病变的横向摩擦

胫后肌肌腱一直延伸到附着点，治疗师通过指垫环形触诊可以触到舟骨结节的全部周长。舟骨粗隆不是肌腱附着点的全部区域，但仍是具有重要临床意义的部位。

治疗师手指通过施加摩擦推动肌腱到达附着点(图 7.31)。通过足内收、旋后使肌腱放松，可以放松踇趾展肌，从而使治疗师可以接触到结节，甚至进一步达到足底。

触诊的手指从足底向足背移动时，治疗师需同时施加压力。这需要用远端的手来操作，因为示指指腹能够清晰地接触结节。手指通过横向的摩擦扣住足的边缘并且使其保持稳定。

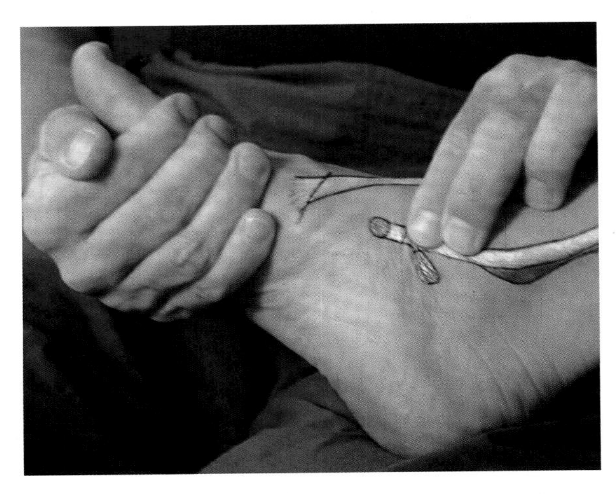
图 7.30 胫后肌横向摩擦技术——应用于肌腱。

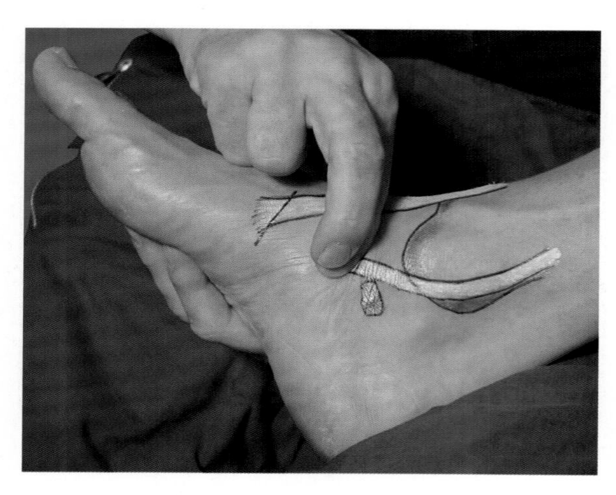

图 7.31 胫后肌横向摩擦技术——应用于止点。

距舟关节的特殊关节技术

跗横关节是一个重要的关节,在距小腿关节和距跟关节的生物力学协调性以及足部运动和灵活性中发挥了关键作用。Chopart 关节线上面一系列关节功能障碍只能通过对相关关节进行检查才能发现。因此,精确定向关节的位置和空间定向是很重要的环节。

跗横关节内侧成分是距舟关节,治疗师触诊时应检查该部位,必要时需要结合关节运动来检查。

在这一特殊的关节检查技术中,治疗师需要尽可能握住关节附近的跗骨,并且以完全平行于关节间隙的方向进行运动。

舟骨能够在距骨上向足底（内伴旋后）和向足背(外及旋前)前后滑动(图 7.32)。与其他关节间隙相比,舟骨接触面较大,可在足内侧骨骼触及。

胫后动脉

胫动脉搏动情况提供了足部血流供应和血液循环的信息,对于评估外周动脉病变是非常重要的。

足外侧触诊

触诊结构概述
- 外踝
- 腓骨滑车
- 第 5 跖骨基底
- 腓骨长短肌
- 跟骰关节
- 第 4/5 跖骨——骰骨关节间隙
- 骰骨的大小
- 外侧韧带的位置
- 胫腓前韧带

触诊流程概要

治疗师首先定位并且描述相关的骨骼评估,再确定大的肌腱及其腱鞘,然后对重要的关节间隙和踝部韧带进行定位(图 7.33)。

初始体位

治疗师位于受检者足部内侧。患者的足部放松置于治疗师的腿上,这样可以让治疗师从不同的方向触诊,而足仍然可以活动(图 7.34)。

各结构触诊

外踝

触诊的初始位置与内踝的触诊相似,沿着踝部进

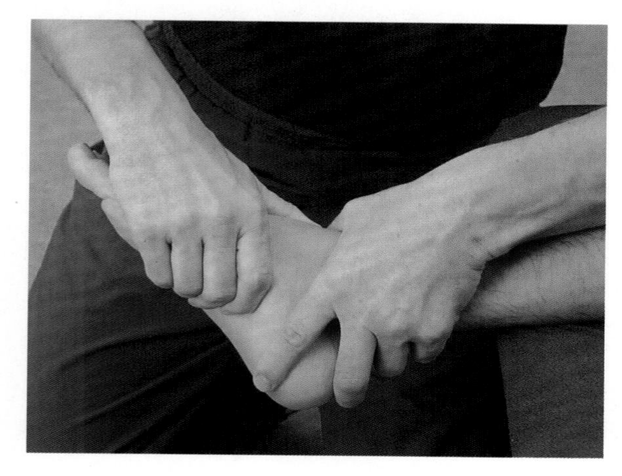

图 7.32 距舟关节滑行技术。

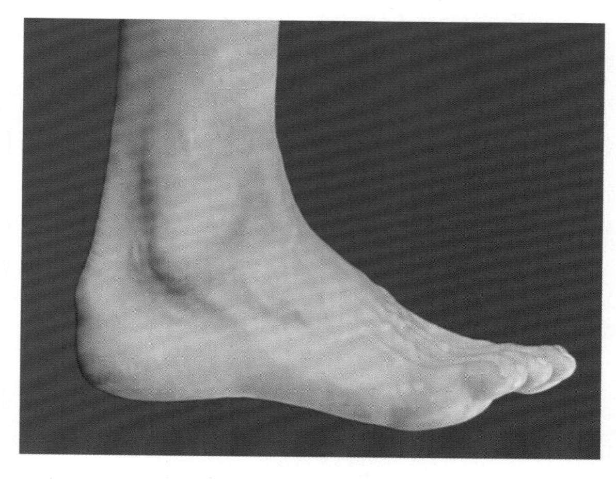

图 7.33 足侧面的视图。

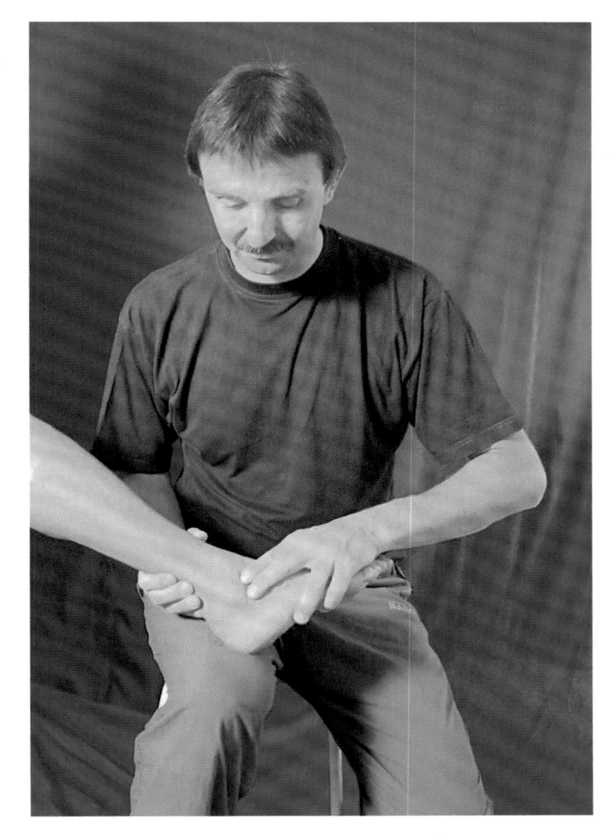

图 7.34 外侧缘触诊的初始体位。

行环形触诊。

技术

治疗师手指指腹横向触诊以确定外踝的边界；由于外踝突出较明显，治疗师可以轻易触及该边界（图 7.35）。

> **提示**
>
> 胫骨前边界也可以通过沿着踝的前边界进行触诊。胫骨脊的远端标志着踝关节的关节间隙。距骨的颈部和头部在其远端可以很快找到。当谈到踝的边界时，往往使用“前方”和“远端”这样的名词。边界的精确触诊显示外踝与内踝的距离（大得）出人意料。

腓骨滑车

腓骨滑车是跟骨外侧的一个裂口状的小隆起。腓骨肌的平行肌腱从这点分开（图 7.36 和图 7.37）。

技术

从踝的远端到足底，会感觉到朝向足趾方向的小水滴形条带，个体之间变异很大。为了清楚识别，治疗

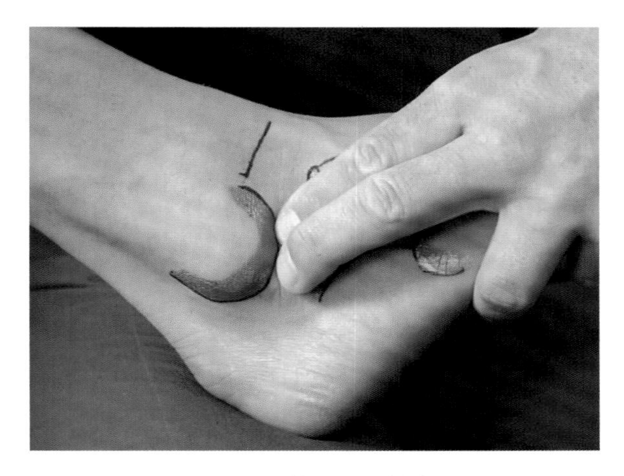

图 7.35 外踝环形触诊。

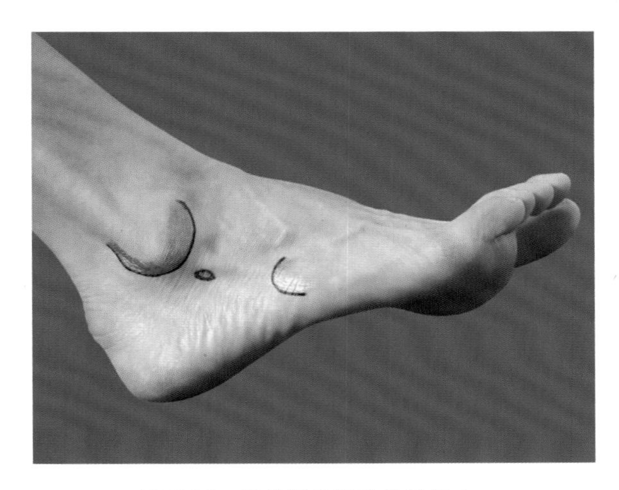

图 7.36 足外侧重要的骨性标志。

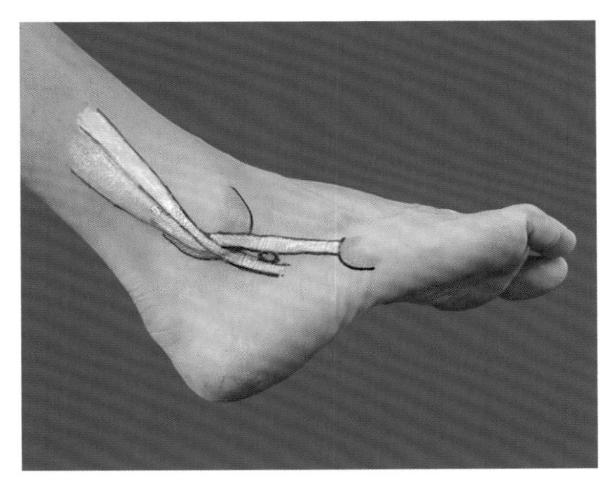

图 7.37 腓骨肌腱的位置。

师应该完全放松腓骨肌肌腱，否则不容易定位滑车。

第 5 跖骨基底

第 5 跖骨结节，第 5 跖骨近端的增厚，在足的外

侧缘很容易被感知。有两种可靠的识别方法:

技术

方法 1

治疗师使用 2~3 个指尖从足跟滑向远端,向着第 5 趾的方向进行触诊。第一个明显的骨性突起就是第 5 跖骨基底,也称为结节。

方法 2

治疗师嘱患者足外展、旋前,同时施加适当阻力。该动作激活了腓骨肌并且使肌腱处于足的外侧。该肌腱中的一支延续到第 5 跖骨的基底部。

提示

另一个肌腱在此基底处有一个扁平的附着点,偏向背侧和远端。这就是第三腓骨肌的肌腱,很多人缺如。尽管被错误地贴上了第 3 腓骨肌这个标签,但是该肌肉并非第 3 个腓骨肌,而只是趾长伸肌分出的一部分。

腓骨长短肌

这两块肌肉都属于踝跖屈肌群,走行于踝屈伸轴的后方,在外踝后方附着于足部骨骼。

技术

触诊小腿

两个肌肉都起源于腓骨的外侧。腓骨长肌肌腱从此处沿腓骨短肌肌腹表面行走一段距离,两个肌腱在踝的近端互相贴近。通过有节律地屈曲、外展和旋前,能够直接感触到肌腹。腓骨长肌肌腱在此时便于触诊。相比之下,腓骨短肌肌腱则很难被触及。治疗师一只手放在远端的肌腱,另一只手放在腓骨或者与跟腱相连的软组织,通过肌肉规律的活动进行感知触诊,以此界定肌腹的边界甚至更远端的结构(图 7.38)。

外踝触诊

两个肌腱互相重叠在一起,走行于外踝后边远端相应的沟内。它们被腓骨肌上支持带固定在原位,在宽度、厚度和附着点差异很大,并且在内翻位被强烈地牵拉时可受损(Ferran 等,2006)。

支持带可以直接触诊到,其在背屈、外展、旋后时张力不同。它有时易与跟腓韧带混淆,事实上,跟腓韧带远端更加宽大,并很难被触及(未示出)。

支持带的损伤表现为肌腱腱鞘病理变化的临床特征。腓骨肌腱鞘从踝的近端延伸 2cm 就到达腓骨滑车。腓骨短肌腱鞘甚至可以与踝关节囊相接。因此,关节囊受损经常导致腱鞘内出血。在该引导性管性结构内的脱位主要源于创伤(Marti,1977)。然而,也有先天性脱位的。治疗师只能从后方触诊踝时才能触及到腓骨长肌肌腱。因为其位置深入踝沟,必须用垂直的指尖用力才能成功触诊。

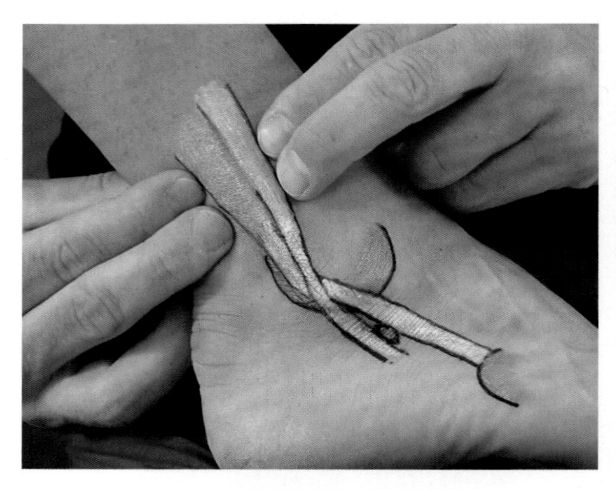

图 7.38 远端腓骨肌腱的寻找方法。

足部外边界的触诊

两个肌腱一起走行至腓骨滑车。短肌的肌腱在近端从长肌的肌腱下面发出。它们共同走行至滑车,肌腱在此分离。腓骨长肌肌腱沿着足外侧边界走行至骰骨,然后向足底内侧走行。这是肌腱全长的第三次方向变化。通常在足的外侧面很难触及腓骨长肌肌腱,将其从腓骨短肌肌腱中区分出来也较困难。

治疗师通过横向触诊沿着肌肉走行至其附着点,很容易找到腓骨短肌肌腱(图 7.39)。如果在滑车和第 5 跖骨基底之间无法观察到或触诊到该肌腱,治疗师

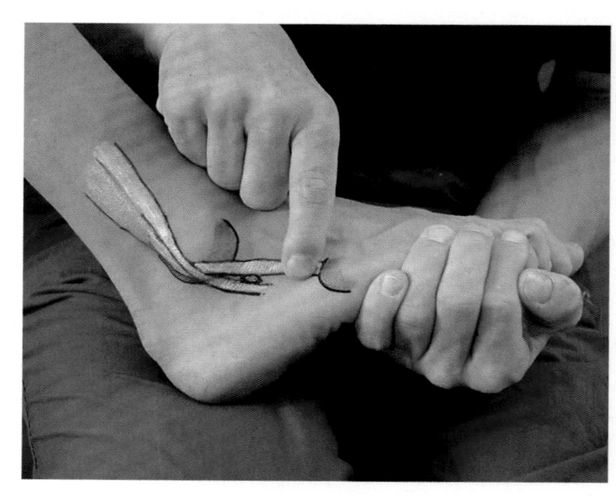

图 7.39 腓骨短肌腱触诊。

可要求患者外展和旋前放松足部。

跟骰关节

接下来治疗师离开踝周区域进行触诊,致力于发现另一个跗骨及其关节。值得一提的是,这包括确定骰骨和其关节相关的结构。

对于该区域的一些原则如下:

- 跟骨约 2/3 位于外踝的后面,只有 1/3 在前面。
- 骰骨在足外侧面非常小(大约只有一指宽)。
- 所有的背屈肌腱附着于距骨。

跟骰关节(CC)间隙无疑是足外侧面最有趣的关节间隙。该关节间隙是 Chopart 关节线(跗横关节)的外侧成分。有两种方法定位这一关节间隙。

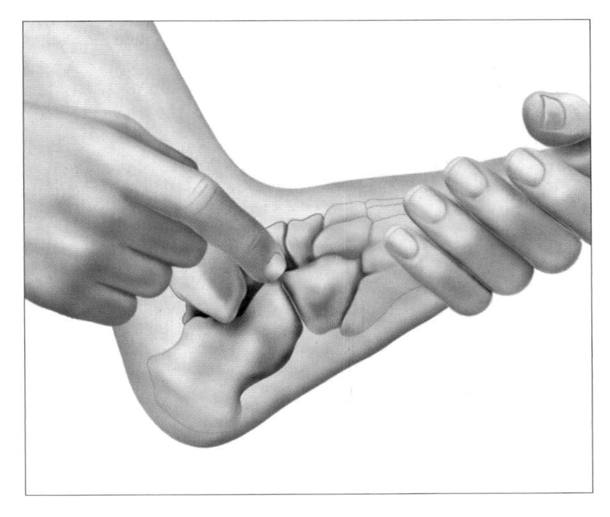

图 7.41 跟骨触诊技术图示。

技术

方法 1

第一种方法起始于跟骨的上缘。治疗师首先通过将患者足部置于轻度旋转位置以定位跟骨上缘 (跖屈、内收、旋后),然后朝着足底触诊外踝的前面,可以触及一个锐利的边缘。治疗师应该沿着这个边界的远端和内侧进行触诊,直到距骨头妨碍进一步触诊(图 7.40 和图 7.41)。

这是分歧韧带的起始点(跟骨的极),通常在旋转创伤时被损伤。治疗师将受检者足部压向近端(朝着足跟)可以触到跗骨窦或者跗骨管。从跟骨极画线,垂直于足外侧边界(足部处于中立位),可以定位 CC 关节间隙的位置(图 7.42)。

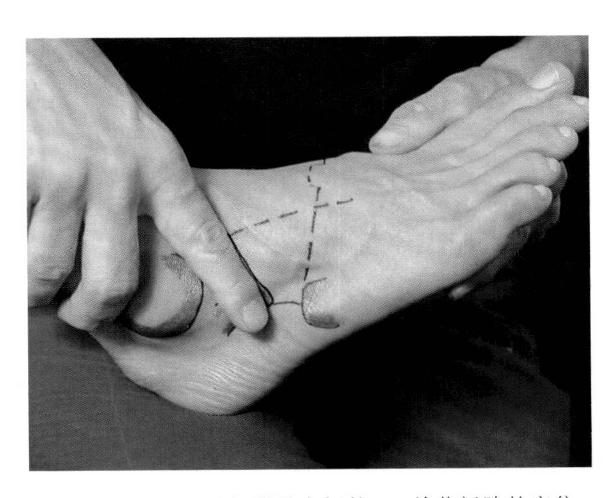

图 7.42 处于跟骨与骰骨之间的 CC 关节间隙的定位。

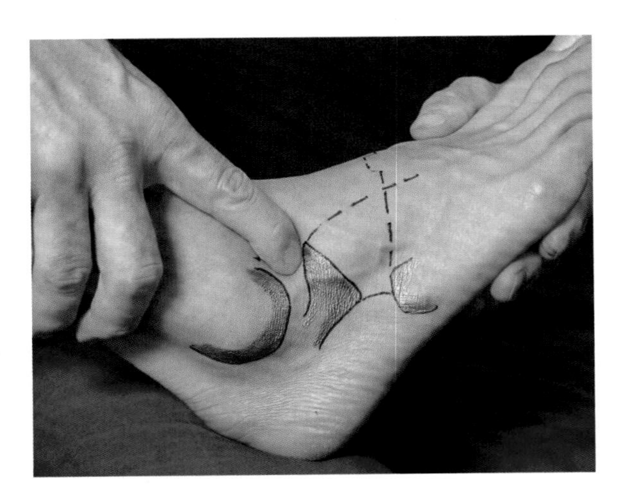

图 7.40 跟骨的尖端的触诊。

提示

使用最小的运动来定位。通过触诊的手在近端稳定跟骨,远端的手帮助轻轻的外展和旋前。此时骰骨滑回到背侧顶着触诊的手指,从而确认关节间隙的正确位置。

方法 2

如果足部活动性很好,第二种方法能够被很好地应用。因为趾固有伸肌(趾短肌和踇短肌)附着于此,跟骨远端明显突出、清晰可见。跟骨末端在足部充分内翻时更加突出。治疗师可以从远端轻易触及此处,类似一个突出的平台;进而从前面直接找到关节间隙。此时跟骨的远端边界突出而坚硬(图 7.43)。

当受检者足部被动转到中立位或者转到外翻位(背屈、外展、旋前)时,治疗师可以明确具体结构的定

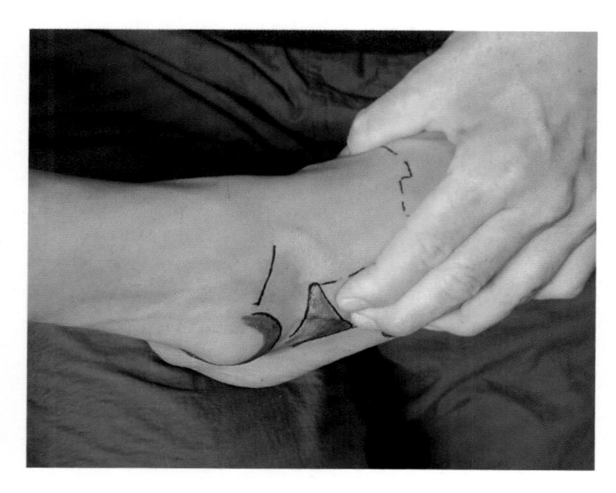

图 7.43 远端跟骨触诊。

位。当骰骨向背侧移动时,治疗师将无法触及这个(突出的)平台。

第 4/5 跖骰关节间隙

第 4 和第 5 跖骨基底部的关节属于跗跖关节线。一般来说,在这个关节线上的所有关节有很小的活动性。足背侧最稳定的关节在此被集中发现:

- 内侧楔形骨——第 2 跖骨基底。
- 外侧楔形骨——第 3 跖骨基底。

在外侧边界可以发现更多可活动的关节。

技术

这些关节的定位起始于第 5 跖骨的基底部。治疗师从远端勾住基底部(图 7.44),然后从第 1 跖骨基底上的这个点画一条线。位置的确定已经在"足内侧局部触诊"中描述。这条线被用于定位,非常准确地反映了跗跖关节线的位置。

骰骨和第 4 和第 5 跖骨基底之间的关节大约可以在这条线上被找到。

骰骨的尺寸

骰骨连接着下面的骨:

- 跟骨——近端:该关节已经定位。
- 第 4 和第 5 跖骨——远端:这些关节是跗跖关节的线的一部分。治疗师对这些关节已经非常熟悉了。
- 舟骨和外侧楔形骨——内侧。

舟骨和外侧楔形骨有一个真正的平面关节。它是跗横关节一个重要的功能组件,并且在这一区域的运动复合体中扮演了重要的角色。在检查中寻找有限的局部运动受限时, 切记应该在触诊时行关节运动检查。当关节间隙不能被清晰触诊时,治疗师需要建立一条辅助线。

局部解剖学在这里是有帮助的,因为该关节线沿着第 3 和第 4 跖骨间隙的延长线。当治疗师的手指从近端沿着足背的这个间隙滑动直到跖骨(而不是伸肌腱),这条线的延长部分指示了关节间隙的位置。在足的底面,第 2 和第 3 跖骨之间的间隙是发现关节线的线索。

骰骨和与其相连接的内侧骨构成的关节间隙从足底内侧延伸到足背外侧。换句话说,它以一个足背平面向右的角度延伸。

关于骰骨触诊和指示线的使用可以得出以下的结论(图 7.45):

- 骰骨并不是一个立方体形状。
- CC 关节间隙几乎与骰骨 、第 4 跖骨和第 5 跖

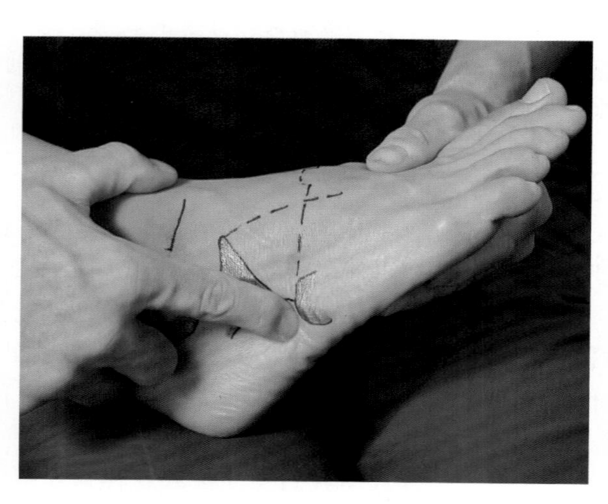

图 7.44 第 5 跖骨基部的触诊。

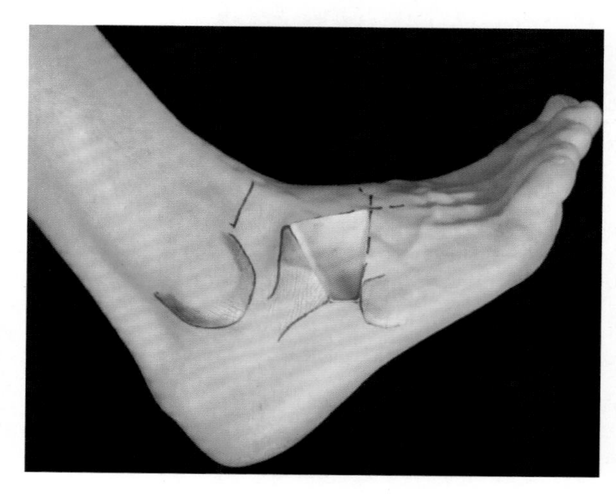

图 7.45 骰骨突起位置。

骨之间的关节间隙一样宽。

- 骰骨的外侧非常窄，仅有一指宽。
- 固有伸趾肌的肌腹走行于骰骨的表面。在瘦长型的足部，它们看起来比较粗壮。它们起自于跟骨。肌腹能够通过剧烈地伸趾来清晰显现出来。

外侧韧带的位置

踝外侧韧带的走行和位置与内侧面原则上是相似的(图 7.46)。当然，也有一些不同：

- 踝外侧韧带没有内侧厚。
- 没有起自外踝并且跨过 TT 关节线的韧带。
- 韧带的某些片段易于触及。

前后胫腓韧带是距小腿关节控制和稳定机制的一部分。

当腓骨肌腱及其支持带走行于后侧韧带上面时，后侧韧带就不容易被触到了。另外，距骨附着点，距骨后突的外侧结节位置很深，无法触及。

相比而言，腓骨和距骨上的前距腓韧带的附着点和走行易于触及(图 7.47)。

由于这是人类骨骼肌肉系统最容易受到创伤的结构之一，许多医生和治疗师都非常关注确定其确切的位置。前距腓韧带从外踝的前极延伸至距骨颈。据解剖学文献，韧带的长度为 1~1.5cm。当足的外侧边界与小腿成 90°时，韧带平行于足部外侧边界。

第三条韧带，跟腓韧带，从腓骨的远端延伸至跟骨的外侧面，向下倾斜大约 30°至足底后侧。它与前距腓韧带成 120°的角，宽 6~8mm。很难触到这条韧带的全长。只有腓骨的固定点能够在足被动屈曲时可触及，因为在此位置腓骨肌腱让开了附着点的位置。这条韧带止于该点——腓骨远极，在腓骨肌腱的正背侧(正上方)。

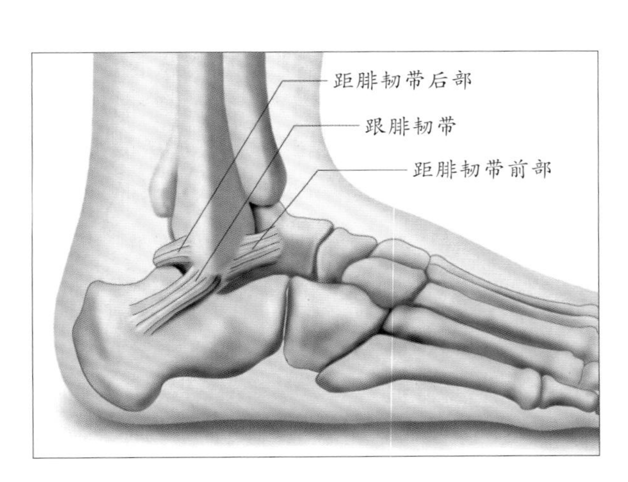

图 7.46 外侧韧带。

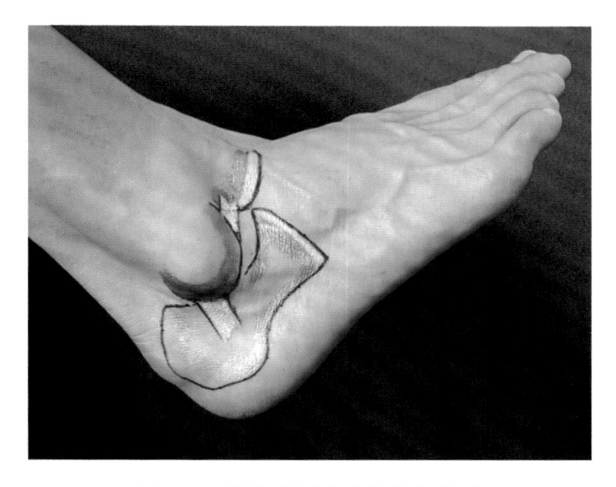

图 7.47 距腓前和跟腓韧带的位置。

前胫腓韧带

该韧带能够在三个不同的位置被触及：

- 踝前极的附着点。
- 距骨颈的附着点。
- 该两个附着点之间。

近端的手被用于所有三个定位过程。

前臂放在患者的腿上。远端的手用于定位足部(图 7.48)。

技术

踝部附着点

当治疗师在骨头上寻找附着点时，应该先放松受检者韧带，以便于方便触诊踝部。这一点可以通过将足部放在稍微外翻的位置上来实现。

触诊的手指放在外踝上，中指从上面施加压力。在做这个动作时，治疗师前臂处于充分旋前位（图

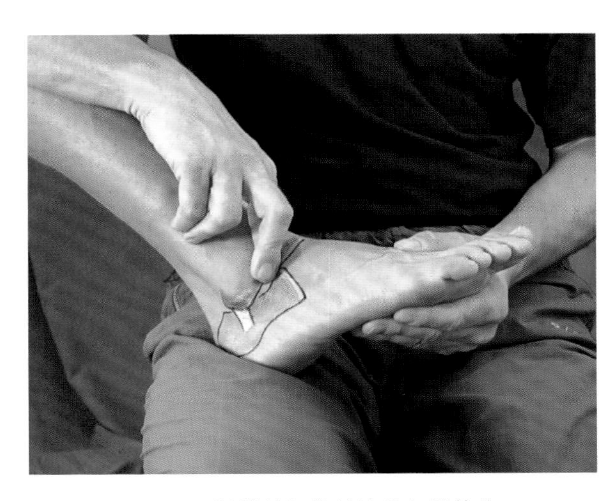

图 7.48 胫腓前韧带触诊的初始体位。

7.49）。

从足底至足背的触诊动作中施加压力，而在相反的方向减少施加压力。

中部

这里应用的技术与先前描述的相对应，只是有一些小的变化：

- 前臂不用过度旋前。
- 指腹位于两个骨性固定点的中间。
- 远端的手移动受检者足到一个内翻的位置。这样拉紧韧带并且将其稳定在触诊的手指下面。如果一个患者是在内翻创伤后损伤了相应的结构，治疗师应该注意将足置于不痛的位置上。

距骨的附着点

该过程是通过：

- 足置于一个轻度的外翻位以放松韧带；
- 手臂置于轻度旋后位；
- 示指指腹接触距骨的颈部（距骨颈）。

因为距骨颈部可靠的附着点位置，首先尝试触诊，轻微的屈曲距小腿关节，一个显著的突起和骨性标志直接显露在踝的内侧，在伸直时显现出来。这是距骨滑车的前外侧边界，在它的远端，距骨的颈部形成了一个凹形的表面，韧带附着于此。

评估与治疗提示

用一些例子说明足部外侧边界准确表面触诊的应用。这包括了韧带结构、滑液腱鞘和附着点的治疗技术，以及针对关节的手法治疗。

技术

前距腓韧带的横向摩擦

治疗性的横向摩擦按照前面所描述的触诊法来实施，不做进一步的解释。当干预目的就是为了治疗时，则强度和持续的时间需要调整。

腓骨短肌肌腱和腱鞘的横向摩擦

该技术类似于定位胫骨滑车和其附着点之间的肌腱的技术（见图 7.39）。在摩擦之前为了帮助稳定，治疗师应该适当牵拉该肌腱。因此，足部位于内收、旋后、必要时轻度背屈（图 7.50）。

治疗师用示指横向触诊并且处理这些结构，有或没有中指的帮助皆可。治疗师从足底到足背触诊时，应用治疗性的有效压力。通过该技术治疗师可以触诊腱鞘，顺着胫骨滑车和外踝之间进行触诊，在滑车和附着点之间可发现肌腱。

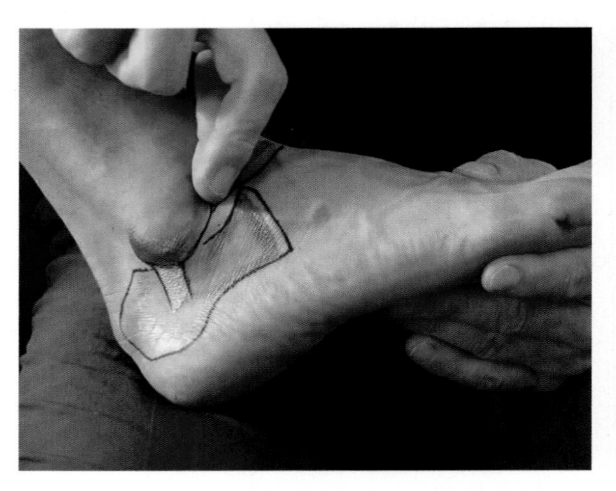

图 7.49 对胫腓前韧带在外踝止点上横向摩擦。

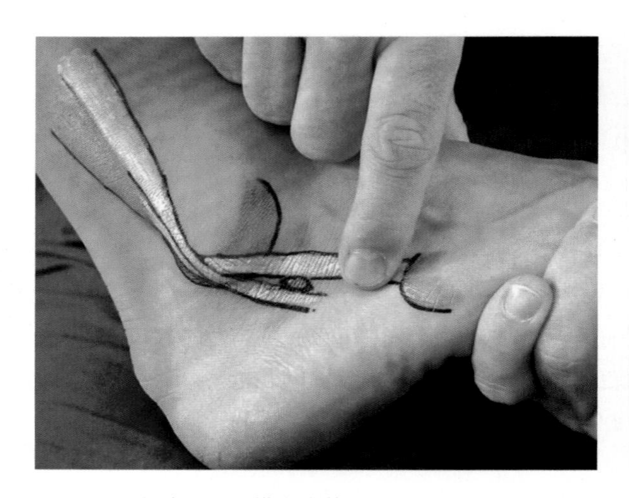

图 7.50 在腓骨短肌横向摩擦——应用于跟腱的技术。

腓骨短肌附着点的横向摩擦

治疗师在触诊过程中有必要放松腓骨短肌，使之不妨碍对第 5 跖骨基底部的触诊。然后近端的手移动足部至一个外展和旋前的位置。远端手的示指被用于触诊。踇趾指从内侧勾着并且牢固握住（图 7.51）。

腓骨短肌的附着点并不在基底部，而是在近端。因此，前臂的远端位于旋前位，以便于示指从近端过来，能够压在附着点上。中指可放在示指的上面给予支撑。治疗性的有效运动通过从足底至足背施加压力来引导（图 7.52）。

提示

在沿着腓骨肌肌腱腱鞘、肌腱或者附着点进行触诊时，一个很薄的结构能够滑落到触诊的手指下面。它就是背外侧皮支——腓浅神经的一个分支。治疗师可以在第 5 跖骨基底部背侧直接可靠地找

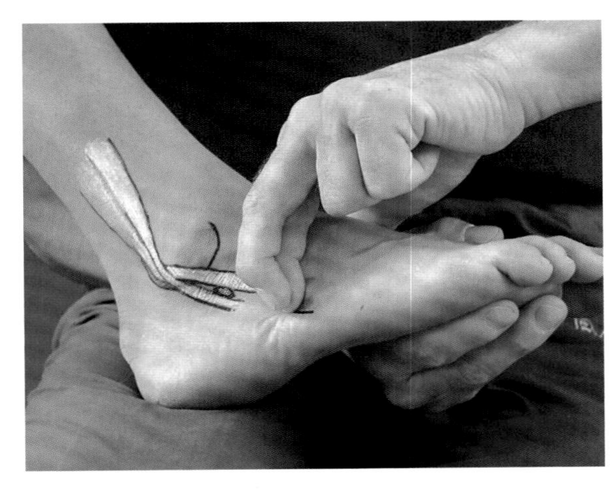

图 7.51 在腓骨短肌横向摩擦——应用于止点的技术。

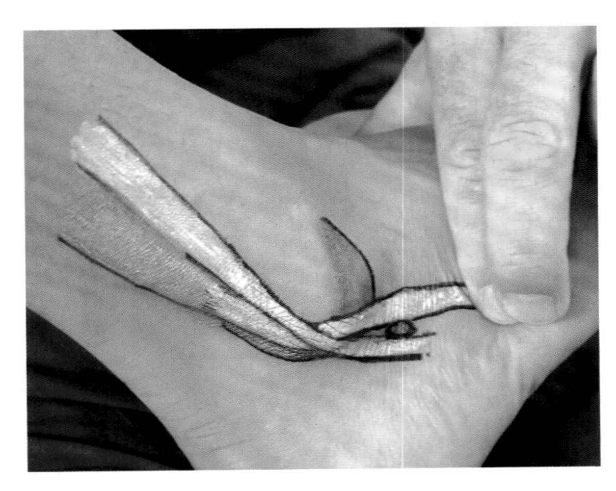

图 7.52 应用于止点的技术的另一视角。

到该神经分支，注意在连续横向摩擦触诊时应该考虑到它的位置，并尽量避免刺激。

跗横关节的关节内活动测试

这个关节复合体包括内侧的距舟关节和骰骨与跟骨、舟骨之间的关节和外侧的楔骨。骰骨运动时，这两个关节也同步运动。骰骨是关节中唯一不动的组件，从而可以判断哪个关节需要评估以及哪个关节参与该运动。

因此，在跗骨关节成功应用触诊技术的先决条件是：

- 每个跗骨准确位置的知识。
- 关节间隙排列和准确位置的知识。
- 关于该技术的适当强度和速度的经验和信息。

跟骰关节

内侧的手通过轻度的外翻使整个足位于中立位来稳定足跟。

外侧的手托住足底，骰骨的背侧面显露得非常清楚(图 7.53)。

值得注意的是骰骨内侧面到达了第 4 跖骨，底面到达了第 3 跖骨。治疗师外侧的手移动骰骨至背外侧或者内侧底面平行于关节间隙。

从骰骨到舟骨和外侧楔骨

按在骰骨上的手指的位置仍然是相同的。固定的手现在从跟骨移动到舟骨和外侧楔骨，它们两个在与骰骨相同水平的内侧被发现(图 7.54)。

骰骨的移动过程同上所述。同时跟骨也会随之相应的运动。

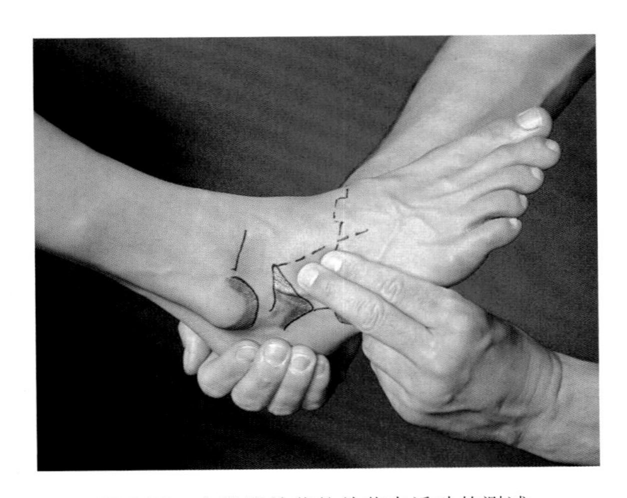

图 7.53 在跟骰关节的关节内活动的测试。

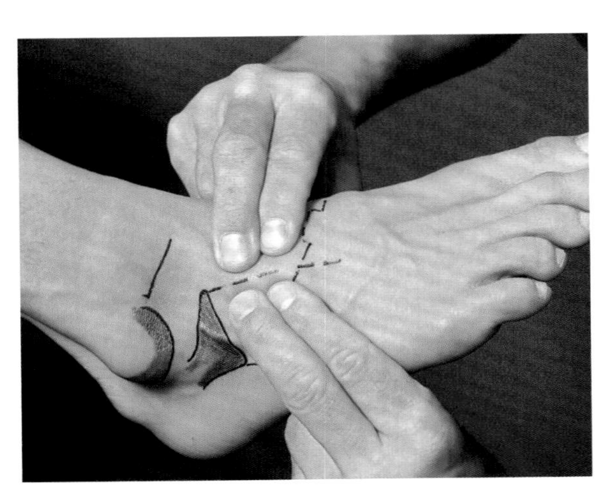

图 7.54 在中间关节的关节内活动的测试。

足背侧触诊

触诊结构概述
- 踝关节间隙
- 距骨头部及颈部
- 足背部的血管
  - –胫前动脉
  - –足背动脉
- 足背部的神经结构
  - –腓深神经
  - –腓浅神经

触诊流程概要

治疗师在触诊足背侧时主要目标是找到距骨,踝关节的关节面和跗横关节。

血管和神经结构在足背侧也可以被触及,同时也是评估和治疗的一部分。

初始体位

治疗师选择初始体位时可采用对应于触诊足内侧或外侧边界时所描述的位置。关键在于足背部易于触及并且允许足部自由的活动。

各结构触诊

踝的关节间隙

治疗师环形触诊内踝和外踝的外部边界,便可以成功触到关节间隙。背屈肌厚实的肌腱使得精确的定位非常困难。然而,在应用针对距小腿关节的技术时关节间隙可以被精确定位。

技术

与触诊桡腕关节的过程相似,通过被动将踝置于轻度背屈使得表面的软组织放松,治疗师就可以触到关节间隙。

为了显现出胫骨前界的宽度,治疗师可以选择从内踝或者外踝开始,使用示指触诊关节间隙。预期的横向触诊的结果是一个横向的骨性边界,手指可以勾住它。距骨可以在这个边界的远端发现（图 7.55 和 7.56)。为了触诊到肌腱之间的关节间隙,治疗师需要尝试不同的点并且使用更大的压力。

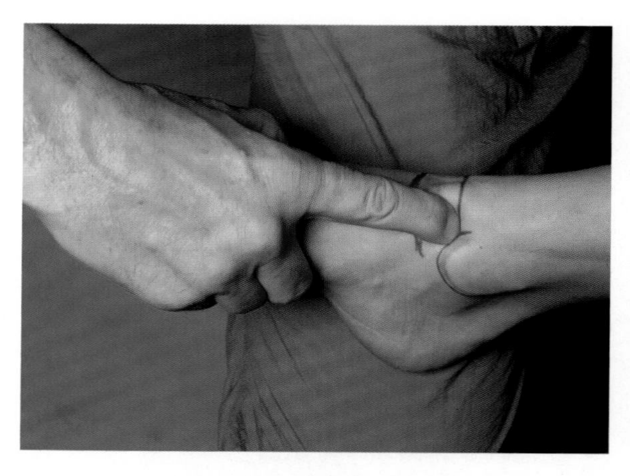

图 7.55　踝关节定位的表面视角。

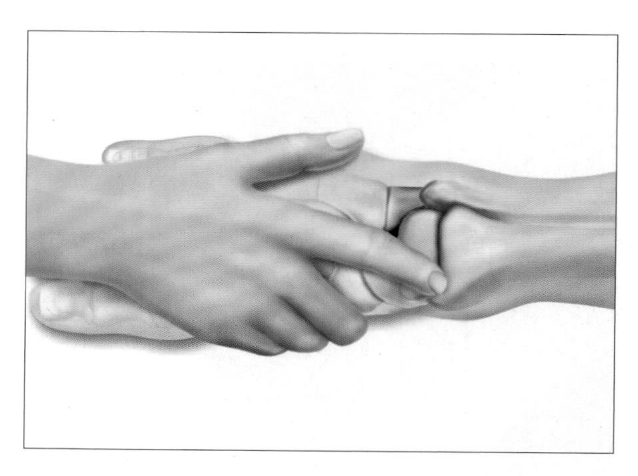

图 7.56　距小腿关节间隙的触诊。

距骨颈和头部

技术

从外侧定位

在足外侧边界触诊的检查篇章,本书已经描述了手指是如何通过首先触到跟骨的边界,然后从外侧推到距骨的(图 7.57)。当这个点被定位了,距骨的外侧面就很清楚了。跗骨窦与跗骨管相通,也是以这种方法进行定位。

从内侧定位

距骨可以通过一些点从内侧触到:
- 距骨后突的内侧结节。
- 内踝和跟骨载距突之间。
- 内踝和舟骨结节之间。

这些骨性参考点的定位已经在“足内侧局部触诊”进行了详尽描述。

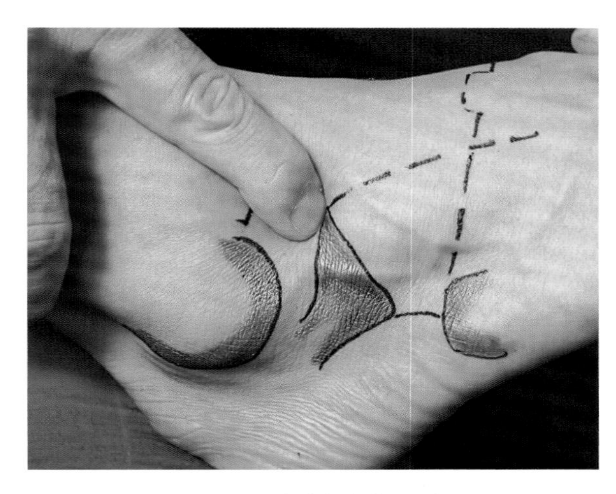

图 7.57 从外侧勾住距骨。

距骨背面

要说明距骨背面的尺寸，需连结两个重要的点：外侧点，在这里距骨可以被触到；内侧点，在内踝和舟骨结节之间。治疗师可以使用拇指和示指环绕勾住这两个点(图 7.58 和图 7.59)。它们之间的距离就是距骨(距骨颈和头)的宽度。

治疗师可以证实前面提到的两个相应的原则：所有踝部背屈的肌腱和趾伸肌肌腱在距骨的背侧面跨过踝部。跟骨的背面没有肌腱，因此，距骨的宽度可以通过清晰可见的肌腱进行识别。舟骨与距骨宽度相同，在其远端可以不难发现。

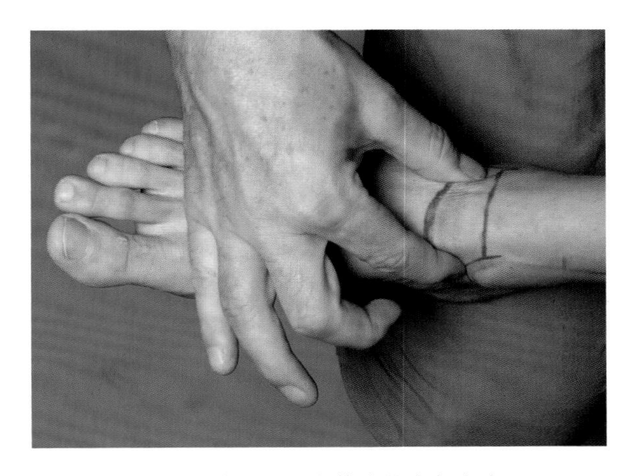

图 7.58 确认距骨在体表的全部宽度。

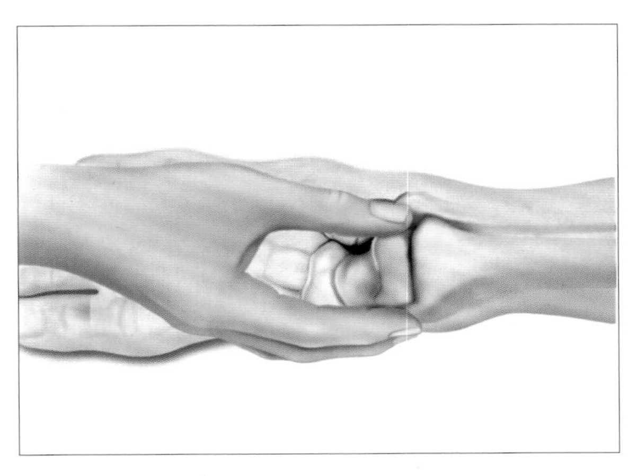

图 7.59 距骨整个宽度的示范。

足背的血管

技术

胫前动脉

用于定位动脉的踝关节区域是非常可靠的。依据 Netter(1992)、Lanz 和 Wachsmuth(2004)的研究，胫前动脉直接走行于蹞长伸肌肌腱的外侧。Winkel(2004)指出这个位置是经常变异的，并且建议治疗师要很细心并且施加轻轻的压力以定位血管。

因此，可以通过等长收缩来发现蹞长伸肌肌腱。指腹放平，施加很轻的压力：

- 外侧，蹞长伸肌和趾长伸肌之间。
- 内侧，蹞长伸肌和胫前肌之间，直到可以清晰地触到脉搏(图 7.60)。

一旦发现动脉，就可以在近端沿着小腿触及到动脉搏动。

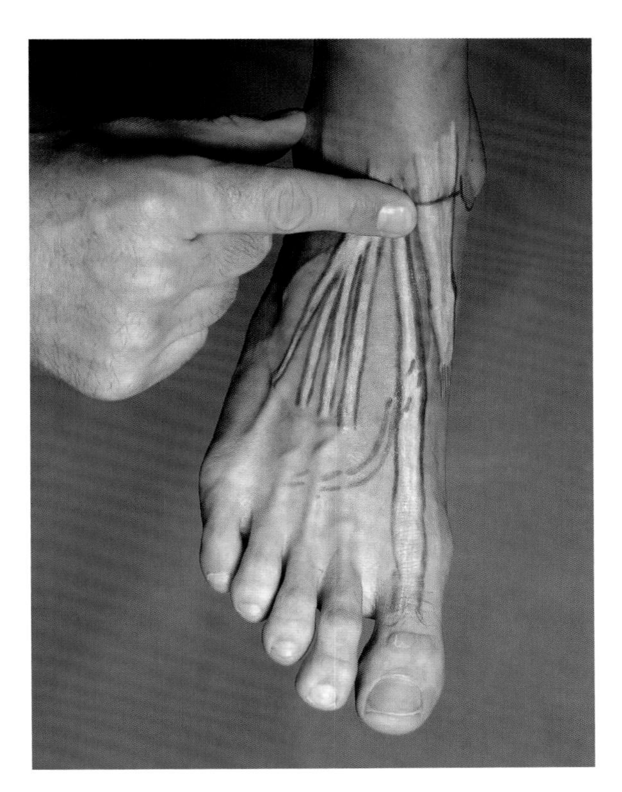

图 7.60 胫骨前动脉触诊。

足背动脉

该动脉在远端方向上被触诊(仍然平行于踇长伸肌肌腱)直到中足区域。足背动脉走行在踇伸肌肌腱下方,然后跨过第1和第2跖骨之间的远端表面。在这里治疗师通过直接和局部的平面触诊可以再次触及足背动脉(图7.61)。

足背的神经结构

腓神经的两个分支从背侧跨过踝部。它们走行于不同的组织层面,只有感觉神经成分。

技术

腓深神经

腓深神经和胫前动脉全程伴行。当其离开前部时,在小腿远端走行于浅表处。神经在近端能够被触到,稍微超过踝关节间隙。在胫前动脉外侧指尖下能够直接感到深层的、滚动的结构,没有搏动,在肌肉活动时没有任何的移动,这个结构就是腓深神经。

该神经随后在背侧筋膜的深处"消失",在不同的肌腱下既不能被触及也不能被精确定位。在与足背动脉相邻的远端跖骨能够更容易地触诊到该神经(图7.62)。

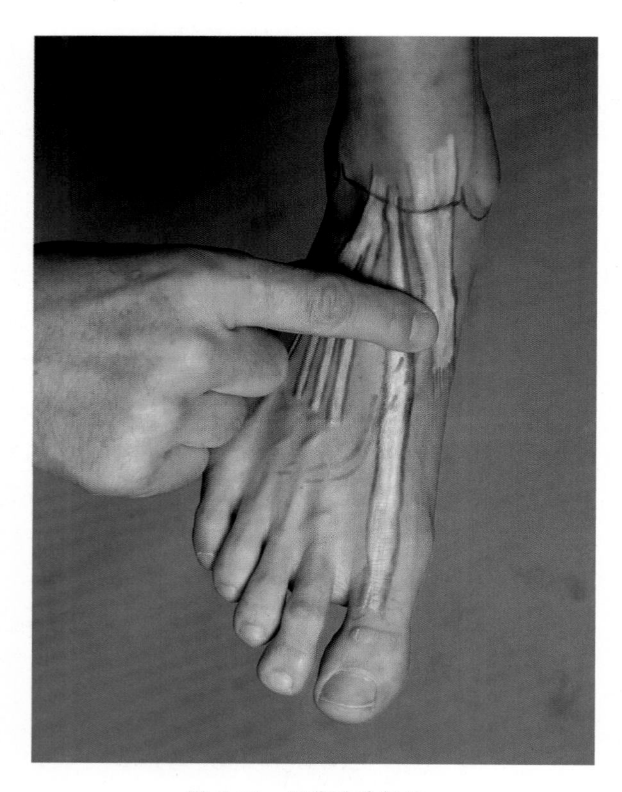

图 7.61　足背动脉触诊。

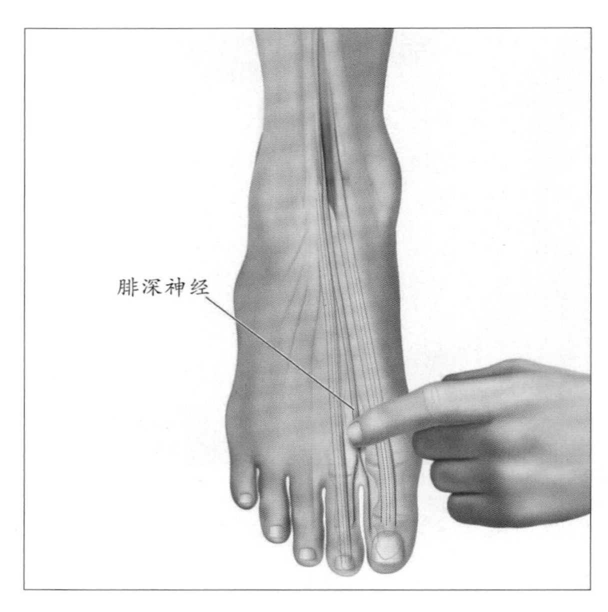

图 7.62　腓深神经的位置。

腓浅神经

两个外周神经能够在足背部被定位,其不被支持带所覆盖,因此更容易发现,有时甚至可以在皮肤上看到一个纤细的、白色的线(图7.63)。

它们是腓浅神经的一部分,在距小腿关节近端一横掌处穿过小腿筋膜到达足部表面。这两个外周神经是:

- 足背内侧皮神经。
- 足背中间皮神经。

一些情况下,可能发现腓浅神经在小腿远端分为两个分支。

通过将足被动置于过度内旋的位置,治疗师可以观察并触诊这些分支的全长。通常治疗师可以沿着背侧皮神经中间支触诊直到第4跖骨的头部。

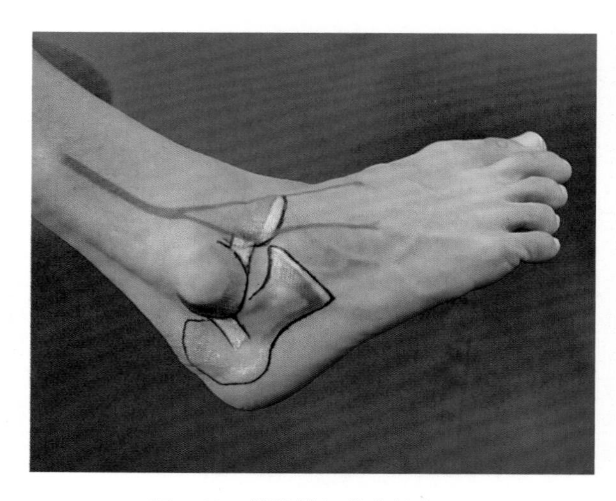

图 7.63　腓浅神经分支的位置。

合适的触诊技术是准确的横向触诊，治疗师在该处反复地尝试勾住这些结构，如同弹吉他琴弦一样(图 7.64)。

通常这个皮神经经过前距腓韧带。这表示治疗师在进行横向摩擦时，要注意到这根神经。另一方面，该神经可能会因手术导致的瘢痕或牵拉而受损。这可能导致足背外侧疼痛和感觉异常。

评估与治疗提示

针对踝关节的技术

不同的手法治疗技术依赖于治疗师具备的局部解剖学知识。关键不在于抓住胫骨和腓骨的能力，而是触到关节周围距骨的能力。经常看到治疗师抓握受检者的足背范围过宽，导致一些关节的活动，并且该项操作并不能专门作用于踝关节。

距骨的前向后滑动

该技术适用于改善踝的背屈。对距骨松动时，手的放置位置是保证治疗成功的关键(图 7.65)。推动距骨的方向是垂直的。

胫骨在距骨上的前后滑动

该技术通常被用于评估和改善踝的跖屈，取决于在活动小腿时是否能完全固定住距骨。在实施这一操作过程时，一个普遍的错误是将用于固定距骨的手置于离距骨太远的地方(图 7.66)。

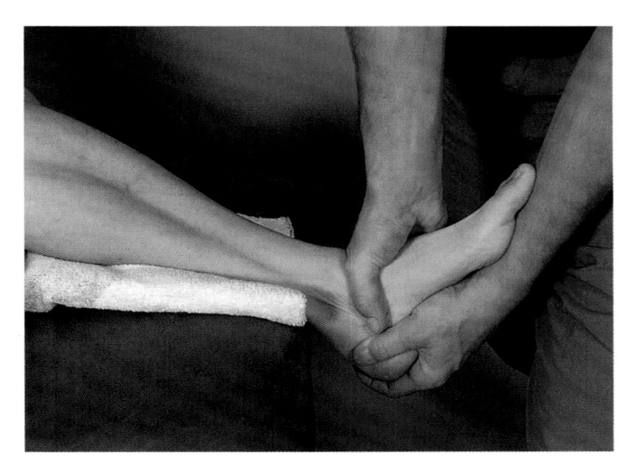

图 7.65 后方距骨滑行和滚动。

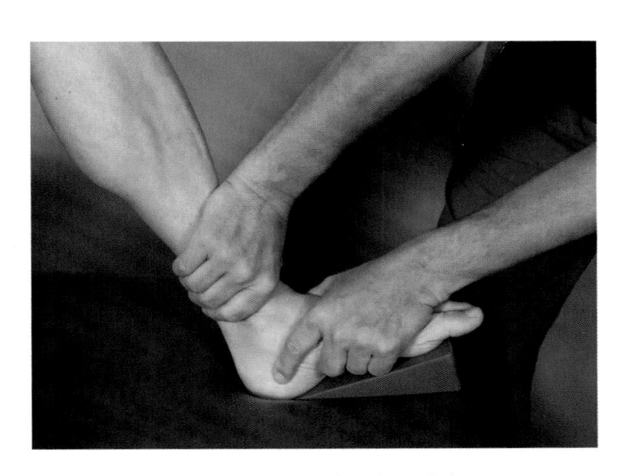

图 7.66 胫骨和腓骨向后滑行。

距跟舟关节活动范围的测试

另一个证明需要掌握局部解剖学知识的例子是对距跟舟关节(TCN)的活动测试。

众所周知，TCN 关节是一个非常复杂的结构，在负重期功能性足部运动是非常重要的。活动范围通过以下方向被评估：

- 内翻——跟骨向内侧近端倾斜。
- 外翻——跟骨向外侧远端倾斜。

这是非常困难的，依赖于治疗师触摸的感觉(图 7.67)。

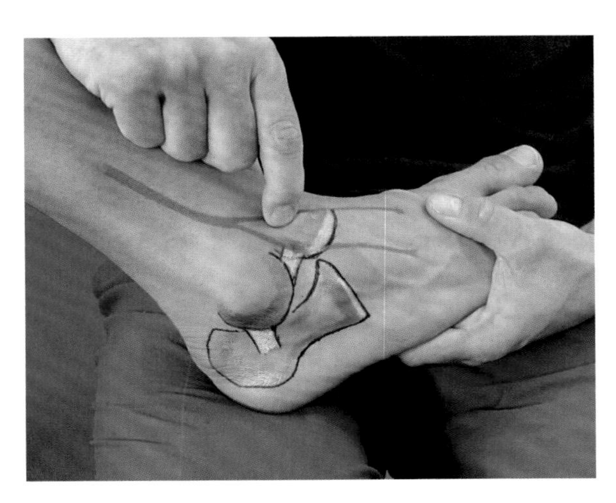

图 7.64 腓浅神经分支触诊。

动脉血流测试

踝关节沿着足背的动脉被触诊以评估足部血流供应。因此，找到足部动脉搏动对于医生和治疗师来说是很有用的技术。

不伤害神经结构的横向摩擦

有可能对足背部的神经结构带来意想不到的刺激。

腓浅神经及其分支(背侧皮神经中间部)直接通过胫腓前韧带的表面(图 7.68)。

该韧带是最常见的骨骼肌肉系统受损的韧带之

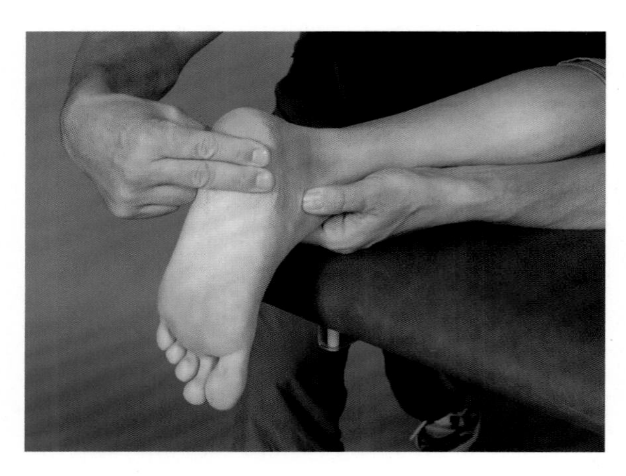

图 7.67 测试 TCN 关节的活动范围。

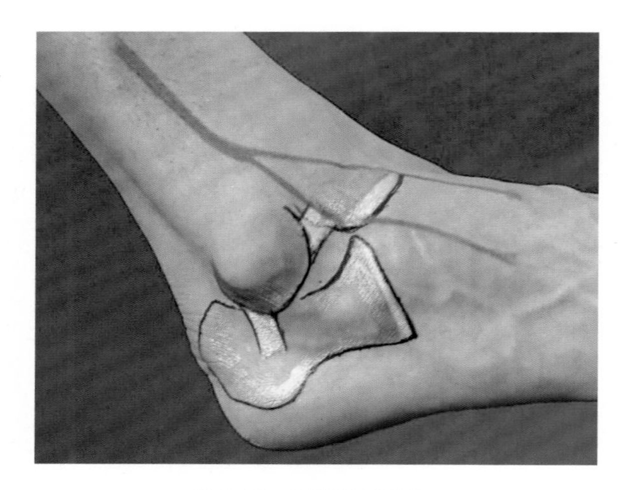

图 7.68 足背神经结构。

一，因此经常被施以外科干预或者局部按摩。

在通过局部横向摩擦的治疗时，治疗师也可能刺激了该神经结构。两种情况下，感觉障碍、疼痛、有时是感觉异常提示神经受到激惹。

腿部远端后侧局部触诊

触诊结构概述
- 跟腱的边界
- 小腿三头肌的附着点
- 肌腱的触诊

触诊流程概要

后面的触诊通常仅用于精确定位跟腱和其附着点（图 7.69）。

触诊方法和治疗性应用在这里一起讨论。

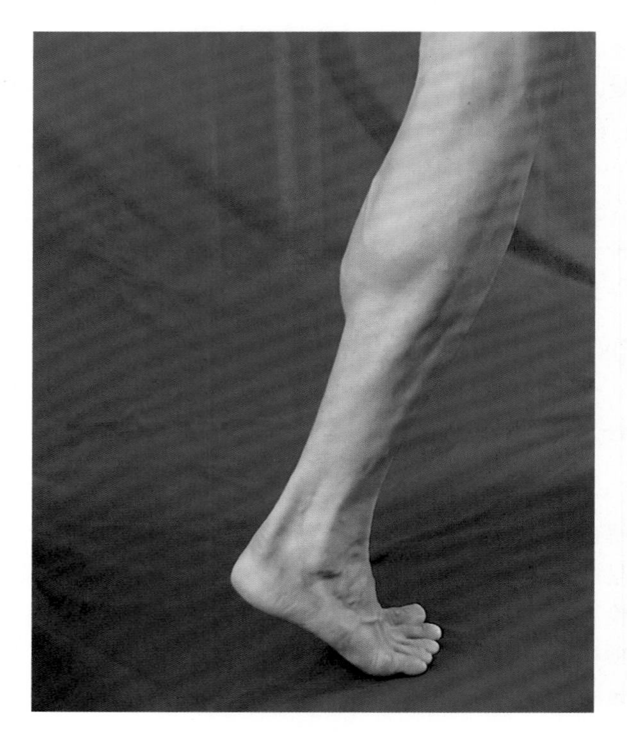

图 7.69 小腿三头肌和跟腱。

初始体位

建议患者俯卧位，足置于检查床外边。这样有利于治疗师触到跟腱，而且患者足部可以自由移动。

治疗师通常坐在足部的远端（图 7.70）。

各结构触诊

跟腱的边界

小腿三头肌的胶原部分与跟腱束缚在一起。腓肠肌的头部形成了腱板。比目鱼肌从前方放射状分布到

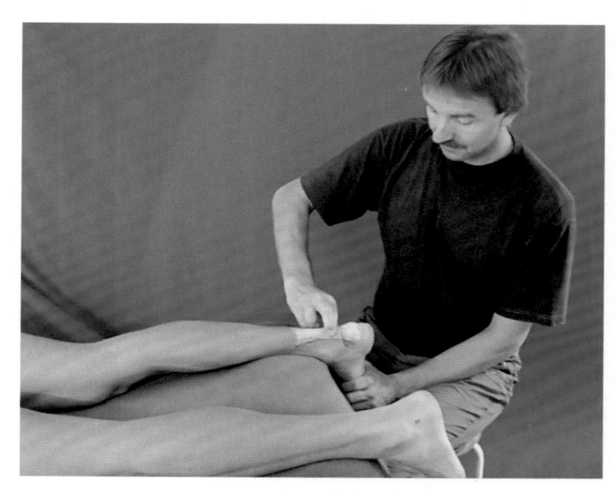

图 7.70 跟腱触诊的初始体位。

这个腱板中。一直到尾部，纤维逐渐变细成为自由走行的肌腱，大约15cm长，附着于跟骨结节。

骨上的附着点并不仅仅是一个点。肌腱以一个半月形的三角扩大到跟骨的全长(Doral 等，2010)。在解剖制备时，也能在跟骨的足底部外侧表面被区分出来(图7.71)。

该肌腱在临床上最重要的部分是位于腱膜与跟骨近端边界之间，与其附着点相距2~6cm。80%的跟腱断裂发生于该区域(Hess，2010)。

技术

侧边

起始于跟骨结节，治疗师从近端开始触诊，并且尝试标记肌腱的侧边。这个边界按照垂直触诊法从近端直到宽大的肌腱清晰的边界不能被触及到的位置。位于深层的比目鱼肌的腱膜起始于这点(图7.72)。

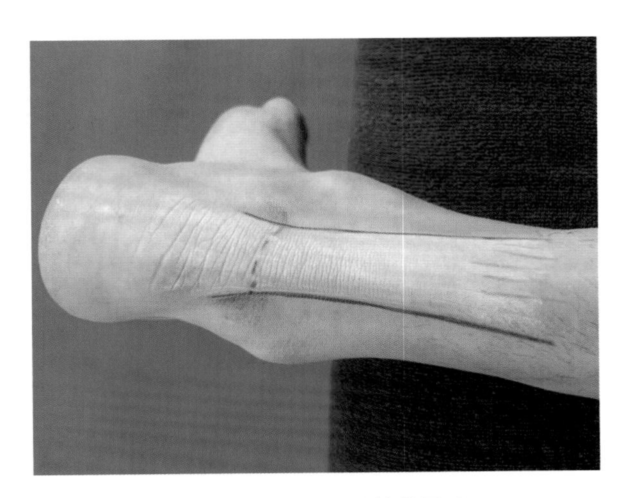

图7.71 跟腱和跟骨结节图示。

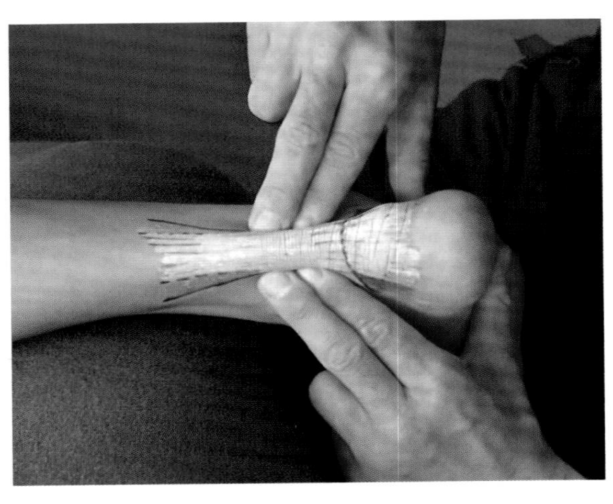

图7.72 跟腱的边界触诊。

小腿三头肌的附着点

跟腱附着于跟骨结节的近端，几乎覆盖了该表面的2/3。跟骨皮下滑囊就位于背侧1/3处。

技术

足部被动位于过度跖屈位，此时随着小腿三头肌的向心收缩跟腱处于放松状态。

治疗师使用较大的压力从近端向远端触诊，一些触诊步骤中，治疗师用指腹将肌腱向前推。从一个较强弹性组织突然转变为很显著的抵抗的感觉时，可以确定(从肌腱过渡)触到了结节(图7.73)。肌腱附着点起始于这一点。此处的皮下和肌腱下(跟骨皮下囊和跟腱囊)都能发现黏液囊结构。如果存在炎症，局部施加压力触诊可诱发疼痛，而局部浮动感提示肿胀。

> **提示**
>
> 肌腱和跟骨的连接处在小腿肌肉收缩时，通过触诊的手指施加更大的压力可以确定(图7.74)。

肌腱的触诊

既然临床上重要的区域已经被触诊确定，那么肌腱病变、滑囊炎和肌腱附着点炎症就有迹可循，肌腱本身也可以被触诊。下面触诊的目的是发现肌腱中的痛点。

为了发现这些痛点，治疗师可采用不同的横向摩擦激发的方法。

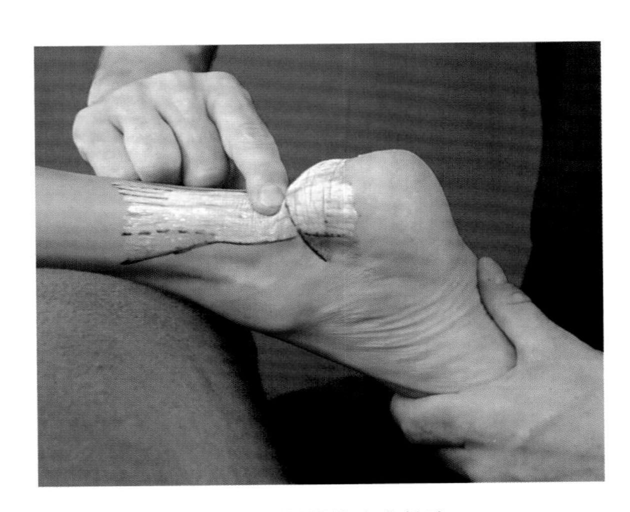

图7.73 跟腱的止点触诊。

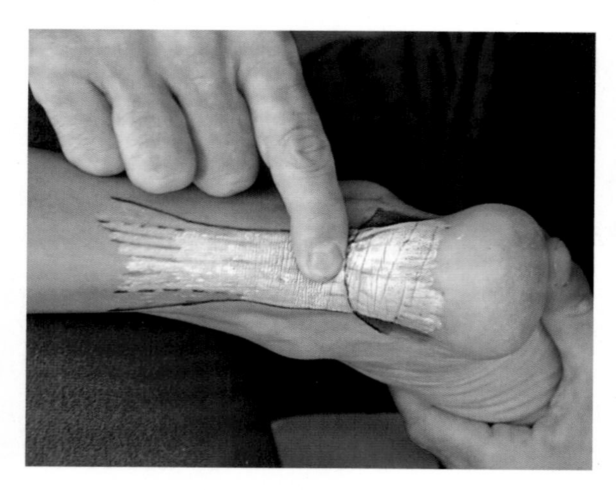

图 7.74 止点触诊的技术细节。

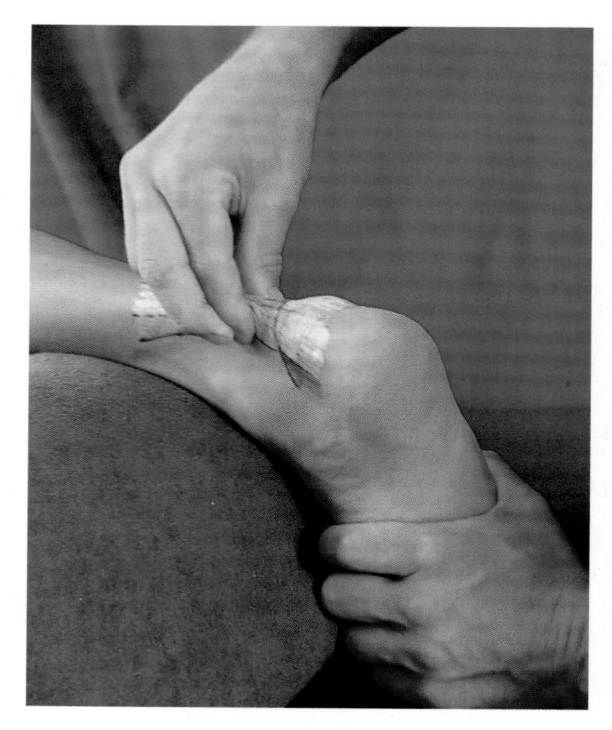

图 7.75 双侧横向摩擦。

技术

方法 1

该触诊技术通过同时使用拇趾和示指指腹夹捏的方法(图 7.75)。特别适合定位和治疗肌腱边缘的问题。

受检者足被动伸展给予肌腱预负荷。治疗师触诊手指不加压力(朝着地面)向前移动。拇趾和示指捏住组织,持续加压手指往后提拉组织。这是诊断性(激发)或者治疗上有效的技术成分。

> **提示**
>
> 该技术的任何一个阶段都不允许摩擦皮肤。可能是因为摩擦皮肤会导致皮肤损伤。肌腱触诊应该采用间隔 1cm 逐步进行,以诊断性地确定受累最明显的部位。

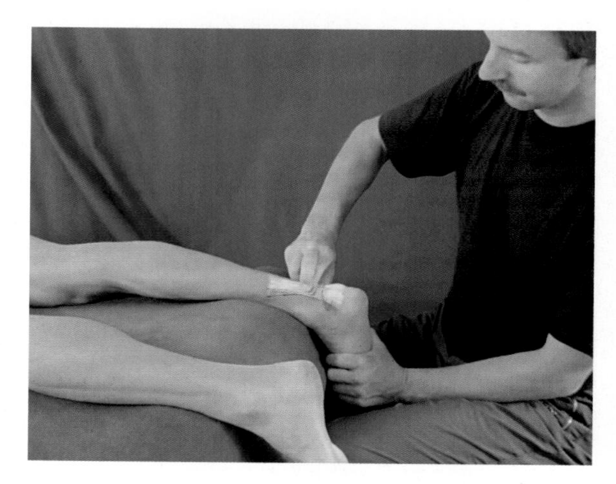

图 7.76 横向向后摩擦的初始体位。

方法 2

只使用示指(图 7.76)。

治疗师仍然坐在足部的远端。肌腱通过足部的最大伸展并且固定在该位置上,仍然给予预负荷。肌腱绷紧是很重要,这样该技术能够在固定的肌腱上实施。如果肌腱松弛,触诊的手指可能滑离肌腱。

触诊的手向肌腱的侧面移动。中指置于示指的上面,也就是肌腱的位置。拇趾放轻在足侧面的踝上,稳定手部。

在所示的例子中,示指保持与皮肤接触,无压力向内侧移动。当手指移动到外侧时,给予肌腱压力(图 7.77)。

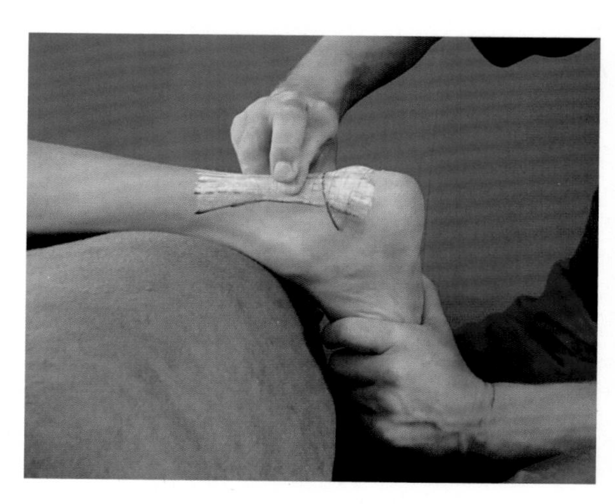

图 7.77 后路横向摩擦,详细视图。

就如同第一种方法，该方法也被用于诊断和治疗。

该方法通过触诊肌腱的全长能够确定最明显的痛点。从经验上讲,大约离跟骨结节近端边界 2cm 的地方。

思考题

学习过这一章后,请回答以下的问题:

1.在踝关节完全旋前时,从承重的运动学来说意味着什么?

2.距骨的特殊功能?

3.跖跗关节线分隔了哪些部分?

4.胫跗关节复合体的关节组成?

5.非固有肌所有的肌腱相同点有哪些?

6.什么神经穿过内侧跗骨管?

7.跟骨内侧从哪里可以触到?什么肌腱将其固定在此?

8.距骨的背面形成了一个槽型结构(距骨后突),什么肌腱走行其中?

9.哪个重要的骨性参照点通过胫后肌的附着点标记?

10.距骨和舟骨关节间隙的方向是什么?

11.在足部内侧面能够找到多少关节间隙?

12.跗骨管在什么地方?

13.什么韧带加固了距小腿关节囊,确保在负重位时小腿在距骨上?

14.足在什么位置下更容易找到跟骨和骰骨之间的关节间隙?

15.在哪一点上可能触到足部神经结构和动脉?

16. Lanz 和 Wachsmuth 是如何描述胫前动脉的位置的?

17.哪个骨的参照点位于内踝的近端和下面?

18.三角韧带由哪儿部分组成?

19.腓骨滑车在什么地方?

20.骰骨与哪些骨相关节?

(吴亚文 译 王红星 校)

第 8 章

软组织

软组织的特征和功能

类似于局部应用疗法（如：瑞典式按摩），对于以反射活动（结缔组织按摩）和能量流动（针刺疗法）为基础的治疗方法来说，皮肤和肌肉相当于独立的感觉输入器官。

长久以来，针对这些组织的系统性触诊一直是个有争议的话题。在对结缔组织按摩中，例如，皮肤质地的改变，是为了解决内部器官或者脊柱的某些失调情况。传统的按摩治疗重点关注病理的肌肉组织。在这些治疗方法中，触诊是为了评估和监测治疗过程。绝大多数按摩治疗之前都会进行局部或整体僵硬肌肉的触诊。

如果治疗师想触及更深部的组织，他们的手法操作必须透过皮肤和肌肉。比如，某些节段性测试和治疗操作，若不对深层组织施加适度压力，便无法成功实施。如果不能估计不同组织层的敏感性，那么就很容易认为患者的疼痛仅仅是因为所施加的压力所致。治疗师不仅应该获取表层组织的信息[比如，他们想要过后再治疗这些组织（瑞典式按摩，结缔组织按摩）]，而且在需要施加足够压力以达到深层组织的病例还要评估表层组织的敏感性（手法治疗）。

特别要指出的是，对于那些慢性背部疼痛的患者来说，准确描述出他们的具体症状是很难的。这些患者经常受到由于中枢敏化作用而导致的痛觉过敏（对疼痛刺激高度敏感）或者感觉过敏（对触摸高度敏感）的影响。他们很难描述出存在症状的具体位置，因而那些使用直接压力的相应测试对他们来说是不可行的。

如果治疗师不能意识到这种改变，他们就会把产生这种症状的原因归于皮肤、肌肉或者骨的部分，而具体归于哪个部分取决于他们的工作焦点。

软组织治疗的一般应用

皮肤和肌肉在以下情况中经常作为目标组织：

- 以反射为基础的治疗类型：结缔组织按摩、以Gläser/Dalichow等人的研究为基础的反射区疗法。
- 区域和局部应用的治疗技术（图 8.1）：瑞典按摩、热疗法、手法治疗中的软组织技术等。

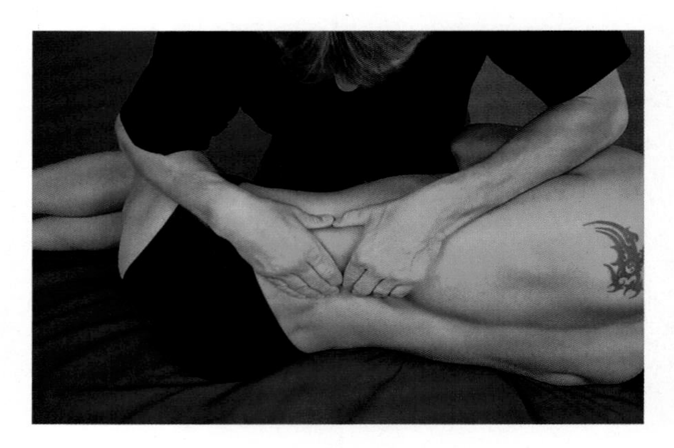

图 8.1 腰部软组织技术。

解剖学与生物力学基础知识

虽然初学者只需要很短的时间去获取相关的必备知识，但若想要熟练地在颈部、背部和骨盆部运用肌肉骨骼结构的知识，还是要花费一定时间的。下一章将会阐述这些技术在组织定位中的运用。下面是两个先决条件：

- 可以实施定向且系统的触诊。
- 可以较好地描述被触诊组织的位置并记录下来。

（见表 8.1）

触诊流程概要

触诊范围

触诊的范围包括全部体表皮肤和其下从臀部到枕部的肌肉。特别包括了以下这些肌肉：臀肌、竖脊

表 8.1 后方整体定位

骨性定位（图 8.2）	肌性定位（图 8.3）
骶骨边缘	臀肌群
髂嵴	竖脊肌，特别是：
	–腰部多裂肌
	–胸部棘肌
	–颈部半棘肌
大转子	背阔肌
坐骨结节	斜方肌下束
所有可触及的棘突和肋骨	
肩胛骨的边缘、角和冈	
从枕骨到乳突的突起	

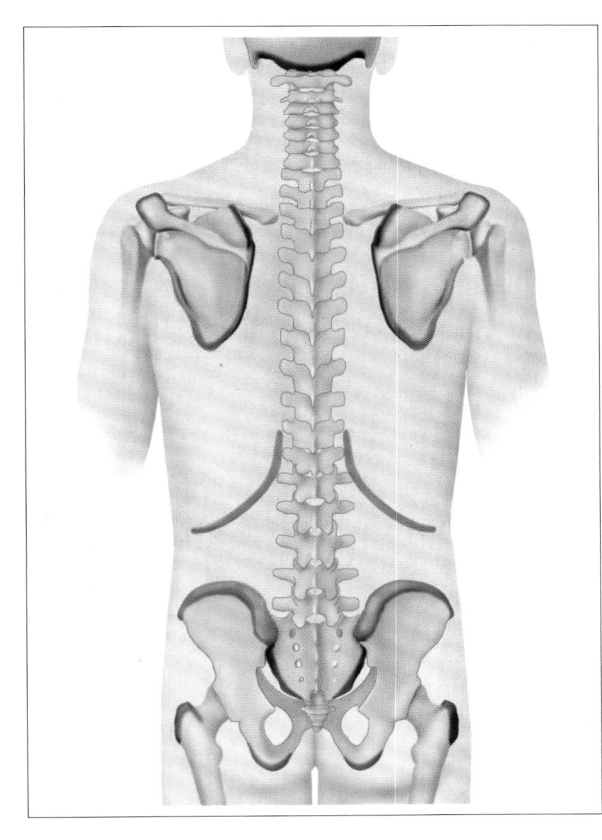

图 8.2 骨性定位。

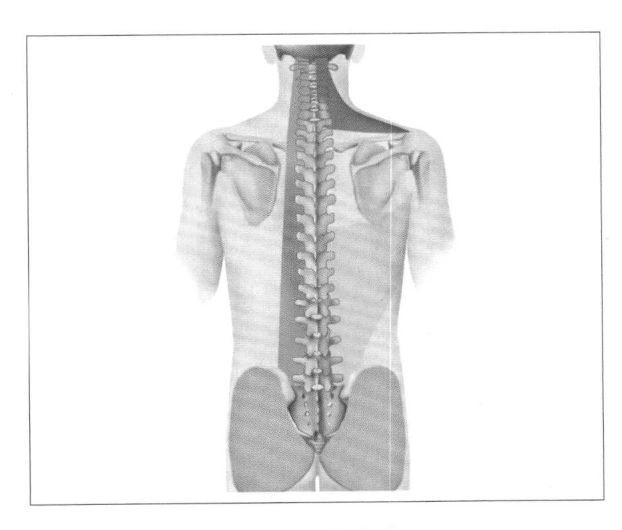

图 8.3 肌性定位。

肌、背阔肌、斜方肌、菱形肌、冈下肌、冈上肌和三角肌。

触诊标准

我们应该评估什么：

- 皮肤的表面。
- 组织的质地。
- 感觉。
- 压痛的敏感性。

皮肤的表面

我们应该评估皮肤的以下特征：光滑/粗糙，湿润/干燥，热/冷，毛发生长状况，有无突出物。除此之外，也要确定这些变化是局部的还是全身的(要和另一侧对比！)。

> **提示**
>
> 作为一项练习尝试列出一系列形容皮肤表面特征的形容词清单，例如，软的，粗糙的，有弹性的，紧绷的，厚的，羊皮纸般的，有裂缝的。

组织的质地

"质地"这个词有很多种不同的意思。当组织受压或者移位时，它在这里作为一个衡量组织顺应性的标准。它与衡量组织黏弹性质的标准是一致的。

> 皮肤和肌肉各有描述其质地的专有术语。描述皮肤质地的名词是"皮肤饱满程度"，而肌肉的是"张力"。在触诊中，这两个词都用来定义移动组织的张力，或者移位或施压的手所感受到抵抗的张力。

感觉

通常在检查皮肤表面和其质地时，我们会顺便一并检查皮肤感觉。在临床实践中，这一项并不必要单独检查。治疗师应该意识到，在主观评估中或者在触诊过程中当患者表明感觉发生变化时，感觉这一项都是是需要被评估的。

治疗师应该注意什么？

躯干部分的感觉缺失是很少见的。由于神经根受压或者周围神经损伤，感觉缺失更多发在四肢关节处。而发生在背部区域的感觉减退或缺失，则被视为很危险的症状。如果遇到上述情况，那就需要鉴别是否是常见症状，并决定是否应该做进一步的检查。

> 在未明确感觉缺失的原因之前，不要对背部进行治疗！

在感觉缺失的情况下，往往无法进行按摩治疗或者其他干预措施(比如，电疗)，因为患者不能给予反馈,这让治疗师无法选择适当的剂量。因此治疗时应慎之又慎。

在进行治疗之前，应考虑患者是否可以进行治疗,用什么剂量治疗;与此同时确认患者有无对于触碰过度敏感(感觉过敏)或者对于疼痛刺激过度敏感(痛觉过敏),也是非常重要的。当创伤恢复处于急性渗出期时,组织对于压力过度敏感是很正常的,这是外周敏化作用的结果。病理性的感觉过敏或痛觉过敏会继发变成慢性疼痛,这是脊髓后角的中枢敏化作用的结果。当被粗略地触摸时,身体的过度敏感部分会传递疼痛信号,并且只能用那种最小压力或者最大接触面的技术来治疗(比如,古典按摩中的抚摸法)。但有时,手法治疗可能并不适用。(引用自 Gifford,2006 或 Butler 和 Moseley,2003，获得进一步的慢性疼痛的生理知识)。

对于致痛压力的敏感性

治疗区域的大小、技术的种类、速度和强度的选择,都取决于组织的疼痛敏感性,当然也可考虑其他因素。在治疗中,我们通过评估肌肉是否是疼痛源,有可能预测到肌肉疗法的预期结果。本书中随后描述到的技术,理论上来说,会引发患者肌肉组织的疼痛。如果这项技术并没有引起肌肉的疼痛,抑或皮肤或骨骼才是症状的根源,那么软组织疗法就起不到任何缓解作用。

触诊过程的方法和技术

有一种特殊的方法可以让短时间内进行全面的触诊成为可能。这一系列技术施加渐进的压力在这些组织上:

- 皮肤:
  - 抚摸皮肤,评估其质量。
  - 抚摸皮肤,评估其温度。
  - 用位移测试来评估皮肤的质地。
  - 用提拉测试来评估皮肤的质地。
  - 用皮肤滚动法来评估皮肤的质地。
- 肌肉:
  - 用手指横向摩擦,来评估肌肉的质地。

图 8.4 向我们展示了评估皮肤质地(左手侧)和肌肉质地(右手侧)的流程。

这项技术在实施的过程中用到了手的不同部位。手不同部位处特殊感受器的分布程度不同,因而分别适合一些特定感觉的触诊。比如,触诊皮温的最好方法就是用手背或者手指的背面去触摸,因为在这些部位存在大量的温度感受器。我们经常用皮垫来检测组织轮廓和质地方面的细微差别,这正是因为指垫上有密集的机械刺激感受器。

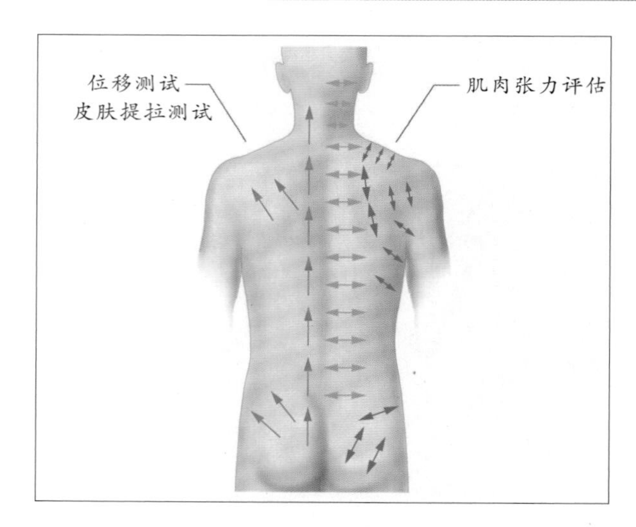

图 8.4 皮肤和肌肉触诊的路径。

初始体位

在评估后背部的软组织时,应该让肢体处于正中位和放松的旋前位。这应该是同类评估技术中的标准。当然,如果出于某种治疗技术的需要,或者患者躺下时症状就会消失,那么我们就可以改变这个中立的起始位。比如,可以把垫子放在髋关节、骨盆和下腹部下面,以防止关节炎的发生。接下来我们会讲到一个理想的情况，并且它也适用于在第 9~12 章中的大多数初始体位。

在对俯卧位患者进行全身检查的过程中（如图 8.5),治疗师应该确认患者的头、胸椎、胸部、腰椎和骨盆是否都处于一条直线上,没有侧向位移和旋转:

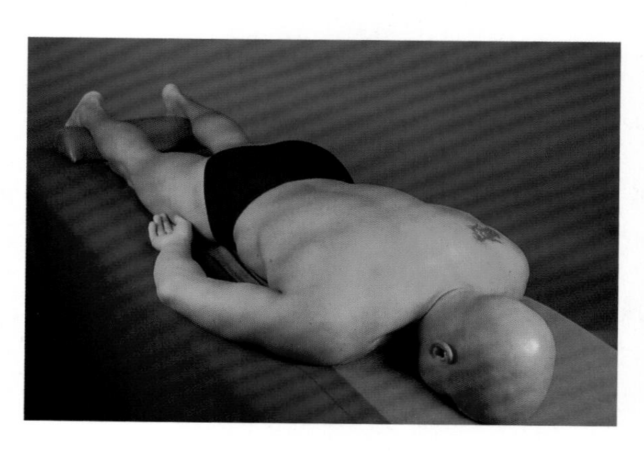

图 8.5 俯卧位的患者。

• 如有可能，让患者的头位于中立位。将鼻部放在治疗床头面端的孔中。

• 把手臂放在躯干两侧；手指可以略微放在骨盆下方，或者，手臂也可以放在治疗床的一侧。但不能让手臂与头齐平，因为这会使胸腰部的筋膜变得紧张，这样就增加了对腰椎和髂骨之间过渡区触诊的难度。此外，它会引起肩胛骨的旋转，进而改变肩带部很多肌肉的长度。

• 小腿远端放在一个足部滚筒上，这可以使小腿和大腿的肌肉得到放松。如果下肢的旋转不会引起臀肌紧张度的改变，那么也可以不用足部滚筒。

在治疗过程中，我们经常会遇到以下这些问题：是否应该总是把软垫放在骨盆、腹部和被降低的治疗床头顶部的下面？脊柱前凸或者后凸多少是被允许或应予以支撑的？治疗师如何在不同患者感受的情况下果断地确定问题所在？当你观察患者的站姿之后就会得到答案了。总体的原则是：患者在站立时脊柱的弯曲程度与其在俯卧位时的弯曲程度是一致的，我们可以用改变治疗床的位置或者用软垫做支撑来让他们取得一致性。

治疗师应该站在触诊侧的对侧。通常来说，治疗师应该关注治疗床的高度，而治疗床应该足够高以确保治疗师可以处在一个符合人体工效学的站立位置。

触诊困难的可替换初始体位

俯卧位时，我们观察到的形态和触诊结果与垂直位（比如坐位）和侧卧位下的结果相差很大。导致这个现象的原因之一是重力使皮肤下陷，而皮肤也是因此才会有一定程度的初始张力。背部和颈部的肌肉在无支持站立的情况下会更加紧张，因为正是它们维持着身体的直立姿势。因此，在这种情况下，想要感觉到肌肉张力的变化就非常困难了（比如，肌肉增加的张力）。

如果你想减少抗重力作用对躯干和颈部肌肉的影响，那就要确保头臂，甚至上肢都要放在一个支撑面上，以抵消其自重。我们可以通过坐在治疗床的一边并且适当地运用软垫，来达到这个效果。当背、颈部活跃的肌肉张力降低之后，让上身向前弯曲直到髋关节屈曲超过90°（这里要注意近期做过全髋置换手术的患者）。这个动作会使腰椎发生前屈，并且弯曲会或多或少向上传递至胸椎。这也会逐步增加所有背部筋膜和躯干肌肉的被动张力，同时也增加了触诊手指所感受到的抵抗力。

中立起始位：坐位

中立坐位时的脊柱弯曲角度与直立时的角度大致相同，而符合要求的最佳坐姿则是无支撑坐在治疗床的一角。然而这个初始体位往往不是非常稳定，下面我们就会描述一种更加稳定的坐位初始体位。

患者坐在治疗床上，并且大腿完全放松地放在治疗床上（如图8.6）。我们只建议那些有循环系统障碍的患者和那些稳定性差的患者让脚掌着地，双膝分开超过髋关节的宽度，这有助于骨盆的倾斜动作。这会使得腰椎前凸。而颈椎与胸椎的弯曲角度与其在站立时一致，必要时可被调节。患者的双上肢放松置于身体两侧。前臂或者双手放在大腿上。

治疗师站在患者同侧、触诊部位对侧。治疗师应该注意治疗床的高度，以确保站立姿势符合人体工效学。

中立初始体位：侧卧位

这种初始体位同样也想模仿患者脊柱的自然生理弯曲（如图8.7）。如果患者在这种姿势下疼痛的话，那我们应该尽可能把姿势调整到一个让患者可以接

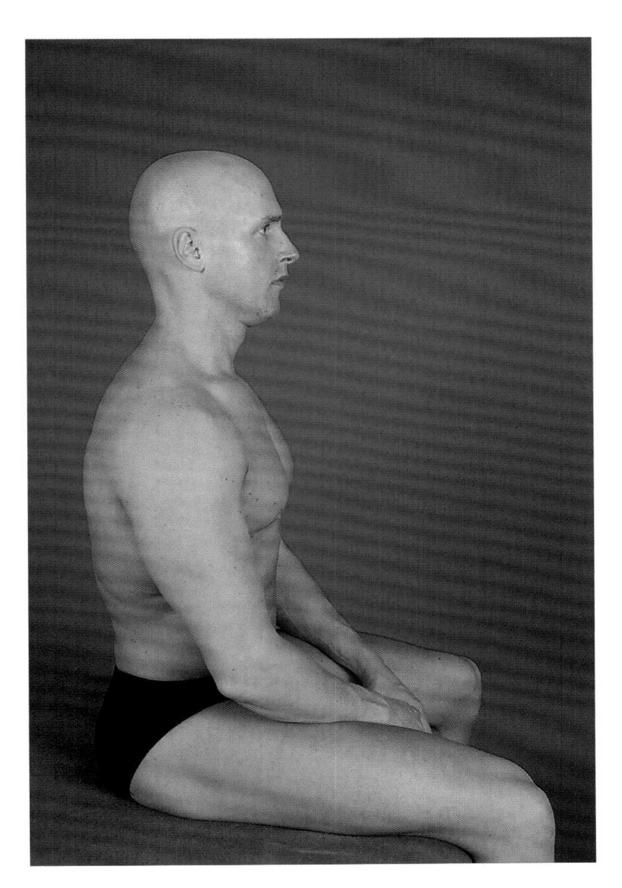

图8.6 无支撑坐位的患者。

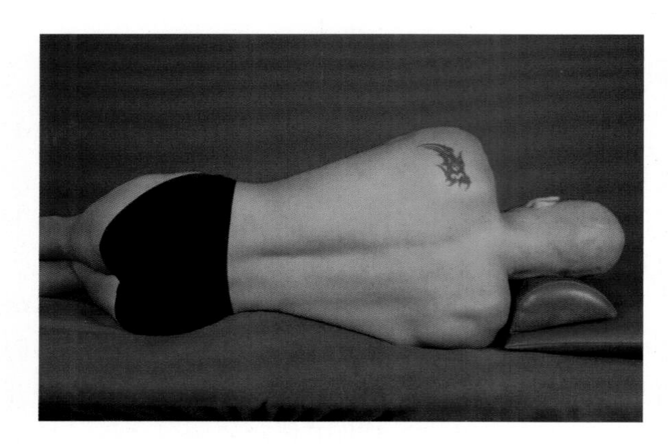

图 8.7　侧卧位的患者。

受的程度,并且保持这个侧卧位一段时间。

> 或者你可以直接选择这个简单的准则:不要侧屈、不要旋转、不要被动后凸、前凸。

我们可以使患者置于其可以接受的侧卧位,并用软垫垫在其腰椎和胸椎下方,以确保这些脊柱节段不会再侧弯。调节的过程中,也需要患者的努力配合。

躯干上部和骨盆被摆放在中立位无旋转:骨盆两侧和肩膀两侧各位于各自的顶部。

双腿叠放,髋关节不应该屈曲超过 70°以防使腰椎被动改变其生理前凸姿势。毫无疑问,膝关节是要弯曲的。再次确认头部的姿势。

治疗师面对患者的背部站立。治疗师应该确认治疗床足够高以便保持一个人体工效学的站立位。

触诊技术

触诊组织的概述

- 皮肤:
  - –抚摸皮肤,评估其质量
  - –抚摸皮肤,评估其温度
  - –用位移测试来评估皮肤的质地
  - –用提拉测试来评估皮肤的质地
  - –用皮肤滚动法来评估皮肤的质地
- 肌肉:
  - –用手指横向摩擦,来评估肌肉的张力

皮肤表面的触诊

皮肤触诊的过程包含了对后部所有可触及的皮肤部分。触诊从骨盆部位开始,尤其要注意骶骨和髂嵴上的触诊,然后继续往上一直到枕骨部。在此过程中,我们要注意皮肤的特性和不同部位温度的差异(见第 1 章)。

用于皮肤表面的技术

治疗师应该将双手五指展开,轻轻地系统地抚摸皮肤,来评估皮肤的特性,比如其粗糙程度等(如图 8.8)。

用于评估皮肤温度的技术

手背或者手指的背面适合用来察觉皮肤的温度(如图 8.9)。治疗师应该注意左侧与右侧之间和相邻近端与远端之间区域可能的温度差异。通常情况下,我们会发现即便没有病理原因,骨盆和腰椎区域也会比其他部位皮温更低。

皮肤质量(皮肤饱满程度)的触诊

皮肤的质地取决于皮肤中的液体平衡,而这项平衡可以用弹性测试来检测。检测的目的是确定皮肤的

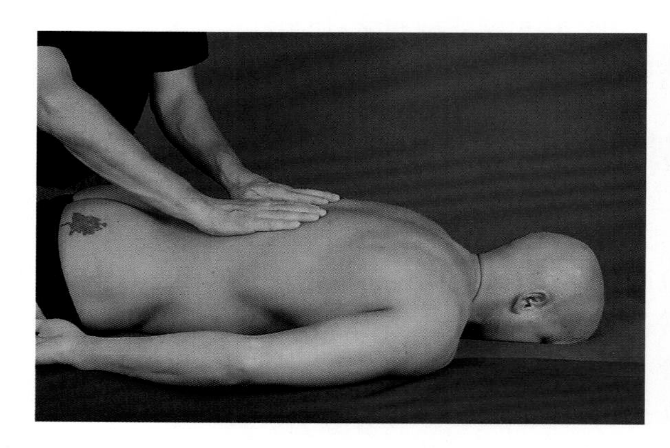

图 8.8　对皮肤质量的触诊。

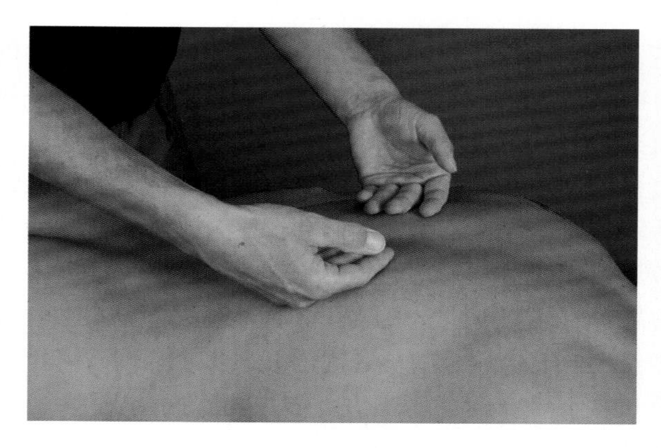

图 8.9　对皮肤温度的触诊。

总体弹性，以及是否有弹性异常的区域，若有，则治疗师可能就要关注皮肤因病理性刺激而引起的反射性反应，病理性刺激诸如来自内部器官的。

> 当我们在评估皮肤质地中进行双侧对比时，很重要的一点是定位评估。从每一个脊柱节段到双侧的距离应该是一致的，不同的距离会导致不同的触诊结果，这样评估结果就是不可靠的。

标准

所有的测试都是由最初用最小力使皮肤发生形变和用最大力拉伸皮肤组成的。我们会评估皮肤达到的形变程度，以及达到这种程度所需要的时间。皮肤会被温和地有节奏的拉伸，同时我们会记录下拉伸过程中皮肤对抗所产生的弹性。原则上来说，运用现有标准来评价的过程和关节运动或被动运动评估是没有差别的。

只有当强度适宜时，组织才能够发生完整的形变。这需要我们集中注意力，尤其是触诊的新手。

位移测试技术

这是最简单的、刺激性最小的试验。把五指伸开的手放在皮肤的表面上。先施加最小的压力，将皮肤向腹侧推，直到逐渐增加的皮肤张力限制了进一步的运动（如图 8.10）。治疗师应该有节奏地进行这项测试，并且要特别注意组织对于运动的抵抗性和双手在身体表面的移动路径。

被评估的区域从骶骨区域开始，横向越过髂嵴，从骶尾椎旁向上到颈胸段，还包括双侧肩胛骨（同样见图 8.4）。在患者皮肤极端敏感的情况下，这是唯一可以收集皮肤质地信息的测试。下面的两个测试都更具刺激性。

皮肤提拉测试技术

这个进阶强度的测试使皮肤提拉变形，让其垂直于皮肤表面。这个测试可以两侧同时做。用大拇指和其余几个手指的指腹捏起一部分皮肤并且形成一个皮肤褶皱，然后将它在皮肤上提起（如图 8.11）。

相同的评估标准如下：组织抵抗性和运动的程度。当患者非常肥胖或有肿胀时，我们几乎无法评估这些。此外，我们发现绝大多数时候要提起腰部的皮肤是不可能的。不过这是一个例外。骶 3 到胸 1 的椎旁皮肤通常可以被提起来很多次。

皮肤滚动技术

这项技术结合了从身体表面垂直提起皮肤技术和对皮肤平行位移技术。这个测试可以让我们获取很多信息但有一些刺激性，因而是一项更有挑战的技术，一次只能在一边实施。

两只手都用来抓起皮肤形成皱褶，这与提拉皮肤测试很相似，只不过是在一侧。从腰骶部位开始，形成皮肤皱褶然后快速沿着椎旁向上滚动（如图 8.12）。治疗师尽量要保持皮肤被提起的状态，在移动中尽可能不要松开皮肤褶皱。指腹要一直将新的部分的皮肤推进褶皱中，而大拇指要将褶皱立起来向头端推。

肌肉质地的触诊（肌肉张力的评估）

大多数作用于躯干的软组织疗法技术都是影响肌肉因病理而改变的质地（肌肉张力）。只有在肌肉张力评估中得到一个阳性的结果，才能证明软组织疗法技术的运用是正当的（例如，按摩）。因此，关于肌肉的情况，我们要在一系列治疗的开始进行系统地检查，而且在每个治疗环节的开始也要如此，因为仅仅依靠

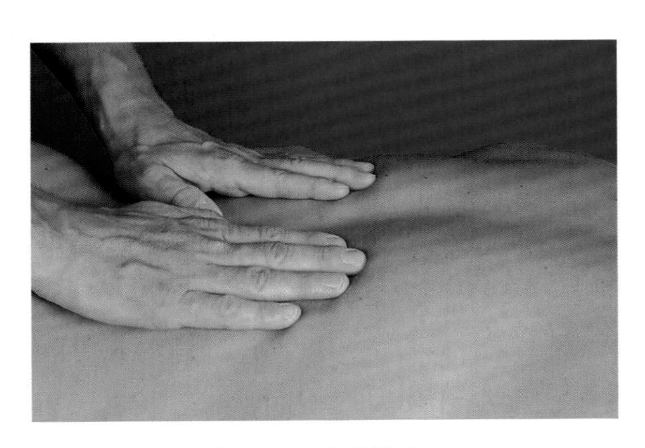

图 8.10 位移测试。

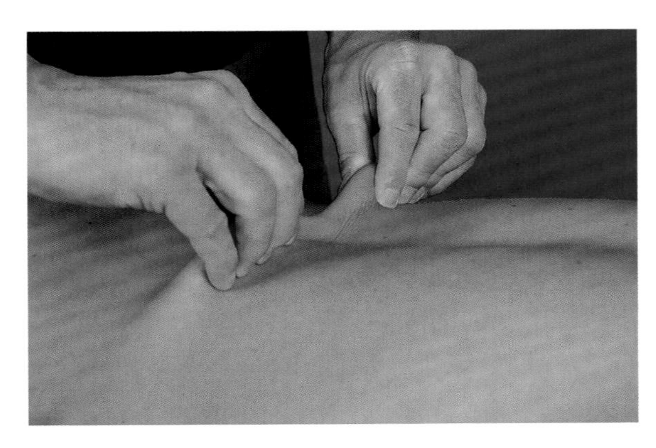

图 8.11 皮肤提拉测试。

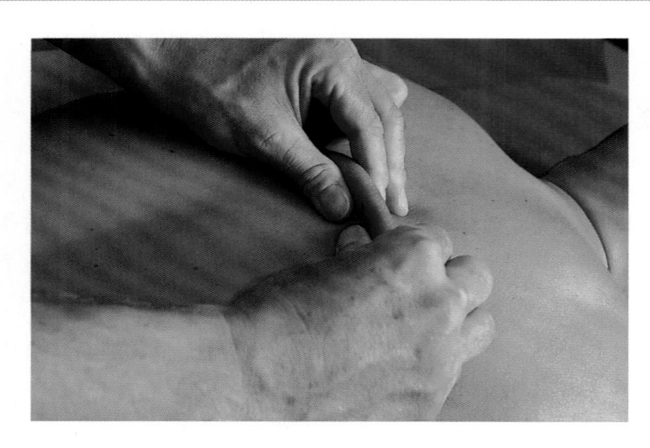

图 8.12 皮肤滚动法。

患者提供的信息来精确监控治疗过程是不够的。

对肌肉组织阻力的触诊需要确定的强度、适当的技术和可控制的过程(见图 8.4)。我们要先用推力令皮肤贴近身体筋膜，才能触诊肌肉的张力，这就避免了治疗师从皮肤获得进一步的信息。此外，所施压力的大小取决于触诊肌肉的大小或厚度。

因此，这个技术应用的是用手指横向摩擦。在臀部和腰部，我们还应该用手向下压(必要时可用另一只手帮忙)，以便触及到深层的肌肉，例如梨状肌。在胸、颈、肩胛骨部位触诊时，可以一手一侧分别触诊来节省时间。

触诊的手通过大幅度的移动来“扫描”肌肉组织，我们要尝试着去获得组织质地的整体情况。如果在整体“扫描”中确定了有异常，那就只在异常组织周边触诊。我们用小幅度的移动来进行局部肌肉的触诊，评估肌肉的精细状况和改变程度，这种方式既省时又有效。如果触诊诱发了疼痛，我们应该着重注意那些变硬的组织(见下文“对肌肉质地(张力)触诊结果的解释”)。大部分情况下，肌肉的整体和局部僵硬都能很容易地通过横向集中触诊来发现。

在物理治疗训练的过程中，触诊是被当作一个独立部分来介绍的，之后我们通常会把它和客观性评估联系在一起来进行介绍。然而我们也建议初学者应该把观察和触诊的结果分开来，以便分别训练其各自的感觉。

技术

1.治疗师先用一只手的手指向下推在骶骨边缘的臀肌区域上，并且进行摩擦。

2.治疗师的手在臀大肌和深层的梨状肌上横向移动。

3.然后治疗师将手在髂嵴和大转子之间的臀小肌上侧向移动(图 8.13a)。

4.治疗师在椎旁触诊腰部竖脊肌(图 8.13b)。如果背部的伸肌非常发达，触诊就要更加细分中间和侧面的部分。

5.治疗师自下而上在椎旁开始触诊胸背部竖脊肌，直到第 1 胸椎水平。大部分的时间，治疗师可以从这里开始用双手同时触诊，在这里不必要去用很多压力去触及深层组织，因此不用施加额外的重量在触诊的手上。

6.治疗师沿着肩胛骨内侧缘的菱形肌和斜方肌中、上束移动(图 8.13c)。

7.通过越过肩胛骨中间的侧向移动来评估冈上肌和冈下肌。

8.随后也触诊了斜方肌上束的肌腹，回到内侧方向。

9.椎旁和枕骨下的颈部肌肉会在随后评估(图 8.13d)。

10.我们可能会在过度负重和肩关节疼痛的患者身上发现紧张的内收肌。触诊沿着肩胛骨内侧面继续，在这个过程中我们可以感受到背阔肌、大圆肌、小圆肌的质地(张力)。自从我们发现制动可能会导致三角肌肌张力的缺失之后，对于三角肌的触诊也非常有益。

提示

由于椎突和胸腰部筋膜构成的骨纤维鞘，腰部伸肌组成了一个统一的肌肉团。传统推拿和功能性推拿中的很多技术利用了这个特点，将整块肌肉侧向推离棘突列的位置。然而在胸部区域，背部伸肌不再是一个统一的肌肉团：

- 胸部区域肌肉数量的减少
- 筋膜止于第 7~8 胸椎的位置
- 棘肌直接毗邻于棘突

触诊的手指一定不只是要穿透皮肤触及到肌肉，还要穿透筋膜。这些筋膜在背部的每个区域的厚度参差不齐(见第 1 章)。当治疗师了解筋膜的结构后，对触诊肌肉组织质地的精确预判就顺势而成了。

评估与治疗提示

我们首先分析的是触诊后部软组织。当患者提出有疼痛时，治疗师应该思考这些疼痛是如何系统地发生的，进而去确定哪个组织是疼痛源。按照这个思路，

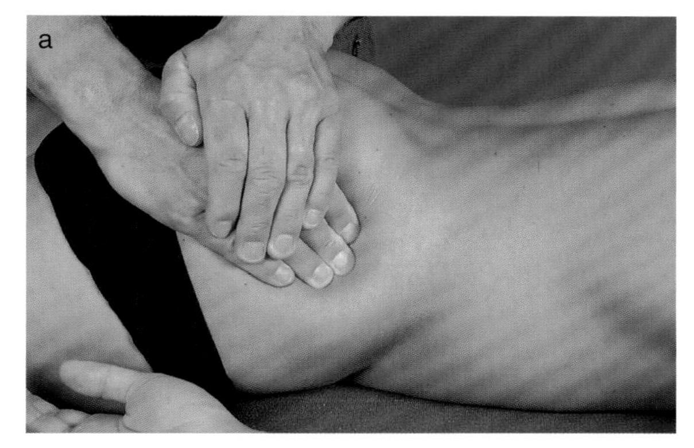

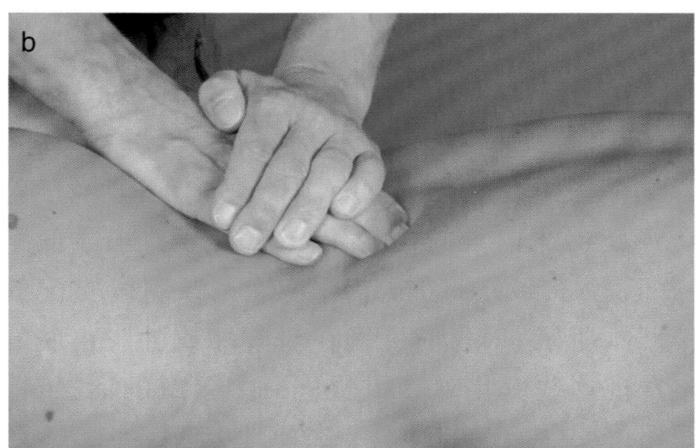

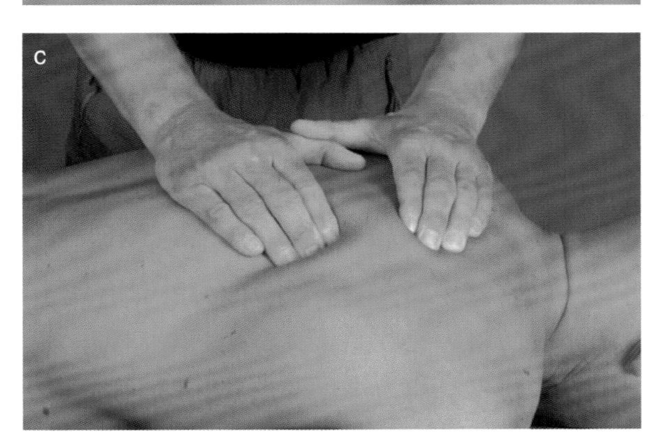

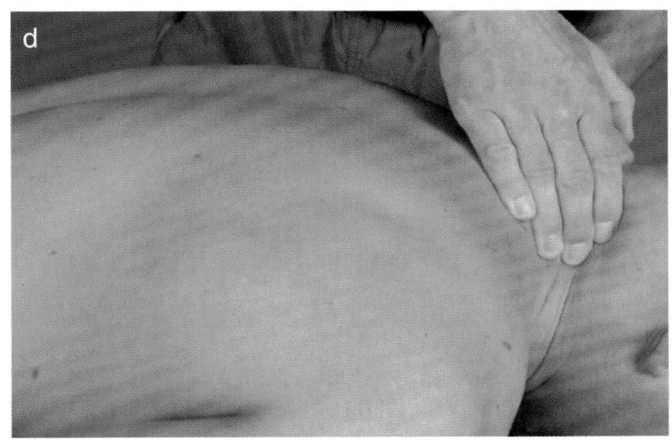

图 8.13 评估肌肉张力。(a)在臀部;(b)在腰部区域;(c)沿着肩胛骨;(d)在颈部区域。

我们可以讨论触诊的结果。本节以治疗为例结尾,主要集中在治疗肌肉。

鉴别异常组织

你如何查明哪个组织是异常的?

当皮肤痛觉过敏或感觉过敏时,触诊中给予的压力是非常令患者不舒服的。我们都知道,适量的触诊压力,比如说,在背部伸肌的压力,可以转化为在脊椎节段上的轻微移动。那么当压力产生疼痛时,我们要怎样准确地发现异常组织呢?

我们将会通过对胸椎中段椎旁触诊这个例子来讨论这个问题。让我们将这个问题具体到一个患者身上,治疗师用横向摩擦从下到上系统地触诊背部伸肌,当触诊到肩胛骨水平位置时,患者提出感受到了不适。那么问题是:患者此时提出的疼痛,一定是肌肉硬化所导致的吗?要回答这个问题,治疗师必须要将不同的组织区分开。

皮肤是否敏感?在评估皮肤质地时,治疗师应该已经了解到了这个问题。我们经常会忽视的是,在重复测试皮肤质地时,用的技术却是对皮肤压力最大的:皮肤滚动。治疗师用手越过异常区域大略地在患者皮肤上滚动,并且将其与另一侧做对比,在这个过程中,当患者指出出现了与给予局部压力时一样的症状时,皮肤就是压力疼痛的根源。至于更多关于更深层组织状况的信息,我们不太可能通过触诊来获取。如果伴有皮肤敏感的患者存在肌肉问题急需被治疗(例如:软组织技术或者按摩),在实施治疗的过程中也必须非常谨慎,并且要用很大的面积去接触(以防诱发皮肤的疼痛)。

是脊柱产生了这些症状么?治疗师把手放平直接放在患者脊柱上,并且向前推,过程中交替施加重压力和轻压力,但整体上渐渐增加压力的力度(图8.14)。如果这些不够精确,治疗师可以用手的尺侧,运用在疼痛区域横突棘突处的技术。如果患者指出感到有与之前触诊过程中相同症状,基本可以确定脊柱至少是疼痛症状的部分根源。

肋椎关节是否对压力敏感?在很瘦的患者身上,我们很难将肌硬化(局部肌肉硬化)与敏感的肋椎关节区分开来。这两者都是局部的并且都很僵硬。某种程度上,我们几乎可以将一块肌硬化推到边上,但对于肋骨来说这是不可能的。为了进一步确定,治疗师应把他们手的尺侧或者大拇指放在肋骨上,并且以逐渐增加的力用一个慢慢摇晃的动作向下推肋骨(图8.15)(见"后部触诊技术",第11章)。如果这个测试诱

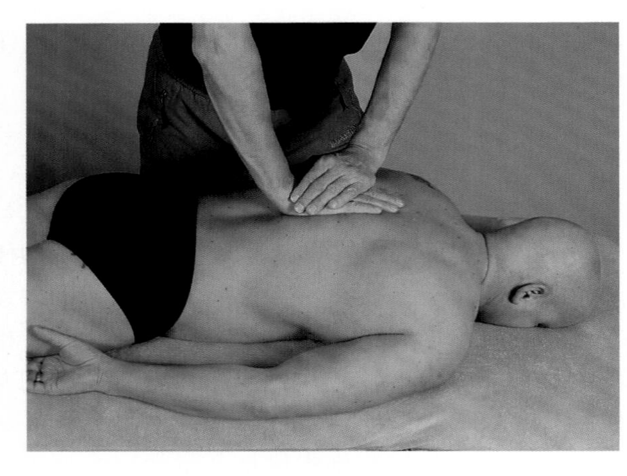

图 8.14 小心地激发胸椎。

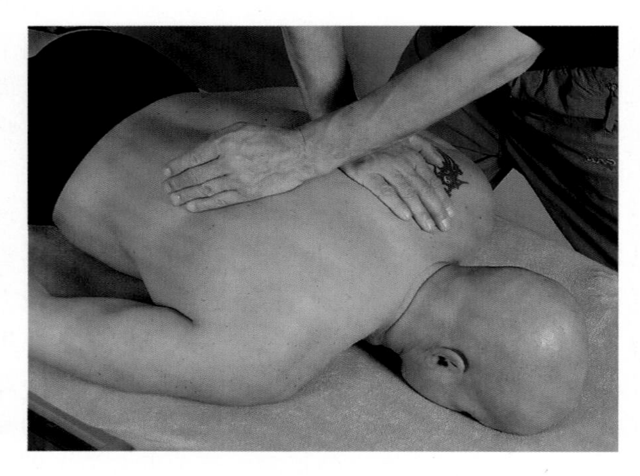

图 8.15 小心地激发肋椎关节。

发了患者最大程度的疼痛(相比其他触诊手法),那么这些症状的根源就在于肋椎关节发炎或阻滞,此时仅仅针对肌肉的治疗就往往不能治本。

当针对皮肤、脊柱和肋椎关节的检查都不能给出清晰的答案时,治疗师可以确定肌肉很敏感,并且是患者症状的原因。牢记这些鉴别测试,尤其是实施软组织疗法没有收到预期成效时。

对皮肤表面触诊结果的解释

以下是一些最重要的问题:

• 在对皮肤的触诊过后, 治疗师是否有理由确定,不必再对深层组织进行检查或治疗? 这些理由可以是皮肤的病变或损伤, 但也可以是像皮肤粗糙、破裂、干燥这样皮肤的严重变形,这些情况在按摩中,同样是禁忌证。此外,粉刺、瘢痕和脂肪瘤也会约束治疗。疼痛迁延化和周围神经系统紊乱会导致痛觉过敏和感觉过敏,患者对于治疗师手所给的压力可能会有不舒服的感觉,治疗在这个情况下是存在问题的。

• 当我们可能要运用到徒手技术时,给予多少压力是安全适当的?

• 当已经实施过传统按摩之后,我们应该运用多少按摩产品?

对皮肤质地(皮肤饱满程度)触诊结果的解释

这里提到的三个测试的结果应该是一样的。提到的弹性和敏感性应该是相当的。如果不是这样的话,那么应该再考虑下这个技术是否适合,或者重复评估患者。这些测试以不同等级的拉伸强度去对皮肤施加压力(见第 1 章)。

交感神经系统调节体液平衡,对于积液的反射改变是一个疼痛输入的信号, 这个信号高于或低于阈值,并且源于部分的神经节段(单一脊髓段支配的脏区、骨区、肌区)。我们可能在对收缩或肿胀皮肤的观察中发现这些变化。如果想进一步了解的话,可以去阅读相关反射疗法的文献。在质地上有一些特定的变化,特别是皮肤的收缩性或附着性,徒手技术可以正面地影响到这些特性(皮肤滚动法,胸部软组织技术等)。在对患有肺和支气管疾病(支气管性哮喘、肺炎)患者的皮肤触诊中,上述发现也得到印证。

对肌肉质地(张力)触诊结果的解释

在解释肌肉质地结果时,关于组织“正常张力”的假设和相应的阻力往往是很关键的。我们可以假定,肌肉组织会在垂直压力下产生变化,并且这个组织会有种柔软且很有弹性的感觉。触诊患者常会得出完全不同的结论。

> 肌肉组织的质地会由于生理和病理原因发生改变,可能会比预期的更软或更硬。

在因制动或损伤导致肌肉萎缩,以及伴有软瘫症状的神经系统疾病中,患者表现出比常人低的肌肉张力。

当整块肌肉或肌肉的大部分受累致肌张力升高时,称之为变硬的肌肉;当小区域肌肉变硬时,我们把它定义为肌硬结或触发点(见第 1 章)。

除了这些升高的肌张力(硬化的肌肉)被归为病理性的之外,在我们认为的正常张力的标准中,还有很多完全正常的张力偏差。

当我们发现变硬的肌肉时，有什么意义？

并不是每块变硬的肌肉都需要治疗，符合患者主诉疼痛的变硬的区域是值得我们关注的。自然的，那些阻止了我们探查更深层组织（例如：关节面）的变硬肌肉也值得我们关注。

如果治疗师在触诊时，发现肌肉中有异常变硬的区域，治疗师应该询问患者下面这些问题以确定变硬区域的病理化程度，以及这些问题对于患者的重要性：

• 问题1：你可以感觉到这个变硬的区域么？

-如果患者的回答是“不”，治疗师不应该认为这是个有意义的发现。

-如果患者的回答是“是”，治疗师应该继续问下面的问题。

• 问题2：我施加在变硬区域上的压力会令你不舒服嘛？

-如果患者的回答是“不”，治疗师不应该认为这是个有意义的发现。

-如果患者的回答是“是”，治疗师应该继续问下面的问题。

• 问题3：变硬的区域是否是有症状的区域？

-如果患者的回答是“不”，治疗师不应该认为这是个有意义的发现。

-如果患者的回答是“是”，治疗师应该在心里记下来，要着重区分这些发现，并且在身体图表上记录下这些。

这一系列问题可以让治疗师独立地用软组织技术或按摩手法，来针对症状安排治疗，它同样可以让治疗师避免花费时间在不那么重要的肌肉上。在治疗时，治疗师应该特别注意以下这些变硬的区域：

• 在第3个问题中比较明显的硬化。

• 阻止治疗师探查更深层组织的硬化。

• 在应用徒手疗法技术之前对于熟知和治疗病情有重要指导意义的硬化区域。

治疗范例

俯卧位的腰部功能性按摩

功能性按摩是用来辅助对于腰背部伸肌和腰方肌的治疗的，它让按摩更加有效。在这个技术中用到的两阶段中的第一阶段，同样可以用在治疗腰椎极度疼痛的状况，这个状况下也可以帮患者做徒手治疗技术，特别是在腰椎有侧屈的情况下。这项技术可以有节奏地实施，或者是静态的拉伸，两种方法都降低了肌肉的张力。

当实施这个技术时，有两种可行的变化。第一种在治疗的过程中，不致力于脊椎的移动。在治疗开始之前，脊椎可以随着其他组织而移动，或者被置于侧屈位，以优化松动的效果。

初始体位——第一种方法

患者自然俯卧，或者在腹部下垫一个软垫，治疗师把双手放在患者的另一侧背部伸肌上。两个大拇指平放在棘突和大块肌肉之间的凹陷上，并且施加一个明显的力在这个凹陷上。其余手指朝向侧方，按摩肋弓和髂嵴之间的肌腹（图8.16）。

技术

治疗师一边继续握着肌肉，一边用大拇指推动来侧向拉伸肌肉，在这个过程中其他手指可以轻微配合，这个移动非常小，它同样可以有节奏地实施或者只是静态拉伸（图8.17）。

提示

这个技术想要实施成功的关键在于，双手拇指要一直与背部伸肌内侧缘接触，并且不能让它们滑落，一旦治疗师发现肌肉从拇指端滑落，这个动作就可以结束了。这个移动应该是非常小的。

初始体位——第二种方法

这个初始体位可以在患者的帮助下进行改变，以让治疗更加有效。我们可以通过以下这些动作达到目

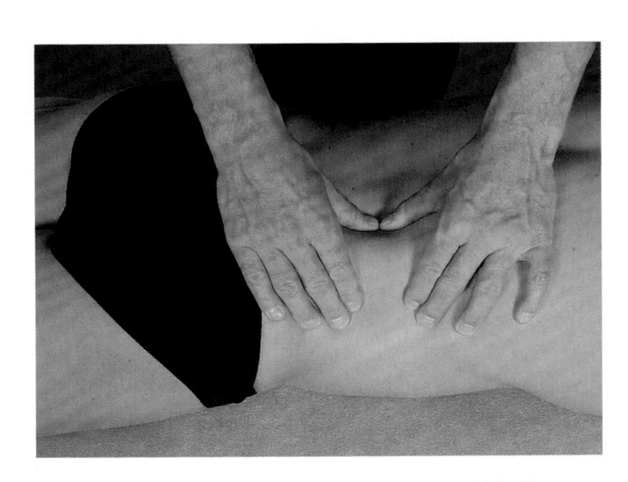

图8.16 俯卧位腰部功能性按摩的初始体位。

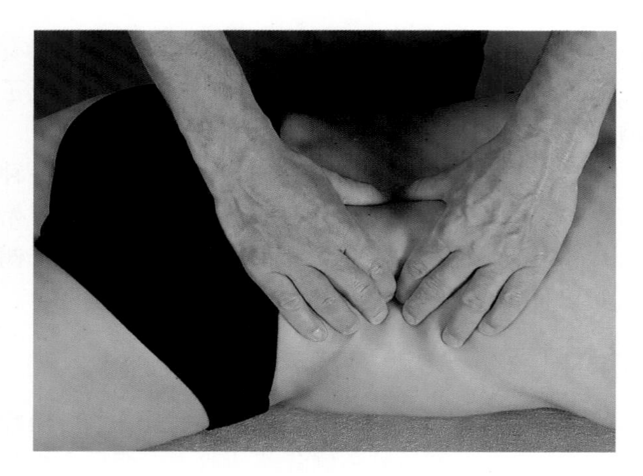

图 8.17 俯卧位的腰部功能性按摩。

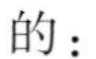

的：

- 把骨盆向治疗师的方向移动，或者
- 将其向治疗师的反方向移动。

当骨盆朝向治疗师移动时（图 8.18），背部伸肌是缩短的——当肌肉极度紧张时，可以用这个方法。

当骨盆向治疗师反方向移动时（相对的一边，图 8.19），肌肉是被拉长的，这会导致肌肉被置于一个纵向的初始张力状态下，那么这时，横向拉伸对于降低肌肉张力来说就更加有效了——当肌肉中度紧张时，可以用这个方法。

提示

因为骨盆比较重，所以治疗师在没有患者协助的情况下，不应该过度滑动骨盆。在骨盆移动的过程中，治疗师应该给患者明确详细的指令来让患者进行配合。

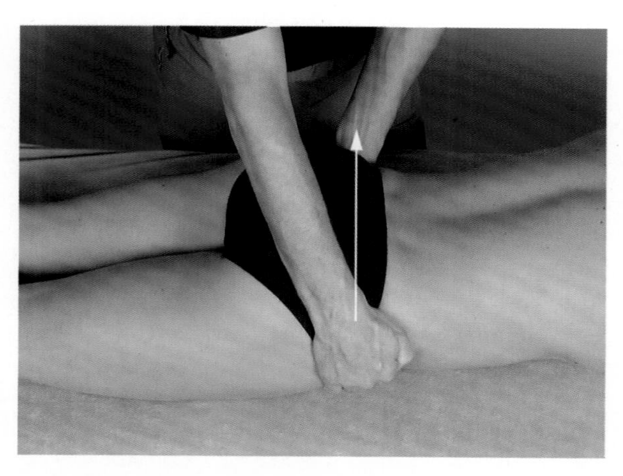

图 8.18 缩短背部伸肌的初始体位（第二种变化方法）——骨盆朝治疗师的方向移动。

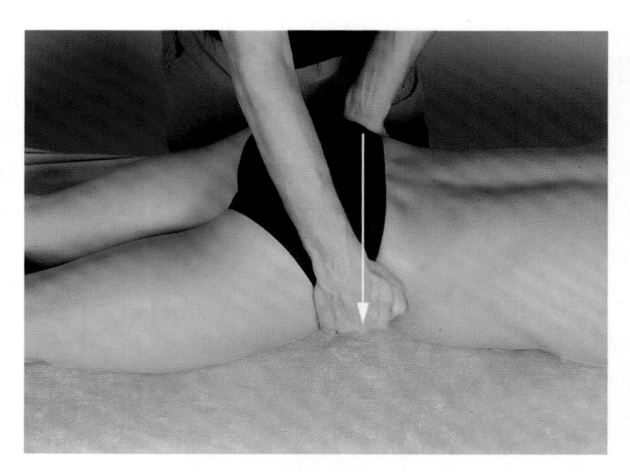

图 8.19 拉长背部伸肌的初始体位（第二种变化方法）——骨盆朝治疗师的反方向移动。

在患者非常疼痛的情况下，治疗师应该放弃使用第二种初始体位，除非患者在卧位侧屈到某一边可以感到疼痛缓解了。

侧卧位的腰部功能性按摩

相比前述的按摩手法，这个功能性按摩需要更多的动作，因此运用之前必须评估侧屈、是否存在禁忌证。然而，它对于降低肌肉张力和松动肌肉是特别有效的。

初始体位

患者自然侧卧，被治疗的一侧朝上。治疗师的双手放在椎旁，抓住朝上的背部伸肌。治疗师前臂的上端用力抵住患者的胸部，前臂的下端用力抵住股骨大转子和髂嵴之间的骨盆（图 8.20）。

技术

阶段 1

我们将被治疗的背部伸肌向侧方移动（在空间上

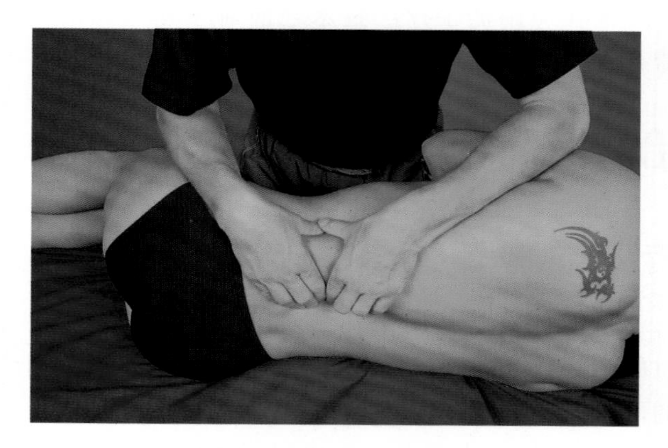

图 8.20 侧卧位腰部功能性按摩的初始体位。

是向上运动)。治疗师用指腹向上推并且轻轻将大拇指分开,以达到上述目的。

阶段 2

为了加强这个技术,治疗师推动手肘来对抗支撑区域,靠近患者身体足端的手臂在这个动作中要上滑80%,而靠近患者身体头端的手臂,其前臂的作用是用来避免患者的胸部随身体其他部位一起移动,但它的作用不是让胸部产生侧屈!这个动作的结果应该是腰椎的侧屈(在这个范例中是向右边侧屈),这把阶段一中的横向拉伸和背部伸肌的纵向拉伸联合在一起(如图 8.21)。

阶段 3

在治疗侧屈位没有疼痛的年轻患者时,双腿下部可以作为一个杠杆,用来增加侧屈的范围。患者的双腿悬在治疗床边(图 8.22,阶段 3a)。治疗师用前臂推患者的骨盆,患者放低双腿(图 8.23,阶段 3b)侧屈的幅度增加了很多。但并非每个患者的腰椎都可以承受这么大的压力。因此,在实施这个技术时,有一些禁忌证需要注意:

- 腰椎有任何急性疼痛症状。
- 腰椎显著不稳。

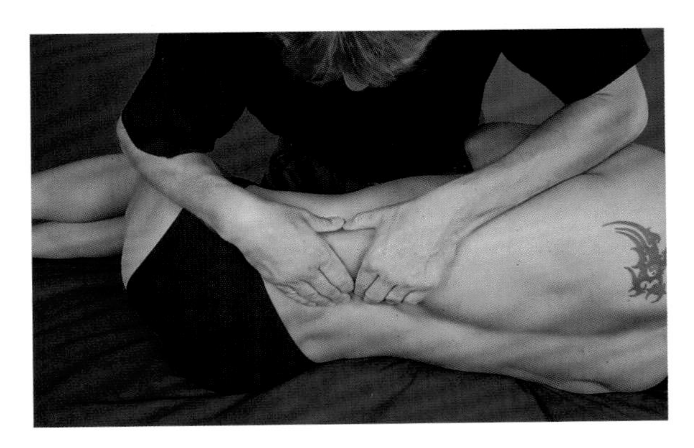

图 8.21 侧卧位腰部功能性按摩技术,阶段 2。

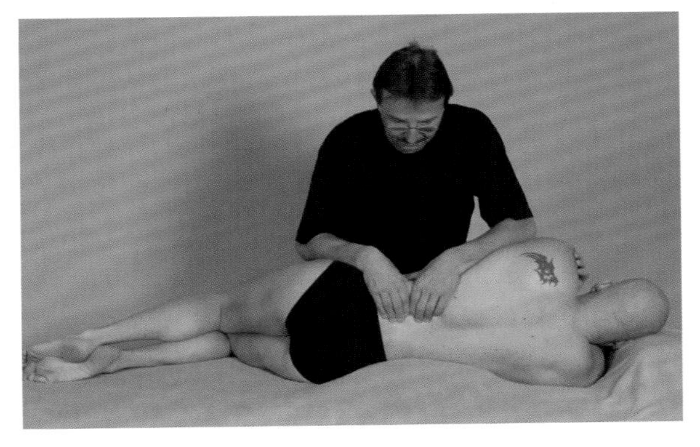

图 8.22 伴有侧屈的腰部功能性按摩技术,阶段 3a。

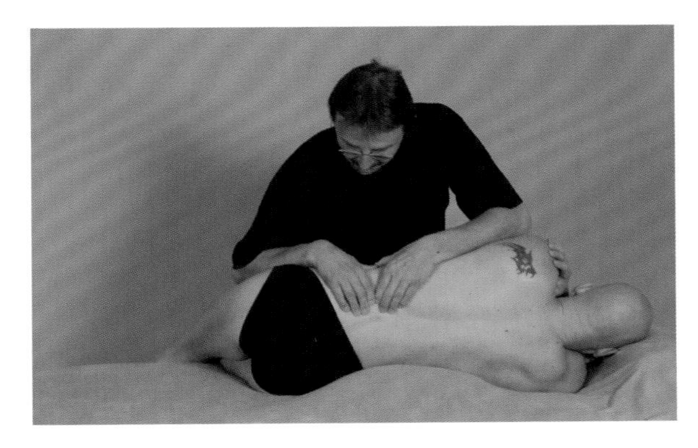

图 8.23 伴有侧屈的腰部功能性按摩技术,阶段 3b。

- 髋关节炎和严重活动限制。
- 全髋置换术后。
- 物理治疗的一切其他禁忌证。

> **提示**
>
> 只要治疗师靠近患者头端的手控制住背部内侧伸肌,我们就可以通过改变这个技术中任意方法的手的位置来触及腰骶关节部位的肌肉(图 8.24)。治疗师靠近患者足端的手放在骨盆上,只用来协助侧屈,它不再接触背部肌肉。

我们可以寻求神经生理学的帮助来增加骨盆和腿部动作(阶段 3 中的)的范围,这会增加腰椎的动作,以增强治疗效果:

- 阶段 2 中的交互抑制。
- 阶段 3 中的收缩–放松技术。

阶段 2 中的交互抑制

我们的目的是通过位于下方肌肉的活动来抑制向上的背部伸肌。因此,治疗师应该指导患者去移动骨盆下方的向上一侧肌肉,而患者只能通过激活向下

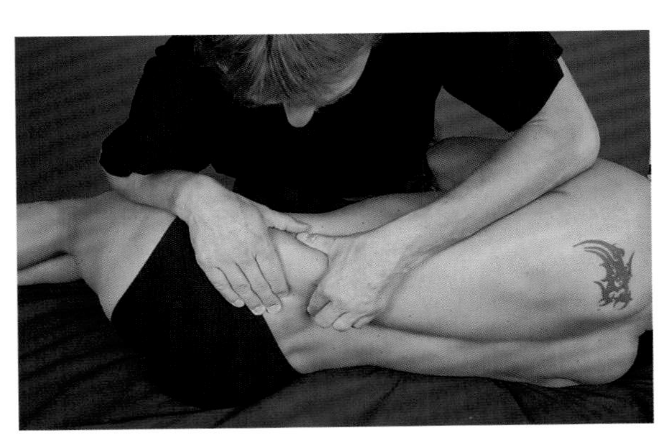

图 8.24 腰骶和手的位置关系。

一侧的腰部肌肉来完成这个动作(同时因此抑制了向上一侧的腰部肌肉)。当患者开始移动的同时，治疗师要开始用双侧手臂去推动侧屈。

阶段 3 中的收缩–放松技术

文献中曾讨论过肌肉等长收缩之后的放松效果，虽然目前尚无神经生理学方面的证据，但在临床上依然遵行这个准则。因此，患者通过专注于肌肉张力和放松来更快投入这个放松的过程就变得很重要。当然我们也需要给患者充足的时间去放松。在阶段 3 的过程中，患者抬高双腿与治疗床在同一水平面上，然后保持几秒钟，感受腰椎和骨盆的张力，接着放下双腿，然后体会放松的感觉。只在这个时候，治疗师要用手来推动侧屈并且改变竖脊肌的形态。

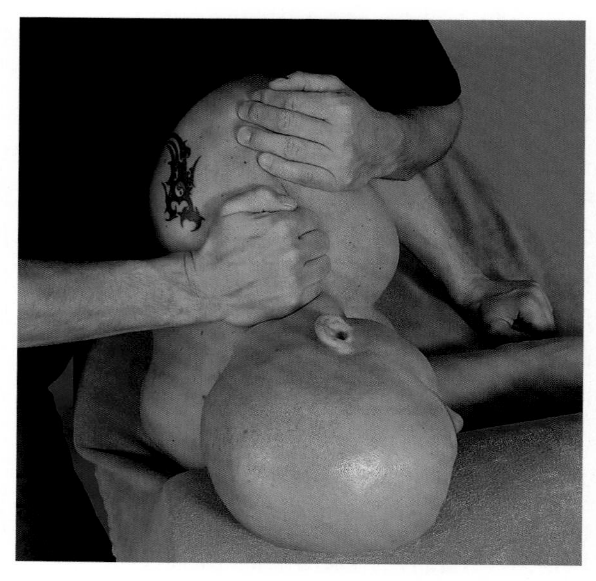

图 8.25　侧卧位斜方肌功能性按摩的初始体位。

侧卧位的斜方肌功能性按摩

侧卧位的功能性按摩可以减轻频发性疼痛时的肌肉张力和斜方肌下行神经纤维的张力，是处理这类问题最为有效的方法之一。这项技术将纵向拉伸(肩胛带移动)和徒手横向拉伸结合了起来。由于患者通常无法放松他们的肩带肌肉，我们通常先被动地让患者肩胛骨前伸、后缩、上提、下压，并且斜对角移动肩胛骨。与此同时，治疗师可以评估做出这些必要的动作时，是否会引起肩带关节的疼痛。

这个技术本身是以斜方肌在一个稍微接近的位置开始，紧接着是肩关节的斜向运动。放在斜方肌上的手要向肌腹施加一个相反方向的推力或压力。

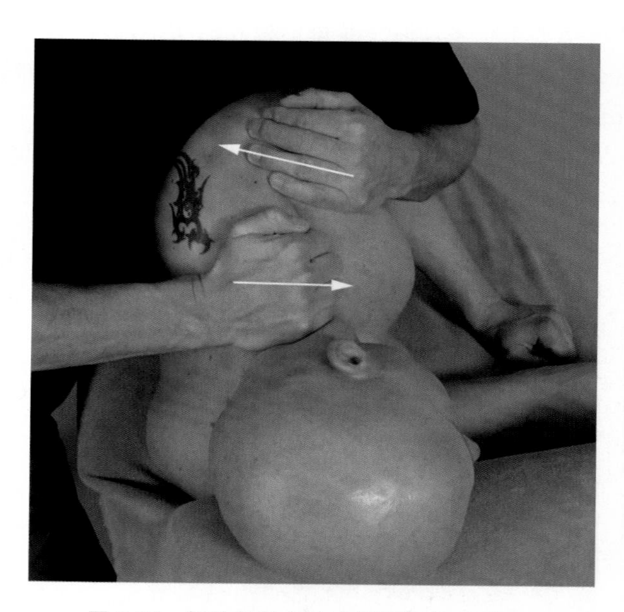

图 8.26　侧卧位斜方肌功能性按摩，变化 1。

初始体位

患者自然侧卧，尽可能贴近治疗床的边缘以靠近治疗师，而治疗师要以站立位用自己的身体去稳定患者。

一只手放在肩关节上并且协助肩胛带，而另一只手用掌心紧紧握住斜方肌下束(如图 8.25)。

该技术的第一种方法——用手进行伴有前部拉伸的下压和后缩

肌肉通过肩胛带的上提和前伸（肩胛骨向前、向上移动)变得很接近。

用手的大鱼际隆起把肌肉向前推，在这个过程中手不要在肌肉上滑动——横向拉伸。

我们把肩胛带置于一个完全下压和后缩的位置上(肩胛骨向后、向下运动，如图 8.26)——纵向拉伸。

当肌腹从治疗师的手下滑走时，拉伸结束。

提示

如果在前面描述的技术中，治疗师的掌根一直与肩胛骨的上角摩擦，可以把肩胛骨移开，为了达到这个目的，我们可以将患者的上肢被动地举起，并一直保持在一个充足的角度（盂肱关节至少屈曲 90°)。肩胛骨置于一个很大角度的上回旋位置时，肩胛骨上角就向下了。对于治疗师的手来说，便有更多斜方肌上的空间可供放置(依照 Matthias Grotzinger 的方法，图 8.27)。

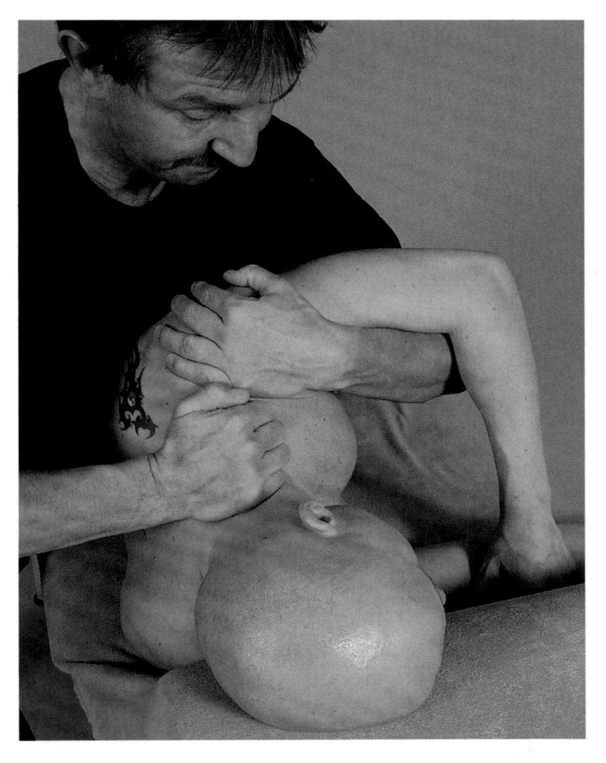

图 8.27 侧卧位斜方肌功能性按摩，伴有手臂上提的变化1。

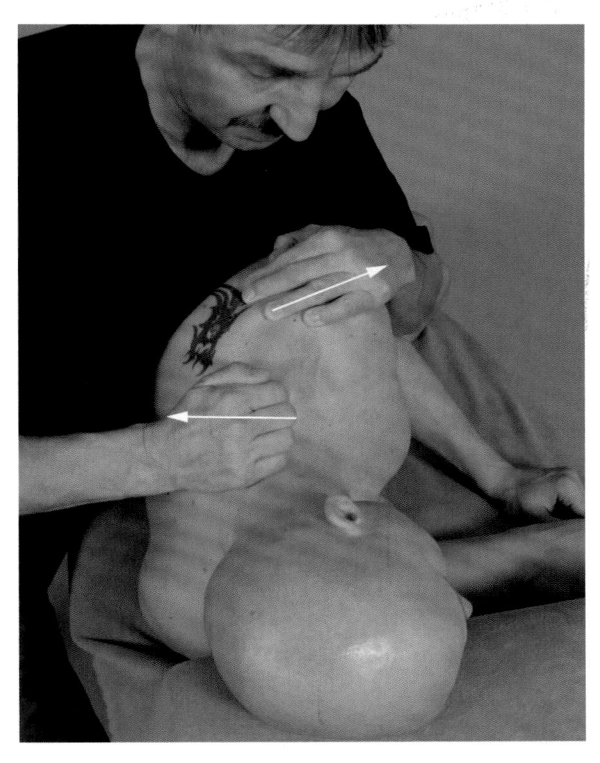

图 8.28 侧卧位斜方肌功能性按摩的初始体位，变化2。

该技术的第二种变化——伴有后方直接拉伸的下压和前伸

通过肩胛带轻微的上提和后缩（肩胛骨向后、向上运动），肌肉在某种程度上变得紧张。

双手手指轻微弯曲，以一个向后的力推动肌肉，并且不发生与皮肤间的滑动。

肩胛带被放松至完全下压和前伸的位置（肩胛骨向前、向下运动，如图8.28）。

如果肌腹从治疗师手下滑出，那么拉伸停止。由于我们发现此处的神经、血管结构非常敏感，治疗师在用指尖进行抓握时，一定要非常小心。

提示

我们可以通过用避开治疗那一侧（使治疗床头端更低，或者把枕头拿走）的侧屈手法进行对肌肉进一步的预拉伸，来增强这个技术的效果。这个拉伸因为这个会更加显著地有效（如图8.29）。

注意：侧屈必须在患者无痛的情况下实施，并且在之前必须有评估。

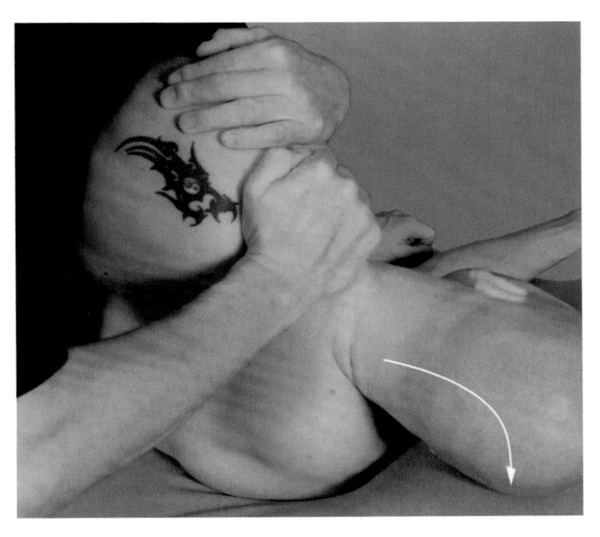

图 8.29 侧卧位斜方肌功能性按摩的初始体位；头端治疗床下降。

仰卧位的斜方肌功能性按摩

一个仰卧位的技术为治疗师提供了另一个选择，用于降低斜方肌下束和颈部椎旁肌张力。与侧卧位技术很大的不同在于，它对颈椎旋转和单纯肩胛带下压的运用。因此在实施这个技术之前，治疗师必须评估无痛颈椎旋转的范围。

初始体位

患者朝向治疗床头端自然仰卧,患者头后部应该与治疗床边缘齐平,可以用一些垫子来支撑,比如叠起来的毛巾。注意:不要把垫子放在颈椎下面。

患者的患侧前臂放在腹部上,并且被另一侧的手抓住(这种方法参照 Oliver Oswald),这可以帮助肩胛骨进行一些必要的运动(图 8.30)。

治疗师的身体与患者头部一边接触。一只手协助肩胛带,另一只手抓住斜方肌并且重塑肌肉。治疗师的前臂抵住患者的头部一侧。

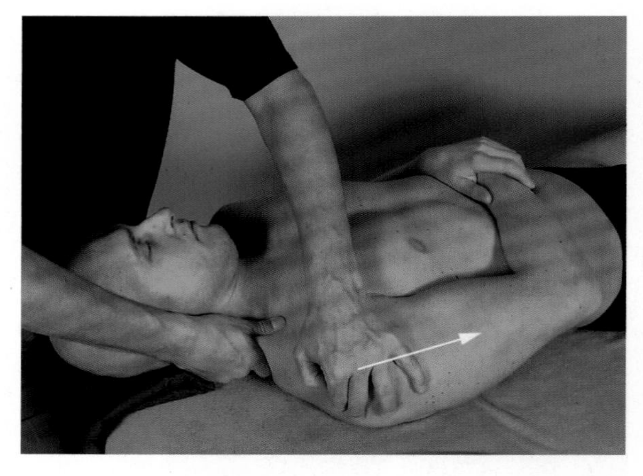

图 8.30 仰卧位斜方肌功能性按摩,变化 1。

技术

最接近头部的手通过向前横向拉伸斜方肌和更多拉伸椎旁肌到另一边,以重塑肌肉(斜方肌和颈部肌肉)。治疗师的前臂协助头部完成颈椎旋转,并将自己的身体移开。另一只手引导肩胛带下压,随着治疗师将患者的头部恢复中立位,肌肉形变和下压又一次得到了缓解:

- 方法 1(图 8.30):把更多的重点放在斜方肌、迫使肩胛带下压和较少的颈椎旋转上。抓握位置更靠身体边缘(外侧)。
- 方法 2(图 8.31):把更多的重点放在轻微下压和明显旋转的颈部椎旁肌上。因此抓握位置更靠身体中线(内侧)。

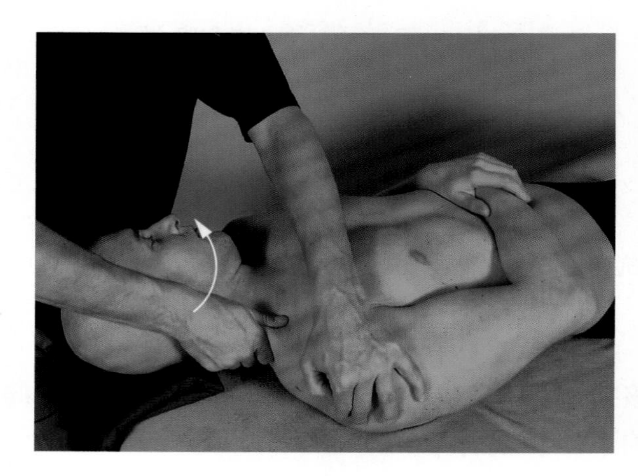

图 8.31 仰卧位斜方肌功能性按摩,变化 2。

思考题

1.哪些骨性标志点是治疗师在开始对背部/肩部/颈部区域触诊之前要熟悉的?

2.背部软组织触诊需要用到哪些标准?

3.背部的哪种感觉变化是要被划归为特殊危险变化的?

4.解释一下“中枢敏化作用”这个词的意思?

5.为什么当患者将其上臂置于与头齐平时,腰部区域的触诊会很不舒服?

6.当患者从俯卧位转换到无支撑坐位时,对于有关触诊的皮肤变化的陈述是怎样的?

7.在自然侧卧位时,脊柱的位置是怎样的?

8.哪种评估皮肤质地的测试,是最有刺激性的?

9.如果患者的皮肤非常敏感的话,你会选择哪三种皮肤质地测试来评估?

10.用哪种技术来评估肌肉张力是最好的?

11.用建议的程序来完整实施一次对肌肉的触诊。

12.为什么触诊腰部的深层背部伸肌是更难的?

13.在你的观念中,哪种僵硬肌肉在临床上是相关的,并且一定要优先治疗?

14.回忆一下伴有被动侧屈的腰部软组织技术的禁忌证?

15. 有一个体位的变化可以在斜方肌功能性按摩中,增强徒手横向拉伸和纵向拉伸的效果,这个体位的变化是什么?

(刘强 译　朱玉莲 校)

第 9 章

后骨盆

骨盆区的特征和功能

骨盆是肌肉骨骼系统的运动中心，是腰-骨盆-髋区功能单位的中心，也是脊柱及双下肢的运动链汇集之处。骨盆需适应各种不同的生物力学变化，尤其是人体处于直立位时生物力学要求。Vleeming 认为(私下交流)：

> 身体的核心稳定始于骨盆，从而保证双下肢与脊柱这三个杠杆能安全移动！

在整个系统进化的过程中，骨盆通过进化满足了各种需要(图 9.1)：

髂骨大而突的翼状部为软组织提供了大面积的附着区域，也就为臀部、背部及腹部中维持直立位姿势的关键肌肉提供了附着点。同时，髂骨翼状部还包绕并保护着一些器官。

在进化过程中，骶髂关节增大了不少；其周围韧带组织变得相当坚固。骶髂关节与髋臼或坐骨结节之间的负重转移区域则长度变短、力量变弱。

骶骨在矢状面的位置没有改变，朝着腹腔向内倾斜，形成了腰椎前凸并提高了减震能力。韧带则稳固了骶骨的位置。

骶髂关节的活动度与年龄和性别相关。在女性中，关节的活动范围尤其受激素水平的支配。在孕妇生产过程中，骨盆的运动能使产道适应动力学需要。

髋关节活动的增加，尤其是在后伸方向的改变，也是系统进化的结果。股骨头整合到身体的垂线中，在步态站立中期，股骨大转子向前推进。

在进化的过程中，骨盆肌肉的肌力增强，耐力提升，使得身体能够省力地维持直立姿势以及保证单足站立的安全性。骨盆吸收自下肢向上传导的脉冲，并快速地将运动传输至腰椎，从而提高髋关节活动度。

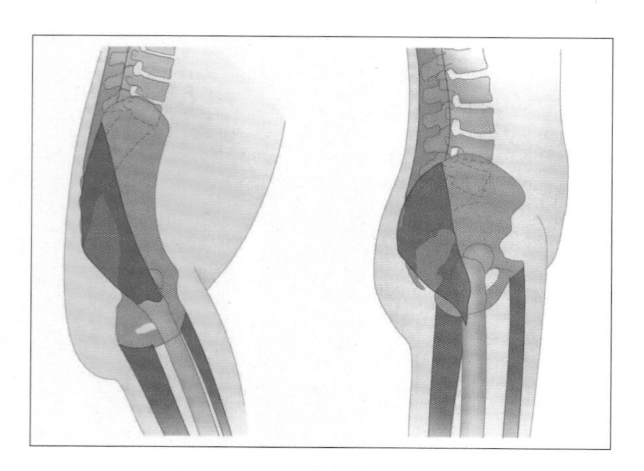

图 9.1　骨盆的进化发展。

总体来说，系统发育的适应性改变是整个肌肉骨骼系统中形态学及功能学适应性改变的典型表现。这些适应性变化通过以下三个方面形成：

- 双足行走。
- 双手的抓握功能。
- 头部的空间适应。

骨盆区治疗的一般应用

在不同的动作任务中，骨盆承受集中的应力，因此，它成为腰-骨盆-髋区各种症状的治疗重点。治疗师为患者做评估时，应找出引起患者臀部或腹股沟区疼痛的原因。

以下结构可能会引起疼痛(引起疼痛的组织)：

- 腰椎或下段胸椎结构。
- 骶髂关节及其韧带。
- 髋关节内的结构。
- 臀部的神经。
- 肌肉组织。

肌肉组织可能是疼痛的主要来源或次要原因，表现为肌肉紧张或触痛明显。

此外，臀部皮肤上的主要区域代表了各种内脏。

针对臀部区域有特定的评估技术和治疗方式。目前国际上有超过 50 种关于骶髂关节的激惹试验和运动测试。不同手法治疗研究体系使用各自的检查方法，目前尚无法达到国际标准化。对患者进行检查或关节松动时，正确地触诊一些骨性标志(髂嵴、髂前上棘、髂后上棘)并与对侧的位置进行对比是非常有意义的(图 9.2)。

在评估和治疗过程中，常对骶骨和髂骨进行反向的松动(图 9.3)。松动过程中牢靠地放好手的位置非常重要。

部分周围神经在通向靶器官的途中经过臀区时可能会受到局部激惹。对于坐骨神经来说，两种位置可导致上述情况的发生(图 9.4)：

- 由极其紧张的梨状肌压迫神经导致病变(梨状肌综合征)。
- 坐骨结节与腘绳肌肌腱起始点的摩擦(腘绳肌综合征)。

上述情况可以通过施加压力进行触诊得以证实。

只有在一部分坐骨神经穿过梨状肌肌腹的前提

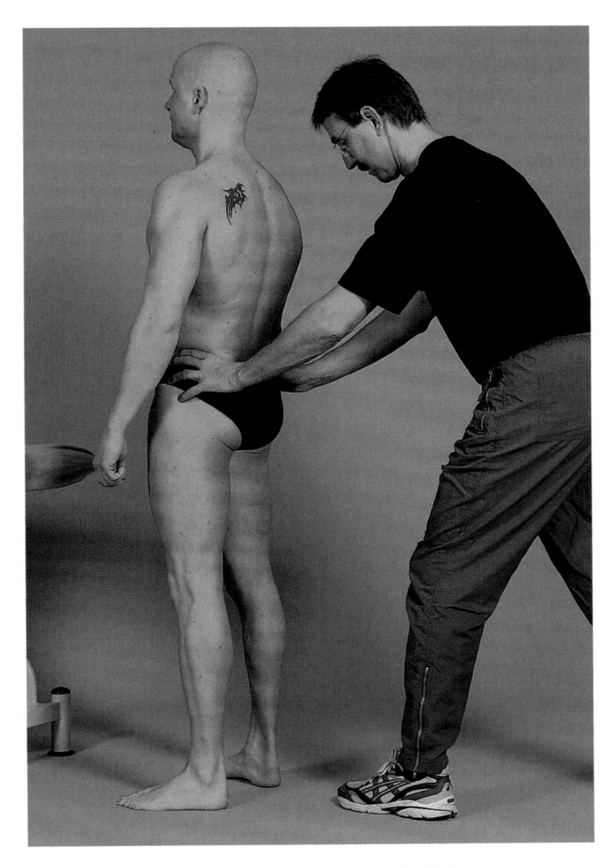

图 9.2 站立位下脊柱后方触诊。

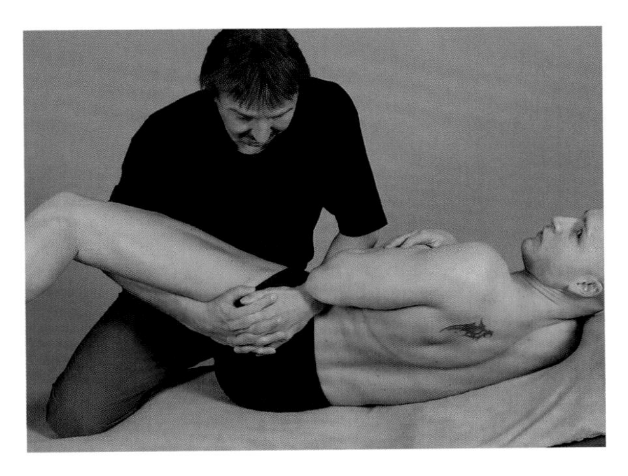

图 9.3 骶髂关节松动。

下，梨状肌压迫综合征才会发生。Vleeming 表示，只有4%~10%的人群其坐骨神经的腓侧部穿过梨状肌肌腹（图 9.5）。邻近神经一侧的肌肉平滑、成纤维状，单纯持续的肌肉收缩不会引起神经压迫。此外，梨状肌肌腹长 4cm，也不会在收缩时膨胀过度以致累及或牵扯坐骨神经。

基于 Travell 和 Simons（1998 年）的理论，扳机点疗法与局部僵硬的肌肉相关，这些肌肉可能是一个独

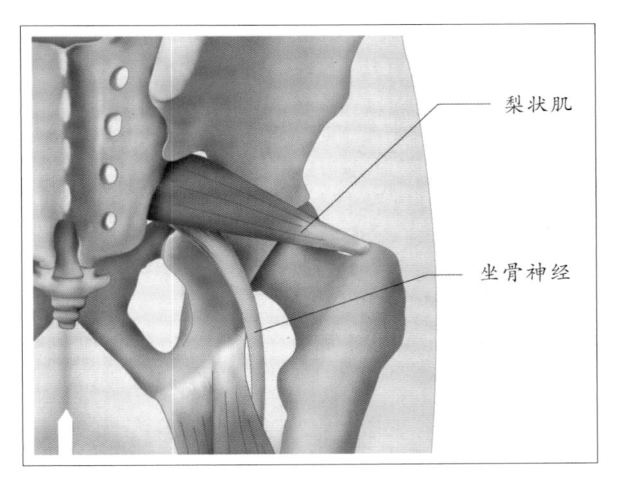

图 9.4 坐骨神经位置及其走行。

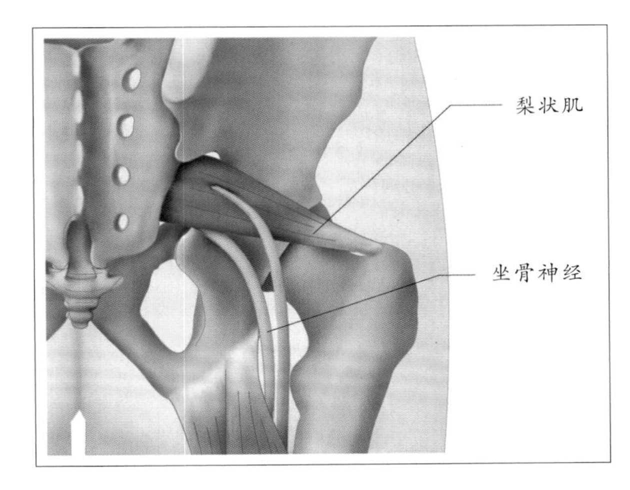

图 9.5 坐骨神经解剖变异。

立疼痛病因。Dvořák 等也使用手法处理疼痛点。这些扳机点为临床医师提供了关于骶髂及腰部激惹症状对应脊髓平面的相关信息（Dvořák 等，2008）。

Dvořák 认为压痛点是肌腱病变及局部区域的易激惹造成的。此时，通过局部表面解剖可找到正确的肌肉组织，或将压痛点与其对应的肌肉联系起来。

对于肌肉病变，可使用经典的推拿技术如揉捏（图 9.6）、局部摩擦（图 9.7）或各种专业技术进行治疗。治疗师只有熟知其适用范围并能正确找到所要治疗的肌肉，才能正确地运用这些技术。

通过局部直接施加压力进行精细触诊（图 9.8），可以证实滑囊炎的存在（如面对弹响髋时）或感知盆腔内坐骨结节内侧肌肉的活动（图 9.9）。

解剖学与生物力学基础知识

骨盆是“腰-盆-髋区”的解剖及功能中心。脊柱及

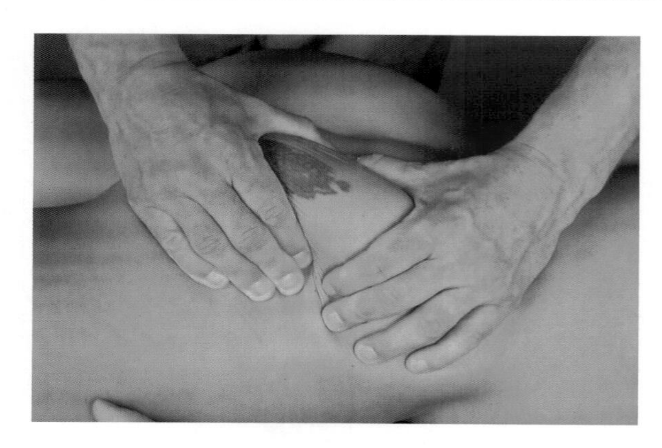

图 9.6 揉捏臀肌。

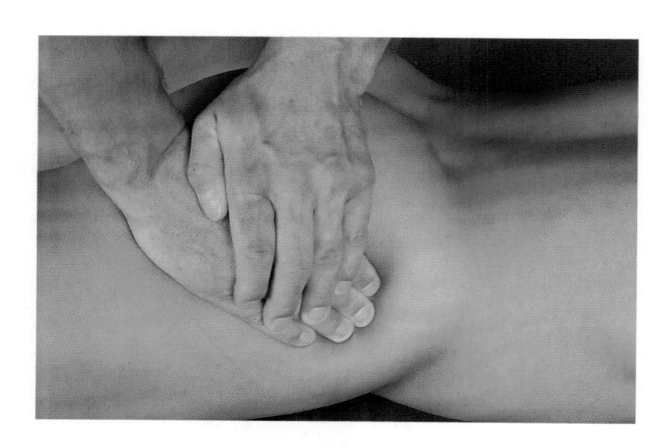

图 9.7 局部摩擦臀肌。

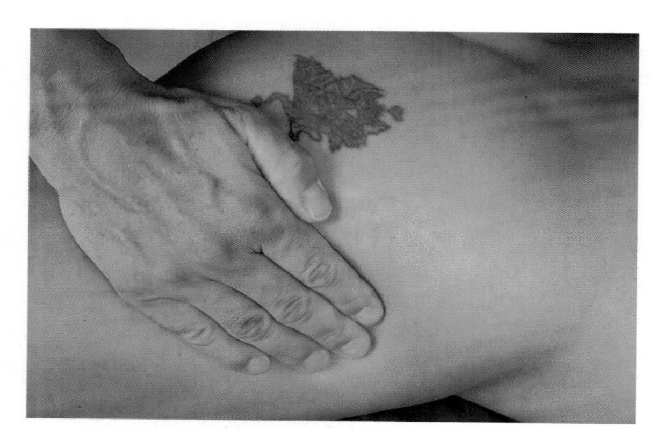

图 9.8 触诊滑囊炎。

骨盆这两个运动复合体在骶骨汇合,意味脊柱运动可以直接传导至骨盆,反之亦然。

骨盆上的一些标志具有静态和动态的重要意义:骶骨基底、髂嵴、骶髂关节、耻骨联合及坐骨结节。这些结构处理不同类型的负重,如传导坐位或立位的负重。重要的韧带组织及肌肉附着在此。

令人惊讶的是,解剖学资料对骨盆的骨性构架的意见并不一致。Netter 解剖(2004)描述骨盆只包含两块盆骨。总体上,骨盆应理解为由三大部分组成的骨性环状结构:两块盆骨(包括髂骨、坐骨及耻骨)以及骶骨(图 9.10)。

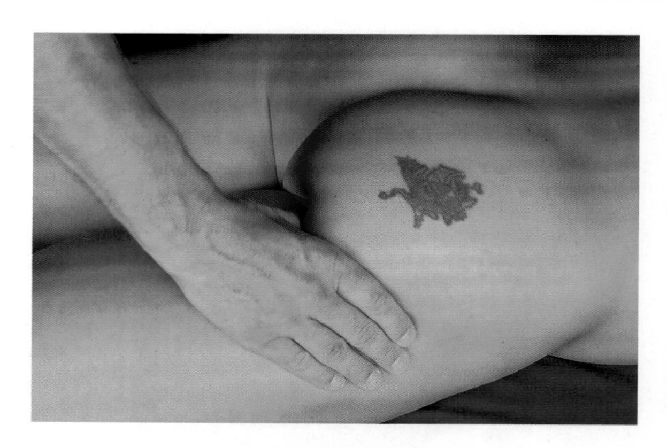

图 9.9 触诊盆底肌肉活动。

各部分由可活动的及固定的骨性连接联合在一起:

- 可活动的:两个骶髂关节和耻骨联合。
- 固定的:髋臼处的 Y 形骨性结合、坐骨支与耻骨下支间的骨性结合、原始骶椎的骨性结合。

可活动的骨性连接使骨盆有一定的灵活性,缓冲来自上方或下方动态的冲击震荡(骨盆延续下肢缓冲震荡的作用),这种灵活性同时也使较僵硬的骨盆结构向可活动的腰椎部分逐渐过渡。

性别差异

几乎每本解剖书上都有提及不同性别的骨盆特征。总体来说,主要表现为形状不同。这种差异在髂骨翼及坐骨结节处最能显著体现。男性骨盆长而窄,女性骨盆短而宽。因此,女性骨盆被看作是系统发育适应分娩产道的需要。

差异细节:

- 男性骨盆髂骨翼较女性的高且窄。

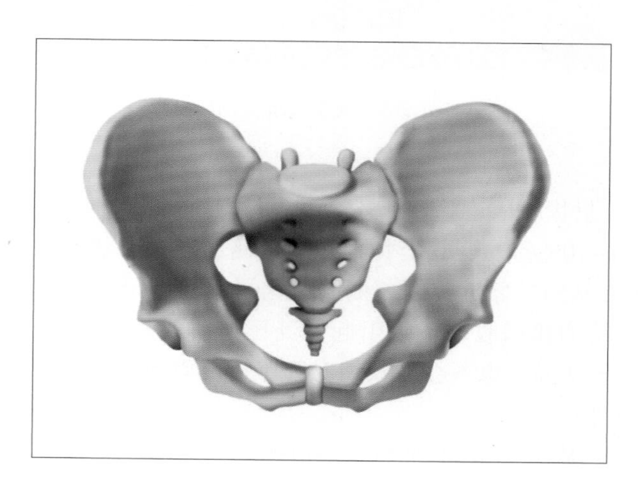

图 9.10 骨盆构成部分。

• 男性的骨盆内环、骨盆入口的水平或弓状线倾向于圆形，而在女性骨盆，则为横向的椭圆状。

• 女性骨盆两侧耻骨下支构成一个弓（耻骨弓），而在男性骨盆则被称为一个角（耻骨角）。

这些骨性解剖的差异对局部表面解剖也有重要意义。它们决定了定位某一特定结构时应该触摸到什么位置（图 9.11）。

• 髂嵴是快速定位腰椎的常用结构。男性髂嵴最上缘的位置比女性的高：

–男性：大部分在 L3 与 L4 棘突间。

–女性：大部分在 L4 棘突水平。

• 与髂嵴一样，髂前上棘（ASIS）也适宜用于骨盆内的定位。假定女性两侧髂前上棘距离相对于男性来说更远，在寻找髂前上棘时就有必要偏向外侧。

• 男性耻骨下弓形成一个明显较小的角，因此在触诊坐骨结节时，应该在相对于女性来说更靠近内侧的区域。

髋骨

髋骨是骨骼发育完整时骨骼肌肉系统中最大的融合体，髋臼处的骨块中心向上、向下延伸出两个层面：

• 上层面：髂骨翼。这个层面完全由骨质构成，其边缘强化加固（髂嵴和不同的骨突）。虽然髂骨翼的中心也是由骨质构成，但骨质偏薄，在某些情况下可能会穿孔。

• 下层面：带有中央胶原蛋白盘状结构（闭孔膜）的坐骨支及耻骨支。

我们可以发现，如果在上层面和下层面各画出一个相切的平面，这两个平面是相互垂直的（图 9.12）。

髋骨两个层面凸出的边缘、棘突及平坦区域是肌肉和韧带起点或止点。解剖标本上可见髂骨几乎完全被小块臀肌及髂肌包围。闭孔膜也类似地位于闭孔内肌及闭孔外肌之间。因此，一系列动态的力量会作用于髋骨上。

除了上述的髋骨及中心骨块的骨性边缘外，可以发现有其他明显海绵状增厚的区域（图 9.13）：

• 站立位时身体的重量从骶髂关节向髋臼处传导，反之则沿弓状线传导。弓状线区将骨盆分成立大、小骨盆（1）。

• 坐位时身体重量在骶髂关节与坐骨结节间传递（2）。

• 压力及张力通过耻骨上支由髋骨传导至耻骨联合（3）。

身体的重量从脊柱传导至骨盆骶髂关节处，直立位时占了全身约 60%的重量。

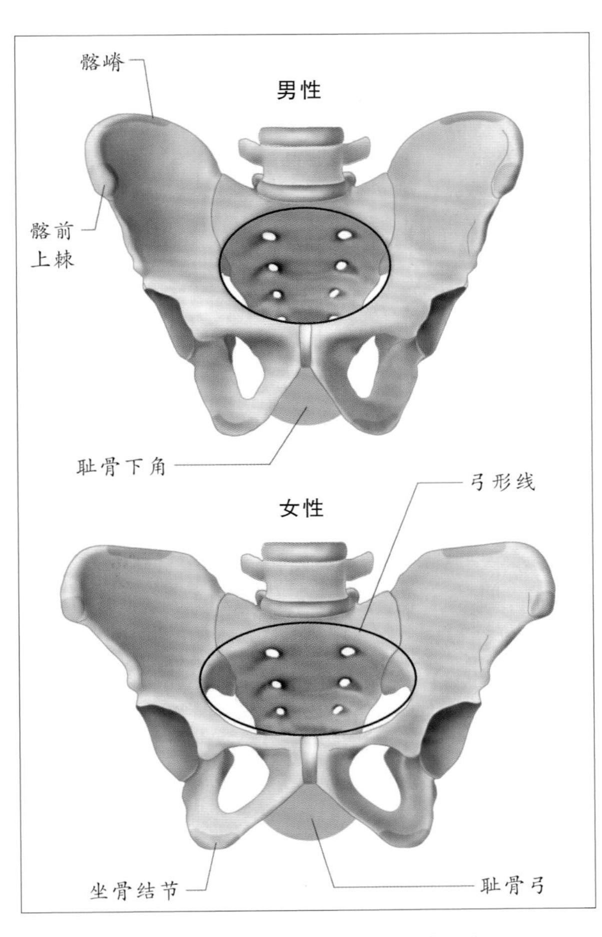

图 9.11 骨性参考标志的性别差异。

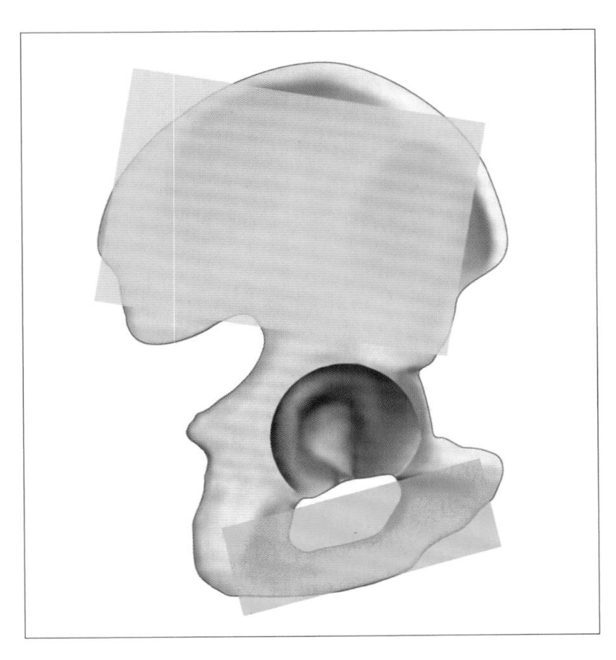

图 9.12 髋骨平面图解。

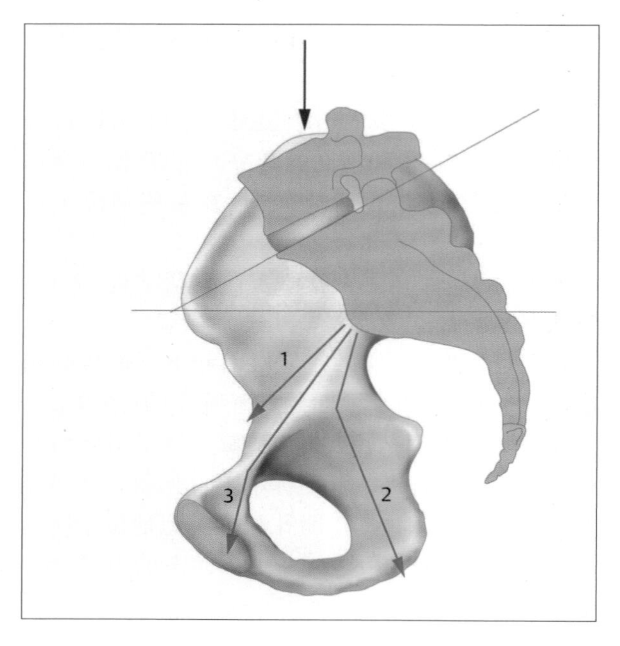

图 9.13 髋骨海绵状增厚区。

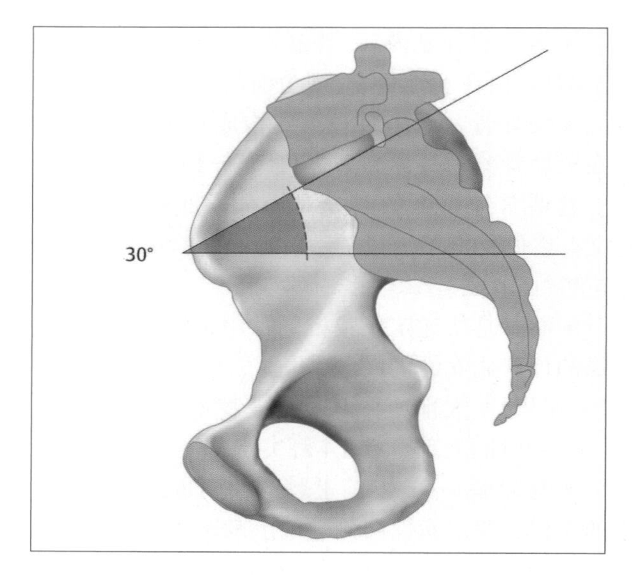

图 9.14 骶骨姿势。

骶骨

骶骨是骨盆的第三骨块,同时也是中央部分。众所周知,骶骨最少由 5 块原始独立的椎骨融合而成。最终融合骨化在 50 余岁时完成。在骨化完成之前存在残余的软骨盘。

定位及姿势

我们可以从骨盆的正中切位确认脊椎后凸的位置及姿势。骶骨的倾斜度可以利用水平面与 S1 终板的延长线的夹角计算出来(Kapandji,2006)。这个角度约是 30°(图 9.14)。

骶骨的前倾位有以下重要性:

• 腰椎前凸以此为基础,因此,可以看到脊柱呈双“S”型。

• 骶骨尖朝后指向使得产道下段 (骨盆腔下出口)增大。

• 直立位时垂直负重被韧带组织吸收,更多的转化为旋转运动(前倾趋势),较少转化成平移运动。

骶骨独特的形状在后面观一目了然(图 9.15),其特点在于各式各样的结构:

• S1 终板(骶骨基底)。

• 骶骨各边:

–S1~S3=耳状面及骶骨结节(不能被触及)。

–S3~S5=骶骨边缘(可触及)。

• 双侧下外侧角的连接。

显然,骶骨并非呈三角形,而是不规则四边形。

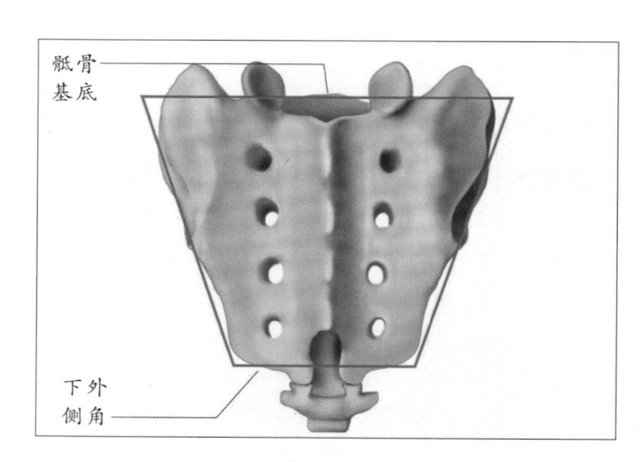

图 9.15 骶骨大体形状。

局部解剖

后面观还展示了其他有趣的细节(图 9.16):

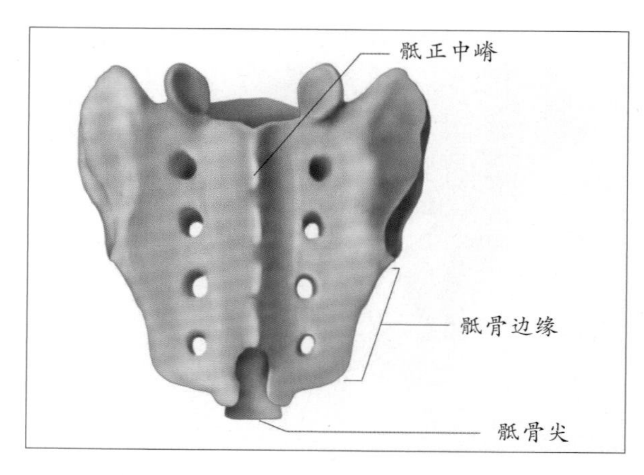

图 9.16 骶骨后面观。

• S1 上不止有椎体终板，还有上关节突，与 L5 构成了位置最低的椎间关节。

• 我们一般能从四个位置浏览骶骨模型。可以在同一水平的后部及前部找到骶孔，脊神经的前支和后支分别由此发出并进入周围。

• 骶骨背面的其他区域有一些长嵴，这些骶嵴由初始的骶椎融合构成。骶正中嵴是触诊中最重要的一条，其上面可以看到及摸到不规则的突起。所有的骶嵴及骶后孔都藏在厚厚的筋膜及多裂肌下面。

骶骨尖及尾骨

骶骨尖构成骶骨的下界。它位于中间，在两个骶骨下外侧角连线稍下的位置。骶骨尖与尾骨有可移动的连接。有资料称之为滑膜关节或软骨关节（含椎间盘）（图 9.17）。

骶骨较低区域的结构差异很大。骶正中嵴通常向下延伸到 S4 水平，在 S5 平面一般观察不到初始的棘突，相反，可以看到骨性裂口：骶骨裂孔。Lanz 和 Wachsmuth（2004a）表示，这个裂孔只能在大约 46%的人群的 S5 水平中找到，33.5%的个体会延伸至 S4 或 S3 水平。这使得骶骨较低区域的精确触诊更为困难。

S5 弓通向裂孔的区域不完整，被一层膜覆盖（图 9.18）。骶骨角构成其边界，大多数情况下这两个角容易被触诊，但大小不同，形态各异。它们对着尾骨的两个骨性突起，即同样能被触诊的尾骨角。

S5 平面覆盖的膜从棘突上韧带一直到延续至骶尾后浅韧带。这层膜覆盖了椎管，在下方逐渐消失。触诊时能触摸到一个坚实而又有弹性的结构，可以很清楚地与骨性边界区分开。

连接骶骨与尾骨的韧带（图 9.19）：

• 骶尾后深韧带，是后纵韧带的延续。

• 骶尾侧韧带（角间及侧面区域）可能是先前黄韧带及横突间韧带的延续。

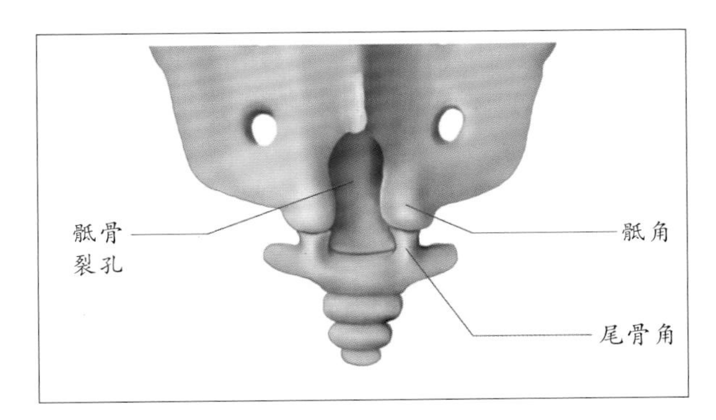

图 9.17 骶尾部移行。

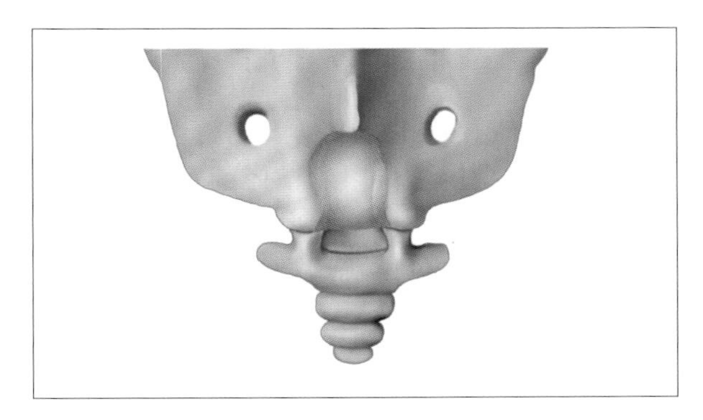

图 9.18 骶骨裂孔。

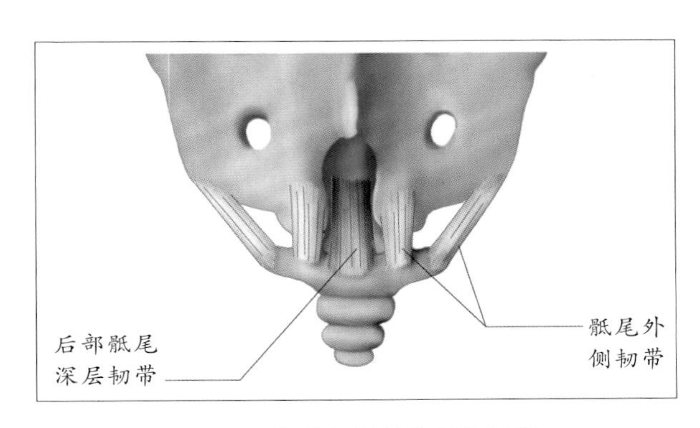

图 9.19 骶骨与尾骨之间的韧带。

当摔倒臀部着地时，尤其是骶骨着地时，这些韧带组织会过度拉伤。这些区域压痛可以通过直接触诊时横向摩擦得到有效的缓解。

骨盆韧带

我们可以根据骨盆韧带组织的位置及功能对其进行分类，因此，对于韧带我们熟知：

• 维持骶髂关节表面之间的连接：
  –骶髂骨间韧带，直接位于骶髂关节后方。
• 限制前倾从而稳定骶骨：
  –骶髂前韧带（加强骶髂关节囊）。
  –骶髂后韧带。
  –骶结节韧带。
  –骶棘韧带。
• 限制后倾：
  –骶髂后长韧带。

关节囊的前部（骶髂前韧带）非常薄（≤1mm），与机械运动相关性不大（来自 IAOM 研究团队）。当关节压力增高时（如关节炎）容易穿孔。髂后测试（骶髂关节测试）时，韧带的整体功能在关节后方，骶髂前韧带不会被牵伸。

骶髂骨间韧带非常短，在骶髂病变（不稳或扣锁）

时作为疼痛源提供疼痛信息。此韧带的作用是维持骶髂关节的牵引力。

通过观察骶棘韧带和骶结节韧带在站立位时的压力,我们可以理解它们限制前倾的功能(图 9.20)。人体约 60%的重量由 S1 终板承受,这些重量落在前倾/后倾轴前面的位置,使骶骨基底部易于落在骨盆内。靠近关节后面及前面的韧带可以对抗这种趋势。骶骨尖易于以自己为杠杆向前或向后倾斜,骶棘韧带和骶结节韧带可以对抗这些活动。

骶髂后长韧带(图 9.21)连接髂后上棘和骶骨边缘。长 3~4cm,宽 1~2cm。向下延伸至骶结节韧带。这是唯一抵抗后倾的韧带。Vleeming 等(1996)曾对此作过描述并多次发表。Dvořák 等(2008)也曾经提及。

多裂肌的肌纤维向中间延伸至韧带,容易观察。一部分韧带来自臀大肌侧面。

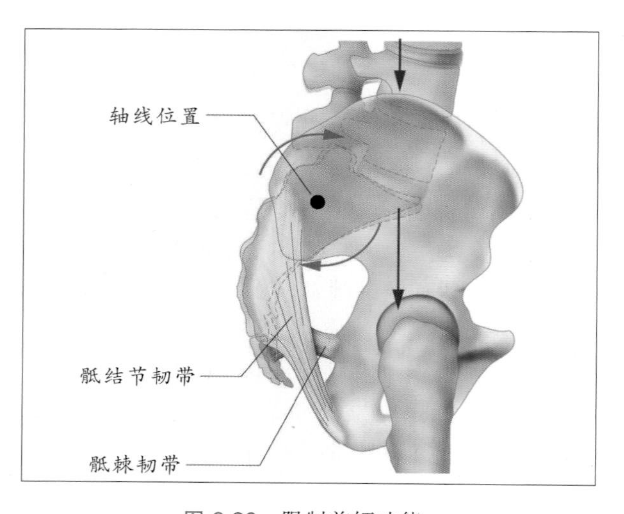

图 9.20 限制前倾功能。

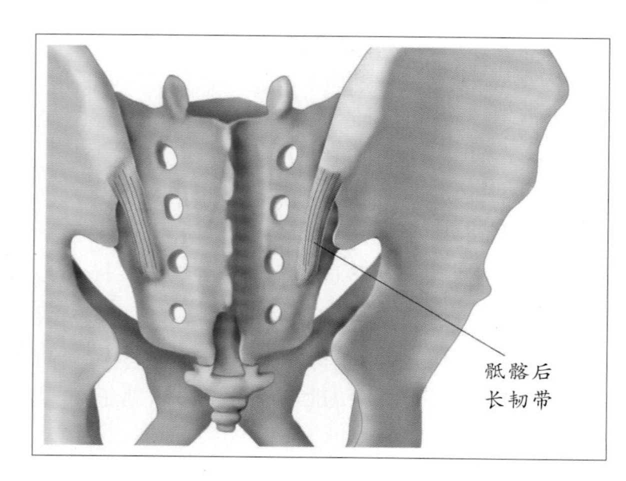

图 9.21 骶髂后长韧带。

骶髂关节

前面我们已经讨论过骨盆作为骨骼肌肉系统中心部分的重要性。为了更好地理解骶髂关节的特殊重要性,应该首先弄清不同运动链之间的功能关系。

第一运动链:把骶骨看成脊柱一部分

L5、骶骨及髂骨构成一条运动链。任何一块骨骼都不可能脱离其他骨骼而独立运动。要将病变及治疗的作用明确地归因于某一特定层面几乎是不可能的。髂腰韧带(尤其是下缘短而僵硬的部分)是这条运动链连接中尤为重要的部分。

第二运动链:把骶骨看成下肢一部分

在无负重情况下,双侧髋关节对称地运动时,骶髂关节的活动度范围最大。比如仰卧位下进行屈髋。

第三运动链:把骶骨看成骨盆环一部分

骶髂关节的生物力学受耻骨联合的制约。双侧髂骨广泛、反向的运动主要在耻骨联合会合。骶髂关节的稳定性同时也会影响耻骨联合。因此我们将骶髂关节不稳分别分为伴有或不伴耻骨联合松动两种类型。

关于骨骼肌肉系统少数几个观点像骶髂关节那样备受争议。对骶髂关节的看法,不同手法治疗派别之间,以及手法治疗师及整骨医师之间有不同的观点。因此,对骶髂关节赋予的重要性取决于每位治疗师各自的标准及个人观点。

对骶髂关节看法各异的原因

特殊的解剖因素

骶髂关节的结构与传统意义上的关节大不相同(图 9.22):

- 前部是一个稳固的关节(微动关节),后部通过韧带组织(韧带联合)与骨头相连。
- 关节面是弧形的且含有嵴及沟。
- 骶骨关节表面非常厚,髂骨关节表面极为粗糙。

骶髂关节在运动中的表现

- 骶骨和髂骨总是反向进行三维运动。
- 在运动过程中很难描述坐标轴的位置。
- 关节运动主要围绕额横轴(水平轴)发生,且幅度特别小[Goode 等(2008)表述,最多约 2°]。这些运动

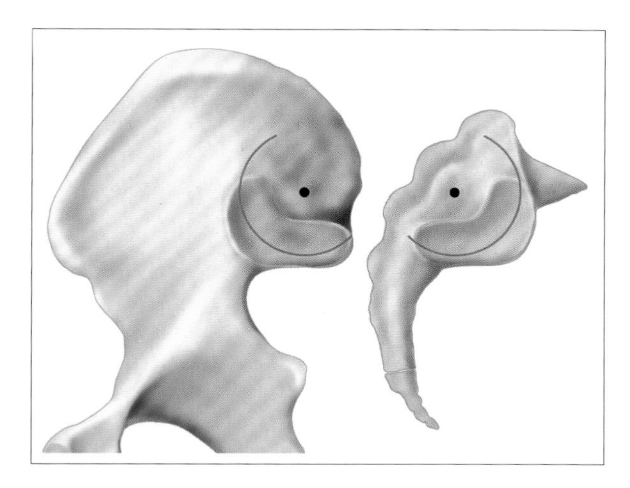

图 9.22 骶髂关节表面(Kapandji)。

被称为前倾和后倾(图 9.23)。关节活动的范围受激素水平的影响，尤其是女性 (Brooke,1924 和 Sashin,1930)。骶髂关节病变时,如关节炎,关节活动度也会增加。

• 男性约从 50 岁起,由于骨桥的形成,骶髂关节趋于固定(Brooke,1924 和 Stewart,1984)。

骶髂关节较为复杂,因此我们容易理解为什么有关骶髂关节的标准评估方法及治疗技术的高质量研究相对较少。目前有超过 50 种独立的评估方法。

基于这些原因,骶髂关节至今让人难以琢磨,它结构神秘,为积累经验和大胆猜想提供了平台。

骶髂关节生物力学

骶髂关节靠自身的结构及周围组织的力量维持稳定。我们可以从额状面观察关节面的总体排列时确认这一点。Winkel(1992)表示,骶髂关节面在垂直位向前倾斜约 25°(图 9.24)。

骶骨的楔形轮廓使其耳状面能够维持在与其形状相似的髂骨关节面上(力锁合)。尽管如此,关节的结构以及粗糙表面的摩擦系数不足以稳定骶骨的位置。

因此维持关节表面稳定尚需额外的力量(通过组织的力量稳固关节)。骶髂骨间韧带在这一方面的作用尤为突出。这些韧带紧接于关节面的后方,由短而坚韧、受痛觉神经支配的胶原纤维组成。男性的骶髂关节靠自身关节结构稳固为主,而女性则更多地依靠周围组织的力量。

骨间韧带由肌肉组织及其他主要限制骶骨前倾的韧带组织支持。因此这些结构被称为是骶髂关节的深层稳定组织:

• 腹前肌肉(尤其是腹斜肌和腹横肌)将髂骨向前牵拉并使骨间韧带处于紧张状态(图 9.25)。

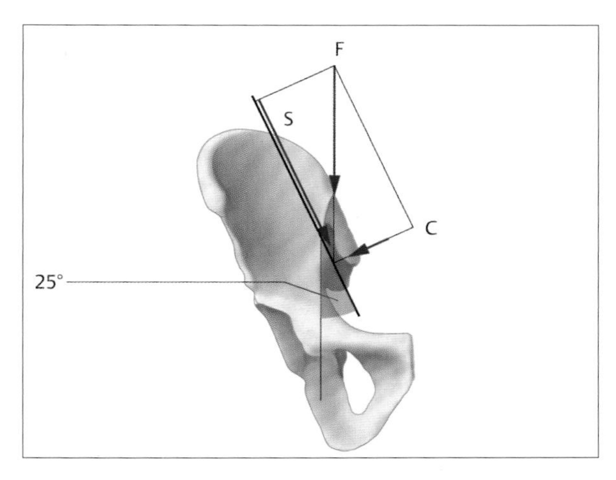

图 9.24 骶髂关节表面排列(Winkel,1992)。F=力,S=切力,C=压力。

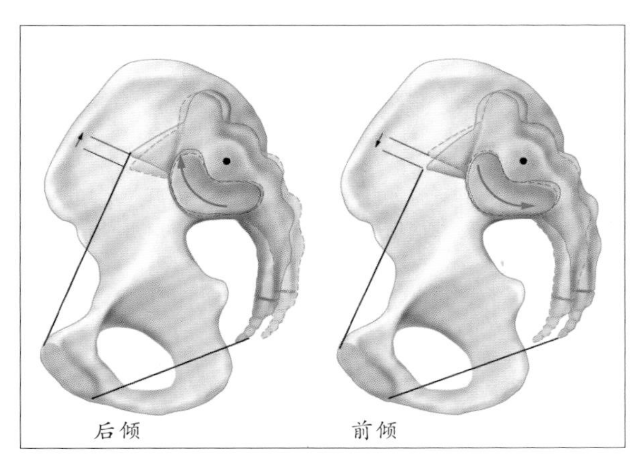

图 9.23 骶髂关节运动(Kapandji)。

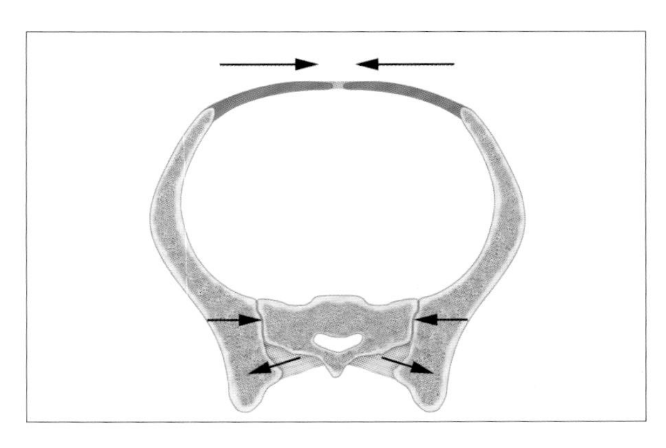

图 9.25 从前方作用于髂骨的张力。

• 复杂的胸腰筋膜是稳定腰骶部重要的组织(Vleeming 等，1995)。

• 多裂肌具有流动作用力，收缩时膨胀会使胸腰筋膜绷紧。

• 臀大肌起源于骶骨后表面，其表浅纤维横越骶髂关节，同样也会伸展至胸腰筋膜。

• 梨状肌起源于骶骨前表面，横跨骶髂关节。

• 骨盆肌肉如尾骨肌、肛提肌向后骨盆施加力量。

• 骶髂前韧带、骶髂后韧带以及骶棘韧带、骶结节韧带主要限制骶骨前倾。负重会使这些韧带收紧，类似地会增加骶髂关节的压力。

• 部分髂腰韧带在中部横跨骶髂关节，腰椎前凸会牵伸这些韧带从而增加骶髂关节表面的压力（图9.26）。

Pool-Goudzwaard 等在 2001 年的一项研究中描述了髂腰韧带在稳定骶髂关节中起的作用。这些韧带平缓横行，使骶髂关节在矢状面的活动性增大。

这些韧带在骶髂关节运动传递至低位腰椎或自腰椎传递至骶髂关节的运动中起了一定的作用。骨盆环内的运动以及 L4~S1 的运动一直被认为是一条运动链。

> 直到几年前，主流观念一直认为骶髂关节是一个典型的微动关节，并非由自身的肌肉支持。就活动功能来说，这个假设是正确的。然而，现有观点认为，力锁合通过众多韧带及肌肉的活动，将关节面结合在一起并维持其稳定性。

骶髂关节韧带动力化

人们对关节附近肌肉及韧带的相互作用的认识已有很长一段时间，膝关节就是一个很好的例子。肌肉延伸至关节囊-韧带组织称为韧带的动力化。下面列举两个关于骨盆韧带的例子，以说明肌肉和功能性胶原蛋白是如何密切联系的。

骶结节韧带

骶结节韧带与以下组织相连：

• 后方与臀大肌相连。

• 下方与股二头肌相连。

• 前方与梨状肌相连。

• 中间与尾骨肌相连。

Vleeming 等(1995)阐述了由股二头肌动力化的骶结节韧带对于骶髂关节的重要性：

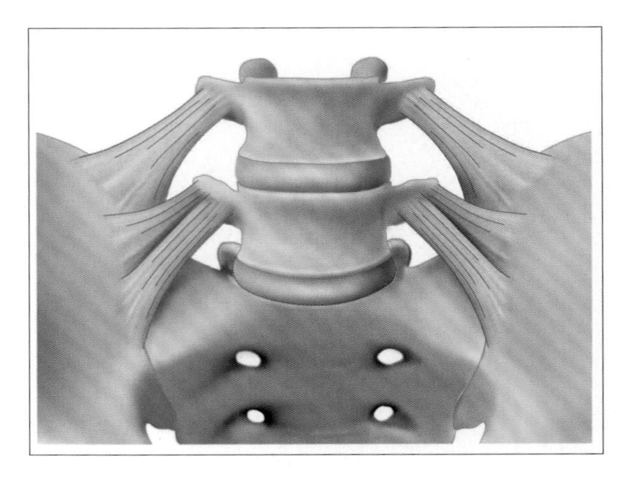

图 9.26 髂腰韧带(Kapandji)。

腘绳肌是步行摆动期末最活跃的肌肉，可以在足跟着地前使胫骨向前的摆动减慢数毫秒，减慢膝的伸直。

绷紧的股二头肌长头常通过大束胶原纤维与骶结节韧带融合(与坐骨结节不相连)，并使其动力化(图 9.27)。股二头肌的活动防止骶骨完全前倾，并在足跟着地前直接稳定骶髂关节。

胸腰筋膜

胸腰筋膜包含三层：

• 浅层—后层。

• 中层—起于腰椎横突。

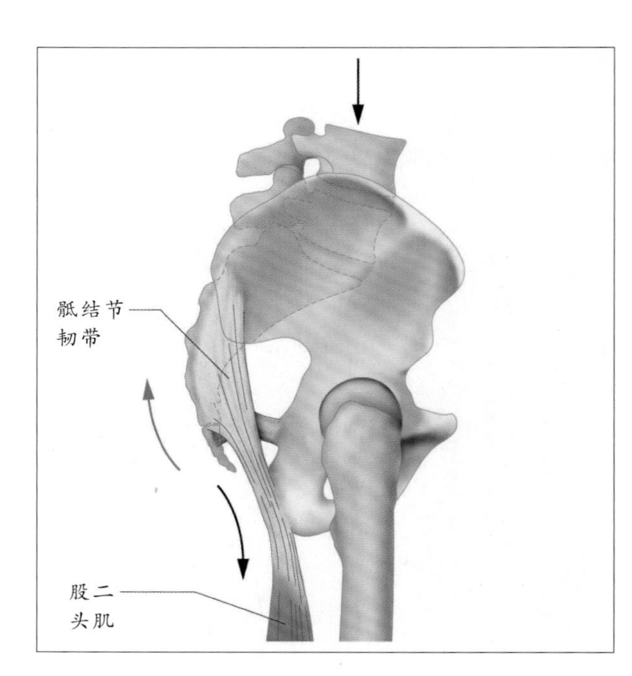

图 9.27 骶结节韧带动力化。

• 深层—前层，位于腰方肌及髂腰肌前方；

后层和浅层包含一些由以下肌肉发出的胶原纤维，能绷紧后层筋膜：

• 背阔肌。
• 竖脊肌。
• 臀大肌。

这些肌肉都能使筋膜动力化，筋膜对角悬于背阔肌与对侧臀大肌之间（图 9.28）。悬吊产生的力量垂直于关节面，使骶髂关节和下腰椎在强烈的旋转运动时维持稳定。因此，这些肌肉及筋膜属于维持骶髂关节稳定的主要结构。我们可以通过躯干抗阻旋转对悬吊的筋膜进行训练。

筋膜层还与棘上韧带及棘间韧带相连，延伸到黄韧带。Vleeming（私下交谈）认为：整个系统处于动态稳定的状态。

这些肌肉也会使中层和深层筋膜动力化。众所周知，腹横肌收紧中层筋膜（见第 10 章，“韧带的局部解剖”）。

有关骨盆肌肉的必要背景知识在“肌肉快速定位触诊技术”一章介绍。

触诊流程概要

下面将阐述两种不同的后骨盆触诊方法：

• 快速定位。
• 局部触诊。

入门级的快速定位用于获取对明显骨性标志的位置及形状的大致印象，利用这些骨性标志可以描绘出病变诊治区域。经过触诊大块肌肉的位置和走行，治疗师可以明确并区分这些肌肉。

局部触诊目的是快速找到重要的骨性参考（标志），准确鉴别触诊组织是骨架或是周围组织并确认周围神经的走行。为此，下文将阐述触诊技术，并在皮肤上画出定位线来标示难以触及或难以与其他组织相区分的结构。

骨骼快速定位触诊技术

> 触诊结构概述
> • 髂嵴
> • 股骨大转子
> • 骶骨
> • 坐骨结节

首先，要确保快速有效地定位，需寻找骨盆区域最大的骨性结构（图 9.29）：髂嵴、股骨大转子、骶骨及坐骨结节。

治疗师应注意这些结构的定位及维度。这些骨性标志构成臀肌治疗区域的边界。如果定位准确，作用于肌肉实际的治疗区域将会比想象中的明显要小，如运用经典的 Swedish 推拿或功能性按摩技术。较少使用定位技术的治疗师偶尔会将手法施加在骶骨上。快速定位可将治疗的区域局限于肌肉及其止点。

> 这些粗大的骨性结构为后述的局部精细触诊提供重要线索。

初始体位

患者正中俯卧于治疗床上，避免偏移或旋转。双

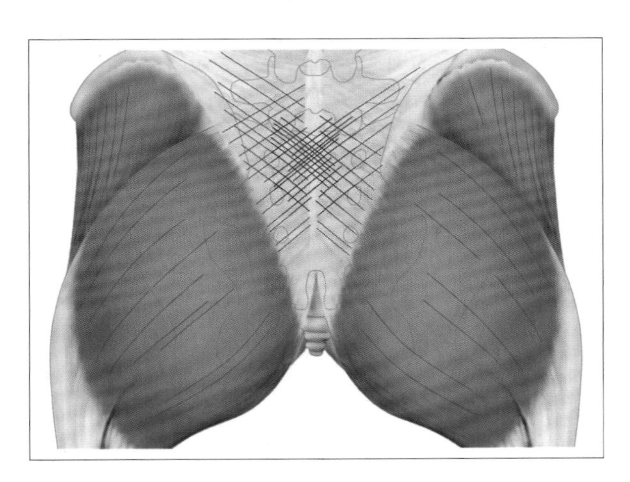

图 9.28　胸腰筋膜的胶原纤维排列。

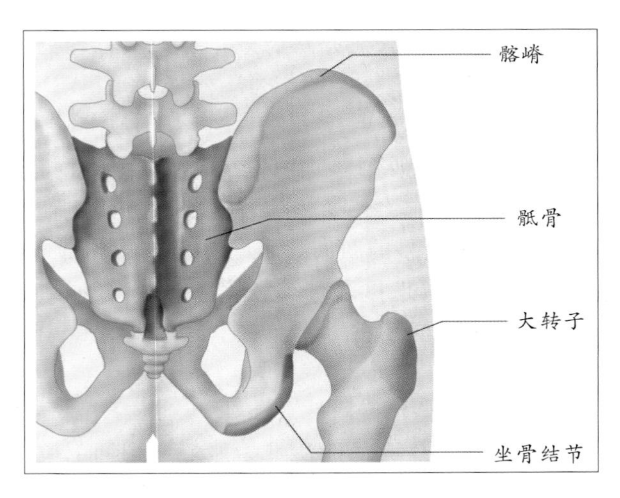

图 9.29　骨性参考标志。

臂置于身体两侧,不要抬高超过头部,以免胸腰筋膜紧张导致难以触摸腰骶部的一系列结构。如果可以,头部置于正中位，鼻部置于治疗床的面部留空区域。治疗师站在治疗床的一边,触诊部位的对侧。详细内容请参见第 8 章“初始体位”。

髂嵴

腰-盆-髋区域定位首选最快的方法是定位髂嵴。从这里可以大致定位腰部,找到最低肋骨位置,定出骨盆的上界。

技术

快速定位可以在患者两边同时进行,检查者双手均合拢,拇指外展。双手置于患者腰部两侧,施加中等强度的压力,移向正中,直到感到明显的阻力,然后停止(图 9.30)。

取该体位时,检查者的手可以推向不同方向:

• 朝向内侧→阻力柔软有弹性:压力作用于背阔肌、腰方肌、竖脊肌。这大约是 L3/L4 棘突的位置。

• 朝向上方→坚实的抵抗力,由下往上触摸可到达第 12 或 11 肋。

• 朝向下方→坚实的抵抗力:由上往下压力作用在髂嵴上=骨盆的上界。

最低肋骨和髂嵴的触诊距离约为两横指宽,比在普通骨骼肌肉模型上要小。这么小的距离也充分说明了第 11 和 12 肋骨必然要有很好的柔韧性。大幅度侧屈时最低肋骨向髂嵴靠近,有时必须灵活地脱离原来的位置。

提示

如果因腰部的软组织影响不能区分髂嵴及最低肋骨,可以从前方进行触诊。俯卧位下也可以正确定位髂前上棘,从此开始向躯干后方可触诊到髂嵴上缘。

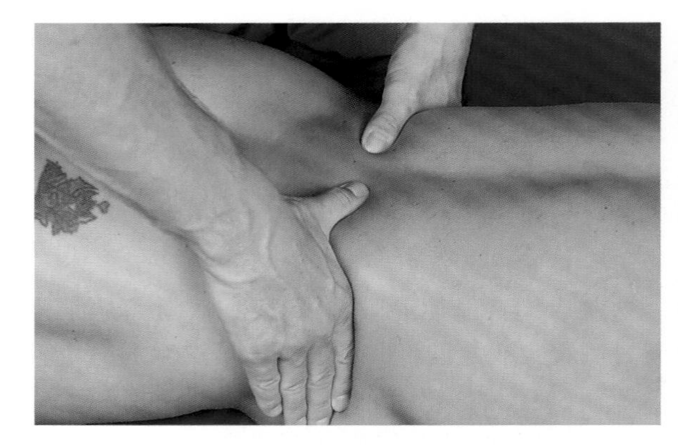

图 9.30 快速定位:髂嵴。

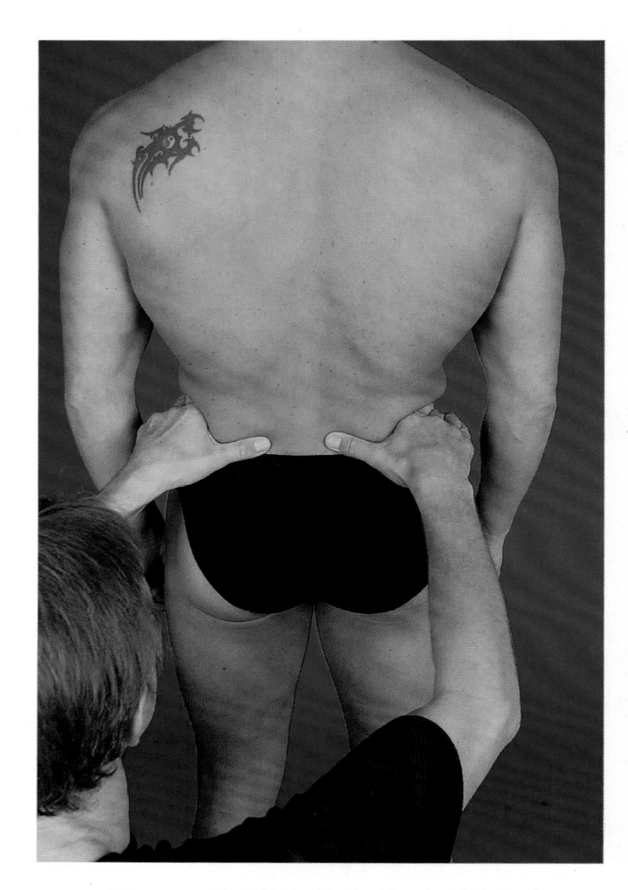

图 9.31 快速触诊:髂嵴-站立初始体位。

这里讲到的触诊技术在评估骨盆倾斜度时也会用到。双足站立作为初始体位(图 9.31),为保持直立姿势,明显要求更多的肌肉参与。由于张力增加,触诊时阻力大,触诊起来更困难。因此以该体位触诊的骨性标志为参考可信度不高。

股骨大转子

股骨大转子是股骨近端唯一能触诊到的部位,因此对髋关节侧方区域的触诊非常重要。它是很多骨盆小肌肉的附着点，延长了起源于臀小肌的作用力力臂。治疗师也可以通过大转子来明确股骨的几何构造。

技术

治疗师若能在脑海中清晰地描绘出这个区域,对定位会很有帮助。如果很难确定大转子的位置,可以通过以下两种方法进行定位:

• 大转子约位于骶骨尖端水平，可以大约在 S5

臀沟起点水平找到(图 9.32)。

- 可以在髂嵴一个手掌宽的部位找到。

治疗师的手平放于骨盆侧方,直接触诊大而圆的骨性硬实结构(图 9.33)。

提示

有些患者这个区域偏胖,大转子触摸起来比较困难,这种情况下需要使用另外一种方法进行定位。治疗师可以屈曲同侧膝关节,活动小腿使髋关节内旋和外旋。这样大转子在触诊手指下来回滚动,使得其外侧及上方也能被清楚触诊到(图 9.34)。

在众多肌肉中,梨状肌经常处于紧张状态,股骨大转子的上方尖端是触诊梨状肌的切入点。外侧面是手动测量股骨颈前倾角很好的一个标识(见第 5 章)。

骶骨

骶骨下尖端位于臀沟起始部,向上延伸约一手掌宽的距离。如上所述,骶骨的宽度要比普遍认为的或在骨骼肌肉模型中看到的要宽。

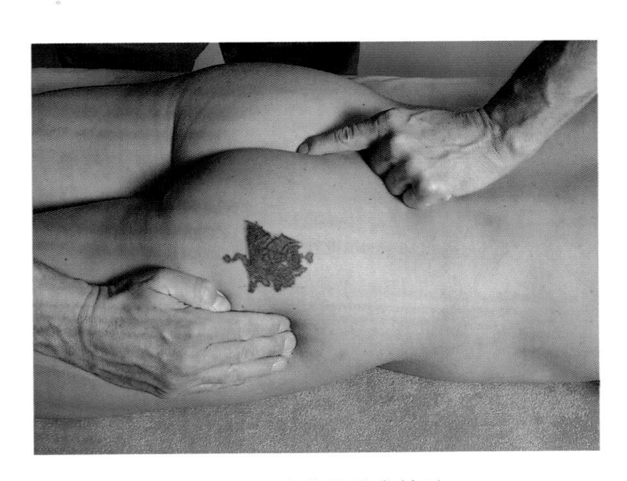

图 9.32 定位股骨大转子。

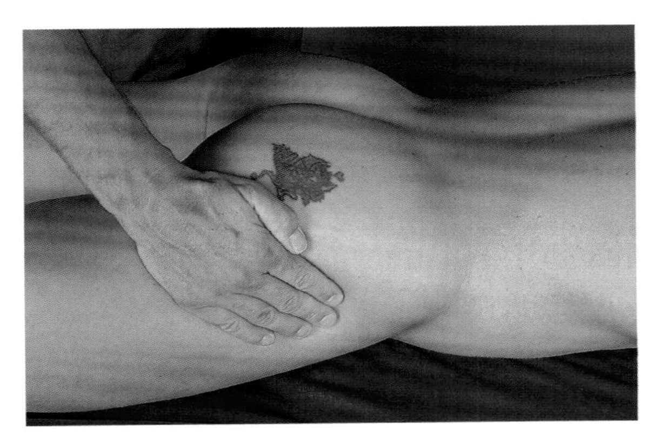

图 9.33 触诊股骨大转子。

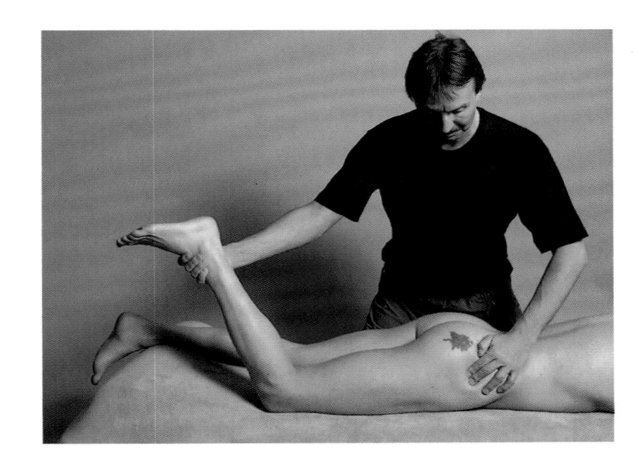

图 9.34 确认运动情况。

技术

单手或双手的数个手指与身体长轴垂直放置于骶骨区域,位于臀沟上方数横指处。

横向触诊骶骨,可感受到一个平坦、不规则的结构。评估质地时直接按压骶骨常感觉很坚硬。骶骨结构更详细的区分将在下面章节中介绍。由外而内横向触诊,直至指腹滑向前方(图 9.35)。

质地评估时会感受到柔软、有弹性的阻力,这就是骶骨的边缘,向上和向下触摸就是其全长。在下方触诊骶骨时可以触及骶骨的下外侧角。

提示

一旦触摸到骶骨的两侧边缘,可以用双手的内侧缘显示整个骶骨边缘的长度。整个骶骨的宽度也在这呈现出来(图 9.36)。在精细触诊中将会提到,触诊的边缘与骶骨的长度不一致(上-下维度)。骶

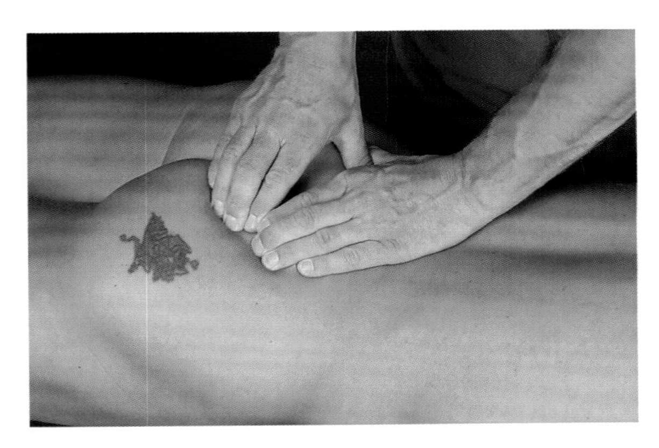

图 9.35 触诊骶骨边缘。

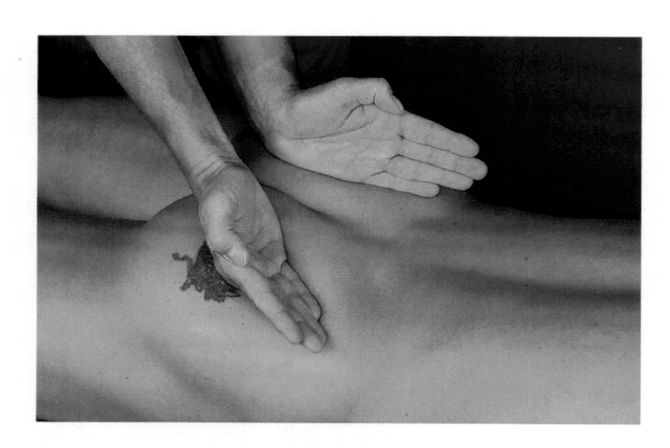
图 9.36 展示骶骨的大小。

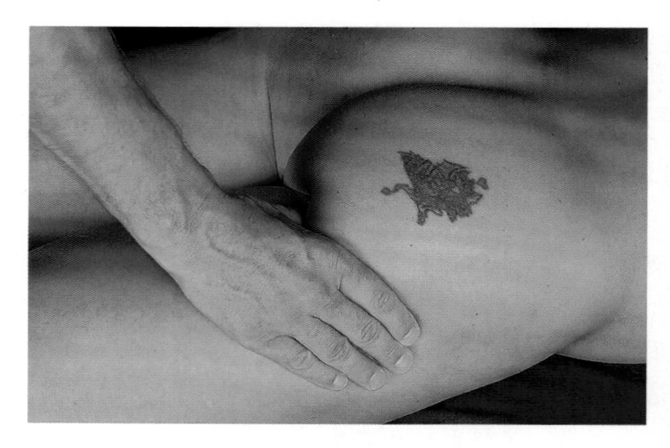
图 9.37 定位坐骨结节。

骨边缘只能在下角至 S3 水平间触及。骶髂关节和髂嵴在骶骨的上端缘相连。

坐骨结节

坐骨结节是用于定位的另一个重要的结构,它是韧带(骶结节韧带)及肌肉(腘绳肌)的重要附着点。

技术

治疗师使用捏握方法(拇指内侧),沿着臀褶向内触诊直到拇指感受到代表坐骨结节的坚硬抵抗力(图 9.37)。坐骨结节非常宽,现在我们触及其尖端即可。

肌肉快速定位触诊技术

触诊结构概述
- 骶骨-内侧
- 髂骨顶端-上方
- 坐骨结节-下方
- 大转子-下外侧

通过快速骨性标志定位可确定臀部肌肉软组织的位置(图 9.38)。肌肉在骶骨-内侧、髂骨顶端-上方、坐骨结节-下方、大转子-下外侧的范围内伸展。

大多数情况下,我们很难辨认臀部肌肉或其附着点的边界或隆起部位。在明确臀部肌肉的位置及边界时,观察肌肉的活动是必不可少的。

初始体位

一般来说,上文提及的俯卧位足够我们触诊侧面的肌肉。侧卧位也可作为另一种初始体位。

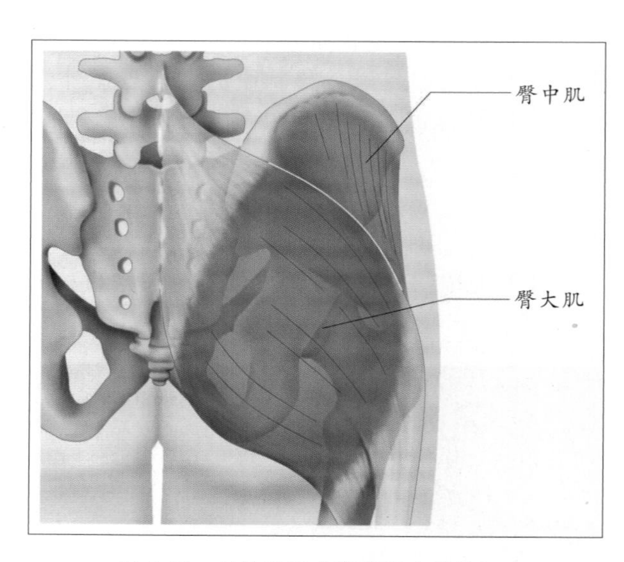

图 9.38 骨性边界内臀部肌肉的位置。

臀大肌

臀大肌是后骨盆最突出的肌肉组织。大多数情况下,肌肉活动时肌腹的形状可被清晰识别。臀大肌对臀沟和臀褶的形成意义很大,因此其肌腹的内、外侧边界定义明确,而肌腹的上、下边界要难明确的多。

技术——肌腹的中部

让患者将腿抬离桌面以明确肌肉的形状。若该动作难以定位肌肉,可用另一只手对抗髋部后伸帮助定位(图 9.39)。如果仍不能定位肌肉,将手平放在臀部中央再嘱患者伸髋可再次激活肌肉。

提示

在伸髋时无论有无阻力均不足以明确肌腹的

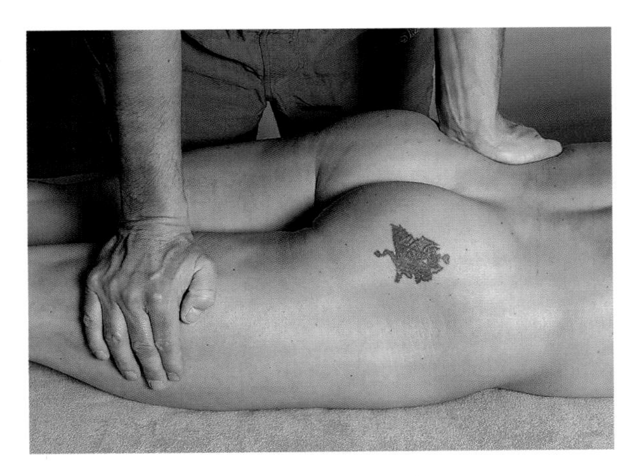

图 9.39 臀大肌活动。

形状时,可利用臀大肌的其他功能来达到目的。重复收缩肌肉可使肌肉更加凸显并使其轮廓更清晰。

臀大肌是髋关节强壮的外旋肌肉,其矢状面上的活动表现在各文献中的表述不尽相同,具有争议。由于一部分上方的臀大肌位于髋部内收–外展轴线上方,因此很难说臀大肌仅具有内收髋关节的功能或兼具外展功能。髋关节内收有助于更好地区分臀大肌、臀小肌群。

下列方法可加强肌肉活动:

- 嘱患者抬腿前或同时使脚尖朝外, 脚后跟朝内;
- 保持髋关节伸展及外旋,治疗师在大腿内侧施加额外压力,刺激关节内收(图 9.40)。

肌肉凸起轮廓大多使用这种方法触诊,肌肉的边界可从肌腹中央开始详细的触诊。

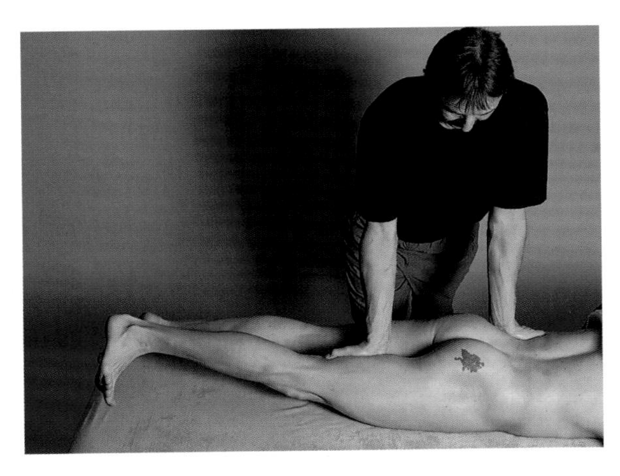

图 9.40 增加臀大肌的活动。

技术——肌肉起点

臀大肌的起点(近端附着点)可在向上内侧方向触诊时触及。沿着肌腹触诊多数情况下可触及骶骨。文献中一般将肌肉的起点定义为骶骨边缘。然而,很多治疗师注意到触诊起点时往往可到达骶骨中间位置,而不是预想中的骶骨边缘。这种情况可用解剖学来解释:肌肉浅表部分没有骨性止点附着,而是延伸至胸腰筋膜。

提示

交替放松(图 9.41)、紧张(图 9.42)肌肉可使骶骨表面肌肉维度的触诊更为精确。

技术——肌肉止点

从肌腹内侧开始向下外侧方向触诊可定位臀大肌的止点(远端附着点)。肌肉止点一般在大转子下方可触及。

同样, 触诊时肌肉附着点并不局限于臀肌粗隆。沿着肌肉长轴触诊, 必要时使其缓慢有节律地活动,触诊大概止于大腿外侧(图 9.43)。再次强调,所触及的肌肉浅表部分并不代表骨性附着点,它们融入了周

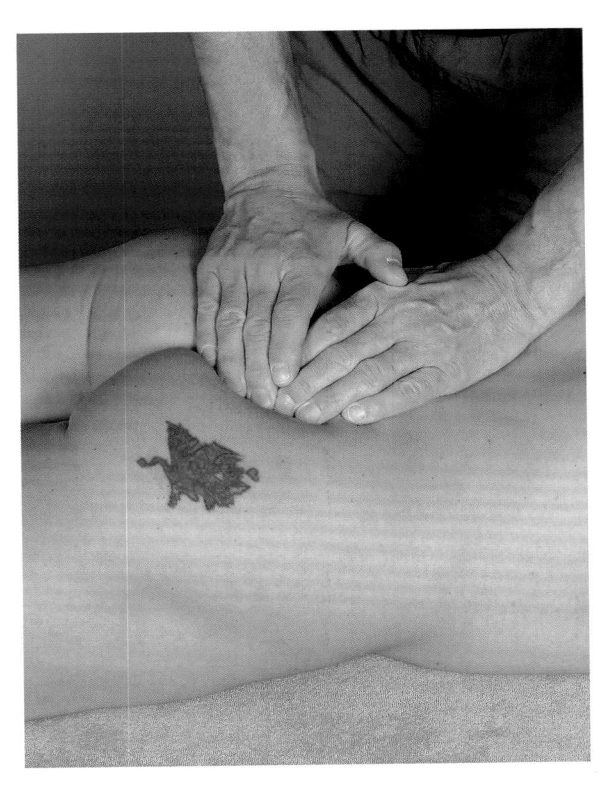

图 9.41 触诊臀大肌——放松状态下的肌肉起点区域。

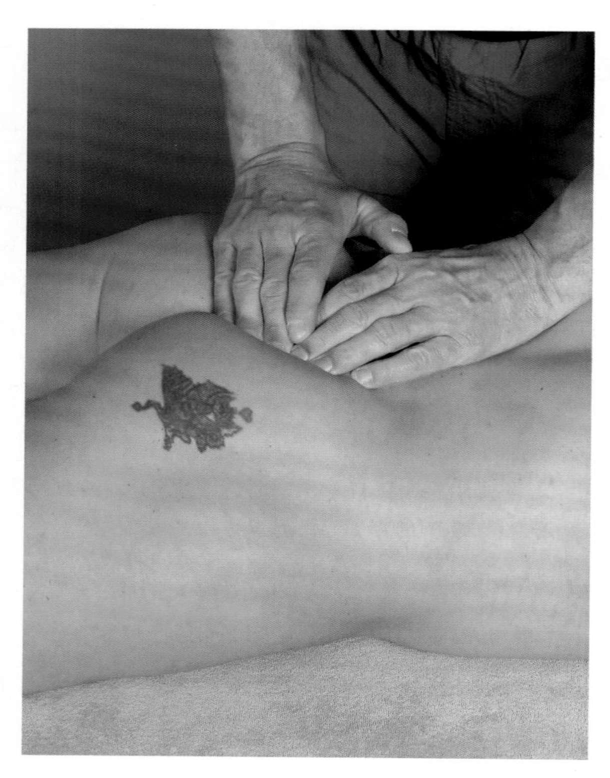

图 9.42 触诊臀大肌——肌肉紧张状态下的起点区域。

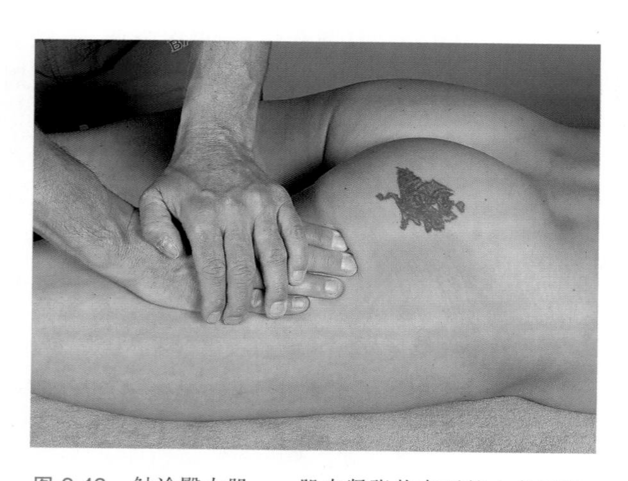

图 9.43 触诊臀大肌——肌肉紧张状态下的止点区域。

围软组织。而这里所说的软组织是指髂胫束。Dvořák等(2008)将该部分组织描述为部分胫骨。因此,清晰地定位肌肉的下外侧缘是不可能的。

技术——内侧缘

相较上文提及的起点触诊手法,肌肉的内侧边界要容易识别、触及。此处的肌肉组成了臀沟,伸髋时覆盖了坐骨结节。

技术——外侧缘

臀大肌的上外侧部分与臀小肌群是公认的难以区分。放松状态下,臀部呈均匀、隆起的形态。即使是在臀大肌紧张的状态下,臀大肌的边缘也很难辨认清楚。它覆盖了部分臀中肌的后侧。

仅仅通过后伸或外旋收缩肌肉来辨认肌肉的边界是不可能的,因为臀小肌群的后侧部分也具有这些功能。因此治疗师只能通过内收(臀大肌)或外展(臀中肌及臀小肌)来辨别。

髋后伸肌外旋激活臀大肌,沿着其肌腹向上外侧触诊至到达假定的肌肉边界(图 9.44)。此时再额外内收髋关节,使臀大肌肌腹突起;紧接着外展髋关节突出臀小肌群。

提示

Winkel(2004)建议,若肌肉定位失败,则尝试定位其上外侧缘。根据他的经验,该边界位于髂后上嵴及大转子顶端的连线上(图 9.45)。

臀中肌

臀中肌肌腹与臀大肌肌腹的上外侧缘相连。上文已探讨通过肌肉活动来区分臀部肌肉的可行性。臀小肌被臀中肌完全覆盖。因此通过触诊无法区分臀中肌与臀小肌。

技术

用于触诊的手 (必要时加用另一只手施加压力)放在骨盆一侧,髂嵴与大转子顶端之间。深压组织以施加压力,以指腹感觉软组织的质地(图 9.46)。臀中

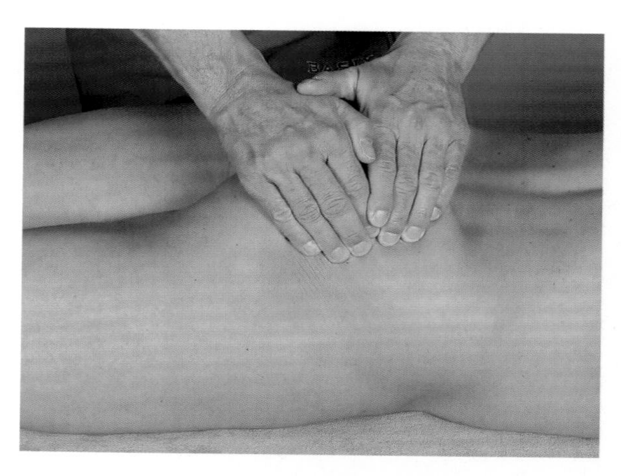

图 9.44 触诊臀大肌——外侧缘。

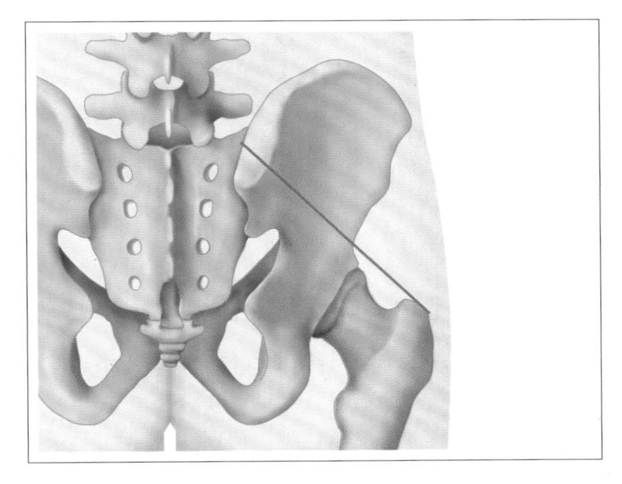

图 9.45 臀大肌的上外侧缘图解。

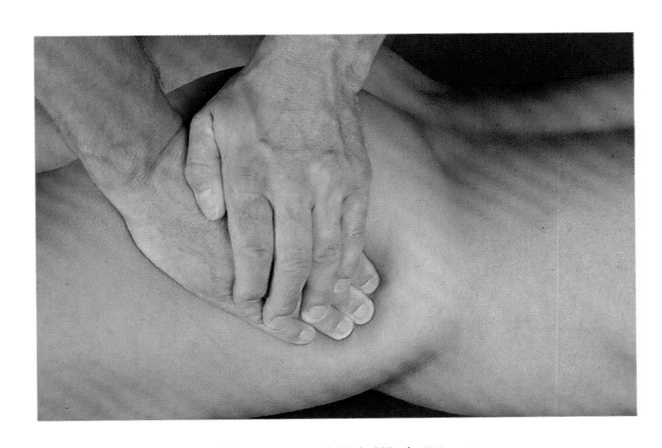

图 9.46 触诊臀中肌。

肌的位置仅在做外展动作收缩肌肉时凸显。患者无需耗费过多力气完成这个动作，通常情况下仅需要轻微活动即可。

这种手法使治疗师很容易触诊肌肉的全长，即肌肉起点（髂嵴）和止点（大转子）。采用这种初始体位时，只有阔筋膜张肌前外侧、臀大肌内侧的边界难以触诊。

提示

尝试区分臀大肌与臀中肌时，治疗师也可采用抑制臀大肌的方式。患者跪于治疗床上（屈髋）或将足跟置于外侧（内旋）。再嘱患者外展髋关节，或可观察到臀中肌。

髂胫束

髂胫束长且胶原纤维密集，由大腿筋膜增厚形成

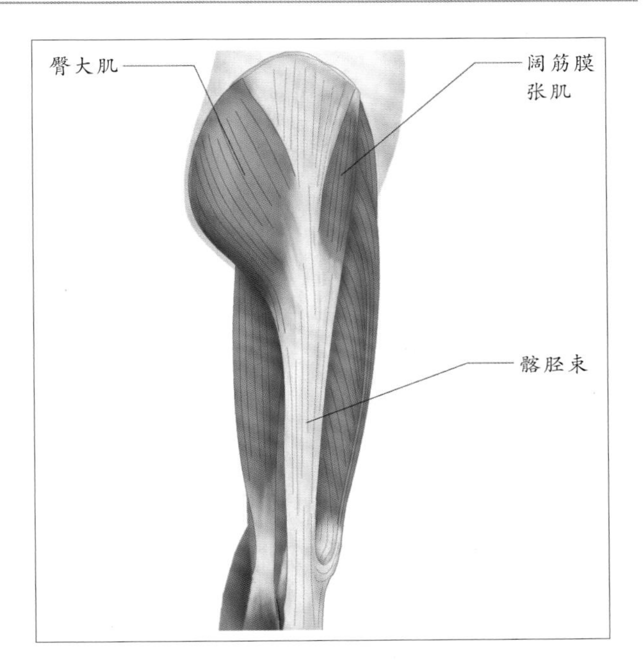

图 9.47 髂胫束位置。

（图 9.47）：

- 髂胫束的近端附着点位于髂嵴最高点。
- 它跨过骨盆及臀小肌群的外侧面。
- 覆盖大转子，与大腿纵轴同行。
- 覆盖膝关节间隙外侧，主要止于 Gerdy 结节（或胫骨外侧髁）。

髂胫束在以下情况时出现紧张：

- 臀大肌表浅肌肉收缩；
- 阔筋膜张肌收缩
- 臀中肌肌腹活动时突起。
- 股外侧肌肌腹活动时突起（根据 Vleeming 的个人经验，这是使髂胫束紧张最有效方式）。

技术

由内侧向外侧横向触诊臀中肌肌腹时（见图 9.46），会感觉到一片紧实、均匀的区域。这在运动员身上尤为明显。触诊整块紧实的区域时，治疗师可在大转子与髂嵴间触及 2~3 横指宽的组织。

提示

通过肌肉活动来辨别髂胫束是不可行的，因为正是组织间软硬的差别凸显出髂胫束的位置，而肌肉的收缩使组织变硬，触诊时感受不到这种差别。

局部触诊技术

触诊结构概述
- 髂骨–髂嵴
- 髂骨–髂后上棘(PSIS)
- 骶骨–S2 棘突
- 骶骨–骶正中嵴
- 骶骨–多裂肌止点
- 骶骨–骶骨裂孔
- 骶骨–骶尾部过渡
- 骶骨–骶骨下外侧角
- 骶结节韧带
- 骶髂后长韧带

触诊流程概要

髂嵴是触诊骨盆时常用的定位标志。在确定腰部结构所在水平时,治疗师从这里开始,找到髂后上棘,通过对比来明确左右手位置所处水平是否等高,骨盆是否倾斜。

髂后上棘是骨盆定位最常用的结构。准确地触诊髂后上棘是确保相关组织定位准确的基本前提。通过触诊来判断障碍平面时常采用直立位。作为骶髂关节疾病诊断程序的一部分,在评价站立屈曲试验时必须准确地触诊定位髂后上棘。此外,骶骨的准确触诊也基于髂后上棘。

定位两侧髂后上棘是明确区分骶椎与腰椎棘突的第一步。

骶骨其余可触及区域将在接下来的触诊技巧中讨论。多裂肌的肌肉活动和定位见下文。最后,在骨盆上画线可帮助明确其他肌肉、神经组织的位置。

初始体位

患者正中俯卧于面部留空的治疗床上,身体不能偏斜或旋转。双臂置于身体两侧,应避免将双臂抬至头部水平,因为这种姿势使胸腰筋膜紧张,阻碍了腰骶关节周围组织的触诊。如果可以,患者头部放于正中位,不要旋转。治疗师站在治疗床旁,触诊部位的对侧。详细内容请参见第 8 章,176 页的“初始体位”。

髂骨–髂嵴

髂嵴已在快速定位时被定位,现在需要准确触诊其上缘。

技术

一旦触及髂嵴,触诊方式可改为垂直方向。将手置于髂嵴上方,指腹对着髂嵴与之形成一定夹角,向下推压(图 9.48)。

提示

请记住,髂嵴的最顶端大约位于 L3/4 水平。

髂骨–髂后上棘

在前面触诊程序概要中我们已强调髂后上棘的重要性。髂后上棘的精确定位可采用两种不同的手法。在此之前,我们应先澄清一种常见的误解。治疗师常常将髂后上棘认为是“腰窝处”,后骨盆皮肤的凹痕。显然,这种观点是不对的。双侧髂后上棘并不在这些凹陷处的水平上,而在这些凹痕的下外侧平均约 2cm 的位置。这些经常被误认的“腰窝处”应是臀部和腰部筋膜与深层组织的连接处。

技术——方法 1

定位髂嵴时使用的纵向触诊技巧(见上文)在这里也适用。触诊髂嵴需一厘米一厘米地向内触诊。触诊方向逐渐转为向下(图 9.49)直到触及髂后上棘最下缘,必要时做标记(图 9.50)。

提示

这种技巧很精细,但仅适用于身形苗条的人。

技术——方法 2

也可选择触诊髂嵴所采用的横向触诊方式进行

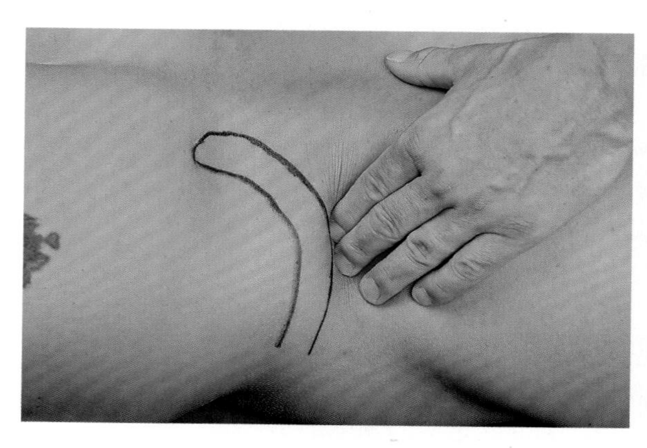

图 9.48 局部触诊髂嵴。

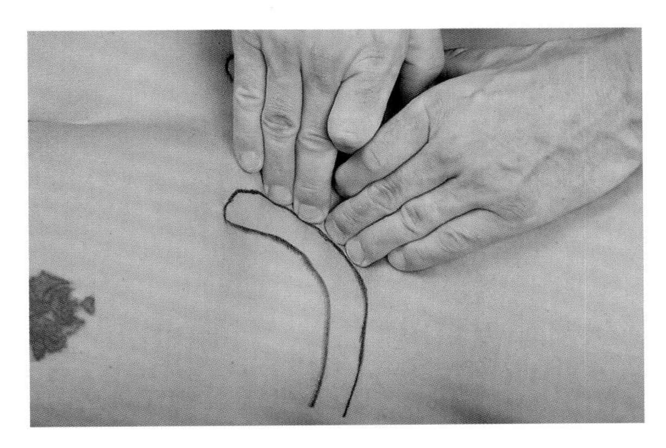

图 9.49 定位髂后上棘——方法 1:初始位置。

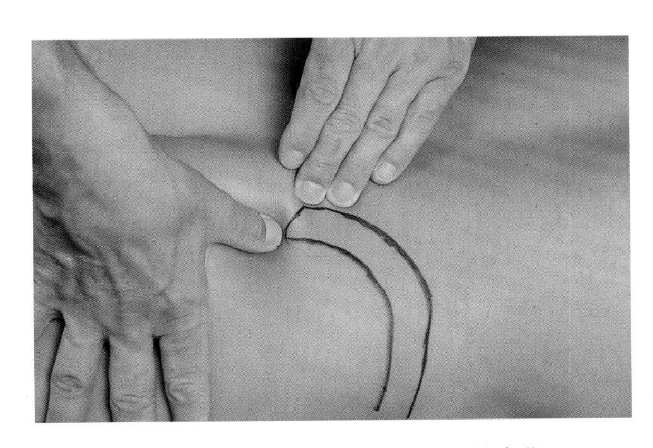

图 9.50 定位髂后上棘——方法 1:结束位置。

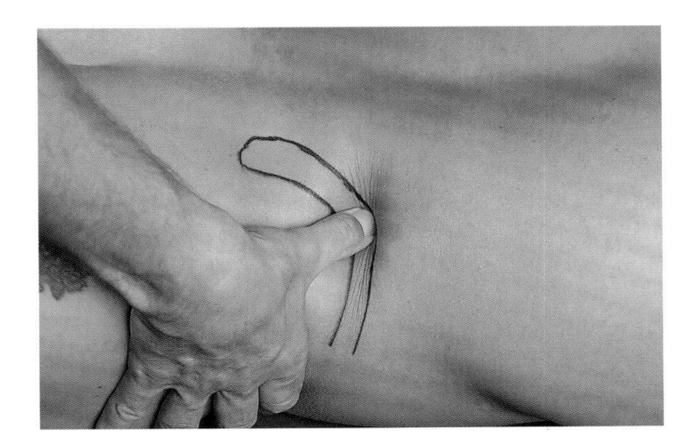

图 9.52 髂后上棘定位——方法 2:结束位置。

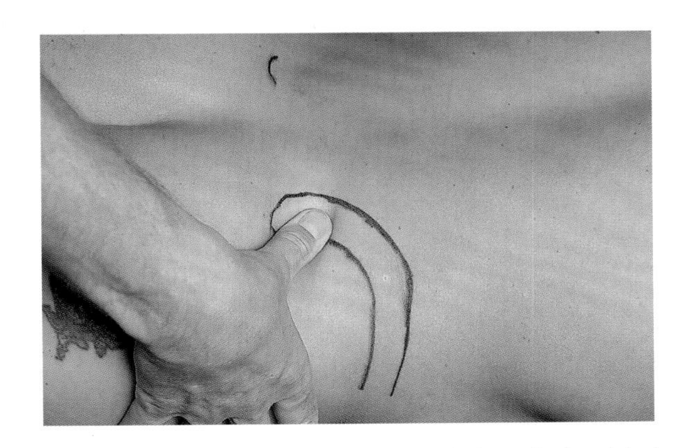

图 9.53 髂后上棘定位——方法 2:起始位置;往内、下方向。

触诊。治疗师大拇指轻柔地扇形移动,从下至上横向移动跨过髂嵴(图 9.51 和图 9.52),会触及一个弧形的结构。

这种方法触诊方向逐渐转为向内、向下(图 9.53 和图 9.54)。

最后,治疗师应注意当到达某个点时所触及组织由弧形转为平坦、倾斜(图 9.55 和图 9.56)。到达这一位置时,手指已不在髂嵴上,而是达到骶骨的外侧缘。此时应再次触诊髂嵴与骶骨之间的过渡区域:

- 上缘稍上:触诊为弧形的髂嵴。
- 下缘稍下:平坦、倾斜的骶骨边缘。

大拇指现在置于骶骨边缘上,指尖向上,钩住髂嵴。这种方法用于标记髂后上棘的下缘(图 9.57)。

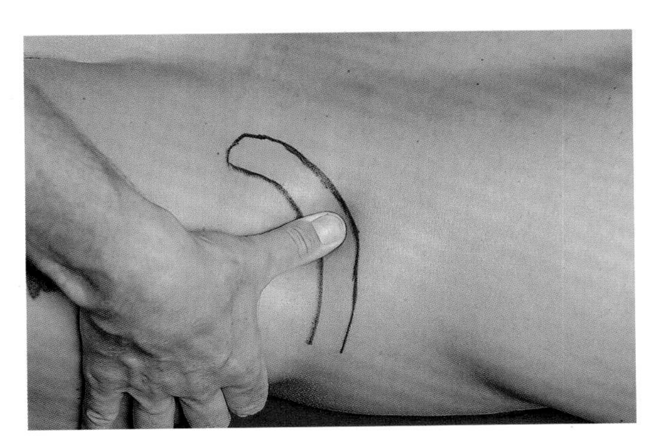

图 9.51 定位髂后上棘——方法 2:初始位置。

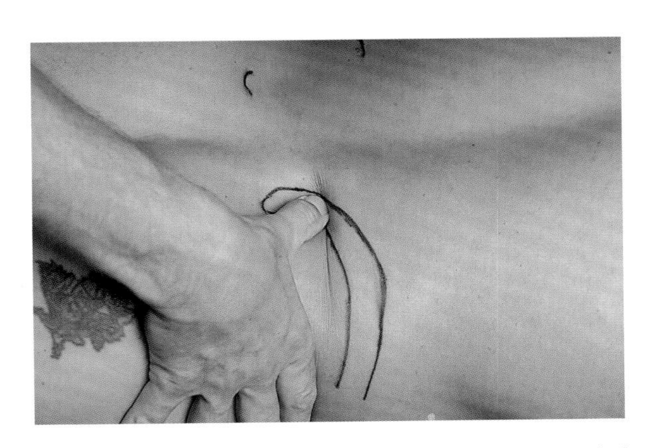

图 9.54 髂后上棘定位——方法 2:结束位置;往内、下方向。

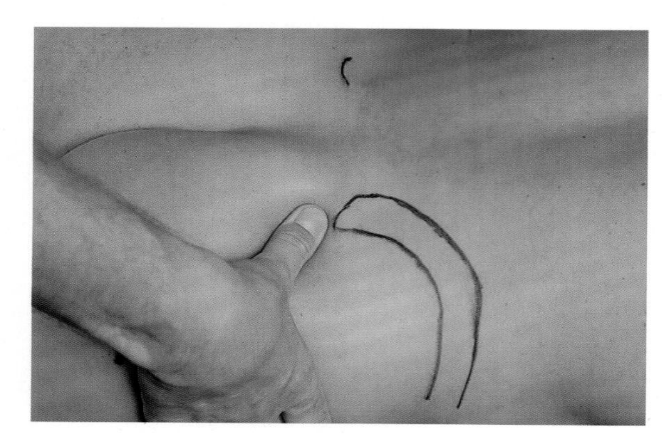

图 9.55 髂后上棘定位——方法 2:起始位置;骶骨边缘。

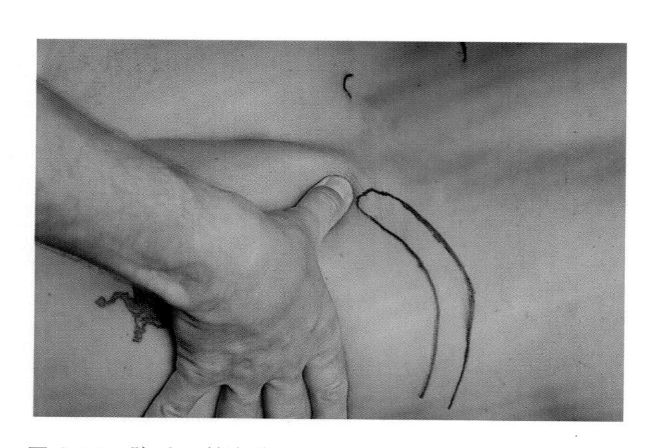

图 9.56 髂后上棘定位——方法 2:结束位置;骶骨边缘。

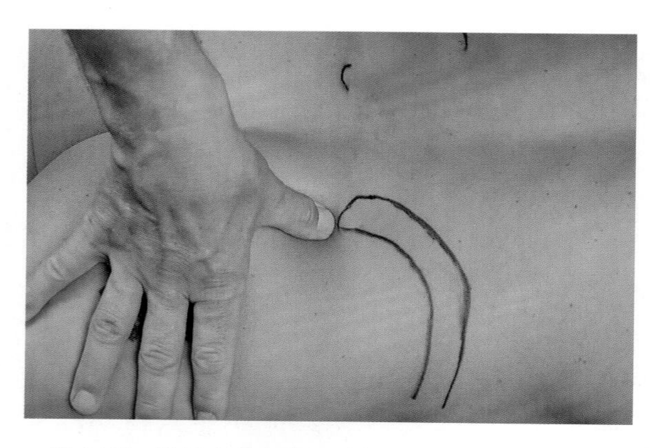

图 9.57 髂后上棘定位——方法 2:髂后上棘下缘。

提示

使用这种方法时，拇指大幅度移动尤为重要。髂嵴很宽阔,需要大幅度的移动来感觉它的弧形轮廓。

准确定位髂后上棘是后骨盆触诊手法的关键。如果做不到这一点,所有接下来的后续组织的定位将注定失败。

病变信息

某些情况下当治疗师精确定位髂后上棘时,尤其是定位其下方时,患者会感到疼痛。这主要是因为骶髂后长韧带对压力敏感，提示骶髂关节可能有病变。

技术——站立位触诊

站立位时的髂后上棘定位比俯卧位较为困难。臀大肌及多裂肌的张力增加,使该区域的触诊更为复杂繁琐。治疗师拇指触诊时需施加一定的压力,感受骨性轮廓,区分紧绷的软组织与骨骼(图 9.58)。

提示

在组织区分困难时，可先使用方法 2 配合较大的压力在一侧进行触诊。这时,治疗师应近距离站在患者一侧,从前面固定骨盆。在其他情况下,脊柱的弯曲及相关的髂骨移动(站立位前屈试验)可协助触诊,这种活动下脊椎可以变得更加明显。

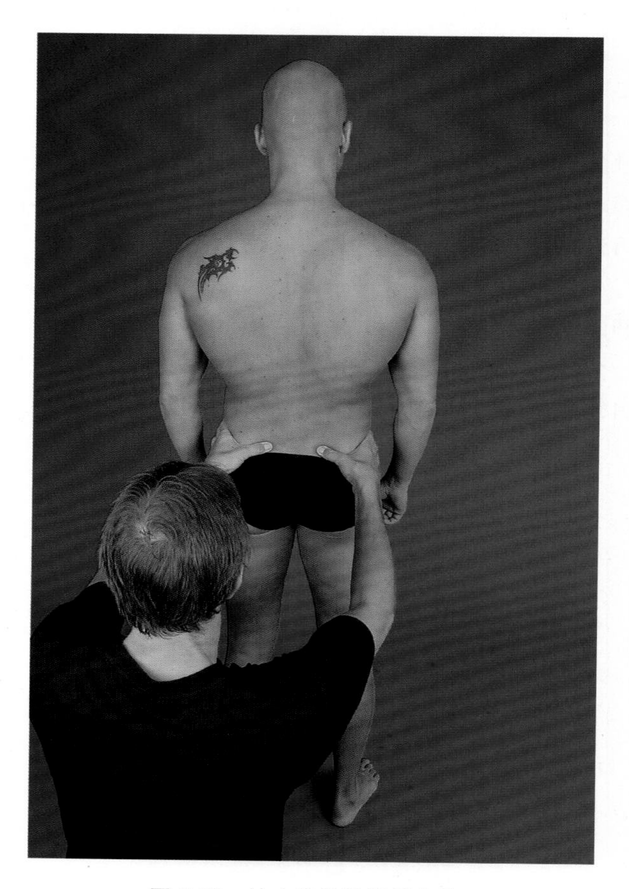

图 9.58 站立位触诊髂后上棘。

骶骨-S2 棘突

治疗师可利用两侧髂后上棘间的连线来精确定位 S2 棘突(图 9.59)。从此处开始,可准确定位腰骶关节及其他骶椎棘突。

技术

为了准确辨识结构,需先使用拇指对双侧髂后上棘进行定位。S2 棘突位于双侧髂后上棘连线的中点,该棘突体积较大,触诊时表现为在骶骨表面清晰地触及不平整的区域(图 9.60)。

骶骨-骶正中嵴

骶骨背面有三条不同的骨嵴,它们是骶骨棘突和关节突的退化结构。骶骨背面的大多数结构都被韧带结构紧密覆盖着,仅有骶骨正中嵴可被明确地触及。棘突在触诊时仅表现为一个结节。其形状有较多变异:

- S1 棘突的形状个体差异很大。触诊时可为 S2 上方明显或轻微的凸起,也可能完全不能触及。即便如此,S1 棘突在接下来的触诊中仍有重要作用。首先,骶髂关节会在这个水平向上小范围延伸;其次,腰椎的触诊需以此为起始点。
- S5 通常没有棘突。原始 S5 双侧椎板在后方不连接,因此没有形成类似棘突的结构。

技术

S2 棘突可利用双侧髂后上棘连线(见上文)进行精确定位。接下来的触诊应小范围、环形地移动,最好使用示指或中指指腹,从 S2 直接向上、向下移动触诊:

- S1:触诊的手指指尖向上(图 9.61)。若能触及 S1 棘突,上方邻近的位置就可触及 L5 棘突(见第 10 章“局部骨性标志触诊”)。
- S3,S4:触诊地手指指尖向下(图 9.62)。沿着骶正中嵴触及的凸起形状也因人而异。其中一种表现是仅触及一块较大的组织结构。接下来也可精确定位 S5 水平。

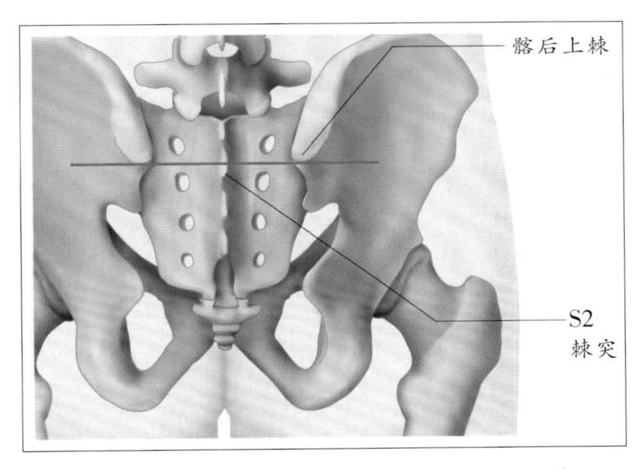

图 9.59　水平定位:两侧髂后上棘-S2 棘突。

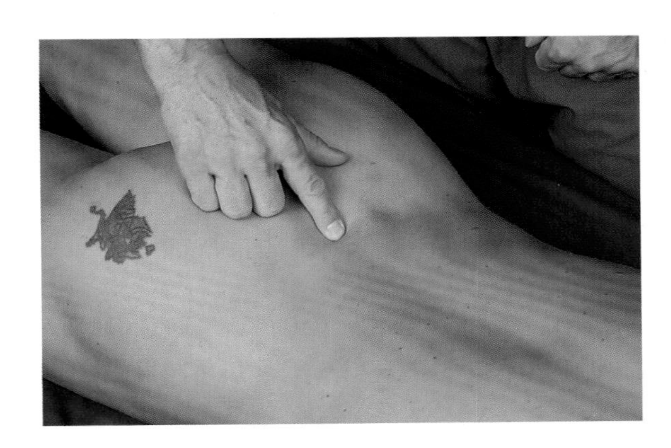

图 9.61　定位 S1。

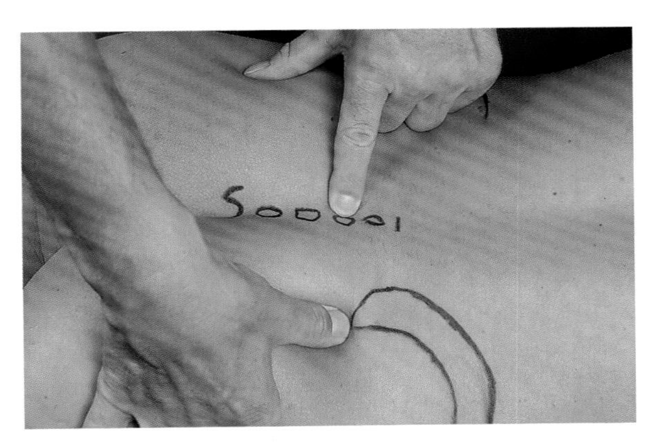

图 9.60　定位 S2。

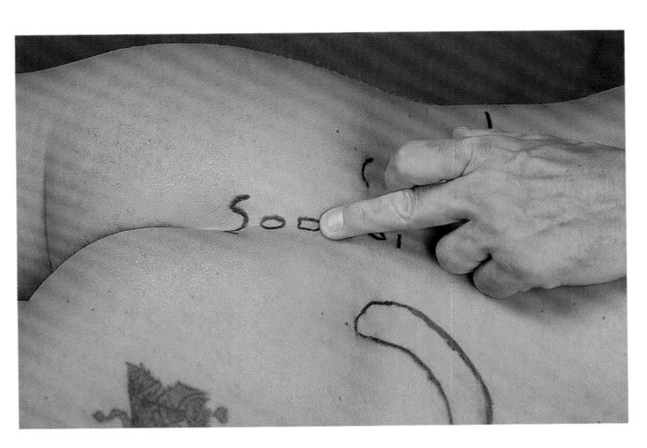

图 9.62　定位 S3。

骶骨–多裂肌的附着点

腰部多裂肌的纤维附着于骶骨后侧、正中线旁。其胶原纤维与后部韧带相融合，例如，骶髂后长韧带。

多裂肌的活动与胸腰筋膜的动力强化类似。多裂肌收缩时隆起，由内向外绷紧筋膜，就像自行车轮胎在充气后膨胀、紧绷一样。

技术

触诊指腹放在骶骨表面、正中线旁。患者轻微地增加腰椎前凸的程度(图 9.63)。肌肉收缩时，可感受到所触诊组织明显变得更坚实。

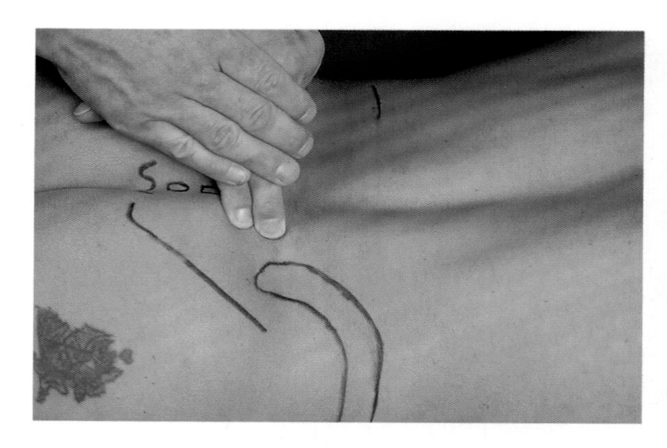

图 9.63　肌肉收缩时触诊多裂肌。

骶骨–骶管裂孔

治疗师手指沿着骶正中嵴触诊凸起处，会触及几个不规则的凸起。当抵达 S5 水平时，触诊感觉会发生变化，此时，可触及一片小且平坦的区域。

技术

推荐使用中指指腹。指尖朝下，从 S4 向下滑动至一小片平坦的区域(图 9.64)。当触及骶管裂孔及其被覆膜性组织，提示抵达 S5 水平。

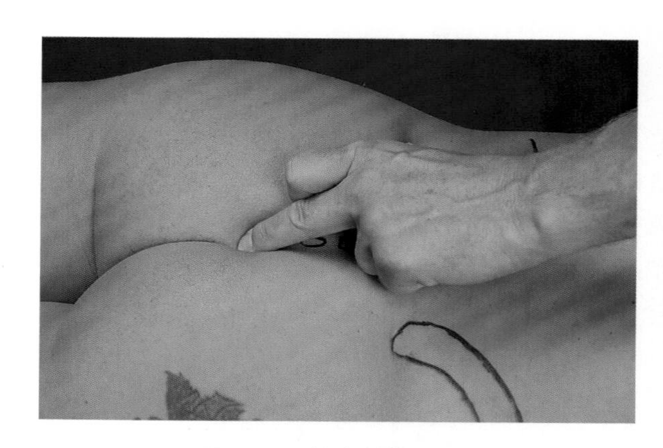

图 9.64　触诊骶管裂孔。

提示

辨识正确位置有两种方法：

- 向前方施力。当触摸到有弹性的组织而无坚硬的骨性结构时，说明触诊到骶管裂孔表面的膜性组织(图 9.65)。
- 手指的指腹向左、向右抵触凸起的骨性结构，进一步环形触诊可以发现凸起结构是骨突(图 9.66)。这些结构为骶角，是 S5 椎弓根椎板的退行结构。其形状及大小因人而异，同一患者其左、右侧结构也可不同。由于两侧骶角正对着尾骨的凸起，治疗师无法精确触诊骶骨下界。骶角的触诊将会在骨盆的精细触诊课程中再一次讲述。

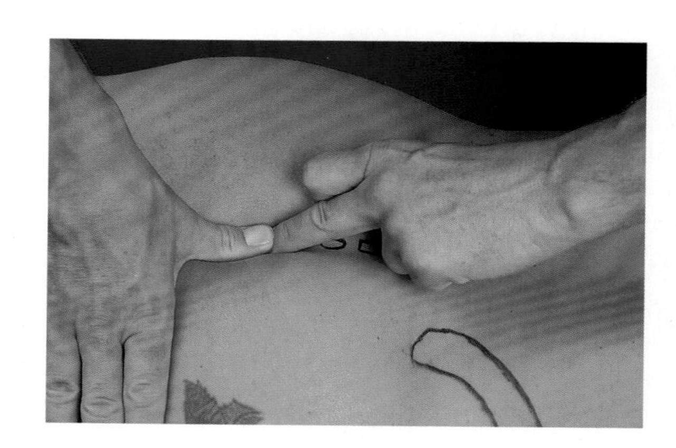

图 9.65　对膜性组织施加压力。

骶骨–骶尾部过渡区

骶骨尖及可活动的骶尾关节位于骶管裂孔的正下方。

技术

手指指腹以较高角度触诊骶管裂孔。手指向下滑行，到达裂孔正下方的一个横行凹槽。即是骶骨与尾骨的连接处。

治疗师可以通过评估质地来进一步鉴别骶骨与尾骨。直接在骶骨上施力可感受到很坚实的阻力(在 S4 水平最安全)(图 9.67)而在关节下方，按压尾骨时感受到较有弹性的阻力(图 9.68)。

病变信息

患者跌倒后尾骨受压可致尾骨触诊疼痛。这是由

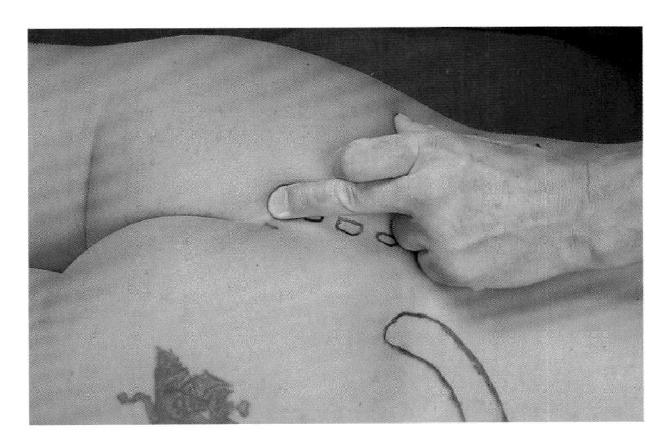

图 9.66 定位骶角。

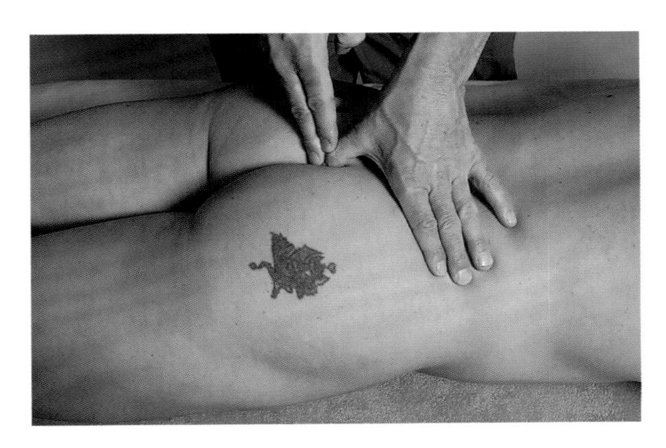

图 9.67 在 S4 水平评估质地。

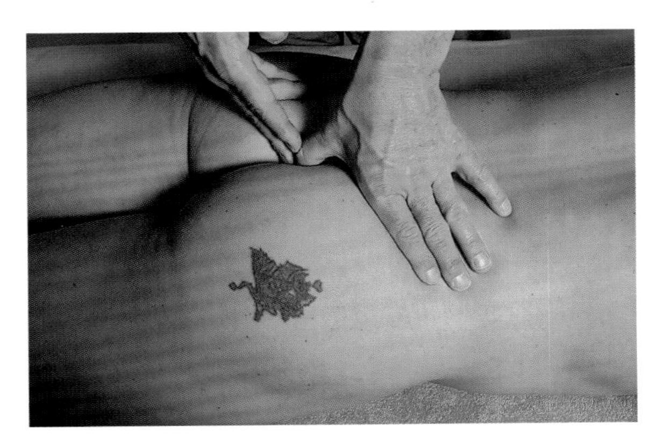

图 9.68 评估尾骨的组织紧实度。

于稳定关节的韧带过度拉伸。这些韧带(骶尾外侧韧带)源于骶骨角的后侧。在韧带起始处做局部的横向摩擦有助于缓解疼痛。

骶骨–骶骨下外侧角

骶骨的下外侧角位于骶骨角水平,双侧下外侧角之间的距离决定了骶骨下缘的宽度。显然,骶骨并不是三角形的,而更像一个不规则四边形。骶骨的下外侧角的触诊有三种不同的手法。

技术——方法 1

再次使用中指指腹触诊骶管裂孔表面的膜性组织。示指和无名指轻轻地散开放在两侧臀部表面。骶骨下外侧角就在这两指指腹之下(图 9.69)。这种方法尤其适用于快速定位。

技术——方法 2

自骶骨尖向外侧移动触诊可触及骶骨下缘。当触诊手指改变方向,朝向外上时,即为骶骨下外侧角所在(图 9.70)。

技术——方法 3

这种方法用于骶骨边缘的快速定位。触诊时用指腹或手掌内侧缘,向下沿着骶骨边缘触诊,直到骶骨边缘明显地转向内侧(图 9.71)。

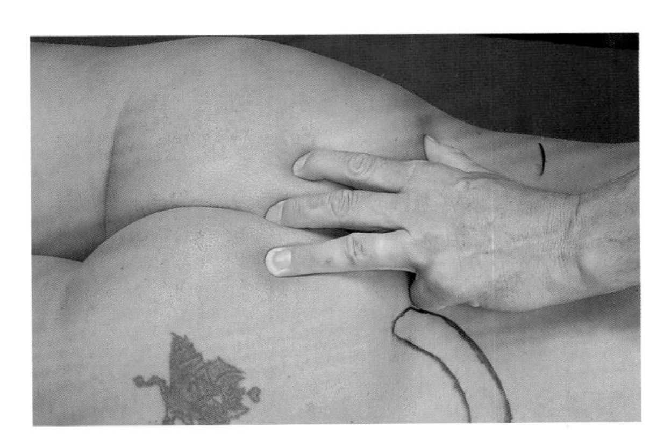

图 9.69 定位骶骨下外侧角——方法 1。

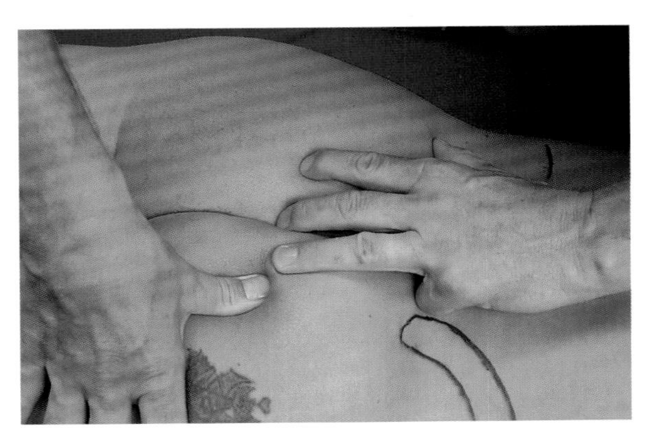

图 9.70 定位骶骨下外侧角——方法 2。

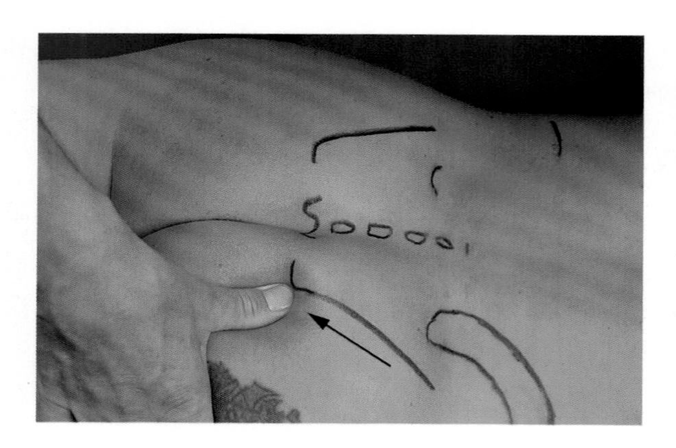

图 9.71 定位骶骨下外侧角——方法 3。

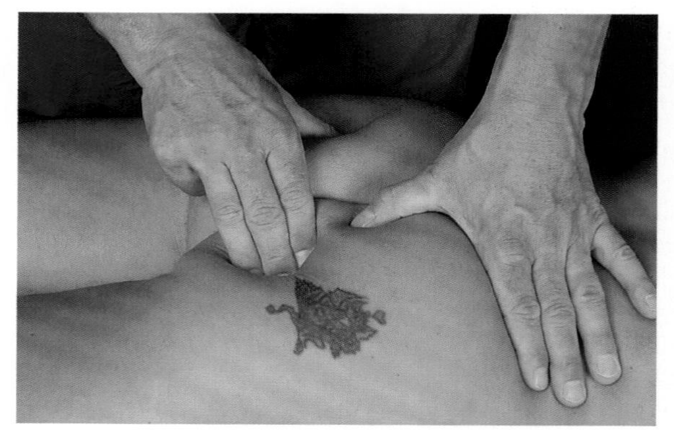

图 9.73 骶结节韧带——直接触诊。

提示

采用第 2、3 种方法触诊时,局部坚韧的组织会使骶骨下外侧角的触诊更为困难。因此,触诊骶骨边缘时必须施加一定压力。此时,评估、比较组织的致密度同样也很重要。直接按压时,会感觉到邻近的韧带结构很坚实,但有一点弹性。

骶结节韧带

骶结节韧带是骨骼肌系统中最坚韧的胶原组织之一,该韧带连接骶骨边缘与坐骨结节,尤其是在下外侧角的水平上处。

技术

依照上文, 我们已定位两个重要的骨性标志,骶骨下外侧角和坐骨结节(图 9.72)。骶结节韧带接近一个大拇指宽,位于两个骨性标志之间。常以拇指横向触诊或以示指加压。该韧带很坚韧,但直接触诊时有一定弹性(图 9.73)。

病变信息

由于该韧带属于限制骨盆前倾的最重要的韧带之一,它在仰卧位时并不收紧,直接按压时具有一定弹性。一些手法治疗的研究采用两边对比的方法来辨别张力的变化。双侧组织的张力不一致,导致施加压力是弹性大小不同,提示了骶髂关节存在病变。

骶髂后长韧带

骶髂后长韧带是另一种能直接触及并有助于疾病诊断的骶髂韧带组织。它连接了髂后上棘及相应的骶骨边缘,该韧带约 3cm 长,一指宽,与骶结节韧带相融合。是唯一能限制骨盆后倾的韧带。同上所述,该韧带是多裂肌的附着区域之一。

技术

骶髂后长韧带可采用横向触诊方法在髂后上棘下缘触及,表现为一块圆形组织(图 9.74 和图 9.75)。该触诊点往后的韧带接组织(约 2cm)只能较模糊地感

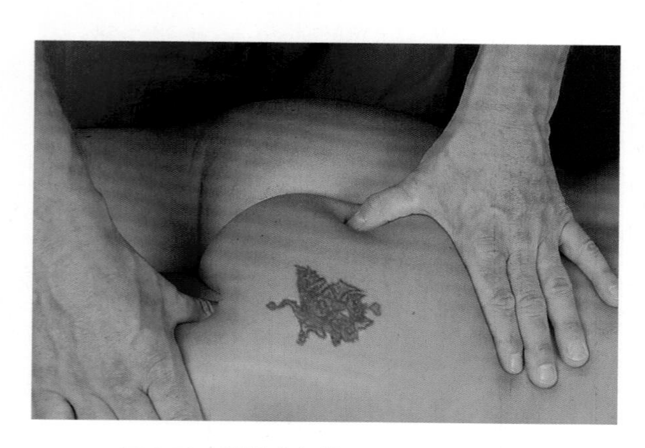

图 9.72 骶结节韧带——定位固定点。

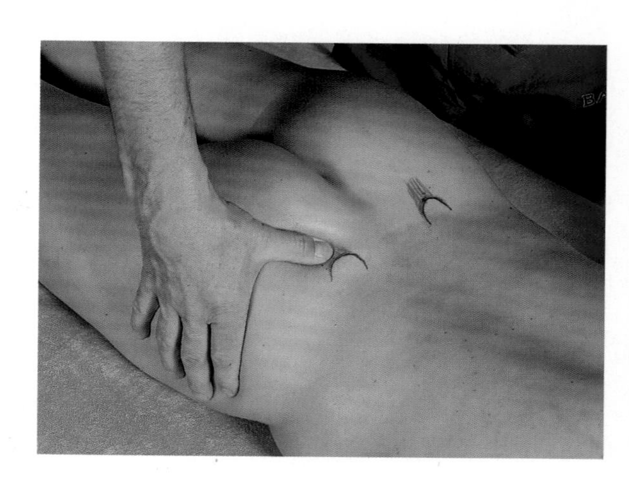

图 9.74 骶髂后长韧带,起始位置。

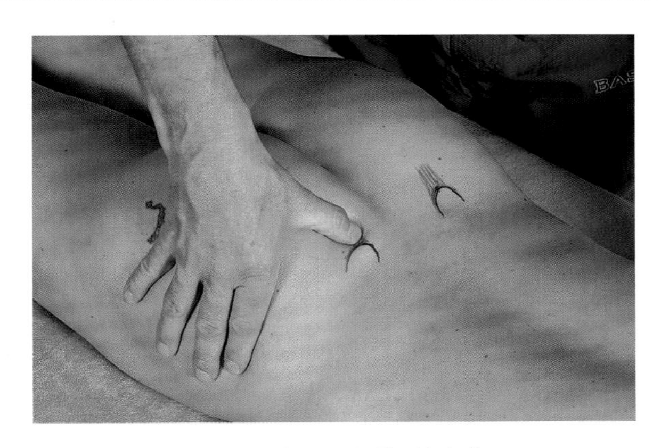

图 9.75 骶髂后长韧带,结束位置。

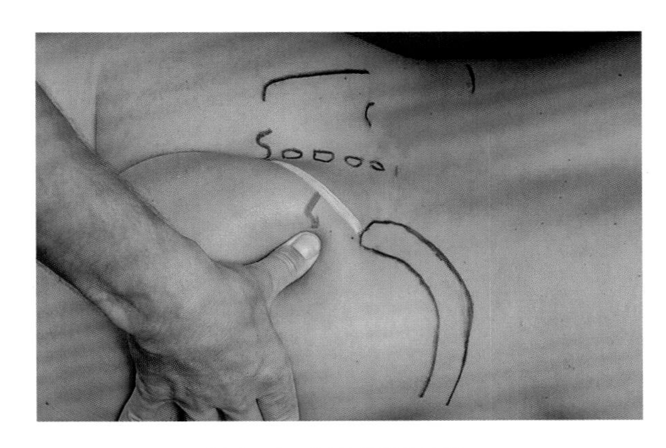

图 9.76 触诊髂后下棘。

受到,因为该韧带走向靠近骶骨边缘。

病变信息

根据 Vleeming 所述,横向触诊髂后上棘下方的韧带时,如患者感觉疼痛,提示骶髂关节存在病变。

投影定位

触诊结构概述
- 髂后下棘
- 骶髂关节体表投影
- 梨状肌
- 坐骨神经及臀肌

后骨盆的许多结构在触诊时不能被触及,或仅在工具辅助下才能触及。因此治疗师需要知道这些结构的体表投影并画标记线来定位。首先在髂后上棘及骶角间画上标记线,为接下来的进一步标记投影及触诊作基础。

髂后下棘

这条连线被一条 2cm 长的线垂直一分为二。其中第二条线的终点即是髂后下棘局部触诊的起点。

技术

将一拇指置于该点上,以足够的力量向前推,另一拇指在必要时予以辅助。拇指向上移动,可感受到坚硬骨骼的阻力,这时治疗师从下往上可钩住髂后下棘(图 9.76)。

髂后下棘通常位于 S3 棘突水平,同时也象征着骶髂关节的下缘。触及该点时,下方约 1cm 处即为关节表面,在解剖标本上更能明确这一点。

提示

这种方法触诊时必须使用一定的力度,因此在某种程度上可能会造成患者的不适。但大多数情况下还是可以被接受的,因为该方法不会对真正敏感的组织造成损害,例如血管或神经。

骶髂关节体表投影

为使关节的空间结构及尺寸更为清晰明了,现可将关节的确切位置投射在体表。

关节在臀部的投影位于髂后上棘和骶骨角的连线外侧约 2cm 处与之平行的直线上(图 9.77)。

技术——体表投影

- 必要时重绘连线。
- 找到髂后下棘及位于骶骨中线的 S3 棘突。
- 找到 S1 棘突。必要时,通过连接髂后上棘明确

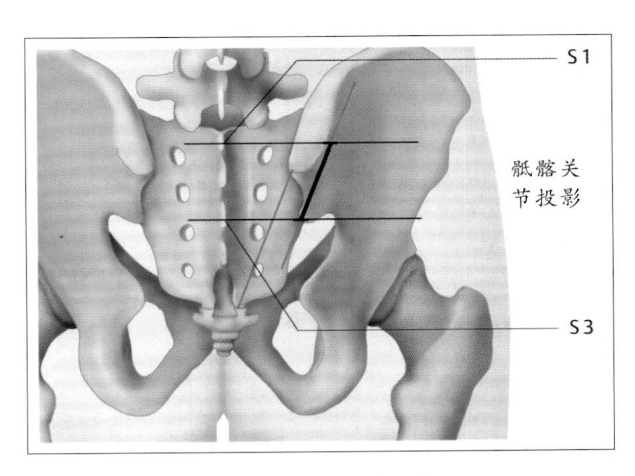

图 9.77 骶髂关节定位,后面观。

S2 棘突水平。

• 在髂后上棘和骶骨角的连线外侧约 2cm 处再画平行线。

• 分别过 S3 及 S1 作横线与平行线相交,相交的一段即为骶髂关节的体表投影。

这样,骶髂关节的位置、排列及上/下缘就投影在躯体后方(图 9.78)。事实证明,骶骨的边界中,仅在 S5 的下外侧角水平及髂后下棘(S3 水平)间的部分能够被触及。骶髂关节位于该区域的上方,不能够直接触诊。

梨状肌

梨状肌在不同病变情况下都有着重要作用,对其进行密实度的评估起到一种监测功能。因此,梨状肌的定位对于腰–盆–髋区症状的评估及某种情况下的治疗来说非常重要。

梨状肌的定位主要分两步。首先梨状肌投影到皮肤,然后通过触诊技术评估其质地(图 9.79)。

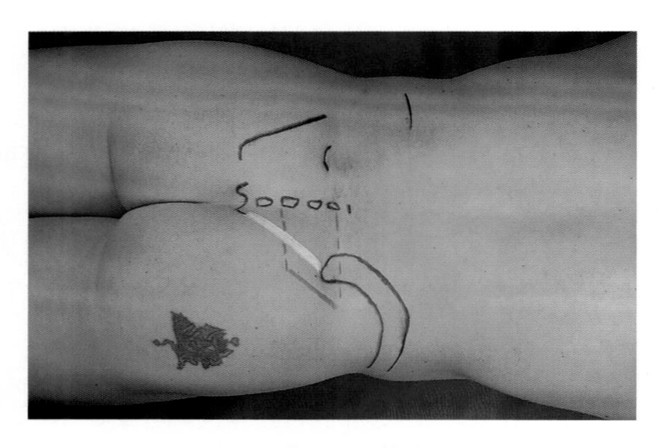

图 9.78 骶髂关节在体表的投影。

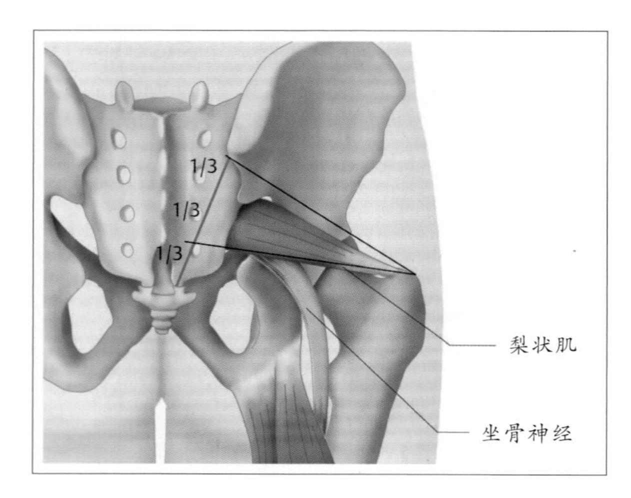

图 9.79 梨状肌的位置。

技术——梨状肌投影

• 首先在髂后上棘和骶骨角之间画一条直线,并将其三等分。

• 还需要在大转子的上方尖端作为另一个骨性标记点。大转子的位置已经在上文提及(见“骨股大转子”章节)。

• 然后在髂后上棘下端和大转子尖端之间画一条线,这条线代表梨状肌的上缘。

• 在大转子尖端和第一条直线的下三等分点之间连线,这条线代表梨状肌的下缘。

• 这些线构成一个细长的三角形,底边靠内侧,顶点朝向外侧(图 9.80)。

技术——梨状肌触诊

确定梨状肌的皮肤投影后,可以直接触诊其肌腹。治疗师用 2~3 根手指压住三角形的中心,用指腹进行触诊,并施加一定的压力,寻找指腹下圆形的结构。梨状肌的肌腹比周围结构稍微坚硬一点。

> **提示**
>
> 骶骨外侧边约超过髂后上棘和骶骨角连线 2~3cm。就在骶骨外侧边稍往外寻找梨状肌约 4cm 长的肌腹。这个位置最接近皮肤投影上三角形的中心。再往外侧,梨状肌移行为肌腱,难以被触及。

病变信息

当腰椎、骶髂关节、髋关节和大腿区域存有病变时,梨状肌常常表现出病理性的僵硬且伴有压痛。

梨状肌综合征指其肌张力增加,并激惹坐骨神经。当在梨状肌上发现扳机点时,则支持梨状肌综合

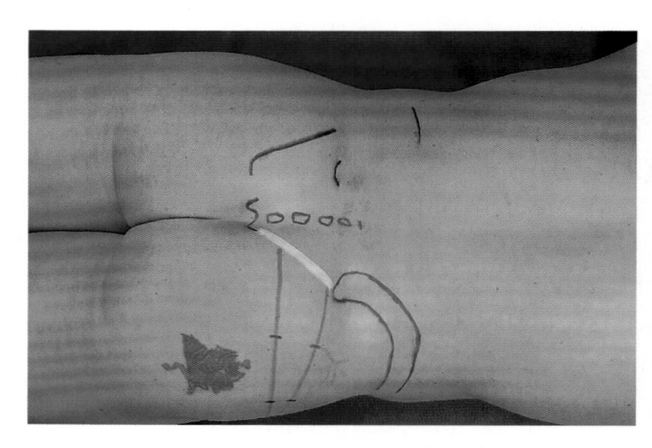

图 9.80 梨状肌的体表投影——肌腹。

征的诊断。

Mercer 等(2004)回顾文献，调查了大量有关梨状肌上敏感结构触诊的不同建议。后来他们应用文献中推荐的梨状肌触诊定位方法在 10 具尸体上检查梨状肌的位置和形状，结果发现只有两种方法是可靠的。他们发现尾骨尖端和梨状肌肌腹下缘的距离差异可达 2cm。

坐骨神经和臀肌

坐骨神经的位置和走向都可以准确得投影到皮肤上(图 9.81)。如果直接用手指进行触诊，可能无法准确定位。仰卧位时，肌肉过于放松；侧卧位时，软组织又过于紧密。这使得坐骨神经可活动性过大，无法作为一个独立的结构被准确触诊。正常情况下，坐骨神经对直接触诊没有不适感，只有在神经炎症时，触诊可能诱发疼痛。

投影——骨盆出口

坐骨神经从梨状肌下面经过，走行数厘米后从上述连线中所描述的出口点穿出。梨状肌的下缘被已有连线三等分。坐骨神经就从连线的中内 1/3 交界处的区域穿出梨状肌(图 9.82)。

技术——触诊

坐骨神经的位置可以通过触诊确定。一般采用大拇指或其他手指施加中等大小的压力，朝下方施力。

治疗师维持向下方的力，然后向上方移行，感受到一坚硬而有弹性的结构，即梨状肌的肌腹。维持向下的压力再向内侧移行，可以感受到骶骨坚硬的边缘(图 9.83)。

这种触诊技术可以定位到梨状肌下孔。臀下神经

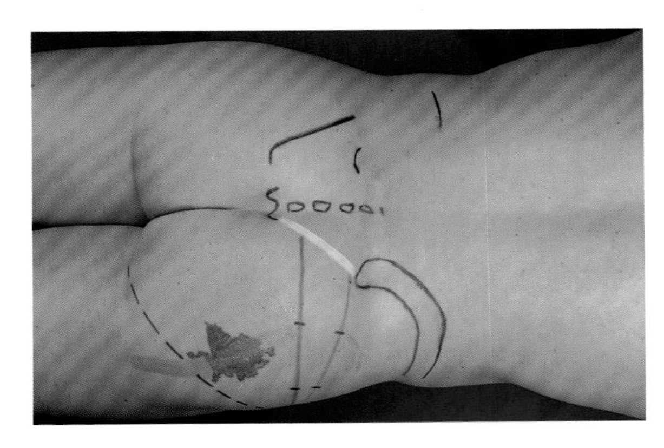

图 9.82 坐骨神经骨盆出口的投影。

(支配臀大肌的运动)从梨状肌下孔穿出到表层。股后皮神经是另一条从梨状肌下孔穿出的神经。股后皮神经有部分分支在坐骨结节后方，部分分支向内走行在坐骨结节下方。

投影——坐骨神经在骨盆后方的走行

坐骨神经在骨盆后方的走行可以采用额外两个骨性参照物来确定(图 9.84)，然后用局部触诊法确定坐骨神经在皮肤上的投影位置。

所需要的两个骨性参照物是：

- 坐骨结节。
- 大转子。

将坐骨结节尖端和大转子尖端相连，其连线取中点。

将连线的中点与上述梨状肌下的坐骨神经出口区相连接，这条线上约拇指宽的皮肤区域下即代表坐骨神经在骨盆后方的走向投影(图 9.85)。

投影——坐骨神经在大腿上的走行

坐骨神经在大腿上的走向粗略可以看做是从大转

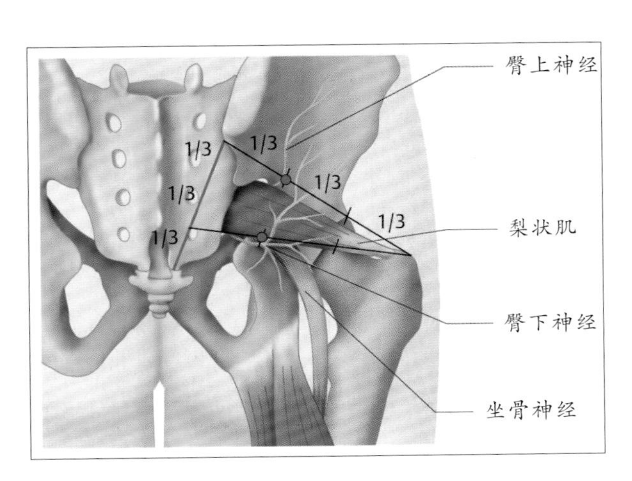

图 9.81 臀区重要神经的位置。

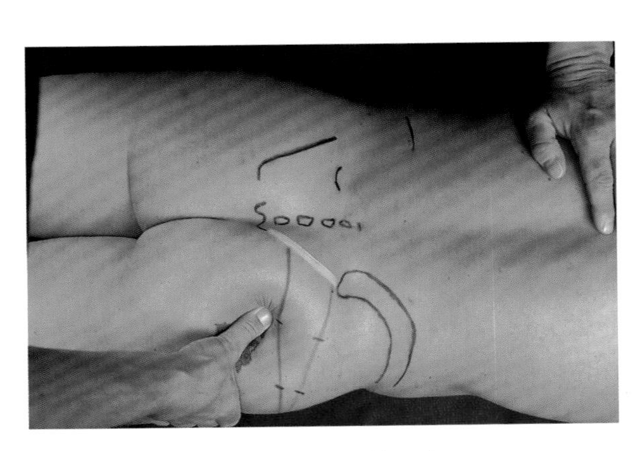

图 9.83 触诊坐骨神经出口。

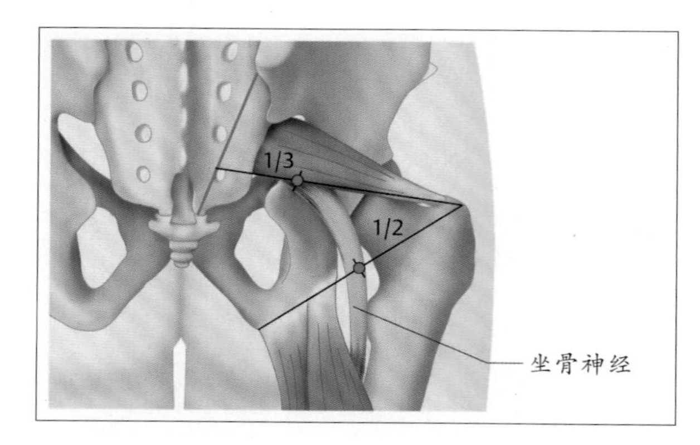

图 9.84 坐骨神经在骨盆区的走行。

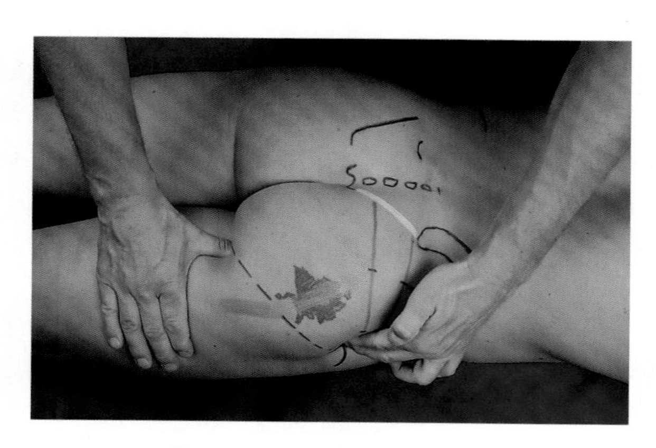

图 9.85 坐骨神经走行投影。

子和坐骨结节连线中点出发,沿着大腿后方向下,终止于腘窝中间。我们可以在这条通路上对坐骨神经施加一定的压力。压力能够透过深层结构,直接作用在神经上。手指向下施力的同时再向内侧滑动,即可感觉到坐骨结节的骨性突起(图 9.86)。在尸体模型上,可以看到坐骨神经就沿着坐骨结节外侧向下走行。

随着年龄增大,坐骨神经甚至会在坐骨结节外侧形成一条沟。在距离腘窝约一手掌宽的地方,坐骨神经分成两支。可以在腘窝处轻易触及胫神经和腓总神经(见第 6 章)。

坐骨神经在大转子和坐骨结节之间狭窄的通道详见下文“骨盆和大转子之间的缝隙”。

投影——臀上神经

臀中肌、臀小肌由臀上神经支配。臀上神经从骨盆后方穿出。也可以用上述的触诊技术确定臀上神经的位置(图 9.87)。

将大转子与上三等分点 (髂后上棘与骶骨角连线)相连,并将这条线三等分。臀上神经就在其中内 1/3

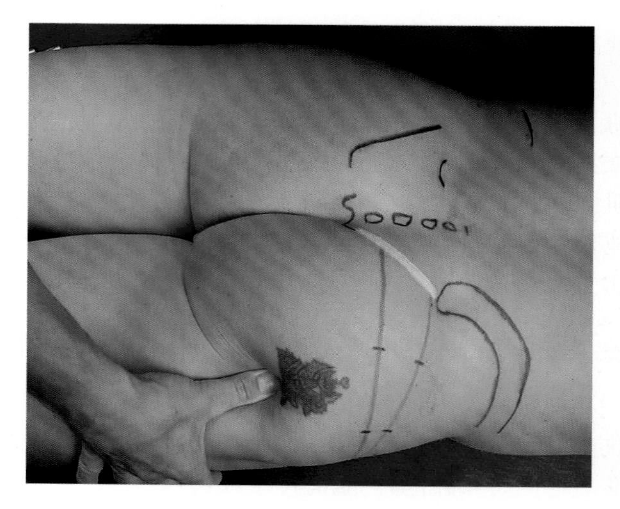

图 9.86 在坐骨结节处触诊坐骨神经。

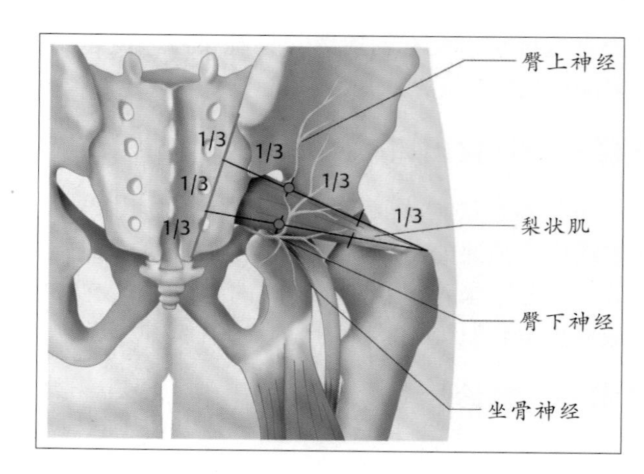

图 9.87 臀上神经骨盆出口。

交界处向上穿出梨状肌。在这个区域内向上方向深层进行触压,可以确定神经位置。这就是梨状肌上孔。

骨盆-大转子区域的局部触诊

触诊结构概述

- 大转子和坐骨结节
- 大转子滑囊
- 测量股骨颈前倾角
- 大转子上的附着点
- 骨盆-大转子间隙宽度
- 坐骨结节和坐骨滑囊
- 盆底肌肉活动触诊

大转子和坐骨结节

利用快速骨性结构定位法,坐骨结节约在臀褶水平上。接下来的触诊从坐骨结节尖端开始。治疗师触诊时序可能需要改变患者的初始体位并站在触诊结构所在的一侧,但总体来说,站在所触诊结构的对侧为佳。

要正确定位大转子的位置,需先用垂直触诊法找到大转子尖端(图9.88)。治疗师首先找到大转子大概位置,然后定位大转子的边缘。

大转子滑囊

大转子区域的滑囊炎是臀部外侧疼痛常见的原因。炎症最常发生在臀大肌的滑囊上。通过触压臀肌粗隆和大转子来评估压痛情况。可以采用平压的方式进行触诊(图9.89)。

病变信息

正如其他突出结构上的滑囊一样,我们无法感知大转子滑囊。当出现滑囊炎时,只有触压时诱发的疼痛和滑液的波动感能够提示我们所触诊的就是滑囊。

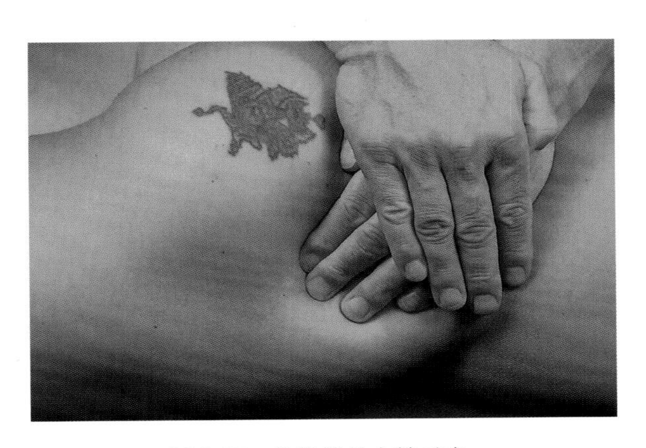

图9.88 触诊股骨大转子尖。

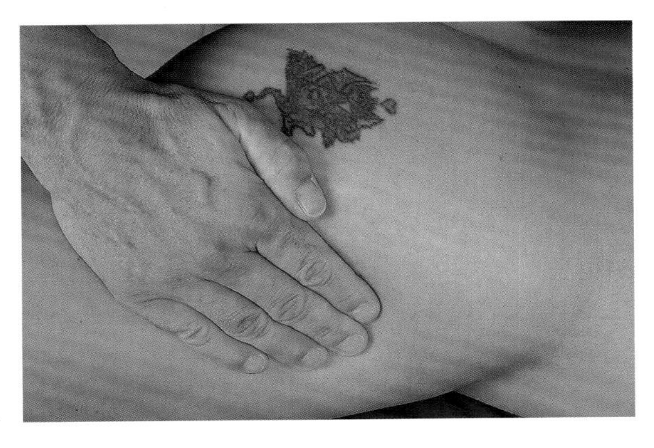

图9.89 触诊转子滑囊。

大转子滑囊炎一直被认为是外侧髋关节疼痛的来源之一。详细了解大转子周围滑囊结构的形态学知识对于确定诊断和治疗方法(如局部浸润)是至关重要的。Dunn等在2003年的一项研究中调查了21具尸体的转子周围滑囊位置及其形态。他们在10个不同的位置上找到121个滑囊。这些滑囊形态各异,但在大转子和臀大肌或髂胫束之间,总是能找到一个滑囊。大多数情况下,能找到一个属于臀小肌的滑囊。

测量股骨颈的前倾角

徒手测量股骨颈的前倾角时,股骨外侧区域可以为治疗师提供很好的提示。这个角度的大小与髋关节内旋的范围相关。髋周软组织张力正常的情况下,股骨颈前倾角度越大,髋关节内旋角度越大。关节囊的活动性变差的一个征象是髋关节内旋角度减小。在得出髋关节内旋是否受限的结论前,应该先比较双侧股骨颈的前倾角大小。这就是为什么徒手检查股骨颈前倾角对评估髋关节非常重要的原因。

技术

髋关节摆在中立位,膝关节屈曲。治疗师将一只手平放于外侧的大转子上。

在矢状面上将小腿向外侧旋转,从而内旋髋关节(图9.90和图9.91)。可以看到大转子绕着股骨头呈圆弧形向内侧转动。

当大转子到达最外侧时,髋关节内旋角度达到最大。此时股骨颈位于水平面上,可以评估股骨颈前倾角大小。

治疗师记录小腿在矢状面上偏移的角度。

这种方法并不能精确地测量出股骨颈前倾角的具体角度。然而,它可以让治疗师粗略地比较双侧前倾角度的大小。

股骨大转子附着点

通过触诊可以评估附着在骨盆–大转子上的肌肉以及臀小肌的压痛情况。治疗师站在所要触诊肌肉的对侧。

患者俯卧,靠近治疗师。

技术

治疗师指腹放置在大转子尖端,通过大腿的旋转来确定大转子的位置。大转子的宽度经常会被低估,治疗师可以使用另外一只手来确定大转子的前缘和

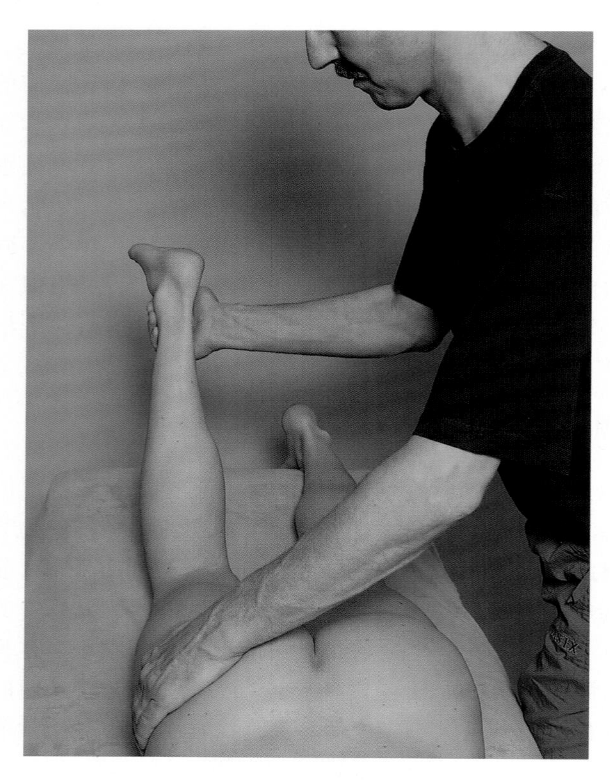

图 9.90 测量股骨颈前倾角，初始位置。

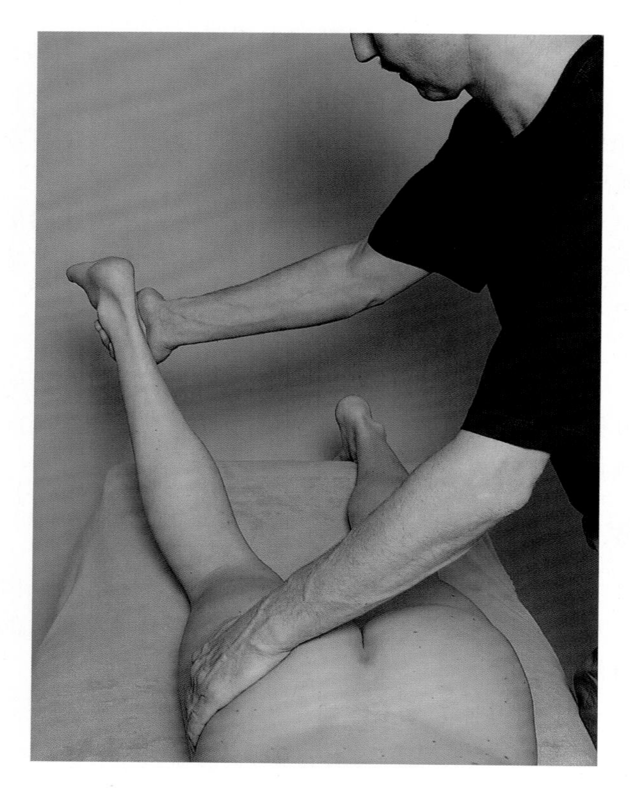

图 9.91 测量股骨颈前倾角，结束位置。

后缘以更好掌握大转子整体宽度（图 9.92）。

指腹稍用力触压大转子和周围的软组织。逐渐增加力量，以诱发大转子上的疼痛。然后，指腹在所触诊的肌肉上横向用力。

通过上述步骤，可以进行评估附着在大转子和转子间嵴上的肌肉：

- 前方和近端附着点：臀小肌的前方纤维。
- 近端附着点：臀小肌的中间纤维。
- 后方和近端附着点：臀小肌的后方纤维和梨状肌。
- 后方附着点：连接骨盆–大转子的肌肉（图 9.93）。

提示

通过触诊感受大转子的边缘比较难。初步定位后，通过旋转大腿，感受大转子周围的骨骼活动，这样可以较容易确认触诊的结构究竟是否为大转子。

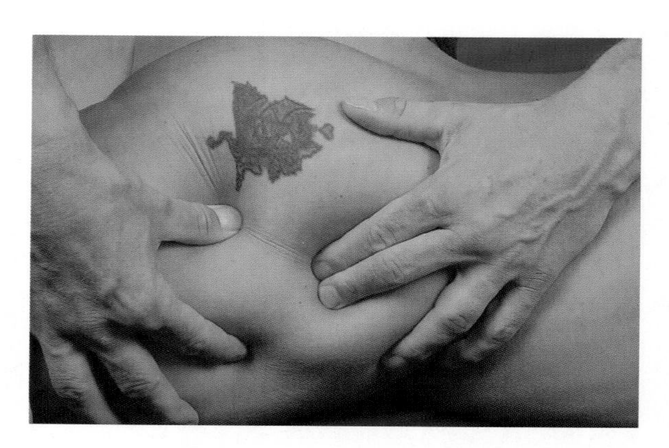

图 9.92 触诊大转子宽度展示骨盆和大转子之间的间隙。

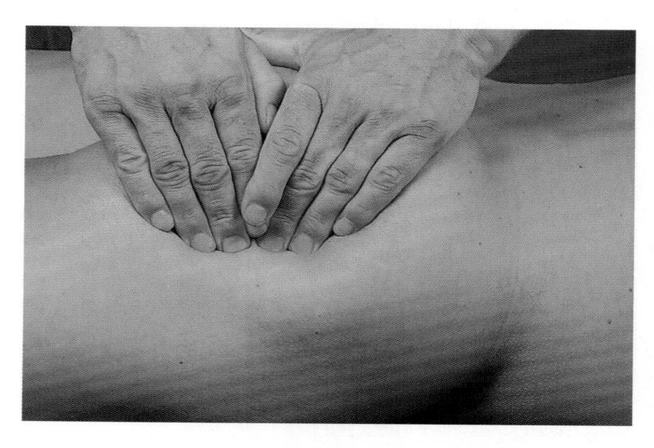

图 9.93 触诊大转子后方肌肉附着点。

病变信息

患者常常抱怨臀部外侧区域疼痛，我们不能判定疼痛的根源是否就是该区域。这些症状通常是牵涉痛或由其他区域投射而来，更多来源于近端。治疗师应该进行全面的功能评估。此外，通过局部诱发疼痛可以正确定位疼痛的来源。

骨盆和大转子之间的间隙距离

在解剖书和骨骼模型上，股骨大转子和坐骨结节之间的距离总是很大。当大腿处于中立位时，二者之间的距离只有 2~3 指宽；当大腿外旋时，二者的距离则会显著减少。正如前述，连接骨盆和大转子的肌肉以及约有拇指宽的坐骨神经刚好位于骨盆与大转子之间。

技术

治疗师继续上述操作，使用两个手指深压进大转子后表面的软组织（图 9.94）。通过评估其质地从而正确定位骨性结构及周围软组织。一手指推压大转子边缘，另一手指推向坐骨结节，两手指均应触摸到骨性结构。

坐骨结节和坐骨滑囊

有关坐骨结节大小和外形轮廓的观点来自于解剖学，通常将之表现为很小的结构。当检查解剖标本和局部触诊时，可以发现坐骨结节的实际大小。

臀大肌的坐骨滑囊可以吸收摩擦力，以避免损伤骨性突起。直接触诊可能诱发患者症状。

技术——坐骨滑囊

采用上述粗略定位坐骨结节的技术（见“坐骨结节”），将拇指指腹放置于大转子尖上。当发现可疑滑囊炎时，可通过增加压力以及在上下或内外方向轻微来回移动拇指进行确认。

技术——坐骨结节轮廓

通常情况下，坐骨结节周围组织膨胀突出，影响坐骨结节轮廓的准确定位。根据我们的经验，采用拇指指腹或多手指指腹进行环形触诊是一种可行的方法。

拇指放置于坐骨结节的尖端上（图 9.95）。

• 拇指指腹向上、向下移动。向上方可触及骶结节韧带的附着点，它限制了向上方的移动，直接施压时可感觉到坚实而有弹性。骶结节韧带连接坐骨结节和骶骨的下外侧角。

• 拇指向下方的移动也会受到相似的限制，即腘绳肌的头端。腘绳肌的头端是由几条肌肉融合而成，因此无法准确分辨是哪些肌肉。腘绳肌肌腱的起点在坐骨结节的外侧尤为明显。使用拇指和示指指腹进行触诊或两只手同时触诊，可以区分腘绳肌肌腱与周围软组织（图 9.96）。腘绳肌肌腱的边缘可被准确触诊分辨出来（见第 5 章）。

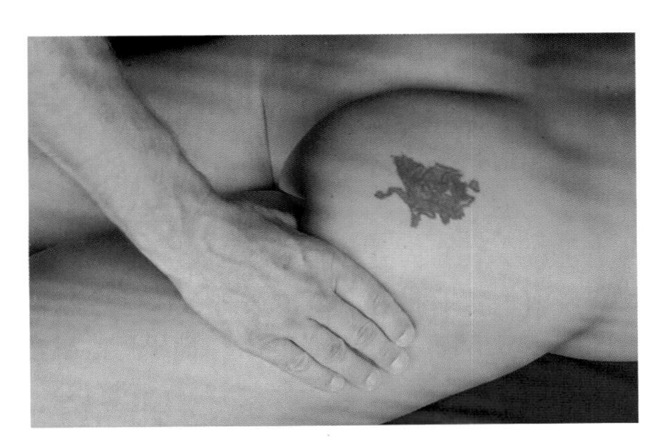

图 9.95　触诊坐骨结节。

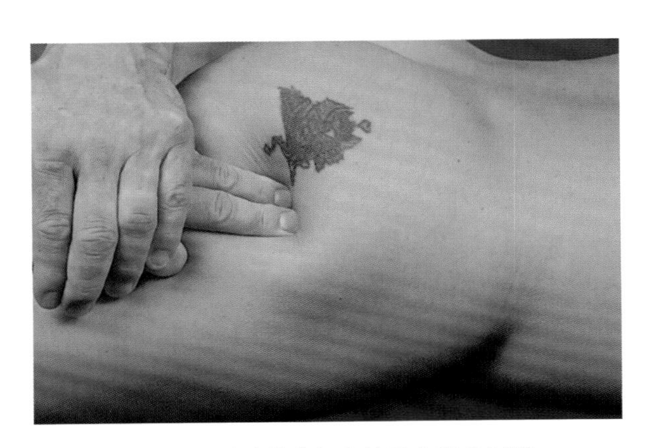

图 9.94　展示骨盆与大转子之间的间隙。

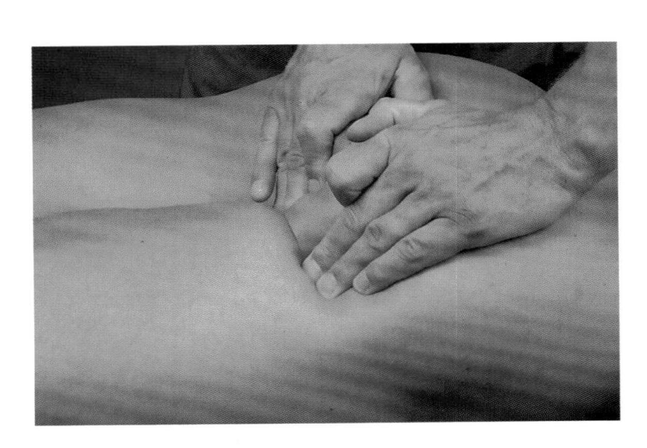

图 9.96　触诊腘绳肌的头端。

提示

通过膝关节等长抗阻屈曲运动可以激活腘绳肌，进而确定腘绳肌在坐骨结节上的附着点位置。如果臀大肌的肌肉活动阻碍腘绳肌的触诊，则嘱患者将膝关节推向治疗桌，以交互抑制臀大肌活动。

触诊盆底肌肉活动

盆底肌肉活动的触诊无需直接近肛门区域，触诊时可从坐骨结节下方入手。

技术

触诊右侧肌肉活动时，治疗师站在患者右侧。推荐使用手指平坦的指腹进行触诊。从坐骨结节出发，手指指腹顺着骨性边缘向内侧移动。当手指的移动被坚实而有弹性的结构阻挡时，则提示为盆底肌肉。此时可以通过相应肌肉的收缩来确定是否为盆底肌肉。当盆底肌肉(如肛提肌)收缩时，手指指腹被推向后方。

病变信息

当刺激激活盆底肌肉或进行盆底肌肉力量练习时，上述所提的手指指腹触诊技术可用于提供肌肉收缩的反馈。当患者独自练习时，可以采用这种触觉提示。

评估与治疗提示

当进行下肢结构分析时，通常会关注髂嵴、髂后上棘和髂前上棘的相对高度。通过触诊这些骨性标志，可以得知是否存在下肢长度不等长或骨盆扭转的情况。医师或治疗师在进行站立屈曲测试时，必须准确触诊髂后上棘的位置(图 9.97 和图 9.98)。

骶髂关节松动术要求操作者力量较大，并且施力于骨盆以提供最大的力学杠杆(图 9.99)。可以通过快速骨性标志点定位帮助寻找这些施力点，如髂嵴、坐骨结节和骶骨边缘。

一些韧带组织受到激惹时，可能会引起骶骨区疼痛。骶髂后长韧带的状态会影响骶髂关节的功能。跌倒时臀部着地，可能使连接到尾骨上的韧带受到过度牵拉，进而引起相应区域疼痛。

局部软组织疼痛难以诊断。骨盆区域的疼痛首先应该排除来自于其他区域的牵涉痛。尝试确定引发骨盆疼痛的组织是哪些。滑囊炎、转子周围组织、过紧的梨状肌甚至是梨状肌综合征是可能的局部疼痛来源。准确的触诊技术可以确定哪些组织受到影响，并为功能性检查提供辅助的支持证据。

盆底肌肉训练很大程度上建立在患者的感知上。从盆底肌至坐骨结节内侧的触觉反馈可以帮助患者更快地建立自主收缩活动感觉。

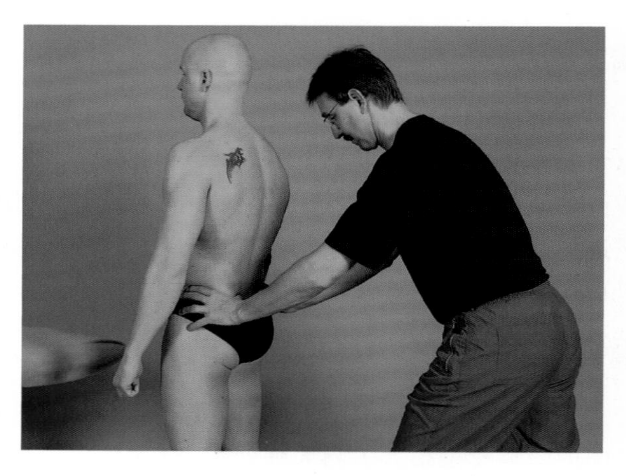

图 9.97　站立屈曲测试，初始体位。

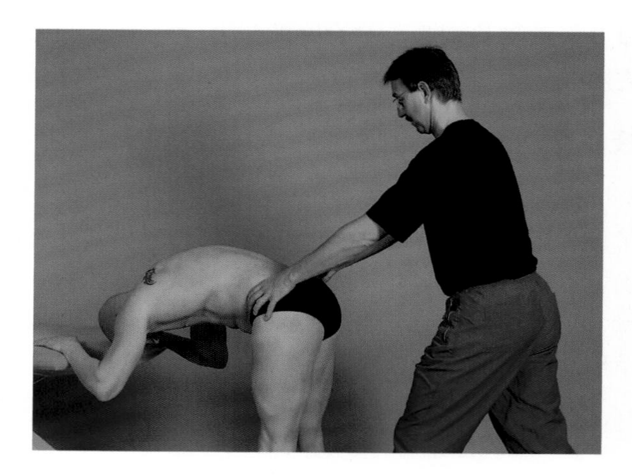

图 9.98　站立屈曲测试，结束体位。

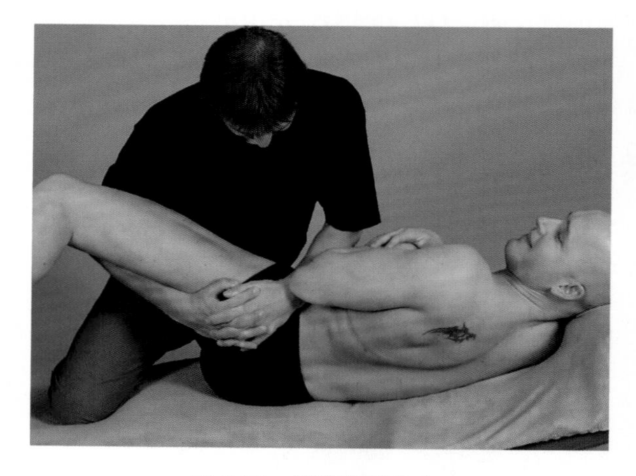

图 9.99　骶髂关节松动。

思考题

1.梨状肌综合征是如何发生的？

2.骨盆倾斜位有哪些后果？

3.骶骨裂孔的位置在哪？两侧骶骨角间的结构是什么？

4.骶髂后长韧带有什么显著的特征？

5.阐述为什么骶髂关节要由周围组织的结构和力量来维持稳定？

6.胸腰筋膜是由哪几层构成的？

7.哪些骨性标志可以作为臀部肌肉的标记？

8.将手的一侧放在腰的侧边可以触诊到什么结构？

9.如何正确触诊骶骨的侧缘？从这里可以触诊到哪些结构？

10.要是臀肌能够凸显出来，患者应该做什么？思考应该给予什么样的指令让患者容易明白！

11.哪些结构会使髂胫束紧张？

12.哪两种方法可以定位髂后上嵴？为什么正确定位如此重要？

13.骶中间嵴下界是什么结构？还有哪些结构参与此边界的构成？

14.正确区分骶骨与尾骨的过程可能会出现什么情况？

15.为什么正确定位骶骨下外侧如此困难？

16.当治疗师定位髂后上嵴时，哪些结构对压力比较敏感？

17.如何由下往上触诊骶髂关节？

18.治疗师如何找到坐骨神经从梨状肌下缘出口？

19.骨盆与大转子之间的间隙可以找到哪些结构？

20.从坐骨结节尖开始可以触及哪些结构？

（冯蓓蓓 王欣 朱小霞 译 王于领 校）

第 10 章
腰椎

腰椎的特征和功能

在最初的幼儿发育时期胚胎的脊柱曲线的两个部分发生变化，腰椎代表其中的一个部分。脊柱的运动部分（颈椎及腰椎）变得前凸，胸段及骶段的脊柱保持原有的后凸，而且颈椎及腰椎拥有深部椎前肌肉（比如腰大肌）。

支撑体重

从动力学来看，腰椎支撑着上身、头及手臂的重量。如前所述，当直立体位时，大约60%的体重是从腰椎传递到骶1终板。腰椎在骨质、胶原蛋白及纤维软骨中有着更宽大及更牢固的组织结构（结构稳定/力锁合状态）以适应这种负荷。

上身的空间连接

脊柱的前凸部分对于他们所支持的身体部分提供空间定向，腰椎承载、支撑及使上身转动，颈椎支撑及连接头部及其周围。

站立及搬物时稳定性的重要性

椎间盘、韧带和肌肉是维持脊柱稳定的重要因素，这一点是通过相互间的压力和张力带来实现的。骶棘肌在直立位时激活程度不高，在身体重心前移时会明显激活，比如在以下情况下：

- 上身前倾。
- 颈椎前屈。
- 上肢举起。

重要的是组织提供了力锁合稳定链中的活动部分以完成相应的可控制运动。出于这个原因，人体运动学这样形容："固定是运动的前提条件。"在多节段关节，如脊柱，稳定的维持是靠降低各个节段一定范围的活动来实现的，继而使得整个系统能够协调地运动。躯干的伸肌在前屈大约60°时活动性开始下降，出现这种现象的主要原因是韧带结构扮演了减缓运动的角色，而胸腰筋膜通常是最重要的韧带结构（见图10.33）。

躯干的运动

腰椎是躯干在矢状面屈曲的主要结构。自然状态下躯干向前和向后弯曲时，腰椎的变化是由直立到前凸，因此形成了站立位时腰椎前凸的形态。腰椎在解剖结构上就是为屈曲做准备的，所以与触诊时发现的正确屈曲运动和前凸变直是不相关的。

一些特定的解剖结构可以帮助腰椎在矢状面上运动，其中包括：

- 腰5以上腰椎关节的连接使得腰椎在矢状面的后伸运动变为可能（图10.1）。
- 厚的椎间盘保证了腰椎完成更多倾斜活动的可能。
- 黄韧带、棘间韧带和胸腰筋膜都可减慢运动和缓冲压力负荷。
- 侧方格外强大的固有肌肉（髂肋肌、最长肌）。

运动供能的来源

根据 Serge Gracovestky（1988）报道，步行的推动力起自于腰椎，依赖于可旋转肌肉（多裂肌及外斜肌）的移动及活动度，下肢只是跟随和强化上述运动。从进化学的例子（鱼及两栖类动物）可知，腰椎侧屈对运动是多么重要。在人类，腰椎的侧方弯曲结合旋转使运动的触发点转移到骨盆及腿，据此腰椎的前凸和一定的步行速度是很重要的。当步态变慢，腿部的推动力和能耗会升高，这些需要很大的力量。

稳定和活动椎体间的连接

腰椎及骶骨之间的连接在解剖学及病理学上为不稳定的区域，在该区域可以发现很多椎体解剖学的变异（半骶化）及很多病理学的改变。这些不同的特征可能是因为特定的生物力学负荷，以及腰椎作为自由活动的椎体和相对稳定的骨盆，特别是骶部的连接作用。

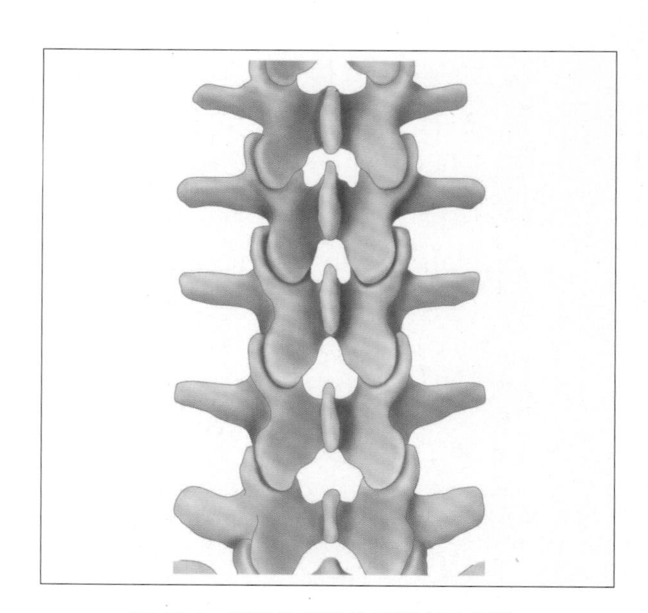

图10.1 腰椎关节突关节排列示意图。

这个区域被不同的解剖结构支持：

• L5~S1 关节突关节连接。

• 强壮的加固韧带和从属发育的韧带（前纵韧带、髂腰韧带）。

• 具有不同胶原层面及肌肉动态稳定性的胸腰筋膜。

腰椎治疗的一般应用

腰椎区域的大多数症状都会直接或间接地与腰椎间盘有关。众所周知，全部的原发和大多数继发腰椎间盘的病理变化发生在 L4/L5 和 L5/S1。主要的腰椎间盘症状从髓核的破裂到不同形式的腰椎间盘物质的突出及脱出(图 10.2)，这些症状很大程度上是有自愈性的。对急性腰痛的物理治疗来说，起初的干预就是缓解疼痛和解除受累神经结构的压迫，继而帮助自愈。起始的炎症反应在几天之后结束，物理治疗通常会关注升高的肌肉张力、适应性姿势、制动和本体感觉的降低，必要时还要考虑椎间盘组织的位置变化。

治疗的考虑通常都是关注整个腰椎，精准的触诊技术在此处应用是受限的。举个例子，通常不需要触诊疼痛点或者评价局部的运动来确定哪个节段受累。评价是否存在脊柱旁广泛的肌紧张对治疗亚急性期椎间盘相关症状是很重要的，这为治疗师决定采取哪种治疗提供判断的基础。所以当患者表现出一系列的症状时，治疗师需要系统地触诊肌肉，并且掌握体表解剖知识[参照第 8 章“骨肉质地的触诊(肌肉质地的评估)”]。

继发的椎间盘病理学变化可以表现得完全不同，这种情况下，体表解剖知识显得尤为重要。腰椎间盘的退行性变可以引起很大范围的症状，椎间盘很可能是疼痛的来源，也可能触及敏感的韧带或者神经组织(图 10.3)。

这些不同类型的病理学问题经常表现为局部节段的不稳、慢性椎间盘激惹、关节突关节障碍和疾病以及不同程度的狭窄。试想一下相邻节段的活动过度和活动不足是常见的表现。

现在有许多种不同的治疗方法，这些治疗方法的主要目的都是缓解疼痛及增加稳定性。详细的解剖定位是局部评估及局部治疗技术应用的重要基础。

体表解剖的作用如下：

• 应用疼痛激惹法来定位受累的节段。

• 辨别周围的节段(定位其水平)可将受累节段区分出来。

• 使用折角或平移的技术来评估测试节段稳定性和活动性。

触诊的能力是从对体表解剖总结性的运用中形成的。它可为治疗师提供准确的腰椎功能特征信息，为随后制订具体的治疗方案并且实施缓解疼痛的靶向治疗以及松动技术提供依据。

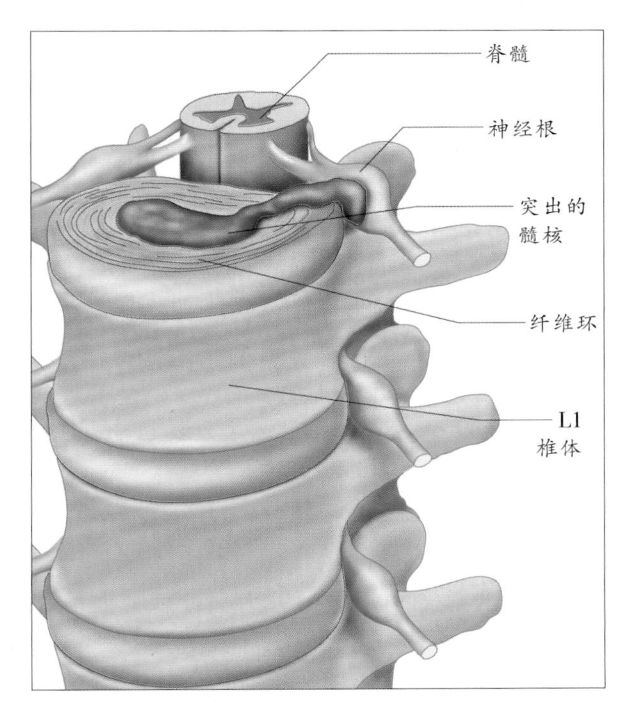

图 10.2 椎间盘脱出。

解剖学与生物力学基础知识

如下的知识点指的是用于局部解剖及生物力学的。一些知识领域，如椎间盘的结构和功能或者神经解剖，此处将不做讨论，是为了关注在体表解剖的话题。这部分首先讲述用于触诊的详细的解剖学知识。掌握根据 Junghanns 的局部运动的基础知识是很有益

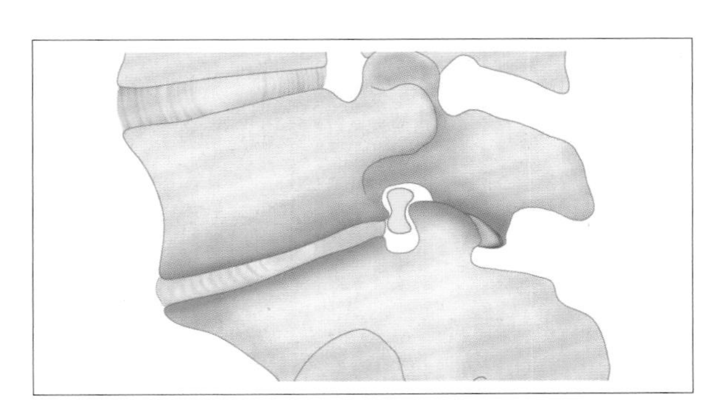

图 10.3 椎间盘变性后可能的病理改变类型。

的。

解剖学定义

可以自由移动的下位脊柱节段——腰椎，通常在解剖学上包括五个可以自由移动的椎体，但是，也不是每个人都是这样。如前所述，腰椎骶骨关节是变异性很大的，解剖学也是有很大变动的。Töndury(1968, Lanz 和 Wachsmuth, 2004a)写到关于脊柱的所有节段解剖学边界的整个变异谱（图 10.4）：“仅仅有大约40%的人的解剖学边界在正常的位置。”胸椎及腰椎的界限及腰骶关节在此都将关注。

当 S1 从骶骨分离开来，它充当了腰椎的角色，并且在解剖学上被列为腰椎化了。这导致腰椎有六个椎体。解剖学家也发现上位椎体变异或骶椎化，就是 L5 与骶椎融合。这可能是一边的或者是两边的（图 10.5）。在这种情况下，只有四个可以自由移动的腰椎椎体。更令人困惑的是治疗师在骶椎的数量上发现更多的变异。所以名词腰椎骶化和骶椎腰化是指在能够自由移动椎体的变异(Lanz 和 Wachsmuth, 2004a)：

- 五个腰椎体——腰椎正常的数量

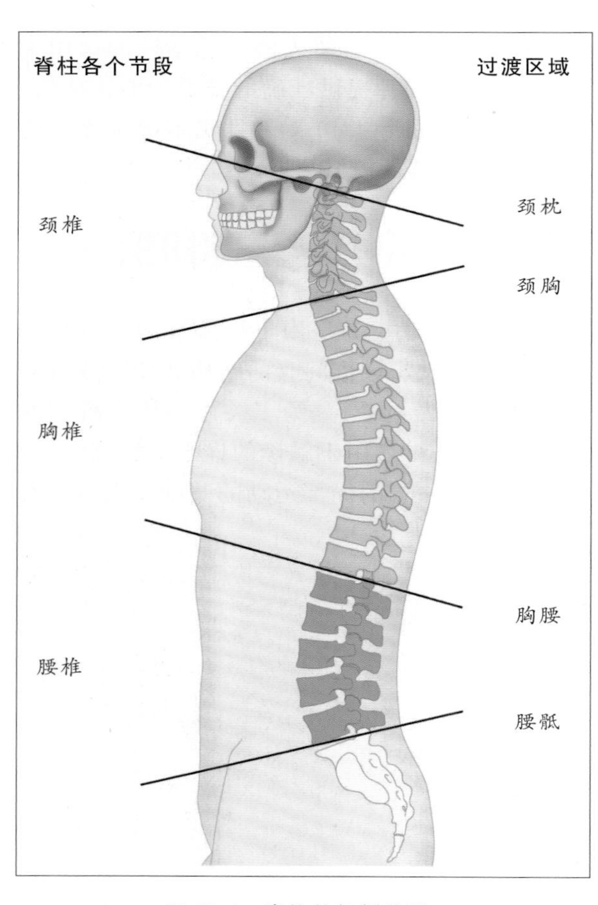

图 10.4 脊柱的解剖节段。

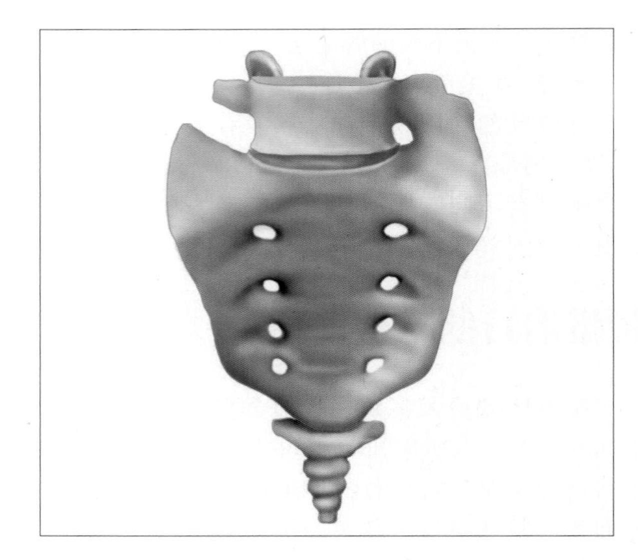

图 10.5 半骶椎化。

- 四个腰椎体——3%~12%概率的半骶椎化或骶椎化
- 六个腰椎体——2%~8%概率的半腰椎化或腰椎化

如何影响触诊？

沿着脊椎体表解剖的定位就是精确地定位和确定结构的水平。局部解剖知识给治疗师提供期望的标准，这些标准在触诊中将被转移到人体上。当我们之前很自信的局部解剖学定位，也就是我们之前训练中学习到的解剖学知识，在遇到变异时就会变得混乱，这意味着什么？

腰椎解剖学的变异使定位 L5 棘突变得困难。当三个突出并且尖的棘突在腰骶关节被发现，只是单单地从形状上来看很难区分 L5 还是 S1。当 L5 在 S1 上感觉不到运动，那么有什么方法可以定位呢？是运动被限制了吗？还是半骶椎化发生了？当 S1 的棘突在 S2 上运动，治疗师怎样确定触诊是正确的？是定位的不准确还是腰椎化的呈现？

值得高兴的是，解剖学表现是一致稳定的。特定的结构会一直保持重塑的形状，并总是对压力有同样的反应方式，当他们运动时表现也是特异的(病理学情况在这里就不做讨论了)：

- 触诊时 L5 的棘突总是比 L4 的棘突小。
- 触诊时 T12 的棘突总是比 L1 的棘突小。
- 向棘突施加前后方向的力会使棘突向前轻微地运动(图 10.6)。
- 一个节段的旋转(耦合的运动模式)会延伸为两个相邻棘突之间的触诊动作。

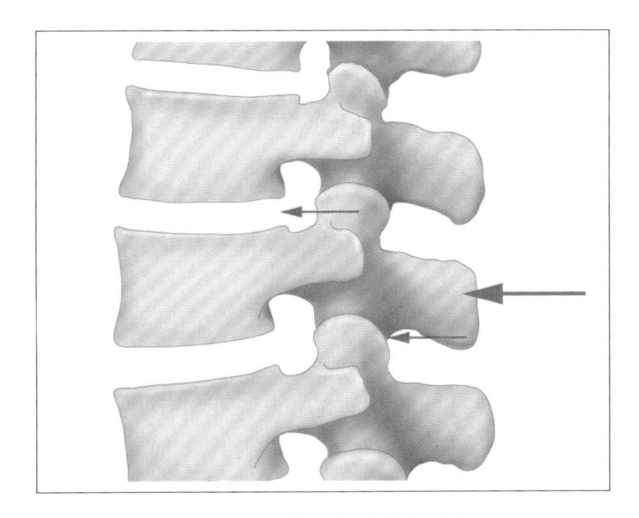

图 10.6 椎体上的后前向压力。

下位椎体的形状及椎间盘

从解剖学观点来看，腰椎前凸是由椎体的楔形结构支撑而形成的，特别是 L5 和更为明显的 L5/S1 椎间盘(Bogduk，2000)(图 10.7)。

如何影响触诊？

在触诊时，腰椎经常处于生理学前凸状态，这与患者初始体位(俯卧或是侧躺)无关。腰椎前凸可能是最自然的体位，但是的确给触诊带来困难。前凸的腰椎为触诊提供了一定的条件：

- 触诊证实骶骨的上节段有非常明确的向前倾斜，并且它们成角的表面可以被区分出来。
- 当竖脊肌收缩的时候，只能触及到棘突的尖部或一些侧面。
- L5 的棘突经常处于很深的组织，并且紧贴着 L4 和 S1。
- 胸腰筋膜及背伸肌是相对放松的。

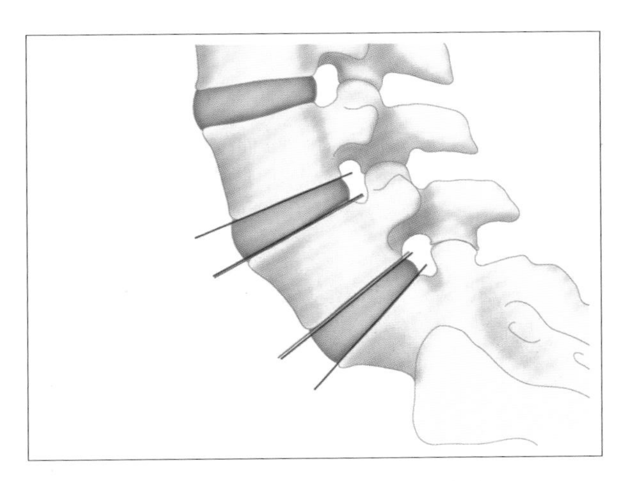

图 10.7 椎体和椎间盘的楔形改变。

接下来的章节会详细地介绍对于精确触诊哪些腰椎很容易或者稍容易被触诊。

骨的详细解剖

通常粗大的椎体形状看起来像豌豆或者肾脏。每一个椎体都是管型结构，为骨皮质中间填充骨松质结构。椎体上下都附有透明的终板。现在这些终板从功能上被归为椎间盘的一部分(Bogduk，2000)。所有椎弓的附件从后面紧密连接到椎体：

- 棘突。
- 上下关节突关节。
- 肋骨。

棘突

棘突直接朝向后方的并且发育得很强壮 (图 10.8)。它们是在脊椎触诊过程中唯一可以确定触及的骨性结构。腰椎棘突形状是很特殊的，在触诊过程中各个脊椎节段可以和相邻节段分辨出来。

如何影响触诊？

L5 的棘突更小也更圆一些，它几乎是直接指向后方的，通常它是很容易定位的。治疗师会混淆的是当 S1 棘突很突出的时候，这就会使定位某一节段为某一水平变得更困难。

棘突的形状及排列

初学治疗师开始会对腰椎棘突的大小及形态觉得很惊讶。L1~L4 棘突是很宽的(从上下的尺寸来说)，并且从后面看具有异常的不规则的锯齿形，这使它们有了波浪形的外观(图 10.9)。腰椎通常是被看成比它们实际的要小。

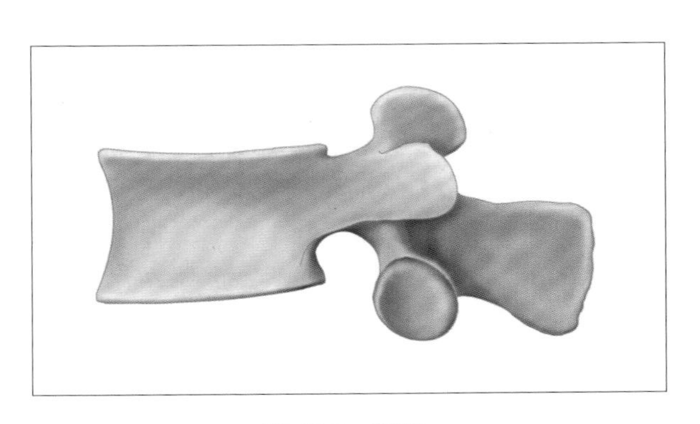

图 10.8 棘突。

滑囊常常是在相邻的腰椎和胸椎的棘突间。

因为有脊椎的其他部分,腰椎不总是像预想的那样形成一条直线。腰椎棘突会向一侧突出,最大可突出几毫米,在胸椎最大可突出 1cm,都被看为正常的解剖变异。

如何影响触诊?

因为腰椎棘突的波浪形态经常使依靠定位椎间隙分辨棘突的触诊变得更难,需要反复确认触诊到的结构是不是正确的平面。如果受试者或者患者组织条件不会给触诊带来困难,很长的棘突与很尖的 L5 和 T12 棘突,如果有经验的话是可以被正确地分辨出来的。同样的,T12 的棘突是单薄的。

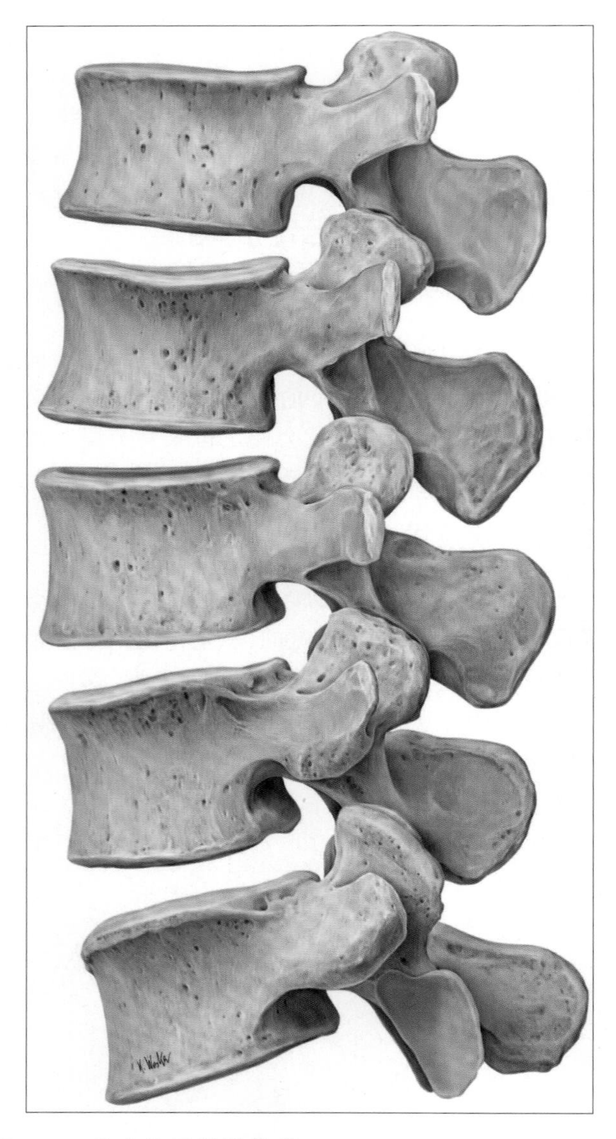

图 10.9 棘突的不规则排列 (from Thieme Atlas of Anatomy, General Anatomy and Musculoskeletal System, ©Thieme 2005, Illustration by Karl Wesker)。

治疗师和医生常常直接把棘突的位置和局部的病理学特征联系起来。偏离中线的棘突通常被理解为相对应的椎体旋转后的异常位置,但是,通常不是这样的,因为有正常解剖变异的存在。触诊的结论必须要有局部运动实验和激发实验的支持来确定局部节段的病理特征。

腰椎横突

腰椎横突是肋骨的残端,来源于体节期。这种排列在胸椎也可以看到,这也就是为什么横突被看做是肋骨的突起。所有的横突都发育得很强壮,并且从椎弓的侧方直接伸展出去。据 Lanz 和 Wachsmuth (2004a) 报道,L3 的横突是最宽的。有极少的可能性(4%~8%),L1 有过大的横突,所以在文献里常被归为腰部的肋骨(lanz 和 Wachsmuth,2004a),这就使通过触诊来分辨胸椎还是腰椎变得更难。

大量的肌肉附着在横突上 (Dvořák 等,2008),因此和棘突一起,横突提供了很好的杠杆为腰椎侧方的伸展和旋转形成作用力(图 10.10)。横突在肌肉分布上也将后方的背固有肌和前方的腹肌分开(例如腰大肌)。

功能上,肌肉或增强结缔组织结构现在被认为对腰椎的稳定性的治疗很重要。这些组织附着在横突上:

- 在胸腰筋膜中层上的腹横肌。
- 腰方肌。
- 多裂肌。

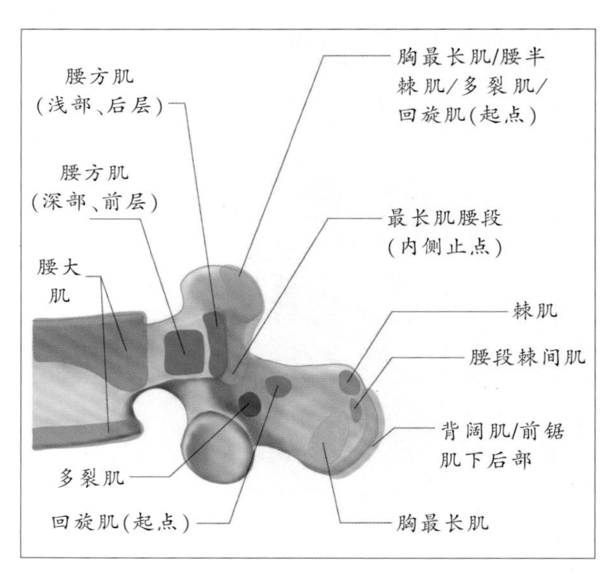

图 10.10 肌肉附着点(from Dvořák)。

• 最长肌。

如何影响触诊?

只有在苗条人的身上尝试用触诊去触碰横突才是可行的,因为横突是在后背表面几厘米以下,并且被粗厚及突出的背部伸肌所覆盖。仅有L3或是L4横突的尖端可能被触摸到。触诊时要施加很大的从后到前的压力,从体侧到后背伸肌,从上往髂嵴方向,然后往中间的方向触诊,目的是避开硬的组织。

这种手法的目的是很有争议的,同时触诊过程存在技术难点。这种技术不适合诊断结构的对线或疼痛的选择性激活实验。所以接下来对此不做进一步讨论。

关节突关节

关节突关节是脊柱最重要的功能组成部分,大量的不同的名字用来描述这个关节(如小关节、脊椎关节等)。椎间盘的厚度及结构使这部分可以运动。原则上,关节突关节决定可以运动的能力。这些关节间的连接决定节段运动的方向和范围。众所周知,上关节突的关节面是朝下的(更凹一些),下关节突关节面是朝上的(更凸一些),两者一起构成关节突关节(图 10.11)。

T12/L1 及 L4/L5 腰椎关节突关节的位置在手法治疗一章中有着同样的描述(Dvořák 等,2008),并且后外侧和前内侧延伸后形成的角度大约是 45°(图 10.12)。随着脊椎越往上这个角度越小(Bogduk,2000)。

这就会使腰椎容易在矢状面上运动及向侧方屈曲,避免轴向旋转。后一运动从椎间盘腰椎运动的轴向来看最容易看清(见如下的基础生物学原理)。

L5/S1 的关节突关节更倾向于额状面,在一定程度上可以增加这个节段的轴向旋转。

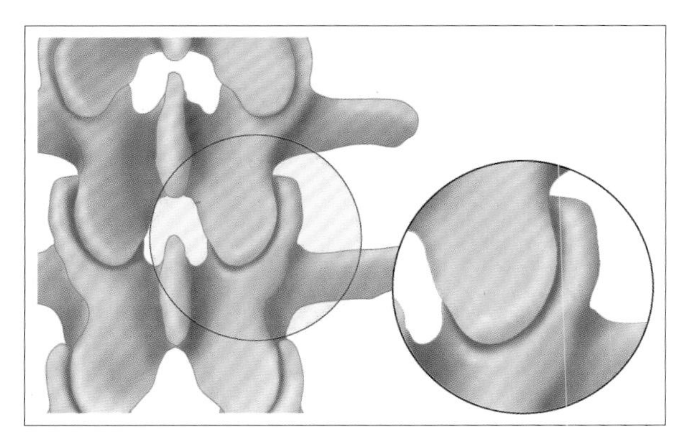

图 10.11 关节突关节。

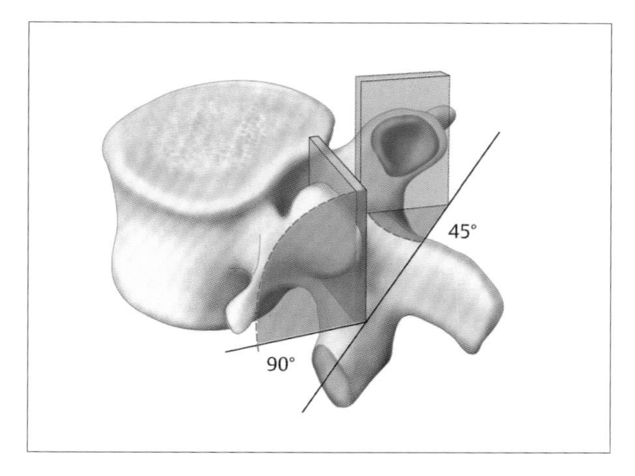

图 10.12 关节突关节的力线与角度。

解剖变异的原则在腰椎关节突关节(ZAJ)中仍可使用。

同一水平的关节突关节可以因形态不同,随之不同的空间连接,而有不同病理学状态。在关节突关节两侧形态上的个体差异被称为“关节面不对称”(Jerosch 和 Steinleitner,2005)(图 10.13)。这就意味着之前所描述的关节面空间连接要被理解成只代表一个平均水平,并且同一节段左侧和右侧可以不同。

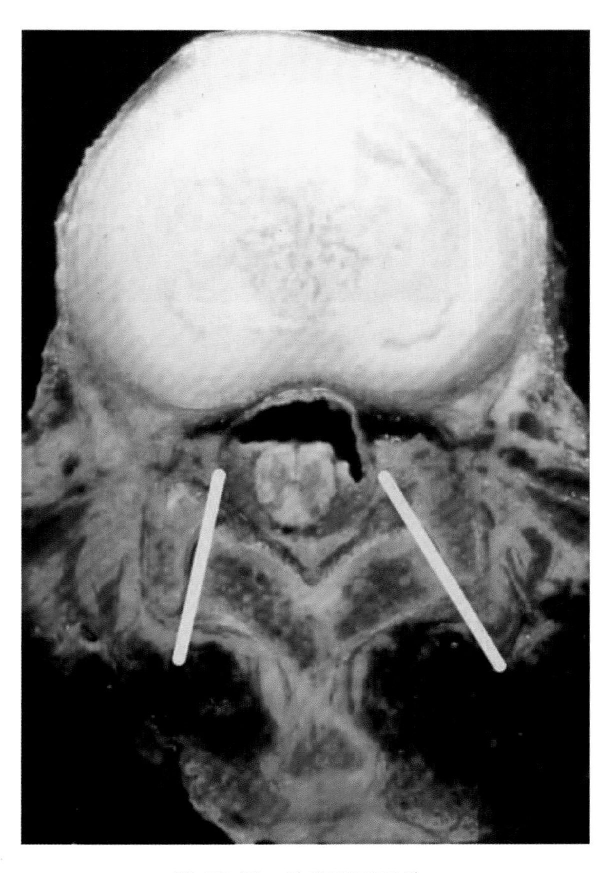

图 10.13 关节面不对称。

如何影响触诊？

触诊脊椎的技术主要是用来评价节段的运动和确定特定结构的水平，为了完成这一点，治疗师必须知道在脊椎不同节段的运动范围。

对于不同形态关节面对运动触诊的影响将在下文阐述。假设关节面的不对称性不影响腰椎对称性的运动角度(屈和伸)。腰椎屈曲时，椎骨的左右侧前倾程度的差异是不能触及的，因为在矢状面上的活动仅仅能触及棘突的开合(图 10.14)。椎骨在非对称性运动时，其两侧的活动差异不会改变可触诊的运动范围。

这与非对称性的侧屈或旋转运动不同，不同形态的关节位置和形状会产生重要的影响。甚至对于正常的脊椎节段，向右或向左的侧屈和旋转的活动范围可能不同。因此，治疗师比较评估局部节段侧向的活动范围时仍要注意考虑其相邻节段的情况(图 10.15)。

关节突关节及其关节囊，因为其球状外观在解剖标本中十分显著。它们大致位于棘突下缘水平，要触及关节突关节，治疗师必须克服一层几厘米厚（25~35mm）的由胸腰筋膜和多裂肌组成的阻隔(Bjordal 等，2003)(图 10.16)。我认为难以通过触诊来定位这些关节，无论是通过触摸关节轮廓，还是感觉不同的组织构成或者在活动下触诊。当向软组织施加压力时可以诱发疼痛，但不能明确疼痛是否归因于关节突关节的病变。

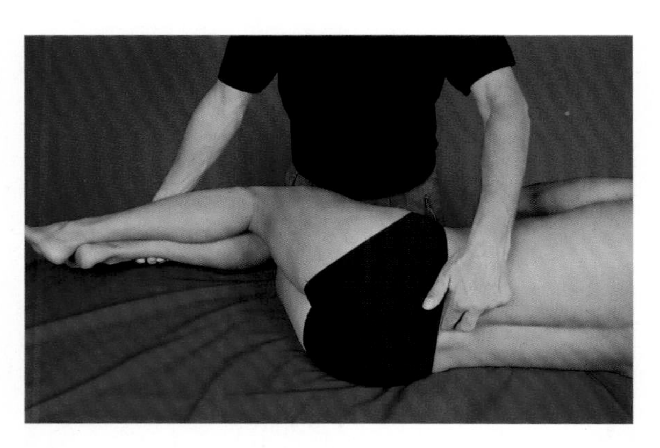

图 10.14 腰椎屈伸时的触诊。

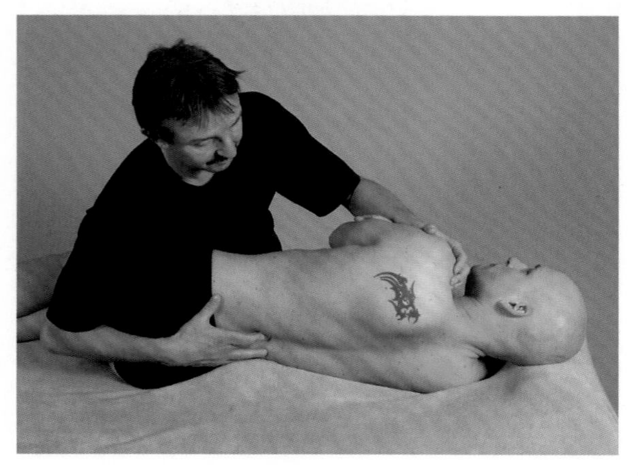

图 10.15 腰椎侧屈和旋转时的触诊。

韧带的详细解剖

在腰椎可分为 4 种韧带系统：

- 椎体韧带。
- 脊椎节段韧带。
- 附属腰部韧带。
- 胸腰筋膜。

椎体韧带

前纵韧带和后纵韧带，这两条纵行韧带伴行整条脊柱，这些韧带也是脊椎节段中的基本韧带结构(图 10.17)。

前纵韧带(ALL)起于枕骨大孔前方，向下延伸至骶骨，其宽度逐渐增大，并紧密附着于骨膜。其表层组织跨越连接 4~5 个椎骨，其深层组织则连接相邻的椎体(Bogduk，2000)。各层韧带均附着于椎体中部，与椎

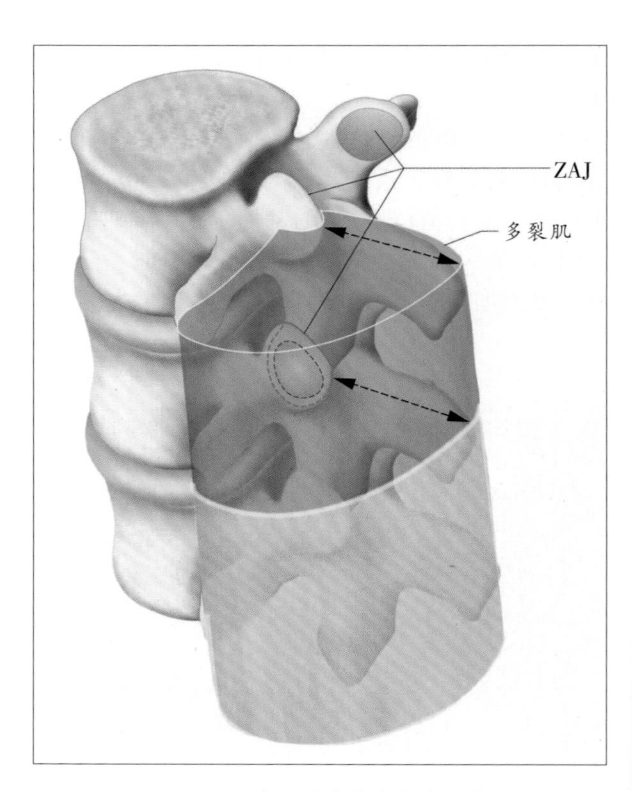

图 10.16 肌肉下层关节突关节的位置。

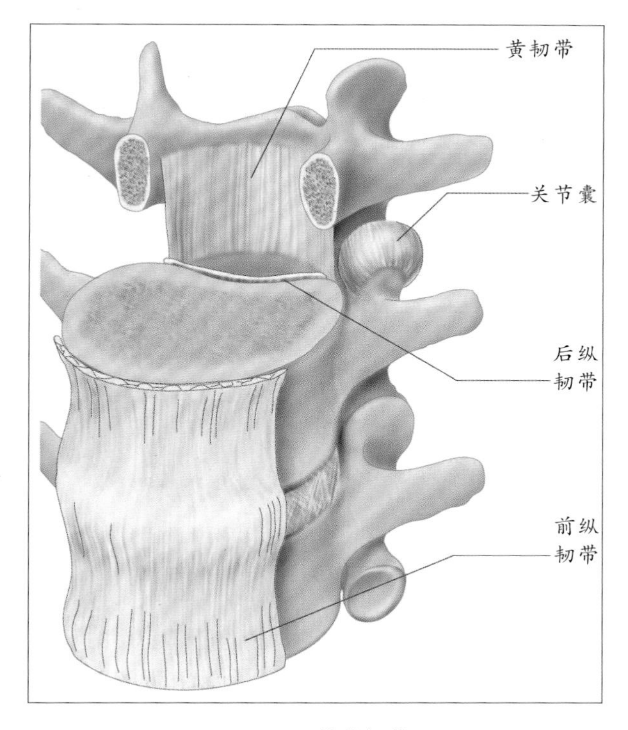

图 10.17　椎体韧带。

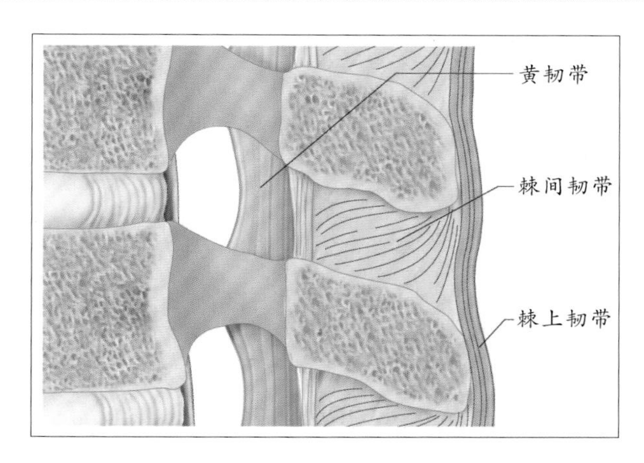

图 10.18　黄韧带、棘上韧带和棘间韧带。

间盘的纤维环并非紧密相连。前纵韧带有限制脊柱过度后伸和防止脊柱前突加重的作用。

后纵韧带(PLL)也是分两层。表层较薄,纵向走行;深层较宽,横向走行。它与纤维环相连,加强椎间盘。它起自枕骨部,下至尾骨,与前纵韧带相似。这条韧带在上颈段和腰骶连接部有特殊的命名。与 ALL 相比,PLL 上拥有大量伤害感受器,对于椎间盘的某些病变能起到预警作用。

脊椎节段韧带

有一组短韧带分布在椎弓之间和棘突之间,每一条都连接相邻两个椎骨。

年轻人中,黄韧带主要是由弹性纤维组成。它们位于椎弓的椎板之间,并覆盖椎管后面。这些韧带即使在中立姿势下也承受张力,当躯干屈曲,这些韧带承受的张力则进一步增加,从而协助脊柱恢复直立位,减小所需的肌力。关节突关节的前方关节囊是由黄韧带构成。

腰椎的横突间韧带很薄,呈膜状,连接横突,并在向对侧侧弯和旋转时受到张力。

棘间韧带(图 10.18)位于相邻两个棘突之间。文献对该韧带的纤维排列方式的描述上尚有分歧,对竖直排列的方式,有的认为是纤维走向是向前上方(Netter,2004),而有的认为纤维走向是向后上方(Bogduk,2000),说明需要对解剖描述上进一步阐明。该韧带有限制屈曲和旋转的作用。

棘上韧带(图 10.18)是架于各个棘突尖上,而且基本上是在腰椎上唯一能被触及的韧带。该结构与其被视为韧带,不如认为是胸腰筋膜的返折形成的。Vleeming 对此的评论是(个人交流):“棘上韧带是真实解剖标本中的人工制品。”

目前探讨的有以下几个解剖关系:

- 深筋膜的表层在中线处汇集。
- 交界线处有韧带样结构加强。
- 有一部分附着于棘突的骨膜。
- 其他部分位于棘突间的空隙,形成棘间韧带,并深入运动节段内部,延伸至黄韧带。

如何影响触诊?

如上文描述,由于棘突后方轮廓不规则且形状起伏不平,很难触及,再加上有棘上韧带,要通过触摸来寻找相邻椎骨的边界,来感知棘突间的间隙会更加困难。棘上韧带在 L5/S1 节段缺如(Heylings,1978,Bogduk,2000),从而有助于 L5 下缘能够较好触及(详见下文的“局部骨触诊”)。

附属腰部韧带

髂腰韧带(图 10.19)是连接腰椎与其他部位的韧带复合体中最为重要的。他们起自 L4 和 L5 横突的不同附着点,止于髂嵴的前方和髂骨翼。个别韧带束具有不同的结构并连接腰段的韧带和骶髂韧带(Pool-Goudzwaard 等,2001)。

也有解剖学的文献(Lanzand 和 Wachsmuth,2004a)描述腰骶韧带是横突间韧带的延续部分,一部分是胸腰筋膜(中层)的加强部分,以及腰方肌的纤维

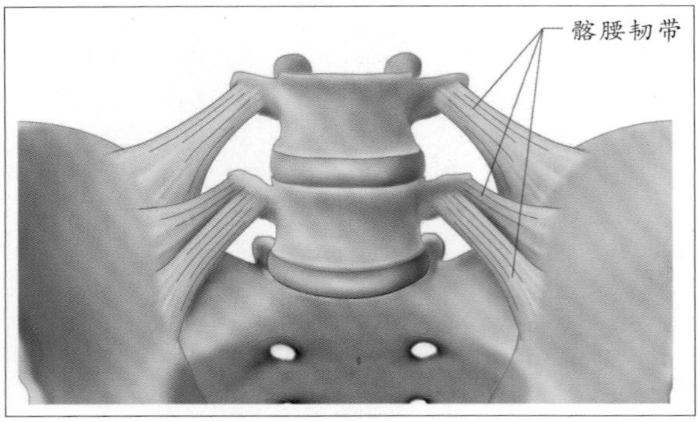

图 10.19 髂腰韧带(简图)。

部分。这些结构的位置在解剖标本上是显然的,然而它们隐藏于数厘米厚的背固有肌下面,并位于骨盆与横突构成的角落里。

个别纤维束走行方向在冠状面上,限制 L4~S1 节段的侧屈和旋转。有些纤维束是在矢状面上有不同方向的走行(图 10.19 和图 10.20),限制屈伸活动(Yamamoto,1990)并协助防止下腰椎前移(Bogduk,2000)。

肌肉活动是通过使这些韧带承受张力,从而使其很大程度上协助维持腰部稳定性。

如何影响触诊?

髂腰韧带尤其有助于控制 L5~S1 节段的侧弯及旋转。在运动时触摸,必须要考虑这种动作。

有些教科书(Chaitow,2001)建议这些韧带的触诊可用于诊断。

对于胸腰部筋膜和竖脊肌是否能通过触诊来确诊,读者应该形成自己的观点,对于 5~7cm 的深度是有可能的。

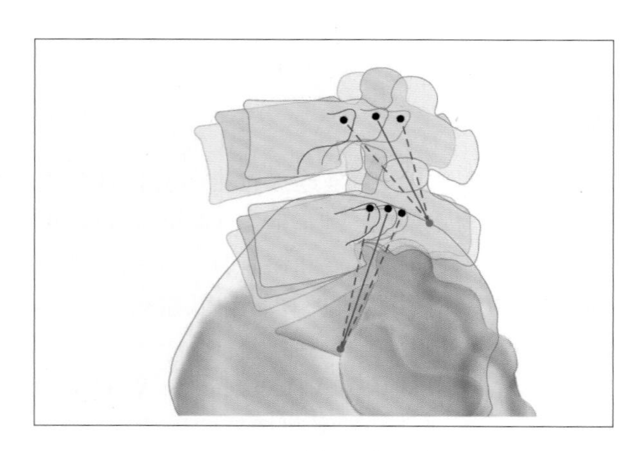

图 10.20 髂腰韧带(简图)。

胸腰筋膜

在观察这个区域的解剖标本时,胸腰筋膜的外观受其胶原纤维成分影响。骶髂关节的重要性已经在第 9 章“后骨盆”中阐述。其中提到臀大肌的表层部分汇聚于该筋膜,背阔肌和臀大肌的胶原纤维交织于中线部位,相互之间交叉相连(见第 9 章的“髂骨–髂后上棘”部分)。

在腰部还有更多的动力结构:

- 表层:下后锯肌。
- 中层:
  - –腹横肌。
  - –腹内斜肌。
  - –腰方肌。
  - –竖脊肌。

筋膜表层,是背阔肌起始部的腱膜区域,从胸腰交界处延伸至髂嵴,覆盖整个腰骶部。背阔肌的腱膜成为一种强韧的腱板(图 10.21)。根据 Vleeming 的观点,该腱板的抗牵张能力可达到 500kg,其厚度可达 1cm。

筋膜内的纤维呈网状结构,并非仅仅对应背阔肌纤维从外上方至内下方的延续方向。筋膜在 L3 水平处最宽,约 12cm,在 T12 水平最窄。

在 T12 以下,纤维放射至对侧的筋膜纤维,并作为后骶髂韧带延伸至骶骨。

筋膜中层也是强韧的腱膜。在最低位肋与 L1–L4 横突以及髂嵴之间延伸(图 10.22)。它将后背伸肌群从腰方肌分隔出来。与筋膜表层相比,中层似乎是侧

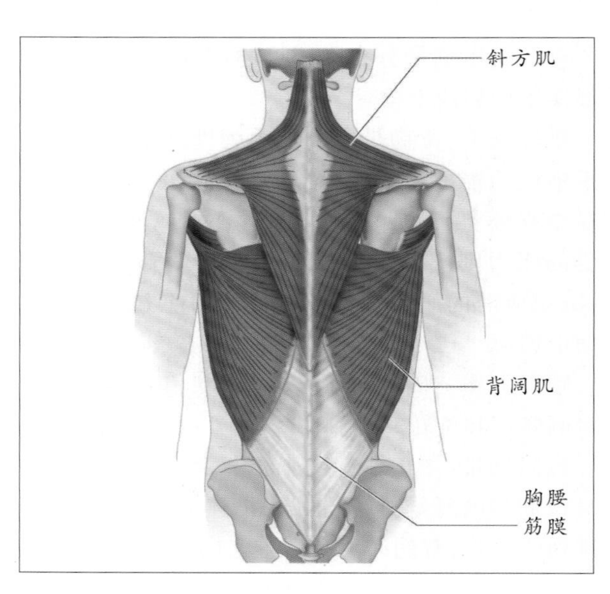

图 10.21 背阔肌及其筋膜示意图。

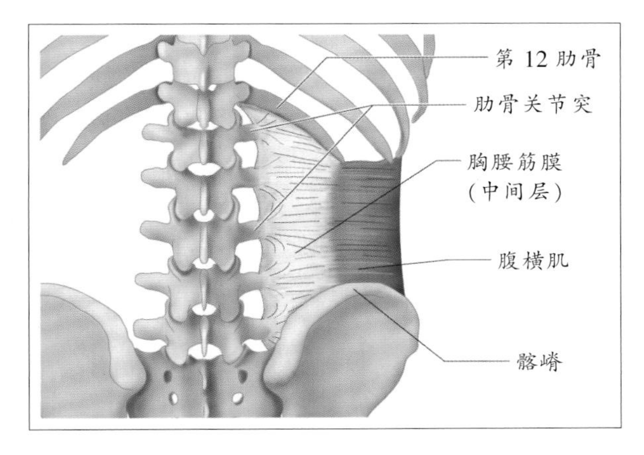

图 10.22 与腹横肌相连的胸腰筋膜中间层。

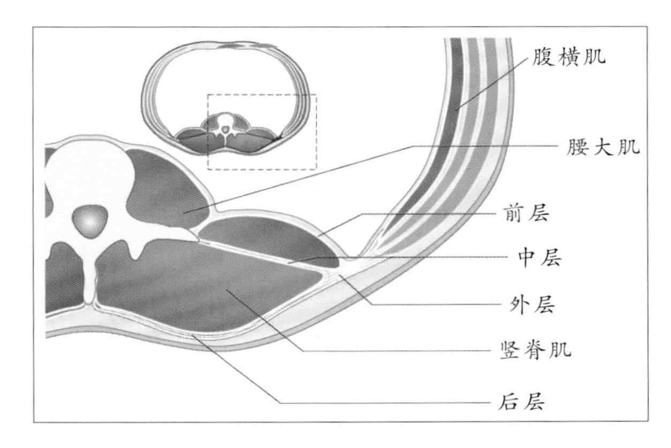

图 10.24 胸腰筋膜的三层结构。

方肌肉和腰方肌的起始部位。腹横肌的起始部位的腱膜是中层筋膜强韧的基础 (Lanz 和 Wachsmuth, 2004a)。腹内斜肌的纤维放射分布至该层筋膜。

Barker 等人(2006)在一项研究中发现中层筋膜显著增加腰椎节段的钢性并限制其屈曲。根据他们的结论,筋膜的张力对维持腰椎节段稳定性起重要作用。

Richardson 等人(1999)也报道多裂肌和腹横肌提供腰椎的基础稳定性(图 10.23),他们描述了腹横肌延迟激活与腰部症状之间的关系。

正常肌肉的激活时间大约是躯干或肢体开始活动前的 4ms,在进一步处理动作前首先建立核心稳定。有些患者因为该肌肉激活过迟而承受腰痛不适。基于这些结果,Richardson 等人创建了一套运动操作为治疗手段,也是目前的一个探讨焦点。

两层胸腰筋膜均与背伸肌的外侧中缝直接相连(图 10.24)。两层筋膜层和下后锯肌与椎弓和棘突构成骨纤维通道,这个通道构成竖脊肌的外鞘,认识这个解剖结构可以通过观察骶骨上方背伸肌和筋膜之间的疏松结缔组织,骨纤维通道将背伸肌束集一起并使这些肌肉收缩时维持在脊柱上的位置。

如何影响触诊?

背伸肌群突出高于棘突。在双侧均有强韧的鞘膜包绕,并在棘突列上方形成一道凹陷。凹陷深度会因腰椎前凸程度和背伸肌的体积不同而不同。这说明棘突在此处可以很容易触及。

骨纤维鞘管使背伸肌群束集成为统一的肌肉束。肌肉的内侧缘能够完全地被推离棘突列并移向外侧。这一特性在不同的传统按摩和功能性按摩技术中均被有效利用(图 10.25)。

致密的纤维层厚达 1cm, 对触摸肌肉结构会产生一道阻碍。当治疗师想要通过触摸来评估该肌肉的质地时,这层致密的筋膜阻碍了对肌肉的直接触摸。

致密的表层筋膜和多条直接和间接与其相连的肌肉影响患者接受诊疗时的体位。根据不同的目的,

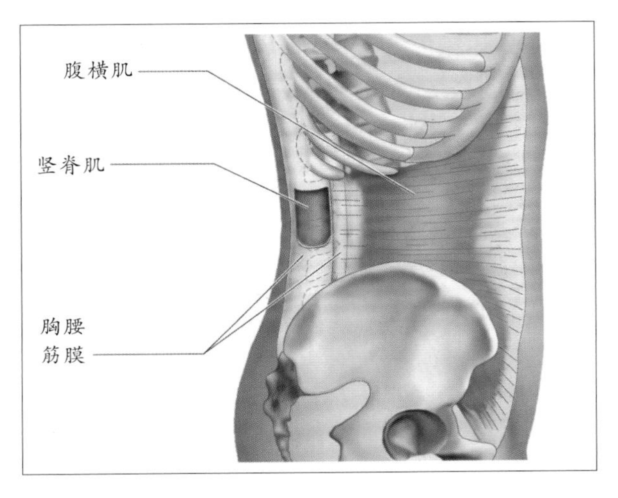

图 10.23 腹横肌。

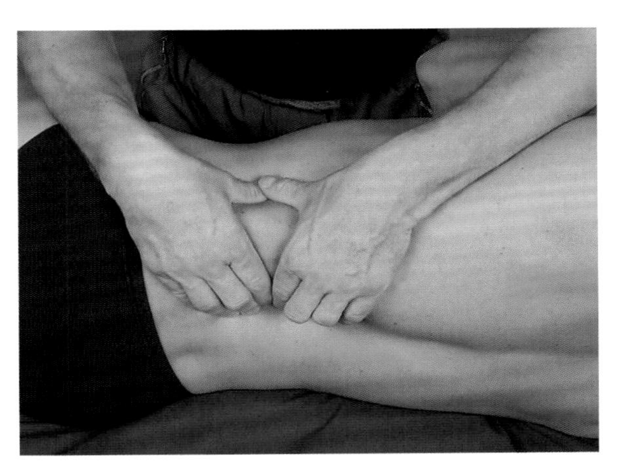
图 10.25 腰部功能性按摩。

患者应该处于特殊体位以最大程度放松或紧张该结构。为放松腰部区域,最基本要求是腰椎处于生理性前凸并且在俯卧或侧卧位时上肢不要充分上举（图 10.26）。

肌肉的详细解剖

下文仅介绍腰部触诊中较重要的肌肉:

- 背阔肌。
- 背固有肌内侧束。
- 背固有肌外侧束。
- 腰部肌肉活动。

背阔肌

该肌肉起源于腮肌肉。背阔肌的起始部位置很低,因此,它受与其伴行的胸背神经(C6~C8)支配。

它的起始部命名可以分为胸部、腰部、髂部、肋骨部和肩胛骨部区域。它的腱膜起点与胸腰筋膜的表层相同(图 10.27)。胸部起点大致在 T7~T8 水平,但可能有较大的变异。髂部的起点位置变异也较大,起始部的侧缘通常可在髂嵴的上方突出部位水平发现(Lanz 和 Wachsmuth,2004a),也有在经过该部位止到其远端的内侧面或外侧面。

长度大约 8~10cm 且宽度 3~4cm 的肌腱附着部与大圆肌的肌腱附着部伴行,止于肱骨小结节处。

它的功能并不局限于开链运动,也能够在一个闭链运动中,作为一个强大的内收肌使身体绕固定点活动(例如:当人将自己支撑于双杠上)。在行走时,与大圆肌协同作用,使上肢前摆减速。背阔肌的活动可动态调节胸腰筋膜表层张力，从而能够影响腰部稳定性。

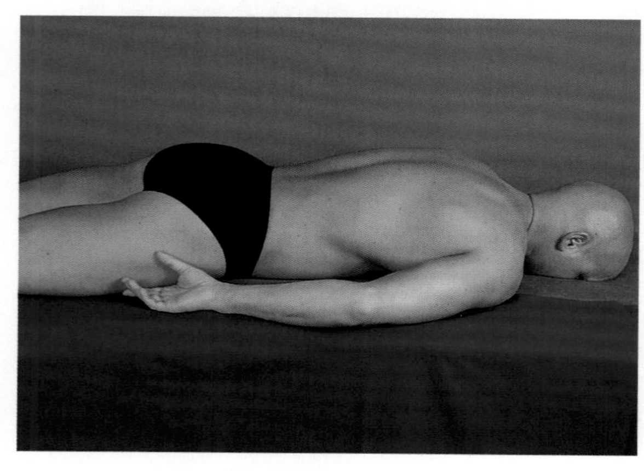

图 10.26　俯卧时的舒适体位。

如何影响触诊?

除了锻炼过的并且体态较瘦的人(图 10.27),绝大多数人的背阔肌较薄,这意味着很少能够清楚显示它的肌腹轮廓。肌肉收缩时,只有其外侧边缘能够在胸段被触及(见第 11 章“提示”部分)。

背固有肌——内侧束

内侧束是由跨越单节段的部分和跨越多节段的部分构成,位置靠近脊柱,内在棘突和横突构成的三角凹陷区域(图 10.28)。肌肉起止于腰椎的骨突部。对于骶骨后侧面是一个例外,内侧束肌肉几乎都被大量

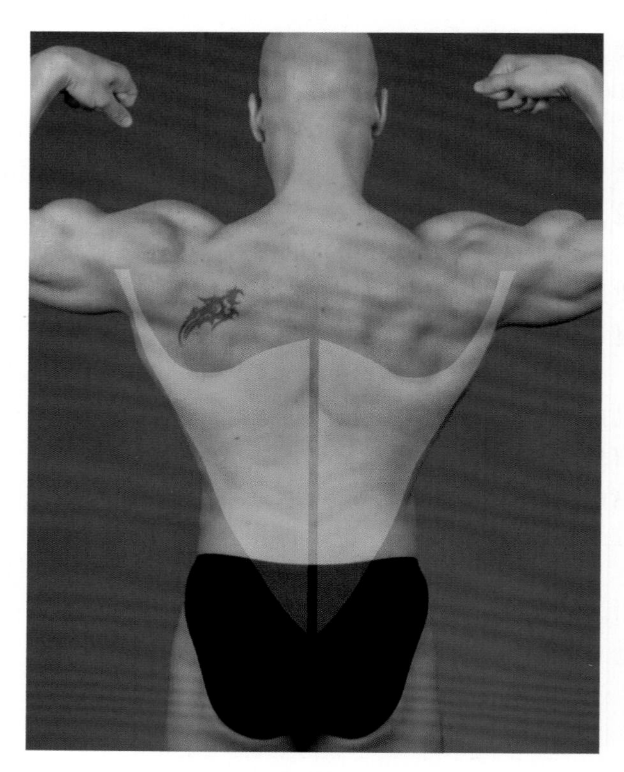

图 10.27　运动员的背阔肌。

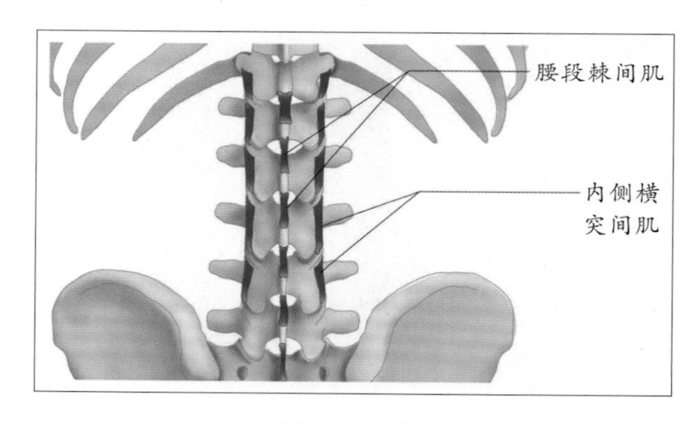

图 10.28　内侧束。

的肌腹组织覆盖，肌肉起点腱膜在外侧束（最长肌）。内侧背固有肌的肌群主要是由所属节段的脊神经背支的内侧束神经支配。

绝大多数短小肌肉跨越一个节段，它们能够精细地调节腰椎的位置并利用组织强度协助增强必要的轴向压力。从功能上比较，横棘肌要比纵向肌肉系统更加重要。Lanz 和 Wachsmuth（2004a）对此评论是："在脊柱中，横棘肌代表了最重要的张力系统。"

该系统的肌肉部分跨越3~6个节段，并且在腰部最为发达（图10.29）。起点在第3骶椎的骶棘中内部。如第9章"骶骨–多裂肌的附着处"部分所描述的，在这个部位可以触及该肌肉的收缩。Lanz 和 Wachsmuth（2004a）进一步提到："它的肌群所代表的方向是指向矢状面，其侧方表面圆钝，并当最长肌的起始腱膜从棘突分离后，则出现一个凸起的包块。"

如何影响触诊？

最长肌的截面很薄，其肌腱位于下腰部和骶部。因此，多裂肌可以被很好地触及，并且有时可以观察到该肌肉是与脊柱平行地从骶骨至L3水平走行（棘突旁开1.5cm左右）（图10.30）。在其上方更加难以触及，因为其表面覆盖的肌肉增厚了。

当多裂肌维持稳定的功能经过训练，该肌肉可以被触摸的优势是明显的。患者能够通过触摸反馈来选择性地收缩多裂肌。Hochschild（2001）认为多裂肌是"稳定腰椎节段的关键肌肉"。

背固有肌——外侧束

背伸肌的外侧束分别由两条独立的腰部肌肉构成，这些是椎旁可触及的最主要的肌肉部分（图10.31）：

- 最长肌（腰部、胸部、颈部、头部）。

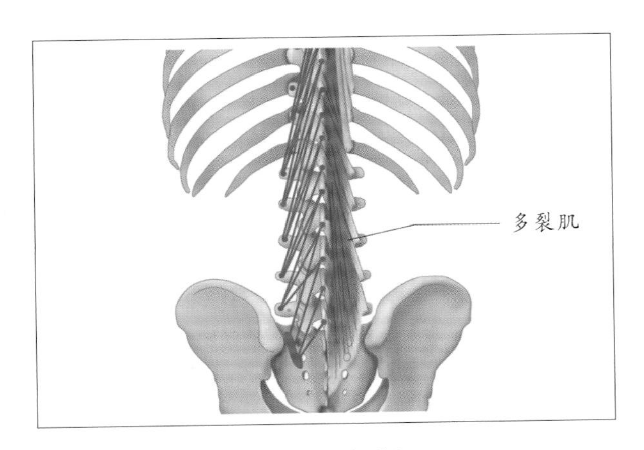

图 10.29　多裂肌。

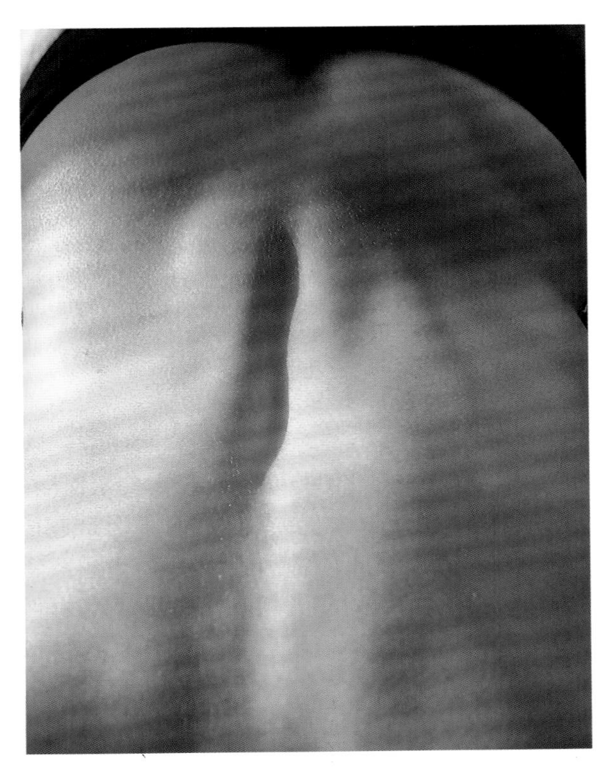

图 10.30　多裂肌的活动。

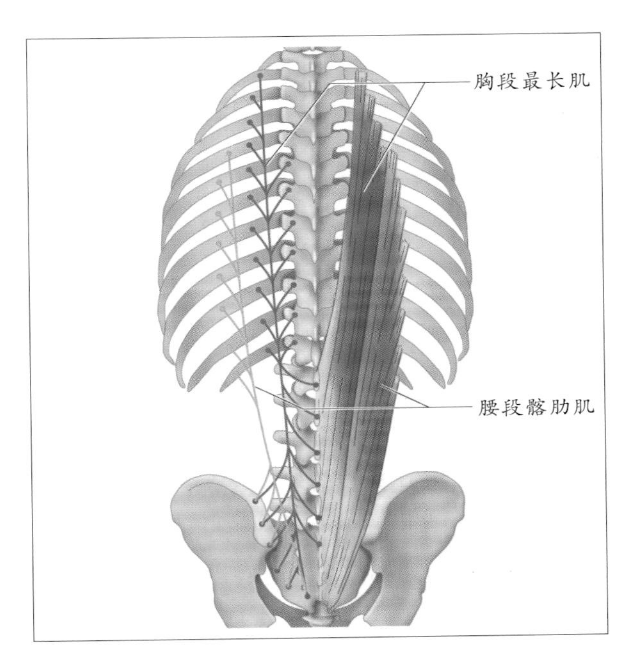

图 10.31　背部肌肉的外侧束。

- 髂肋肌（腰部、胸部、颈部）。

这两条外侧束肌肉分布于各个脊椎节段，因此该肌肉也被人为划分为多个节段。最长肌是人体内唯一一个连续延伸至头颅的肌肉，该肌群通常受所属节段的脊神经背根外侧支所支配。

最长肌的位置相对靠近内侧，并一簇簇地插入。这些一簇簇的突起在肋骨上可见，覆盖在多裂肌内侧部的上方，在下腰部形成一个薄的腱板，这使靠近脊柱的多裂肌活动能被直接感觉到。最长肌的起点延伸至骶骨后面，在中内侧骶嵴和外侧骶棘之间。

髂肋肌(图 10.32)位于外侧且更加表浅。它的起点从骶骨外侧面延伸至髂棘，覆盖腰方肌的内侧部分。该肌肉的止点位于肋骨部。双层的胸腰筋膜在该肌肉的肌腹外侧汇合。

腰部肌肉活动

双侧的背伸肌活动调控并使躯干在矢状面活动。当躯干向前倾不超过 60°左右，双侧背伸肌迅速拉紧(图 10.33)。臀大肌协助控制躯干屈曲。当屈曲超过 60°，背伸肌不再主动做功。背伸肌被动抗阻牵拉，而位于运动轴线后方的胸腰筋膜和韧带接管发挥维持躯干稳定的作用。

肌肉活动，尤其是来自背固有肌内侧束肌肉的活动以及被动结构的内部张力，产生轴向压力。这应该视作为利用组织强度来维持椎骨位置。该结构构成脊柱固有活动链，增加了脊柱的稳定性。当躯干后伸，腰肌发挥前方稳定作用，尤其是在上腰段。

将胸腰筋膜由内向外牵张绷紧是背固有肌的最重要的功能之一(个人交流，Vleeming)。这种绷紧的效果是当肌肉收缩肌腹增粗时实现，就好比充足气的自行车轮胎(图 10.34)。这阐释了肥大的背伸肌的治疗

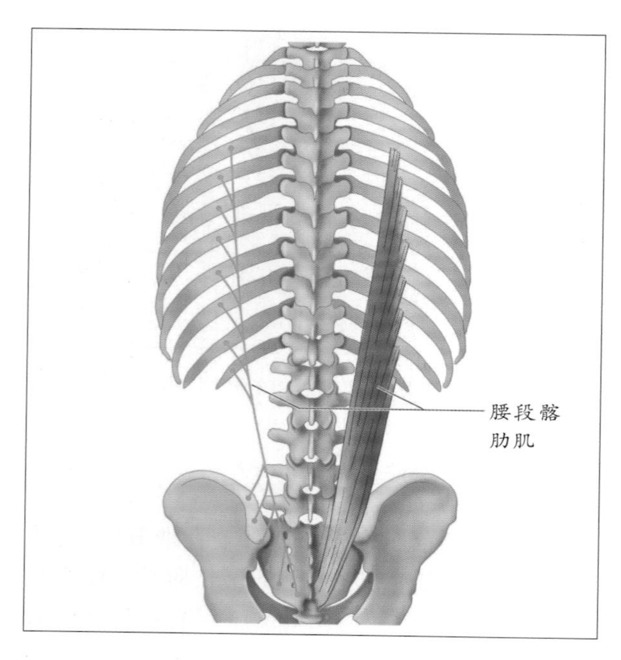

图 10.32 髂肋肌。

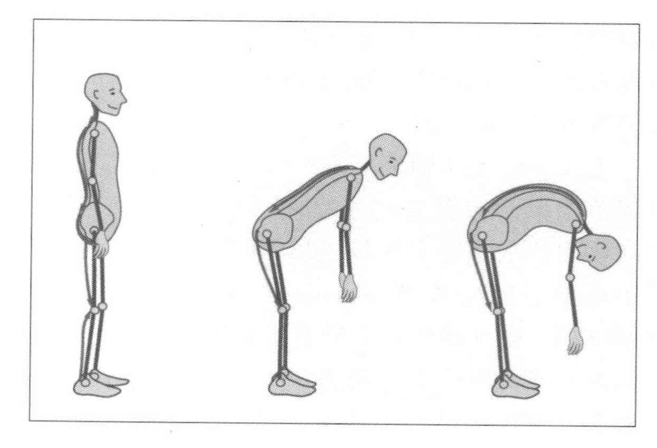

图 10.33 躯干前倾/躯干前屈时肌肉牵拉状态。右图显示在搬物承重时胸腰筋膜和后侧韧带情况。

用途。

在竖直站立位时，体重均匀分布双下肢，背固有肌仅做轻微的收缩活动。在腰段持续性的活动对防止摔倒是很有必要的，因为腰部的力量总是将脊柱往前屈的方向拉(Klein-Vogel-bach，2000)。

将体重从两下肢转移向单一下肢时，如转移到左下肢，会导致右侧单侧的活动负责整个的协同运动(图 10.35)。

- 竖脊肌。
- 发自腹部深层肌肉的腰方肌。
- 发自躯干侧方的腹内斜肌及腹外斜肌。

这些肌肉的活动可以防止右侧骨盆的下降。同时需要负重侧少部分的臀肌参与(这里是左侧)。

背部及躯干侧壁的肌肉在行走过程中有以下这些功能：

- 应用旋转和侧屈它们提供行走的冲动（根据 Gracovetsky，1988）。交替的向心(摆动的起始阶段)及离心收缩(摆动的末端)活动可以引起侧屈。
- 它们作为腹部肌肉的拮抗肌。在行走过程中上肢摆动并且给上肢提供一个行走时旋转的冲动。腹部

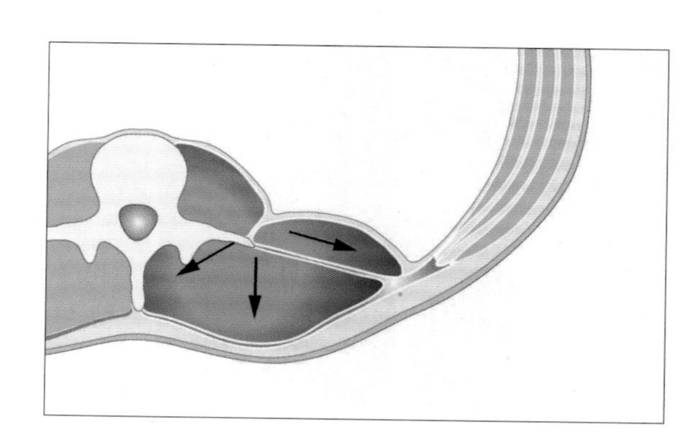

图 10.34 收缩背固有肌使胸腰筋膜紧张。

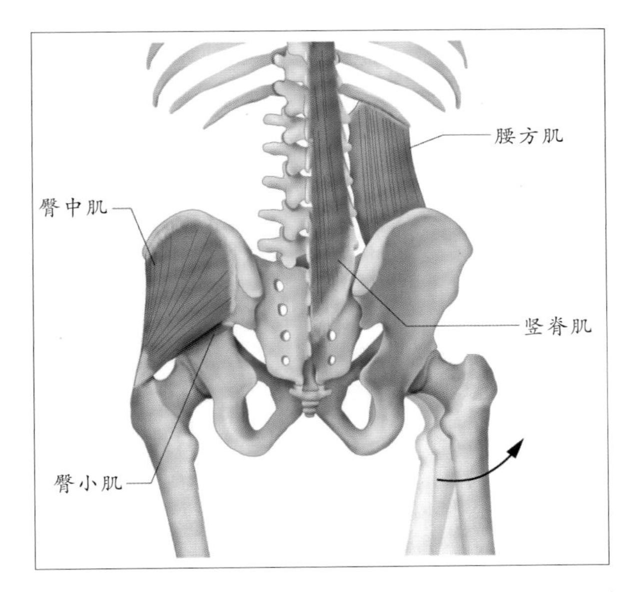

图 10.35 背伸肌-小的臀部肌肉的协同运动。躯干偏向左侧，右侧的躯干肌及左侧臀肌一起用力。

肌肉收缩所致的前屈的趋势可以被背部肌肉伸展的力量抵消。

总之，在站立和行走时肌肉的活动是随着从离心收缩到向心收缩的持续改变发生变化。这些要融入稳定性治疗的观念：包括旋转及侧屈活动时的垂直体位及交替性活动。

如何影响触诊？

行走和站立体位转移时后背及腹壁肌肉能量有效性的收缩在双侧髂嵴以上可以被触诊到（图 10.36）。在中枢神经系统疾病中，如偏瘫，在步态摆动的末端使骨盆降低的离心活动是受到损害的。

在技术上我们很容易触诊到肌肉的活动。双手直接放在髂嵴上面，用手捏握并且轻轻地推侧腹壁，之后治疗师在患者以正常速度行走时跟随患者。通过交替运动的肌肉活动，手部可以感到程度不等的压力和组织质地的软硬变化。

基础的生物力学原理

腰椎是一个包含着 3 个连接的运动学链——椎间盘和两个关节突关节。这三个部分互相影响。

在健康的节段，运动的轴是发生在腰椎间盘的（图 10.37）。这样，腰椎几乎没有平移运动，多为倾斜的运动形式。椎间盘高度的降低可以使这个轴心发生转移并且会有更大的剪切力（White 和 Pandjabi，1990）。

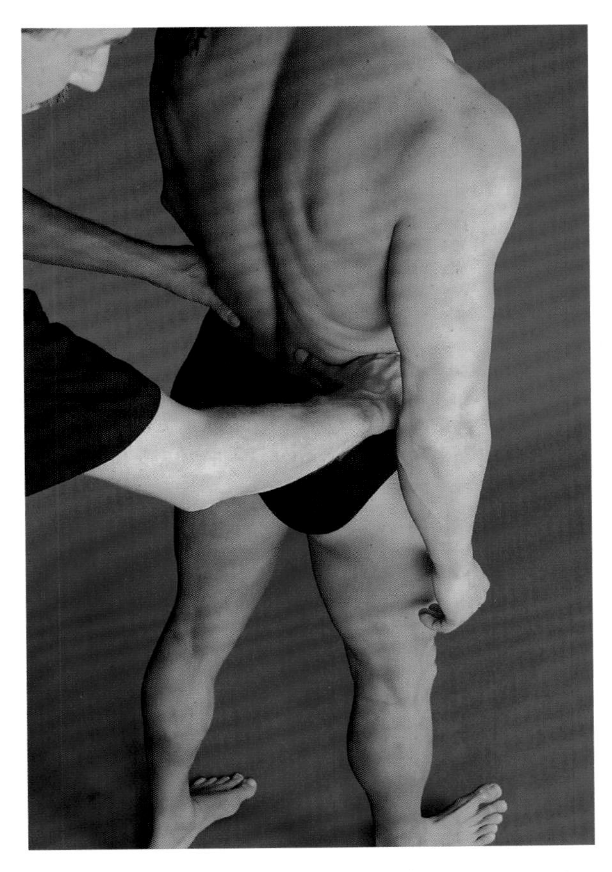

图 10.36 步行时触诊。

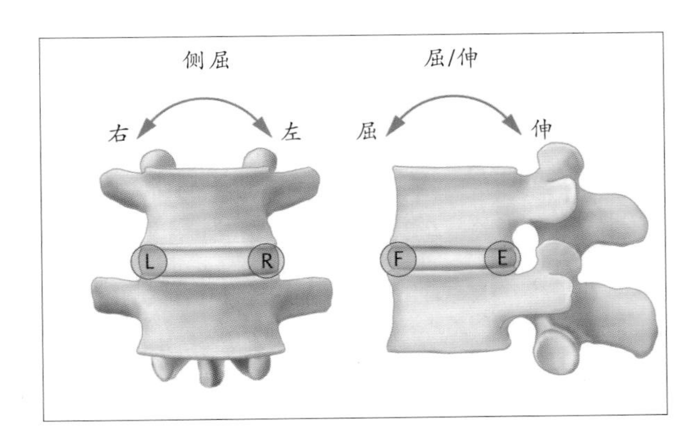

图 10.37 运动轴的位置。

对称性运动

当伸展时（伸展，脊柱前凸）关节面可以一起滑动（靠拢运动），当前屈时（前屈，过于前凸位的互相滑动）相互远离（分离运动，图 10.38）。

非对称运动

侧屈不可避免地会结合脊柱所有节段旋转，并且同时旋转总是同时伴随侧屈，这就是所谓的耦合运

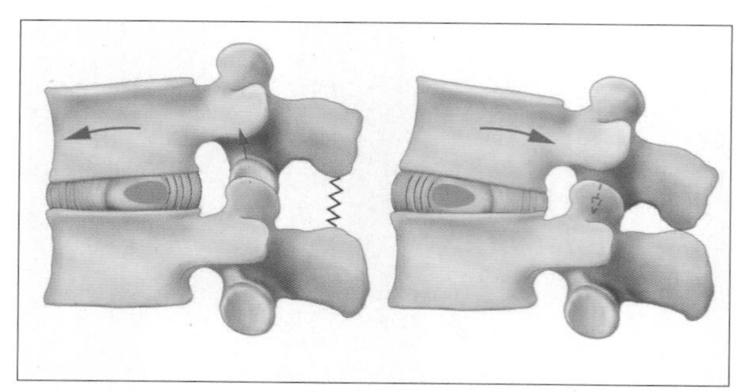

图 10.38 分离和靠拢运动。

动。根据脊柱的位置是前屈或者伸展，腰椎联合运动的方向是变化的。

耦合和联合运动

当功能性节段 T10/T11 及 L5/S1 处于前屈位，侧屈会自动伴随单侧轴的旋转：

- 前屈及向右侧屈会伴随向右旋转(图 10.39)。
- 前屈及向左侧屈会伴随向左旋转。

在伸展的体位(生理性的前凸)，侧屈会自动伴随对侧轴的旋转。这适用于所有节段：

- 伸展并且向右侧屈伴随向左旋转(图 10.40)。
- 伸展并且向左侧屈伴随向右旋转。

老年人的运动总往同一个方向联合。

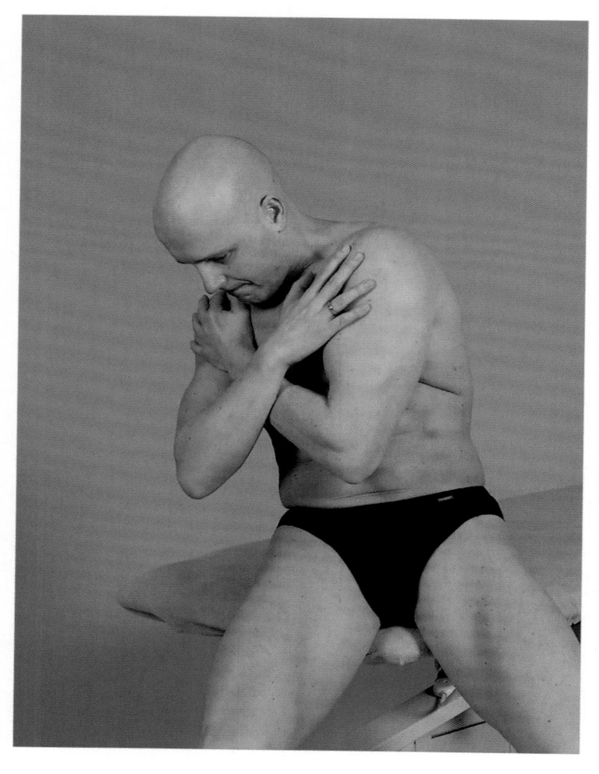

图 10.39 屈曲时的耦合姿势。

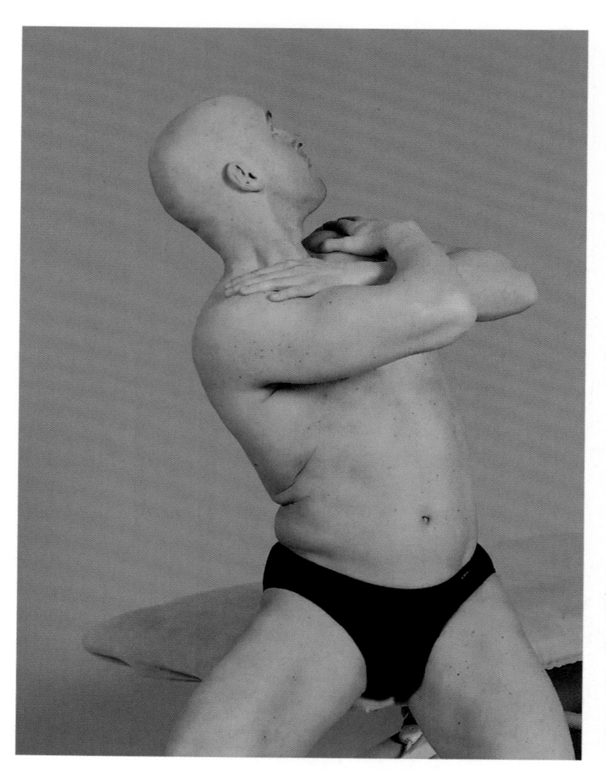

图 10.40 伸展时的耦合姿势。

这种联合运动在主动及被动的运动时自动出现，除非治疗师有意地将腰椎分别置于某一体位。某一项其他的旋转及侧屈的联合都被称为结合的，而不是耦合。手法治疗应用脊柱联合的体位将关节锁起来，并尽可能地牢固。

如何影响触诊？

对称性和联合运动可以用来评价运动及诊断运动受限(见如下“应用联合运动法看局部节段运动”部分)。

触诊流程概要

确定受累部分的精确水平对于一些检查及治疗技术是至关重要的。当棘突可以被很精确地触诊到，治疗师才能在腰段准确定位触诊的位置。就算治疗师已经有了一些经验，这也绝非易事。治疗师需要知道怎样触诊腰椎的棘突。在心中描绘预期结构的形状和质地，并且应用一系列的辅助工具来确定精确的位置是很有帮助的。

为了准确地定位腰椎结构，一些技术是需要的，并且已经在第 9 章描述过了：

- 定位髂嵴，“在骨头上快速定位的触诊技术”

(第9章)及“局部触诊技术”(第9章)都描述过。

• 定位后侧骶髂嵴,见章节“局部骨的触诊”(如下)。

应用触诊去定位腰椎,有模糊的办法也有相当精确的方法可供选择。能够应用的恰当的技术取决于目的及花费的时间。如下的触诊方法是定位L3和S1的快速定位方法。

棘突是在腰椎中仅有可以直接触及的部分,其他部分都是通过触诊推测而已。关节突关节及横突都在中心很厚的肌肉的下方,它们只能被间接地触摸到。有时治疗师向此部位加压的时候经常可以触发疼痛。所以棘突是仅有可靠的起始位点来定位腰椎水平、疼痛激惹测试及评价节段运动,所以精确地分辨及确定棘突是必不可少的。

初始体位

俯卧位利于触诊。患者要处于一个个人生理性前凸的位置。“个人生理性”是指当一个人站立时看到的弯曲,这个体位需要患者俯卧才可以达到,会形成在屈和伸之间的中立位,这种体位适合评价节段的运动。在腹部就是骨盆下垫的枕头可以使脊柱前屈,并且这时棘突可以彼此移动得更远,这种方法可以打开棘突间隙,并且后部的软组织(棘突间韧带和多裂肌)会变得张力更高一些。触诊就会趋向变得更难,取决于软枕头的用量。

使腰椎处于一个极度前凸的体位,如让患者用肘部支撑身体,大约是棘突伸展到不能分辨出单个的棘突而无法确定结构水平的时候。

提示

当处于俯卧位的姿势时,通常不推荐触诊前在腹部下放垫子。这种方法并非总是有助于触诊棘突。椎间的间隙很窄并且很难互相分辨出来,所以在触诊前要避免额外增加前凸以致椎间隙进一步变窄。在节段测试中所有其他类型的患者的体位都可以改变经典的运动模式,如回弹试验和旋转测试[见“旋转测试部分(横向的椎体压力)”如下]。

额状面的体位

当患者俯卧位时治疗师要确定他们的骨盆没有向一侧移位。骨盆的移位是发自于下面的,特别是涉及下位腰椎的部分。

提示

当棘突被定位并相互区分开的时候,在这个平面中立俯卧位不是必须的。当触诊同时要评价节段的运动时,非中立位会改变运动模式。

横断面的体位

在触诊前治疗师要确定脊柱没有旋转。一旦患者摆放到了俯卧位,治疗师要检查患者的髂前上棘和髂后上棘是否都触碰到了,是否接触到治疗床或者至少和治疗床是同样距离。如果需要,骨盆旋转是可以纠正的。

关于俯卧位已在第8章有深入的论述和图片说明。

触诊困难的可替换初始体位

侧卧的中立位

更痛的一侧经常被摆放于上方,方便评估和治疗。治疗师必须确定整个的脊柱是处于中立位并处于个人的生理弯曲。侧屈应该用枕头进行纠正。

直立体位

因为肌肉的活动,坐着和站着的初始体位通常有碍于棘突和深部结构的触诊。这些初始体位的优点是比起俯卧位具有更多变的联合运动的可能。当棘突在坐位可以被很好地触诊时,关于节段运动的精确信息就可以获得了。

更多的信息及图片请参照第8章。

触诊技术

触诊结构概述

在前倾的初始体位时,应用确定结构水平和连接线的方法去投射定位:

- 髂嵴和骶髂后嵴之间的连接。
- 腰骶的交汇处。

局部骨的触诊被用于定位腰椎棘突:

- 通过S2棘突,从下方触诊到L5棘突。
- 定位附加的腰椎棘突。
- 通过T11棘突从上方触诊。

定位投影

当治疗师想要快速定位胸腰结合部时,只有一些参考点的水平需要相对精确的定位。

髂后上棘和髂嵴之间的连接

用之前描述过的技术可以在一侧定位髂嵴(9章)。推荐从上而下地应用垂直触诊技术。髂嵴的最高点在皮肤上被标记出来确定触诊的结果,在另一侧重复这一步。

两个标记的点被连接起来。连接的线和身体中线的交点就可以定位椎间隙。

关于这个地方棘突的定位在文献里记录都是不同的。如 Kapandji(2006)强调和髂嵴连线中点相交的区域在 X 线上是 L4 和 L5 之间。就我个人的经验而言最常见的结果就是,当触诊一个男性的骨盆,这个区域为 L3 棘突的下缘。

下一步就是定位髂后上棘,在皮肤上最下的边界(下缘)标记出来。涉及这部分的技术在第 9 章有描述。这条线总是经过 S2 棘突上(图 10.41)。

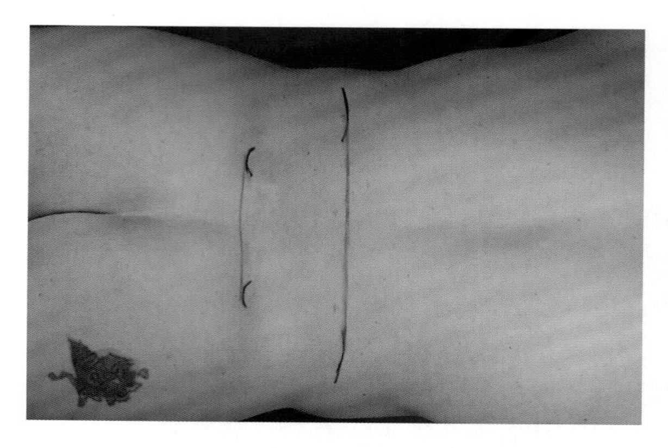

图 10.41 髂后上棘和髂嵴的连接。

提示

骨盆的解剖高度的个体差异和性别相关的差异可以解释为什么可以看到髂嵴高度很大的变异性。男性经常有更高和更瘦的骨盆。这就是 L3 棘突经常在那的原因。而应用这种技术在这个位置在女性经常是 L4 的棘突,因为女性的骨盆会更短和更宽一点。这个技术可以很快地操作,但是经常不能传递特别准确的结果。

腰骶交界区

右侧髂嵴和左侧髂后上棘连线,将左侧髂嵴和右侧髂后上棘连线(图 10.42)。对于多数病例,这两条线的交点指示 L5 棘突的位置。这种快捷的方法比通过连接双侧髂嵴来定位的方法更加可靠。

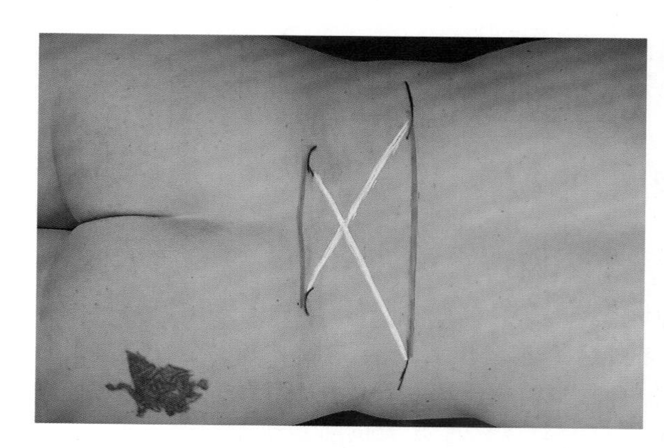

图 10.42 腰骶交界区。

局部骨性触诊

目标是正确定位腰椎棘突。通过以下步骤实现:

1.低位起自 S2 棘突。

2.定位其余腰椎棘突。

3.高位起自 T11 棘突。

可从 T10/T11 至 L5/S1 定位腰椎功能节段的所有棘突。

从低位起自 S2 棘突触诊

从低位起定位腰椎棘突是最常用可靠的方法。尤其对于 L5 和 L4,触诊的可靠性决定于髂后上棘和 S2 棘突的定位准确性。这已经在第 9 章中做了具体描述。现在触诊的位置在其邻近上方。

步骤 1

定位双侧髂后上棘下缘。这两点的连线指示出 S2 的位置(图 10.43)。这个基本棘突的触诊通常可感知其明显凸起。这里应用的触诊技术是通过指腹作轻微画圈动作来感知。

步骤 2

用指腹向上滑动大约 1cm,探寻一处小圆形凸起,该处代表 S1 的棘突部位(图 10.44)。通过这样做,手指在一个斜坡处向前下方移动。在 S1 处有较多的变异;可能性较大。S1 可能与 S2 大小相似,它可能是小

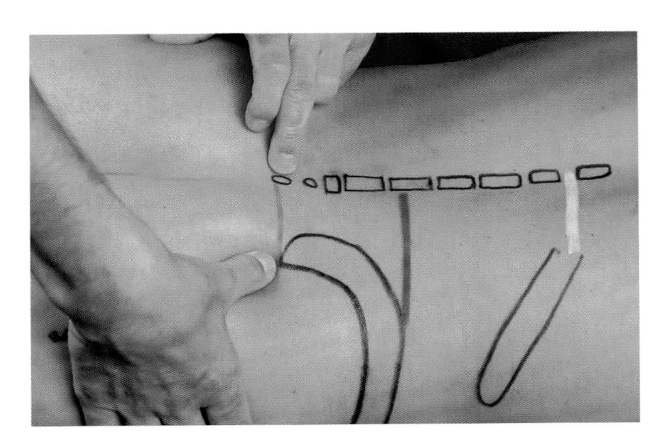
图 10.43　S2 棘突的位置。

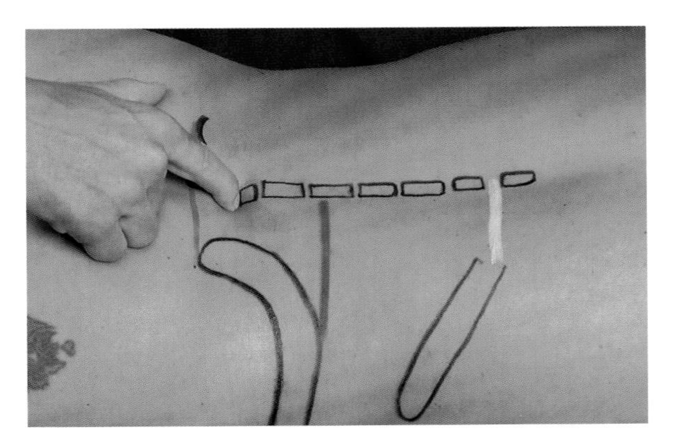
图 10.45　L5 棘突的下缘。

小的凸起，或者完全缺如。

步骤 3

L5 棘突位于 S1 上方大约 1 横指（患者的示指）。可通过指腹在骶骨斜坡上方滑动直到指尖触及一个明显的硬物来感知其下缘（图 10.45）。L5 下缘通常被感觉为 L5~S1 棘间隙的上方一个台阶。

> **提示**
>
> 这个触诊步骤是必要的，并且必须通过进一步辅助触诊的信息来证实。

病理注释

对于严重的 L5~S1 滑脱，局部前凸程度增加，可在 L5 与 S1 之间形成一个台阶，在瘦的患者身上可触及（外观像滑雪跳台；Wittenberg 等，1998）。该触诊结果可在俯卧或站立初始体位中获得。注意：该结论不可逆推！不是每个可触及的台阶都说明存在腰椎滑脱。

利用结构的形状和大小进行确认

基于解剖学描述，L5 棘突通常为小圆形并向后凸起，L1~L4 棘突为长条形（纵轴方向）。尽管有这些解剖学知识，仍有可能混淆并难以定位 L5，尤其当 S1 棘突形态明显，这种情况下，它的形状和大小与 L5 相似。

利用终末感觉评估进行确认

利用向前的压力来鉴别诊断 L5 和 S1。手掌内侧置于治疗师认为的 S1 位置处，另一只手放其上方（图 10.46）。治疗师利用手缓慢地震荡向前方推压，如果没有引发疼痛，治疗师再向下推压一次来明确评估从后到前的终末感觉。

在治疗师认为是 L5 的位置上使用同样的手法。首先将拇指放在该棘突点的位置上（图 10.47）。用另一只手的内侧或鱼际隆起部加压（图 10.48）。节律性的前后方向加压重复进行，压到底后持续加压评估终末感觉。

比较两种前后推压的结果。预期是在 S1 位置难以推动并且其终末感觉坚硬，L5 位置可更加明显被推

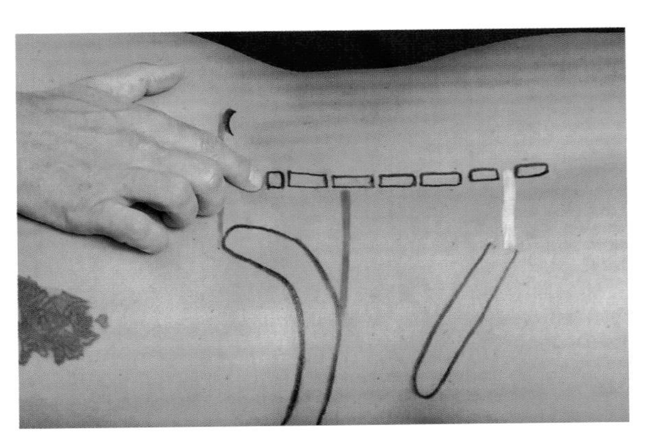
图 10.44　S1 棘突的位置。

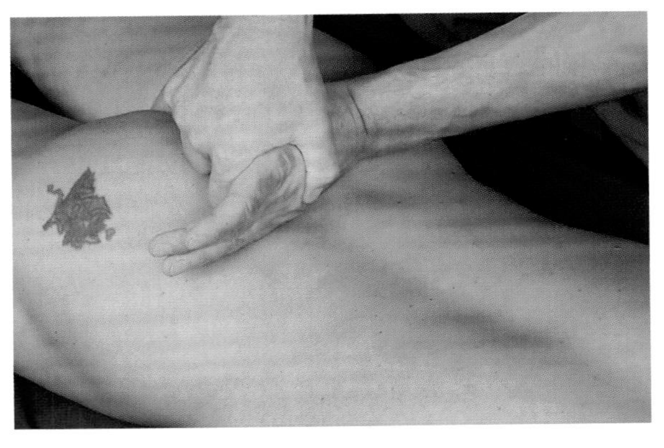
图 10.46　S1 的后前向按压。

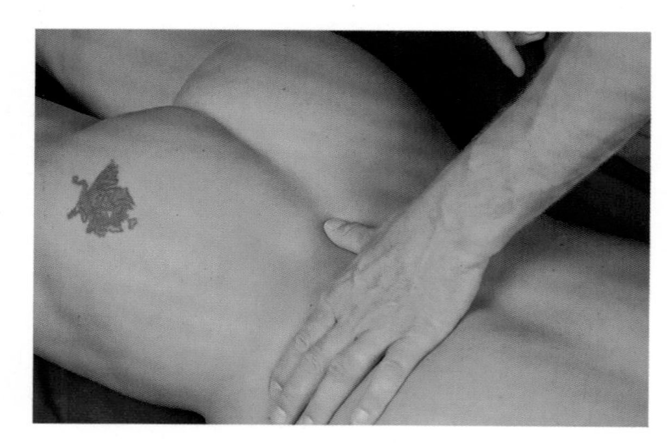

图 10.47 L5 第一阶段的终末感测试。

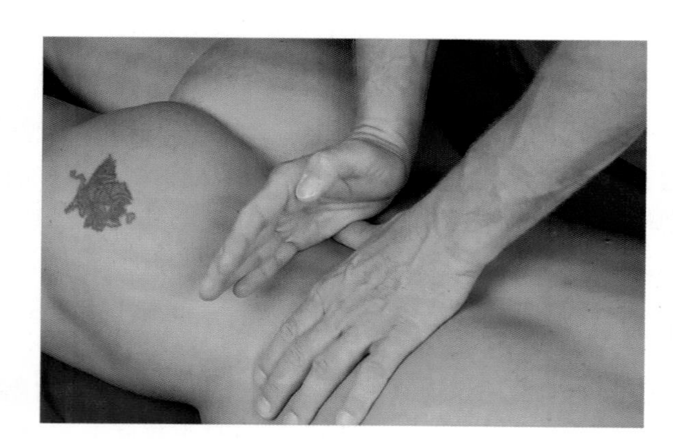

图 10.48 L5 第二阶段的终末感测试。

动并且其终末有坚实的弹性感。

提示

通常情况下，如果治疗师怀疑会引起疼痛时，不应采用这一鉴别技术。

利用活动进行确认

另一个方法是在前后压力作用下感觉 L5 的运动方式。治疗师首先用指尖寻找 L5/S1 间隙假定的位置。上下相邻的棘突都应该被触及。利用拇指或鱼际在上位棘突施压。预期是上位棘突向前移位，下位棘突静止不动。这种试验在假定的 S1 和 S2 位置是没有移动的，可做鉴别。这个技术也可以用来鉴别其他腰椎棘突并在下文介绍。

提示

最后两个试验所基于的假设是受到前后方向的压力后 L5 向前移动，S1 保持不动。不管这两个试验能提供多少帮助和信息，仍有一定的不准确性。对于半骶化解剖变异或 L5/S1 节段运动限制的病例，这两个试验不适用。对于这种情况，L5 的位置只有通过与 L4 和 L3 比较大小来确定。这些棘突通常比 L5 的棘突要长。

总结

1.定位髂后上棘和 S2 棘突。

2.从 S2 位置向上触及 S1。

3.触诊 L5 棘突的下缘。

4.通过施加前后方向的压力并且评估终末感觉来确认它的位置。

5.通过感觉施加前后方向的压力产生的移动来确认它的位置。

6.必要时，通过定位第一个长棘突（L4）来确认它的位置。

其他腰椎棘突的定位

基于 L5 棘突的位置，其他腰椎棘突就能够尽可能准确地定位。治疗师能够通过以下方法明确各个腰椎棘突的准确定位：

- 检查它的形状和大小。
- 利用运动来确认位置。

如上文所提及的，L1~L4 棘突较宽，它们后表面有齿状凸起并且形状不规则，使它们呈起伏的波状外观。棘突所形成的起伏可位于其侧面及背面，类似于棘间隙。为了准确定位棘间隙，治疗师沿着棘突侧面触摸直到触及明显的间隙。由于棘上韧带是坚实、纤维变性的且可能受牵张，触摸棘上韧带的可靠性较低，不利于治疗师找到预期的间隙。

步骤 1

用一条短线标记 L5 下缘，治疗师向上触摸其侧面，L4 和 L5 棘突间隙可在其上方几毫米处触及（图 10.49）。为测量清楚，测量时一个手指保持在 L5 下缘。如果治疗师未能找到 L4 下缘，就可以从 L5 再次触诊。标记 L4 下缘的疑似位置。

步骤 2

使用同样的技术来定位 L3 棘突：一个手指保持在 L4/5 的上方，进而寻找邻近其近端的棘间隙（图 10.50）。所有其他的棘突都能够利用这个方法来寻找。

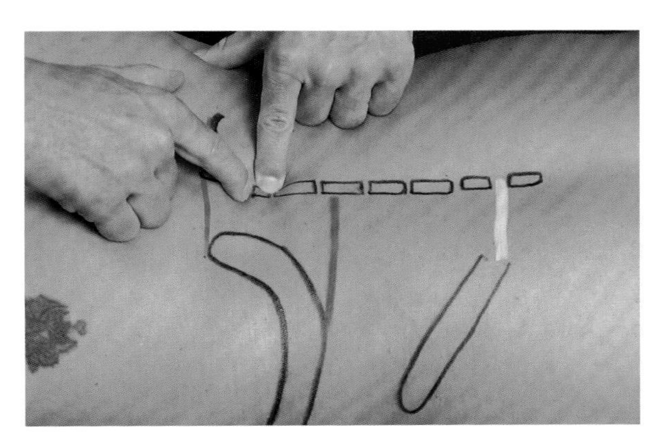

图 10.49　L4/5 触诊。

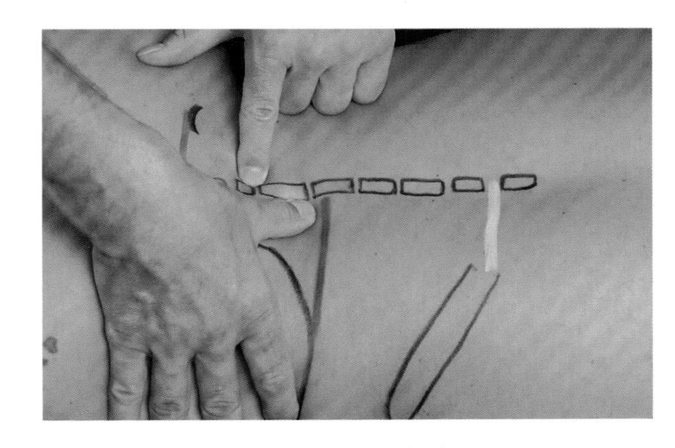

图 10.50　L3/4 触诊。

提示

治疗师不要受 L4~L1 棘突长度干扰，而是应该相信自己的直觉。

步骤 3

用活动来确认：为确认棘间隙位置是否正确，治疗师推动腰椎节段，用手指感觉节段的移位。当上位棘突移动下位棘突保持不动，说明棘间隙定位准确。这是通过一个手指指腹放于棘间隙的背侧上方来感觉。L3/L4 棘间隙的确认方法见图 10.51。在治疗师所假定的棘间隙的近端 L4 棘突的位置上，用鱼际在前后方向上往复用力。另一个手指指腹能够感觉上位棘突在棘间隙中上下移动。

提示

前后方向上的推动无需过于用力。能够被感觉最好的是做一种往复移动，而非向下移动。因此这种推动应该非常快速地卸力，确保触诊的手指尖能够获得清楚的感知。当患者解剖定位困难，这个技术可能需要重复多次来明确棘间隙触诊是否准确。在棘突的上下缘作标记有助于治疗师的检查操作能够始终起自一个固定的位置。所有腰椎功能节段的棘突都能够被触及，并利用这种方法标记在皮肤上。在胸腰椎交界位置，棘突大小有显著变化。T12 以上的棘突更加突出。

通过 T11 棘突自上方位置触诊

通过第 12 肋定位 T11 棘突是在胸腰段快速定向的理想方法。第 12 肋尖自由悬在后外侧胸壁。

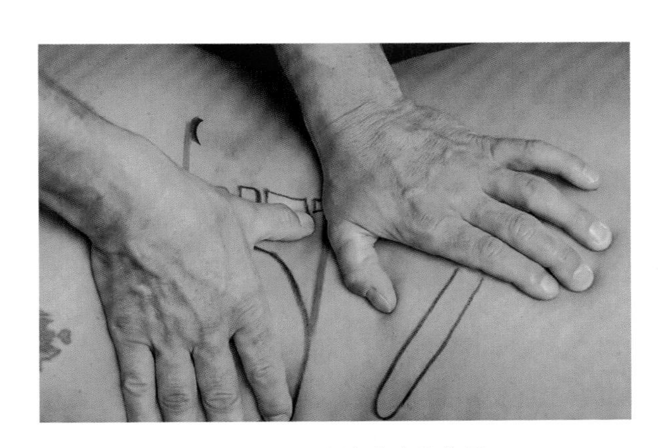

图 10.51　通过活动确认位置。

步骤 1

为寻找第 12 肋，治疗师首先定位至腰背伸肌，然后向外侧移动到髂嵴与肋弓下缘之间的间隙。这个间隙宽度通常只有两横指宽(图 10.52)。

步骤 2

在确定髂嵴位置后采用垂直画线技术（图 10.53)。治疗师将手指转为向上触诊，以定位第 12 肋的下缘(图 10.54)，并较快地触碰到十分坚实的结构。

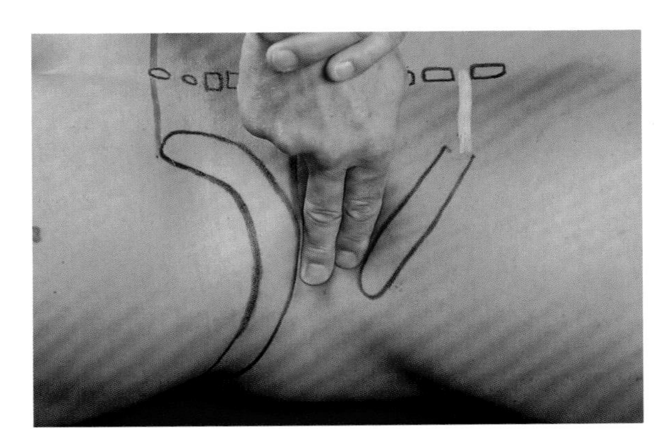

图 10.52　第 12 肋和髂嵴的位置。

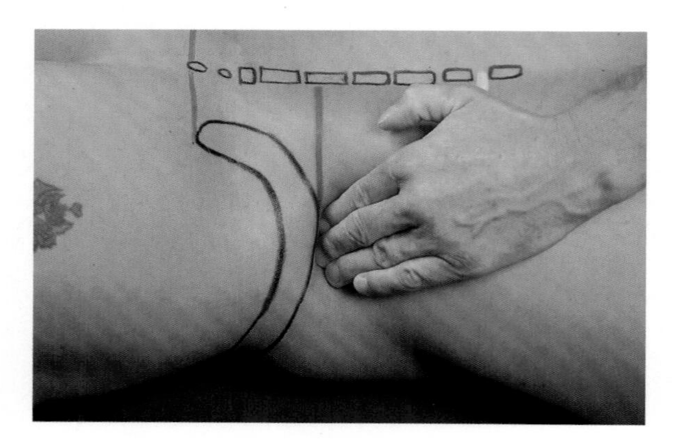

图 10.53 确认髂嵴的位置。

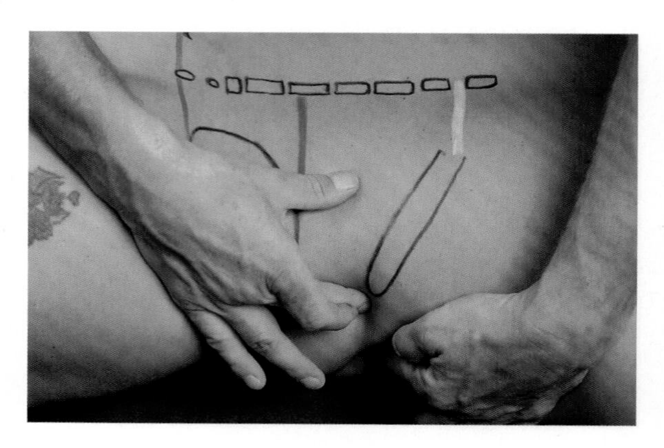

图 10.55 第 12 肋的肋尖。

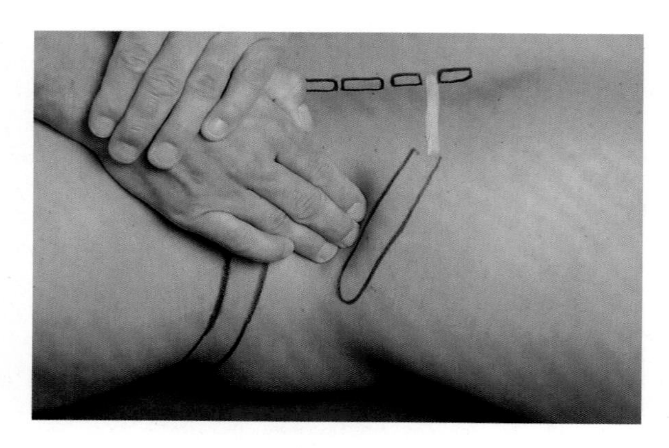

图 10.54 第 12 肋的位置。

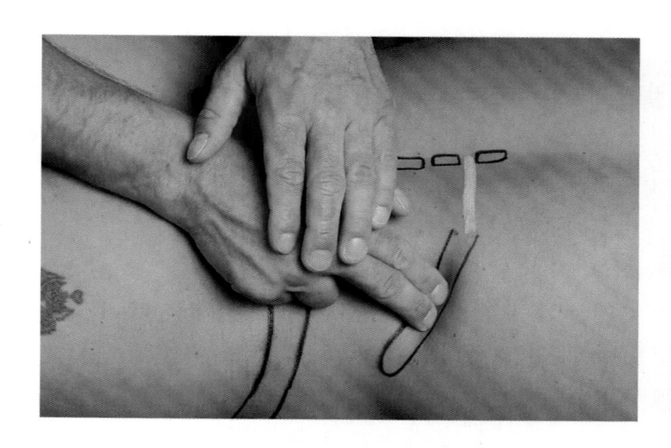

图 10.56 触诊第 12 肋的中段方向。

提示

重点是治疗师触诊应靠近内侧，邻近背伸肌群。如果过于靠外侧,治疗师会摸到第 11 肋。按压第 12 肋没有典型的坚硬骨质成分。如前所述,这一肋骨是相对可移动的并且是在腹壁上自由吊着的,比起间接和直接与胸骨相连的那些肋骨（第 1~10 肋)更容易移动。当大范围侧屈的时候,第 12 肋是可以移出髂嵴的路线的。

步骤 3

这一步涉及确定第 12 肋骨的位置。沿着肋骨的长轴可触诊肋骨的下缘,直到触诊到肋骨的末端(图 10.55)。上位肋骨可触诊到的末端应该位于腹壁更侧方的位置。

步骤 4

触诊的手指肚要置于肋骨上的中间位置直到竖脊肌的肌肉张力阻止手指与肋骨保持直接的接触(图 10.56)。这个点对应着 T12 的横突。当上位的棘突在第 12 肋棘突水平之上,T11 的棘突很容易被准确定位并且 T12 的横突也可以被找到(图 10.57)。

步骤 5

从这里开始移动,治疗师就可以自己定位更下一点往腰椎方向,或更高一点往胸椎方向(图 10.58)。

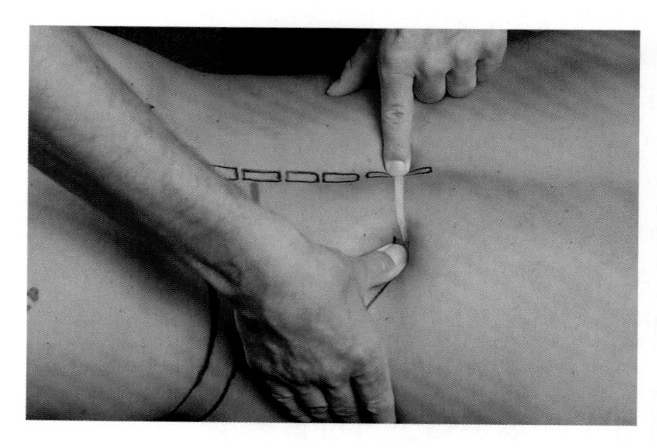

图 10.57 定位 T11 棘突的水平。

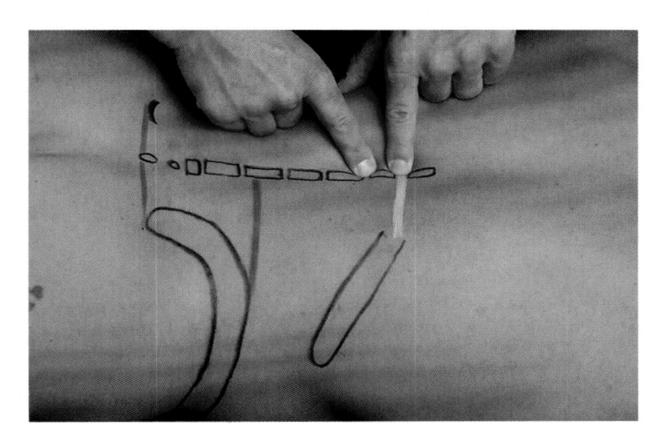

图 10.58　胸腰区的延伸触诊。

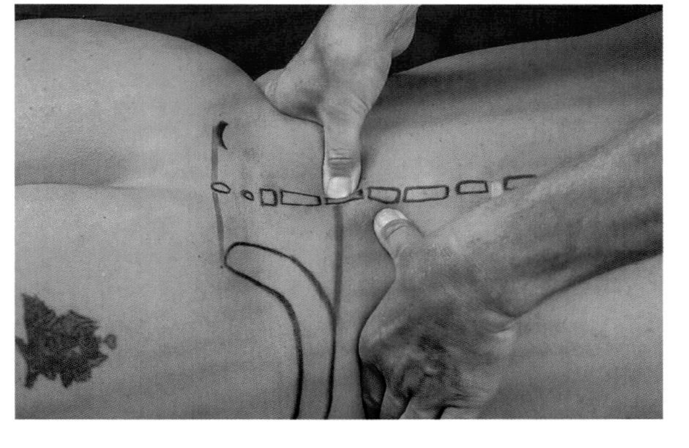

图 10.59　旋转的节段测试(横向椎体压力)。

提示

准确的水平定位取决于第 12 肋骨是否可以被往内侧追踪得足够远。如果这一步没有足够的精确，治疗师将会比预想的定位低了 1 个节段。当 T11 的棘突被准确地找到,下位的 T12 的棘突也可以被找到,并且是很短的。然而 L1 棘突是很长的。

评估与治疗提示

治疗师和物理师应用疼痛激惹,还有对稳定性及活动性的评价作为他们临床评价腰椎的诊断技能。一些可靠的局部节段试验源于此处。这些检查的技术、标准及解释将在如下的章节描述。

旋转测试(横向椎体压力)

腰椎旋转检查(也称为横向椎体压力)用于局部节段的评价,以评价运动性,特别是轴旋转过度活动。

技术

治疗师一个拇指指腹从侧面稳定下位棘突,同时将上位棘突推向相反的方向(图 10.59),导致旋转。这个检查包括评价末端的感觉。首先检查一侧所有的棘突,然后检查另一侧。这项检查对于节段性的活动过度是很重要的,因为轴的不稳定也是节段不稳定的主要形式。

标准

可以移动上位椎体吗？有哪一种末端感觉？在这项检查的时候会疼吗？这项测试可以用来定位疼痛节段吗？

解释

T10~T12

应该有轻微的旋转。末端的感觉是坚固有弹性的。没有转动说明活动范围受限。

T12~L5

这里应该没有旋转的。坚硬有弹性的末端感觉是正常的。旋转性的运动说明活动过度。

L5~S1

因为关节面不同的体位，这些节段有一些旋转。末端的感觉是坚固有弹性的。在这些节段失去了运动代表运动过低。

后前节段关节的活动

从后向前推椎体是最常见的手法治疗技术之一。既可用于棘突,又可用于横突。当治疗师向前推椎体,两个节段总是移动(图 10.60)。棘突上的压力导致棘突上的关节突关节打开并且这个囊处于紧张状态,下

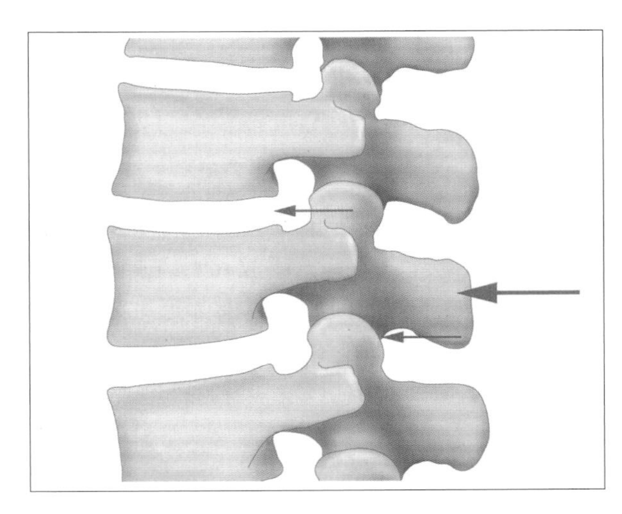

图 10.60　作用在棘突上的后前向压力效果。

位关节突关节面被挤压。

目的

节段运动的评估,特别是活动过度的出现和疼痛激惹。

标准

治疗师要注意活动的范围,末端的感觉及疼痛的加重。

操作

当压力施于棘突的时候,手的内侧缘通常置于相对前凸的垂直位(图 10.61)。L5 的棘突可以用大拇指摸到(见图 10.47)。

解释

当从后往前施加压力的时候椎体会有一定的移动。健康的节段是不会对这个力有反应的,末端感觉评估不敏感。在中立的俯卧位病理学条件下去感觉椎体对压力的退让是需要一些经验的。当患者用肘部支撑他们自己或者处于腰椎伸张的最末尾,坚硬有弹性的末端感觉被看作正常。

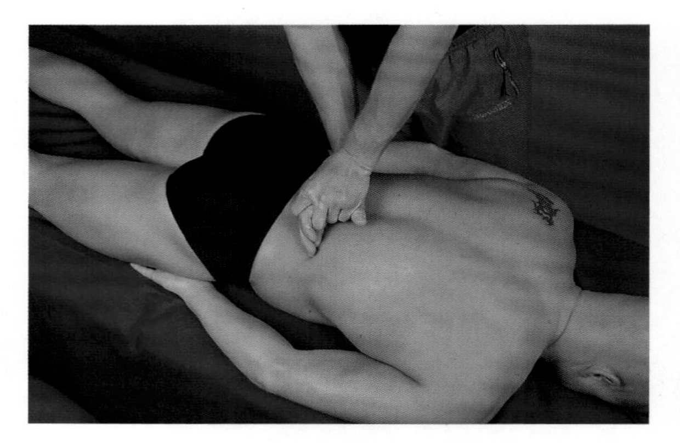

图 10.61 后前向节段关节活动。

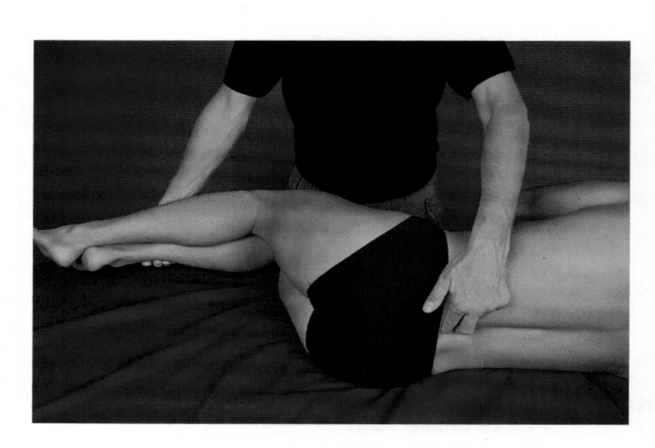

图 10.62 棘突间的开合。

屈曲运动及伸展运动的触诊

这个检查包含了在侧卧位时大量的触诊方法。在这些检查前患者是处于侧卧位的中立位。通常腰椎需要一些衬垫。骨盆及腿部位于一个光滑的表面是很有益处的。

目的

触诊当髋两侧屈伸运动时这个节段是如何运动的。

标准

治疗师要注意打开和关闭棘突间间隙。

操作

治疗师从下面的位置定位 L5 棘突。一只手指垫放在 L5/S1 的棘突间,另一只手放在 L4/L5 的棘突间。将手指垫直接置于棘突间的上方及邻近方是可能的。开始时髋关节稍微屈曲,逐渐增大和减小患者的髋屈曲,同时两只手指垫触诊棘突间的运动(图 10.62)。

解释

治疗师关注棘突间的情况,例如,从下往上触诊棘突间隙时(如,先是 L5/S1,然后 L4/L5),患者屈髋时间隙打开,伸髋时间隙关闭。当相邻的两个椎体一起运动的时候,就不会检查到棘突间的空隙打开,这被称为活动度不足。这项技术适合于在休息体位上触诊。在这种情况下棘突的位置是固定的,所以棘突既没有完全打开也没有完全关闭。休息位时最容易触诊的位置大约是 L5/S1 屈髋 70°,L3/L4 屈髋 90°。

前后节段关节的运动

目的

这个检查应用平移的技术试图使两个椎体互相滑动。

标准

在一个节段运动时平移运动的角度特别是突然运动时会增加。这个检查首先评价节段的过度运动。

操作

应用之前描述的技术固定被检查的节段于休息

位。

两个相邻棘突用手指垫从后面固定,并且用轻微的从后到前的力使其固定。在下位棘突的指尖伸向棘突间(图 10.63)。

治疗师的前臂稳定躯干及骨盆。髋部要接触到患者的膝关节。之后多次做垂直的活动:往后面推腿部并且往下方拉棘突,往前面拉骨盆。

在拉推的时候被固定的相邻棘突间棘突间隙就可以被触诊到了。在这个位置的触诊会有不同的步骤吗?

L5/S1,L4/L5 和 L3/L4 节段是可以被检查到的。把脊柱放在适当的位置可以只让一个节段移动。这需要往后推最上面的肩关节直到使这个关节直接触碰被检查节段的上面。这个时候在联合的位置这个关节就会被锁住。

解释

从最大的后伸到最大的前屈大约平移 1mm 是正常的。L5/S1 节段因为髂腰韧带的稳定作用会更稳定一些。

应用联合运动检查局部节段的运动

评价一个节段运动过少最好的选择是应用联合运动的方法去评价这个节段是怎么运动的。这个方法可以用来评价所有功能性腰椎的节段(T10/T11 和 L5/S1)。

目的

在脊柱前凸侧卧位应用联合运动向后滑动最上面的肩部。在这时,从 T10/T11 开始,用手指尖端去触诊棘突间。

标准

联合的运动会导致棘突间可触诊到移位和旋转。治疗师要观察这个旋转是否会引起被检查节段棘突间隙展开,棘突间的距离增加。

操作

• 患者轻度脊柱前凸中立位侧躺,腰椎下要有足够的衬垫使腰椎轻度侧屈,示指及中指置于棘突间上,手指的尖端伸向棘突间隙并且手指肚稳定下方的棘突(图 10.64 和图 10.65)。

• 另一只手用来往后推最上面的肩部,诱发联合运动。图例中显示的是在伸展位的腰椎在向右侧屈的时候向左旋转(图 10.66)。

• 一旦在手指下下位的棘突开始动,治疗师就停止移动肩部。并且评价棘突间的距离是否增加。

• 之后肩部转回到中立位,更下部的节段需要被检查时,测试重复进行。

解释

在旋转的最末端相邻两个棘突展开的距离是正

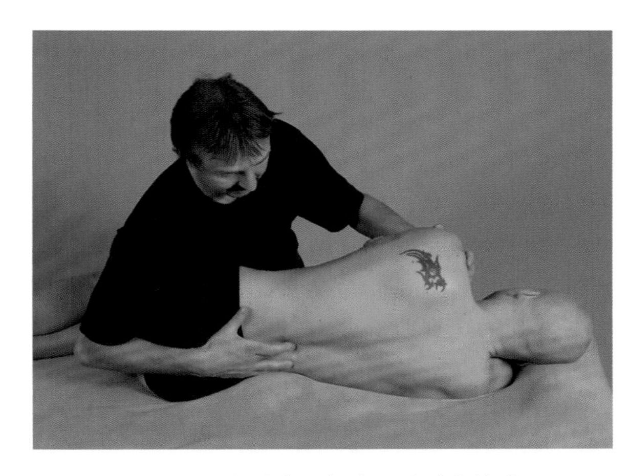

图 10.64 侧卧位下耦合运动时的触诊。

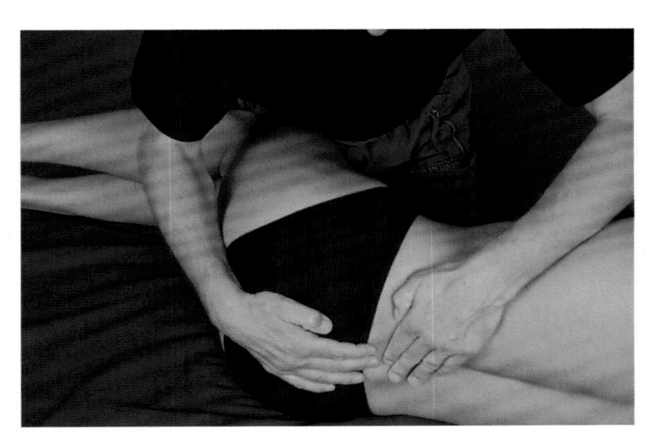

图 10.63 节段关节的前后向活动。

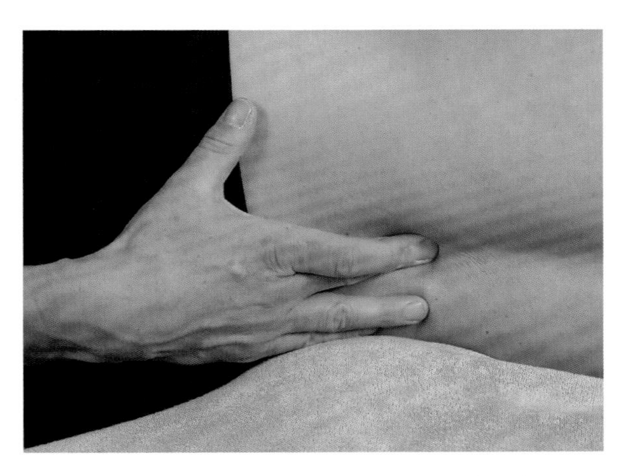

图 10.65 侧卧位下耦合运动时的触诊细节。

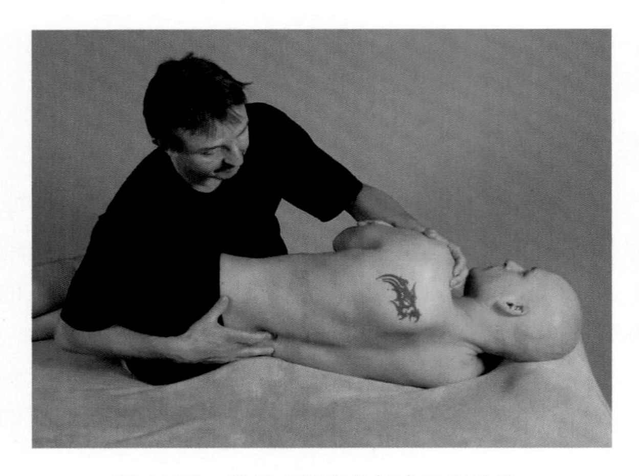

图 10.66 伸展末端位的耦合运动触诊。

常移动性的标志，上位棘突经常先于下位棘突旋转。有经验的治疗师可以试图在坐位的初始体位上进行节段运动的评估。联合运动在负重的体位会比不负重体位时更强，但是这种体位会更难感觉到组织的运动。脊柱间肌肉的张力会影响棘突间的精确触诊,在联合运动屈曲位时是可以评价脊柱运动的。

训练多裂肌

根据最新的物理治疗观点,多裂肌结合腹横肌及胸腰筋膜对脊柱的节段及骶髂关节的稳定性起到决定性的作用。

所以治疗要旨在于募集及训练多裂肌。开始只刺激腰部多裂肌而不是侧位的大部分竖脊肌是合理的。只有在患者感知到肌肉收缩的时候,肌肉才能有意识地收缩。基于收缩程度的感觉反馈是很有益的。

操作

从骶骨后面的起始部(9 章)到大约 L3 水平,可以在椎旁触诊到多裂肌肌腹,在肌肉紧张和腰椎前凸增加的时候更加明显(图 10.67)。它大约有两指宽,取决于它被训练的程度。对于身材苗条的人,在轮廓上,我们可以将它与周围最长肌和髂肋肌的轮廓分辨开。

为了理解多裂肌的大小,可以触诊侧方很大的竖脊肌(最长肌和髂肋肌)作为对比。如果需要的话,可以抬起头和上身很小的一部分,这样可以从中间到侧方触诊到紧张的背部伸肌,直到背部伸肌的软组织被触诊到。当治疗师把拇指和示指放在一侧 L3 水平的肌肉上就能看到背部伸肌的实际宽度(图 10.68)。

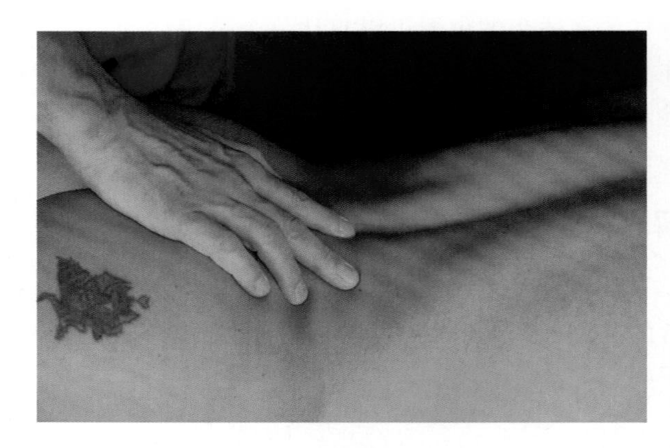

图 10.67 腰部多裂肌收缩的触诊。

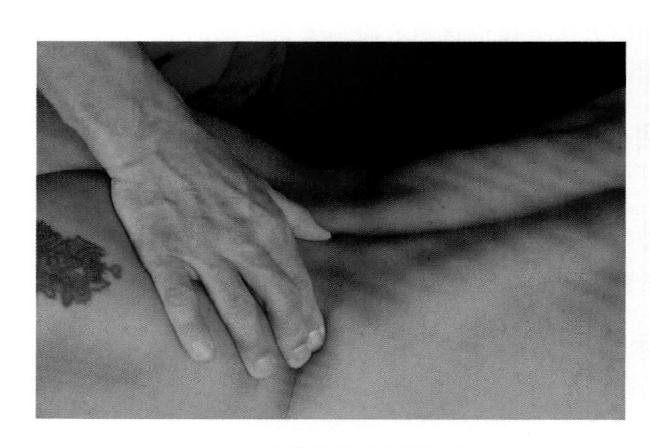

图 10.68 整体竖脊肌宽度的触诊。

思考题

1.哪些结构利用自身组织力量来稳定脊柱？

2.据 Gracovetsky 所说，腰椎在行走中承担了什么角色？

3.什么是腰椎化和骶化？

4.L5 棘突的典型形状是什么？

5.解剖术语描述的“腰椎肋骨”是什么意思？

6.腰椎的关节突关节的解剖变异有专有的解剖学名词，是什么？

7.为什么不可能直接触诊关节突关节？

8.在腰部区域哪些肌肉可以促进胸腰筋膜紧张？

9.关节突关节对某一节段对称性运动怎样反应？

10.两种运动的耦合是指什么意思？

11.当开始触诊腰椎表面解剖时，哪些参考线可以被用来作为定位投影？

12.哪些项目可以确定 L5 棘突的正确位置？

13.哪些技术是触诊腰椎棘突间隙的最佳手段？

14.治疗师应用什么方法可以准确定位第 11 及第 12 肋骨的位置？

15.多裂肌的肌腹在哪里可以被精确地触诊？

(冯蓓蓓 王欣 朱小霞 译　王于领 校)

第11章 胸椎与胸廓

胸椎的特征和功能

胸椎是脊柱系统中相对稳定和坚固的节段之一。先入为主地理解，胸椎活动性差貌似更像是缺点；但仔细观察胸部的功能会发现，其稳固的特性反而是其优势之处。

胸椎和胸廓具有以下功能：

- 保护功能。
- 支撑功能。
- 连接颈椎和腰椎。
- 呼吸功能。

保护功能

胸椎与胸廓和胸骨共同构成一个稳定的骨性框架，能够起到保护心脏、肺和其他重要脏器的作用。这一稳定结构虽然缺乏弹性和收缩能力，但能够吸收不同强度的机械性的压力。胸椎椎体间隙非常窄，几乎是完全的骨性接触，为胸段脊髓提供良好的容纳空间。

支撑功能

为了维持我们的直立姿势，身体的该节段需要足够的稳固，从而能够缓冲手臂上抬过程中所有的应力。背阔肌、胸大肌等大型肌肉和肩胛胸壁关节面转移了大量的压力和拉力负荷。如果丧失了该核心稳定机制，我们将无法负担手臂的重量以及更大的负荷。与此同时，腰部的竖脊肌侧束十分强大，但越往上部其有效性逐渐丧失。棘肌等其他强壮的肌肉，能够为胸椎的后伸提供动力。

与颈椎和腰椎的连接

虽然不像腰椎那样能够利用其运动性优化下肢的动作，但胸椎的运动性保障了广泛的上肢活动。没有胸椎的伸展，上臂最多只能抬到 150°左右，而我们通常能够达到 180°。上臂的抬举能够引起从颈胸椎结合处往下一直到 T6/T7 的运动：

- 伸展运动(双侧上臂上抬)；或
- 伸展伴随着旋转(当一侧上臂上抬时)。

当定位胸部症状的水平时，该方法会非常有用。胸椎部位的症状是否也可以通过大范围上臂上抬动作诱发出来？

一侧肩关节大范围内外旋的动作都会引起胸椎的旋转。双侧的旋转能够引起胸椎的前屈(肩内旋时)或者伸展(肩外旋时)。

从生物力学的角度而言，胸椎承担着在颈腰椎间连接和传导运动的功能：

- 颈椎最重要的功能性活动是旋转。
- 腰椎最主要的活动为屈曲和伸展。

颈椎和胸椎都以自己特定的方式将侧屈运动和旋转耦合在一起。

从解剖的角度而言，脊柱的可动节段能够较好地跟其他部分区分开。且胸椎节段为肋骨提供了良好的支撑。从功能的角度而言，脊柱的各节段间能够顺畅地传导应力。颈腰椎的两个前凸均延伸到胸段脊柱。因此，颈椎进行大范围活动时，能够向下触摸到大约 T4~T5 水平的活动。腰部的活动会向上影响到 T10~T11。真正意义上的胸椎为其间的稳定部分。

呼吸功能

健康人群在安静状态下的呼吸运动主要是依赖膈肌进行。而用力呼吸主要是依赖胸廓的运动。呼吸运动主要是以下部分参与的结果：

- 胸廓的弹性。
- 肋椎关节的活动能力。
- 胸椎的支撑性运动。
- 不同吸气固有肌肉和辅助肌群的活动。

伴随用力呼吸时的大范围胸肋关节运动对诊断过程十分重要。深吸气和呼气是否会诱发背部疼痛？

如何影响触诊？

大范围手臂上抬时上胸段的运动可较好地触诊。举个简单的例子，当患者进行右臂的充分上举时，治疗师将手指的指腹放置在颈胸椎结合处的棘突左侧，能够感受到棘突向左侧的旋转。

呼吸运动也同样能够触诊到，肋间隙的扩大和缩小能够较好地反映肋骨在脊柱连接处的活动情况和肋间肌肉的柔韧性。

多种不同技术被用来触诊胸椎节段活动以评估其受限程度。已经有现成的规律解释腰椎、颈椎的侧屈和旋转关系，不太可能再为中胸段的活动设定合适的规律。因个体间存在着较大的差别，所以每次都要进行新的功能关系评估。

胸椎治疗的一般应用

胸椎和胸廓为交感神经系统的所在位置，众所周知，交感神经系统的中心区域位于胸段脊髓的侧角，而脊髓膨大头部为胸腔重要脏器的支配区，因此这种脏节和皮节的密切关系可以运用于诊断过程中。治疗方法措施不仅能够通过各种反射影响相应脏器，而且能够影响控制头部和上肢的自主神经的功能。胸部交感神经的神经节前纤维从上胸段延伸到颈部交感神经干。因此，胸段脊柱和胸廓理所当然成为理想的施行机械的（瑞典式按摩/连接组织按摩/手法治疗）、热疗或电刺激治疗的部位，以对交感神经系统的活动进行调节。此类的介入手段在后续的有关慢性骨骼肌肉系统疼痛的讨论中再次阐述。

在开胸手术中使用的暴力性介入措施往往会直接影响到胸椎和胸廓。老年患者随其年龄的增长，该部分关节变得越发僵硬，因此在进行该类型的手术时，胸肋关节被固定在极限活动位置数周。这样的病患需要接受大量的胸廓活动训练才能使呼吸功能恢复顺畅。与呼吸功能有关的许多参数被用于诊断过程，包括：呼吸频率、呼吸节律、呼吸部位、最大吸气和最大呼气时的胸廓活动度。胸廓的挤压和软组织的活动度是呼吸治疗技术中较为重要的操作技术，需要一定的基本触诊熟练度。

肋椎关节的疼痛和关节受限不仅造成呼吸功能的受限，同样也会严重干扰日常的活动。运动不足和疼痛在此类问题中扮演着重要的角色。相对于脊柱其他部分而言，节段性活动的评估和精准定位的关节松动，在胸椎显得更为重要（图 11.1）。

三大类观察到的疼痛起因：

- 椎间盘的急慢性内在撕裂。
- 椎间小关节（ZAJ 关节）的活动受限引发的疼痛。
- 肋椎关节的活动受限引发的疼痛。

活动过度很少成为引起病症的原因。在先前相当长的时间内，胸椎的椎间盘并未被考虑为可能引发胸部症状的原因，直到发现不但椎间盘的突出和脱出能够引发相应症状，椎间盘的纤维终环的内部撕裂也可能诱发症状。一般推荐突然出现的胸椎的疼痛首先应被作为椎间盘问题进行治疗。脊柱的轴向减负荷技术在该部分运用较为成功（图 11.2）。

某些特定区域的病理状况较为固定，发作频率较高（来源于 IAOM 研究的个人观点）：

- T1~T4：肋椎关节问题>急性椎间盘问题>ZAJ 关节病变
- T5~T8：急性椎间盘问题>ZAJ 关节病变>肋椎关节问题
- T9~T12：急性椎间盘问题>肋椎关节问题>ZAJ 关节病变

胸椎的前四个肋椎关节都非常僵硬，较为缺乏活动性。手臂的突然发力或者发力的突然终止，如非常

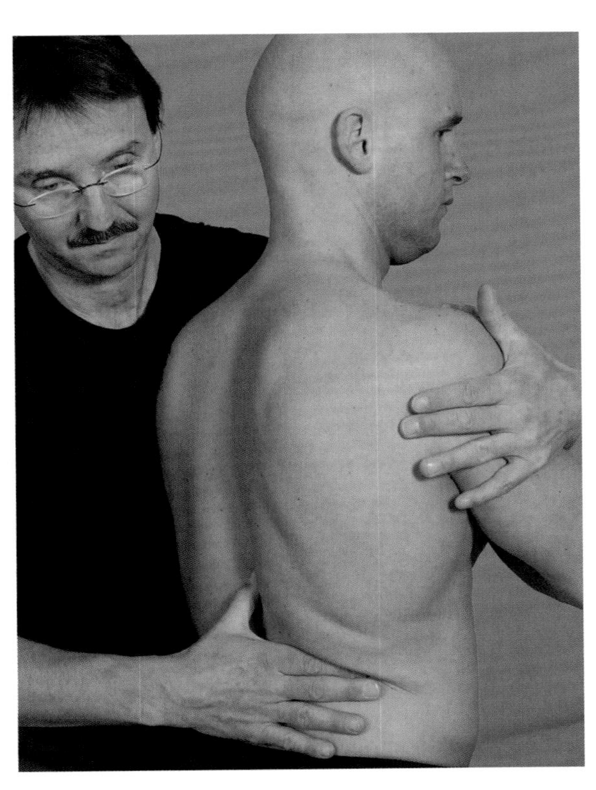

图 11.1　局部运动性能测试。

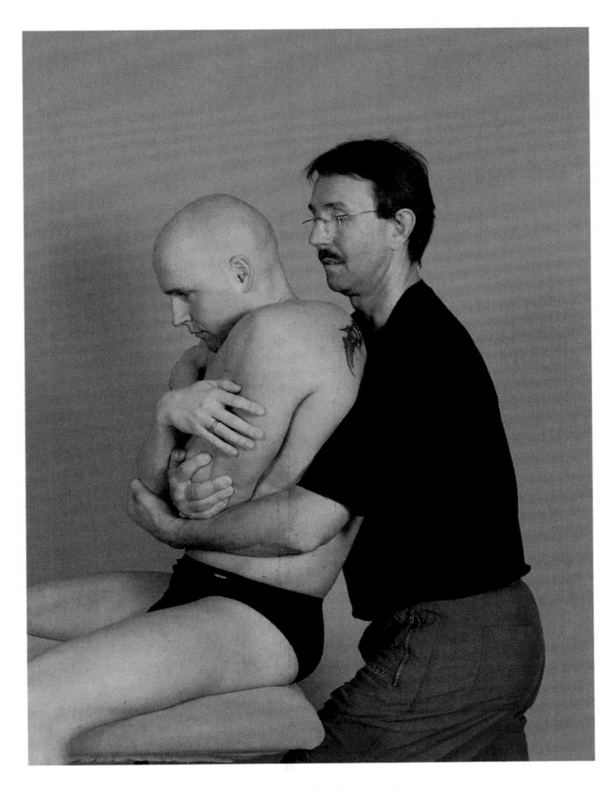

图 11.2　轴向牵引。

大的负重或突然的短促呼吸经常会引起症状。触诊的作用在于准确定位相应的肋椎关节，了解其在吸气和呼气过程中的结构位置(图 11.3)。

由肋椎关节问题引发的症状通常会表现出两侧肩胛间的不适，也有可能表现为肩膀顶部的疼痛。斜方肌的大部分疼痛可能都是因为第一肋骨被卡在吸气位。

解剖学与生物力学基础知识

胸椎的功能区分

胸段的脊柱因椎体与 1~12 肋骨相连接，可以很容易地辨别出来。功能性的胸椎并不是一个独立的单元：

- 上段胸椎附属于颈椎，广泛的颈椎运动会向下传导至 T4/T5。
- 下段胸椎附属于腰椎，腰椎的运动也会向上传递至 T10/T11。该节段的胸椎能够较好地完成屈伸的活动。
- 基于此，真正意义上的胸椎为 T5~T10。

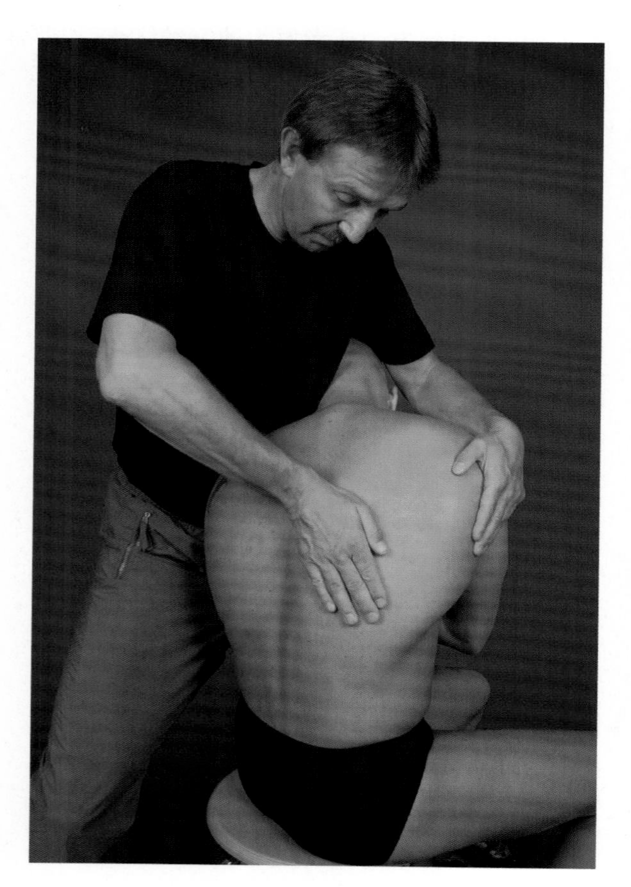

图 11.3　肋骨位置触诊。

通过进一步探查，这些节段同样能够从形态上依次区分出来(图 11.4)。最上面的两个胸椎椎体跟颈椎的椎体更为相似，而下段的胸椎椎体则逐步接近腰椎的形态。只有脊柱序列在中间的那几个胸椎呈典型的叠瓦状分布。

胸椎的解剖特征

在接下来的章节，将只讨论胸椎椎体的典型形态学特征。所有详细信息可以参阅第 10 章的“解剖学与生物力学基础知识”。

胸椎椎体

胸椎的后凸不仅仅是姿势造成的，也是其自身解剖结构决定的。而腰椎的前凸则与 L4/L5 和 L5/S1 的椎间盘楔形结构和 L5 椎体形状密切相关。楔形的椎体结构最终导致了脊柱后凸的形成(图 11.5)。同一椎体的上缘和下缘之间相互平行，在进行检查时，可以看到椎体本身更像心形。该形状可能是该身体部位重力线较为靠前所造成的适应性改变。

大多数的胸椎椎体每侧有两个关节面，与肋骨头端形成球窝关节(肋骨头关节或肋椎关节)。

胸椎的椎间盘

胸椎部位的椎间盘非常薄，单个节段的椎间盘活动相对较小。肋骨头从侧面稳定椎间盘。可能出现脱出的椎间盘后外侧由骨性结构组成，胸椎椎间盘突出压迫神经根的现象非常罕见。椎间孔及其中走行的脊神经明显高出椎间盘。这解释了为什么胸段的脊神经根较少受到椎间盘的压迫。

椎孔

胸椎的椎孔呈圆形，与其他节段的椎孔相比，较为狭小(图 11.6)。因胸椎的椎弓板的拱形结构非常高，椎孔几乎被骨性结构完全包围。中间的脊髓几乎充满了整个椎孔，不允许其他结构突入椎孔(如骨折、出血、椎间盘脱出)。当该部位出现病理改变时，椎孔中的硬脊膜和脊髓有很高的概率被挤压到。

棘突

胸椎的棘突非常长，向后下方伸出(图 11.7)。其形状是胸椎椎体的典型特征。

胸椎上、中、下段各节段椎体的棘突长度和角度均不同。这种倾斜的结构使得棘突尖端和相应的横突存在显著的不同。这种差异被总结为“手指法则(Fin-

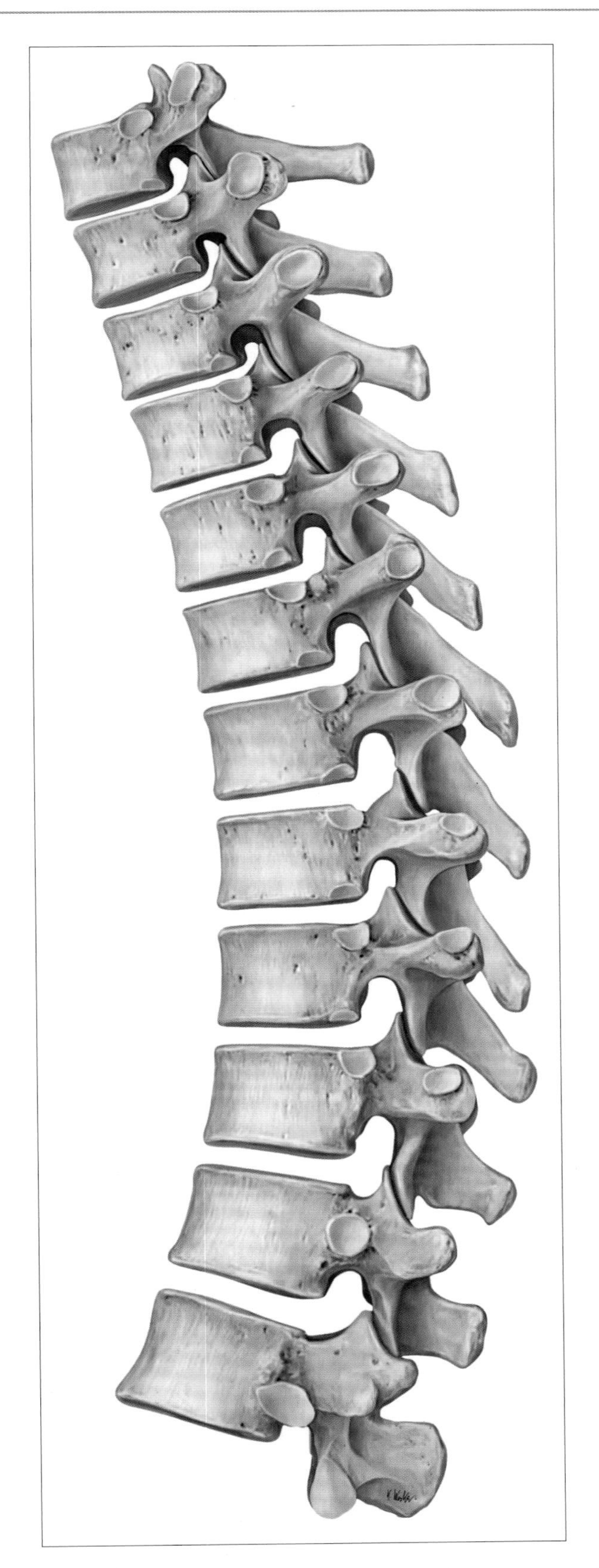

图 11.4 胸椎概况 (From Thieme Atlas of Anatomy, General Anatomy and Musculoskeletal System, ©Thieme 2005, Illustration by Karl wesker.)。

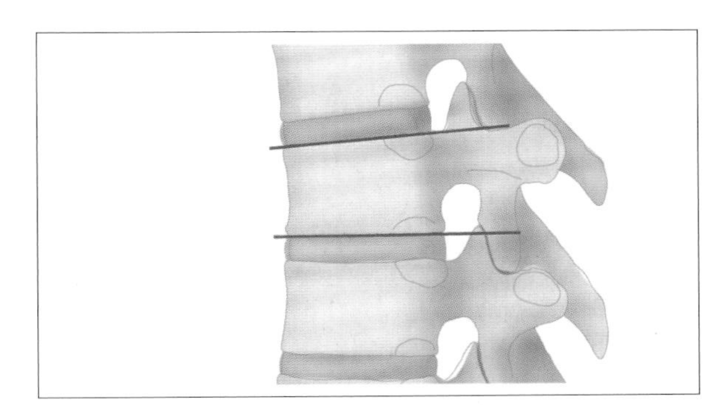

图 11.5 椎体的楔形形状。

ger rule)”。该原则被应用于定位同一椎体上可以触诊到的不同结构。

有部分的椎体的棘突是重叠在一起的,比如中段的胸椎。当胸段脊柱进行伸展时,胸椎的棘突相互接触呈叠瓦状,同时其压力也相应增加。当棘突间进行小的滑动并限制伸展时,小的黏液囊会帮助吸收所产生的摩擦力。而胸椎就被锁定在该位置上。

如何影响触诊?

在自然初始位,较长的棘突非常容易触诊并与其他结构区分开,很容易就能标记出棘突尖端在皮肤上的投影点。坐位是唯一一个比较难触诊脊柱序列的体位,因为肌肉活动增加且较为紧张。而且,治疗师必须清楚,坐位下触诊到的椎体棘突间是没有空隙的。上位胸椎的棘突尖端挨在下位椎体棘突的后方。

胸椎伸展状态下的叠瓦状的锁定位置并不适合坐位初始体位进行节段运动触诊。如果胸椎进行适当

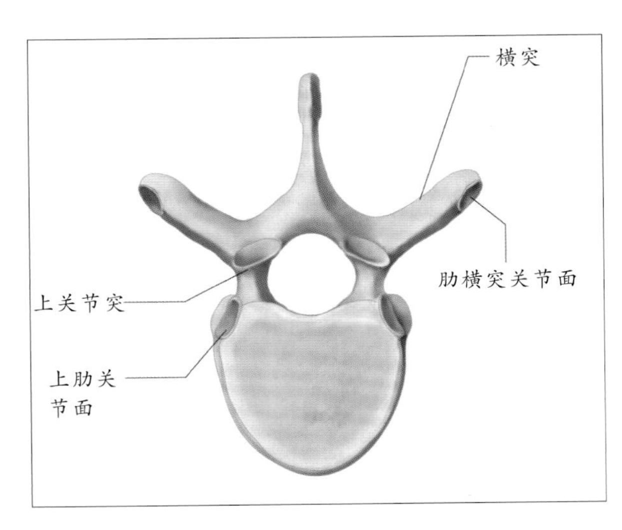

图 11.6 单个胸椎椎体形态。

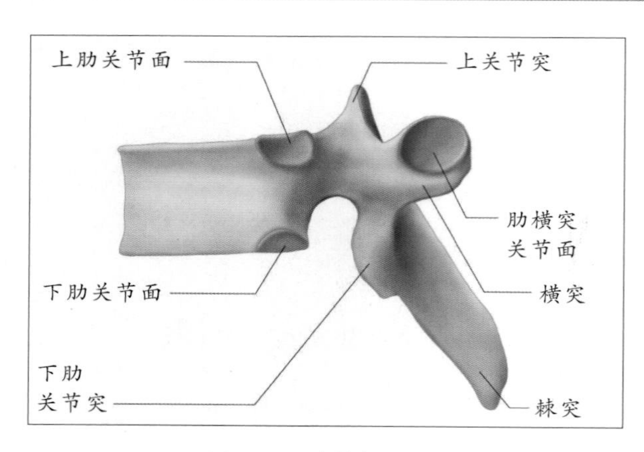

图 11.7 胸椎侧面观。

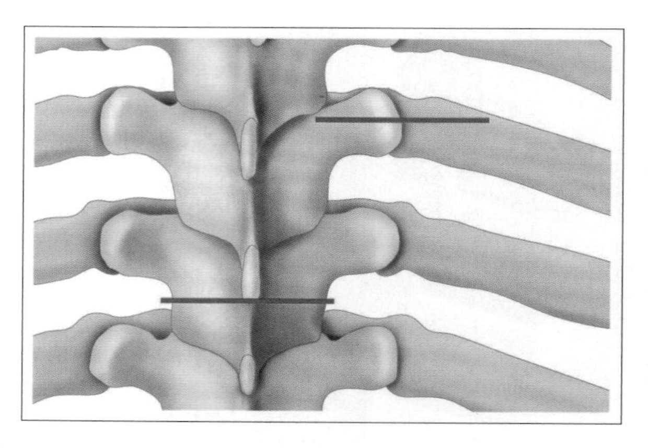

图 11.8 棘突和横突的高度差异。

的屈曲,那么节段运动和触诊表现将会好很多,也就是处在胸椎的休息位上。治疗师必须认识到胸椎的初始位总是处于轻度后凸的位置上。

弹簧测试(springing test)因造成棘突上的前后压力,并不适合用于评估胸椎的活动能力。在长棘突上施加压力并不会导致平移活动,而产生椎体后倾的替代运动。

横突

胸椎从上往下,横突逐渐缩短,尖端更靠后。在寻找第一肋骨和 T1 椎体间的肋椎关节时,T1 椎体的横突的体表投影长度与患者示指的长度正好一致。

每个横突的前侧有一个小关节面,与肋骨共同构成肋横突关节。横突的空间定位决定了双侧肋椎关节的对线(参见“肋椎关节的生物力学”部分)。

如何影响触诊?

胸椎的椎旁区域覆盖的肌肉比腰部要少,因此治疗师可以触摸到横突并通过施加额外的杠杆力量来影响节段的运动。那么,治疗师如何找到特定椎体的横突呢?下面介绍两种不同的方法:

- 沿着同一水平的肋骨触摸横突。
- 先区分不同椎体的棘突,再利用手指法则触摸横突。治疗师通过定位同一椎体的棘突来定位横突。

提示

手指法则:典型的胸椎的棘突和横突间高度存在差异,而各节段之间也存在一定的不同。治疗师通过使用患者的示指触诊来区分这些差别(图 11.8)。

当治疗师期望触诊相应的横突时,可以通过从棘突下缘朝上方移动一定的手指宽度来进行定位:

- T1、T2 棘突:旁开一横指;
- T3、T4 棘突:旁开两横指;
- T5~T8 棘突:旁开三横指;
- T9、T10 棘突:旁开两横指;
- T11、T12 棘突:旁开一横指;

小关节

胸椎部位的小关节跟腰椎位置上的外观大为不同。椎体上方的关节突关节面与椎体平面呈 70°斜角,且水平面上有向前的 20°的旋转(图 11.9)。这意味着小关节面正好沿着椎间盘的压力旋转轴呈弧形分布。因此,胸椎的旋转并不会受收到 ZAJ 关节或肋骨的显著限制,而正好处在所有节段之间(除了胸腰联合关节)(White 和 Pandjabi, 1990)。

如何影响触诊?

节段性旋转对于评估节段运动和使用恰当技术

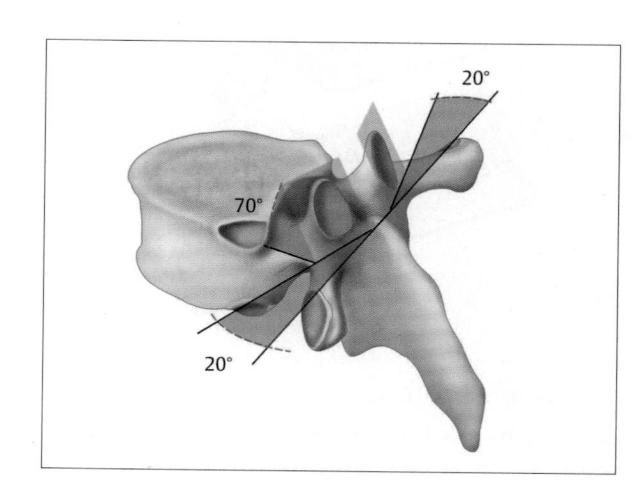

图 11.9 胸椎 ZAJ 关节连接。

恢复其运动能力非常合适。

胸廓

骨性的胸廓由 12 对肋骨和胸骨构成。两条运动链汇聚在肋骨与椎体连接处(图 11.10)：

- 垂直运动链= 胸椎
- 水平运动链= 肋椎关节

两条运动链的运动性和稳定性交互影响，胸廓通过提高其紧张度和减少活动幅度来影响胸椎，如进行侧屈运动(White 和 Pandjabi, 1990)，从而有利于对胸椎的保护和支撑。

肋骨是一个带有弧形的由后上向前下、连接胸椎和胸骨的结构，由不同的节段构成(图 11.11)。

如何影响触诊?

- 肋骨结节有时能够触摸得到，它与横突的尖端直接相连。
- 肋骨角为肋骨上最大的向后延伸的弧形结构，最容易触诊到的点位于靠近椎体旁的肋骨角。
- 肋骨体的最上缘为圆形，内下边缘更为锐利。据此，治疗师可以在吸气和呼气过程中触诊胸廓的异常。

肋骨与胸骨之间的关节

根据与胸骨连接方式的不同，肋骨可以分为三种(图 11.12)。

- 直接与胸骨连接型：真肋 1~7 节肋骨；
- 与胸骨间接连接型：假肋 8~10 节肋骨；
- 与胸骨无连接型：浮肋 (可移动肋骨)11 肋和 12 肋；

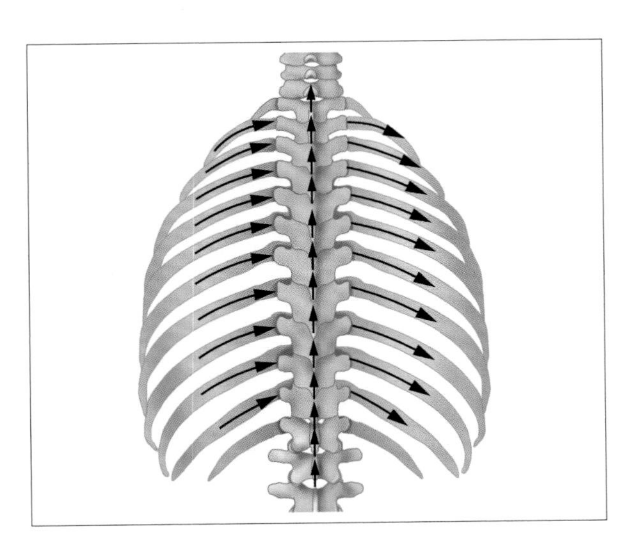

图 11.10　运动链：胸椎和胸廓。

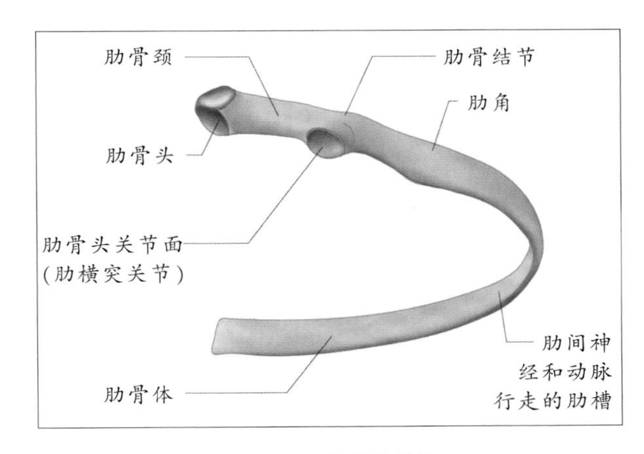

图 11.11　肋骨的结构。

第 11 肋和 12 肋的末端与胸廓没有骨性连接，对于直接的压力有一定的坚硬度和弹性，其长度差别很大。

第 8 到 10 肋的连接软骨形成了肋弓，双侧的肋弓共同连接到上腹部的胸骨剑突位置。第 10 肋的肋软骨间的距离决定了胸廓下口的口径。肋软骨与其上方结构的连接并不特别稳定，有可能因为外伤而出现半脱位现象(肋骨滑脱)。

大多数胸肋关节与真肋的骨性连接很小，但很坚固并能回弹。第二肋常常与胸骨角相接(胸骨体和胸骨柄连接处)。解剖上位置较为固定，不存在太多变异。

肋骨与胸椎的关节连接

肋骨和椎体的不同连接部位决定其差异 (图 11.13)：

- 肋椎关节(肋骨头部形成关节)：肋骨头部与上下两个胸椎椎体和椎间盘形成的关节，第 1/11/12 肋除外，图上只能看到一个椎体。
- 肋横突关节：肋骨结节与椎体横突形成的关节。第 11 肋和 12 肋除外，其不存在该关节。

最上端的四对肋骨与椎体构成的骨性连接非常稳固，具有较少的活动性。第一肋骨的触诊在临床操作中尤其重要。

肋椎关节的生物力学

肋椎关节的运动轴穿过肋骨颈部，同时被双侧关节所限制。胸椎横突可以通过长度和空间位置来区分其属于上段、中段还是下段胸椎。这就决定了肋椎关节的位置，向后多少以及侧面角度多少。总之，肋椎关节结构决定了吸气和呼气过程中肋骨运动的旋转轴

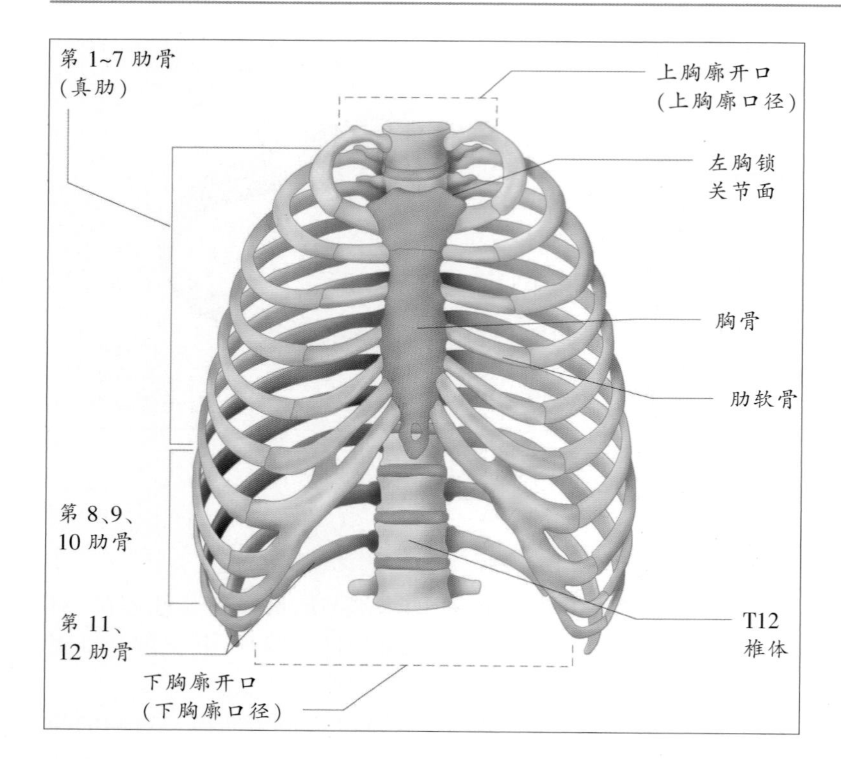

图 11.12 肋骨的划分。

的位置(图 11.14)。

上胸段椎体(T1~T7)横突的长度和对线使得旋转轴更倾向于在额状面。这一结构特征导致了胸廓矢状面上的提升和膨隆。中段和下段胸椎的矢状轴夹角越大,胸廓侧方膨出更多。

用力吸气(图 11.15)导致胸廓每个节段的肋间隙变宽,而呼气时肋间距变窄(图 11.16)。这种运动模式有助于运动过程中的触诊和疾病诊断。上肢的运动同样会引起肋间隙的相似改变:

- 上臂前屈上举引起上胸廓向前运动并打开上部肋间隙。
- 上臂上抬并外展引起下胸廓侧移并打开下部肋间隙。

在深吸气和呼气时肋骨沿着位于肋骨颈的长轴进行旋转,导致肋骨上缘或下缘轻度外翻。

如何影响触诊?

肋骨的内下缘或上缘可以在用力吸气末和呼气末触摸到。安静状态下的呼吸运动触摸不到肋骨边缘。当某根肋骨被病理性锁定在吸气位或者呼气位时,可以明确地鉴别出来。当治疗师进行结构触诊时,

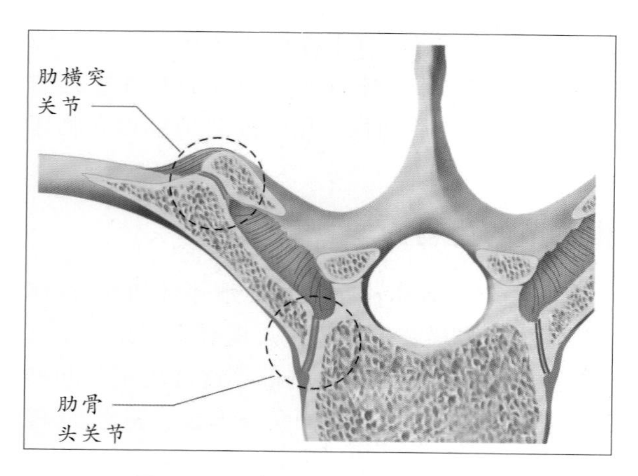

图 11.13 肋骨与椎体之间的关节。

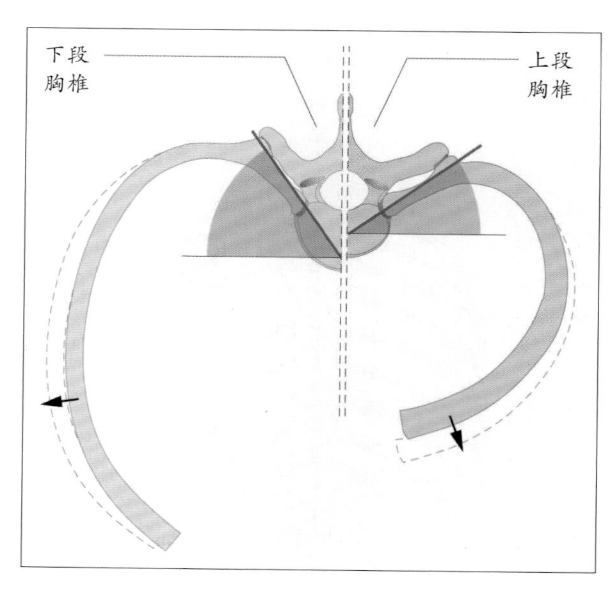

图 11.14 肋椎关节生物力学。

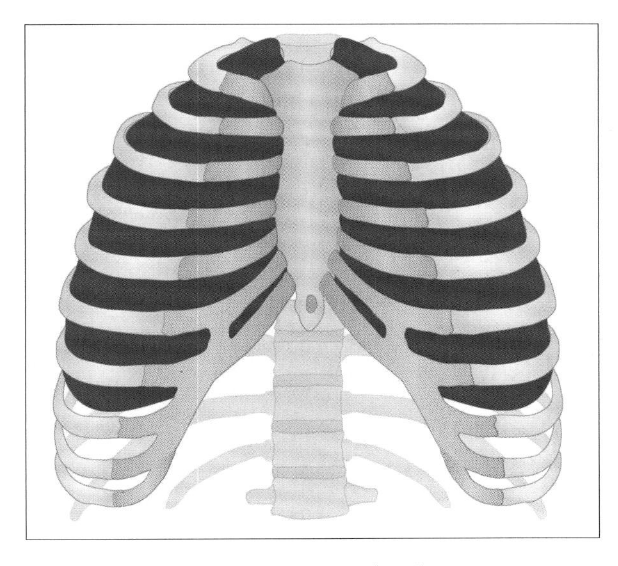

图 11.15 吸气时胸廓的位置。

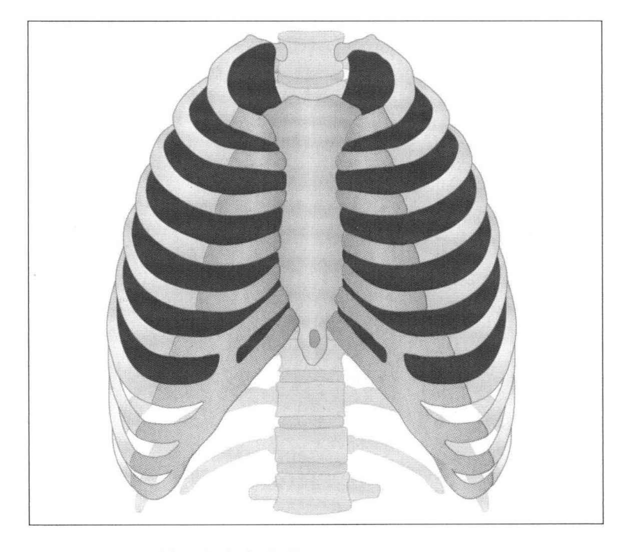

图 11.16 呼气时胸廓的位置。(source: Kapandji, 2006)

可以触摸到被锁定的肋骨形状与相邻的运动肋骨很不一样(参考章节“肋椎关节的评估”)。

前侧骨骼结构的详细解剖

图 11.17 被用于许多解剖书籍，用以显示胸骨柄作为胸骨最上段所形成的关节连接。胸骨柄的边缘有很多的切迹凹痕,颈静脉切迹为最上端的切迹。锁骨的前内侧端与胸骨柄在颈静脉切迹外侧端形成了胸锁关节,在胸锁关节下方有第一肋软骨与胸骨柄形成的关节。胸骨角平对第二肋,该结构在解剖上被描述为关节或软骨联合结构。在呼吸过程中,胸骨柄沿着胸骨体有轻微的活动。

如何影响触诊?

从上方位置触摸胸骨柄可以很明显地触摸到颈静脉切迹,该切迹处于 T2 水平(参考第 12 章“前侧触诊技术”)。从这里能够很容易触摸到胸锁关节(需要详细了解胸锁关节可以参阅第 2 章 “胸锁关节间隙”)。

第一肋的内侧端正好位于锁骨下方，其向后延伸,形成一个坚固的弧线,非常难以触诊。但是胸骨角非常容易触及,可以非常确定地标记出来。在同一平面上,可以较容易地确定第二肋。从胸骨上段可以很好地触摸前五个肋间隙。

胸前部肌肉解剖

胸廓的前部主要被胸大肌覆盖(图 11.18)。胸大肌被分为三个功能性部分,从解剖学上很难较好地区分彼此。他们的命名来源于连接的部位:

- 锁骨的内侧半:锁骨头。

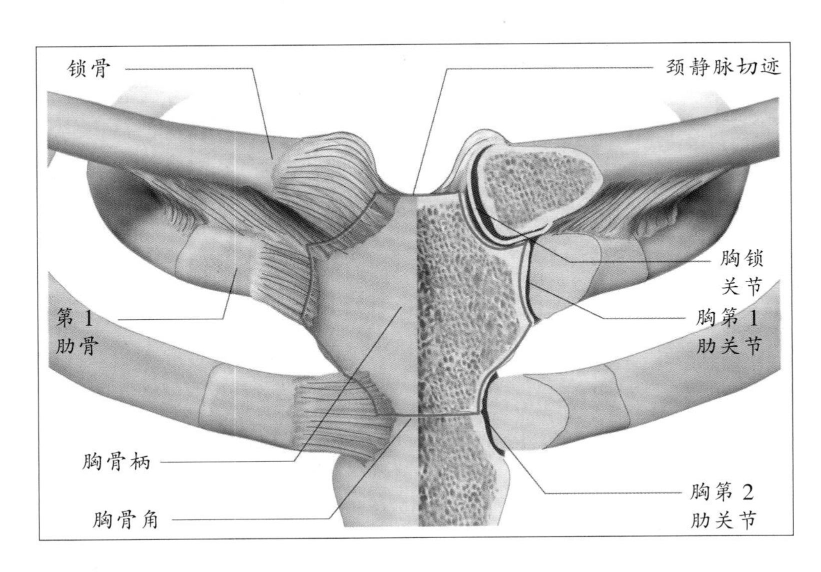

图 11.17 胸骨柄结构。

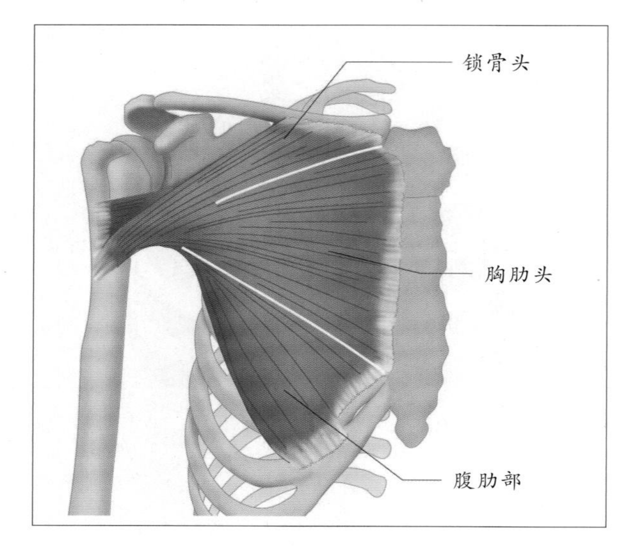

图 11.18 胸大肌。

• 胸骨柄和胸骨体，第一至第六肋软骨：胸肋骨头。

• 腹直肌肌鞘：腹部部分。

如何影响触诊？

该部位所有的肌肉在主动收缩时都是能触及和可观察到的。每个部分之间的边界不容易清楚地区分。可被触及的粗大的肌束并不一定与功能划分相匹配。

胸廓后部肌群

背部固有肌群

在起自于中间束的背部固有肌群中，两个肌肉系统非常的特别：

• 胸棘肌：代表垂直连接脊柱的肌肉系统。

• 胸回旋肌：斜向的，脊柱横向的肌肉系统。

多个节段的棘间肌汇聚到一起形成了胸棘肌(图11.19)。该肌肉仅出现在胸段脊柱，其从 L1~L3 水平延伸到 C7~T1，并且发现其直接跟棘突序列相连，与颈半棘肌移行顺畅。颈半棘肌形成了椎旁的肌肉膨大，此处不再详述。

交叉跨节段的侧束肌肉在背部逐步减少，胸棘肌承担起了抗重力支撑躯干的功能。同时，该肌肉有足够的力量伸展胸段脊柱。

在矫正严重的胸椎脊柱后凸姿势时，棘肌在相互影响的伸肌间扮演着最为重要的角色。

如何影响触诊？

在腰部触诊时，按压脊柱棘突侧面的竖脊肌会出

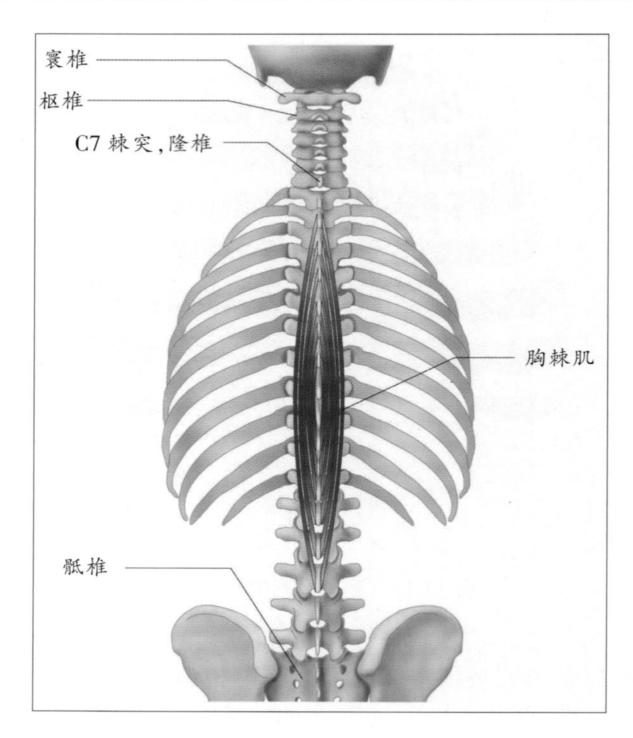

图 11.19 胸棘肌。

现凹陷，但在胸椎区域却没有这种现象。当从胸椎棘突尖端侧面触诊时，侧面约一横指的位置可以立刻触摸到胸棘肌。当直接按压该部位时，常常能够感受到巨大的肌肉张力并出现不适感。

胸回旋肌(图 11.20)是位于深部组织中的较短小

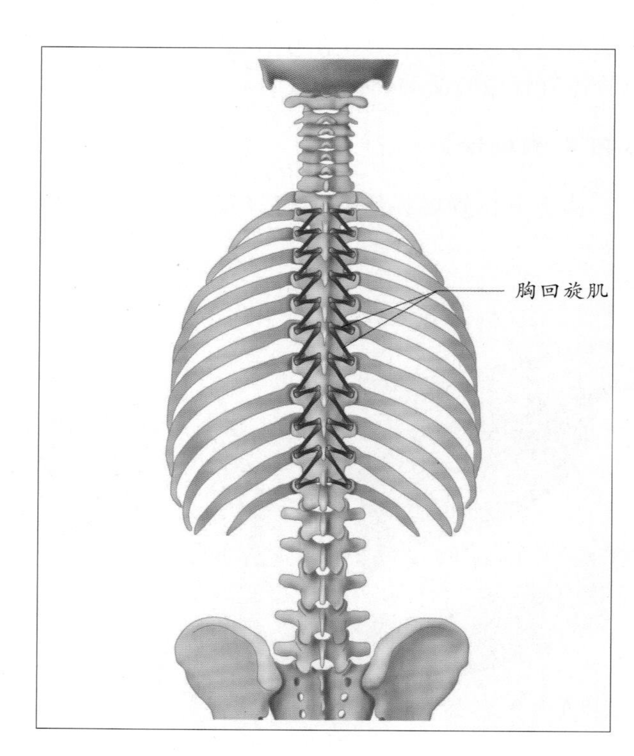

图 11.20 胸回旋肌。

肌肉。它们紧贴在 ZAJ 关节附近(Lanz 和 Wachsmuth, 2004a)。根据该肌肉的长度确切地用于描述该肌肉的科学术语如下:

- 跨越单节段:短回旋肌;
- 跨越两个节段:长回旋肌;

回旋肌的凸起与其旋转能力相一致,对所有胸椎节段造成的活动几乎相同。胸回旋肌的活动包括极其细化的正确姿势调整和维持附着部位的胸椎节段稳定性。

如何影响触诊?

有一些学者将回旋肌称之为“监测肌肉”。当出现某个节段的运动受限时,该肌肉能够表现出一定的张力,治疗师通过触诊该肌肉可以获得相应的病理学讯息(Dvořák 等,2008)。尽管如此,本文作者仍然怀疑临床工作者能否准确地触诊到回旋肌群中张力增高的那部分。在解剖标本上,回旋肌群被遮盖在多个其他肌肉之下。

背部非固有肌肉

背阔肌覆盖并支配上背部的运动,是胸椎肩胛部肌肉群最具代表性且最重要的肌肉。背部非固有肌群从躯干部位(棘突侧面)一直延伸到肩胛骨位置,并在功能上参与上肢运动。该群肌肉包括:

- 斜方肌的中部(横向纤维)和下部(斜向纤维)。
- 菱形肌。

形成背阔肌的纤维一直延伸到 T7~T8 椎体水平(图 11.21),胸腰筋膜分布与其基本一致。在 T7~T8 椎体水平,胸腰筋膜是后锯肌的纤维的延伸。与腰部相比,背阔肌的肌纤维不会交叉分布到脊柱中线的另一侧。如需获知更多的该肌肉相关信息,可以在第 10 章“肌肉解剖细节”找到。

如何影响触诊?

该肌群的靠上部分仅可能在非常强壮或非常瘦的人群身上找到。想要准确地将该部分与其他相关结构进行区别几乎是不可能的。一般而言,可以通过完成主动肩后伸来触及背阔肌紧张的外侧缘。

根据 Lanz 和 Wachsmuth(2004)的描述,该节段上斜方肌最重要部分划分(图 11.21)有以下解剖学的原因:

- 斜方肌下部(升部):肌纤维起自于 T4~T11/T12 的脊柱棘突侧面,明显地止于肩胛冈下缘。在肩胛冈

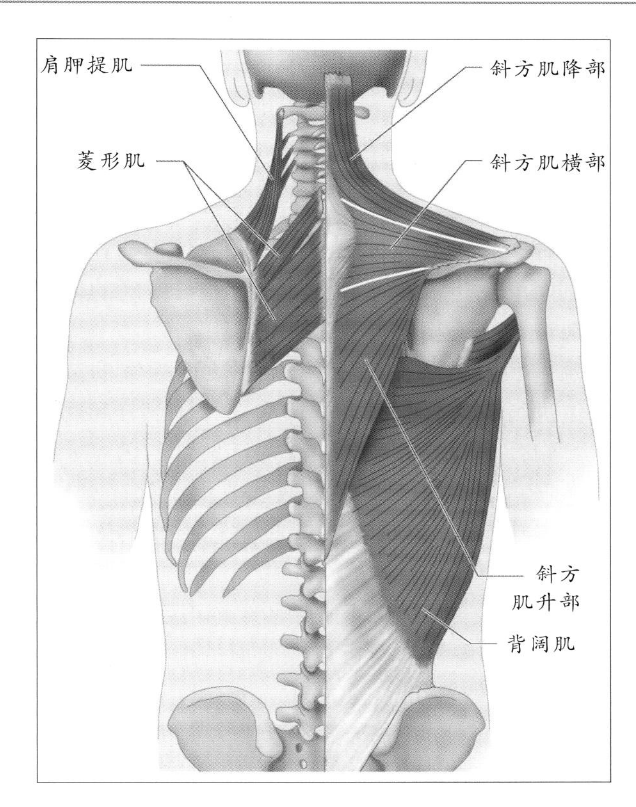

图 11.21　背部非固有肌肉。

位置与三角肌的部分纤维相交集。

- 斜方肌中部(横部):该部分肌纤维起自于 C7~T3 的棘突,止于肩胛冈上缘的外侧半。该部分是斜方肌最薄的部分,当肩胛骨内收时,可以观察和触摸到该部分隆起的结构。

治疗师不必进行棘突两侧的触诊就可以大体地记录该部分肌肉的情况。双侧斜方肌的纤维在没有骨性接触的情况下,相互交错汇集到一起。有时其会在棘突上方形成一层可以自由滑动的腱膜结构,特别是颈胸联合段。在尸体标本上经常能够在该部位发现能够减少摩擦力的黏液囊结构。问题在于:在该部位出现的黏液滑囊是否是引起该部位局部症状出现的原因?

如何影响触诊?

双侧斜方肌的连接部位只能在尸体标本上作为一个缝隙区分开,并没有任何触诊的意义。斜方肌升部的下缘在主动收缩时可以触及到。从中间斜向外侧的上部连续纤维可以在斜方肌抗阻将肩胛骨拉向后下方时触摸到。因此,应从下方垂直于肌肉外侧缘的部位开始切入并勾住该部分肌肉。

触诊流程概要

触诊程序的目的在于准确可靠地定位相关骨性结构和重要肌肉。包括了所有可能触及的棘突和横突以及肋骨。有很多种方法被用于脊柱触诊。在治疗示范案例时会告诉我们在日常的诊疗中,精确的体表解剖学知识与触诊相结合是多么的有用。

颈胸联合关节在坐位进行触诊,而后续的节段在俯卧位进行。其后我们会进行胸部其他部分和肋骨的触诊。胸骨和肋骨的触诊属于前部触诊的内容。按照这个顺序可以更好地理解某些肋骨的空间序列结构。触诊技术中,肋间触诊是在呼吸过程中评估胸廓状况的基础。

肩胛骨及其对应节段的触诊将不在此处进行讨论。该部分的解释内容可以在前面的上肢体表解剖学部分查阅到(如 Winkel,2004)。

颈胸联合段的正确触诊是评估胸椎中部和胸廓后部的开始。当然也可以从第 12 肋或者腰椎的棘突,由下往上进行触诊。这些已经在第 10 章进行了说明。

初始体位

所有在此使用的脊柱触诊手法都已在第 8 章详细描述。坐位触诊中治疗师扮演着一个新的组成部分的角色。治疗师站立于患者侧面,多数时候要求站在触诊侧的对面。如果有可能通过移动头部来证实某一结构的正确位置,治疗师可以通过一只手驱动头部运动,另一只手进行触诊。

触诊困难的可替换初始体位

当需要触诊的部位被其他结构阻碍时,触诊就显得有些困难。而较强的肌肉活动会阻碍治疗师精确地触诊骨性点结构,如果体表的支撑不够就难以保证患者姿势的稳定性,从而对触诊造成困难。这些问题在临床工作中都可以克服。

示例

- 在仰卧位或者侧卧位触诊颈胸联合关节。
- 在坐位,胸椎运动过程中触诊测试胸椎的活动能力。

后侧触诊技术

触诊结构概述
- *初始坐位下的颈胸联合关节。*
- *初始俯卧位下的颈胸联合关节。*
- *初始俯卧位的后侧触诊。*

对于颈胸联合关节的精确触诊的重要性与髂后上嵴(PSIS)和 C2 棘突的触诊相当。其对于从上部开始触诊胸椎和从下部开始触诊颈椎都十分的重要。触诊的目的在于清晰地观察到 C6~T1 脊柱棘突序列,同时观察第一肋的后侧。从该位置开始逐步触诊整个胸段脊柱的椎体、棘突和横突,从而判断它们的位置关系。本章节概括了几种有关胸椎和肋骨的评估和治疗案例以显示其实用性。

坐位初始位的颈胸联合关节

以下介绍的技术是为了很好地区分胸椎和颈椎。不能通过定位最长棘突来寻找颈胸联合关节。我们对于 C7 棘突最长的假定是毫无根据的,T1 胸椎棘突常常比 C7 的棘突要长。

有几个触诊技术需要颈椎的后伸运动,并不是所有患者都能完成。只有颈胸联合段的运动充分时,后伸才会变得有用。如果该部位的活动性因各种限制而出现下降,则几乎不可能区分出来。这种情况下唯一的办法就是通过触诊棘突的外形轮廓进行区分(如 C5 和 C6)。

利用颈椎后伸定位棘突

一个或两个手指的指腹定位在下位颈椎椎体的后方,另一只手从前侧控制头部的位置(图 11.22)。

C6 棘突可能通过简单的外形辨别区分出来。当使用中等强度的压力沿着中线从上往下向里按压时,治疗师常常能够感觉到手指指腹下移到某个平台上,由上向下移动时,手指的侧面触碰到的那个结构就是 C6 的棘突,而指腹正下方触及的正是 C5 棘突。因为这种定位方法并不十分精确,需要使用其他方法进行验证。

利用运动进行确认

治疗师的一只手从前方接触患者的头部,并通过

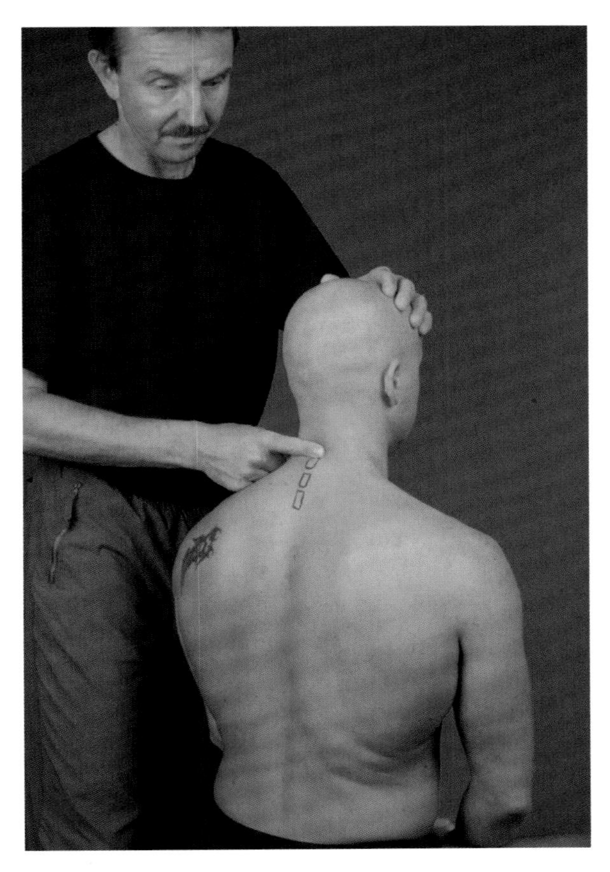

图 11.22　颈胸联合的坐位触诊。

轻轻推动前额引导颈椎后伸。C5 和 C6 的棘突在该运动过程中会出现移动。上颈段椎体在后伸过程中会出现后移，C5 和 C6 椎体相应地前移(图 11.23)。C5 椎体在后伸动作开始时就会移动，从而出现指腹下 C5 棘突的消失，而 C6 椎体的棘突要到后伸运动末端才会移动。

示指的指腹位于推测的 C5 的棘突体表定位（图 11.24），在小幅度颈后伸过程中可以感受到其向前方移动后消失(图 11.25)。而此时中指指腹触摸到的下一个棘突结构就很可能是 C6。

颈椎的后伸动作可以充分地重复进行（图 11.26）。只有在后伸活动末端才会出现中指指腹下棘突的前移(图 11.27)。该方法可以用于精确地触诊 C6 棘突的位置。

接着往下寻找 C7 的棘突。当进行颈部后伸时可在该部位感受到突然的移动减小。与 C5 和 C6 的棘突相比，C7 棘突较为稳定。因此，按照顺序往下触摸到的下一个棘突便是 T1 的。该方法可以帮助治疗师定位 C5~T1。尽管如此，进行该项检查同样有个前提，即能够在不导致疼痛加剧的前提下让患者完成颈后伸。

利用颈椎的旋转定位棘突

下颈段的运动常常由侧屈和同侧的旋转共同构成。这种联合运动非常显著，进而给予了旋转和侧屈更大的自主性。这种运动模式一直延续到上胸段的椎体，大约到 T4–T5 水平。颈椎过度的旋转或侧屈可以用来帮助触诊颈胸联合关节。

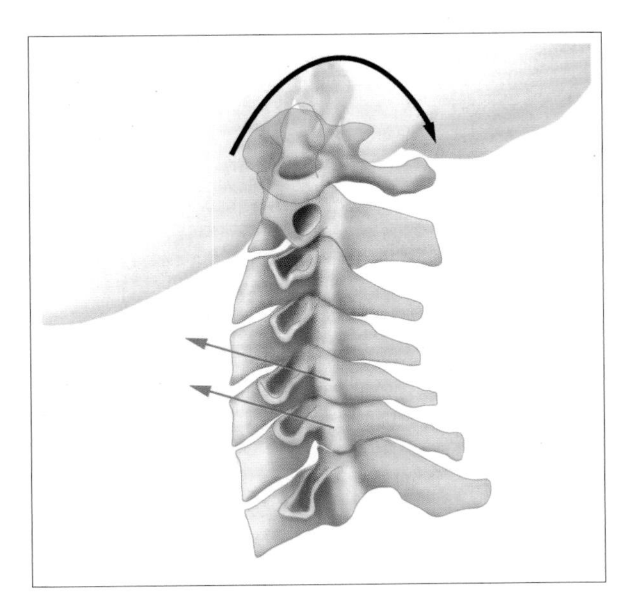

图 11.23　C5 和 C6 的反常活动。

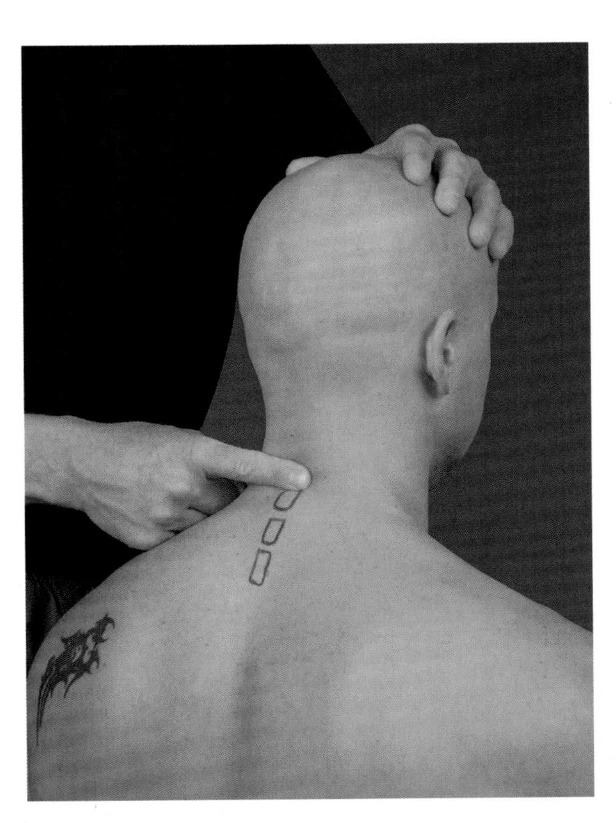

图 11.24　C5 棘突的触诊–1。

颈椎右侧旋转或侧屈活动末端常常引起所有棘突下移向左侧,直到 T4,表现为不同的角度。T1 及其下方的椎体因为有肋骨连接的原因,所以其活动性减弱。因此,一般认为颈椎旋转可以一直影响到 C7 的棘突。

治疗师紧贴在患者身旁,当引导颈椎向右侧旋转或侧屈时,两个触诊的手指放置于颈胸联合关节的左侧。

手指从左侧抵到的结构就是 C7 和 T1 的棘突。当进行旋转和侧屈时,C7 棘突的活动会显著多于 T1 棘突的运动(图 11.28)。

利用后侧的移位来定位 T1

到目前为止,T1 都被认为是一个稳固的椎体,具有很小的活动度。下面的另外一种方法将采用加压按压来触摸 T1 和第一肋环部分的结构。当前方的第一肋进行平移时,可以在后方的棘突触摸感觉到(图 11.29)。

两个手指的指腹置于 C7/T1 和 T1/T2 的棘突间隙,身体前侧的另一只手用鱼际在胸骨柄上施加一个向后上方的力。压力会经过第一肋传导到 T1 椎体,当该压力撤销时可以感觉到 T1 椎体棘突的回缩。而 C7 的棘突则不会移动。活动度较好的患者前 3 个椎体都会出现相应的移动,但 T1 椎体的移动最明显。

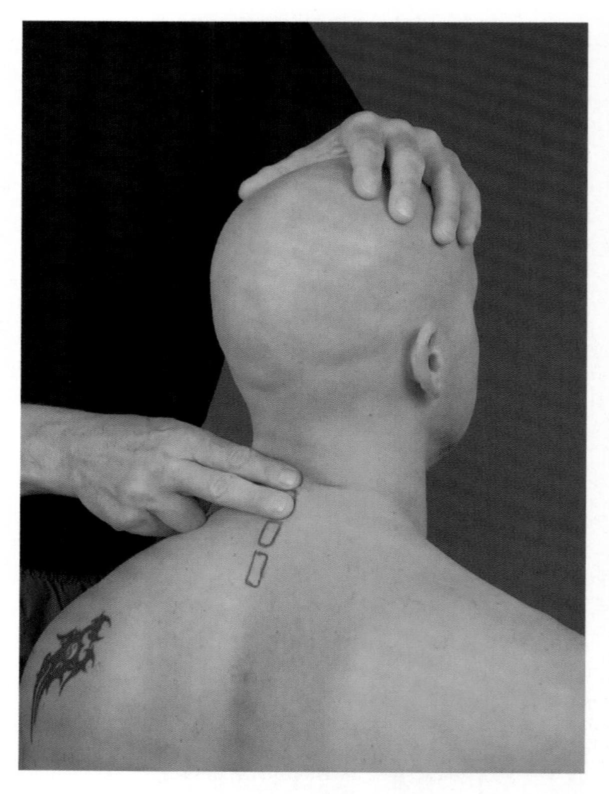

图 11.26 C6 棘突的触诊-1。

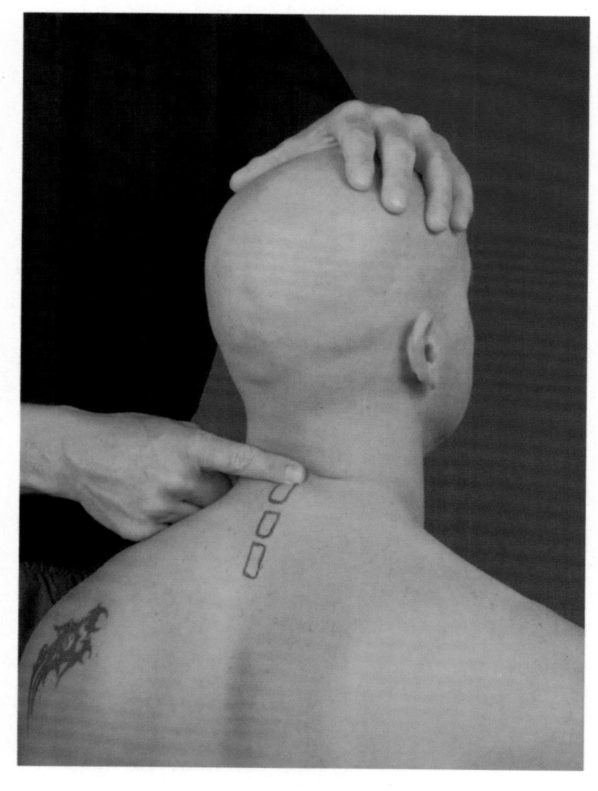

图 11.25 C5 棘突的触诊-2。

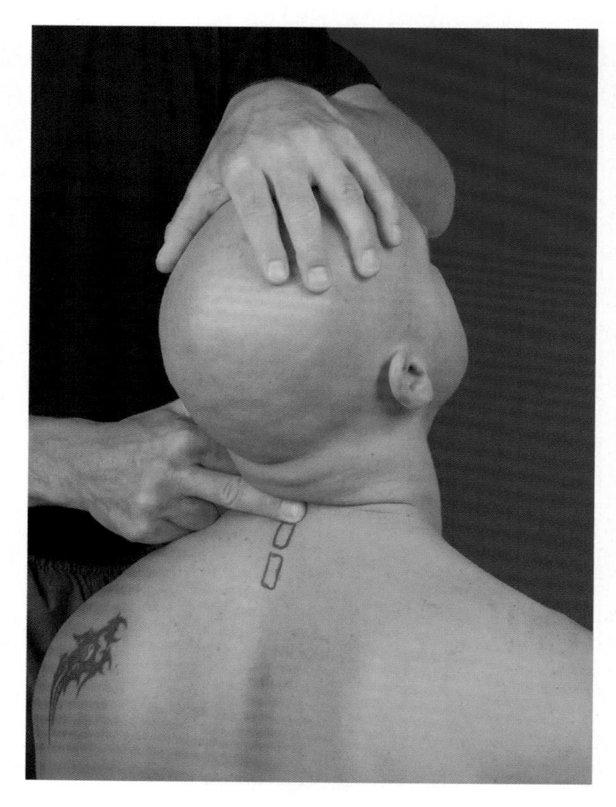

图 11.27 C6 棘突的触诊-2。

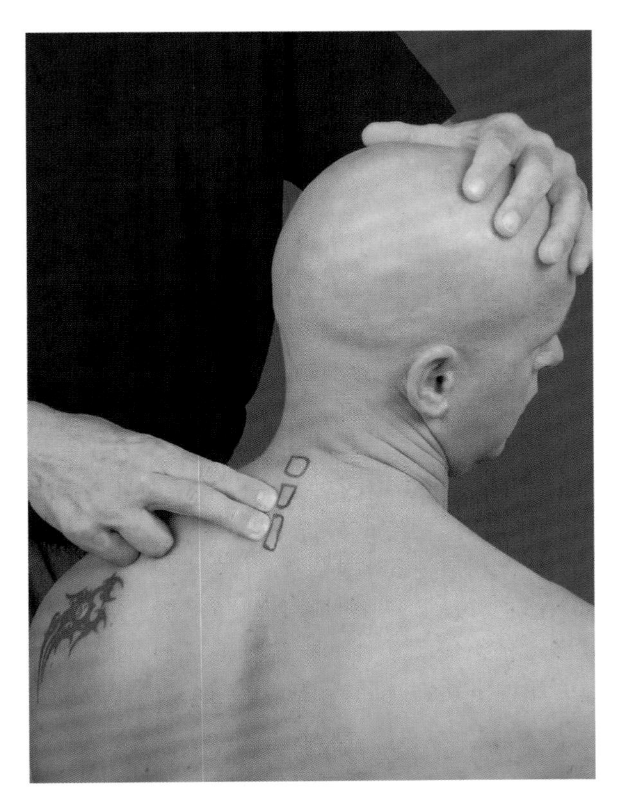

图 11.28 C7~T1 棘突的触诊。

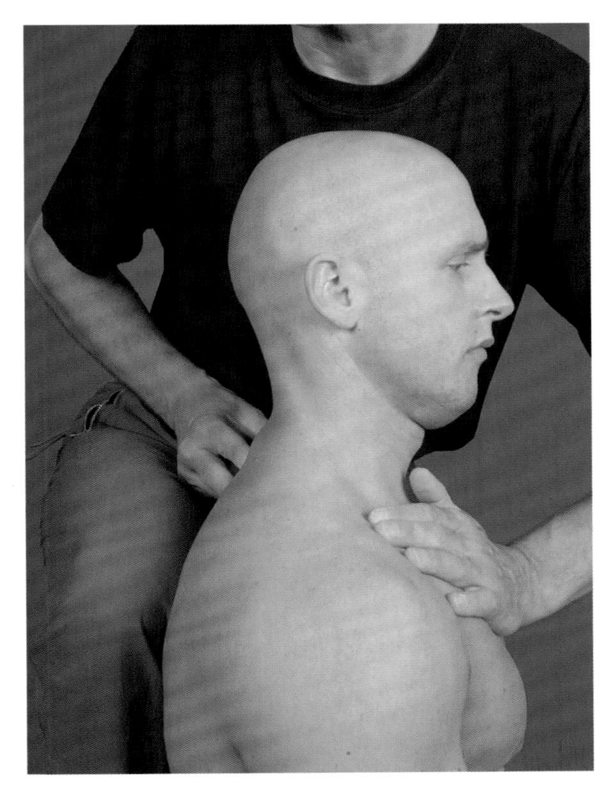

图 11.29 T1 棘突后外侧的触诊。

T1 椎体横突的体表投影

T1 椎体棘突的鉴别已经在前面详细地介绍过了。从棘突的下缘往上一横指(患者的示指宽度),横向一个示指的长度，即为 T1 横突的体表投影轮廓（图 11.30 ）。

两端 T1 横突间的距离与 C1 的横突间距相等(参阅“颈椎的触诊技术”部分)。

提示

横突的末端往往可以通过沿着斜方肌的降部(上部)和横部(中部)形成的间隙找到。尽管如此，肌肉(如肩胛提肌)仍然尽量避免与横突和肋骨直接接触。

治疗师应通过轻微上提肩胛来反复确认其没有误触在肩胛上角（参见第 2 章的“肩胛上角”部分)。

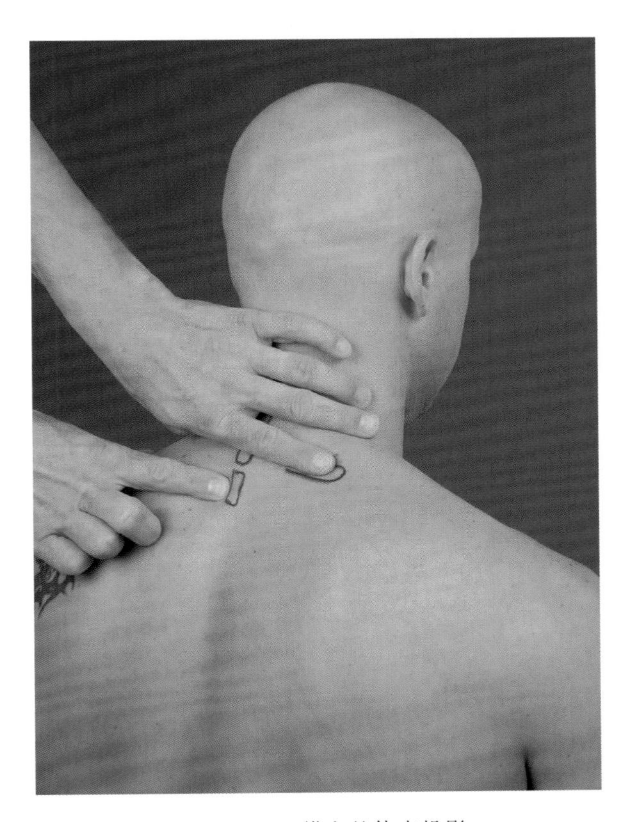

图 11.30 T1 横突的体表投影。

从后侧定位第一肋

从后侧入手，仅能在 T1 的横突末端与肋骨连接处触摸到第一肋骨。其在该联合处逐步弯向前侧,无法触摸到。从后侧,利用拇指透过一层肌肉触摸 T1 横

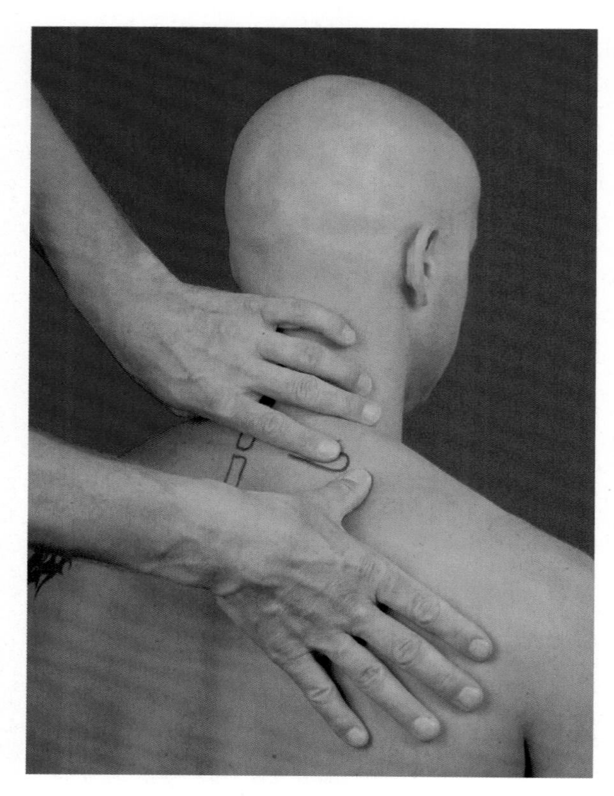

图 11.31　第一肋的位置-1。

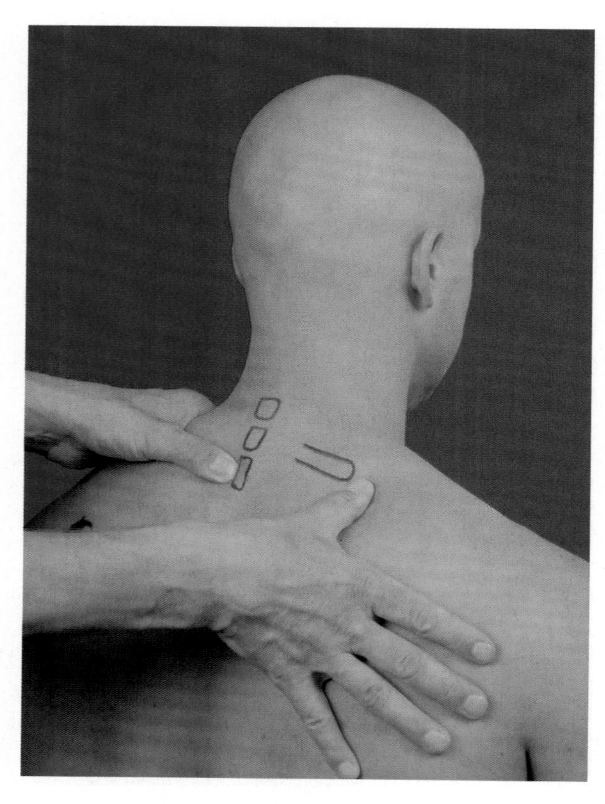

图 11.32　第一肋的位置-2。

突末端来触摸第一肋骨的位置(图 11.31 和图 11.32)。

利用质地和运动评估进行确认

目的:只有体会到两个结构的末端感时,才能准确触摸 T1 横突末端与第一肋的连接。

标准:拇指向前中方向按压以触摸 T1 横突和第一肋。第一肋的手感没有 T1 横突那样坚硬。一般而言,当压力在横突上时,感受到的椎体的移动较压力在肋骨上时要更为清晰。因为按压到肋骨上面时,部分压力能量被肋椎关节所吸收。

步骤:将拇指放置于 T1 横突后方。另一只手的拇指从左侧抵住 T1 棘突的对侧(图 11.33)。横突上的压力导致 T1 椎体左侧偏转和棘突的右旋。可以从棘突上清晰感觉到压力的减小。

当拇指移动到横突和肋骨连接处时,再次加压,可以感觉到组织顺从性和抵抗性的活动,而非触摸横突时的那种坚硬感。同样,T1 棘突处也能感觉到轻微的活动(图 11.34)。

> **提示**
>
> 当使用压力触诊时,一定要注意对表面的肌肉提供稳定的压力,因为这些肌肉对压力常常比较敏感。困难之处在于,当按压到肌肉间隙时只有很轻微的感觉改变,而该部位的肌肉又比较薄。
>
> 这种区分方法需要利用到第一胸肋关节的部分活动性。

评估与治疗提示

第一肋活动受限的评估

上一部分介绍的最后一个方法同样也可以用于疼痛诱发(图 11.35)。T1 肋横突关节的疼痛受限会导致触摸的末端感异常。这种末端感觉非常坚硬且非常疼痛。第一肋横突关节的活动受限往往是斜方肌持续性紧张的诱因。

另外一个试验—弹簧测试(springing test)可用于在吸气过程中验证是否运动受限(图 11.36)。

目的

弹簧测试用于坐位下,从锁骨上窝评估第一肋的运动。

步骤

患者坐位,治疗师立于后方,利用一侧肘部控制患者上半身,手掌固定头部。下一步,利用颈部轻微的

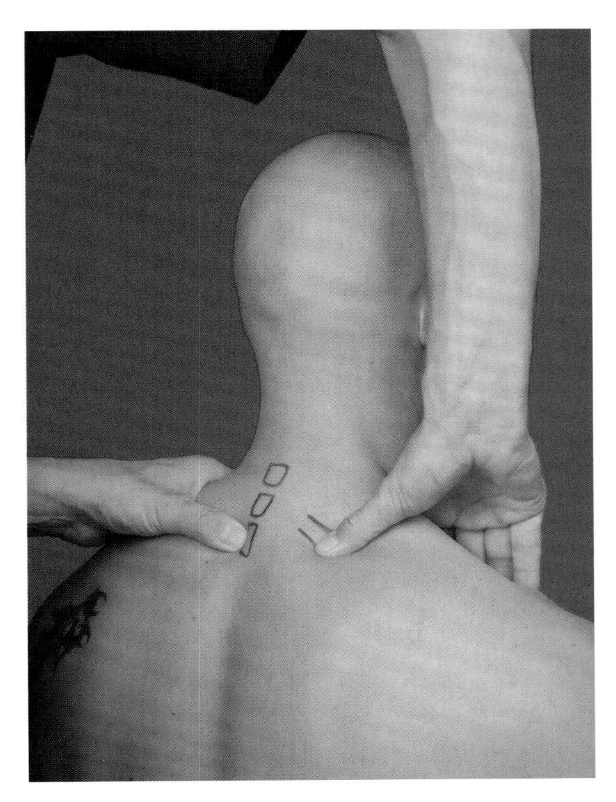

图 11.33　确认 T1 横突位置。

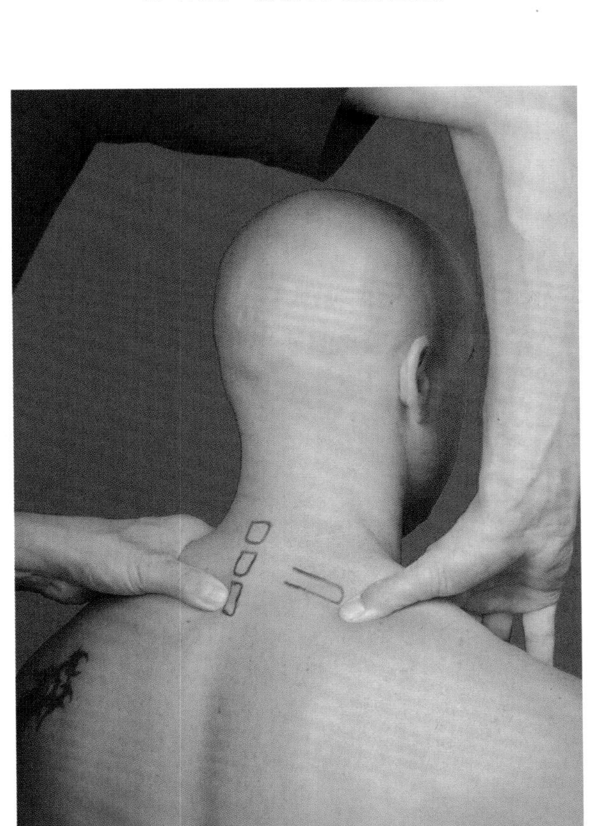

图 11.34　确认第一肋骨位置。

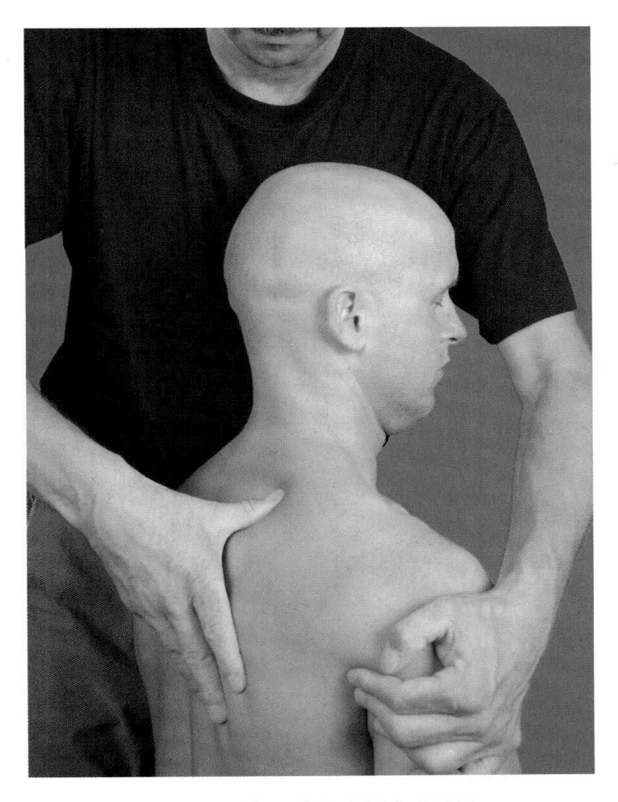

图 11.35　第一肋的后侧疼痛诱发。

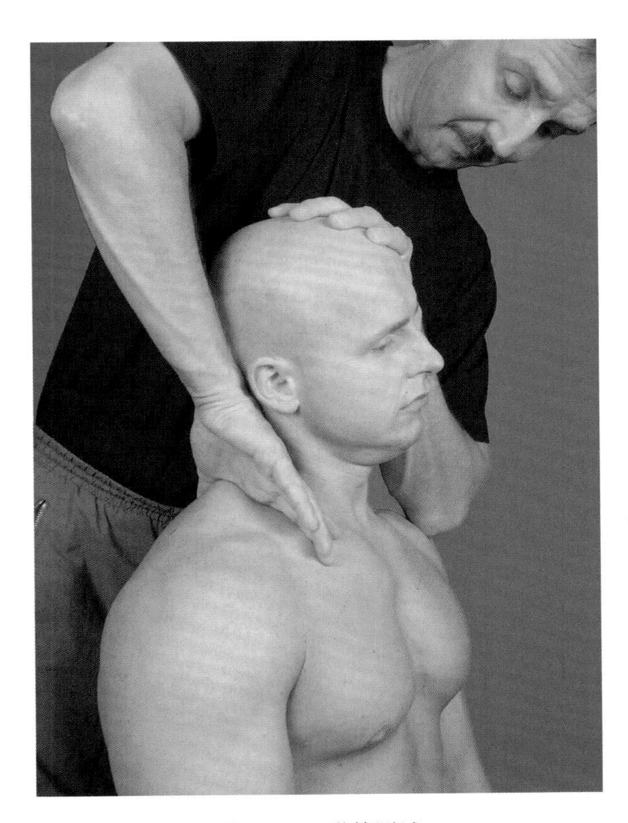

图 11.36　弹簧测试。

同侧侧屈放松上斜方肌降部，从而更容易触摸到肋骨。触诊手的第二掌指关节放置于颈侧面,利用前臂旋前发力向内侧推挤。当示指感觉到明显抵抗时,即触到第一肋。

标准

反复弹性按压测试验证内下方的活动度和肋骨的抵抗。第一肋的触感坚硬而伴有部分弹性。当肋骨被锁定在吸气位时,肋骨只有轻微的活动或没有任何活动,其运动抵抗非常强烈。大多数情况下,患者会反映测试时症状加重了。

第一肋活动受限的治疗

目的

仰卧位下，缓解 T1 和第一肋间的疼痛或松动胸肋关节。

步骤

在仰卧位下定位到 T1 横突,通过区分组织质地定位 T1 的肋横突关节。治疗师示指完全屈曲,示指指间关节(PIP)放置于第一肋的后侧,其余手指屈曲以支撑示指。拇指从前侧轻轻扶住,不要施压。示指的 PIP 关节寻找到大致位于肩胛上角上方的斜方肌间隙。为了确保没有错误地触诊肩胛上角，治疗师通过提升和下降肩胛骨来确认位置(图 11.37)。不应该在示指部位感觉到运动。否则,定位必须要再次评估。

示指的 PIP 关节向前侧稍微偏向中间位置利用腕部发力。在某些患者身上,治疗师能够感觉到第一肋轻微的向前的移动。为了较好地感受它,治疗师将另一只手的手指放到前侧的第一肋骨处(图 11.38)。所使用的力量和运动速度取决于治疗的目的:

- 解除疼痛:快速的非常小幅度的振动,必须避免引起疼痛;
- 松动:施加压力直到感觉到组织紧张,持续使用小强度的运动,持续数分钟;

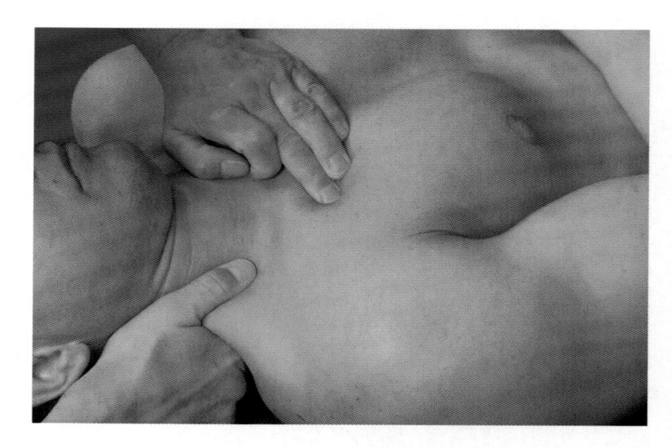

图 11.38　第一肋的治疗-2。

上斜方肌降部的功能性按摩

侧卧位的功能性按摩是降低上斜方肌频繁肌紧张的最有效方法之一。在大面积表面放松技术(摩擦和揉捏)使用后,该技术被归纳到徒手治疗学中。因为体位变化会给患者带来不便,应在每次治疗中使用某一项技术。该技术包括了纵向的牵伸(肩带运动)和横向牵伸(徒手压力治疗)。

初始体位

患者俯卧滑至治疗床边缘,旋转躯干翻身至侧卧位,尽量将身体向外移动,使后背部位于治疗床边缘。治疗师立于治疗床旁,帮助稳定患者身体(图 11.39)。

准备

该技术从进行肩带的被动活动开始,将双手放置在肩关节上进行,该训练用来帮助患者感受肩带的运动并放松肌肉。在第一个疗程完成该项目,先进行肩胛骨的提升和下降再进行肩胛骨的前伸和后缩活动。接着进行对角运动。

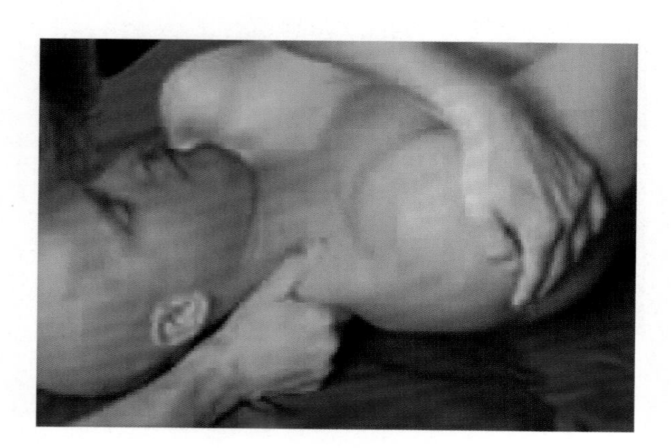

图 11.37　第一肋的治疗-1。

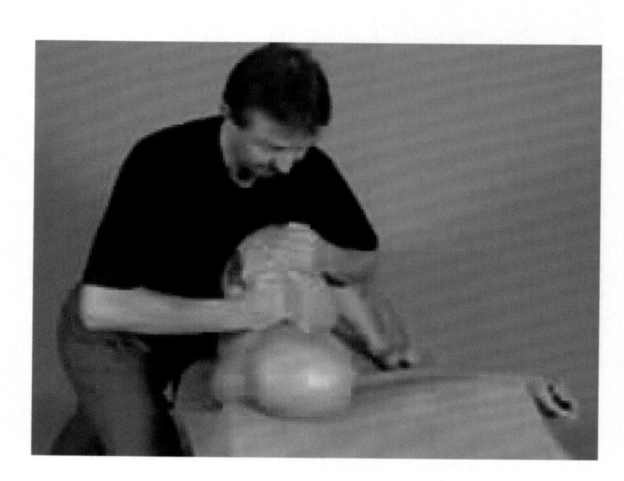

图 11.39　斜方肌功能按摩的初始体位。

变化 1–伴随下降和后缩

• 手放置部位：一手放置于肩关节的最上端用于刺激肩带肌肉。另一只手使用手掌抓握固定斜方肌降部肌束。

• 技术：肌肉被一定程度地相应上提，使得肩带肌肉延展(肩胛骨向前上方运动)。利用鱼际发力向前推挤，允许手掌在皮肤上滑动。肩带肌肉被引导进行大范围下降和后缩（肩胛骨向后下方运动）(图 11.40)。一旦肌束从手掌中滑脱就停止牵伸。

提示

在先前介绍的技术中，如果掌根部持续摩擦肩胛上角，可以利用肩胛骨的向外侧旋转来向下移动肩胛上角，以让开该位置，可以通过肩前屈提升上臂来完成，对该姿势进行支撑后，手掌可以握持更多的斜方肌(图 11.41)。

当颈椎保持在向对侧侧屈位置时，该技术会更为有效(通过降低头部下面支撑床头的高度或者撤去枕头)，因为肌肉被放置在一个高度延长的起始位。注意事项：患者向对侧侧屈时不应该加剧疼痛。在进行该项治疗时应事先进行评估。

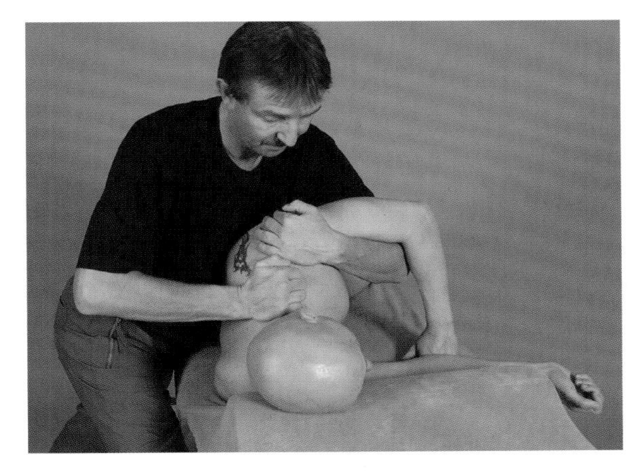

图 11.41 斜方肌功能按摩–手部变化。

变化 2–伴有下降和前伸：

• 手放置位置：与变化 1 的手部放置位置相同。

• 技术：轻轻上提和回缩肩带肌肉(肩胛骨向后上方运动)。手指屈曲吸定在斜方肌位置皮肤后牵拉。肩带被拉向前下方（肩胛骨向前下运动)(图 11.42)。如果牵拉时肌束从手下滑脱，应停止牵拉。治疗师在使用手指之间进行触摸固定时应当注意感觉冈上窝某些敏感软组织(臂丛神经及血管)。该技术变化同样可以在颈部侧屈位进行。

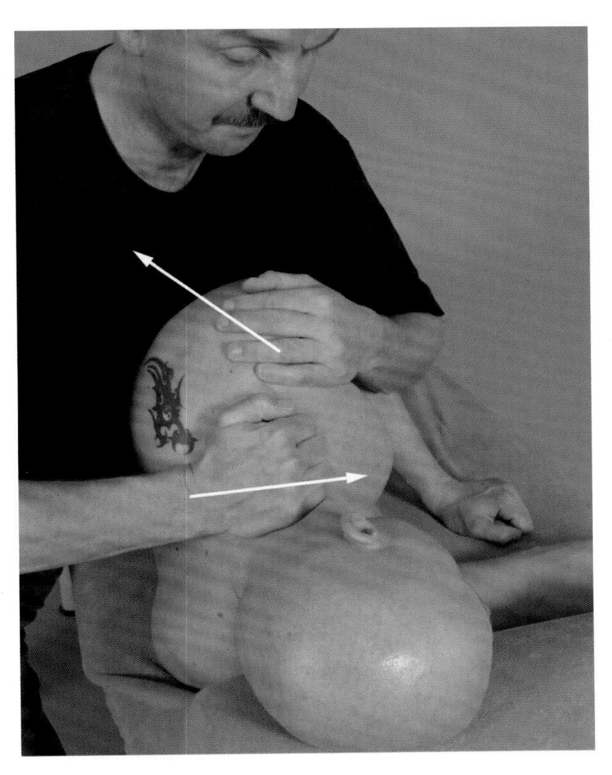

图 11.40 斜方肌功能按摩–变化 1。

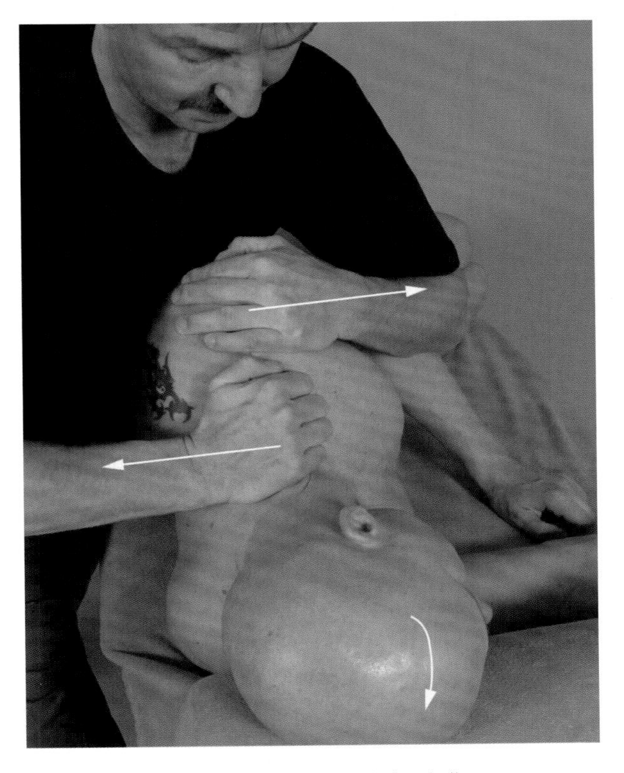

图 11.42 斜方肌功能按摩–变化 2。

俯卧初始位的颈胸联合关节

若需要更多精细的俯卧位的评估和治疗,那颈胸椎联合关节的椎体连接的辨识也应该考虑在内。当在俯卧位进行棘突触诊时,在坐位标记的体表位置就不合适。坐位下,皮肤因为重力作用出现下垂和延展等位置改变。在俯卧位时则不同。如果从坐位换到俯卧位治疗师还用坐位时的标记点,则标记点会高一个节段。

用后侧移动来定位 T1 棘突

前面描述的用颈椎伸展和旋转或侧屈进行定位的技术难以指导俯卧位触诊。该技术选择使用的是经胸骨柄的前后挤压力。所有的操作和标准都是在坐位执行的。

消除了头部的重量后,同样的压力可以获得更为明显的 T1 棘突的后向运动(图 11.43)。因此该技术是一项值得推荐的定位方法。

只有出现该区域的多个节段活动受限时,该定位方法才会失效。如果能够在坐位和俯卧位下触摸到 C6 平台,C6 到 T1 椎体棘突的下缘就可以进行计数。

提示

只有少数方法中使用部分手指指腹通过胸骨柄施加压力。治疗师必须确认其发力并不是推动喉部。即使发力的手指已经就位,患者也常常将其胸骨柄和肩膀维持在靠后的位置。如果需要,应指导患者在治疗床上进行肩部和上部躯干的放松。

俯卧位下 T1 横突的体表投影

T1 横突位于 T1 棘突的上方一示指宽的位置。首

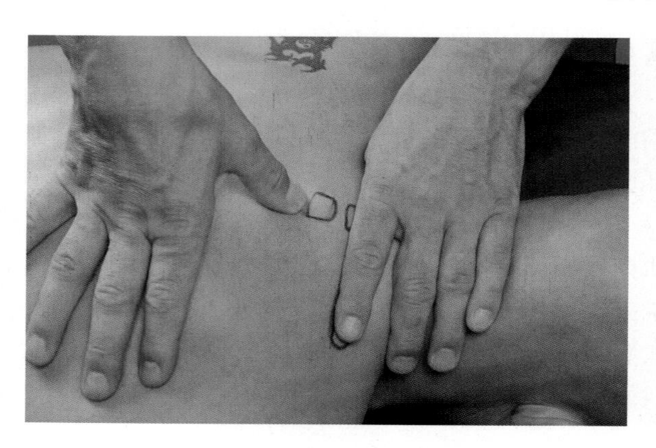

图 11.44 定位 T1 的横突。

先定位 T1 棘突的下缘,从棘突顶端向上移动一横指的距离(图 11.44)。T1 横突的宽度与患者的示指长度相同。示指指尖位于上中部斜方肌之间的间隙。

从后方定位第 1 肋

在皮肤上标记 T1 横突的末端,能够触摸的第一肋部分就紧靠在 T1 横突的外侧面。T1 横突与第 1 肋的连接关节仅能在非常瘦的人群身上触摸到。这一点与坐位下的触诊相同。这些结构的体表投影理所当然要进行评估(图 11.45)。使用直接压力后的软组织抵抗感和 T1 横突的运动也非常重要。当治疗师交替按压第一肋和 T1 的横突(图 11.46)时,会发现在 T1 横突上感觉到的抵抗大于在肋骨上按压的抵抗。治疗师将另一只手的拇指放置在另一侧的 T1 棘突旁,会发现在按压横突时棘突的运动会比按压第 1 肋时棘突的运动要大。

提示

肋横突关节的位置常常比肩胛上角的位置要高得多。所以并不推荐治疗师利用被动地轻微活动

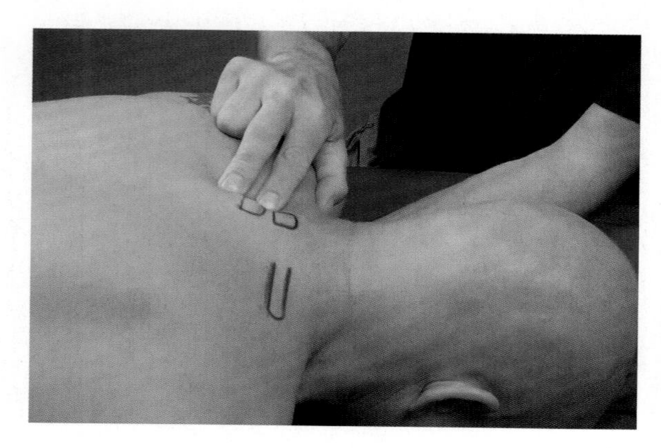

图 11.43 定位 T1 棘突。

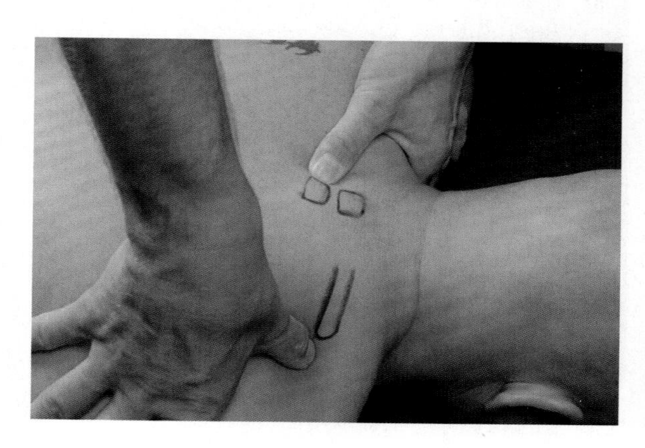

图 11.45 定位第 1 肋。

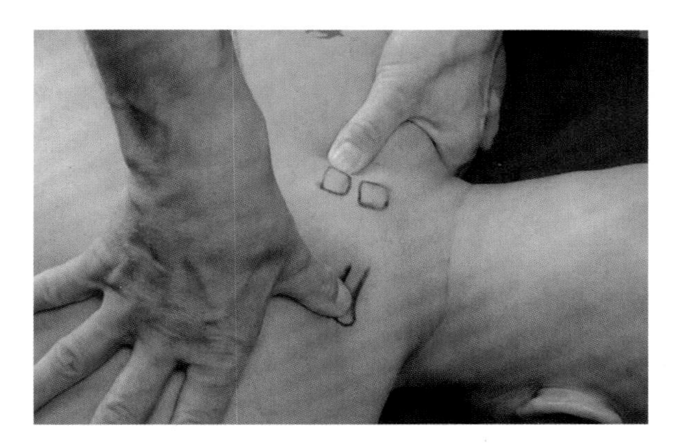

图 11.46 通过坚硬度的触感进行确认。

肩膀来确认其触诊的手没有按压在肩胛上角上。有经验的治疗师可以利用斜方肌的间隙来模糊定位 T1 的横突下缘。首先定位斜方肌的间隙,该间隙所在的水平位置平对椎体,治疗师触诊该结构上方一横指的位置就是 T1 的横突。大多数情况下,都能通过该方法找到 T1 的横突。

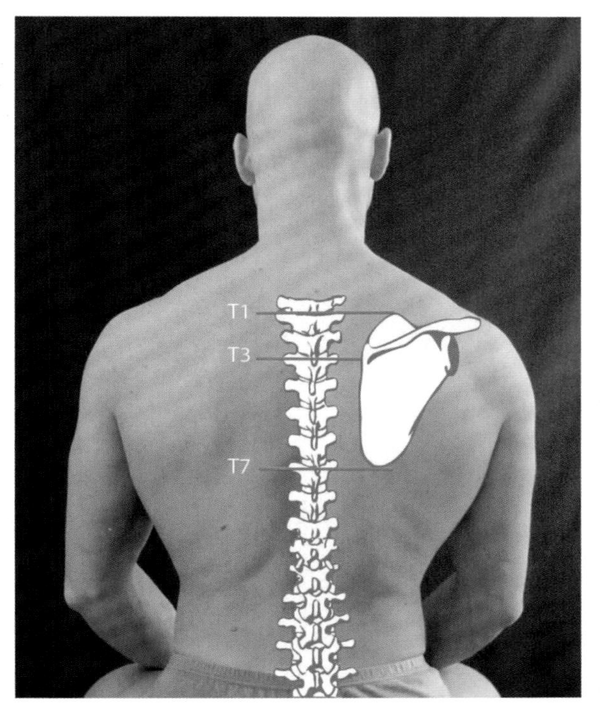

图 11.47 利用肩胛骨确定椎体水平。

俯卧初始位的后侧触诊

定位其他的胸椎棘突

主要有以下三种可行的方法来确定胸椎棘突的位置:

- 利用肩胛骨的结构特点进行椎体水平的定位;
- 从下方的腰椎棘突或 T11 棘突或第 12 肋 (参见第 10 章中"基本骨骼触诊")往上进行定位;
- 从上往下,先定位颈胸联合关节的上下棘突进行触诊(参见上面的"俯卧初始位的颈胸联合关节"部分)。

由于肩胛骨的个体差异,在利用肩胛骨的骨性标志进行胸椎棘突的定位时显得非常不可信。虽然如此,还是可以利用坐位粗略地定位(图 11.47)。以下的分类由 Hoppenfeld (1992), Kapandji (1985) 和 Winkel (2004)推荐:

- 肩胛上角平对 T1 的棘突和第二肋。
- 肩胛冈的内侧缘平对 T3 的棘突。
- 肩胛下角平对 T7 棘突。

该分类仅适用于直立位和坐位,并不适用于患者的卧位触诊定位。

从 T1 定位开始的触诊程序称为上入路。所有的其他胸椎的棘突可以从这里开始依次往下定位。如果治疗师想正确定位棘突的话,应该对每个棘突的下缘进行标记。

初始体位

在坐位、俯卧位和侧卧位都可以进行触诊。在俯卧或侧卧位下进行触诊比坐位的触诊要容易。坐位下中线附近的固有肌群(尤其是棘肌)张力较大,使得触诊骨性位置较为困难。

在俯卧位下,应避免治疗床头的明显下降,因为牵拉会造成整个脊柱棘间韧带的紧张,从而影响触诊。而抬高床头胸脊柱轻度后凸,会导致棘突间隙变窄也不利于触诊。

技术

指尖放置于垂直线上棘突的下缘。同时也推荐触诊相邻椎体棘突间隙。棘突间隙可以顺利地从侧面触摸到,而非后侧(图 11.48)。由于有紧张的棘上韧带的覆盖,从正后方触摸棘突间隙通常比较困难。一旦确定了棘突间隙,间隙上位椎体的下缘就能很好地定位了。

所有的棘突都可以通过本方法进行标记。从下方的胸腰椎联合段入手开始触诊非常的可靠。而且,有助于认识棘突形状的变化。一旦治疗师触摸到 L1, T11 和 T12 棘突的变尖、变圆及其棘突变长变大均非常明显。

提示

如果治疗师需要进一步确认触诊结构的正确,可以从双侧触摸棘突间隙。最可信的方法就是从左

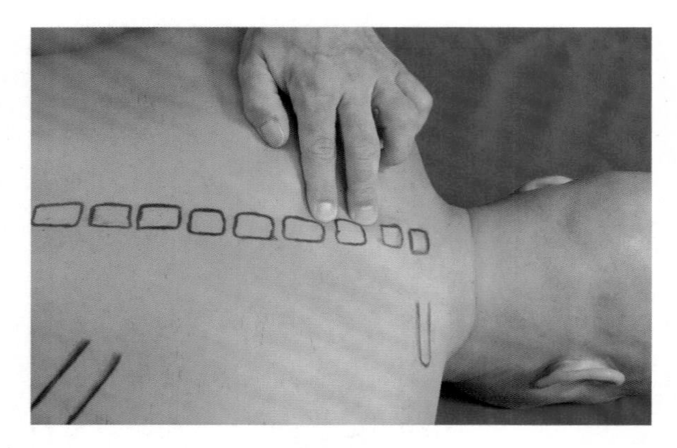

图 11.48　从上往下触诊定位胸椎水平。

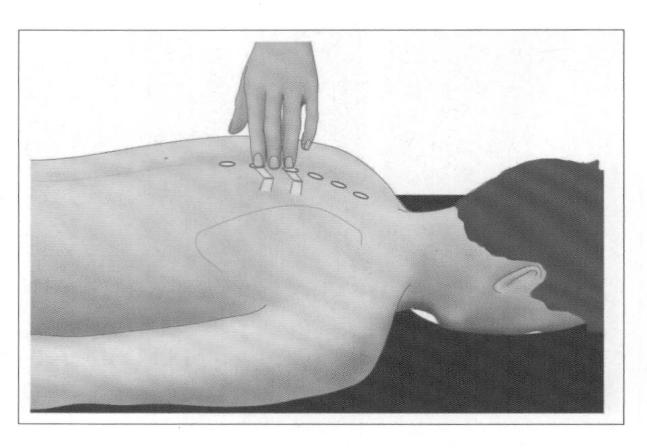

图 11.50　利用手指法则定位。

侧或者右侧交替搜寻棘突间隙(图 11.49)。使用该方法，触诊的双手交替定位并保证触诊的稳定性，一手定位后保持固定直到另一只手定位固定好。

椎体棘突和横突高度的差异

目的在于定位中胸段椎体的棘突和其相应的横突。以下的这些练习能够让治疗师更有信心地准确定位每个胸椎水平。

胸椎脊柱的棘突和横突的高度往往存在着一定的差异,其范围往往会从一个脊柱节段到另一个节段。该方法利用示指的宽度来区分横突和棘突的不同高度。

当治疗师期望定位特定椎体的横突时,将手指放置于其上方的棘突间隙上,则该手指所对应的水平就是需要找的横突和肋骨水平(图 11.50)。该方法同样可以用于肋骨的定位。

手指法则

- T1、T2 棘突:上方一横指位置;
- T3、T4 棘突:上方两横指位置;
- T5~T8 棘突:上方三横指位置;
- T9、T10 棘突:上方两横指位置;
- T11、T12 棘突:上方一横指位置;

初始体位

触诊在俯卧位下进行,同样可以于坐位和侧卧位触诊。

技术

首先定位某个棘突,图示使用的是 T8 棘突,标记了其棘突下缘(图 11.51)。从棘突下缘往上三横指的位置就是 T8 的横突所在及其第 8 肋定位的平面位置(图 11.52)。

提示

横指的宽度需要参考患者的示指宽度。需要在安全侧进行评估测试。

使用同样平面的相应肋骨确诊来确认定位的正确与否。使用手指法则触诊,肋骨在横突的更外侧。相应的横突位于触诊到的肋骨的中间侧(肋骨角)。使用指尖垂直于皮肤触诊时,在肋骨和横突间可以感觉到一个台阶状结构(图 11.53)。

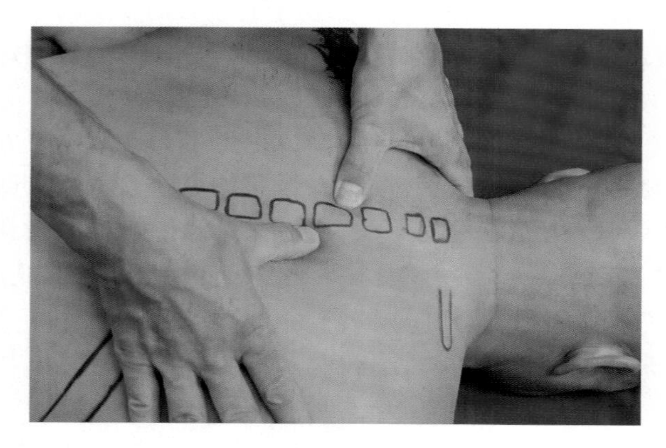

图 11.49　双侧交替触诊棘突间隙。

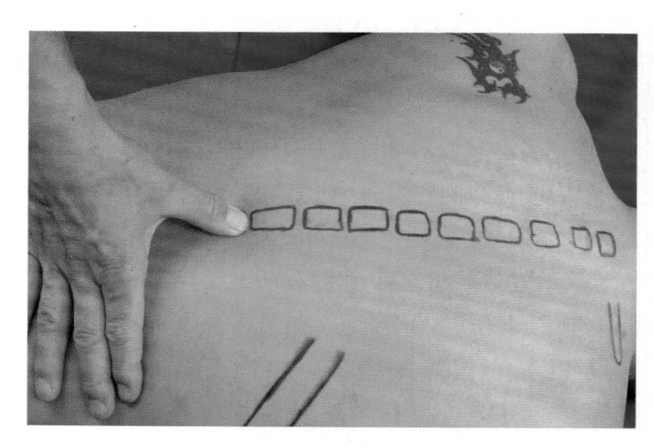

图 11.51　定位 T8 棘突。

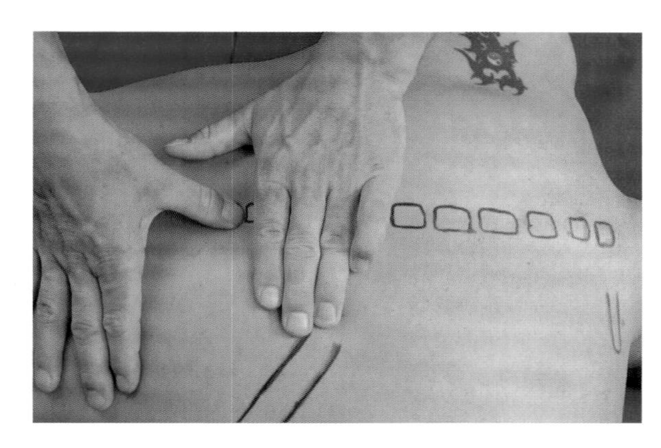

图 11.52　寻找 T8 的横突。

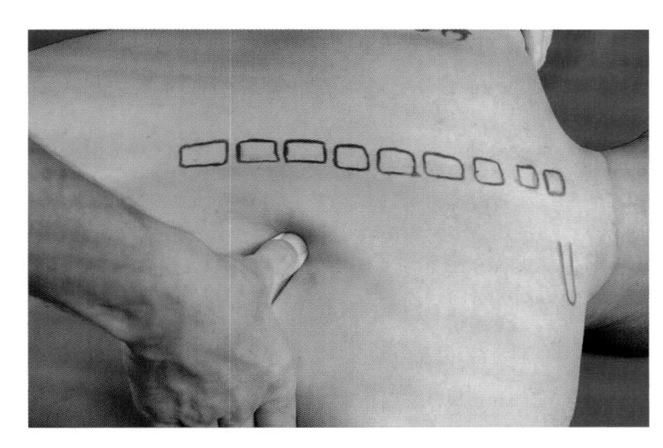

图 11.53　触诊横突末端。

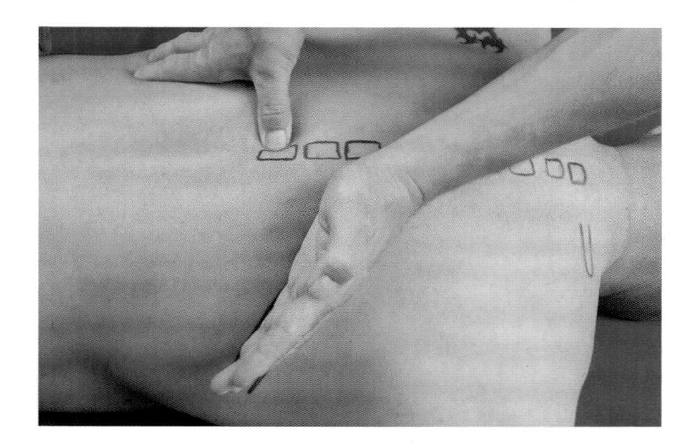

图 11.54　运动确认。

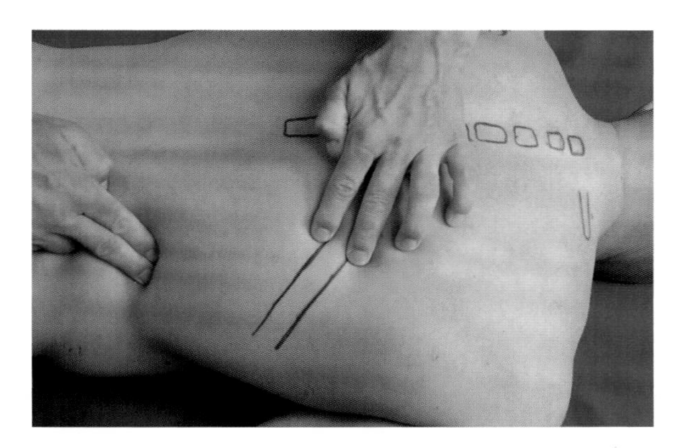

图 11.55　从下方开始触诊肋骨。

利用质地和运动评估进行确认

在节段运动时可以观察到棘突与相应横突间的连接。包括在一侧横突上发力，从相应的棘突对侧可以感受到。当然也可以把触诊手指放置于棘突间隙。后前方向的压力施加在横突上时会导致椎体的旋转，例如使用手掌外侧缘中部发力(图 11.54)。相应的棘突就会向压力侧旋转，从而远离放置在棘突侧面的手指。同样也推荐快速地释放掉压力，此时感受到棘突的回弹比感觉其旋转更为明显。

利用同样的方法也可以从肋骨开始去区分横突。如果那样的话，治疗师的掌根部就要放在更外侧的肋骨上并重复后前方向的推挤发力。肋骨会表现出弹性的抵抗，发力后引起的棘突的活动幅度比直接在横突上发力引起的运动要小。

从下方触诊肋骨

反向的操作程序同样能够成功使用(从横突来定位棘突位置)。从第 12 肋开始依次往上触诊 (图 11.55)，从而定位同一平面的横突，使用手指法则从下方开始寻找各自的棘突。建议在 T7~T12 节段使用该方法进行触诊。T7 以上的肋骨大多被肩胛骨覆盖，不易直接触诊。

评估与治疗提示

治疗胸段脊柱的方法有很多，使用了大量的触诊和精确解剖学定位。下面的这一节包含了临床实践中常见的几种对胸椎的描述及肋椎关节评估和治疗的技术。还有其他技术不胜枚举。

胸椎的节段性测试

活动及耦合运动模式评估就是一个局部节段评估技术的例子。此处胸椎后伸过程中伴随着对侧的旋转和同侧右的侧屈。

侧卧位触诊技术

患者自然侧卧(图为右侧卧)，尽量靠近治疗师。治疗师将一只手放在卧侧胸廓的上方，另一只手用来触诊胸椎(图 11.56)，使用中指从下方加压触诊棘突间隙。如果需要的话，可以将示指放在中指后方以增

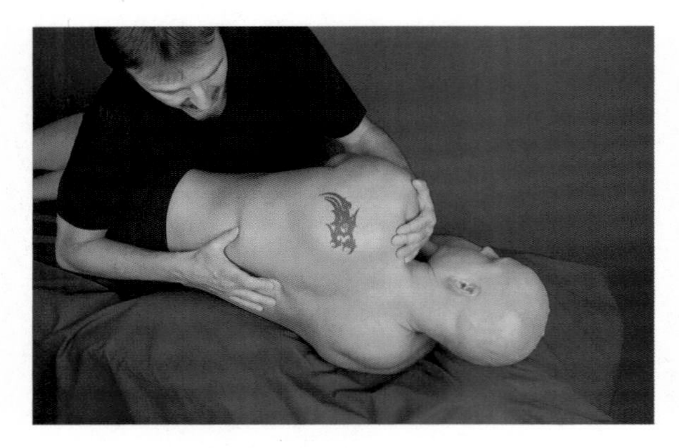

图 11.56 胸椎节段运动测试——侧卧初始位。

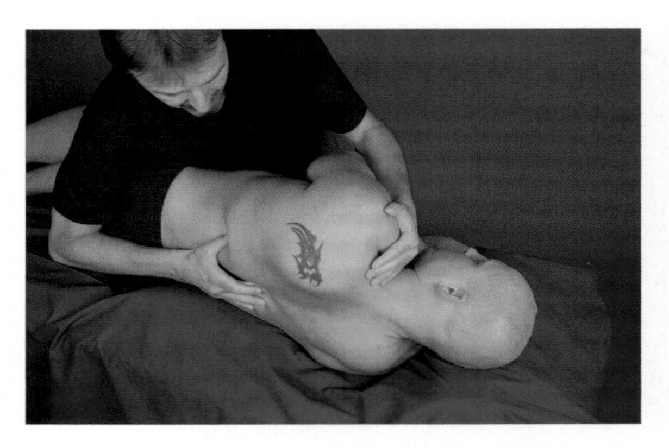

图 11.58 胸椎节段活动性测试——侧卧终止位。

加压力(图 11.57)。这里会介绍最具胸椎功能的几个节段的测试(T4/5~T9/10)。

目的

治疗师在患者躯干旋转时通过感受棘突的运动来评估节段性的活动能力。

标准

只需判断运动出现与否,而不必评估运动的幅度。

操作

椎体置于自然放松体位,治疗师首先从下方触诊棘突间隙,并评估和比较上下两侧棘突的形状和位置。治疗师需要知道,正常的棘突形态变异可能会导致其偏离中线 0.5cm 左右。因此棘突的位置评估达到这个水平即可,不需要过度评估。

治疗师从上方引导患者躯干旋转,直到触诊手指位置发生运动(图 11.58),同时立刻多次触诊该节段的棘突位置,然后引导上部躯干回到原来位置。接着,触诊手指下移一个节段,重复相同的测试。

解释说明

正常的节段运动性表现为,当上位的棘突首先开始运动(空间位置向下)时,下位的棘突仍然保持不动,触诊的手指能够清晰感觉到棘突间阶梯。而当触摸到活动受限的节段,手指感觉不到阶梯,上下两个棘突同时出现运动。

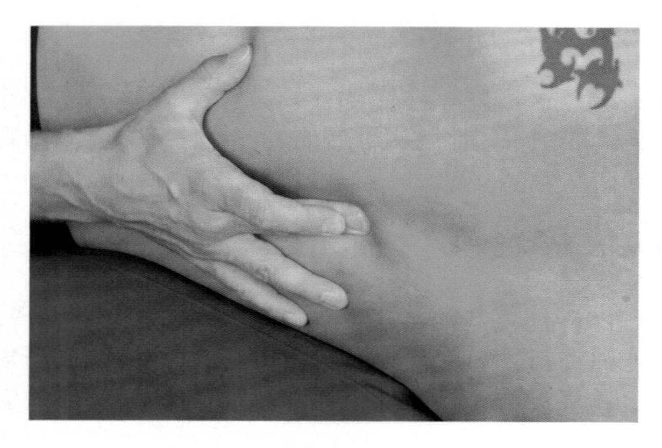

图 11.57 触诊手指的摆放。

坐位操作技术

该运动性测试同样可以在坐位下进行,与侧卧位相比,坐位触诊也有自己的优缺点。优势在于,坐位下的有负荷节段运动更加明显;缺点在于,患者没有侧卧位放松,脊旁肌肉会存在持续的主动活动导致小幅度的背伸。由于胸固有肌群同时直接与棘突序列相连(棘肌),只有使用较大持续压力触诊时才能触摸棘突间隙(图 11.59)。此举导致坐位触诊并不那么精确。坐位操作对于治疗而言非常有优势,但对触诊会明显困难许多。

触诊目的、标准、步骤以及解释说明与之前的描述相同。此处介绍的操作也包含了后伸位出现的偶联同侧侧屈和对侧的旋转。触诊的大拇指放置在棘突间隙的靠治疗师侧(图为左侧),此时棘突向该侧旋转,治疗师的另一只手引导上半身从自然的端坐位开始进行旋转和侧屈(图 11.60)。

如果使用该运动性测试评估屈曲位下同一位置偶联的侧屈和旋转过程中节段活动性,仅需改变以下两点:

• 触诊的拇指放置于棘突间隙的右侧,因为当躯干向左旋转时棘突会向右侧偏移。

• 放置于患者上半身的另一只手在患者从自然坐位(图 11.61)进行侧屈和旋转时保持胸椎于屈曲状态,直到运动出现在触诊的拇指处(图 11.62),拇指须感觉到相邻椎体棘突间的台阶感。

胸椎的治疗

在治疗胸廓的症状时,各种各样的物理治疗手段

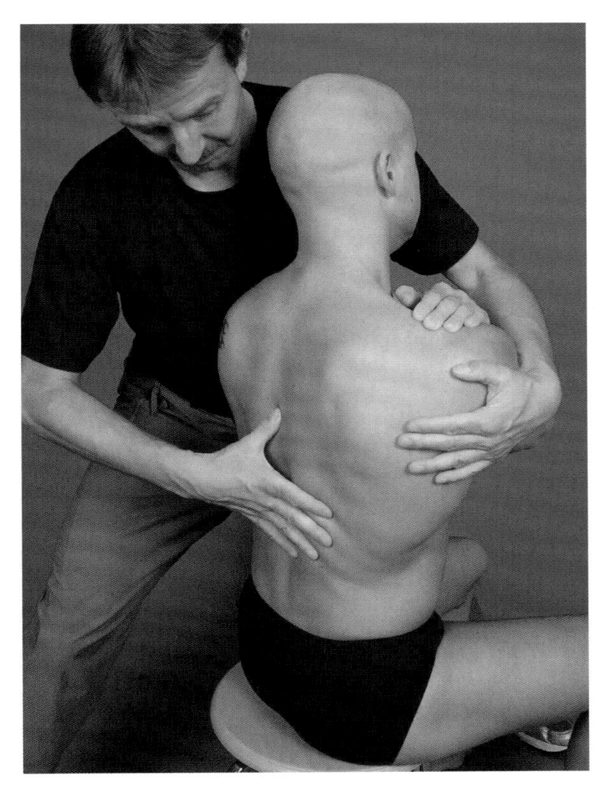

图 11.59　胸椎节段活动性测试——坐位初始位。

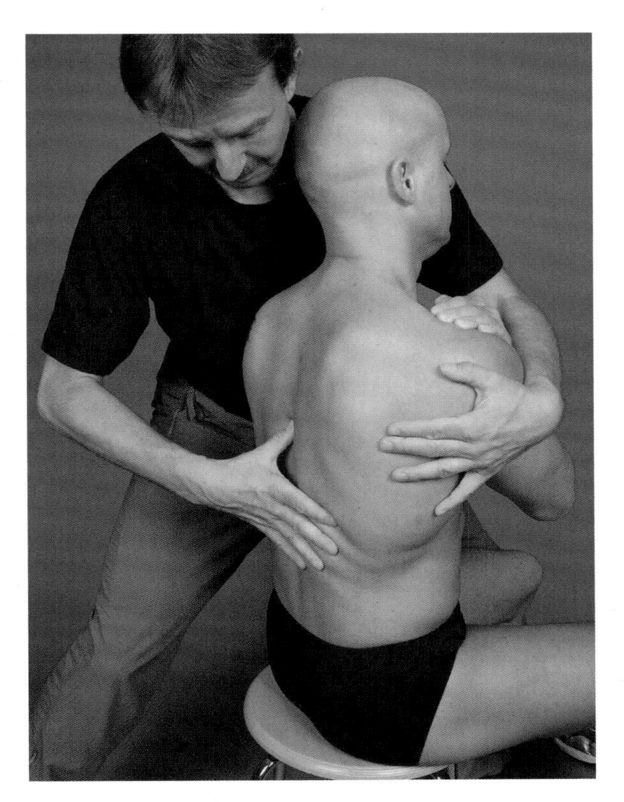

图 11.61　胸椎节段活动性测试——坐位操作。

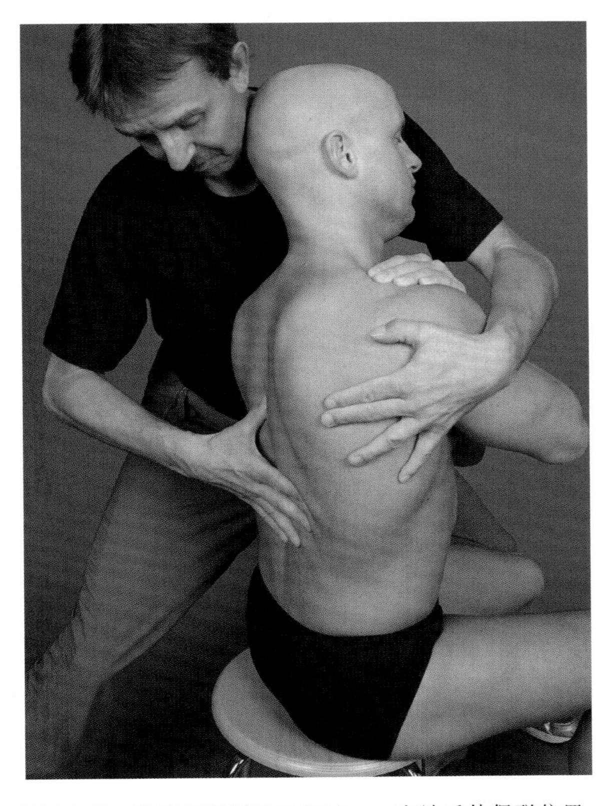

图 11.60　胸椎节段活动性测试——末端后伸偶联位置。

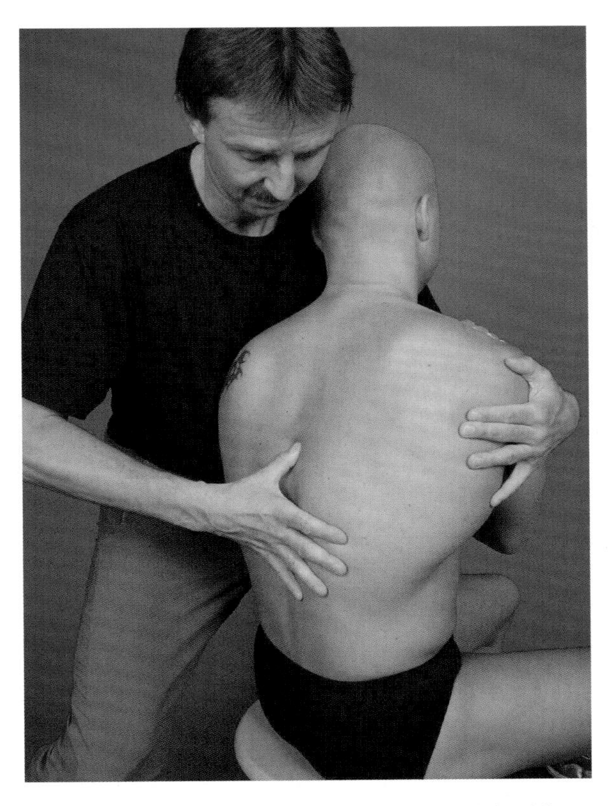

图 11.62　胸椎节段活动性测试——末端屈曲偶联位置。

的基础均是对胸椎进行直接的治疗。整体治疗技术包括了整个胸椎节段的脊柱,而局部节段治疗技术更侧重于某个单一节段。所有的变化均是以引起疼痛或导致活动受限的受累节段的精确定位为基础的。

轴向牵引

轴向牵引是整体治疗技术中的一个(纵向技术)(图 11.63)。治疗师从脊柱正上方对脊柱施加向上的纵向牵拉以改变受累节段状况。

操作

治疗师的胸骨与受累节段脊柱的上缘直接接触,其间可以用毛巾垫起。从后方将患者胸廓环抱,利用伸膝的力量将患者轻轻向上拔伸,从而减轻受累节段的负荷。该技术可以有效缓解由于椎间盘压迫导致的症状(如急性椎体内椎间盘破裂)。

局部节段治疗技术

徒手的局部节段治疗技术被用于缓解疼痛和提高局部活动性,尤其是 ZAJ 关节。这些技术间的变化非常巨大,在此以牵伸技术为例进行描述(图 11.64)。

操作

患者俯卧位,胸椎后凸,定位双侧受累椎体横突下缘,双手豌豆骨定位于横突上,掌心相对。双侧同时

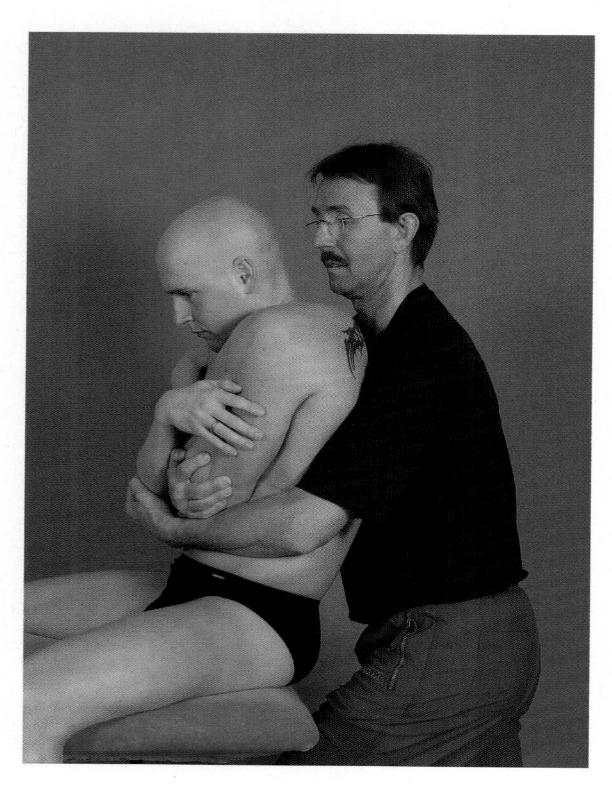

图 11.63 轴向牵引。

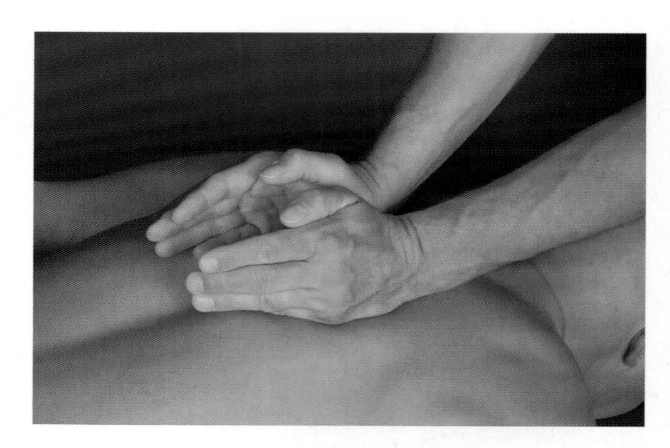

图 11.64 局部牵伸。

施加有节律的温和的前下方压力,以缓解局部疼痛。能够引起下位椎体的关节面从上位椎体处分离,从而让椎体间关节面形成一个小的缝隙。

肋椎关节的评估

通过精确地定位每根肋骨,治疗师才能评估肋椎关节的活动性和疼痛状况。最常见的患者抱怨的胸部症状基本都是源于肋骨中立位、呼气位或吸气位的锁定导致的疼痛受限。评估的目的在于确认症状表现是否是肋椎关节引起,判断关节是否出现活动性变化或胸廓是否被锁定在运动末端。

肋骨位置的评估

目的

确认肋骨处在吸气位还是呼气位。

操作

患者脊柱放置于屈曲末端,伴有向触诊对侧的旋转和侧屈,触诊侧肩带被向前拉伸(图 11.65)。这样一个限制了椎体活动的位置能够让治疗师更容易评估肋骨状况。治疗师手掌保持扁平轻轻触摸胸廓的第 2 肋到第 10 肋,并尝试感受肋骨的轮廓。要求患者利用深吸气或深呼气将胸廓运动至活动终末端。所有肋骨的运动应保持一致。

在用力呼吸的终末,从上往下依次从触诊侧胸廓后方进行触诊。

标准

肋骨在标准位置上时,能够触摸到肋骨间整齐的间隙,所有肋间隙的轮廓基本一致。Winkel(2004)将触诊的感觉描述为“规律波浪形”。

解释

治疗师可以通过轻轻感觉肋间隙的宽窄入手。如果肋间隙稍稍变窄了,胸廓可能处在呼气位,持续的肋

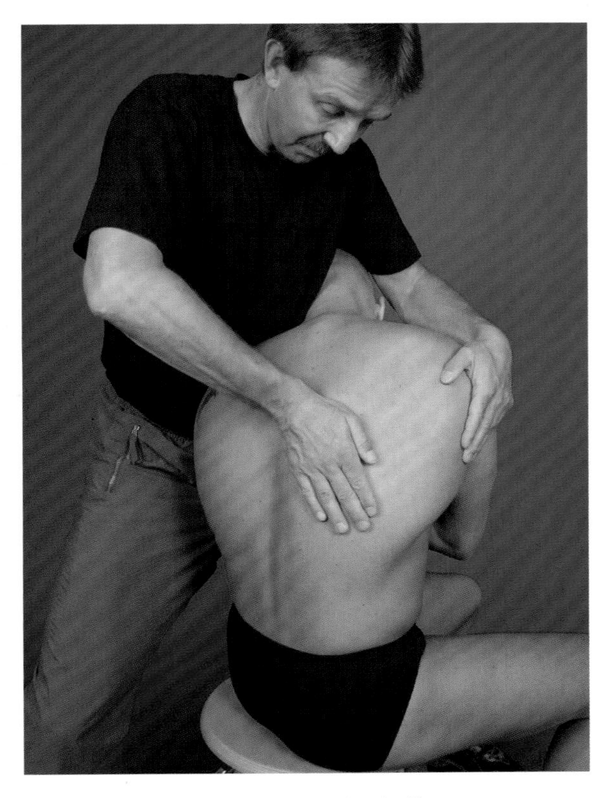

图 11.65　肋骨位置评估。

间隙增宽提示胸廓处于吸气位。该解释说明源于相当丰富的触诊经验,并没有具体的标准。治疗师同样需要注意的是,因为触诊时让患者躯干前屈并向触诊对侧侧屈和旋转的位置已经使得这一侧的肋间隙增宽了。

而且,治疗师根据各个肋骨的状态可以得出相当具体的结论,这被 Dautzenroth(2002)描述为“位置诊断”。

当在吸气过程中触摸被固定在呼气位的肋骨时,其肋缘会非常清晰和容易触摸。就此可以判断肋骨被固定在呼气位,其不能配合进行吸气活动。进一步检查会发现相邻的肋间隙的变化。当第 8 肋被限制于呼气位时,第 8、9 肋间隙减小,而第 7、8 肋间隙增宽。这一特征只要治疗师稍加尝试就可以触诊到。

若肋骨被限制在吸气位,其表现恰好相反。当第 8 肋被限制于吸气位时,其与第 7 肋的肋间隙变窄,而与第 9 肋的肋间隙变宽。

提示

肋骨的形态会存在一定的个体差异。用手掌轻轻摩擦胸廓就能够感觉到一侧或两侧向后方突出的位置异常的肋骨。只有当肋骨部位出现压痛或肋间隙发生变化时 (参见章节 “单个肋骨的弹簧测试”),才需要检查其位置触诊。

所有肋骨的弹簧测试

目的

疼痛诱发和活动性测试。

操作

患者处于相同体位,治疗师采用同样的手部摆放。此时,治疗师并不使用扁平手掌触诊,而是使用鱼际或手掌侧面用力按压肋骨(图 11.65)。手掌沿中上向外下方放置于肋骨角并发力。

标准

按压是否诱发疼痛? 肋骨是否出现向前的移动?

解释

如果按压的肋骨出现向前的运动或者未出现疼痛,应视为肋骨位置正常。活动限制的肋骨通常无法承受压力且有可能诱发疼痛。

单个肋骨的弹簧测试

当用手在整个胸廓表面触摸以进行首次弹簧测试时,并不总是能够准确找到受累的肋骨。当然在测试过程中需要进行一定的变化,才能寻找到受累椎体。此外,精确地记录哪一个节段受累也很重要,比如第 9 肋骨是否受累。

目的

利用手掌尺侧面对某个肋骨进行加压从而精确定位肋骨所处的节段。

操作

患者置于相同体位,利用手掌尺侧面置于某一根肋骨上方,施加向前外侧的节律性的稳固压力,评估其末端活动(图 11.66)。

标准

疼痛激惹和末端感觉。

解释

当对肋骨进行局部施压时,其本身就会向前方移动,而被锁定住的肋骨则无法动弹,锁定肋骨的末端感觉非常坚固,普遍能感觉到硬性的和弹性的抵抗。

提示

在之前的坐位基础上(图 11.65)稍作变化,增加反向的侧屈(这里是向右边)从而使脊柱锁定。如果弹簧测试诱发了疼痛,使用该变化方法可以更好地排除胸椎节段的受累。

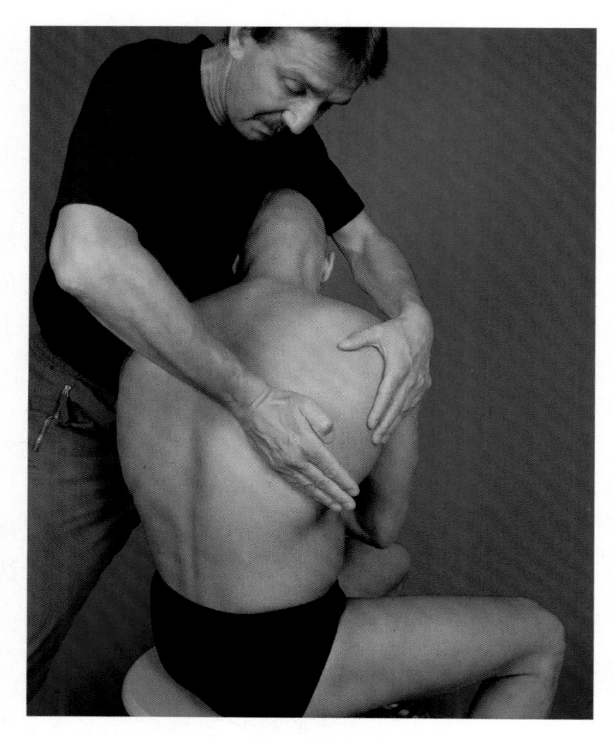

图 11.66 单个肋骨的弹性测试。

肋椎关节的治疗

在此以胸肋关节牵引为例来介绍针对该位置的治疗,该技术能够帮助评估关节活动并缓解疼痛和提高关节的活动。

操作

患者处于自然俯卧体位。治疗师使用手掌尺侧面定位于受累肋骨上,另一只手在同一水平的对侧横突上固定脊柱(图 11.67),手掌尺侧面持续施加垂直于胸椎凸面的力。这意味着,在进行第 2 到第 6 胸椎肋骨的治疗时,从前外侧施加力;而进行第 7 到 10 肋骨治疗时,发力稍微靠上。

第 11 和 12 肋骨没有形成肋横突关节,所以不需要进行治疗。

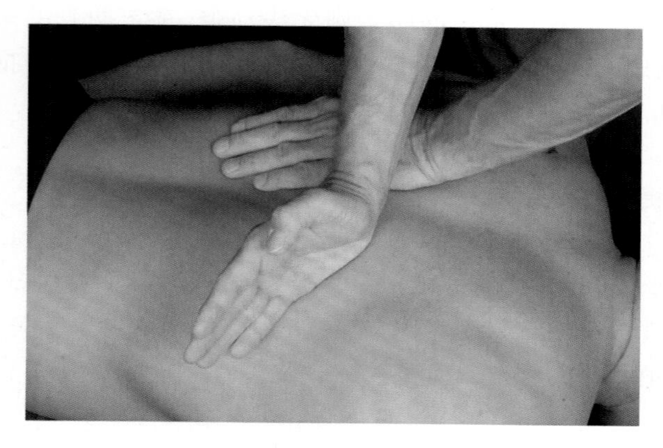

图 11.67 肋椎关节牵伸。

该技术同样适用于坐位下进行,并作为一个牵伸测试,标准与弹簧测试相同。可以同时使用振动性运动以缓解疼痛,附加施力可以帮助提高关节运动。

提示

对脊柱的固定是非常必要的,因为这样能够保证治疗时脊柱最少的移动,保证发力能够更多地作用到肋横突关节。锁定技巧包括让骨盆显著地偏移向对侧。

前侧触诊技术

触诊结构概述
- 坐位下前侧触诊
- 仰卧位下前侧触诊
- 侧卧位下胸廓触诊

本节的触诊操作是为了帮助系统性地定位重要的骨性体表标志。该技术用于在呼吸或上肢活动过程中对胸廓或每个肋骨的运动进行评估。在其后会介绍一些与胸廓触诊相关的几个治疗案例。当然,该操作程序同样适用于仰卧位的患者。

坐位下前侧触诊

颈静脉切迹(胸骨上切迹)

该浅表的凹陷形成了胸骨的上缘,它的边缘紧邻着胸锁乳突肌的胸骨侧肌束的肌腱和双侧的 SC 关节(胸锁关节)。可以利用头颈的充分旋转来定位该位置的肌腱。挨在该肌腱的侧方,可以找到锁骨的近端和胸锁关节间隙(参见第 2 章)。

有两种不同的方法可以触诊到颈静脉角切迹(图 11.68):第一种,利用平坦的指腹沿着胸锁乳突肌肌腹向下触摸,直到碰触到一个圆形的边缘结构。第二种方法,从下方的喉头位置起始,使用轻微的压力进行触诊,直到触摸到一个柄状物。

提示

有很多人在触诊喉咙区域的时候会显得非常敏感,可能诱发强烈的交感神经反射(如过度排汗、脉搏加快)。治疗师在进行该区域的治疗时需要非

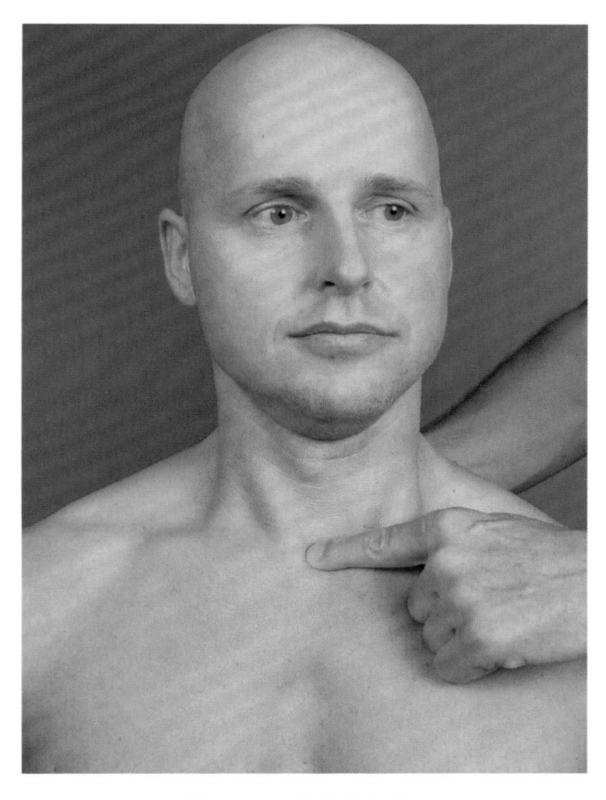

图 11.68 颈静脉切迹。

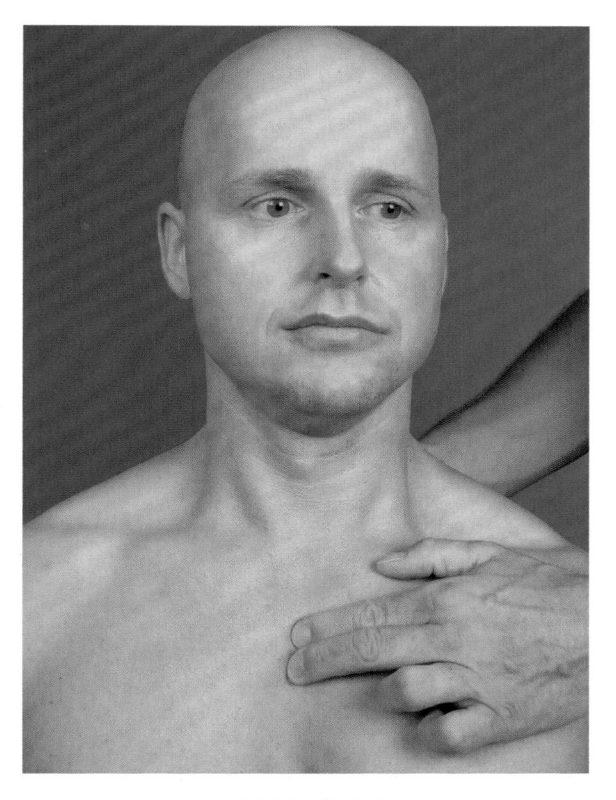

图 11.69 胸骨角。

常小心，需在取得患者允许后再行操作。

颈静脉切迹通常平对 T2 脊柱棘突水平。

胸骨角

治疗师使用一个或两个手指的指腹沿着颈静脉切迹的下缘往胸骨柄表面进行触诊，大概向下 2~3 横指的位置可以触摸到胸骨柄和胸骨体连接的凸起，该凸起就是胸骨角。从内侧上方使用手指轻微的活动来触摸该角的大小(图 11.69)。该标志是开始触摸肋骨和肋间隙的最可信的定位点。

提示

胸骨角的炎症会导致该部位膨胀增生，往往与风湿性疾病相关，比如强直性脊柱炎（Winkel 等，1993）。

第 2 肋的定位

第 2 肋的肋软骨通常附着于胸骨柄和胸骨体的连接处，可以利用两个垂直放置的手指进行触诊（如示指和中指的指腹），从胸骨角侧面入手触诊肋软骨的上缘和下缘(图 11.70)。其后，将示指置于第 1 肋间隙，中指置于第 2 肋间隙。在首次定位第 2 肋时，治疗师通常都会惊叹其位置这么靠下。第 2 肋从后方的肩

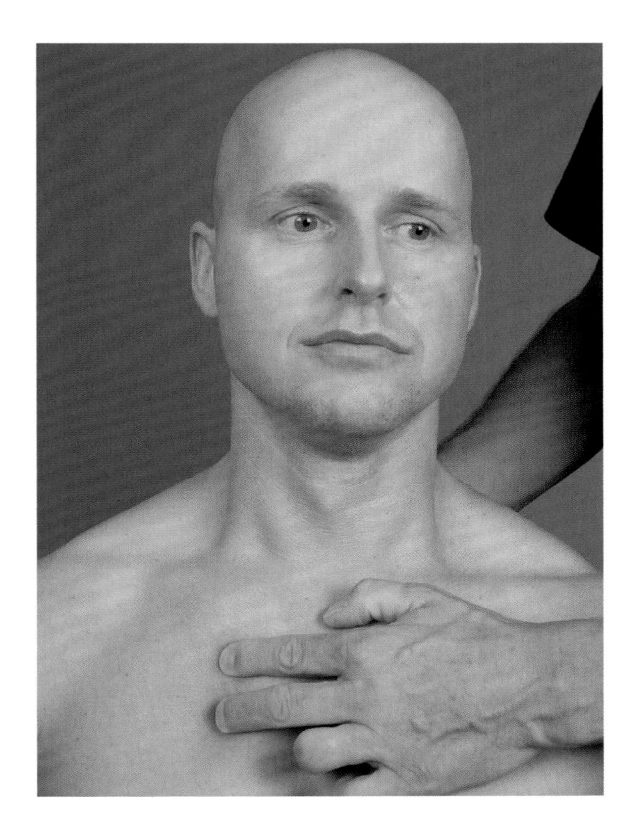

图 11.70 第 2 肋。

胛骨上角向前延伸到胸骨角水平。

在正确地触诊了第1和第2肋间隙后,治疗师就可以从身体前方依次向下触摸下方的肋间隙了,可以按照顺序一直触摸到第6肋间隙。治疗师直接触摸肋骨与胸骨的连接处,在这个位置上的肋间隙是最清楚的。

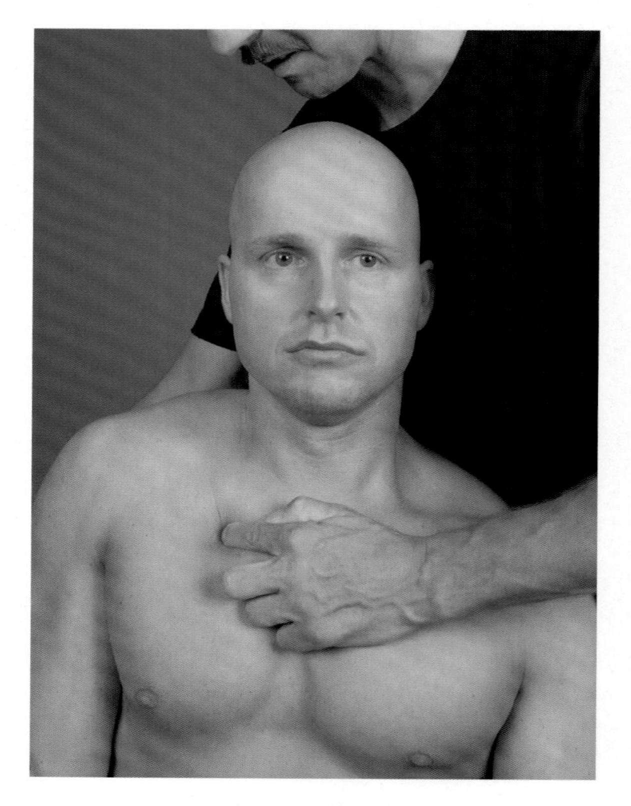

图 11.71 第1肋。

提示

胸肋关节的肿大,尤其是第2、第3肋骨位置,往往提示患者患有泰齐(Tietze)综合征,即非特异性肋软骨炎。Diethelm(2005)在其综述中对泰齐综合征进行了描述:"这是一种非常难治疗的症状,其病理学机制尚不明晰,是一个良性的、自限性的症状,通常在一年内自行缓解"。患者患有肋软骨炎是泰齐综合征的替代指标,通常会表现出急性的胸廓部位疼痛 (Freeston 等,2004)。该症状非常常见(Wise 等,1992; Disla 等,1994)。其往往伴发于冠心病和乳腺癌,对于那些没有外伤史的患者而言是一项重要的鉴别诊断。诊断方法为通过直接触诊诱发典型的疼痛。

定位第1肋骨

第1肋唯一有可能触摸到的位置为锁骨和胸骨柄三角的前半段。一般而言,很难清晰地定位第1肋骨,其后半段直接挨着锁骨,前半段仅露出很短的一部分。

首先定位第2肋骨和第1肋间隙,触诊的指尖轻轻向上方推挤肋骨。

提示

可以通过被动地提升肩带来增加肋骨的可触摸部分的长度(图 11.71)。

全段第一肋的状况可以通过对第1肋位置的可视化触诊及其相应的弹簧测试进行评估 (图 11.72)。一只手的大拇指指尖放置于第1肋的横突上,示指放置于胸骨柄和锁骨形成的三角位置,此时大拇指到示指所形成的这个弧形就是第1肋的位置。

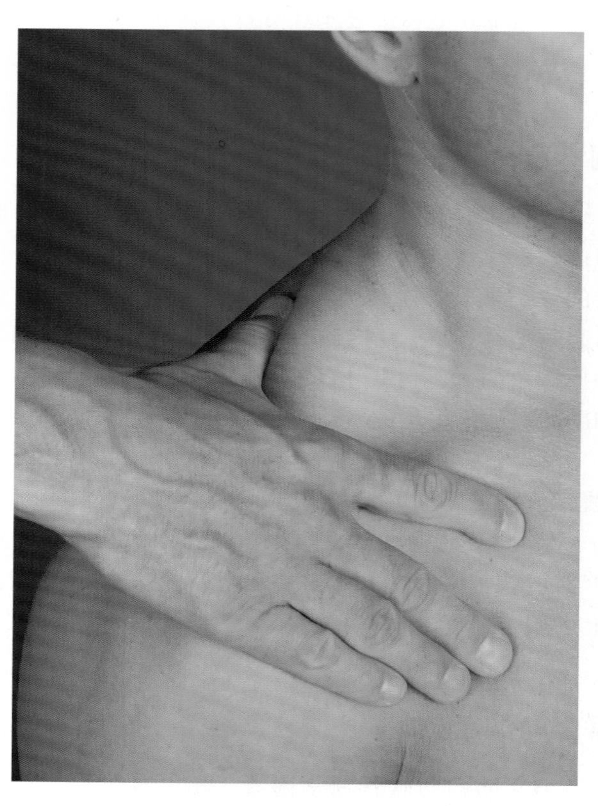

图 11.72 第1肋定位。

仰卧位下的前侧触诊

呼吸时的肋间隙触诊

在诊断学上,常常利用用力呼吸或者上肢的大范围活动时肋间隙的定位触诊来评估胸廓运动时肋间隙的开闭状态。当吸气时，胸廓向前上方抬起，此时的肋间隙也会同样地向前上方移动。该触诊同样也可以在直立位进行。在仰卧位下由于去除了重力对肌肉的作用，更容易引导出上臂运动时出现的胸廓活动。

使用两个或两个以上的手指指腹放置于胸骨两侧的肋间隙，首先定位第 2 肋骨及其上方的双侧肋间隙，以保证起始正确(图 11.73)，胸骨两侧的手指平行地向下触诊，可以一直触摸到第 6 肋间隙(图 11.74)。下段胸廓的肋间隙常常是在侧面打开得更多，所以触诊的指腹可以多往侧面放一些(图 11.75)。

此时，要求患者持续地进行 5~6 次深呼吸，可以感觉到肋间隙的开合。该方法可用于对比同一水平的两侧肋间隙或者相邻肋间隙状况。如果出现开合运动减弱或手指感觉不到运动，那就说明一个或多个肋骨的活动存在问题。

提示

利用手指的横向摩擦技术可以感受到胸大肌上中下三束的紧张程度。若出现多个肌束的张力增高，则提示需要进行手法治疗，包括功能性按摩(参见后面的“评估与治疗技巧”一节)。

前臂上抬时的肋间隙触诊

此处的目的是通过利用大范围的上肢提升活动时触诊来评估胸廓的运动转换和肋椎关节的活动度。上位肋间隙的活动可以利用肩前屈活动来评估。同样的，将两个手指放置于肋间隙以感受广泛的被动肩前屈时间隙的打开和手臂收回时间隙的缩窄 (图 11.76 和图 11.77)。所有前侧肋间隙触诊评估都可以用这种方式来检查。

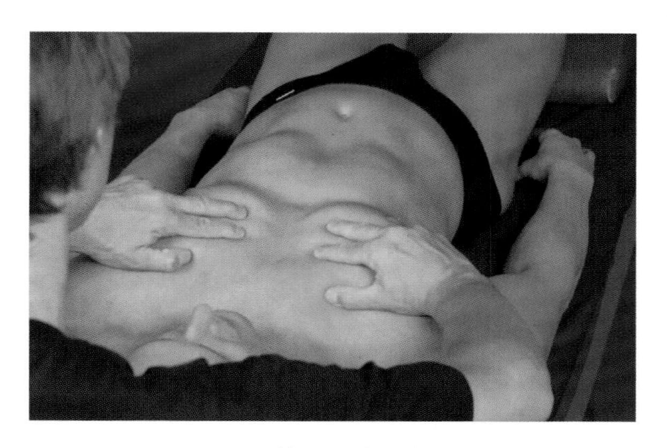

图 11.74　第 3~4 肋间隙触诊。

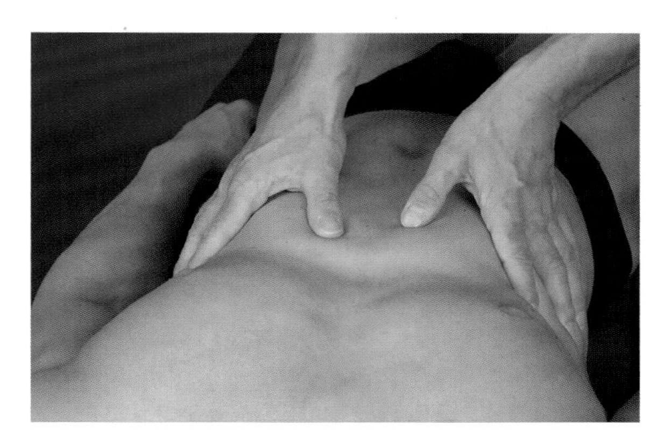

图 11.75　触诊下位肋间隙。

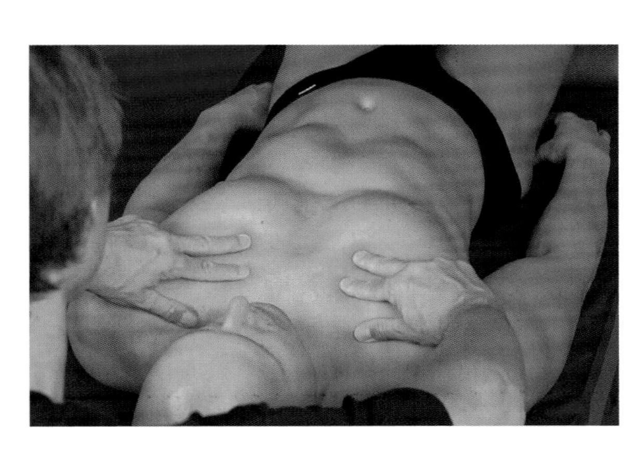

图 11.73　触诊第 2 肋。

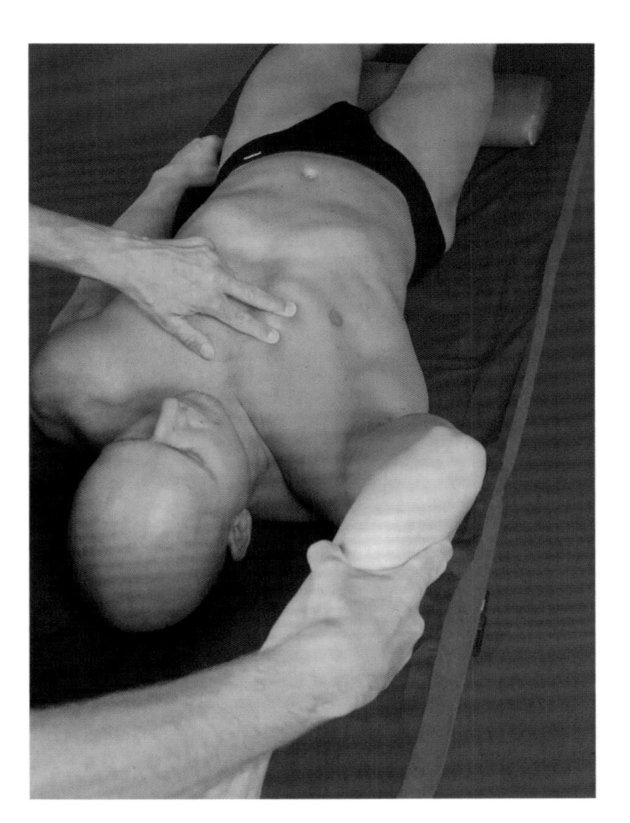

图 11.76　运动中触摸前侧肋骨–起始位。

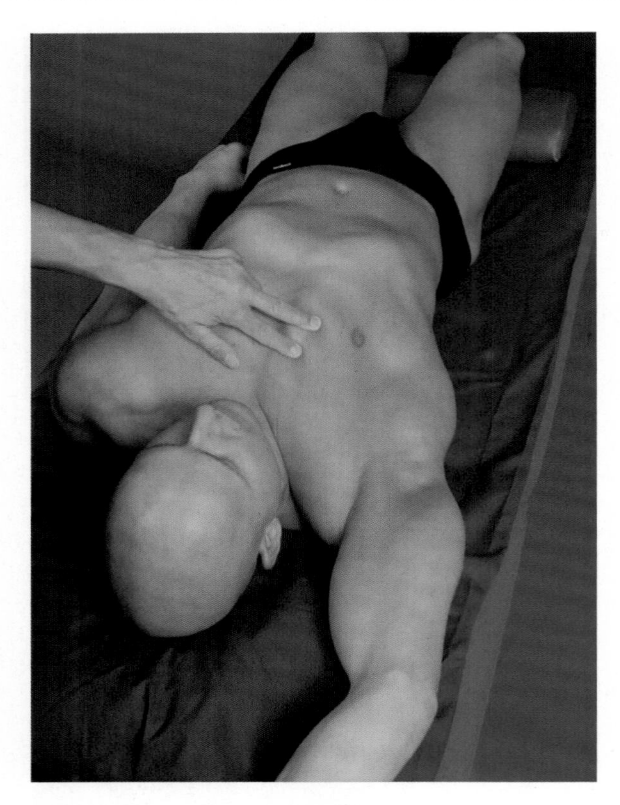

图 11.77 运动中的前侧肋骨触诊–终末位置。

侧卧位下的胸廓触诊

利用上臂的抬升来让下胸廓变宽并不实际，很明显使用上臂向侧方抬高（外展）的方法会更好。推荐让患者处于自然侧卧位以方便进行所有肋间隙的触诊。治疗师一只手引导患者上臂的运动，另一只手的数个手指指腹放置于肋间隙位置。将患者手臂放置于中度外展位（图 11.78）后，更多地抬高上臂直到运动传导到肋骨上（图 11.79）。一般认为肋间隙在上臂抬举时均趋向于打开，而在上臂回来时，则均趋向于闭合。检

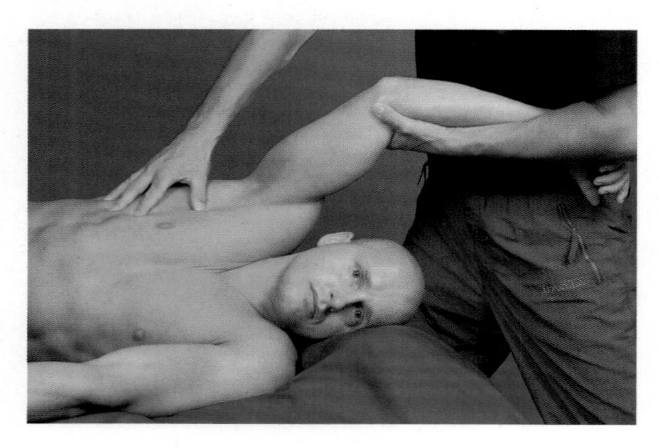

图 11.78 运动中的外侧肋骨触诊–初始位置。

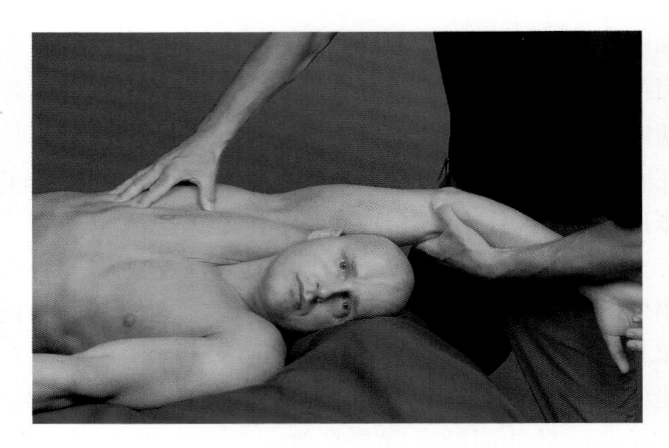

图 11.79 运动中的外侧肋骨触诊–终末位置。

查结果的异常的解释与之前的描述一样：当无法感受到肋间隙的活动或者活动非常微弱时，说明有一个或多个肋骨活动受限。

提示

进行上臂上抬动作时必须保证颈–肩–手这个运动链中没有疼痛存在。预先对这些运动进行测试非常的重要。基于经验，引导手臂直接沿着在患者前正中线抬起时会很快完成，而抬升时如果从轻度肩前伸位置则能够获得更大的运动幅度。

评估与治疗提示

呼吸治疗中的徒手操作技术

呼吸治疗方法根据其作用的不同分为不同种类。这些分类包括运动中使用口头指令，运动中采用更多附加身体姿势，以及不同治疗目的的徒手操作。接下来的部分将整体性介绍起始良好的胸廓徒手操作的重要性，对于组织的抵抗和质地的评估以及对肋骨位置的评估。

软组织放松技术

所有用于降低皮肤和肌肉的软组织抵抗的徒手治疗技术都属于这个范畴，涉及胸壁上的固有肌群。大型的非固有肌群的运动维持及其张力的提高基本属于肩关节复合体的运动，可以使用经典的按摩或功能性按摩手法来进行松解。

对皮肤肿胀的部位进行牵伸，徒手对附着在筋膜上的结构进行提拉、滚动、滑移和循环操作（Ehrenberg，1998）。这些技术能够降低呼吸时软组织的弹性抵抗，从而让患者在吸气时明显感觉到轻松。该技

术被用于存在呼吸功能受限的患者身上，这些患者由于呼吸困难引起呼吸肌张力大幅度增高。后者能够引起皮肤和肌肉张力增高、低弹性皮肤的局部区域反射。

滚皮

滚皮(图 11.80)与瑞典按摩中用于治疗肿胀的滚法相同[参见第 8 章，“对皮肤质感的触诊(肿胀)”]。在仰卧位下操作的一个例子就是在腋前线位置上捏起一块儿胸廓部位皮肤，沿着肋骨走行向胸骨方向滚动推进。

肋间按摩

肋间按摩(图 11.81)根据患者的软组织及其症状可分为很多种。一方面，有大众熟知的瑞典式肋间按摩技术，沿着肋间隙进行操作。另一方面，也有文献推荐的属于应用于结缔组织按摩技术的局部加压牵伸运动(Ehrenberg，1998)。一个或两个手指加压按压在肋间隙，这是唯一一个真正加压触及到肋间肌肉的徒手操作技术。另一只手固定外侧皮肤以保证一定的皮肤张力，可以帮助在使用结缔组织按摩时诱发反射或防止按压对其他皮肤造成影响。

持续抓握技术

持续抓握技术(图 11.82)属于持续性手法，其施展方式与应用于评估皮肤延展性的瑞典式按摩技术中的皮肤提拉技术非常类似 [参见第 8 章，“皮肤质量(皮肤饱满程度的触诊)”]。使用双手提拉一段皮肤，并在患者数次吸气和呼气过程中，强力向外推挤。考虑到操作的体位，治疗师要能够轻松地评估某段皮肤的紧张程度，也可以使用卧位或者坐位。

降低分泌物黏性的治疗

振动

用以驱动和引流内分泌物，以反射性地提高平滑肌的张力，包括治疗某些支气管阻塞性疾病。该技术一次持续数分钟，应用于不同的胸廓部位：

上段胸廓=锁骨上、胸骨与肩胛骨之间的部位；

下段胸廓=侧面和后侧位置(图 11.83)。

合适的振动频率有文献记载描述为 8~12Hz(Edel，1999)。常常跟振动技术同时使用的技术还有体位摆放(体位排痰)，例如，降低治疗床头部位置的高度(Dautzenroth，2002)。

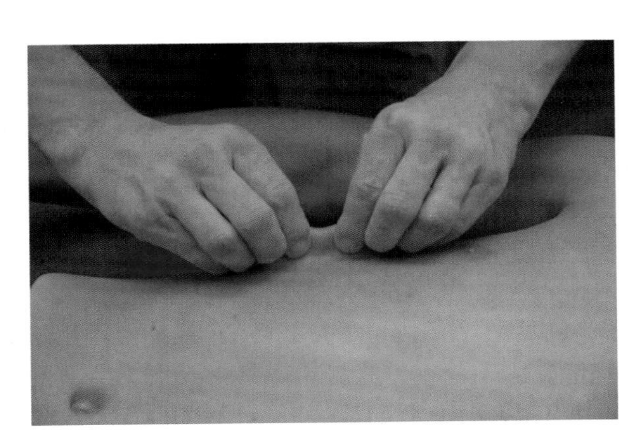

图 11.80 滚皮。

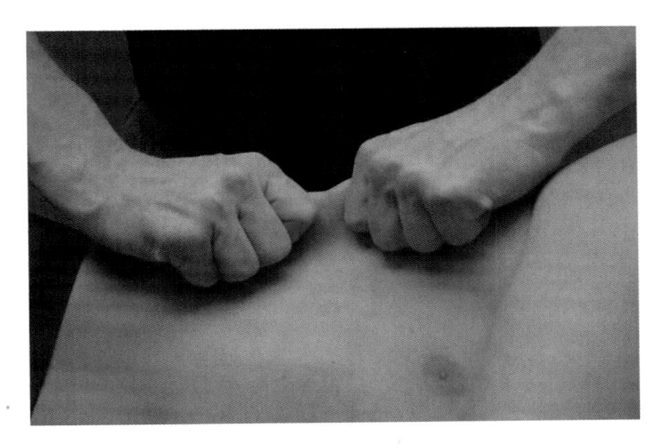

图 11.82 持续抓握。

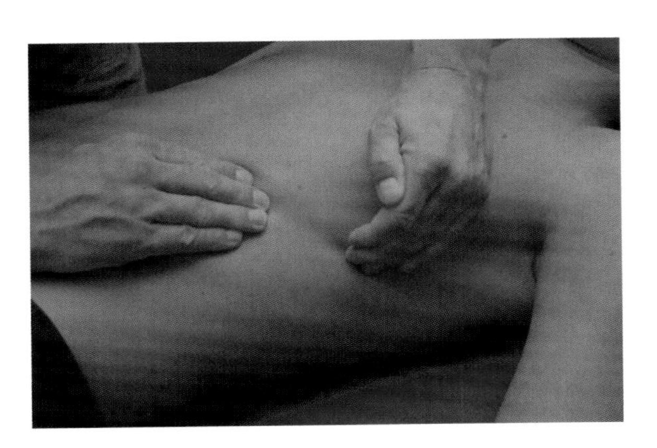

图 11.81 肋间按摩。

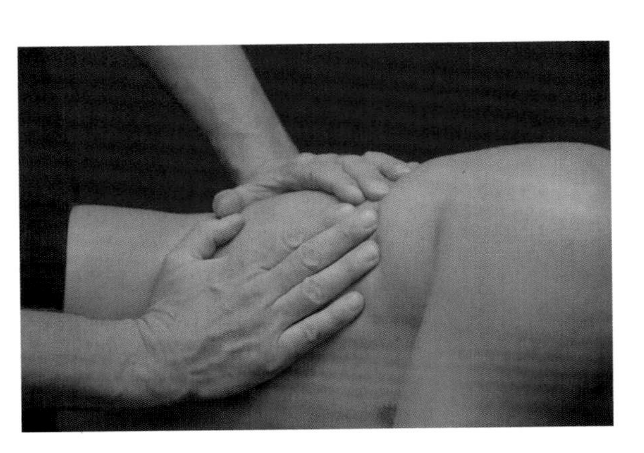

图 11.83 菱形抓握下振动。

用杯状掌或拳头叩击

叩击类手法被用于引流和降低分泌物黏性。使用空拳或杯状手掌晃动手腕敲击胸廓(图 11.84)。在使用该技术前应使用触诊对患者症状进行辨别,治疗师需要去辨别哪些是治疗区域,哪些部位不允许进行叩击。需要触诊的结构包括:棘突、肩胛骨边缘、肋弓下缘和剑突。请勿在肾脏区域(肋下缘和后背固有肌间的区域)的棘突和上腹部使用该技术。

接触式呼吸

该技术被用于引导吸气运动,从而提高肺部气流灌注的效率。在呼吸训练技术中使用徒手接触是为了训练身体的本体感知觉, 以引导受限的区域进行呼吸,比如对胸廓采用合适的介入手段。一旦患者尝试了腹式呼吸,治疗师就会教授他们如何在呼吸过程中进行胸廓运动,包括在学习腹式呼吸前未充分参与的肺组织,以确保所有肺叶都处于充盈状态。治疗师将手平放并保持轻度的压力,在患者吸气时增加手掌下的压力,从而提醒患者注意该部位的抗阻。在吸气过程中,要求患者尽量增加治疗师手所按压的部位。接触的部位包括:

胸骨—胸肋关节区域以促进呼吸(图 11.85)。

上腹角—呼吸腹肋区。

胸廓前外下方—呼吸季肋区。

下胸廓的后外侧—呼吸的后肋部。

接触式呼吸方法对于那些需要不停地变换体位或预防肺不张的患者尤其有效。

胸廓的松动

一个拥有良好活动性的胸廓能够保证充分换气并减少呼吸运动的深部牵拉。只有当胸廓活动正常时,自主体位引流和一些用于松动内分泌物的支持性

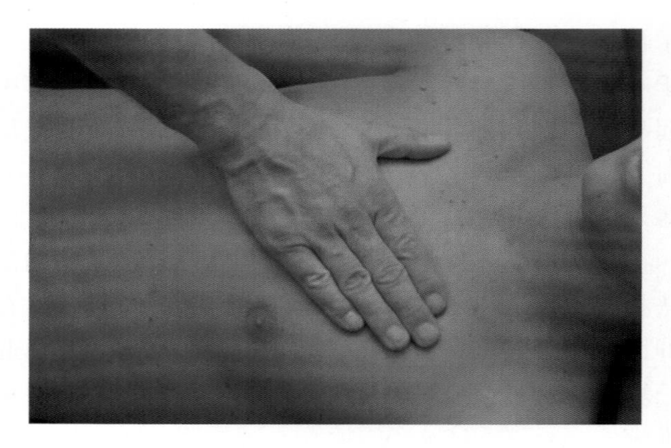

图 11.85 胸肋接触式呼吸。

措施才能见效。可以利用运动训练来提高其活动性,例如,牵伸体位,当把胸椎放置在特定的位置上,可以保证胸壁肌肉最大程度被牵拉到。该作用能够让肋间隙打开。徒手治疗技术当然也可以使用,从各种不同方法中有选择性地使用在需要治疗的部位上。触诊的目的在于辨别胸廓区域的运动障碍并使用合适的技术帮助恢复其运动功能。

胸廓挤压(图 11.86)

治疗师两只手都放置在对称的同一区域,与接触式呼吸技术相同。当然,在患者呼气时会感觉到压力的明显增大 (“呼气过程胸廓挤压” 源于 Ehrenberg, 1988)。该技术能够促进分泌物的移动和胸廓的活动度恢复,比如,出现呼吸肌功能不良或出现胸膜炎症时使用。胸廓挤压作用于局部的肋椎关节和与胸骨的连接部位,但无法影响肋间隙的运动。

肋椎关节松动术

如前所述(“评估与治疗技巧”),该技术作用于肋骨和椎体间的关节, 是最容易影响肋横突关节的技术,同样也能作用到肋骨头部。该技术的优点是选择性地作用于单独肋骨的运动。其缺点在于,如果想提

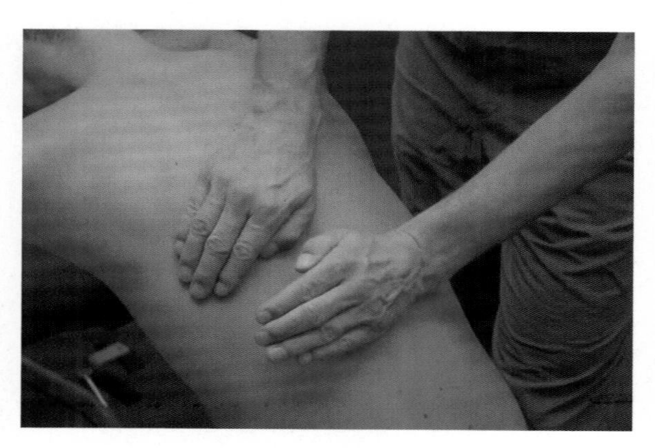

图 11.84 杯状叩击。

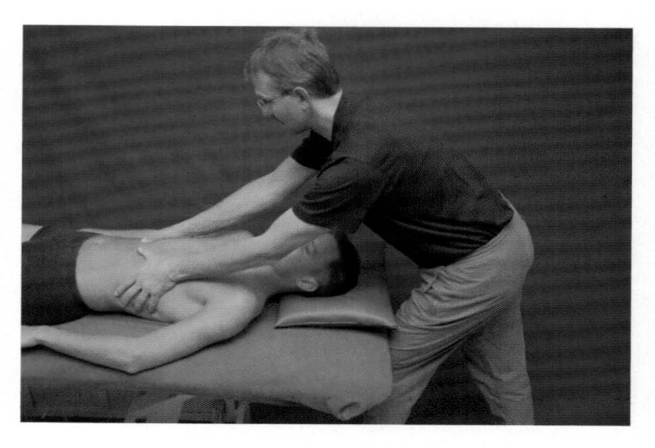

图 11.86 胸廓挤压。

高整个胸廓的活动度会显得耗时很长。

功能性按摩

大量的软组织松动技术能够有效地治疗活动受限并促进上肢上抬运动的恢复。此类技术的作用原理是降低肌肉张力和松动附属结构：

背阔肌。

大圆肌和小圆肌。

胸大肌(胸骨段和下段)。

背阔肌

体位摆放和触诊手放置与胸廓侧卧位下的触诊相同(参见“侧卧位下的胸廓触诊”一节)。不过是触诊的手放置在不同位置的肌肉而已。牵伸从背阔肌的牵伸中立位开始(图 11.87)并以牵伸到末端结束，伴随着上臂的被动上抬(图 11.88)。治疗师手掌放松平放于肩胛骨下方，覆盖该肌肉并推挤，以抵抗胸廓。患者手臂前屈并后伸，直到手下面感觉到肌肉的张力增加，且能感觉到手掌下方的背阔肌的肌束。在所有功能性按摩中，利用肌肉的一部分的等长收缩能够延长反方向运动的关节到手臂的肌肉。该技术使用较低的频率和节律。

大圆肌和小圆肌

为了凸显出肩胛骨外侧的大圆肌和小圆肌，治疗师下方的手应当尽量贴近肩关节，放置在肩胛骨侧面。起始位和终末位依然与前面的背阔肌牵拉相同(图 11.89 和图 11.90)。此处牵伸该软组织只需很少的运动。

提示

- 通常使用传统的俯卧位下的按摩技术来促进和优化功能性按摩的效果。
- 需要注意的一个重点是，牵伸肌肉的时候下方接触的手不要在皮肤表面滑动，因为这可能引起皮肤的不适反应。
- 如果背阔肌已经柔韧性非常好了，上臂的上抬可能还是不足以充分地牵拉大小圆肌。如果治疗师希望强化牵拉的效果，应当在进行功能性按摩之前就从大小圆肌下方开始进行牵拉。也可以通过紧

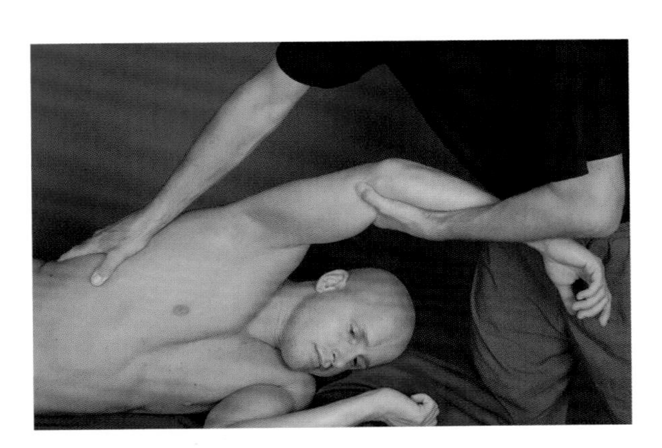

图 11.87　背阔肌的功能性按摩——起始位。

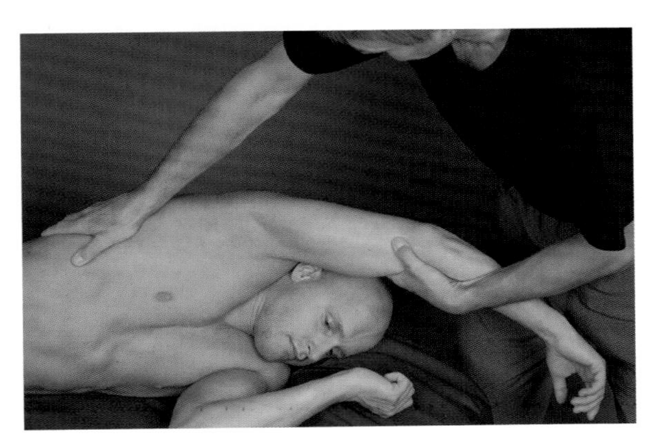

图 11.88　背阔肌的功能按摩——终末位。

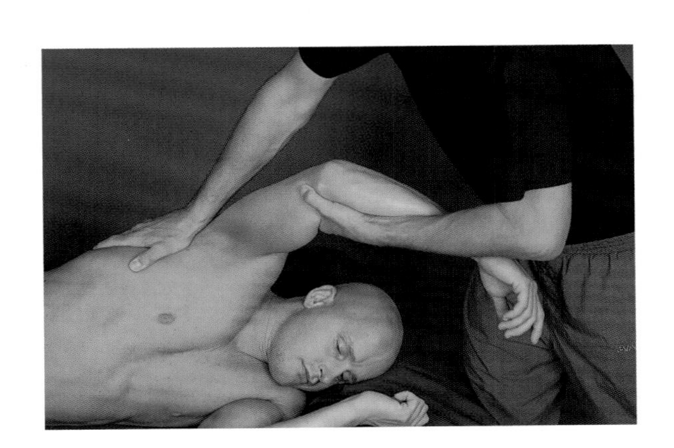

图 11.89　大圆肌和小圆肌的功能按摩——起始位。

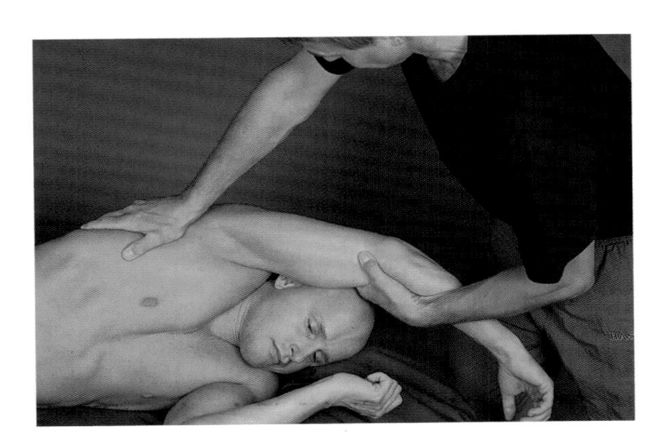

图 11.90　大圆肌和小圆肌的功能按摩——终末位。

临着胸廓下面放置多个垫子来实现。可以让患者屈髋屈膝 90°,小腿放置在治疗床边缘。这些方法都会导致胸椎或者腰椎的侧屈。

• 可以利用伴有肩关节前屈或外展的上臂上抬来实现对背阔肌、大圆肌和小圆肌的牵拉。治疗师需要自己去摸索牵拉各个肌肉的最佳位置。

• 侧卧位本来就出现在该技术中,该体位能够让治疗师方便触诊,同时胸廓能够为不同肌肉的反向运动提供良好的支撑。治疗师可以利用该优势,用手向胸廓施加机械压力。俯卧位下那些肌肉比较容易触及(图 11.91)。尽管俯卧位下,上臂的运动不够充分,如果需要可以让患者将手臂从侧面抬起然后绕向前方并上抬。利用该策略施加静态压力,至少可以看到该肌肉的外侧边缘,在其下方一段距离可以进行触诊。

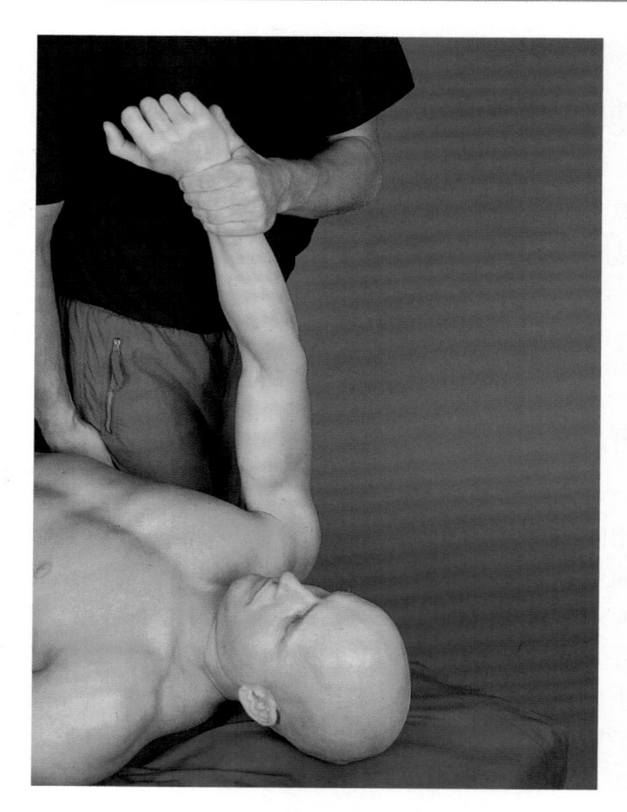

图 11.92 胸大肌的胸骨段中间头——收缩。

胸大肌的胸骨段(中段肌束)

当出现肩关节疼痛或者肩部持续症状,肩带处于习惯性前伸位置,和各种呼吸系统症状时,胸大肌会出现非常高的张力,其柔韧性降低。当胸大肌进行强烈的等长收缩(肩关节水平内收或内旋)时,可以很好地观察和触摸到(图 11.92)。

功能性按摩的原则与之前的描述是一致的:

- 肌肉的中立位置(图 11.93)。
- 徒手操作特定肌群的反向等长收缩。
- 被动牵伸。

为了牵拉肌肉,将肩关节放置在外旋位,并水平移动上臂,直到治疗师的另一只手感觉到张力(图 11.94)。所有这些介绍的内容都属于功能性按摩技术。尽量让患者靠近治疗床的边缘,这样患者的肩关节可以沿着治疗床边缘上举。当关节旁边的目标肌肉正在

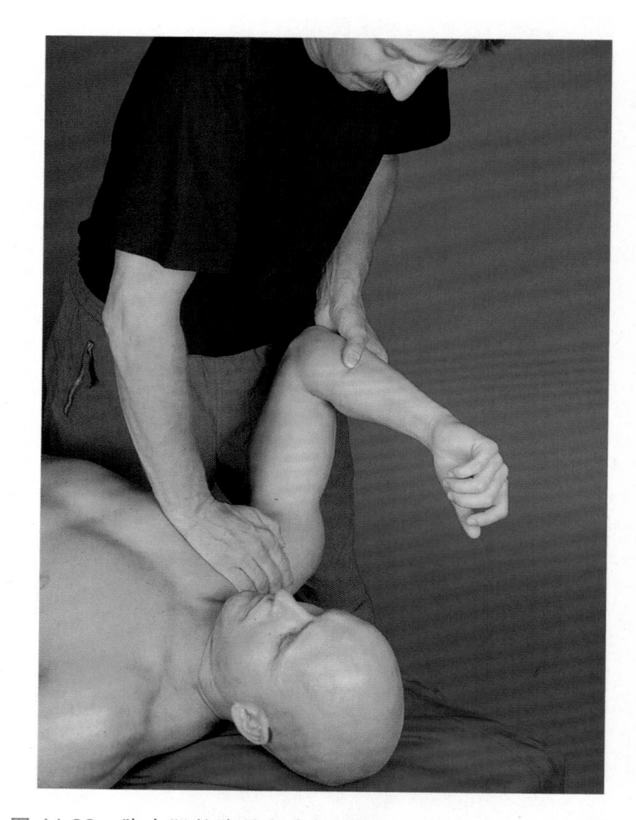

图 11.93 胸大肌的胸骨段中间头的功能性按摩——起始位。

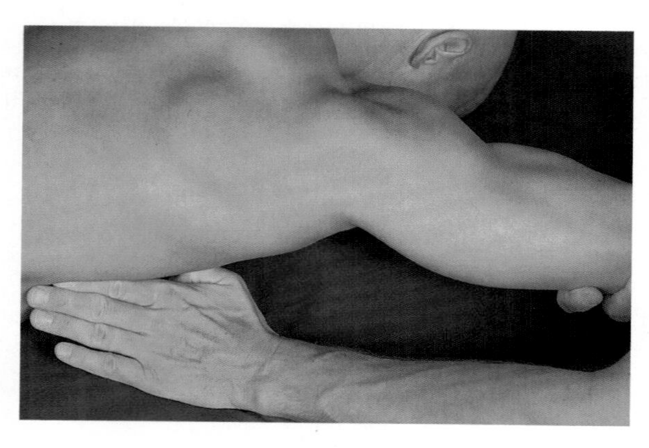

图 11.91 俯卧位下背阔肌的触诊。

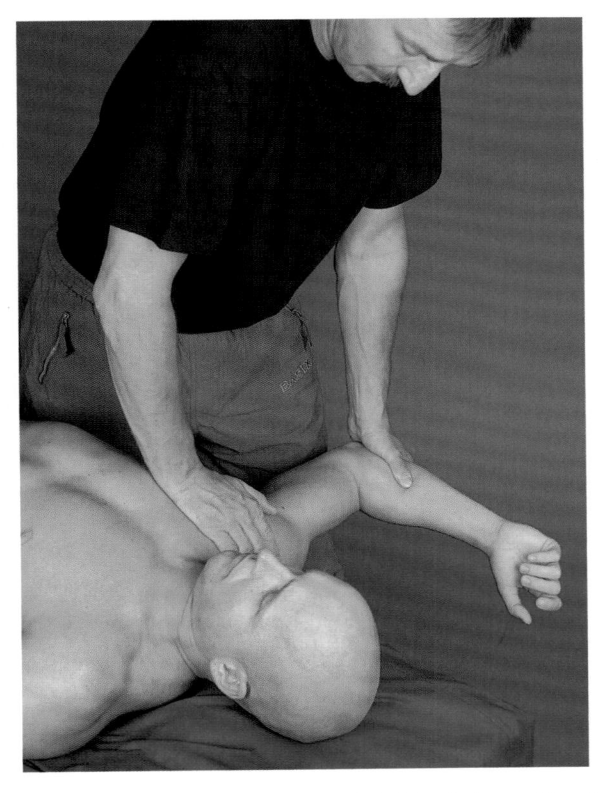

图 11.94 胸大肌的胸骨段中间头的功能性按摩——终末位。

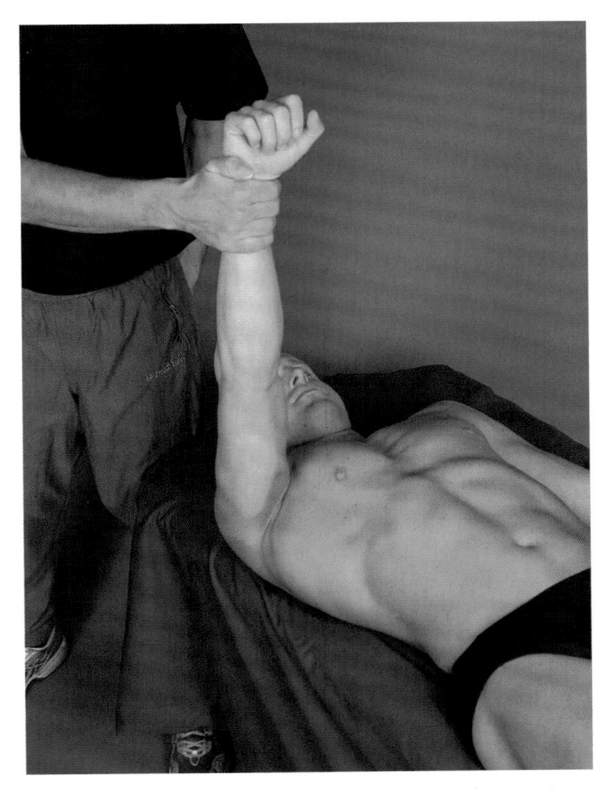

图 11.95 胸大肌的腹侧头的功能性按摩——收缩。

等长收缩时,只需要很轻微的牵伸动作。当治疗师的手离患者胸骨越近,所需要的肩关节的活动度越大。

胸大肌的腹侧头

为了让胸大肌腹侧头更明显,将该肌肉放置好后要求患者进行反复的肩关节的外旋和内旋、内收动作(图 11.95)。

在开始进行功能性按摩前,需要对关节的无痛运动范围进行评估,以决定在功能性按摩技术中需要上臂上抬多少。

将患者上臂放置于大致中立位或轻度牵伸位,治疗师再次将一只手放置于肌肉的某个特定部位 (图 11.96)。在治疗师手与关节间的肌纤维束会被牵拉到,手掌下面的肌肉或者更靠近其起点位置的肌肉被排除在牵伸行列之外。

维持患者手臂的位置,上抬上臂朝着最大上抬角度运动,直到在治疗师的另一只手感觉到肌肉快要从手掌下滑脱(图 11.97)。上臂的上抬角度到达该位置即可,此时也不太可能进一步牵拉到该肌肉了。缓慢地节律性地重复该操作,胸大肌腹侧头的不同部分会分别凸显出来。这里当然也要求把握住之前介绍的功能性按摩的要点。

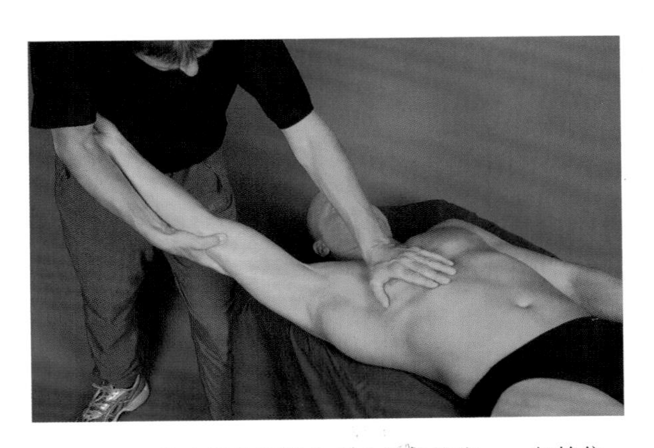

图 11.96 胸大肌的腹侧头的功能性按摩——起始位。

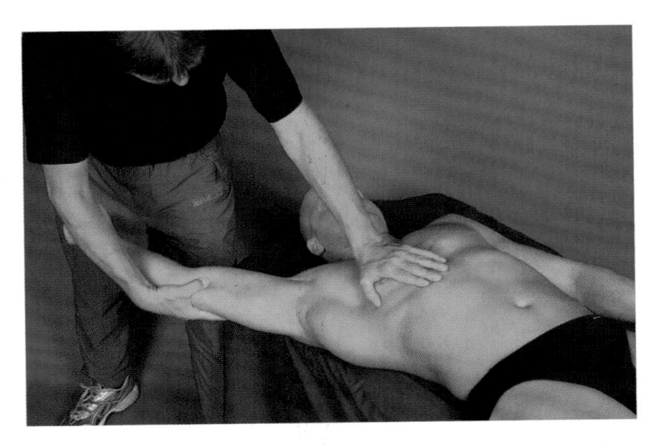

图 11.97 胸大肌的腹侧头的功能性按摩——终末位。

思考题

1.胸椎和胸廓的功能是什么？

2. 颈椎后伸和上肢上抬对胸段脊柱的影响，以及运动传递到哪些胸椎节段？

3.手指法则是什么？

4.为什么旋转适合用来评估胸椎的节段运动能力？

5.哪两条运动链在胸部相连？

6.在上肢运动时，上段肋骨和下段胸廓区域绕着哪个轴旋转？

7.上肢的什么运动能够让下段肋间隙打开？

8.胸骨角和第二肋骨的关系？

9.棘肌对胸椎序列的棘突的触诊的影响？

10. 通常如何从下方沿着中线向上定位C6的棘突？为什么治疗师还需要其他的一些技术来验证C5和C6的位置？

11.颈椎后伸时，C5和C6是如何运动的？

12.C7和T1都可以通过颈椎旋转和侧屈来鉴别。为什么治疗师需要将手指放在侧屈侧棘突对侧？

13.如何区分第一肋骨和T1横突？

14.在治疗第一肋疼痛活动受限时，缓解疼痛技术和松动技术的区别在于什么？

15.治疗师如何在患者侧卧位下提高对斜方肌降部的功能性按摩作用？

16.肩胛骨的哪几个部位分别对应T1、T3和T7的棘突？

17.治疗师如何确认对中胸段椎体棘突和横突的定位？

18.坐位下进行节段运动性评估和侧卧位下相比有何优缺点？

19.当第七肋被锁定在吸气位时，第六和第七肋间隙分别如何表现？

20.颈静脉切迹对应的是哪个节段的棘突？

21.治疗师如何触诊定位前侧的第一和第二肋间隙？

22.为了触诊上段肋间隙的开闭，可以使用哪些措施？

23.当进行背阔肌、大圆肌和小圆肌的功能性按摩时需要注意哪些方面？

（夏楠 译　王红星 校）

第12章
颈椎

颈椎的特征和功能

颈椎支撑头部(约占身体重量的 10%)。头部重心与蝶鞍在同一水平面 (图 12.1),C0/C1 与 C1/C2 颈椎关节前方。这种结构特点使得处在直立姿势时颈部肌肉总是处于轻微紧张状态(Kapandji,2006)。

颈椎通过将头部在空间定位辅助感觉器官 (眼、耳、鼻),并保持双眼连线水平。Penning 评论“清醒状态下,头部相对于躯干不停地运动以保证眼、耳、鼻和皮肤可以从四周获取信息”。

颈椎为了旋转做了特异的设计。进化过程中,颈椎变得垂直使得旋转成为人类最重要和活动范围最大的颈椎运动。而四足动物颈椎最重要的运动是侧屈。人类头部不得不经常进行快速和准确的转动。这要求有良好的协调能力和力量以加速和减速。

除了这些非常机械的运动, 颈椎还有其他功能。上颈椎椎管保护非常重要的延髓中的神经中枢。中空的管状器官(咽、喉、气管、食管)在颈椎前方。这些器官属于消化系统和上呼吸道。根据 Hoppenfeld(1992)所述,颈椎也保护椎动脉。

颈椎治疗的一般应用

除了腰椎,颈椎是物理治疗中最常见各种综合征的区域。颈椎结构可以引起不同程度的疼痛,也可以引起外围组织(肩和手臂)的神经症状与颈部的直接症状。相似的观察已经在胸椎和腰椎部分阐述。此处将阐述一系列只在这个脊椎序列中见到的症状,相关症状统一归纳为术语“头颈综合征”。

- 头痛。
- 耳鸣。
- 吞咽困难。
- 面部自主神经紊乱。
- 恶心与头晕。

众多脑神经核与分布在上颈椎关节肌肉中的数量巨大的本体感受器之间的神经解剖关系是理解颈椎和头部症状的关键。

颈椎相关症状对治疗师制定和实行治疗方案是一项严峻的挑战。如果治疗师想提供有效和专业的治疗,必须精通相关的解剖和生物力学知识。

本部分的手法评估与治疗被分为总体和局部技术,就像其他脊柱节段一样。在颈椎中激发疼痛和评估活动的局部检查技术非常重要,因为难以联系例如旋转受限和对应节段水平的关系。

椎间关节的长期激惹会引起其他部位的疼痛(牵涉痛)。将患者叙述的某部位牵涉痛同某个特殊的颈椎节段相关联是不可能的。在 1994 年,Dreyfuss 等人记录了由 C0/C1 节段引起的枕骨牵涉痛(图 12.2)。

进行局部评估和治疗时,良好的局部解剖知识与可信赖的触诊技能是自信的手法放置的基本要素。

除了颈椎手法技术,还有一系列颈椎软组织治疗技术。经典按摩和功能性按摩(图 12.3)是用来局部和整体放松的重要治疗形式。头、颈和脸部按摩属于最有效的可以获得放松的手法技术。功能性按摩是第一位的, 通常最初是唯一可以用来治疗颈痛的治疗方法。

淋巴引流的目标是颈部和喉部大量的淋巴结。淋巴引流通常用刺激淋巴管运动来引流颈部、头部和脸部的液体。治疗中胸锁乳突肌、斜方肌降束和锁骨上窝是重要的标志结构。

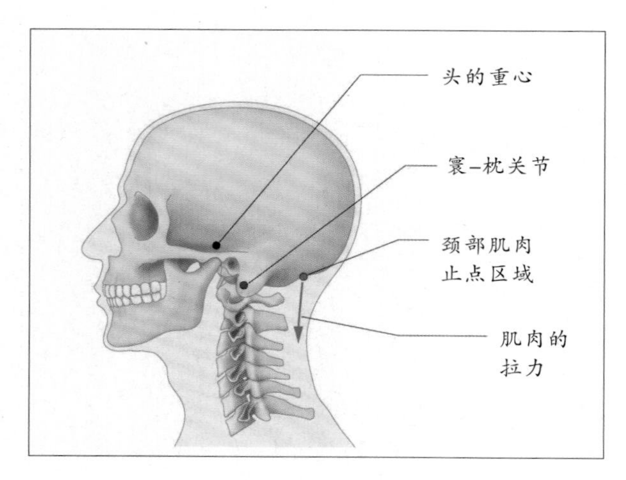

图 12.1 头的重心。

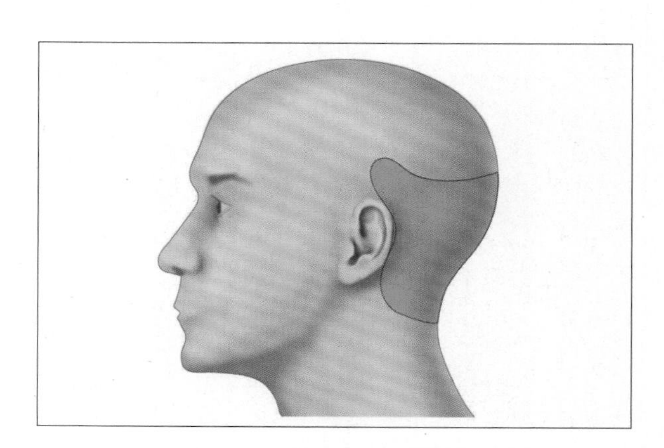
图 12.2 来源于 C0/C1 节段的牵涉痛。

解剖学与生物力学基础知识

颈椎节段

根据形态学、生物力学、是否存在椎间盘,颈椎从解剖学和功能学上分为(图 12.4)

- 上颈椎

–解剖:寰椎与枢椎。

–功能:C0/C1 和 C1/C2 节段, 也称为无椎间盘节段。

- 下颈椎

–解剖:C3~C7。

–功能:C2/C3~T3/T4 节段,也称为有椎间盘节段。

下颈椎解剖

颈椎生理弯曲向前凸出,C3/C4 节段通常是水平的(White 和 Pandjabi,1990)。

椎体终板非常狭窄,有利于旋转。由于椎弓板较长且薄导致椎间孔非常大。脊髓仅占椎孔直径的 50%。较大的椎孔使得在进行大范围颈椎运动时硬脑膜有很大的空间来进行运动(White 和 Pandjabi,1990)。

椎弓板发育良好(宽度大约类似示指),可以在肌肉下被触及。椎弓板与棘突在同一水平。关节突从椎弓板末端突出。

关节突关节由几乎和横突列一样宽的关节纵列形成(图 12.4)。椎骨,作为一个整体,拥有非常宽的基底部,因为极端的侧方关节位置,导致下颈椎不是特别适宜侧屈运动。一个窄的基底部(左右椎间关节距离较短),正如在腰椎中看到的,更适于侧屈。

颈椎椎体棘突末端分叉直至 C6 水平。C2 椎体分叉很大且极为不对称。直到 C6 椎体棘突大小逐渐缩小。C7 椎体拥有颈椎最大的棘突,并且是不分叉的。棘突上不对称的分叉在伸展过程中互相锁定,最大化脊柱前屈的活动范围。

横突由两个结节组成, 这两个结节横向连结,每个结节上都有一个孔。横突孔直径约 4.5~5mm,几乎与椎动脉直径一致。

前结节是一个肋骨状的突出,而后部的结节代表真正的横突。这两个结节使得横突更像是一个凹槽,而非关节突。凹槽走行是对称的并面向前外侧 (图 12.5)。

凹槽位于中间的部分最狭窄,四周被骨性机构包围。钩状突形成于前缘;关节突关节的上关节面位于后缘。

动脉和脊神经前支穿过这些骨性限制(图 12.6)。在严重的退行性改变下,这些走行通路可以被突出的骨赘压缩或激惹。在所有脊柱节段中,颈椎椎间孔狭窄最常激惹神经。

钩状突(又称为椎体钩)值得特别注意。这个突起起自椎体终板边缘,其大小超过上位椎体。钩状突在 C3 终板处最大。钩状突在 2~24 岁或更晚之间发育,稍

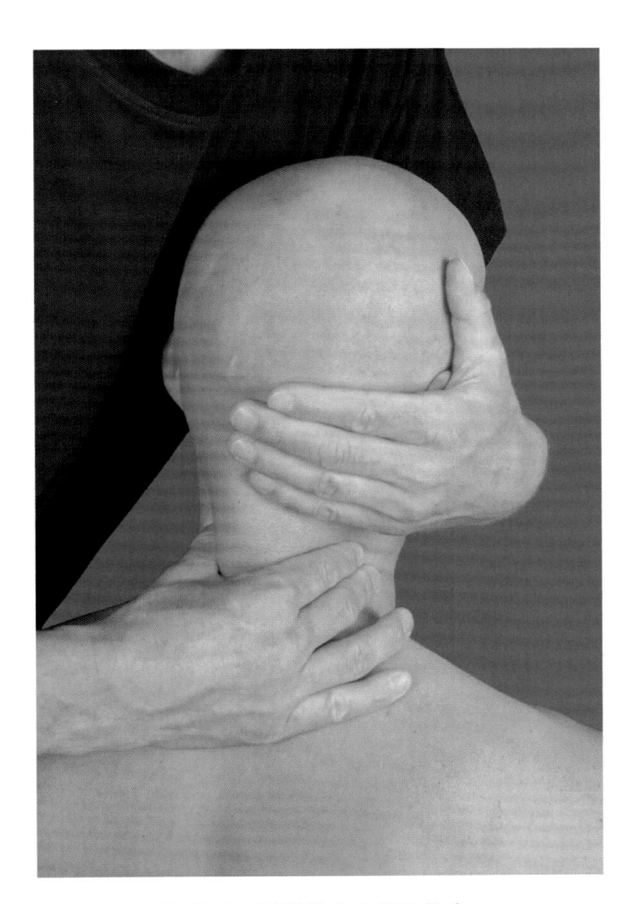

图 12.3 下颈椎的功能性推拿。

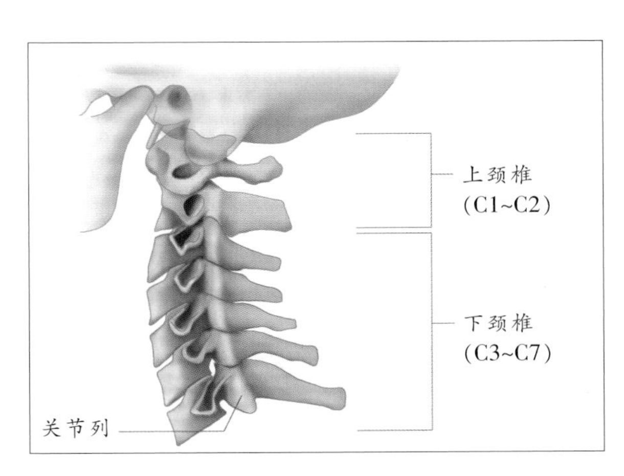

图 12.4 颈椎的构成。

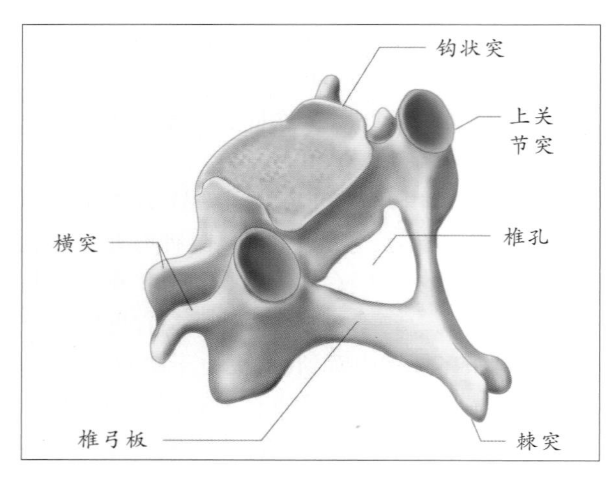

图 12.5 下颈椎的典型椎体。

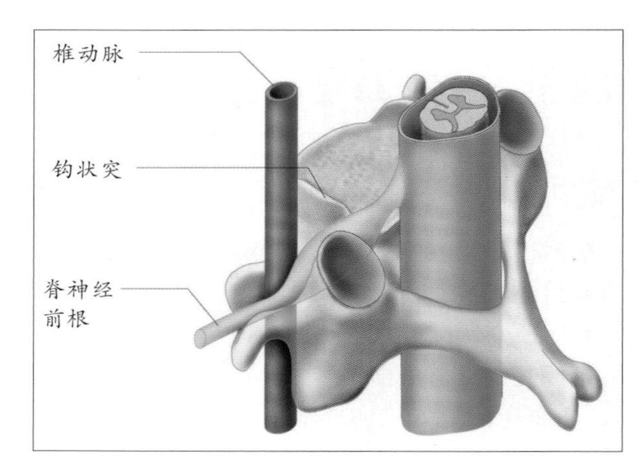

图 12.6 神经血管交叉处。

后形成的钩椎关节更有利于定位椎体。在发育过程中,大约从 10 岁开始椎间盘在外侧撕裂(图 12.7)。这能使得椎间盘一分为二(Rauber 和 Kopsch, 2003)。当这件事发生时,髓核的内容物既没有流出也没有使相应节段变窄。这种等分过程在 45~50 岁之间完成。这是椎间盘对脊柱屈伸运动中椎体大范围平动的自然适应。钩状突,如同肋骨,引导这种运动。这种一分为二的椎间盘解释了为什么挥鞭伤可以在数秒内致使椎间盘高度增加高达 2.5cm(异常的分离能力),尤其在 C2/C3 节段。

如何影响触诊?

颈椎中,通过触诊有相对较多的骨骼结构、关节和肌肉可以被触及和辨认。重要的相关标志点包括棘突(C2,C5~C7)和直到 C2 下位每个颈椎椎体的椎弓板。事实上,棘突和椎弓板在同一水平对触诊定位是非常方便的。

确定一些结构的确切水平是非常有帮助的,例如探明关节突关节和横突。椎弓板在某种手法治疗中可以用来固定椎体。

当所有可接近的关节突关节(关节阵列)被从上到下触及,突出和突出间的凹陷拥有一种起伏的形态(图 12.8)。

颈椎横突在前外侧是呈对角线对齐的,所以腹侧支和臂丛可以在胸锁乳突肌和斜方肌降束之间被触及(见后文的"颈部锁骨上三角"部分)。

下颈椎生物力学

颈椎活动范围与性别、年龄有关。年轻女性最易运动。最大的活动范围发生在旋转中,伴有屈伸运动。侧屈的活动范围最小。颈椎侧屈相当复杂,主要用于旋转关联(耦合运动)。

关节突关节的关节面排列对决定如何旋转至关重要,侧屈也是被引导的。关节表面大且平,在前倾约 45°平面上对齐并朝向终板 (图 12.9; Dvořák 等, 2008)。Penning(2000)报道过一个较大变化的角度。与颈椎曲度有关,治疗师必须知晓,关节突关节表面通常向前上方排列并朝向眼窝。

几乎所有下颈椎关节面在额状面都是水平对齐的。只有 C2/C3 节段向上成角(图 12.10)。

由于关节突关节阵列, 旋转不可避免地伴有侧屈,旋转的轴心也是倾斜的。相应的,无论颈椎是否处于屈或伸的位置,向右旋转总是伴有向右侧屈。向右侧屈也伴有向右的旋转。颈椎中这种复合运动幅度惊人的大。Lysell(1969)表明 C2/C3 节段大约 8°的侧屈伴有大约 6°的旋转。

在向右侧屈和相伴的同侧旋转中,右侧的关节面

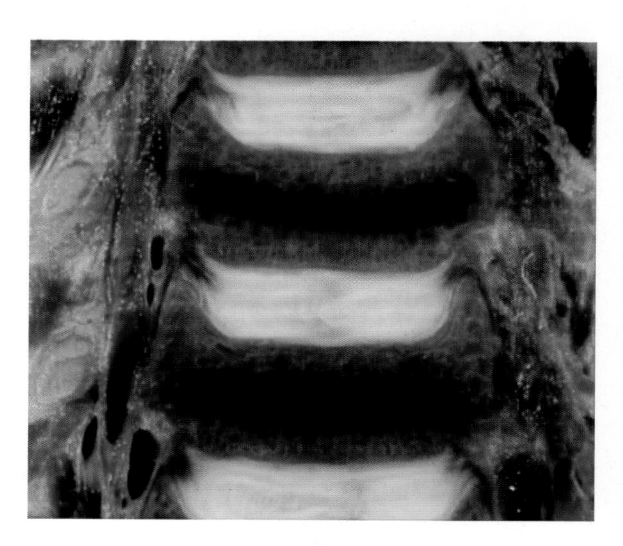

图 12.7 颈椎间盘内水平撕裂的形成。

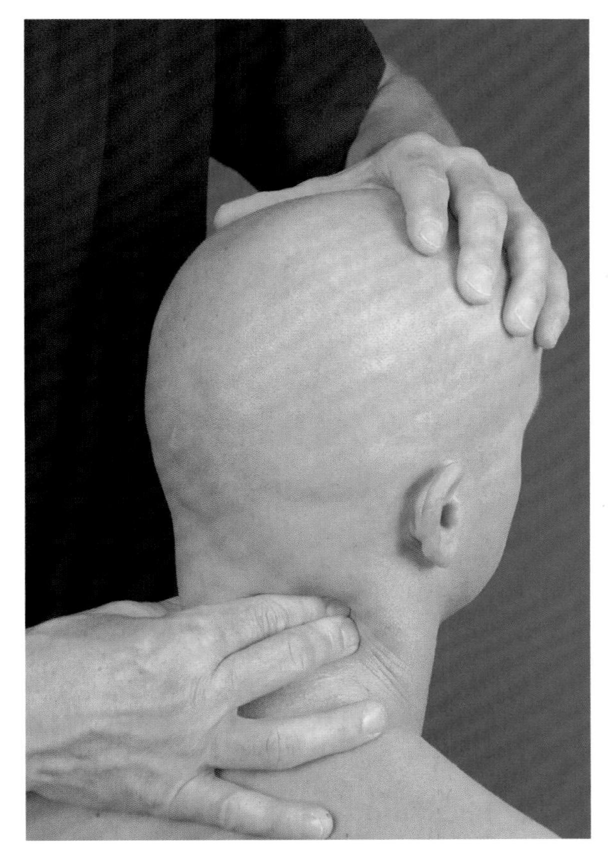

图 12.8　ZAJ 的触诊。

一起滑动(聚合),就像他们在伸展中一样。左侧关节面活动分离(分散),类似于屈曲中的活动(图 12.12)。

如何影响触诊?

治疗师利用前面描述的两种关系作为他们的优势,当在运动时触诊下颈椎关节面(C2/C3 以下):耦合角度与伴随聚合发生的关节面运动。

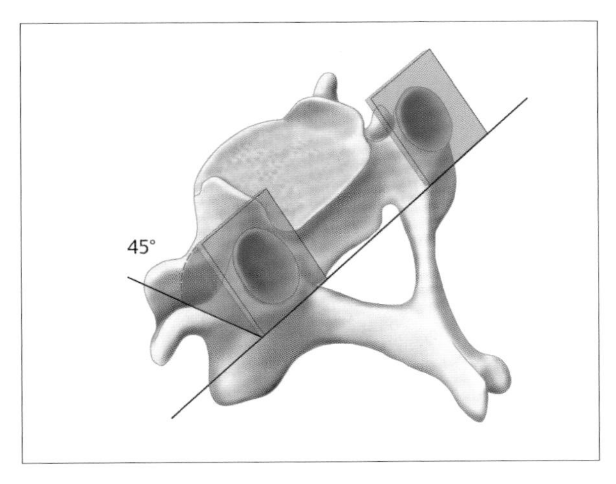

图 12.9　ZAJ 在矢状面的排列。

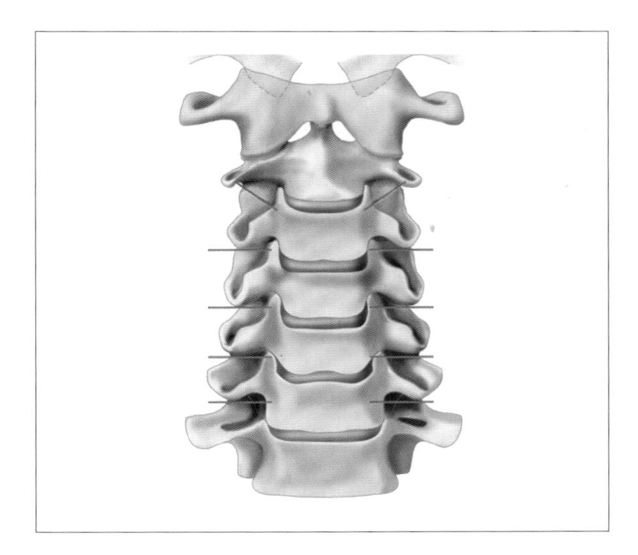

图 12.10　ZAJ 在冠状面的排列。

治疗师的目标是感受到伴随关节突关节运动时后下侧关节凸起的摇摆(见后文的“小关节”部分)。当他们触诊右侧时通过促进向右侧屈和旋转,使得关节凸起朝向触诊手指。通过侧屈促进运动,并使得相应节段大范围旋转。如果旋转被首先促进,对于 C1/C2 节段会耗费相当一段时间才能达到旋转末端,旋转被传递到下位节段也需要一段相当长的时间。

Penning(2000)已经很好地解释了屈伸中的运动学。他的研究描述了屈伸过程中瞬时旋转轴,每运动 5°进行影像学判定。研究者发现上位关节突起与终板之间的一种关系,这种关系决定了旋转轴的位置。在上位椎间盘节段旋转轴位于下位椎骨,导致在屈伸中除了倾斜,上位椎骨还承受较大的平移(图 12.13)。在下位椎间盘节段中,旋转轴接近椎间盘。这使得倾斜非常大,平移较小(图 12.14)。

较大的平移,例如 C2/C3 节段,会产生较大的作用在椎间盘的剪切力。这些力被认为与椎间盘一分为

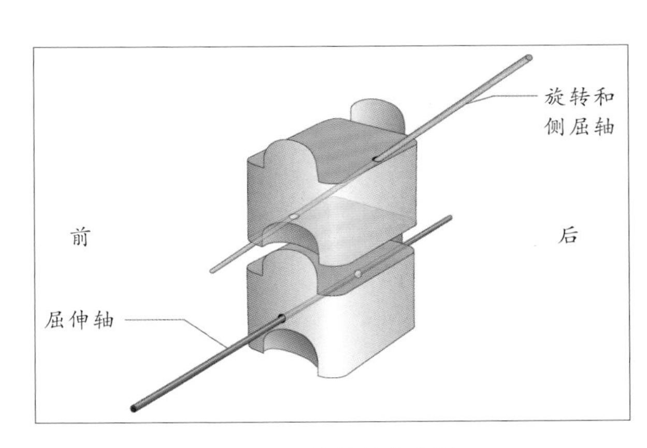

图 12.11　旋转轴的位置。

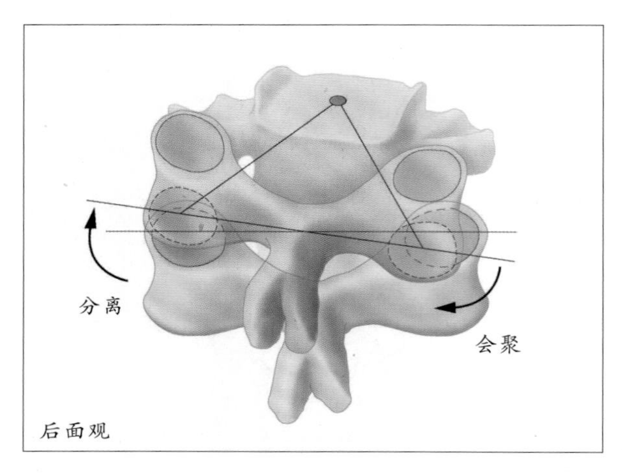

图 12.12 在向右侧侧屈和旋转时的关节面运动。

二和钩状突的形成有直接关系。

钩椎关节控制侧屈并保证节段旋转和侧屈的耦合运动迅速转移到下位椎体(图 12.15)。随着年龄变化,当紊乱出现,钩椎关节在侧屈时可以引起颈椎一侧局部症状。

枕后与上颈椎解剖

上颈椎负责支撑感觉与平衡器官 (Herdman, 2000),例如,眼与头部的耦合运动(颈-眼反射)以达到稳定视野范围的目的。

上颈椎在脊柱纵列中包含最复杂、独特以及高度特异的结构(White 和 Pandjabi, 1990)。头部和颈椎连接处的解剖有很大的不同。这种来自规范的偏差影响了局部触诊骨性结构的期望,只能得到一个有限的结果。某些解剖变异的影响非常极端甚至是病态的,以至于它们被描述为畸形。下列畸形直接影响触诊:

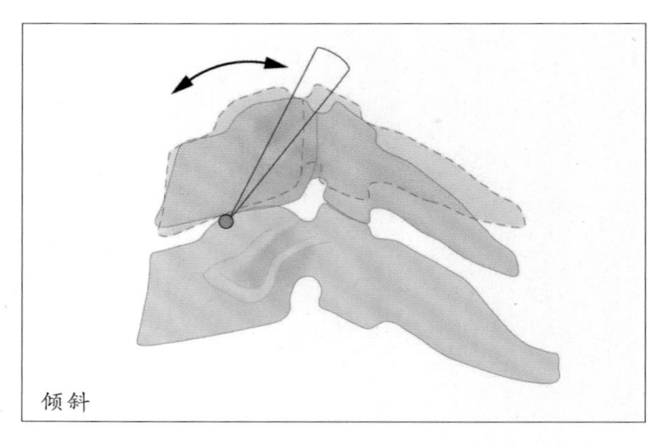

图 12.14 C6/C7 屈伸时旋转轴的位置。

- 发育很小的枕骨髁导致齿突突入到头骨内部。这种畸形被称为“原发性扁颅底”(Lanz 和 Wachsmuth, 1979) 并且可能引起某些神经功能缺陷。当骨突形状扁平,触诊寰椎的横突是很困难的,因为凸起直接位于枕骨下方。
- 当寰椎和枕骨融合在一起时,C0/C1 节段是固定的(枕骨化;只在小于 1%的人口中存在)。

枕骨

枕骨包括两个大区域:

- 后部:枕骨的鳞状部分。
- 下部:横向和基底部分。

枕骨的鳞状部分 (图 12.16) 是头骨顶部后部区域。他与顶骨通过人字缝连结,与颞骨通过侧缝连结。它被分为两个平整的区域,称为枕平面和项平面。每个区域有不同的功能。项平面被颈部肌肉覆盖,与枕平面通过上项线分隔。项平面内的横线、脊、凸起和区域可以被准确地触诊。

枕外粗隆是最突出的解剖标志。它代表一个中等

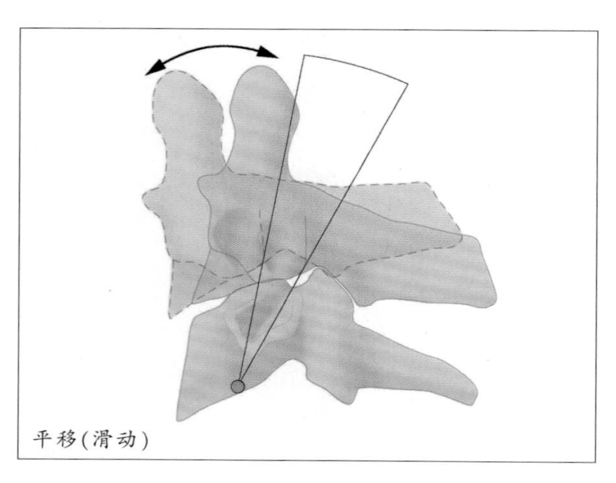

图 12.13 C2/C3 屈伸时旋转轴的位置。

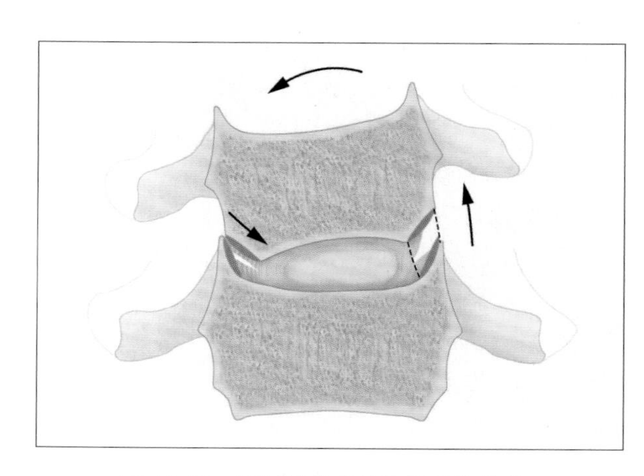

图 12.15 侧屈时的非椎体相关的关节。

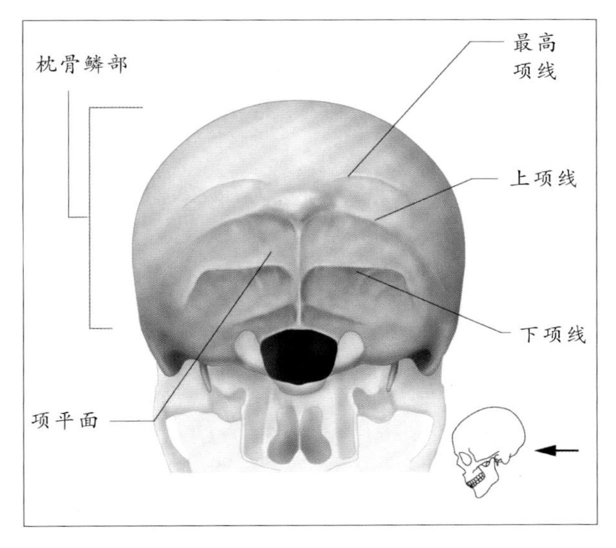

图 12.16 枕骨后面观。

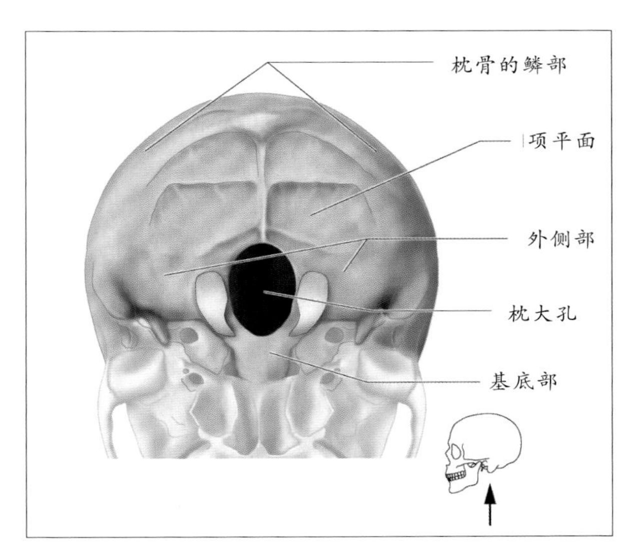

图 12.17 枕骨下面观。

大小的凸起的止点，该凸起从枕骨大孔后上方经过，也标记了项韧带的连结点。Lanz 和 Wachsmuth (1979) 非常精确地描述了这个参考点。这个结节的形状变化剧烈，经常向下逐渐减小。所有人中只有约11%的人良好发育。最突出的一点称为枕骨隆突。宠物(如猫和狗)枕骨隆突的高度高于人类。这是因为这些动物项韧带的负载较大,反过来在连接点形成更多的张力。

三条横线的位置可以用和凸起的关系来描述。

• 最上项线。这条光滑的凸线直接起自隆突并稍向下横向扩展。它是大量的某种程度上移动头皮和耳朵的面部表情肌肉连接线。很少发育完全,有可能完全缺失。

• 上项线。广泛的拱形凸线起自隆突稍下的位置并横向扩展。Lanz 和 Wachsmuth (1979)估计约有37%的上项线是充分发育的。大的内在肌肉正好明显在这条线下方,如颈半棘肌、头夹肌和下斜方肌的一部分。

• 下项线。这条线位于隆突下一指宽处。开始横向延展稍后在前方弯曲,几乎呈一个直角。横断面与上项线在侧方相遇。这两条线一起形成一个触诊高地:乳突后凸起((Lanz 和 Wachsmuth, 1979)。下项线标志了深层颈部肌肉(直肌和斜肌)插入点。

枕骨下面被分为两个区域(图 12.17)。侧面部分以围绕枕骨大孔为特点。直径 3~3.5cm 并膨胀,枕骨大孔为脊髓和其他结构形成一个通道。在 5%的人口中,两个双面凸起在侧面被发现,被分成两个独立的部分 (Rauber 和 Kopsch, 2003)。在 C0/C1 节段,关节软骨具有不同的形状以适应屈伸时作用在关节软骨上负荷。如前所述,此部分解剖也有相当多的不同。髁状突是联合的,使他们在前侧聚拢。基底部类似一块楔形的骨头并与蝶骨在前面连接。

寰椎

寰椎通过将 C0/C1 以屈伸作用为主的运动以旋转的形式传递到 C1/C2 而发挥调节器或中间盘的特殊功能。

第一颈椎包括一个环,这个环由前弓和后弓组成(图 12.18)。前部 C1 椎体在 C2 齿突上。齿突与前弓形成一个关节,并被坚强的横韧带固定在这个位置。寰椎也没有棘突。在环形结构上只有一个前结节和后结节。寰椎在环的侧方支撑两个发育良好的骨块,称为上关节面与下关节面。上关节面是两面凹陷的,与枕

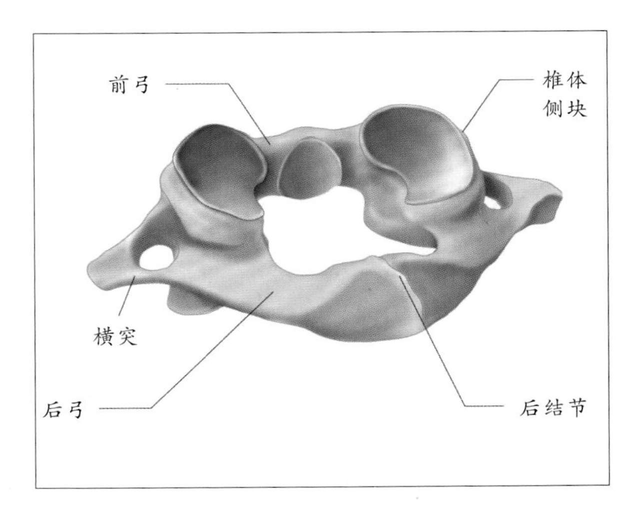

图 12.18 寰椎。

髁形成上颈椎关节(C0/C1)。此处大约30%软骨覆盖有不同缺损。枕骨与寰椎关节面拥有半径相似的曲面，这导致在这个节段有高度的结构上的一致和相似。下关节面是圆形并且是凹陷的。

寰椎的一个特有部件是其宽横突。这使寰椎成为所有颈椎中最宽的。Lanz 和 Wachsmuth (1979) 声明欧洲中部男性寰椎横突间的距离大约是 8.5cm。这个距离大约和 T1 横突间的距离一样。横突尖可以在乳突和下颌骨之间被触及。横突形状和长度的变化在进行两面比较的触诊可能导致错误的结论。Dörhage 等人(2004)在一项大规模影像学研究中再次确认上颈椎在解剖上有很多变化。“我们评估了总共 212 例无颈椎症状的受试者颈椎序列的 X 线，测量上颈椎关节和上颈椎。非对称的多关节位置相当多见。对称的枕骨、寰椎、枢椎和其他相关结构只在 6% 的受试者中观察到。”他们还发现颈椎向左和向右移动“与上颈椎关节解剖位置无关，正如影像学测定的”。自然地，这个知识也影响了触诊 C1 横突时的结果预期。两侧横突长度一致不是预期结果，在进行进一步的运动检查前不应将其视为异常。

枢椎

第二块颈椎是一个过渡椎体(图 12.19)。其上部属于上颈椎，同时其下部与下颈椎椎体有类似的形状。C2 齿突长度平均有 1.5cm，有一个圆形的尖，与椎体相比有一个 11°~14° 的向后倾斜 (Lanz 和 Wachsmuth, 1979)。在上颈椎影像中这是最可靠的骨性标志点。C1/C2 大范围的旋转轴位于此处。

齿突前侧与寰椎前弓形成关节。后侧与寰椎横向部分形成关节。上关节面与齿突直接相邻。它们有一个两面凸的形状，与寰椎的下关节面形成侧面的寰枢椎关节，真正的 C1/C2 小关节。最重要的枢椎触诊标志点是特别突出的分叉的棘突。这是上颈椎区域最重要的参考点。在这个水平有薄的椎弓和椎体。与寰椎相比横突相当的短。

枢椎和寰椎的椎孔很大，为在大范围颈椎运动中硬膜囊和脊髓运动提供空间。硬膜囊位于邻近 C1/C2 旋转轴的位置，所以在大范围旋转运动时只有轻微的变性，也不会被骨骼压迫(White 和 Pandjabi, 1990)。

颈椎的韧带

在颈椎众多韧带中，本章只介绍几个非常重要的韧带。

项韧带

这条长韧带起自 C7 棘突延伸至枕骨隆突，承担了棘上韧带的角色(图 12.20)。它拥有深层纤维和浅层纤维(类似韧带)，直接连接枕骨与 C5~C7 棘突。深层部分是一个由弹性纤维构成的薄的分隔(隔膜)。索状的、薄的、浅层部分形状类似韧带。它由如下肌肉汇聚形成同一个腱膜：

- 斜方肌。
- 头夹肌。
- 上后锯肌。
- 小菱形肌。

在大范围的颈椎屈曲中项韧带可以被触及。在颈椎大幅度屈曲时，项韧带轻微地将头拉向后面，防止上颈椎关节运动到最大终点位置。据推测这样可以保护脊髓。当头部可以伸缩时可以在张力的作用下固定和向后拉下位椎体以实现真正的伸展。

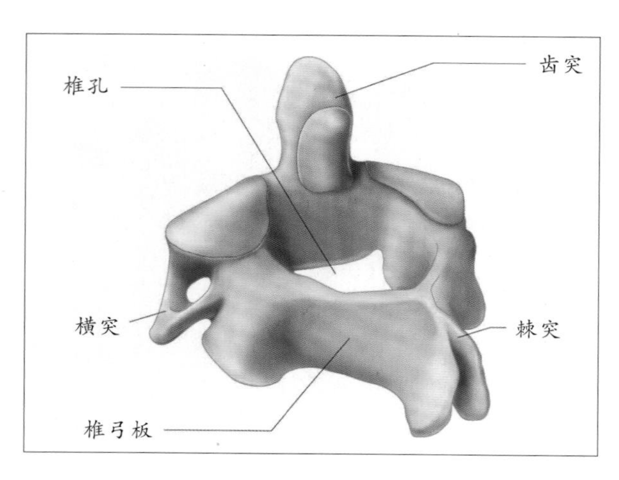

图 12.19 枢椎。

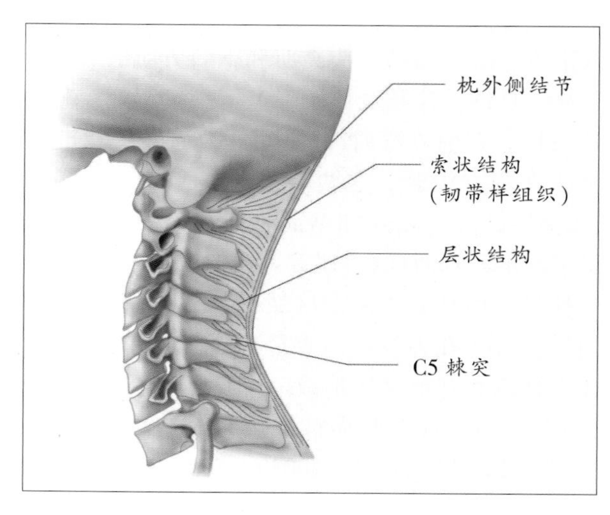

图 12.20 项背部韧带。

寰椎横韧带

这条韧带形成了十字韧带中横向部分(图 12.21)。寰椎横韧带起自寰椎侧块，长 2cm，中间大约有 2mm 厚,高度大约 1cm;由非常紧的结缔组织构成,非常坚固。在过去,解剖学家已经证实这条韧带可以承受大约 130Kg 拉力(Macalister，1893，Lanz 和 Wachsmuth，1979)。在前边有薄的透明关节软骨覆盖,与齿突一起参与形成寰枢椎关节中部。

该韧带位于齿突后下方的齿突尖圆形的凹陷中(类似脖子周围的围巾)。齿突因此被固定在一个骨性的朝下的漏斗中。当韧带完整时,甚至大张力(达到 40~50Kg)都不能将 C1 和 C2 分开。这意味着在这个关节中牵引治疗不适用。

寰椎横韧带的主要功能是保持齿突远离硬膜囊(内有脊髓)。物理治疗师熟悉数种评估此重要节段稳定性的检查方法。寰椎横韧带也控制在屈伸时寰椎与枢椎的生物力学,并通过其坚韧的纤维使关节面靠近来稳定寰枢椎关节。

翼状韧带

四条翼状韧带也非常坚固(稳定和坚硬),主要包含Ⅰ型胶原蛋白。韧带列分为两组(图 12.22):

• 翼状韧带,枕骨分区。这个分区直接连结齿突后上部与枕骨。长度 11~13mm,厚度 3.5~6mm,宽度约 8mm。此部分将头部的侧屈直接传递到 C2。

• 翼状韧带,寰椎分区。这部分被发现与寰椎横韧带在同一水平。他们连结齿突侧面与前弓,所以长度大约只有 3mm。

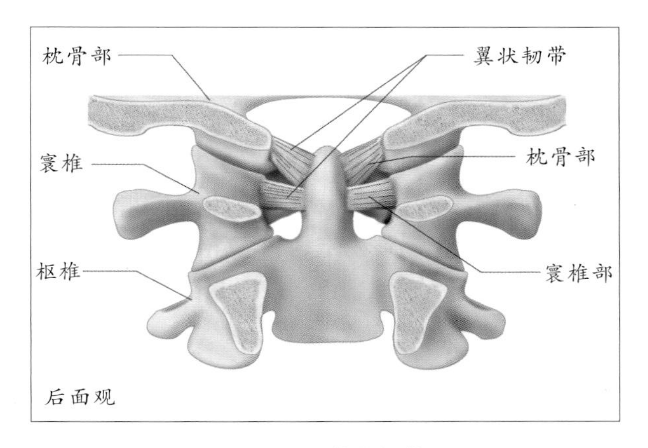

图 12.22 翼状韧带。

其功能包括在颈椎弯曲和伸展时移动齿突,限制寰枢椎关节旋转,传递头部侧屈到 C2 旋转轴。所以翼状韧带控制上颈椎区域的中心生物力学。

上颈椎生物力学

寰枕关节(C0/C1)

寰枕关节运动主要集中在矢状面(图 12.23)。屈伸范围总计大约为 27°。这个运动范围可进一步分为屈 7.2°,伸 20.2°。C0/C1 应被视为一个伸肌。大约 5°的旋转和侧屈对每侧来说是可能的。另一边的侧向运动也是可能的:一种寰椎的“滑动”。当上颈椎向一侧弯曲时,寰椎向同一侧滑动数毫米。这种滑动可以使用触诊评估,并提供了 C0/C1 节段移动能力的信息(见后文的“评估与治疗提示”部分)。

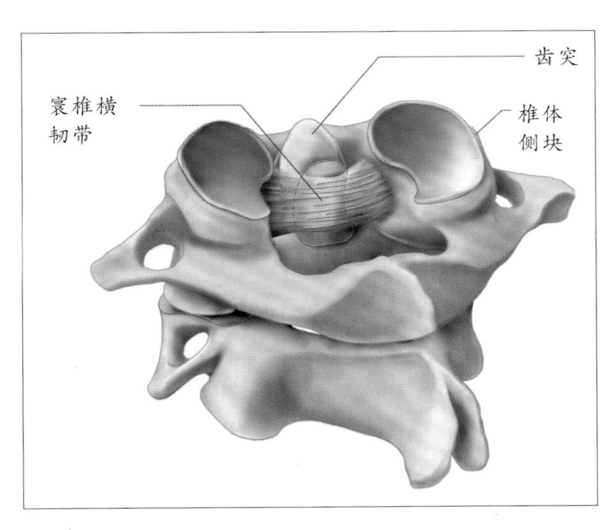

图 12.21 寰椎横韧带。

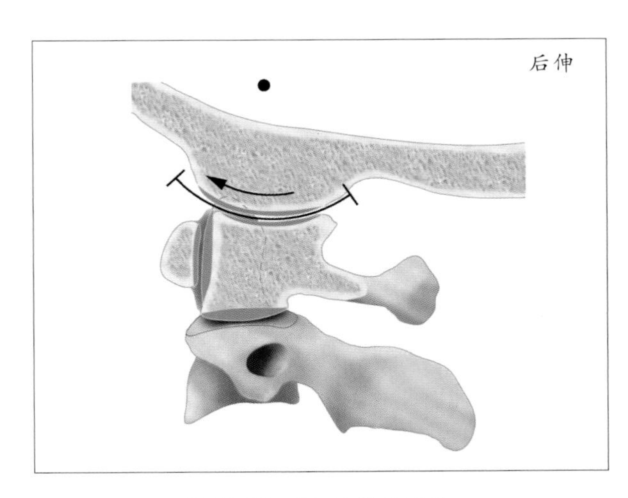

图 12.23 寰-枕关节运动。

寰枢椎关节侧面

侧面的寰枢椎骨性关节面趋向于在矢状面上平坦或拥有一个凹的形状(图 12.24)。中间部分软骨特别厚,形成两个遥相呼应的凸面,只在某些地方与另一侧发生联系。这个不稳定的位置导致低摩擦并允许运动很快地执行。但是,组织必须相当强壮以维持关节面接触。关节囊作为一个整体非常大,允许执行所有运动。不一致的关节面被内陷的关节囊抵消。

众所周知,在 C1/C2 节段轴向旋转是主要的运动表现。有关轴向旋转和侧屈的详细信息在文献中有很多不同。当 C2 固定时,每侧大约可以有 20°的旋转。当 C2 自由移动时,运动角度总计约到 40°。

屈伸活动范围加起来约有 20°,这个范围被平均分到屈伸中。如果不是这样,旋转范围将会不同。有记录的侧屈角度在 0°~6.5°之间。

上颈椎侧屈时的偶合运动

向左侧屈最初将右侧翼状韧带的枕骨分区置于张力下(图 12.25)。这使得齿突向后部同时移动,旋转轴立即转向左侧。这种运动传动在骨骼肌肉系统中是一种最强大的偶合运动形式。同样可以通过观察 C2 棘突向右侧运动来认识。棘突运动被用来评估翼状韧带的稳定性(见后文的"翼状韧带检查"部分)。

但是,治疗师不被允许基于枕骨运动和 C2 之间的关系,得出关于偶合运动在单独一个节段的结论。侧屈和旋转的偶合运动在此处是因人而异的,所以对每例患者必须单独评估。众多关节面解剖形状的不同是这些不同的可能原因。

后部肌肉

中束内部肌肉是颈椎中最重要的稳定者和运动者,从横突和棘突之间的骨塌陷处突出。(如头半棘肌

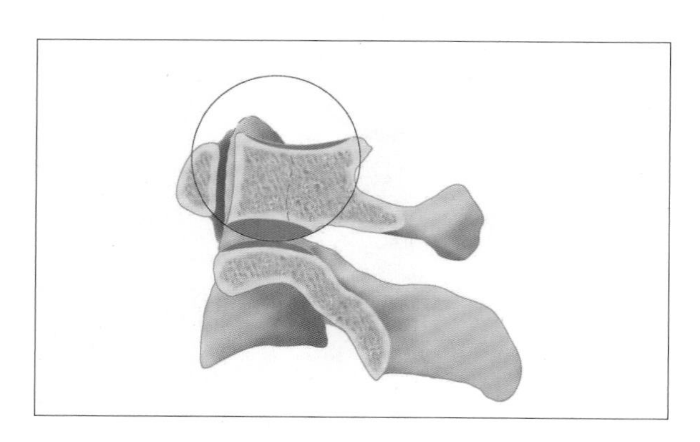

图 12.24 寰枢关节侧面。

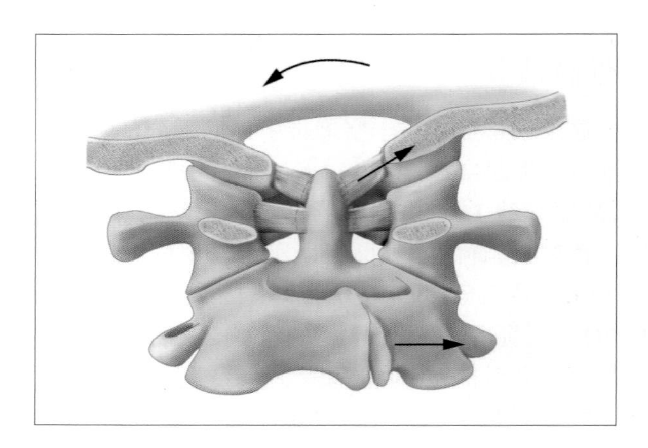

图 12.25 翼状韧带功能,后面观。

和颈半棘肌)。

外部肌肉

颈椎外部肌肉被定义为在原始位置未被找到接受脊神经腹侧支支配的那些肌肉。

重要肌肉如下(图 12.26):

• 斜方肌降段。起自上项线和项韧带,止于锁骨外侧 1/3。

• 肩胛提肌。起自 C1~C4 横突,止于肩胛上角。

• 斜角肌。见"前侧和外侧肌肉"部分,描述了相关肌肉。

• 胸锁乳突肌。起自乳突止于胸骨柄和锁骨内侧 1/3。

内在肌肉

从进化论的观点来看,我们观察到颈椎中有很多

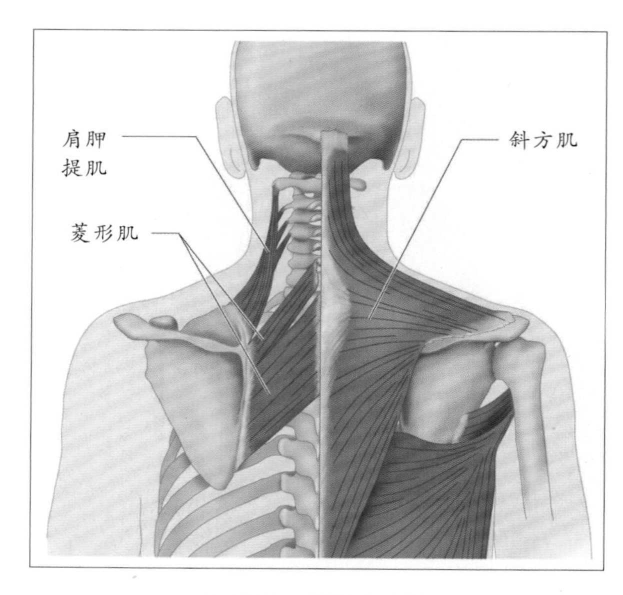

图 12.26 颈部外在肌。

初级的肌肉,这些肌肉受脊神经后支支配。

下述大的内在肌肉(颈部或枕骨部)是重要的:

• 颈半棘肌与头半棘肌(图 12.27)。头半棘肌:起自 C3~T3 横突,止于上项线与下项线之间。根据 Lanz 和 Wachsmuth(1979),这部分宽度大约 3cm,高度大约 2cm。

• 头夹肌与颈夹肌(图 12.27)。头夹肌:起自项韧带与 C3~T3 棘突,止于上项线。

• 头最长肌与颈最长肌。头最长肌:起自下颈椎与上胸椎横突,向上止于乳突。

• 头长肌与颈长肌。见后文的“前侧与外侧肌肉”部分。

如何影响触诊?

当治疗师使用触诊进行定位时,颈椎区域的全组肌肉都有所涉及。浅层肌肉是唯一可以被可靠触及的肌肉(图 12.28)。治疗师可以通过定位他们自己棘突邻近的一排或者枕骨的边缘,也可以通过指导他们的患者紧张适当的肌肉来确定相关位置。

半棘肌多节段肌腹被发现靠近棘突,是倾斜的内在肌肉中的一个。它填充了中间线和椎板之间的空间。止点位于上项线稍下,1/2 的宽度被斜方肌降束在连接上项线前覆盖。前缘的肌肉可以通过在锁骨上的起点向上方移动来触诊。头半棘肌附着处占据在中线和乳突尖之间的枕骨边缘弧线大约 1/3。

头夹肌插入这条线的中间三分之一。这个强壮的旋转肌和伸肌属于背部浅层内在肌肉。线外侧三分之一被胸锁乳突肌覆盖。这条肌肉不仅附着在乳突,有时在偏后一点位置。这可以在此区域的侧视图中容易地看到(图 12.29)。当触诊 C1~C3 横突时,胸锁乳突肌提供导向。C1 横突通常在肌肉前方,C2 横突通常在肌肉后方,C3 横突在其后缘。这些肌肉对于那些想准确定位横突的治疗师来说是有帮助的指导结构。胸锁乳突肌经常必须被推到一边,治疗师才能紧密地触诊横突。

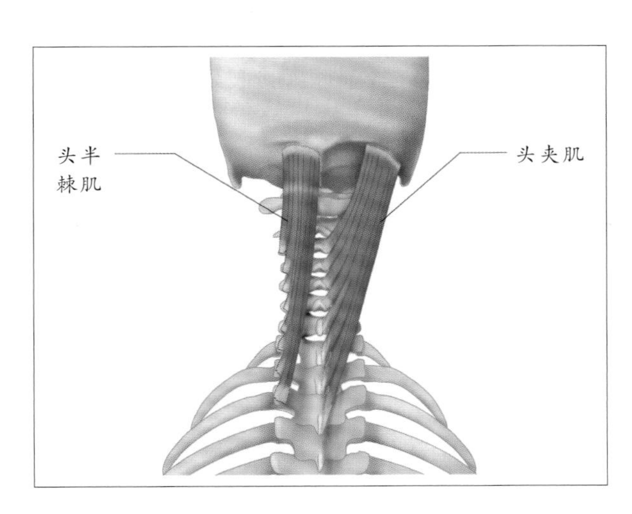

图 12.27 头半棘肌和头夹肌。

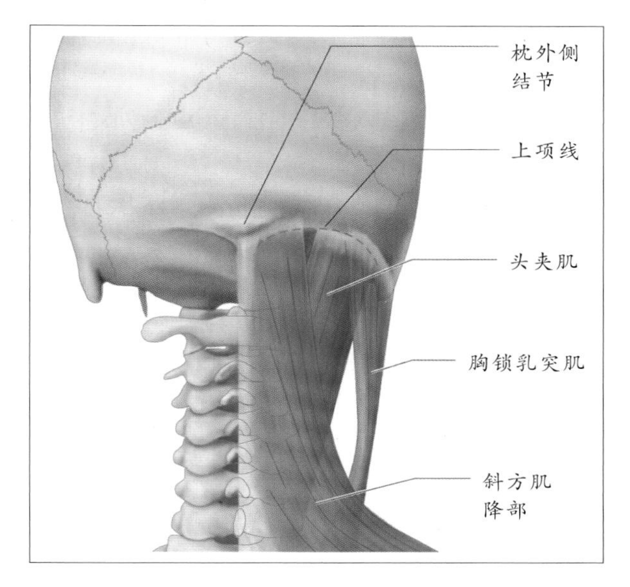

图 12.28 颈部浅层肌肉后面观。

上颈段肌肉

下述深层、短小的枕骨下肌肉是重要的:

• 头后大直肌与头后小直肌:

–头后大直肌起自 C2 棘突,在上部倾斜走行,止于下项线中。

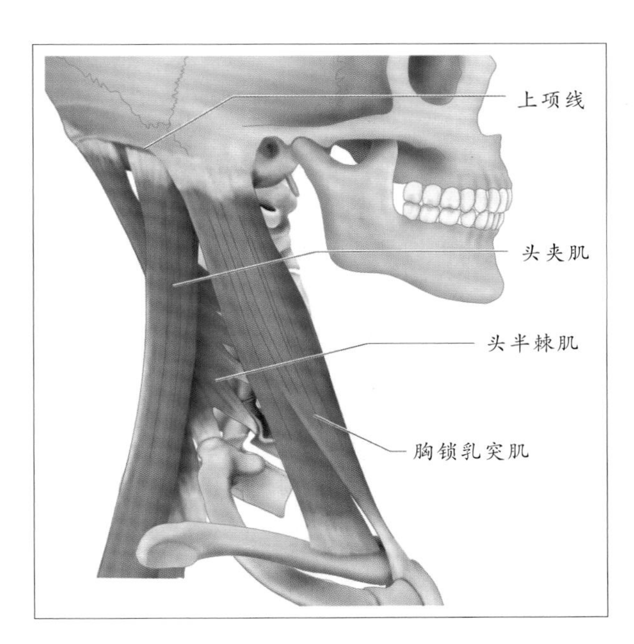

图 12.29 颈部浅层肌肉侧面观。

–头后小直肌起自 C1 后结节,止于下项线。

• 头下斜肌与头上斜肌:

–头下斜肌起自 C2 棘突前面,沿上外侧方向走行,止于 C1 横突。

–头上斜肌起自 C1 横突,在矢状面几乎是完全的侧面,止于下项线(乳突后,见“枕骨与上颈段解剖”)。

• 头外侧直肌与头前侧直肌

–见“前侧与外侧肌肉”有详细描述。

上颈段肌肉(图 12.30 和图 12.31)被非常多的本体感受神经支配,对于上颈段运动的精确控制非常重要。这些肌肉,与短的前侧肌肉结合,构成上颈段固有肌肉装置。这个肌肉装置有特殊的解剖优势(例如,利用 C1 横突与 C2 棘突的长杠杆效应),还有上颈段区域特殊的生物力学,确保上颈段关节通过使用其坚固的组织靠近。与 C0/C1、C2/C3 关节囊中机械感受器一起,这些肌肉的肌梭形成了平衡的第三器官。

如何影响触诊?

上颈段肌肉完全被浅层覆盖,使得通过触诊可靠地定位这些结构变得很困难。功能性深部肌肉按摩中的深部横向变形技术(见“功能性按摩”部分)可以用来评估肌肉和释放张力。

前侧和外侧肌肉

颈椎前侧肌肉根据其位置被分为两个系统:

• 浅层椎前肌肉在喉部器官前。

• 深层椎前肌肉直接在椎体前。

浅层椎前肌肉在位置上进一步分为:

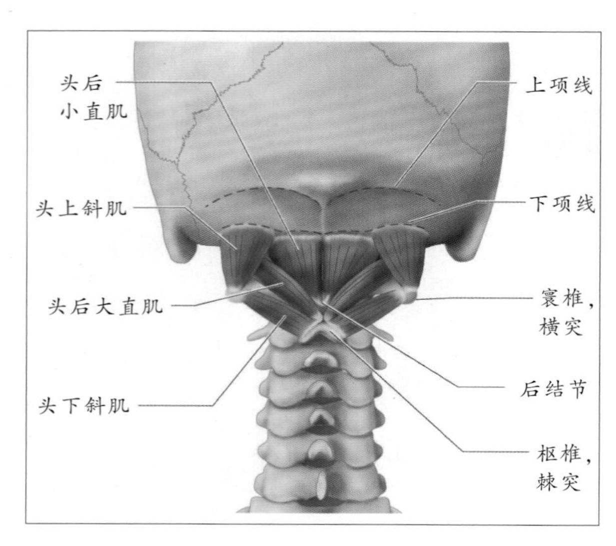

图 12.30 枕下肌肉,后面观。

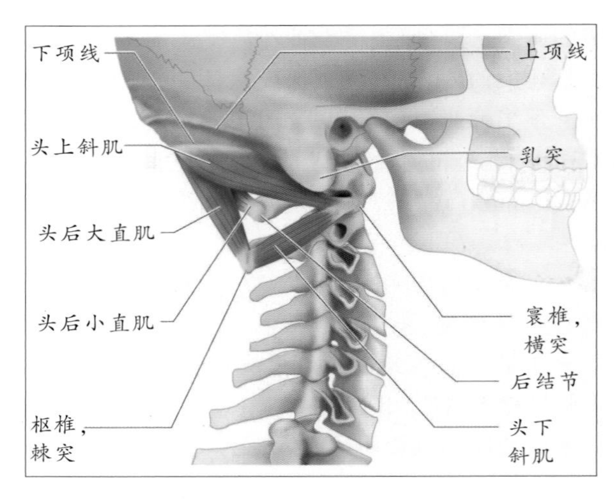

图 12.31 枕下肌肉,侧面观。

• 舌骨上肌群:这些肌肉位于嘴的底层,连接舌骨和下颌骨。他们在功能上属于咀嚼肌 (Rauber 和 Kopsch,2003)。

• 舌骨下肌群,也称为带状肌群:这些肌肉连接舌骨和喉(甲状软骨)、胸骨。根据 Rauber 和 Kopsch (2003),它们参与一些复杂的运动,如“咀嚼、吞咽和发声”。

从机械的观点看,当嘴闭合时它们形成了一个运动屈肌链,下颌闭合器(咬肌和颞肌)是活动的,当颈椎弯曲时产生了一些力。

如何影响触诊?

舌骨的确切位置和突出的后喉头,被用来确定颈椎水平。在仰卧位触诊后部的结构是非常困难的。例如,当定位 C4 椎板位置时。前侧结构被用作进一步的辅助。

舌骨大部分深藏在嘴底部与咽喉部垂直面的夹角,约平 C3。其位置变化很多。经常发现其在下颌骨水平,难以触及。请参考“前侧触诊技术”部分。

深层椎前肌肉包括:

• 头外侧直肌与头前直肌

–头外侧直肌起自 C1 横突,止于枕骨外侧部。

–头前直肌起自 C1 横突前方, 向内上方延伸,止于枕骨基底部。

• 头长肌和颈长肌

–头长肌走行:这块肌肉被分为几部分。垂直和横向纤维起自 T3 止于寰椎,在两侧均靠在椎体上。

–颈长肌走行:起自 C3~C6 横突,走行在横突和椎体之间的低洼处,止于枕骨基底部。

直肌和头长肌,与颈部短的后部肌肉,保证上颈段靠拢。当上颈段不稳时,患者应该训练这些肌肉。

长肌群被视作临床上的颈椎稳定者。对不稳定的物理治疗,特别是下颈椎,应该将目标定位在使颈长肌恢复健康。Falla 等人(2004)在他们的肌电图研究中证实头长肌和颈长肌(颈部深层屈肌)的重要性。在慢性颈部症状患者中,这些肌肉在颅颈弯曲时同无症状人相比活动减弱。经过这些肌肉的训练,患者症状明显改善。

深层椎前肌肉(图 12.32)不能被触及。由于其在临床实践中的重要性,这些肌肉方才收录在本章节。

• 斜角肌。根据 Rauber 和 Kopsch(2003),这些肌肉属于深层颈部侧方肌肉,是颈部肋间肌的延续。因此,斜角肌也起自横突结节前方,颈肋基部。他们的肌腹形成一个圆锥形状覆盖在胸膜圆顶上,神经和血管从肌肉中的两个间隙穿过 (斜角肌间隙)(图 12.33)。基于他们的位置和起始点,适合作为呼吸辅助肌肉。

–前斜角肌走行:起自 C3~C4 横突,沿前外侧扩展,止于第一肋。膈神经伴随其部分路线。

–中斜角肌走行:起自 C3~C7 横突,向下止于第一肋。

–后斜角肌走行: 起自 C5~C7 横突, 沿后侧扩展,向下止于第二肋。

斜角肌使用触诊可以很好地触及。它们覆盖咽喉的前外侧部分,有部分被胸锁乳突肌覆盖。

前斜角肌间隙(图 12.34)由胸锁乳突肌和前斜角肌组成。锁骨下静脉和膈神经从此穿过。

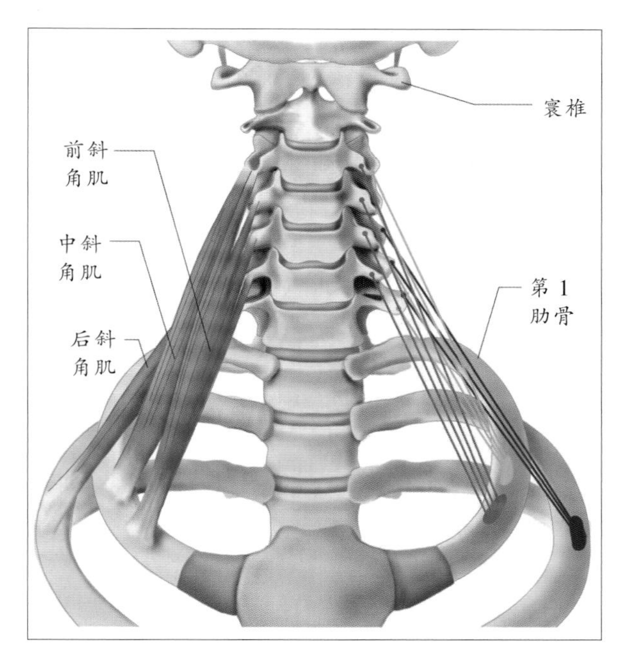

图 12.33 斜角肌。

后斜角肌间隙(图 12.34)由前斜角肌和中斜角肌组成。锁骨下动脉和臂丛神经从此穿过。对这些从中穿行的结构的压迫会导致斜角肌综合征或者一种胸廓出口综合征。

神经与血管

项筋膜起自上后锯肌上缘向上延伸。与胸腰筋膜

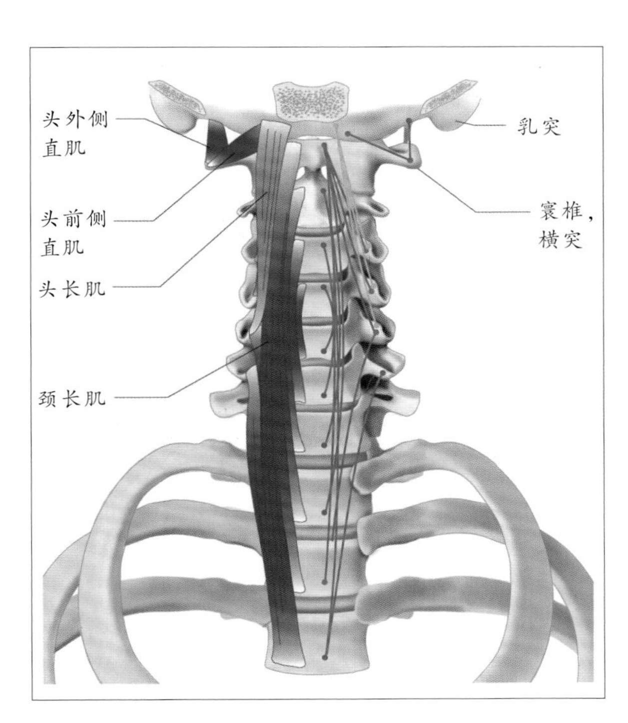

图 12.32 椎体前深层肌肉。

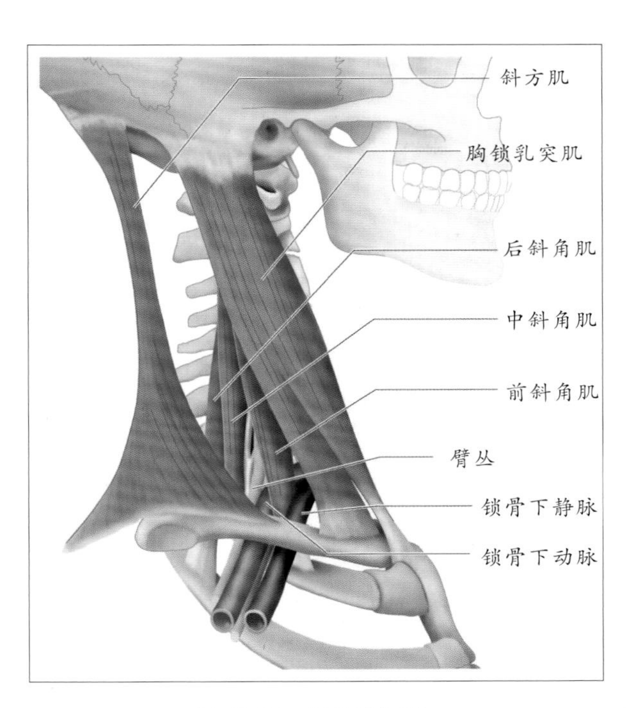

图 12.34 斜角肌间隙。

相比,项筋膜通常较薄弱。它包绕固有肌肉,横卧在头半棘肌和头夹肌之上,与这些肌肉一起清晰地沿上项线分布。它合并了项韧带中段,与包绕斜角肌、头最长肌、颈最长肌的颈椎椎骨前筋膜的深层相连接。一个稳定的动作,在腰椎可以看到类似作用的筋膜,不能归功于项筋膜。

众多神经和血管结构在后侧经过,穿过浅层肌肉和后部筋膜(项筋膜与斜方肌筋膜),进入颅骨,供应头颅后部(图 12.35)。

头夹肌是一个标志性结构用来理解此区域血管和神经的走行。

枕小神经起于由头夹肌侧缘和胸锁乳突肌后缘形成的角中,向上进入头后部。它是颈丛的分支,因此有一个前起源。

枕骨的血管(枕动脉与伴行的静脉)与枕大神经通过一个由头夹肌、半棘肌侧缘和枕骨组成的三角形区域穿过颈部筋膜。他们出现在表面也经过后头部。枕大神经事先经过头半棘肌和斜方肌降段肌腹(Lanz 和 Wachsmuth,2004a)。

此处所阐述的神经和血管的位置呈现很多变异,与系统解剖学对它们的位置和走行的描述和阐释有相当的不同。

如何影响触诊?

在四肢穿过筋膜和肌肉的神经结构的临床结果是神经压迫(神经卡压)。在枕大神经走行处类似的病理条件也曾被报道,这会导致枕骨疼痛和感觉迟钝。当神经被触诊激惹时症状加重。

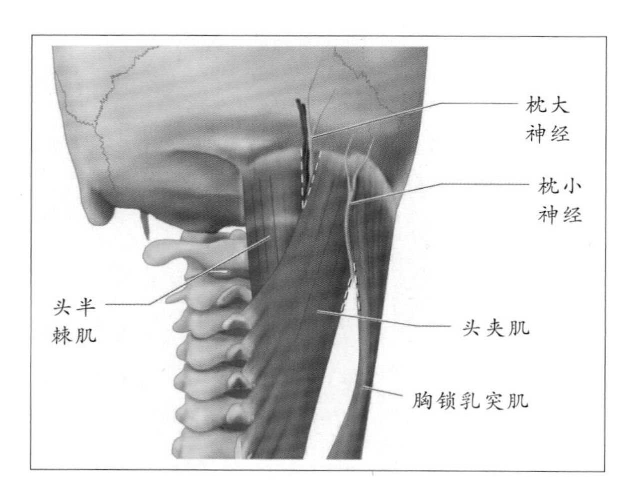

图 12.35 枕部的神经和血管。

臂丛神经

颈部和咽喉区域的肌肉被颈丛和颅神经支配。部分臂丛神经支配肩胛带和手臂肌肉。

C5~T1 脊神经前支形成臂丛神经,通过三个干和束,形成众多的周围神经。支配手臂肌肉的周围神经有:正中神经、尺神经和桡神经。由于横突呈线性排列,汇入臂丛神经的分支,以一个角度向前延伸。与锁骨下动脉一起,在后斜角肌间隙穿过斜角肌,随后跟随动脉穿过锁骨和第一肋骨之间狭窄的间隙 (图 12.36)。通过移动手臂和将臂丛置于张力下(见后文的“颈部锁骨上三角”部分)可以在斜角肌间隙触及。

触诊流程概要

触诊的目的是为颈椎局部评估和治疗打下技术基础。治疗师将颈椎作为一个整体。为颈椎的前面、侧面和后面提供单独的指令。上颈椎和下颈椎的解剖分区对于触诊程序来说是实用性不足的。

后面的触诊是四个将要进行的触诊步骤中的第一个。从枕骨到乳突的突出物和轮廓将会首先变得明显。另外,所有在这条线上连接枕骨和 C7 棘突的肌肉与骨骼结构将会被尽可能定位。后外侧韧带和椎间关节(小关节)接下来触诊。最后我们回到枕骨定位可触及的肌肉、神经和血管。

侧面触诊允许治疗师定位 C1~C3 横突。另外,结

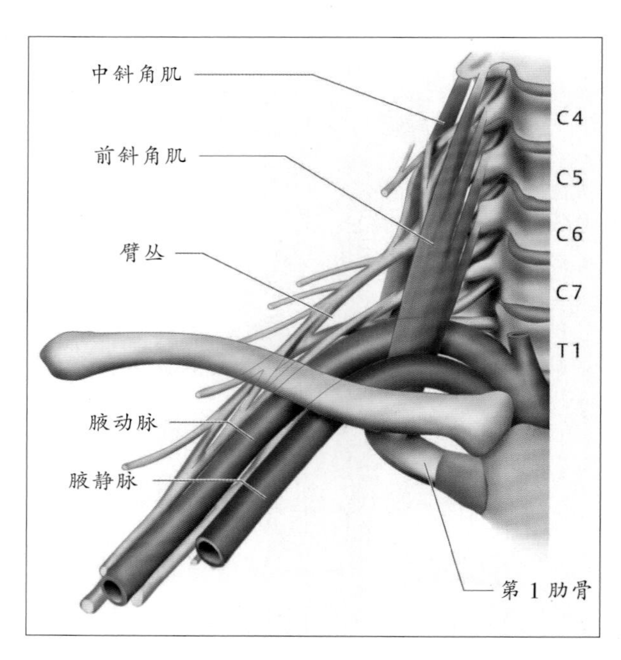

图 12.36 臂丛。

构位置将会被描述，从颈部后三角的软组织到后斜角肌间隙中的结构。

前面的结构允许治疗师高度准确地确定每个椎体的水平。因此，舌骨和喉头包括在触诊定位中。

开始前讨论初始体位是有必要的，为了确保每个个体每次触诊都是相同的条件。

初始体位

患者被置于重力位置是推荐的，当触诊颈椎时无支撑坐位。这种初始体位的优点是，所有前面、侧面与后面的结构都能被容易地触及。颈部肌肉轻微的紧张是可以接受的。颈椎中立位置被精确地描述。这个位置经常被使用，除了运动明显受限和患者症状不允许这个姿势。

• 头部相对躯干没有前移（前伸）或后移（回缩）。换句话说，枕骨（大部分后方）应当与上胸椎在同一平面中。

• 颈椎同样置于自然的侧屈和旋转位置。治疗师应当检查耳朵和上部肩关节之间的距离，同时鼻位于矢状面中。

• 上颈椎应被置于自然的屈/伸位（图 12.37）：

–选项 1–眶耳平面。这个参考平面通过耳外骨骼（外耳孔或）与眼眶最下部（眼眶）的上边缘来确定（Greiner，2000）。Penning（2000）使用术语“外耳孔眼眦面”。对于治疗师来说将头置于中立位非常容易。

–选项 2–最佳闭合。当头部在直立位反复抬起和下降，两排牙齿开始接触，当头部在一个确定的位置。这就是闭合位：上颈椎屈、伸中立位。这种中立位定位方法对于治疗师来说并不是特别适用。

治疗师通常紧挨着患者站立。触诊手来自前面。另一只手控制患者头部位置，通过放置一个变平的手在患者头部（图 12.38）。当使用这个方法时只需要轻微的力就能移动头部到中立位。小范围和大范围的运动都极易引出。

另外一个选择是使用治疗环。治疗师的手臂从前面包绕患者的头部。小指边缘停留在枕骨，除非下颈椎节段是需要注意的。如果在这种情况下，小指边缘被放置在脖子下方（图 12.39）。治疗师应该确保手不能过分地压迫患者的耳朵或下颌骨。患者头部靠在治疗师胸骨或同侧肩部。一个折叠的毛巾可以放置在患者头部和治疗师胸骨或肩部之间，以确保治疗师不会过度前倾才够到患者头部，而保持中立位。

这种处理技术的优点是可以大范围地控制头部。小范围运动可以准确地易化。更进一步，当需要时，治疗师可以沿长轴提供压迫或牵引。

提示

如此简单的手臂放置技术出现，治疗师倾向于拉伸患者头部使其前倾来代替向着头部运动自己，这样使得患者颈椎远离中立位。缺乏经验的治疗师刚开始练习此项技术可在镜子前，这样是有帮助的。

当触诊前面时，治疗师必须改变位置。这个初始

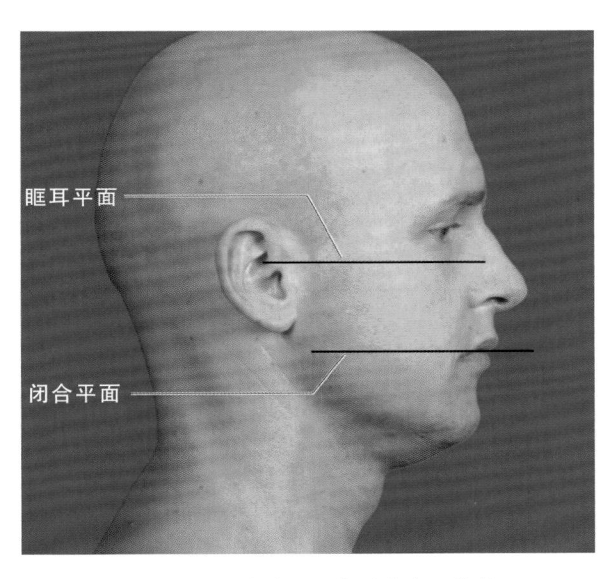

图 12.37 非支撑下坐位时的中立体位。

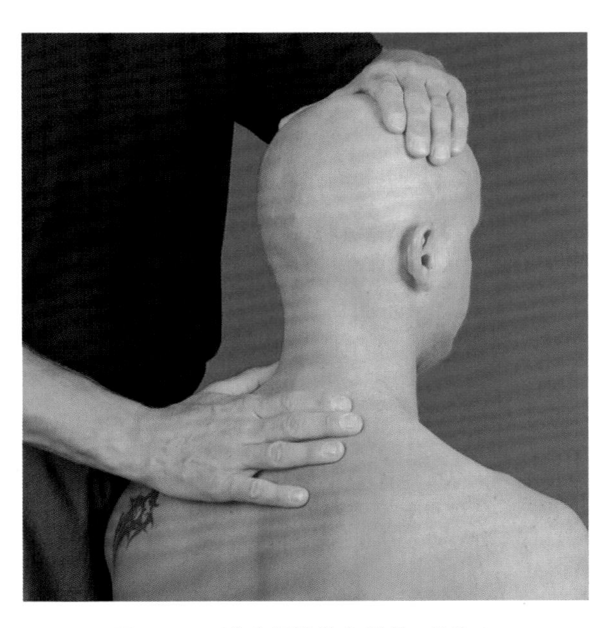

图 12.38 治疗师姿势和操作–变化 1。

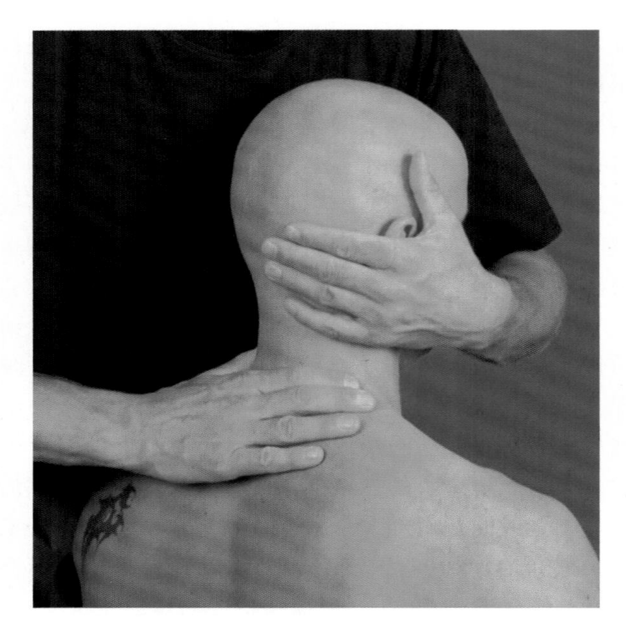

图 12.39 操作–变化 2。

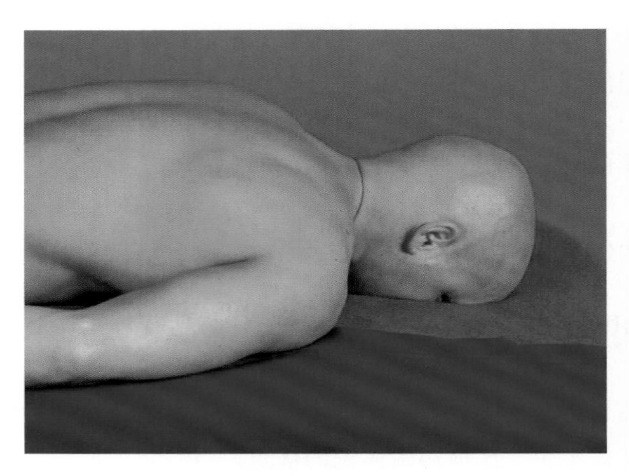

图 12.40 俯卧位下的中立体位。

体位将在“前侧触诊技术”部分描述。请阅读章节“中立初始体位:坐位”有更多的关于无支撑坐位下初始体位的信息。

触诊困难的可替换初始体位

一些治疗师要求患者仰卧位或俯卧位。侧躺下的颈椎治疗技术很少。在躺下的初始体位,颈椎也应尽可能地放置在中立位,假如患者的症状不要求其他姿势。

俯卧

俯卧位在第 8 章已经详细描述。当鼻子被放置在治疗台的脸洞中,身体在治疗台上的位置对于颈椎的位置非常关键,就像常做的那样。再次强调,患者应当躺在治疗台中间,以确保颈椎没有侧屈。当治疗台头部重点稍低时,胸椎呈脊柱后凸。颈椎曲度可以被轻微地向治疗床头部和脚部滑动改变。如果颈椎不能被放置在中立位,像前面所述,颈椎必须至少被放置在看起来是直立的位置(图 12.40)。

仰卧

初始体位在第 8 章中讨论。患者通常躺在治疗台上,手臂紧挨身体。他们的膝关节轻微弯曲,依靠在衬垫。对于颈椎评估和治疗,重要的一点是将患者尽可能地置于靠近治疗床头部,以确保治疗师和患者颈椎之间的距离不会太大。颈椎经常被过多的衬垫置于过度弯曲的位置。这个位置使后方的软组织处于被动牵拉,下颈椎和上颈椎关节处于屈曲位。这反过来或减少很多运动的活动范围,改变局部评估的结果。因此,不推荐在患者枕骨下使用衬垫,如果前凸很严重可以使用少量的衬垫(图 12.41)。

提示:只能将枕垫置于枕骨下而不是颈椎下。

某些病理情况是痛苦的,例如,急性的弯曲的颈部(斜颈),要求其他姿势。当然,患者的感觉优先于将其置于中立位的要求。

后侧触诊技术

触诊结构概述

- 枕骨。
- 枕骨下凹和项韧带。
- C2 棘突。
- 下颈椎棘突。
- 关节突关节。
- 肌肉、枕下神经和血管。

枕骨

示指和中指的指尖被直接置于枕骨。使用伴有轻微圆周运动的触诊技术,治疗师搜寻枕骨的凸起,其尺寸和形状与一个发育良好的结节相符:枕骨隆突(图 12.42)。项韧带牢固地连接在此部位。

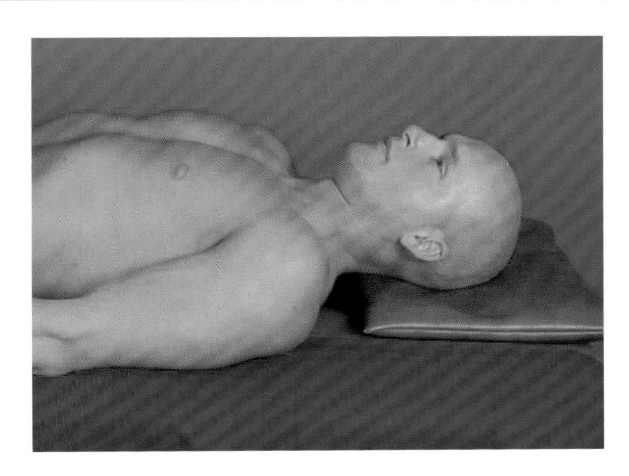

图 12.41 仰卧位下的中立体位。

提示

触诊时经常发现枕骨隆突高于预期高度。

颈部最高的线，最高项线，可以在这个位置下看到，通过将手指直接在枕骨隆突上穿过枕骨（图12.43）。这条线呈弓形向侧面延伸。

枕骨边缘的实际触诊现在开始。从枕骨隆突外部开始，治疗师更多地触诊下部和侧面，直到圆弧形的枕骨边缘可以清晰地感觉到。一个垂直触诊技术，在此处被使用，示指指尖从下部推动枕骨边缘（图12.44a）。

从解剖学的观点来看，示指大约位于上项线水平。根据 Lanz 和 Wachsmuth（1979），此区域的肌肉是粗糙的，粗糙程度因人而异。这些粗糙肌肉在那些不得不前倾并保持头部直立的运动员中（速度滑冰、自行车）凸出（枕骨圆枕）。

头半棘肌的连接点和斜方肌降束（图 12.44a）被发现在中间低于此点。随着治疗师向侧方移动，枕骨边缘可以在两个点清晰地触摸到。这些点位于相邻肌肉的缝隙，允许治疗师进入触诊更深层的结构。更多详细的细节见“肌肉、枕下神经与血管”。

一个轻微的环形评估能够感受到更边缘（图12.44b）。上项线和下项线在乳突后相遇。头上斜肌附着此处。

最后，随着触诊移动到侧方，遇到乳突后部（图12.44c）。乳突边缘被触诊以确定其尺寸。这个凸起不在枕骨上。反而在颞骨上。连接枕骨和颞骨的结构走行在乳突后。

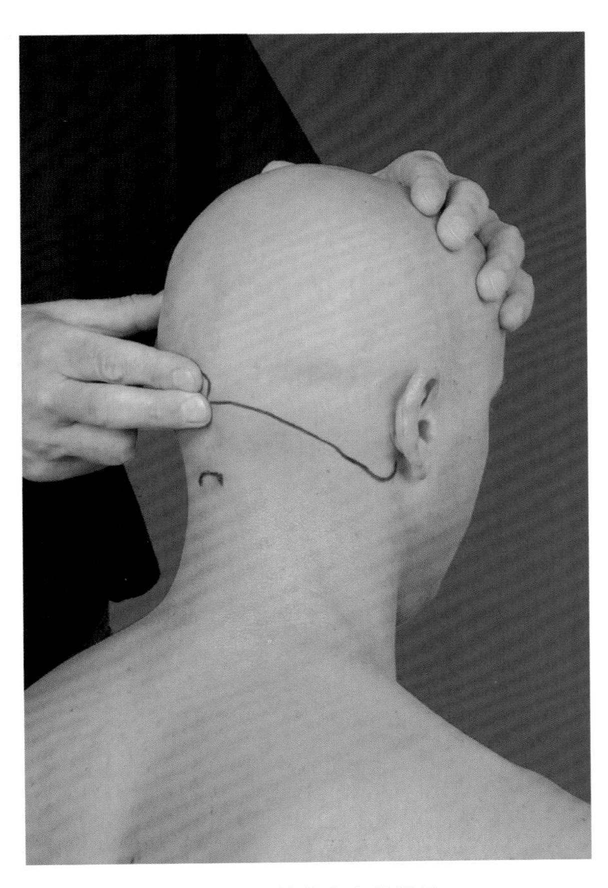

图 12.42 枕外隆突的触诊。

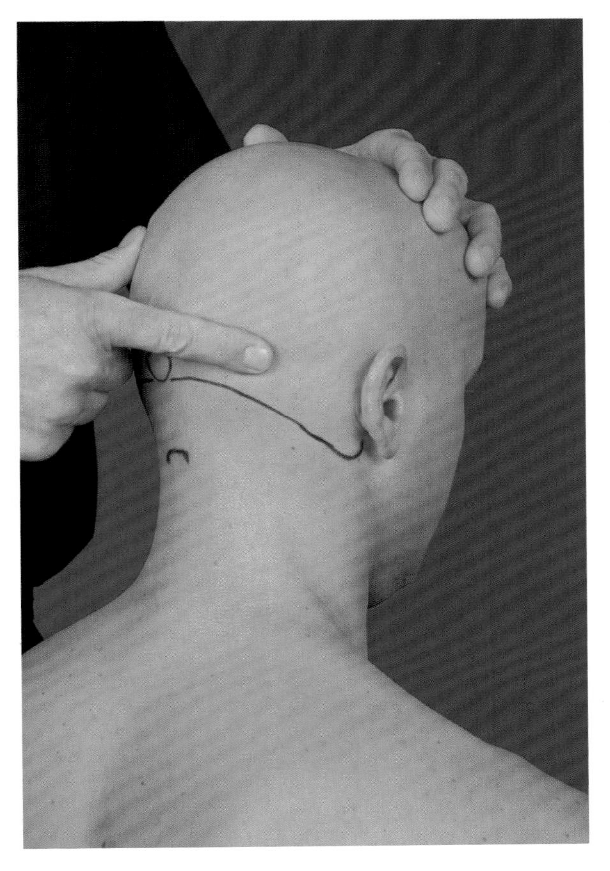

图 12.43 最高项线。

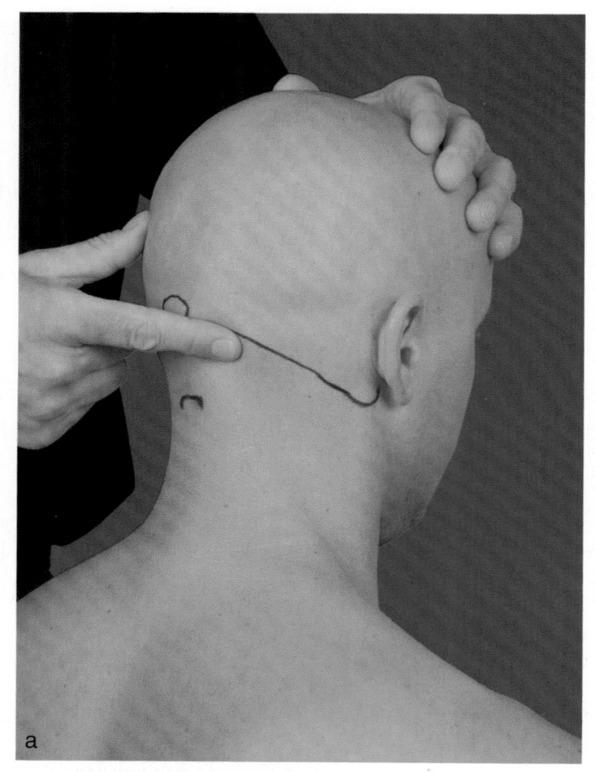

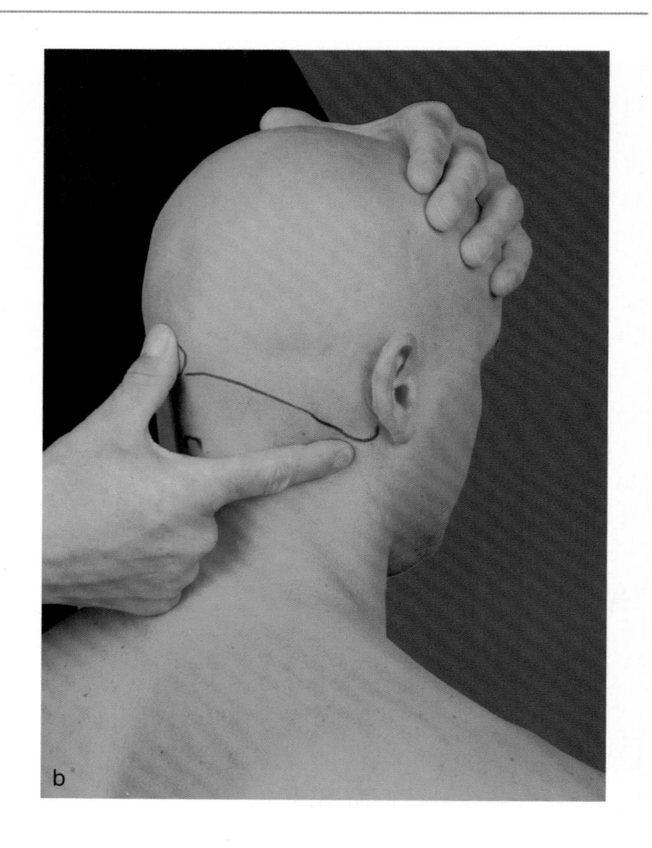

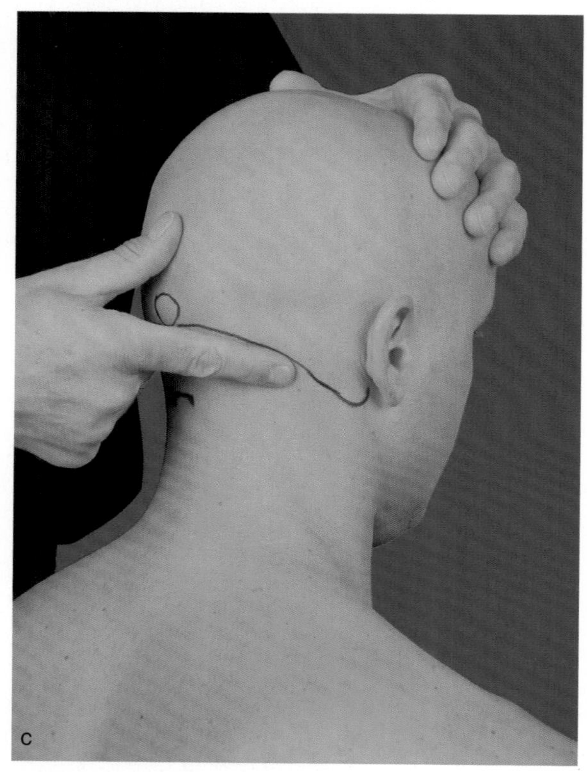

图 12.44 上项线。(a)内侧;(b)外侧;(c)乳突触诊。

枕骨下凹和项韧带

治疗师回到枕骨隆突处触诊。触诊时示指或者中指的指尖被置于皮肤表面。

枕骨触诊从枕骨隆突开始,然后移向下方。在这个过程中,触诊手指反复压迫骨骼,使得治疗师能够触摸到枕骨的形状和走行。

> 重点:治疗师应当对颈椎中立位特别注意。任何一点移动,无论多小,都会使触诊骨骼边缘变得困难。

当最后一个骨骼接触枕骨的点被触摸,触诊手指衬垫位于一个大的凹中,尺寸约有 1cm(图 12.45),与很多结构相邻(图 12.46):

- 枕骨形成上边界,刚才已经触摸。
- C2 棘突形成下边界。
- 强壮的头半棘肌肌腹和斜方肌降段形成侧边界。
- 项韧带形成上边界。

当治疗师使用触诊指尖施加一个后前向的压力,感到相当有弹性的抵抗。通过移动颈椎到大幅度屈曲或伸展,治疗师可以更清晰地感受到项韧带张力增加和减少。

项韧带

治疗师继续触诊枕骨下凹,稍施加压力,移动颈椎进行全范围的屈曲(图 12.47)。

上颈椎接下来交替进行屈和伸(图 12.48)。患者

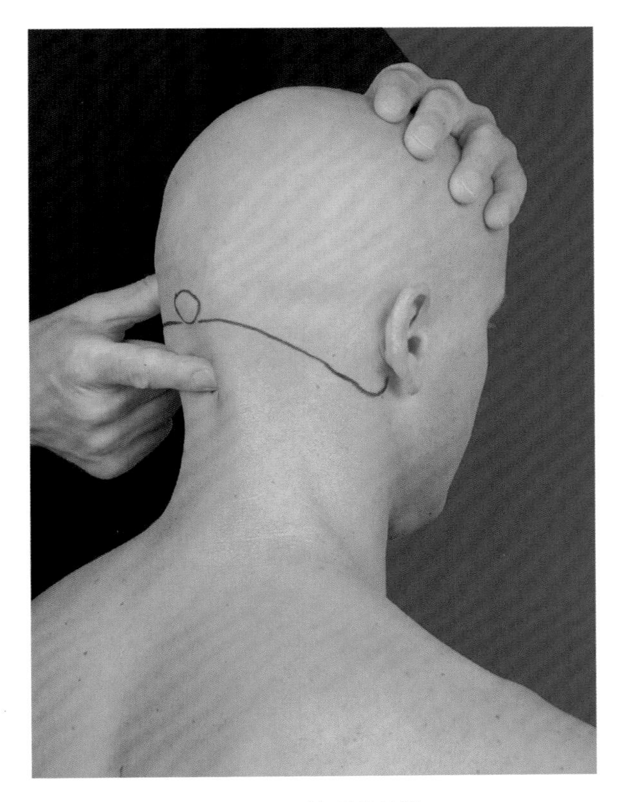

图 12.45 枕下窝触诊。

可以通过将下巴前移或做出双下巴的动作来辅助。

预期

当头部回缩时，全部韧带被置于张力下，推动触诊手指离开枕骨下凹(图 12.48)。在主动伸展中，治疗师可以感受到左侧和右侧头半棘肌的肌腹张力。

治疗师可以顺着项韧带，随着其向上延伸至其头盖骨上的附着点，通过交替将紧张和放松韧带。这个方法最终用来查证枕外隆突的确切位置。

C2 棘突

颈椎再被置于中立位进行触诊。触诊手指置于枕骨下凹向下推。C2 棘突坚硬的骨性抵抗可以被立刻感受到。拇指和示指被用来触诊后方非对称的分为两部分的棘突。

提示

如果治疗师对触诊相关结构不了解的话，C2 棘突的位置往往出乎意料。他们经常认为棘突在更靠上的位置。

必须精确地触诊 C2 棘突，对于上段颈椎的局部

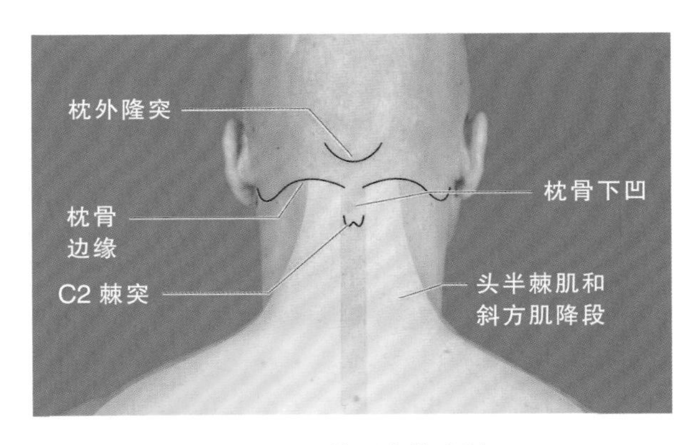

图 12.46 枕下窝的边界。

评估和治疗技术需要固定 C2 棘突。固定只有通过 C2 椎板实现(见“翼状韧带检查”部分)。

下颈椎棘突

辨识颈胸椎连接处棘突已在 11 章详细描述。所以相关方法在此处只概要介绍。

通常，无法精确辨识 C3 和 C4 棘突。偶尔，在那些有严重脊柱曲度减少的患者中棘突可以被感受到。如果治疗师想定位 C2/C3 节段，例如，相应的后外侧椎板被用来定义这个水平。只有 C5~C7 棘突可以被可靠

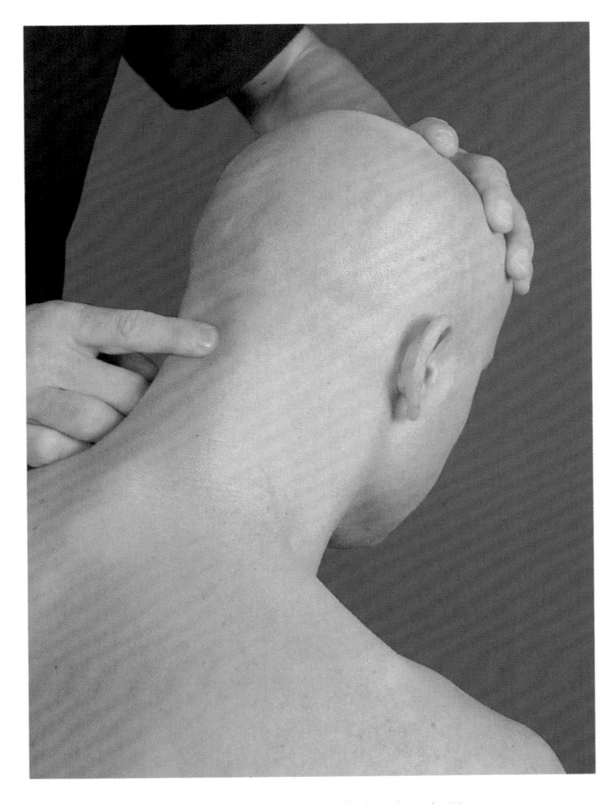

图 12.47 项背部韧带触诊–步骤 1。

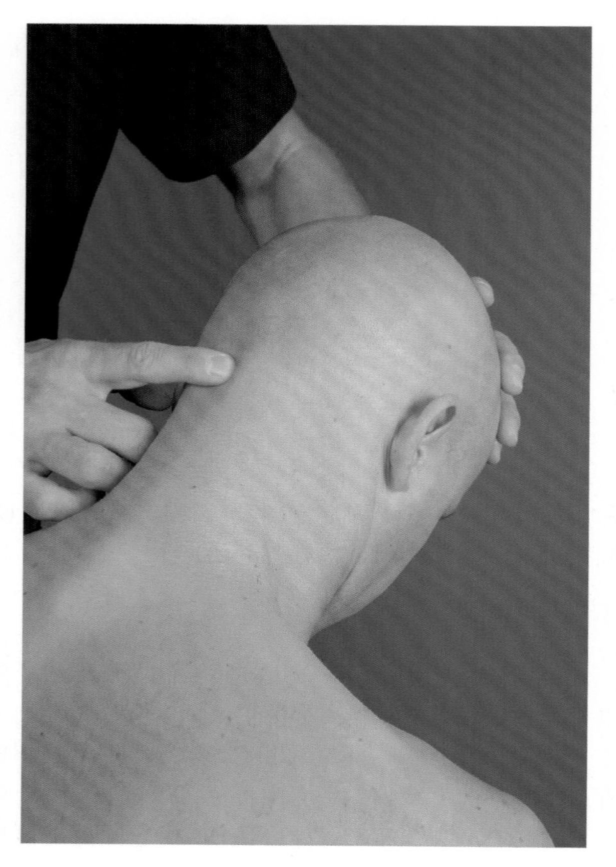

图 12.48 项背部韧带触诊–步骤 2。

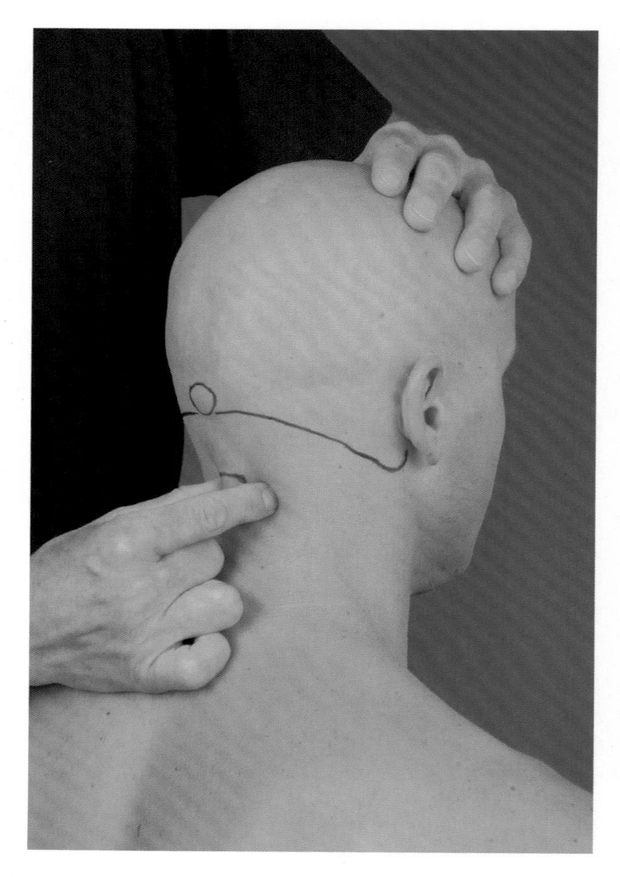

图 12.49 C2 棘突的触诊。

地感受，并和其他棘突区分。

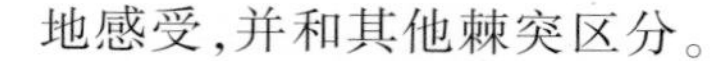

不可靠的方法

C5 棘突位置经常通过简单地感受 C6 棘突形状来确认。当治疗师使用轻微的压力从上到下沿颈椎中间线触诊时，指尖感觉是在某种台子上移动（图 12.50）。手指内侧遇见 C6 棘突上缘。C5 棘突通过指尖施加轻微的后前向的压力来触及。因为这种方法可靠性不佳，所以需要其他方法提高可靠性。

可靠的方法

通过向后倾斜患者头部，患者的颈椎被置于前凸位(图 12.51)。在这个运动中，C5 和 C6 棘突代表性地向前滑动。这个现象已经在第 11 章详细评论。

C5 棘突首先向前移动，在一个轻微的脊柱前弯达成后明显地远离触诊手指。接下来寻找 C6 棘突。脊柱前凸的运动反复在一个较大的范围内进行。C6 棘突在前凸角度末端开始向前移动。作为对比，C7 棘突倾向于保持不动。患者或者研究伙伴可以在较大范围运动而不感到疼痛是先决条件。

小关节

关节突关节是小关节在解剖学上的精确术语，只有在颈椎的椎体序列中能够被清晰地辨认。为了诊断或者治疗的目的而对其进行定位。关节活动限制可以被触诊，发炎的关节囊对于触诊的压力非常敏感。

下面的触诊顺序涉及定位 C2~C3 的小关节位置

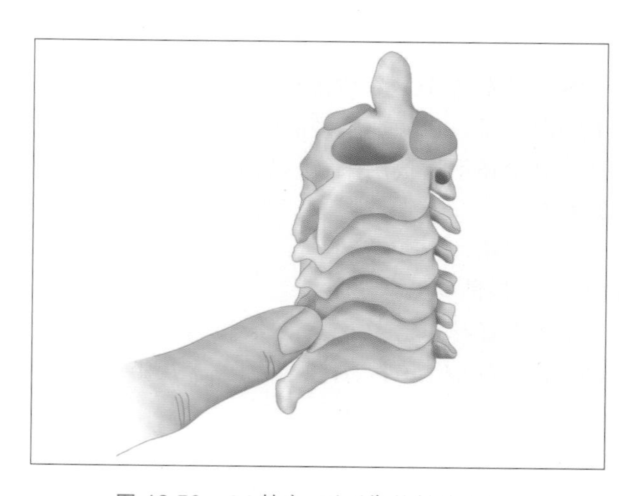

图 12.50 C6 棘突–不可靠的触诊方法。

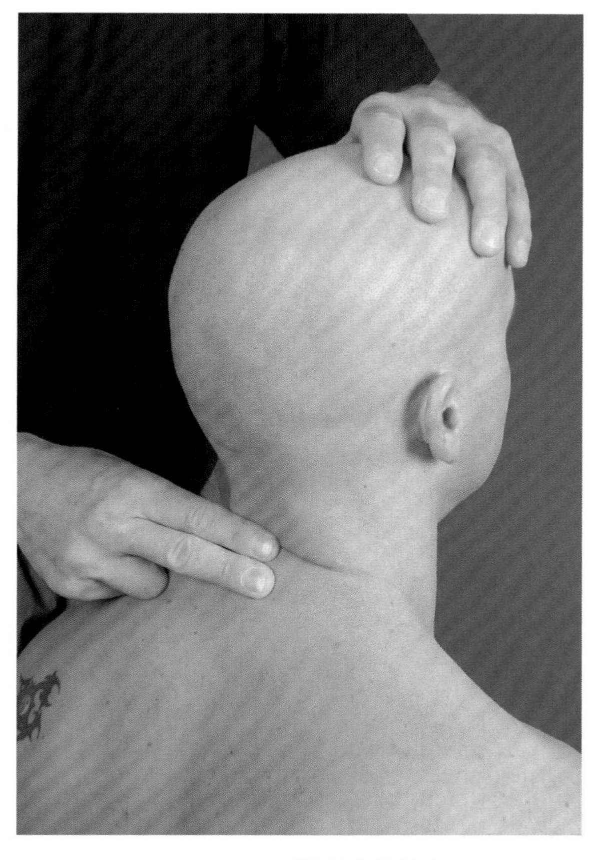

图 12.51 下颈椎棘突的触诊。

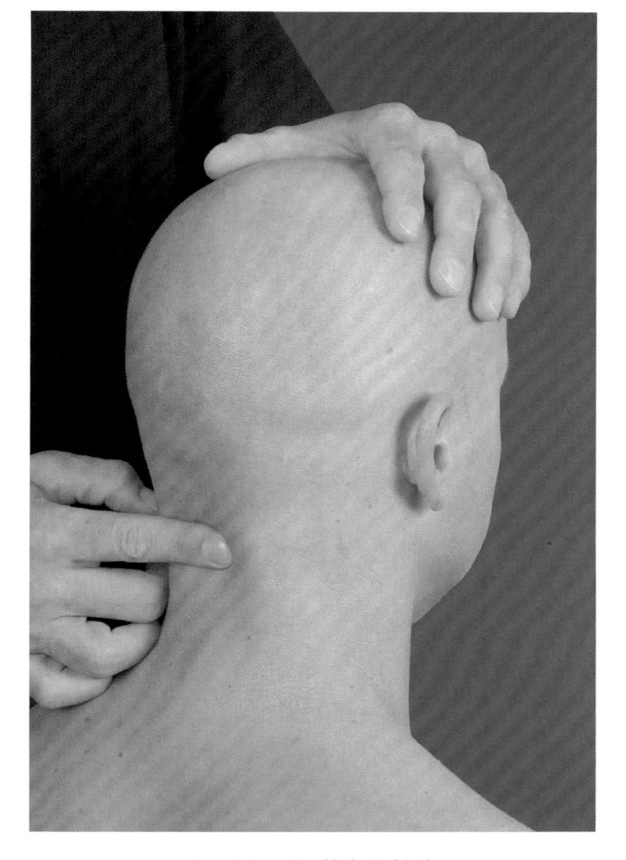

图 12.52 C2 棘突的触诊。

(图 12.54)：

- C2 棘突。
- C2 椎板。
- C3 椎板。
- C3 上关节突。
- C3 横突后结节。
- C2/C3 小关节触诊运动。

通过椎板识别水平

为了找到 C2/C3 小关节，触诊手指必须首先置于 C3 椎板上。

然后定位 C2 棘突(图 12.52)。这在先前的触诊中已经被成功地找到。从这个棘突开始，治疗师触诊围绕头半棘肌沿着前侧方向触诊。椎旁肌肉被推离后内侧，并施加后前位的压力。组织回应一个坚强的抵抗。治疗师现在触诊 C2 椎板(图 12.53)。每一个更远端椎体的椎板大约往下一个示指的宽度(患者的)。

提示

当遵守这些条件，所有颈椎可以被可靠地辨识。可靠性可以通过先辨识相应水平来提高(见“前侧触诊技术”)。

定位关节阵列

C3 椎板被定位(图 12.55)。触诊手指增加施加在椎板上的压力，沿着其形状向前外侧移动(图 12.54，阶段 1)。在一个短距离后，触诊手指遇到一个高抵抗，触诊变为更多的横向(图 12.54，阶段 2)。上关节突，小关节阵列的 C3 部分，定位在此处。

确定准确的位置

三种方法可以确认 C2/C3 小关节的准确位置。

- 小关节阵列的波浪形状可以在手指上下大范围移动时感受到。椎间关节向后凸起。邻近的椎间关节之间的空间是平坦的。当治疗师采取一种激惹触诊手法时，发炎的关节囊对压力反应敏感。
- 触诊接下来在侧方。骨性抵抗减弱，手指移向前方，伴随手指运动描绘出一个急转弯(图 12.54，阶段 3)。手指现在已经从下关节滑向侧方，位于横突的

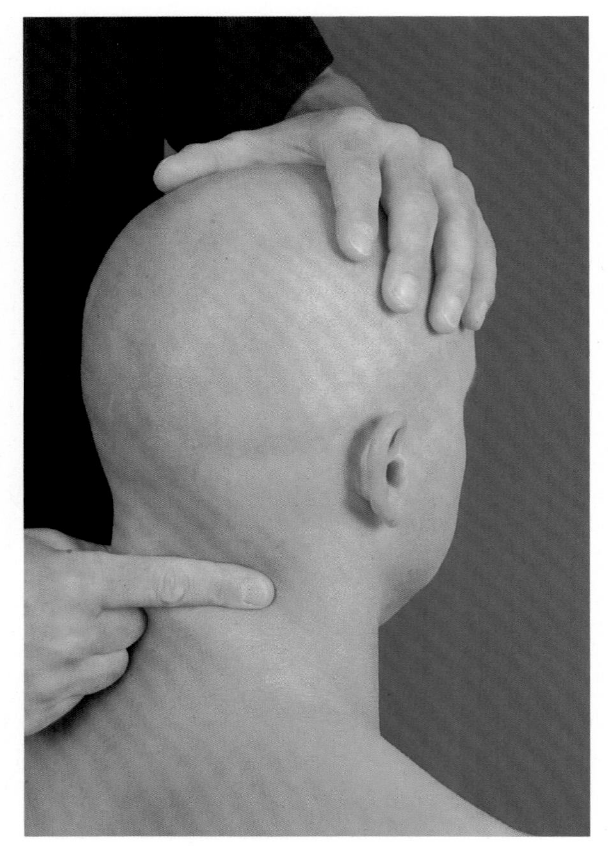

图 12.53 C2 椎板的触诊。

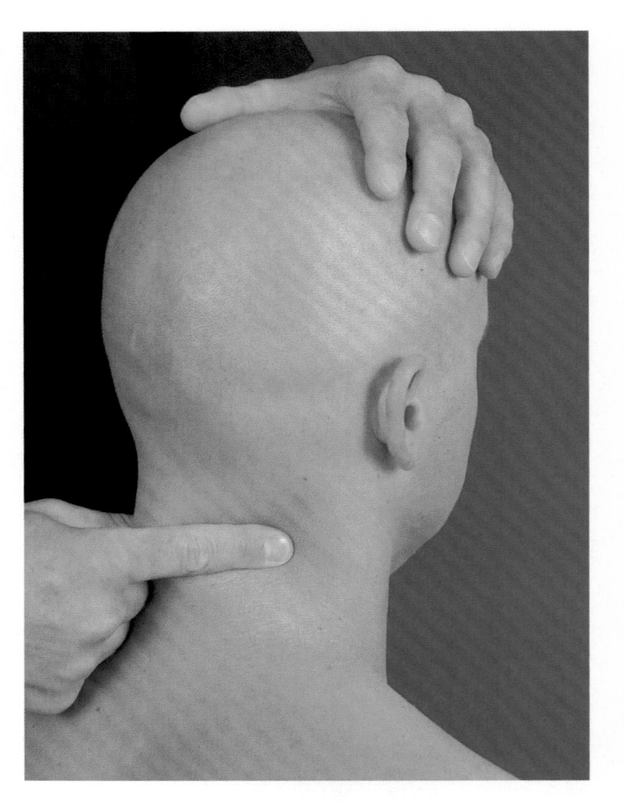

图 12.55 C3 椎板的触诊。

后边界(后结节)。

• 利用运动进行确认。手指移回小关节阵列(图 12.56)。指尖位于 C2/C3 椎间关节稍下方。这个关节由 C3 上关节突和 C2 下关节突组成。通过以一个非常水平的角度移动此关节,有可能感到关节运动,例如关节面滑动靠近或分离。

–汇聚——滑动靠近(图 12.57)。此处提及的运动是一种朝向触诊侧的非常水平的横向弯曲,头部被

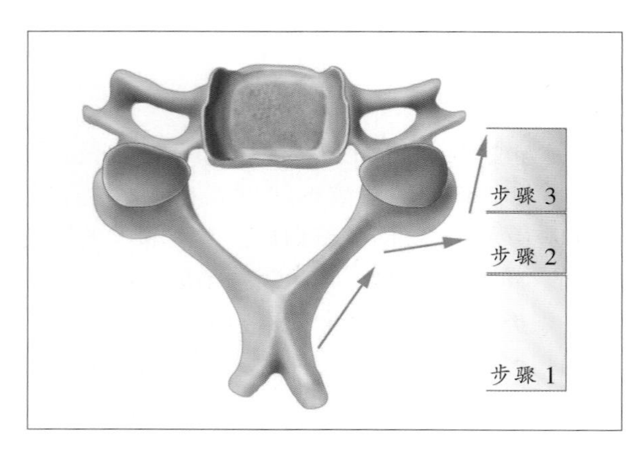

图 12.54 ZAJ 触诊的步骤。

用来促进这个运动。治疗师也能使用旋转,通过旋转 C1/C2 节段大约 40°直到这个运动传到目标的 C2/C3 节段。当治疗师诱导轻微的侧向弯曲时,C2 立即向弯曲侧旋转。C2/C3 椎间关节处运动能被非常迅速地感受到。

提示

指尖感受到的抵抗,在压力施加在 C2 下关节突时是增加的。如果期望中增加的抵抗没有立即感受到,这个程序需要被重复几次。

当治疗师将关节置于侧屈或旋转范围末端并使用指尖向眼眶(与关节平面的直线平行)方向施加一个节律性的压力,一个坚固的有弹性的抵抗是被期待的。这个策略对于更多的身体同侧椎间关节都可以使用,作为弹簧试验。运动局部受限的关节以一种几乎完全僵硬的抵抗对抗压力。

–分离–滑动离开。向对侧侧屈时,如果需要的话,轻微侧屈,C2 远离指尖。

肌肉、枕下神经与血管

肌肉嵌入枕骨上的三条线(图 12.58):

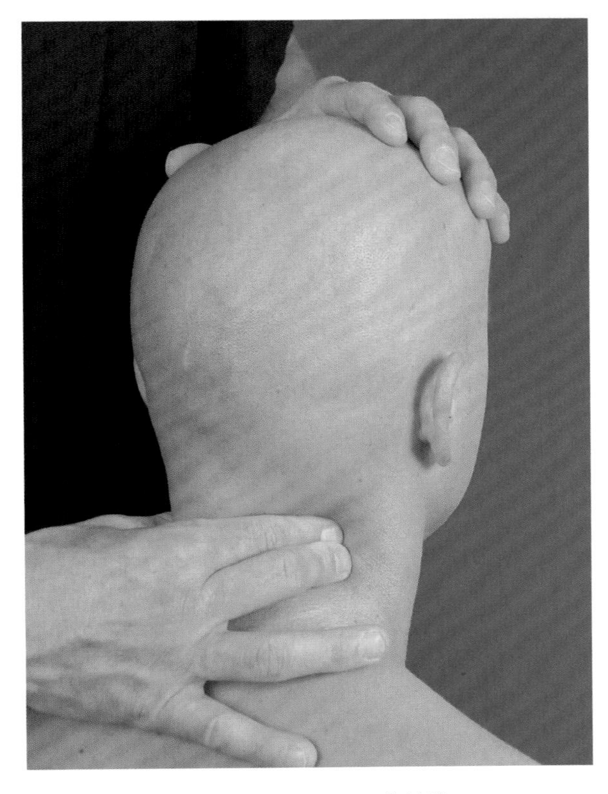

图12.56 C2/C3 ZAJ的触诊。

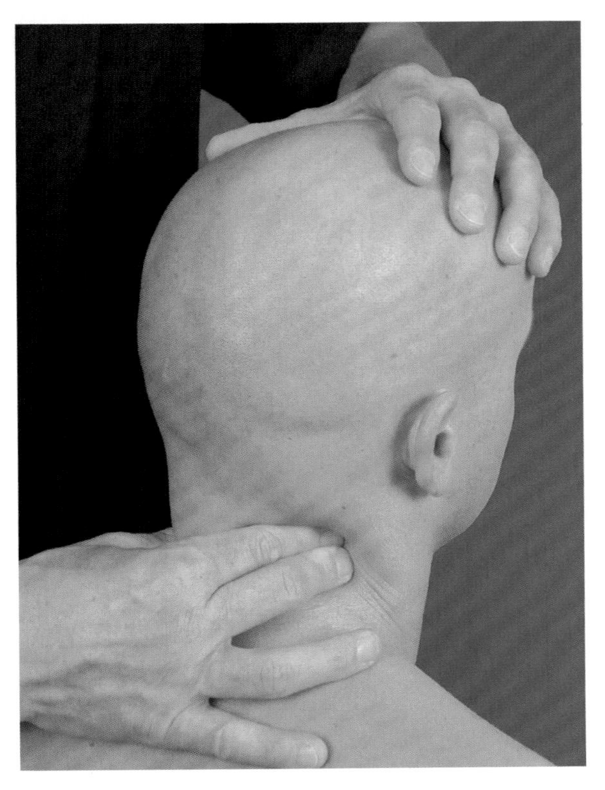

图12.57 通过运动进行确认。

- 最高项线：从枕骨隆突外向上向侧方延伸。
- 上项线：从枕骨隆突外以一个大弧度向侧方延伸。
- 下项线：深层肌肉嵌入这个难以触及的线。

可以触及的浅层肌肉在上项线上非常明显，上项线在可以触及的枕骨边缘上大约两指宽。此区域主要的肌肉是头半棘肌、头夹肌和胸锁乳突肌。

肌肉的位置、肌肉间隙和通过这些间隙的神经血管结构在接下来的触诊中应当明确。

头半棘肌和斜方肌降束

触诊从枕骨下凹开始。触诊两边边界由头半棘肌和斜方肌组成。这些肌肉被激活以明确他们的位置和大小。

大拇指和两个手指首先抓住与椎体平行的肌肉群(图12.59)。

患者接下来向前完全弯曲头部。这尤其能导致下颈椎弯曲。接下来主动进行上颈椎伸展，患者抵抗治疗的手(图12.60)。在这个步骤中使患者将下巴前移是非常有帮助的。

头半棘肌是一个直接邻近椎体纵列坚固的明显的肌肉群，现在可以被触诊和观察。其形状当肌肉活动时可以沿上项线跟踪。

斜方肌降束前缘形成枕骨上小凹的前缘。其位置广为专业人士所知，触诊前缘是容易的。涉及此处的触诊技巧是手指垂直于肌肉边缘(图12.61a，阶段1)。

施加轻微的压力，肌肉边缘在上内侧出现。触诊手指接下来遇到上项线，位于头半棘肌嵌入点的中间(图12.61b，阶段2)。

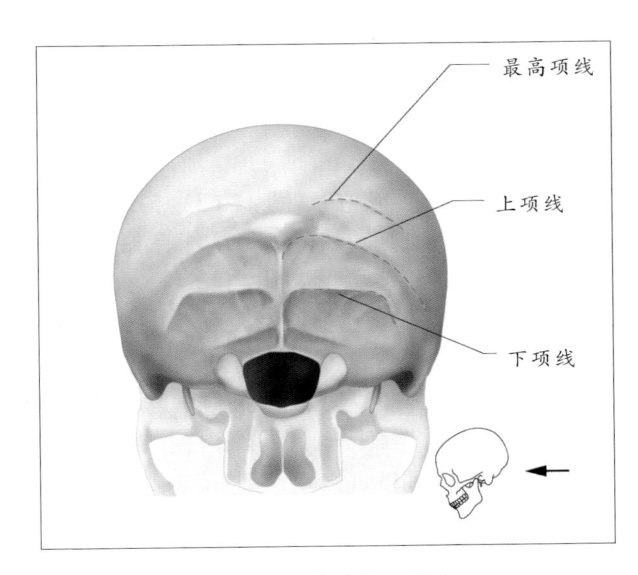

图12.58 枕骨的后面观。

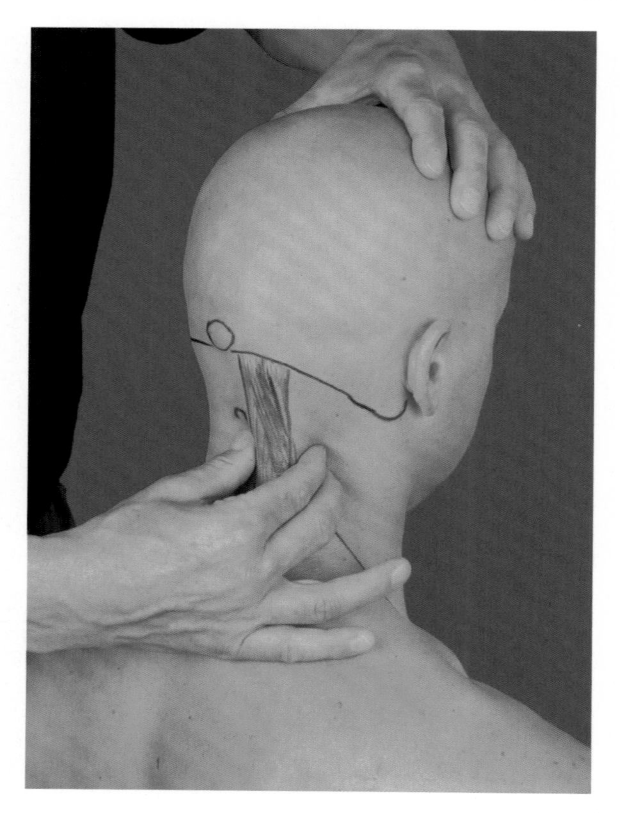

图 12.59 头半棘肌的触诊。

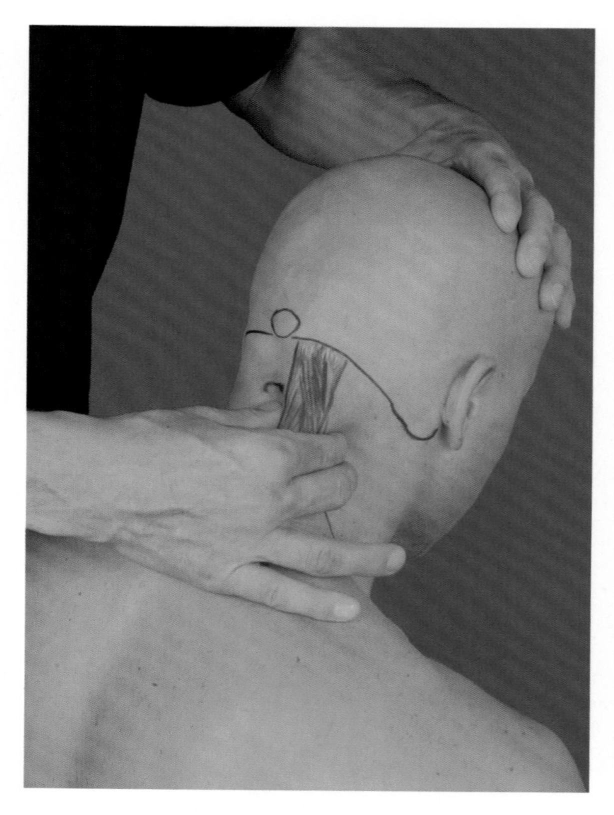

图 12.60 头半棘肌收缩。

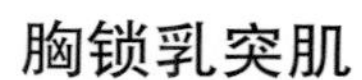

胸锁乳突肌

胸锁乳突肌的边缘和位置能够被清晰地辨认。如果在直立坐位不容易识别，肌肉必须收缩才能使其位置清晰。激活肌肉的适当方法是治疗师将手臂置于患者头上，抵抗对侧的等长旋转或同侧的等长侧屈（图 12.62a，阶段 1）。

沿后缘向上直到到达乳突后在上项线水平的嵌入点（图 12.62b，阶段 2）。相同的技术被用来触诊胸锁乳突肌前缘，通过垂直触诊肌肉边缘。前缘止于乳突前缘。

在接下来的步骤为了帮助定位，治疗师在皮肤上标记已经被触诊的肌肉边缘（图 12.63）：头半棘肌、斜方肌降束和胸锁乳突肌。治疗师另外能将关于神经和血管走行的知识在区域画出来（图 12.63）。

头夹肌

颈部区域另外一个可以定位的强壮肌肉是：头夹肌。这块肌肉属于背部浅层固有肌肉，起自颈椎棘突向上止于上项线。可以直接观察到，位于头夹肌侧方，乳突和胸锁乳突肌中间。与定位胸锁乳突肌相比，精确定位这条肌肉并不容易。这块肌肉经常剧烈收缩使位置清晰。其肌腹在颈椎大范围伸展、旋转和向触诊一侧侧屈运动时变得清晰。

患者颈椎被定位在中立位，治疗师将指尖平放于枕骨边缘上头夹肌和胸锁乳突肌之间的空间（图 12.64a，阶段 1）。治疗师接下来将颈椎置于向触诊侧轻微伸展、旋转、侧屈的位置（图 12.64b，阶段 2）。患者现在正在看治疗师的肩关节。患者推动头部沿此方向进一步运动，同时治疗师的手对抗这个运动。头夹肌，特别地，提供需要的力量，其肌腹可以被清晰地感受，伴随其对抗触诊手指。

枕下神经和血管

正如在此章节解剖部分讨论的，两条神经和一条动脉通过枕骨边缘，在它们向头部走行的路途中：枕骨动脉和枕大神经、枕小神经。这些结构的位置变化很多。最精确的关于这些结构走行的描述被 Lanz 和 Wachsmuth 发现（1979）。这本书中描述的结构是一个可以接受的平均值。一旦治疗师勤于练习并且获得了足够的经验，这些结构可以使用触诊精确地辨认。枕骨上有两个区域被少量的肌肉覆盖。这些区域在接下来的文章中被命名为枕骨上肌肉间隙；它们将帮助治疗师定位血管和神经。当从中间向两侧触诊枕骨时，

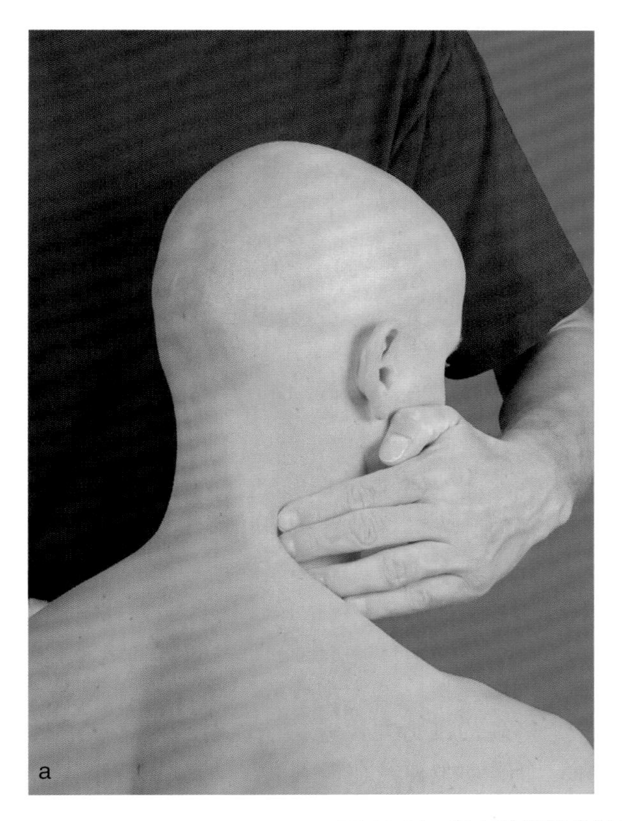

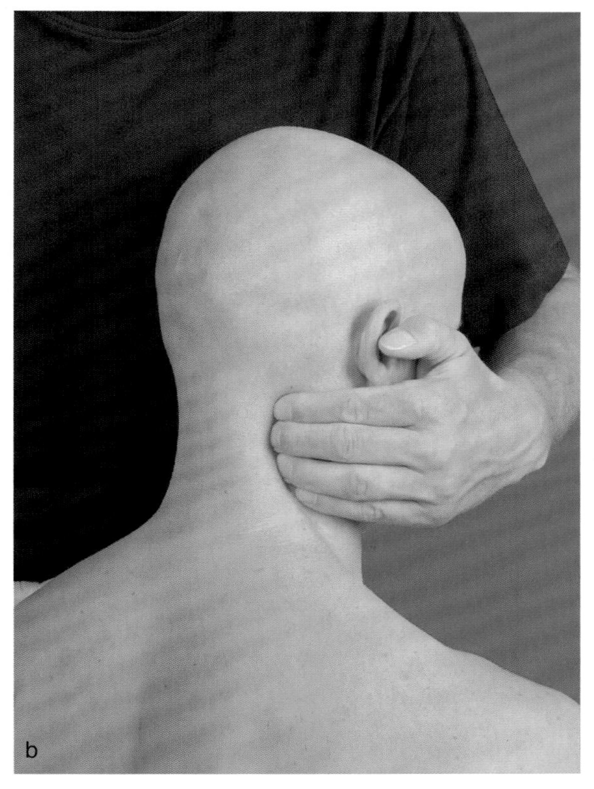

图 12.61　斜方肌降部的触诊。(a)步骤 1;(b)步骤 2。

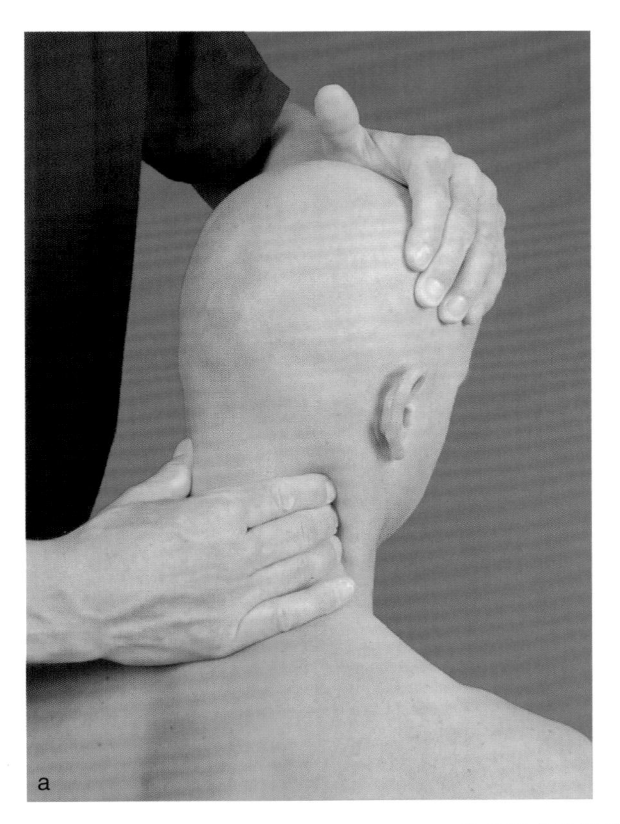

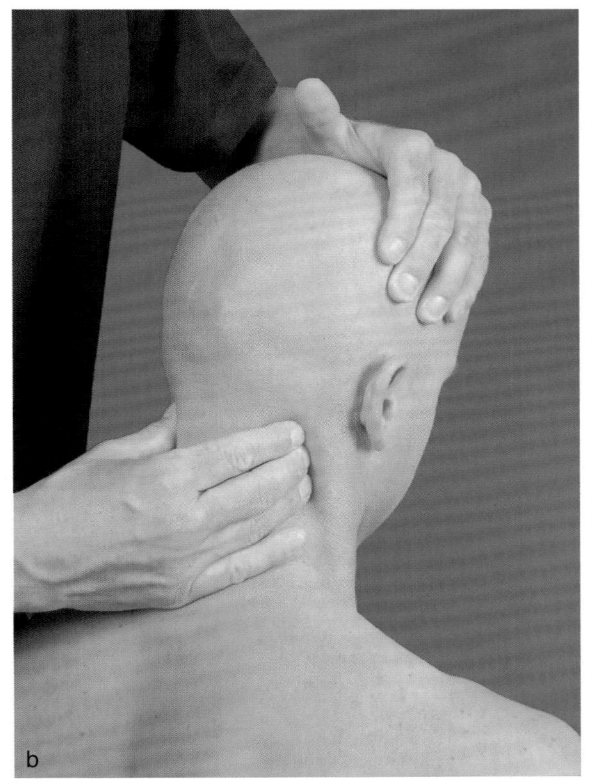

图 12.62　胸锁乳突肌触诊。(a)步骤 1;(b)步骤 2。

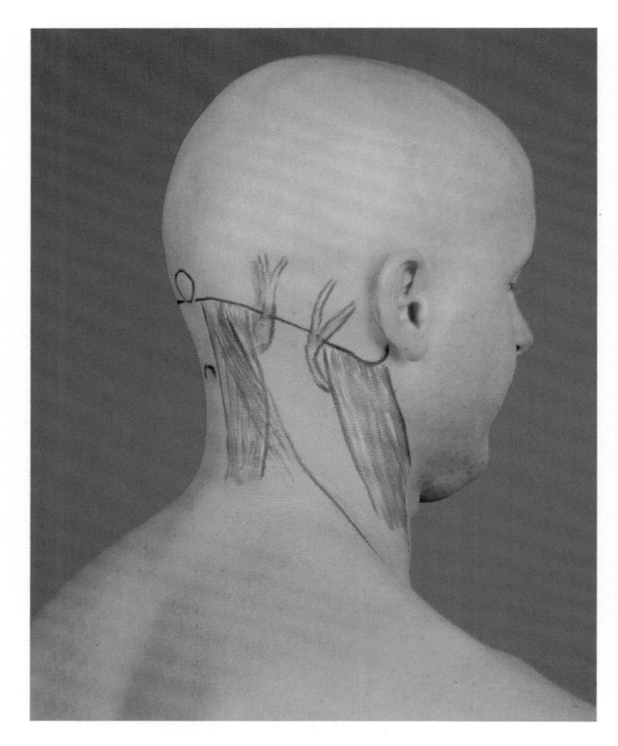

图 12.63 在皮肤表面描绘出肌肉、神经和血管边界。

这些肌肉间隙可在两个点上清晰地感受到。每一个间隙都位于相邻的两个肌肉之间(图 12.65):

• 中间肌肉间隙:头半棘肌侧缘和头夹肌中缘。枕骨动脉和枕大神经从此点穿过筋膜,走行于枕骨上皮下。在此点,当施加重压时寰椎后弓可以间接感受到。这对于 C0/C1 节段众多的移动性和稳定性测试和手法治疗技术都是非常重要的。

• 侧方肌肉间隙被发现位于夹肌侧缘和胸锁乳突肌后缘(中间)。枕小神经在此处越过枕骨边缘。

它从胸锁乳突肌后冒出围绕 C2 水平,在枕骨上沿直线向上。

为了定位枕骨动脉,须用一个指尖温柔地置于枕骨边缘在中间肌肉间隙水平(图 12.66a)。通常需要一段时间才能感受到动脉搏动。如果搏动不能被感受到,治疗师需要继续触诊中间或侧方以找到此点。

枕大神经被发现直接邻近这条动脉。为了定位这条神经,正确的技术包括保持手指垂直并使用指尖来触诊(图 12.66b)。一条周围神经在表面之下坚硬的上面可以被弹拨。这类似于弹一个吉他,可以通过施加一个坚硬的压力并快速向前和向后移动手指来获得。在这个运动中神经在指尖下滚动。

治疗师倾向于使用相同技术在侧方枕骨下肌肉间隙中找到枕小神经(图 12.66c)。

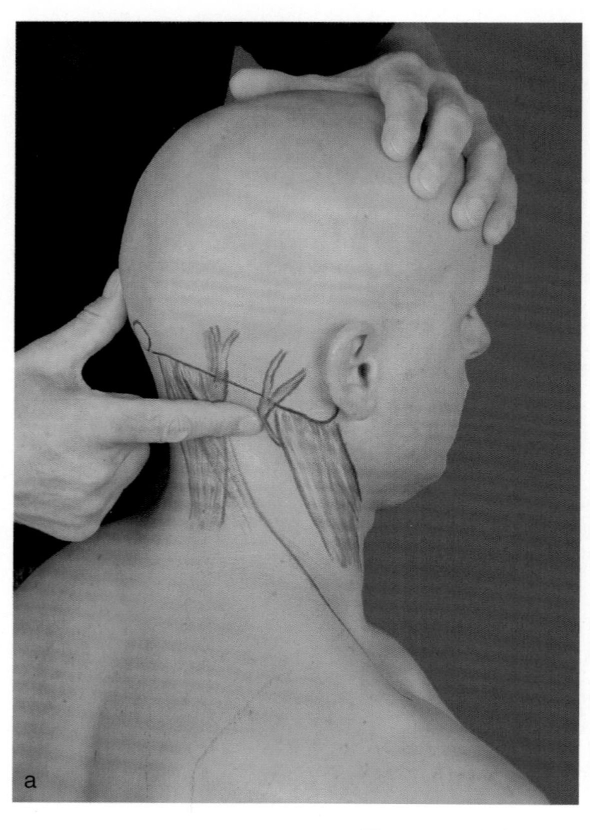

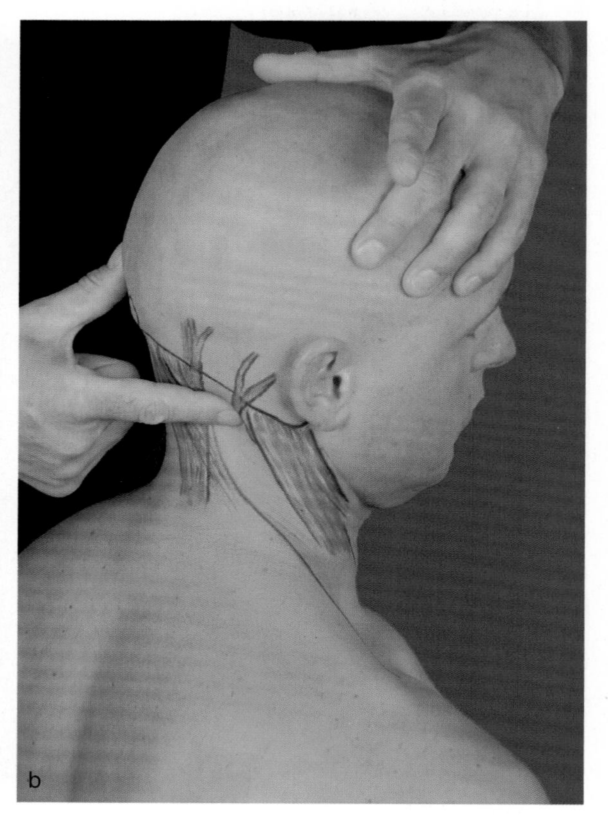

图 12.64 头夹肌触诊。(a)步骤 1;(b)步骤 2。

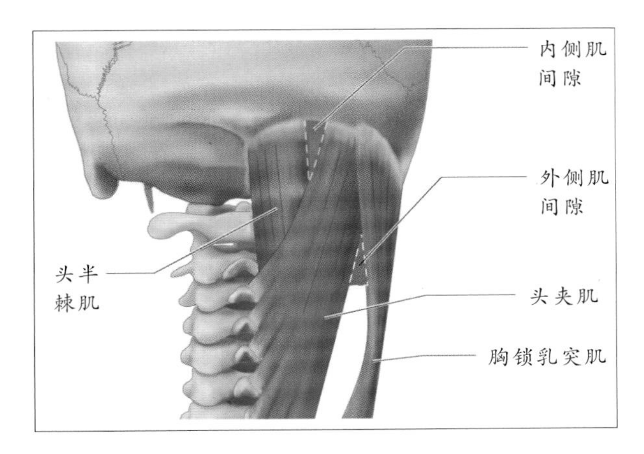

图 12.65 枕下肌肉间隙。

评估与治疗提示

这些颈椎后方初步的触诊已经显示多种可以在患者身上使用的选项。结构水平现在能够被可靠地确定。后方肌肉和后外侧的椎间关节能够被较好地触诊。

椎间关节局部移动性测试的基础已经阐述。“小关节”章节已经描述在椎间关节处怎样感受运动。弹簧试验对于评估椎间关节移动性是最迅速和最具确定性的试验之一。一系列多样的手法治疗技术使用椎板来影响节段移动性(牵引和滑动)。治疗师应该在这个主题参考专题文献。

三个治疗技术在接下来的章节将会提出,这些在手法治疗领域之内和之外都非常重要。这些包括上颈椎稳定性的评估。

除了评估寰椎横韧带的稳定性测试,翼状韧带测试属于提供此部分重要韧带信息的关键技术(见“翼状韧带测试”)。

在下颈椎中,年龄相关的退变过程在节段运动中有重要的角色。(治疗师使用)一个简单的技术来重点激惹受影响的节段并确定其水平(见“辨认长期激惹的椎间盘水平”)。

这部分以一种极其愉快的、功能性的且有效的缓解肌肉张力的肌肉技术为结尾。所有具有一定才能的治疗师都能够在椎旁施行这些功能性的按摩。这些技术经常被用来作为疼痛症状的初始治疗或者为患者局部评估和治疗做准备(见“功能性按摩”)。

翼状韧带测试

一些局部上颈椎评估和治疗技术要求C2棘突很好地触诊,在某些情况下甚至要求被固定。翼状韧带枕骨部分的稳定性测试证实局部触诊对于评估技术有多重要。

目的

为了评估翼状韧带枕骨部分稳定性。

标准

当上颈椎运动轻微侧屈时(向一侧弯曲头部),C2立即运动。当翼状韧带弹性被检查时,可以感受到坚硬的终点感觉。

操作

接下来的操作在IAOM手法治疗研究组和德国菲尔巴赫的VPT学院(德国物理治疗学会)中被教授。这项测试检查两侧枕骨的翼状韧带。

准备

C2棘突首先被定位并用大拇指和示指紧紧抓住。与两侧椎板建立连结(图12.67a)。接下来头部被固定于治疗师的手环中,示指从一侧椎板上移开(图12.67b)。大拇指现在应该清晰地与一侧C2椎板连结。

阶段1–移动性测试

使用温和的轴向压力,头部现在被引导向局部轻微侧屈(在本例中向右)远离治疗师(图12.67c)。因为直接的复合运动,C2立即转向右侧, 同时C2棘突转向左侧。当翼状韧带是完整的时候,以下结果是期待的,C2能够自由地在C3上移动。棘突的运动立即被感知到,因为一个增加的压力抵抗拇指。

阶段2–十字移动–核对测试

当棘突被固定时,现在尝试向侧方弯曲颈椎。棘突上的压力再次增加以至于棘突不能再移动。治疗师对颈椎提供轻微的轴向牵引并尝试使用治疗环促进侧屈。正常情况下没有运动出现。

阶段3–终点感觉测试

最后,进行一项快速的韧带弹性测试。首先促进轻微的侧屈。大拇指停留在棘突上允许这项运动。头部接下来保持这个姿势,拇指施加一个短促但是密集的压力在旋转的棘突上,在中间方向上向后推。一个坚硬的终点感觉说明韧带是完整的。

解释

阶段1

当棘突旋转被延迟一个极短的时间,这项测试都是阳性的。所以,手定位在棘突上是这项测试中最主要的组成部分。进行这项测试时最常犯的错误是与棘

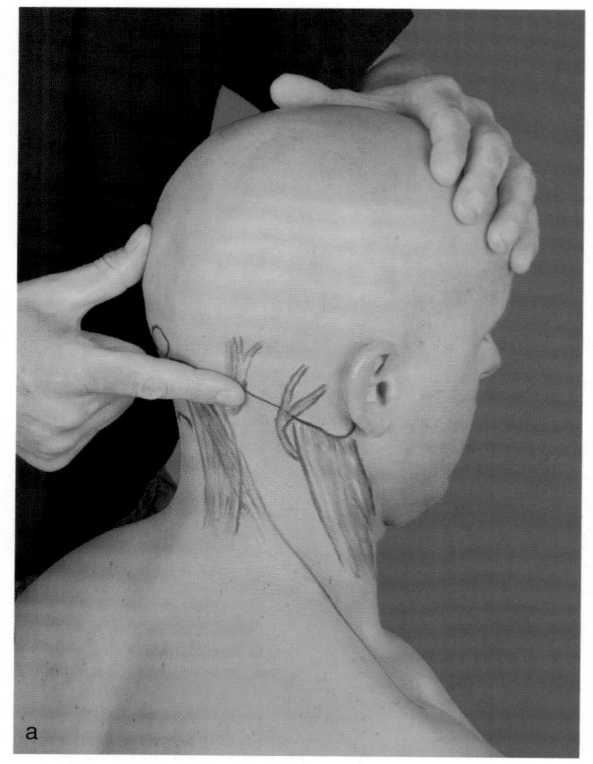

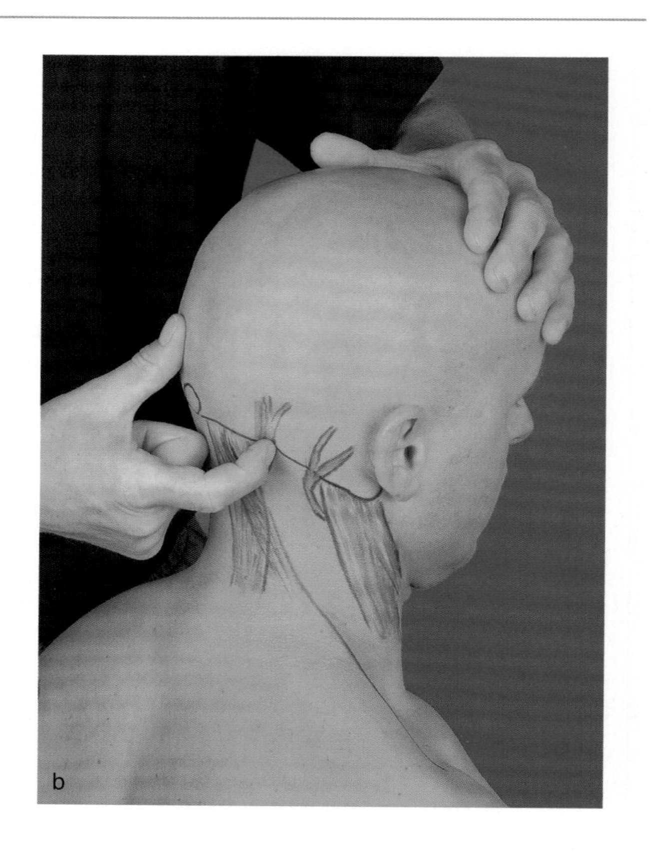

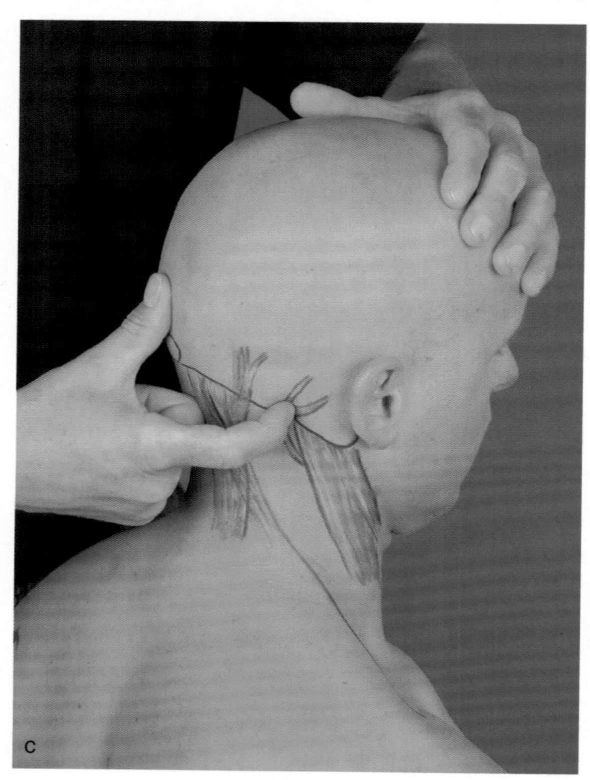

图 12.66 触诊 。(a)枕动脉;(b)枕大神经;(c)枕小神经。

突之间的连接太少。这意味着运动不能被肌力感知,并且导致错误的阳性结果,这个结果被韧带松弛解释。C2 与 C3 之间运动受限也能限制 C2 旋转。所以推荐 C2/C3 节段移动性测试首先使用弹簧测试进行评估(见“小关节”)。

阶段 2

当 C2 棘突被固定并且侧屈是可能的时候,韧带松弛是被证实的。通过脸部皮肤运动对抗头盖骨的手部运动不应被误认为侧屈,这是重要的。

阶段 3

只有终点感觉是坚硬的,翼状韧带才能被证实是完整的。这项测试是阳性的,当拇指推棘突并且感受一个弹性的终点感觉。

治疗师可能只声称翼状韧带是稳定的,当所有三项测试都没有证实两侧的韧带松弛。如果翼状韧带松弛,施行剧烈的牵引技术或者大范围的旋转运动时,不建议使用此类治疗技术。

辨认慢性炎症的椎间盘的水平

另外一个在颈椎后侧使用表面解剖的好例子是一个极端简单的测试,这项测试用来辨识那些正在承受顽固的颈部症状的患者慢性炎症椎间盘的水平(图 12.68)。

颈椎椎间盘控制平移运动,在进行真实的伸展时(向后倾斜头部伴随下巴拉高)发生在椎骨上。当椎间盘有炎症存在时这项运动是疼痛的。炎症椎间盘节段

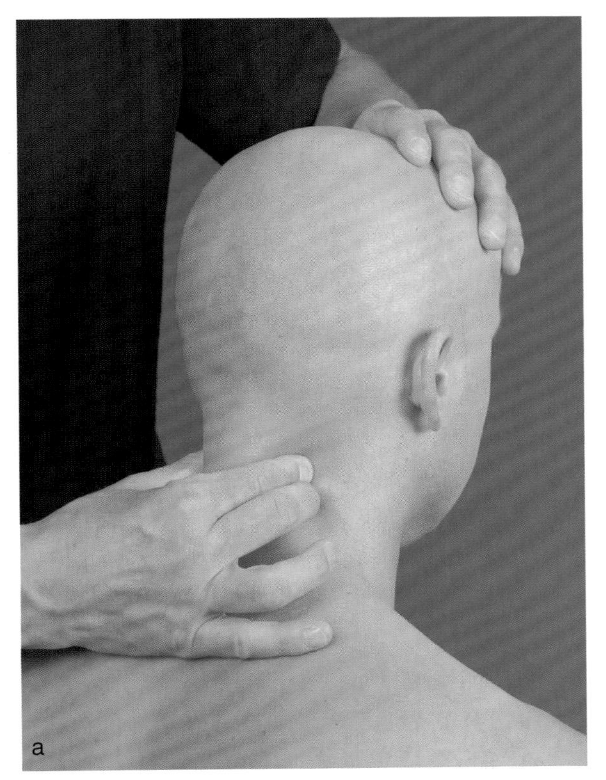

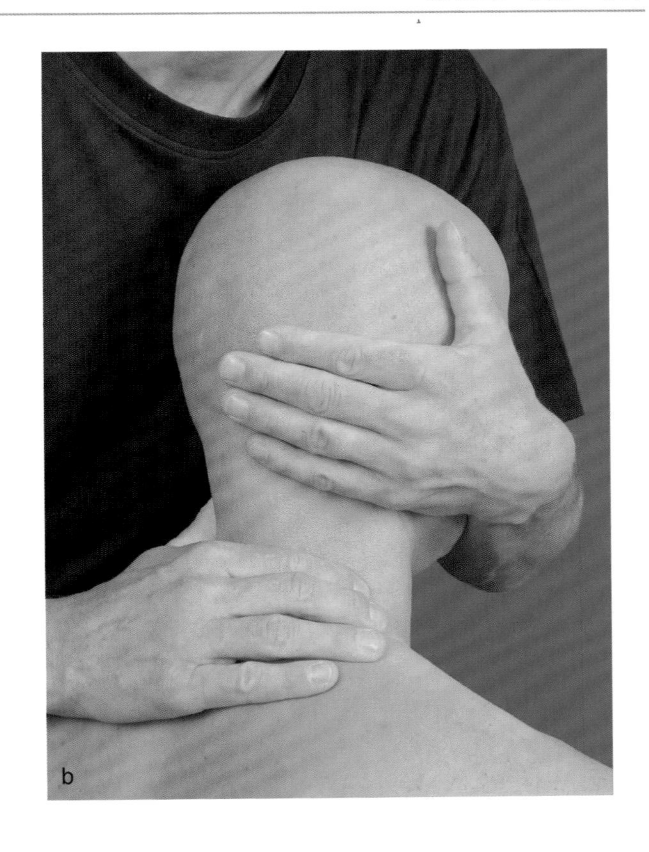

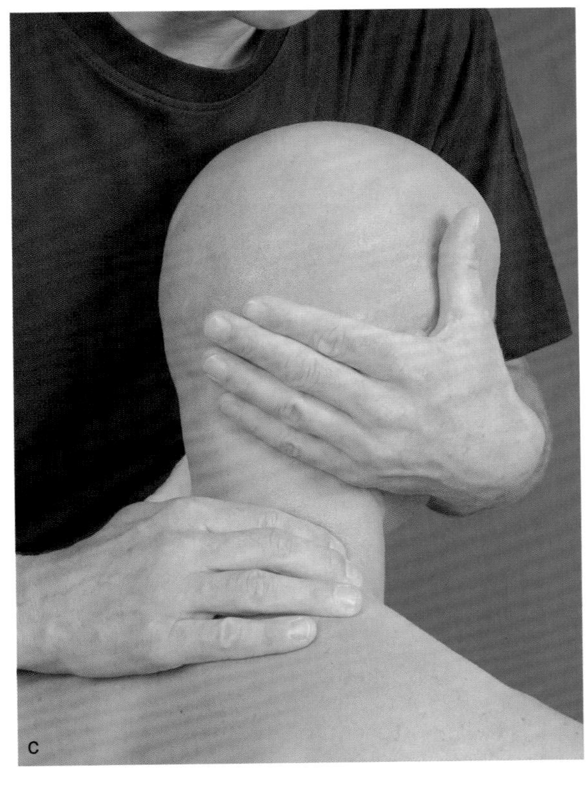

图 12.67　寰椎韧带的检查。(a)定位 C2 椎板；(b)固定椎板；(c)向远离治疗师的方向侧屈。

必须在其进行局部治疗前被定位。这项测试的原则是稳定下颈椎的椎板，在这个点上进行真实的伸展。

目的

定位炎症节段。

标准

患者疼痛。

操作

从 C2 棘突开始，先定位 C2 椎板，接下来定位 C3。这是第一个椎间盘节段。双侧拇指置于椎板上。紧紧抓住椎板并在前侧方向施加压力阻止后侧方向的运动。患者通过向后倾斜头部向前拉下巴(实实在在地伸展)来伸展下颈椎。C3 因为被拇指固定不能移动。伸展只发生在 C2/C3 水平。如果测试是阴性的，接下来下一节段定位的椎板被固定并重复测试。

解释

当患者宣称出现典型的疼痛，测试为阳性并且可以发现责任节段。这项测试被发现在下椎间盘节段是阳性的，如果任何地方，如这些节段，同下腰椎节段类似，则更有可能频繁罹患椎间盘退化。

功能性按摩

一些在坐位初始体位的功能性按摩将在此处演

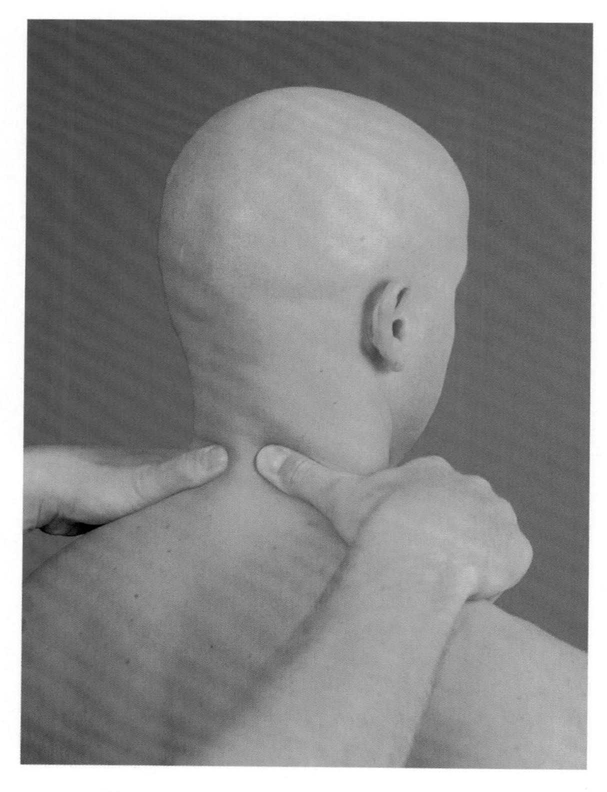

图 12.68 慢性椎间盘激惹的位置判断。

示,以补充本书第 8 章末不够完善之处。为了成功地释放颈部肌肉张力,安全地控制头部在治疗手臂环中以使患者允许治疗师支持头部的大部分重量,这一点是非常重要的。

这项技术的目的是横向移动肌肉,通过颈椎运动结合长轴牵伸。一只手置于颈部并且通过横向移动组织用来按摩。运动通过治疗的臂环来控制。在插图的例子中,当头部被动屈曲时治疗师以一个宽的 V 型抓住脊柱旁颈部肌肉并向后移动。

颈椎被置于中立位的初始体位,一只手握住需要治疗的部位上面的区域。这意味着接下来的弯曲运动不需要过大以至于轴向牵伸组织(图 12.69a,阶段 1)。按摩手被置于颈部肌肉后方同时拇指宽广地张开。手部与深层的肌肉发生联系并夹这些肌肉,向中间和后方推动它们。这个横向的牵伸被保持,轴向的牵伸通过弯曲颈部来增加(图 12.69b,阶段 2)。

这个功能性按摩可以在几个方面变化:

- 缓慢有节奏地反复牵伸或静态牵伸。
- 在一个节段重复横向移位或者从上到下系统性地沿着所有颈部肌肉按摩。
- 宽的 V 型抓握=半棘肌、斜方肌、夹肌和长肌(图 12.70)。

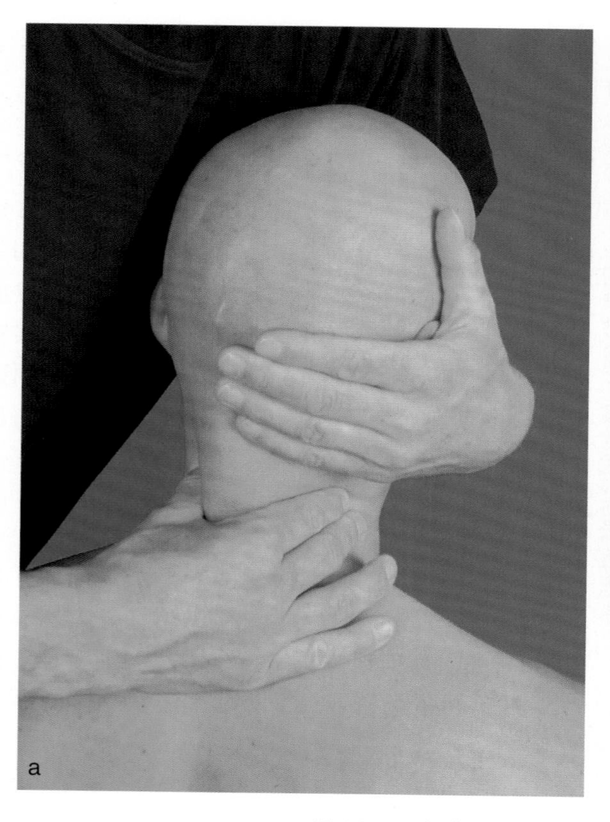

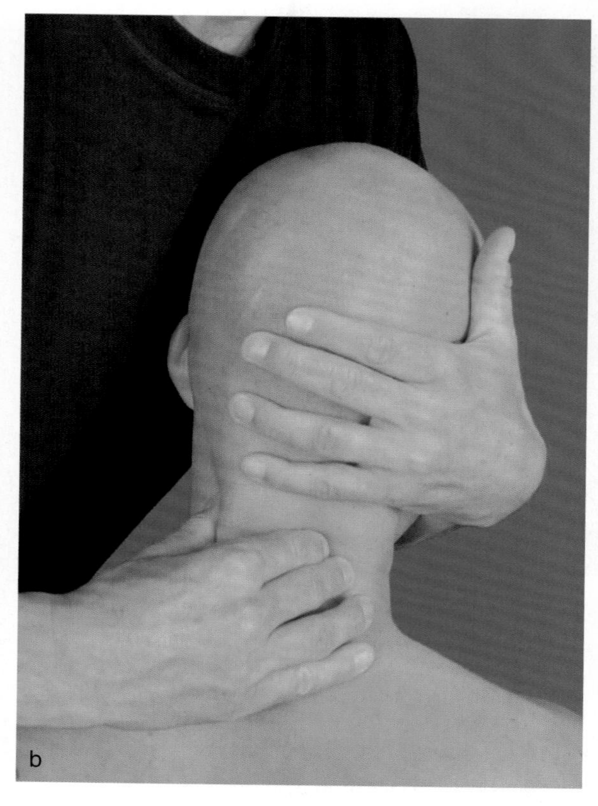

图 12.69 椎旁功能性推拿。(a)起始位置;(b)终止位置。

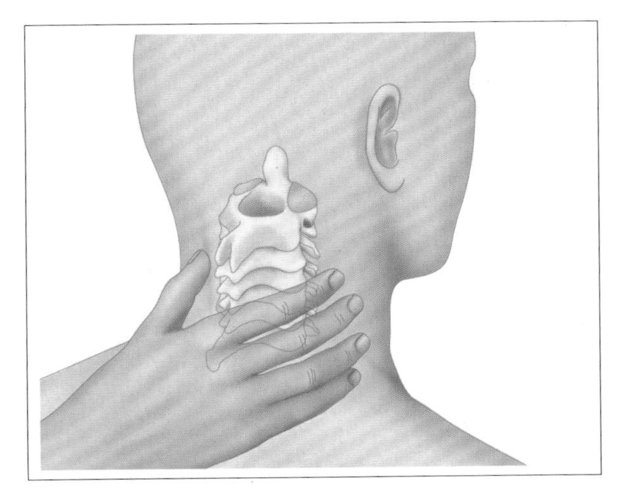

图 12.70 采用宽 V 形抓握进行功能性推拿。

- 窄的 V 型抓握=半棘肌和斜方肌。
- 对称性移动颈部屈曲和牵引两侧肌肉,或在远离治疗师方向牵伸肌肉时耦合屈曲、侧屈和向治疗师的方向旋转。

外侧触诊技术

触诊结构概述
- 下颌角。
- C1 横突。
- C2 和 C3 横突。
- 颈部后三角边界。
- 颈部枕三角区。
- 颈部锁骨上三角区。

胸锁乳突肌成对角线穿过颈部边缘区域。在肌腹上的区域,只有 C1 横突的位置是触诊感兴趣的。所有其余结构定位在此肌肉之下,在颈部后三角和锁骨上窝之上。当练习定位这些结构时,最适当的初始体位还是直立坐位。其他初始体位(例如仰卧位)在之后也可选择。

治疗师必须观察横突的位置,特别是关系到胸锁乳突肌的节段。C1 横突被发现在胸锁乳突肌前方,C2 横突直接在肌肉下面,C3 横突更多地位于肌腹后面(图 12.71)。期待感受到的形状也很重要:

- C1 横突会非常长且在长度和形状上变化很多。在某些罕见的病例中,可能指向后方或位于贴近枕骨的位置。横突在形状和长度方面的变化可能引导出错误的结论,当使用触诊比较两边时。所以只依靠结构位置下诊断是非常不可靠的。

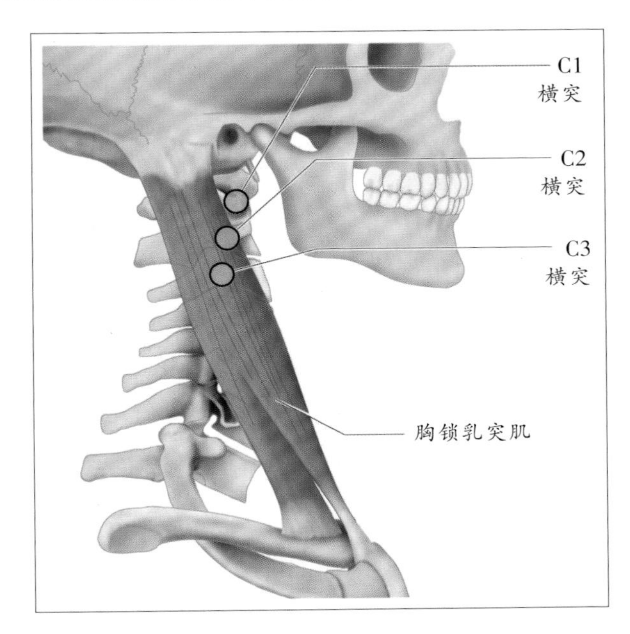

图 12.71 横突和胸锁乳突肌。

- 所有 C2 下面的横突包括 C2 倾向于变短。所以当触诊手指从 C1 横突尖部向下移动时,期待出现滑动深入组织直到触及 C2 横突。再一次,解剖形态学以及与质地和形状相关的期望构成了精确触诊的基础。

下颌角

枕骨边缘向侧边延伸直到到达乳突。一个垂直的技术被一个或者两个触诊手指提供以至于手指对抗下颌骨后部(图 12.72a)。如果治疗师不确定位置的话,患者可以轻微张口闭口。当闭口时下颌三角对抗触诊手指。最重要的此区域骨骼参考点已经被发现。临床相关结构的搜索可以开始。在这个阶段中,触诊手指总是置于胸锁乳突肌之前(图 12.72b)。

C1 横突

寰椎横突被以下结构包围(图 12.73):
- 后缘是胸锁乳突肌。
- 前缘是下颌角。
- 上缘是外耳软骨。颞下颌关节被发现在其前面。

测量乳突下尖端到下颌角后边界之间的距离。C1 横突被发现大约沿着稍微倾斜的线连接两侧参考点,并且总是位于胸锁乳突肌前。根据个体不同触感变化很大。其尖端是圆形的。

示指指尖的圆形触诊技术被用于这个触诊(图 12.74)。手应该置于患者颈椎和/或枕骨上以使指腹能

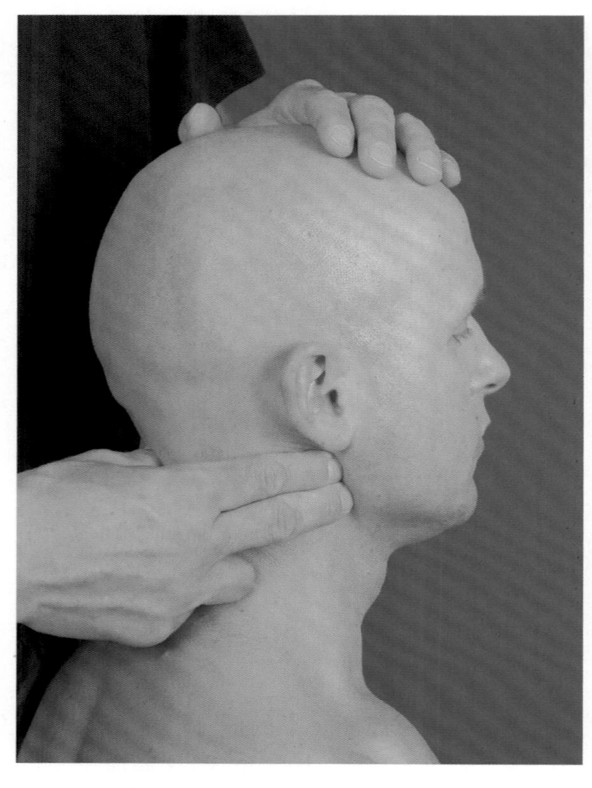

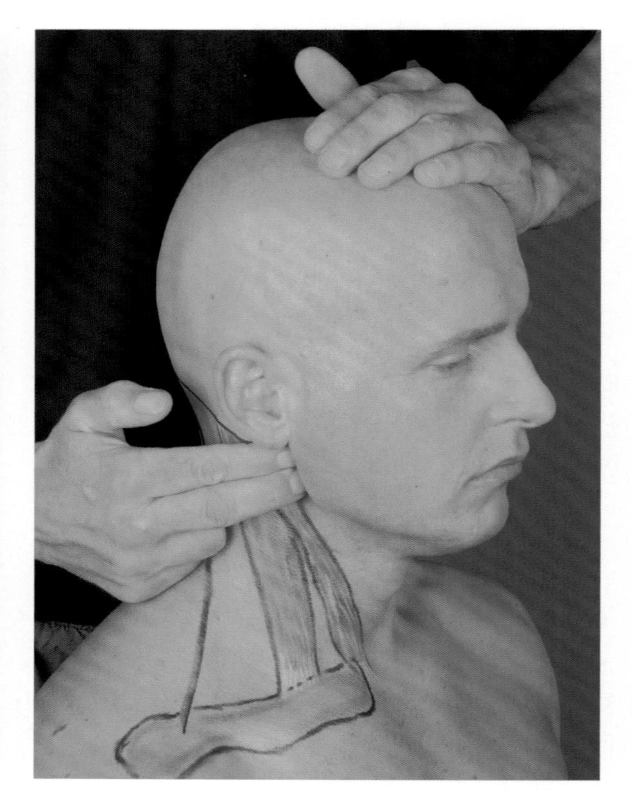

图 12.72　下颌角。(a)触诊方法;(b)换个视角。

够光滑和准确地触诊。当直接施加压力时,治疗师总是期待感受到坚硬的来自深层组织的抵抗。

提示

个体两边的不同易于识别。C1 横突长度可以变化,正如尖端的形状和周围骨性结构的位置。两边的不同并不提示节段错位在寰椎和枢椎之间的区域。

C2 和 C3 横突

C2 横突与 C1 相比相当的短，位于 C1 横突下 1 指宽的凹陷中。因为其在胸锁乳突肌之下,难以直接触诊。为了触及该横突,肌腹被向后(或向前)移动并且压力达到深层组织必须增加(图 12.75)。C2 横突现在可以清晰触及。

C3 横突尖端一般位于 C2 下一横指的宽度。胸锁乳突肌当肌肉发育充分时部分经过这个横突。为了在安全的一边,肌腹在施加深层组织压力前被轻微向前移动(图 12.76a,b)。这个横突被期望较短。推深层组织达到骨骼的时间取决于组织厚度。

提示

以下要点应当被考虑以帮助定位:在颈椎中间的所有脊神经到达相应横突前方和胸锁乳突肌后方。小关节位于相应横突后中间位置。

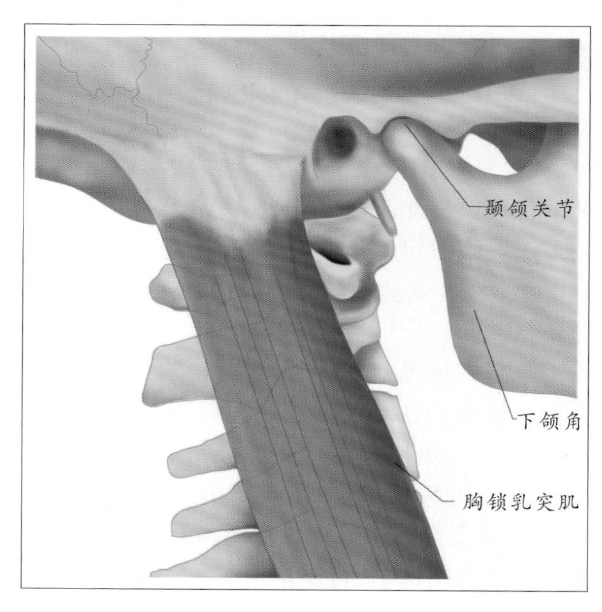

图 12.73　C1 横突的位置。

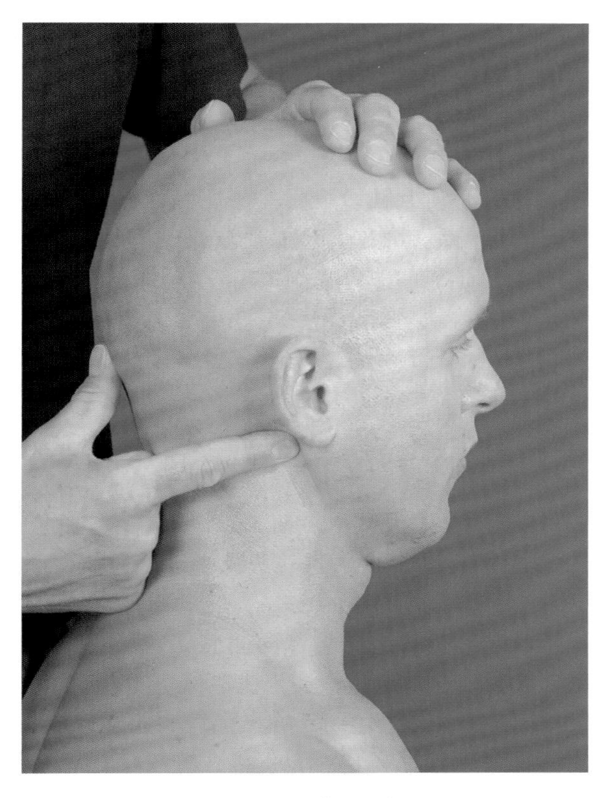

图 12.74 C1 横突的触诊。

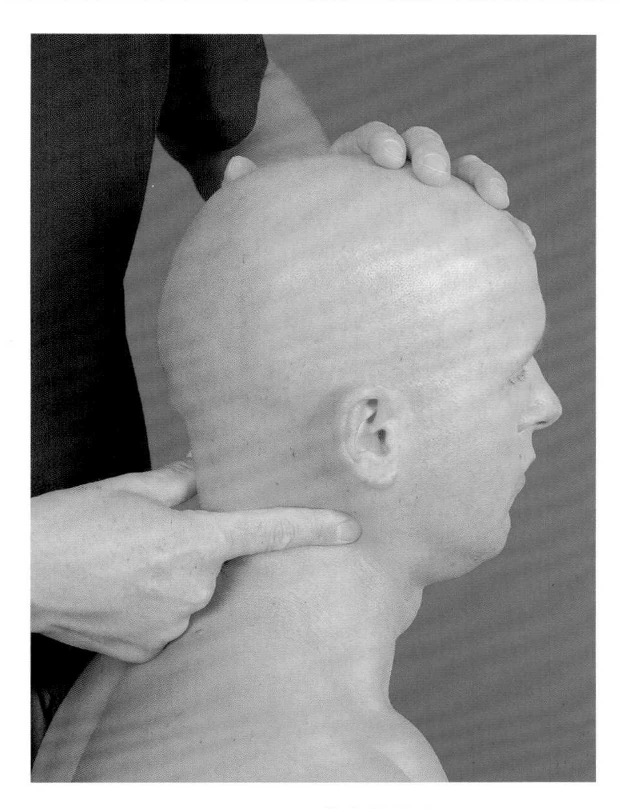

图 12.75 C2 横突的触诊。

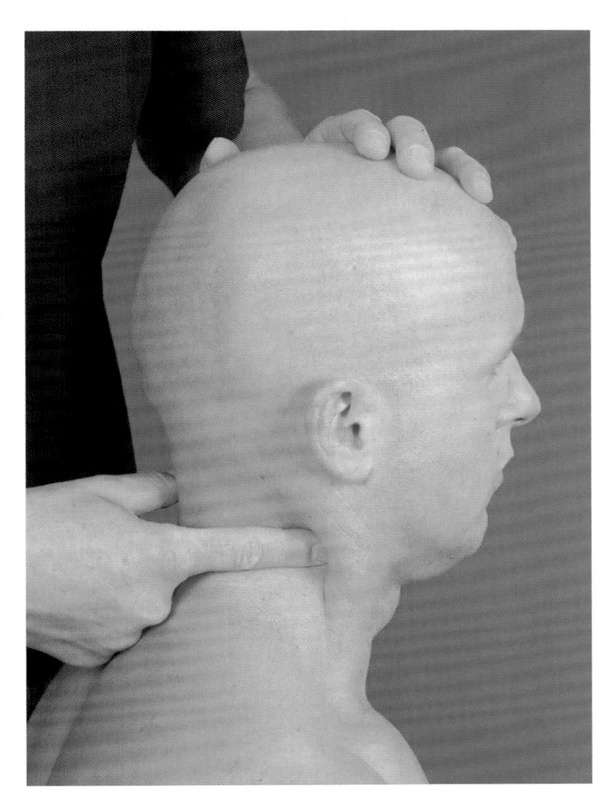

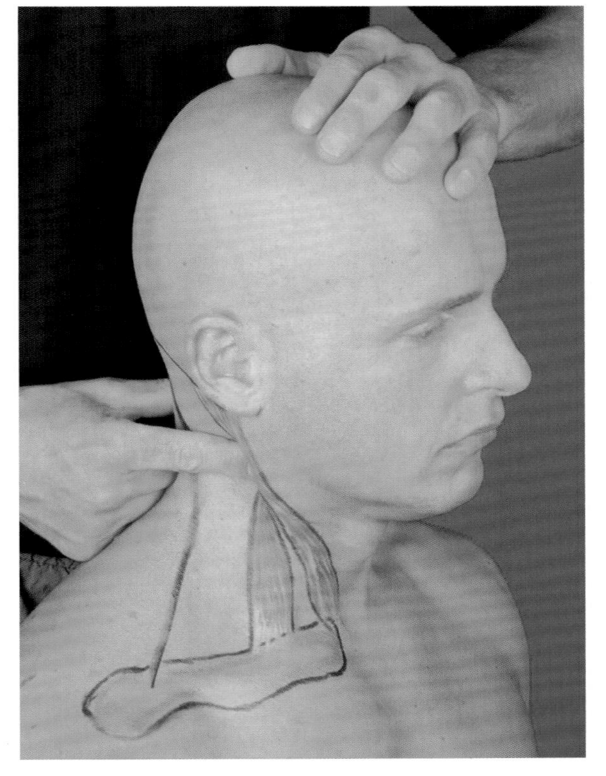

图 12.76 C3 横突的触诊。(a)触诊；(b)换个视角。

颈部后三角边界

颈部后方侧面区域和胸锁乳突肌下形成一个三角形,三角形底边位于下面。这个三角形被称为"颈后三角"(图 12.77)。以下结构形成其边界:

- 后边:斜方肌降束前缘。
- 下边:锁骨上缘。
- 前缘:胸锁乳突肌后缘。

有必要把此区域进一步分成颈部上 (枕骨部)和下(锁骨部)三角区域。以下肌肉的肌腹位于枕骨部三角中:

- 肩胛提肌。
- 后斜角肌。

锁骨上平整的凹陷形成颈部三角锁骨上部,解剖上称为锁骨上窝。以下结构位于此处:

- 前斜角肌和中斜角肌。
- 第 1 肋。
- 锁骨下动脉。
- 臂丛神经。

胸锁乳突肌

通常这个强壮的肌肉在颈部侧面容易被发现。当头部向左侧大范围旋转时,右侧胸骨头变得突出。肌肉后缘向下直到到达嵌入点。一项垂直的触诊技术被使用,两根手指静止对抗乳突后缘部分,即肌肉的嵌入点(图 12.78)。

从乳突,肌肉后缘沿后侧和前侧直到手指尖感到肌腱,最后到达胸骨柄。其与胸锁关节的关系在第 2 章描述。

通过从下到上触诊胸骨头的肌腱,治疗师可以感知肌腹前缘。最后,我们可以通过目测胸骨头的边缘来确定这块肌肉的宽度(图 12.79)。

提示

如果治疗师对位置没有信心,可以通过施加一个特定反向的阻力并同时指示患者对抗该阻力等长收缩这个肌肉(图 12.80)。为了达到这个目的,治疗师将一只手置于对侧前额,另外一只手在同侧头部。然后指示患者向对侧转头或患者向同侧侧屈。

当肌肉等长收缩向身体同侧侧屈时,锁骨头肌腹往往可以看到。它与胸骨头相比显然更宽,但是较弱。使用相同的垂直触诊技术,治疗师再一次在乳突开始并跟随肌肉下行直到其嵌入点进入锁骨中间 1/3 (图 12.81)。其后缘形成颈后三角的前缘。

当肌肉强烈收缩或者治疗师精于技艺时,在下方区域(胸锁乳突肌)两个头之间的间隙可以被感受到,甚至可以肉眼看到。这使治疗师能够触诊锁骨头前缘

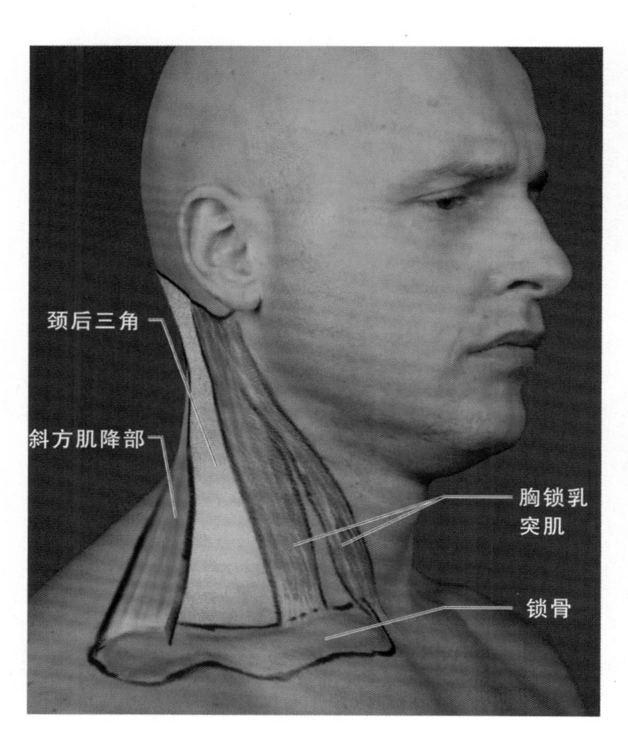

图 12.77 颈后三角。

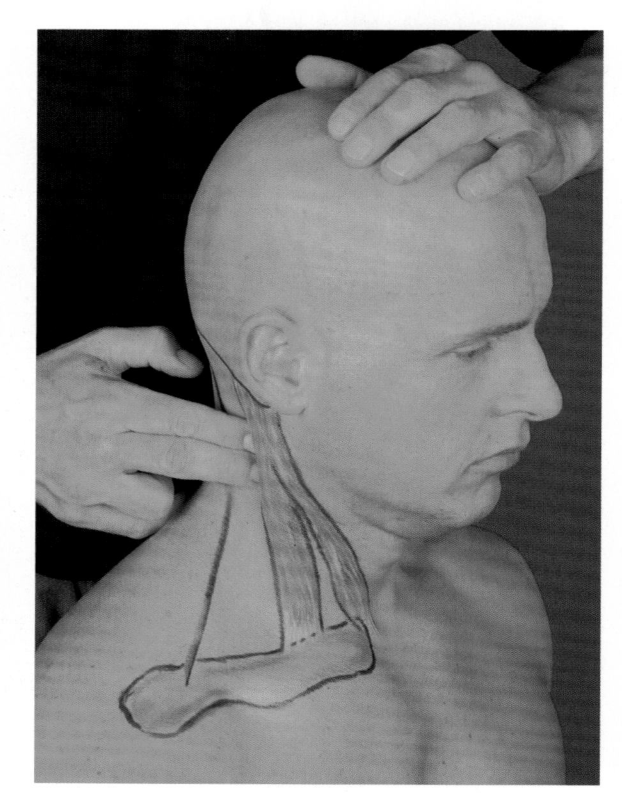

图 12.78 胸锁乳突肌后缘。

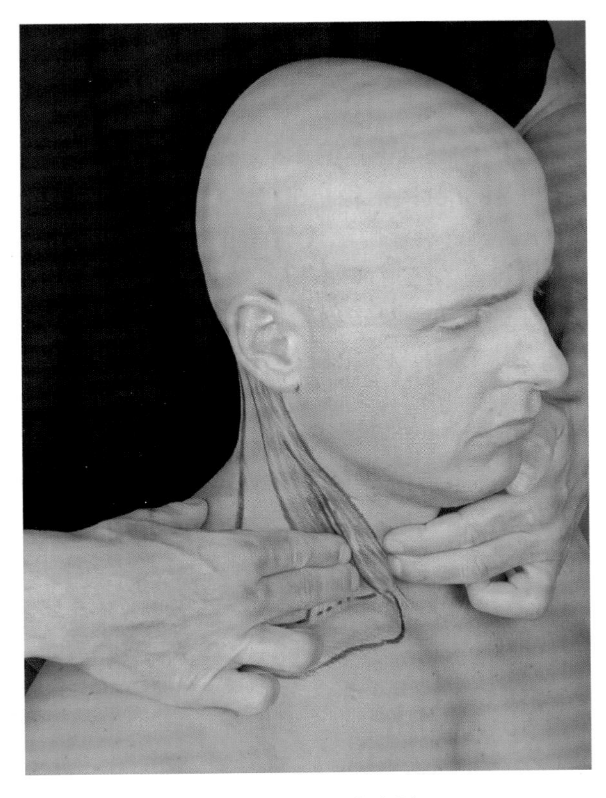

图 12.79 胸骨头边界。

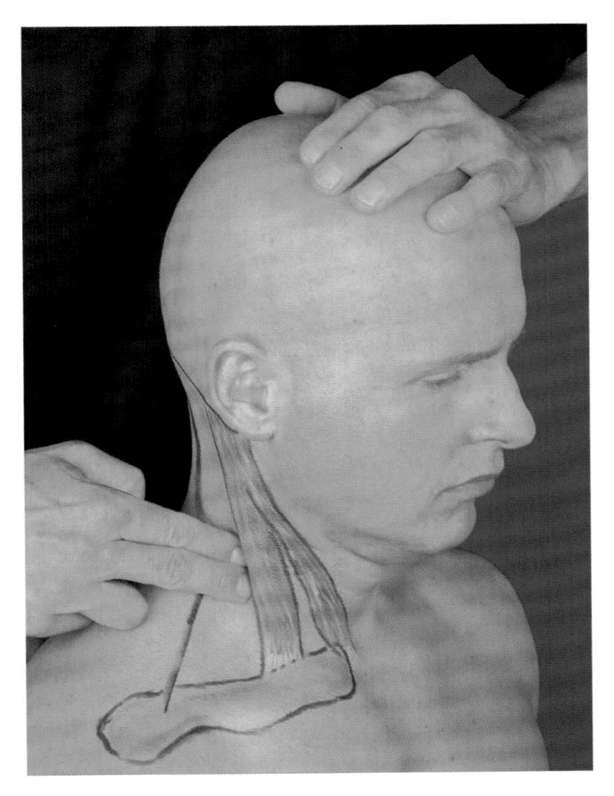

图 12.81 锁骨头后缘。

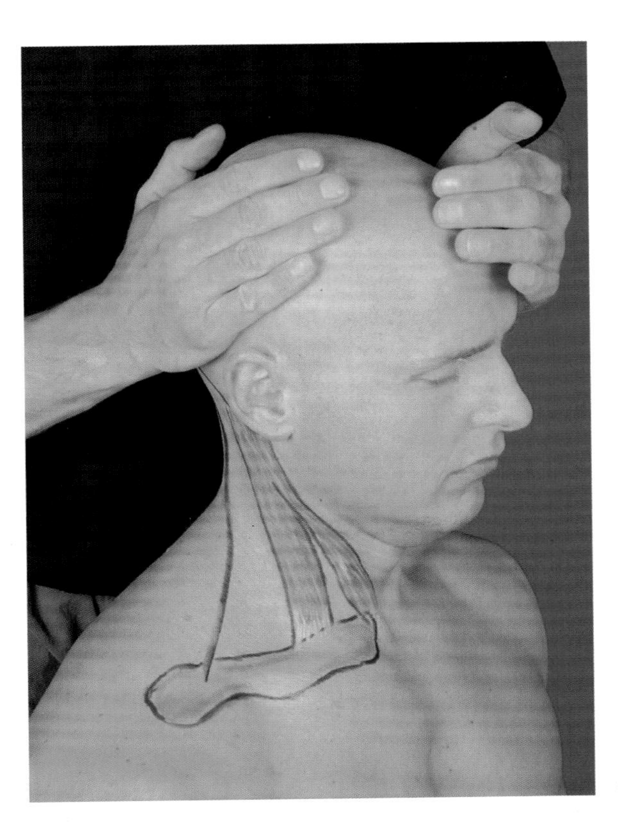

图 12.80 胸锁乳突肌收缩。

并目测其宽度(图 12.82)。

锁骨

锁骨边界在中间 1/3 处大部分能够清晰地感受到,此处突出的骨头向前弯曲(图 12.83)。除了锁骨的形状,上下软组织凹陷的存在在此处帮助触诊:锁骨上窝和锁骨下窝。锁骨上窝组成颈部后三角下部,同时锁骨下窝由三角肌锁骨头和胸大肌组成。

上边缘和下边缘能够容易地跟随在中间和侧面方向。后缘被斜方肌降束肌腹侧面覆盖,是唯一一个难以被触诊的部分。

锁骨中间 1/3 上边界标示颈部后三角宽的下缘以及锁骨上窝。

提示

当这个管状骨的轮廓被画在皮肤上时,这个三维结构的边界被转移成二维结构。这经常导致图画显得异常的大,但是在技术上是正确的。

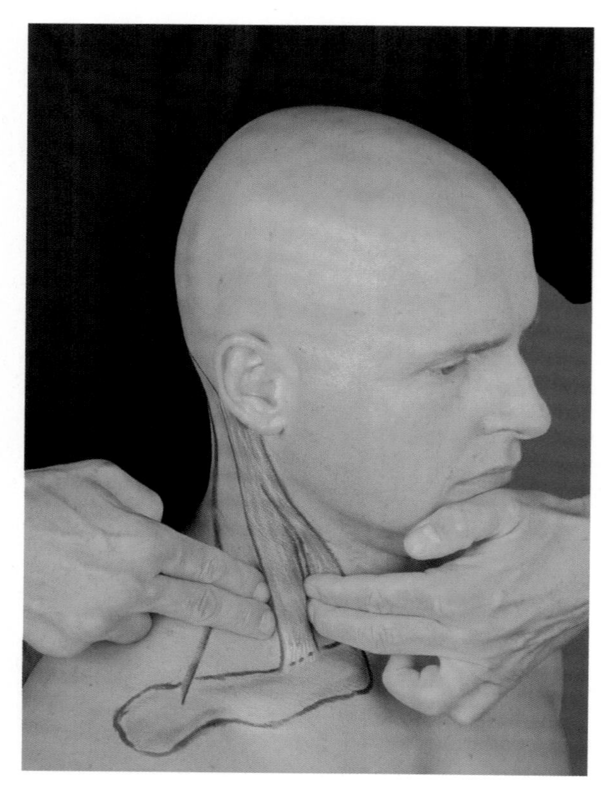

图 12.82 锁骨头的宽度。

斜方肌降束

治疗师现在必须辨认斜方肌降束以确定颈部后三角的边缘。两根手指的垂直触诊技术再次被使用,指尖静止对抗肌肉前缘(图 12.84):从肌肉在锁骨上的嵌入点开始,治疗师随着后缘和上缘直到到达上项线。这块肌肉前缘形成颈部后三角末尾和侧边缘。这个边缘在锁骨上窝处被触诊非常容易,此处沿中间延伸。之后其走行向上、稍向内侧的方向转变。

提示

如果肌肉边缘不能被清晰触及,触诊可结合肌肉的等长收缩进行(图 12.85)。治疗师使用自由手(相对触诊手而言)来抵抗患者肩部运动,同时指示患者将肩膀向耳朵后面推,即向后的上提动作。

颈部枕骨三角

肩胛提肌

这块肥厚的肌腹被发现在斜方肌降束前,在此点

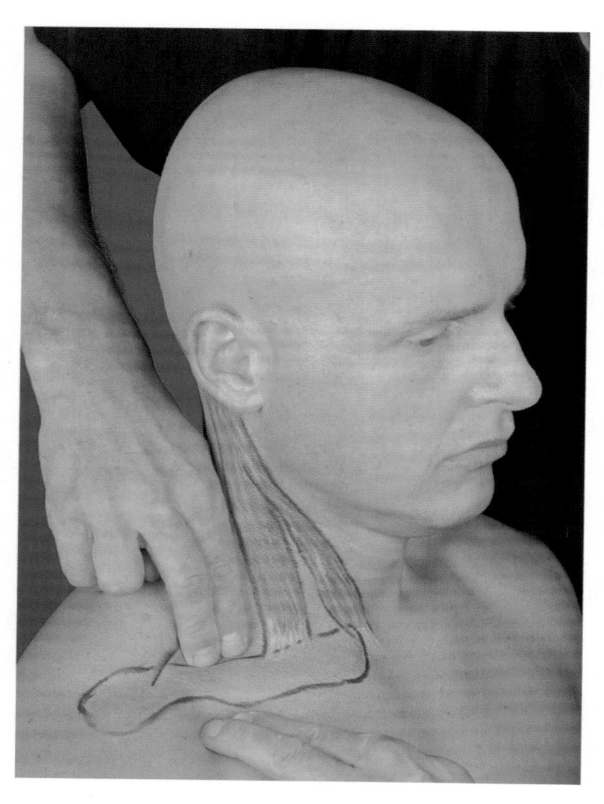

图 12.83 锁骨的边界。

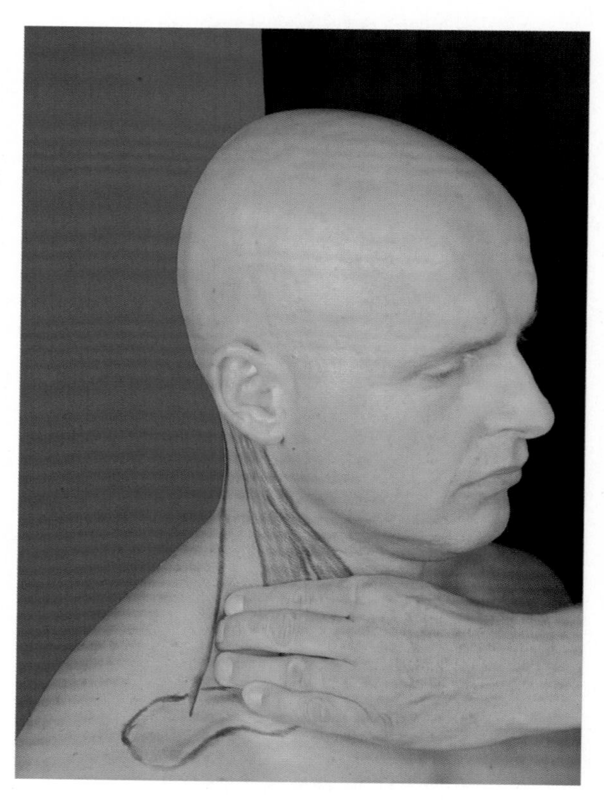

图 12.84 斜方肌降部的前缘。

其向内的走行变为向上的方向(图 12.86)。相同技术被用来定位斜方肌边缘,此处唯一的不同是指尖深入触诊组织。为了确认位置是正确的,患者应当提起肩胛带并向前移动。现在此肌肉的收缩可以清晰地感受到。维持肌肉张力的同时,可以向上和向下沿肌肉走行到达在横突上的嵌入点。肌肉下部覆盖下颈椎横突。这些横突可以在肌肉放松时被触诊。

提示

检查者可以通过紧张肩胛提肌和向上向下追踪其走行,与斜方肌降束区别开。肩胛提肌肌腹上方是头夹肌。这些肌肉在后方触诊中都已经被定位。

后斜角肌

后斜角肌被发现在肩胛提肌肌腹下面,两块肌肉走行方向几乎相同。位置开始在肩胛提肌下边缘和胸锁乳突肌后边缘形成的三角区。当触诊手指被置于这个三角区时,手指自动停留在后斜角肌上。这块肌肉大约有一个手指宽(图 12.87)。同样,这块肌肉收缩时

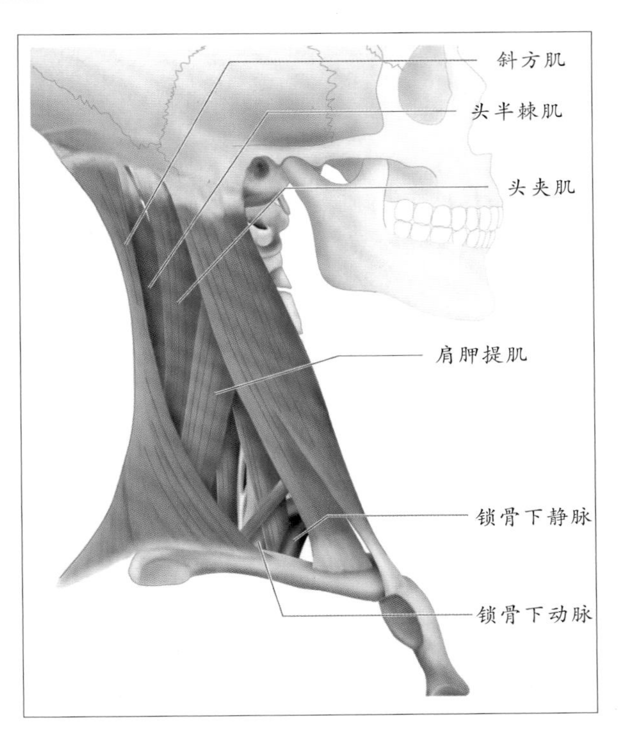

图 12.86 颈部枕骨三角内的肌肉。

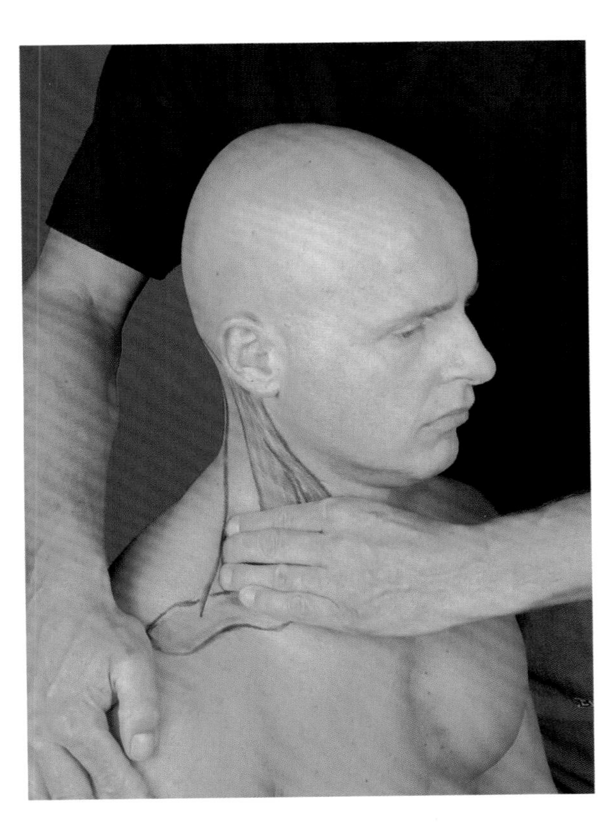
图 12.85 肌肉收缩的触诊。

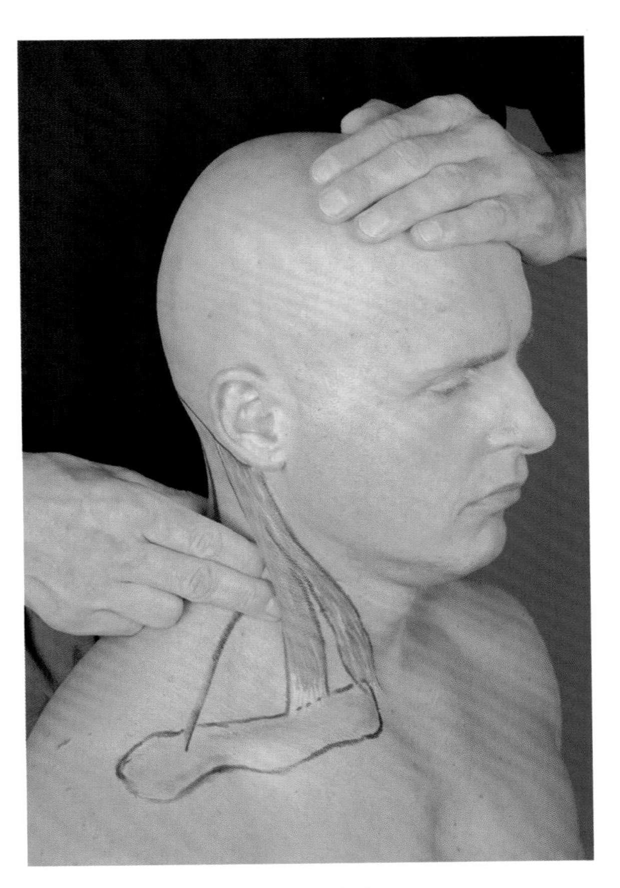
图 12.87 后斜角肌。

更容易触及。这可以通过深呼吸或者向同侧等长侧屈来诱发。

> **提示**
>
> 为了将这块肌肉同肩胛提肌和胸锁乳突肌相区分，使用肌肉收缩来使肌腹更加明显：
>
> - 肩胛提肌：等长提起和向前旋转肩胛带。
> - 胸锁乳突肌：向对立面等长旋转脖子。
>
> 将这块肌肉同中斜角肌区分是困难的，因为两块肌肉彼此非常接近。

颈部锁骨上三角

前斜角肌

胸锁乳突肌将前斜角肌大部分覆盖。前斜角肌在锁骨上窝首先容易被触诊。肌腹和在第1肋上的嵌入点能够被直接触及，在胸锁乳突肌锁骨上的嵌入点侧面。

治疗师通过明确嵌入点开始，并从这个点侧方触诊，此时手指被置于由锁骨边缘和胸锁乳突肌形成的角中(图12.88)。

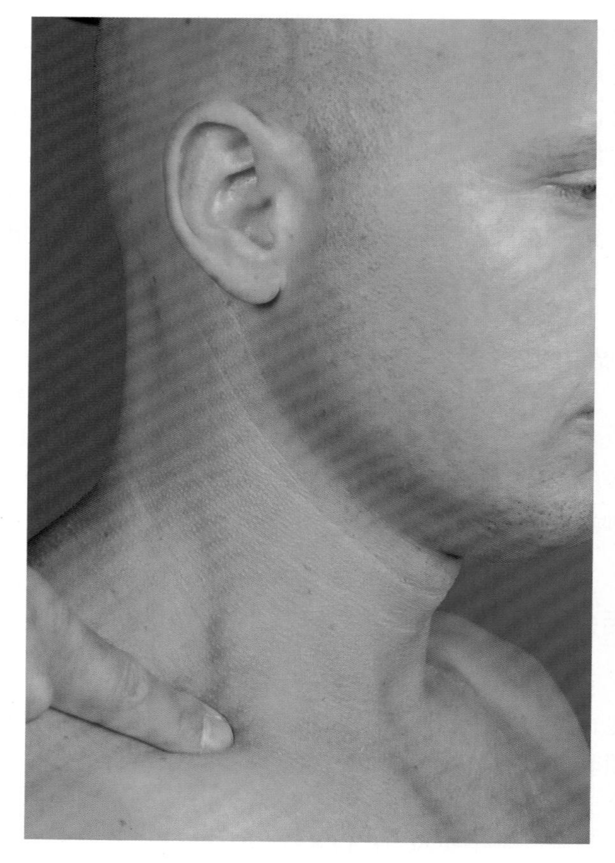

图 12.88 前斜角肌。

> **提示**
>
> 治疗师此处不应感到明显的动脉搏动。如果发生这种情况，说明手指放置太靠后。在进行强迫吸入或者向同侧侧屈的等长收缩时，这个一指宽的肌腹也可以变得清晰可及。前斜角肌间隙位于前斜角肌和胸锁乳突肌之间。

第1肋

发现前斜角肌肌腹之后，治疗师沿肌肉向下直到感到一个坚硬的结构。这是第1肋，向前消失于第1肋之下，向后连接在胸骨柄上。其位置已经在“胸椎”章节中详细描述，在该章节中其灵活性使用弹簧检测测试(见第11章“评估与治疗技巧”)。从前斜角肌嵌入点移动，肋骨整个后延伸部分能够被触诊在其上面。其位置分隔开枕骨和锁骨上三角(图12.89)。

锁骨下动脉和中斜角肌

治疗师开始在前斜角肌第1肋上的嵌入点寻找后斜角肌间隙。从此处开始移动，治疗师向后移动大约2cm，施加一个轻度压力，迅速感到锁骨下动脉搏动，确认后斜角肌间隙的正确位置。臂丛神经伴随这条动脉经过肌肉间隙。中斜角肌几乎竖直的肌腹在此后面当即被发现。

臂丛神经

臂丛神经分支能够被触及在被动脉包围的区域中，并且直接在其上面。这些细小的纤维能够使用横向触诊技术感知，甚至不用额外的帮助。当这些分支已经被准确定位，它们能够被典型地在触诊手指下向前和向后滚动，就像在弹拨一个非常松的吉他。

> **提示**
>
> 如果使用上述技术尚不能发现神经丛，以下帮助被推荐，将神经丛紧张以使得分支可以更加清晰地触及。治疗师的手在后斜角肌间隙触诊，另外一只手帮助患者同侧手运动。
>
> 下面部分描述的步骤用来定位上肢和颈椎，使得更多张力施加在正中神经，使神经丛更加清晰。每一个将神经置于张力下的步骤使得触诊神经丛容易。治疗师不需要害怕触诊神经丛或指挥这个动

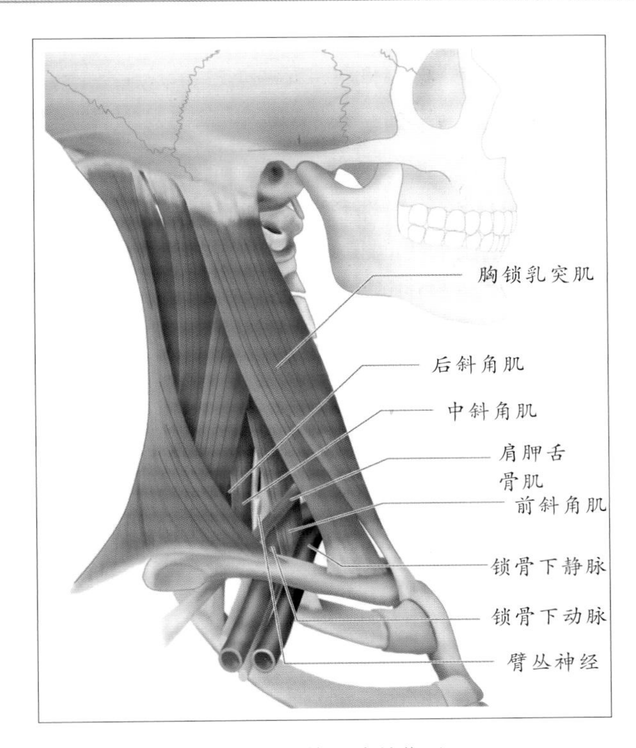

图 12.89 第1肋骨位置。

作，因为周围神经结构通常对中等的缓慢施加的直接压力不敏感：

• 步骤1：同侧上肢在额状面上大范围外展（90°最佳）并置于治疗师腿上。肘关节轻微弯曲，手几乎在中立位（图 12.90a，步骤1）。

• 步骤2：肘关节和腕关节伸展。这个位置正中神经在一个相当大的张力下。神经丛的正确位置通过交替紧张和放松神经丛确认，通过伸展和弯曲手和肘关节获得（图 12.90b，步骤2）。

• 步骤3：如果神经丛不能够触及，通过向对侧侧屈颈椎，进一步增加张力（图 12.90c，步骤3）。更进一步的张力只能通过降低肩胛带获得。

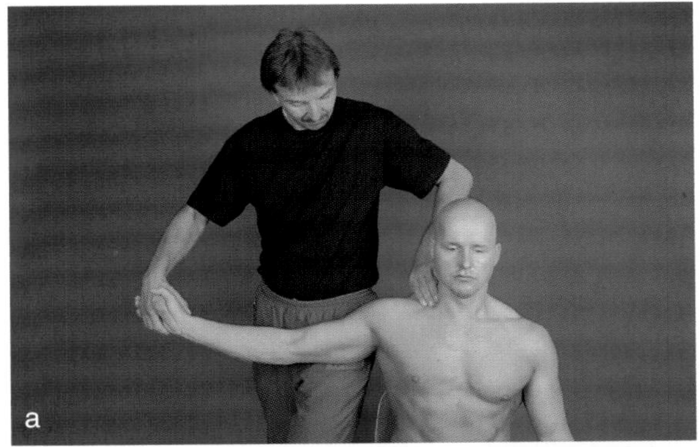

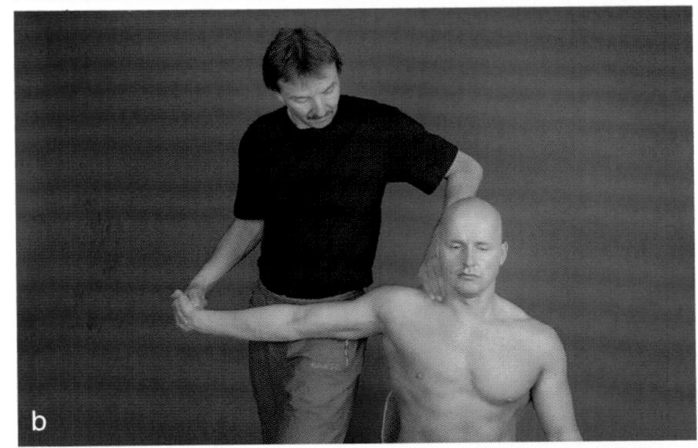

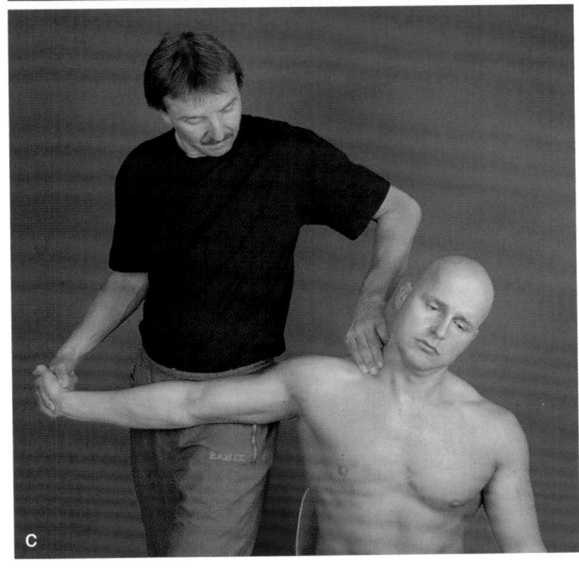

图 12.90 臂丛神经的触诊。(a)步骤1；(b)步骤2；(c)步骤3。

评估与治疗技巧

C1运动中触诊（滑动）

C1横突位置可用于多种途径的评估。在接下来的文章中描述了在上颈椎侧屈时如何感受寰椎运动。这些运动已经在“上颈椎生物力学”中提及。当颈椎侧屈时，寰椎向侧屈同侧移动数毫米。这个滑动能够使用触诊评估，并提供寰椎正常运动形式的信息，这是当向两侧弯曲时所期待的。

这项测试基于触诊C1横突尖端和乳突侧边缘之间的梯级。为了获得这个梯级，两手中指必须发现这个梯级并感受其大小。治疗师将中指尖置于横突尖上。拇指停留在头部侧边以固定其位置（图 12.91）。指尖与乳突后缘连接并感受横突尖端和乳突侧缘之间的距离（图 12.92）。

目的

评估寰枕关节移动（C0/C1）。

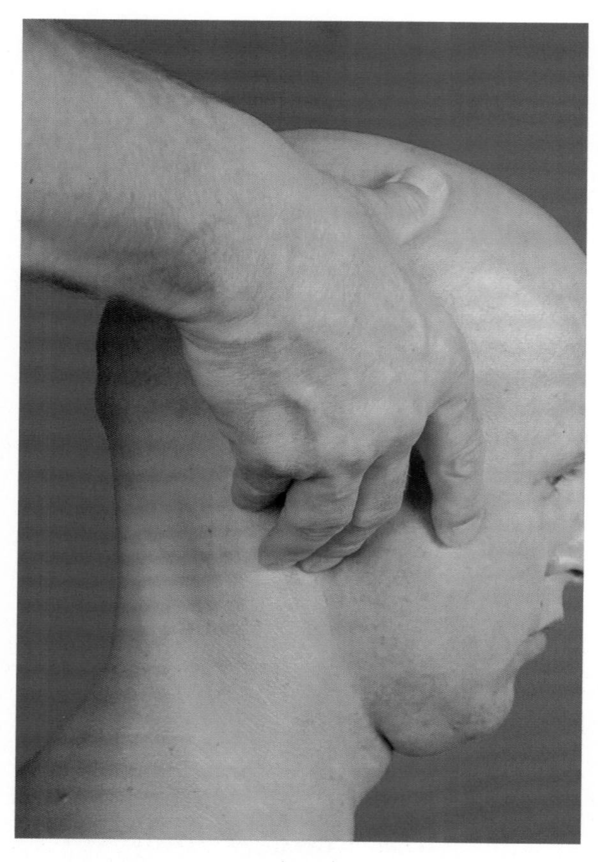

图 12.91 位移试验时手的放置位置。

标准

改变梯级大小紧接着向同侧侧屈。

操作

• 步骤 1:在中立初始体位触诊梯级大小。上颈椎被置于完全中立位是非常重要的(图 12.93a,步骤 1)。

• 步骤 2:头部进行最大限度的侧屈,梯级大小再次被触诊(图 12.93b,步骤 2)。

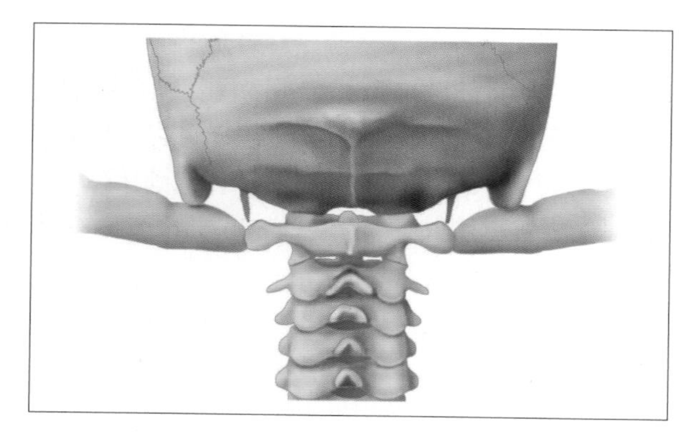

图 12.92 触诊梯级。

解释

当寰枕关节移动正常时,期待梯级形状变小。如果在侧屈前后梯级大小没有观察到区别,这提示节段移动性减小。当移动性正常,也期待另一侧梯级形状变大,当向相反的方向侧屈时。只能假设 C0/C1 移动性正常,当滑动测试证实梯级形状变小。如果滑动在一个或两个这些测试中都没有变小,活动受限的一边必须被注明。

前侧触诊技术

触诊结构概述

- 舌骨–C3 椎板
- 甲状软骨(压痕)–C4 椎板
- 甲状软骨(侧表面)–C5 椎板
- 环状软骨–C6 椎板
- 颈动脉结节
- 颈静脉切迹–T2 棘突

前方结构使得治疗师更有自信地辨认每一个椎体单独水平。出于这个原因,舌骨和喉部也包括在触诊定位中。定位椎板是困难的,治疗师想确认椎板结构已经被准确定位,可以通过定位相同水平的前方结构来实现。当在仰卧位治疗患者时,使用一般的技术(在坐位初始体位)辨认椎体水平是不可能的。在寻找辨认椎骨过程中,触诊前侧结构可以作为一个重要的辅助。

患者被置于直立坐位并保持颈椎中立位(见"初始体位")。治疗师紧贴患者,眼睛平视患者颈部前方。一只手用于局部触诊,另外一只手用于辨认后方结构(图 12.94)。治疗师当接近这个区域时缓慢谨慎进行。当这些结构被触诊时,很多患者表示感到不适。治疗师应经常注意明显增强的交感神经活动,例如全身激动、吞咽较平时增多、脉率增加或明显的出汗。在这些情况下触诊应当终止。

解剖

颈部前面的结构需要以下触诊的在此处详细描述,补充在颈椎解剖部分中的信息(图 12.95)。一些结构容易评估,从上到下列举如下:

- 舌骨。
- 甲状软骨(喉头)。

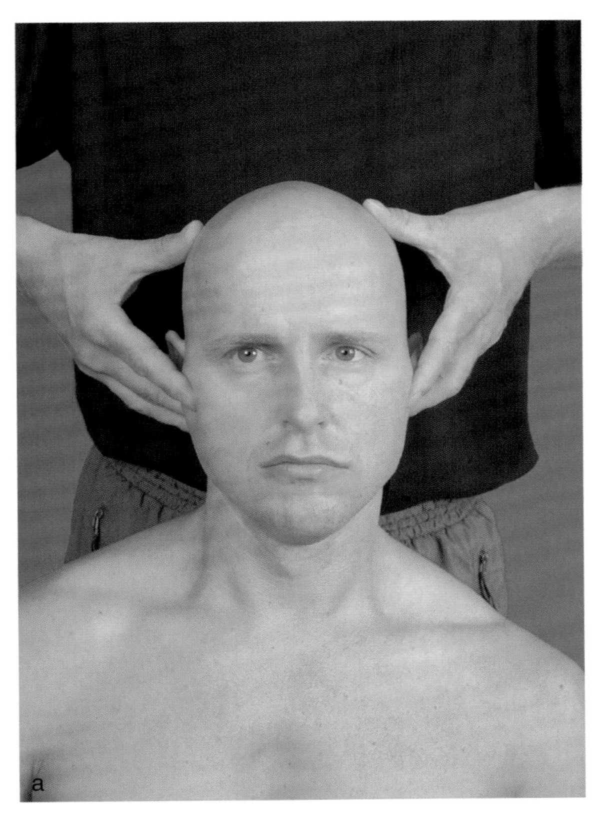
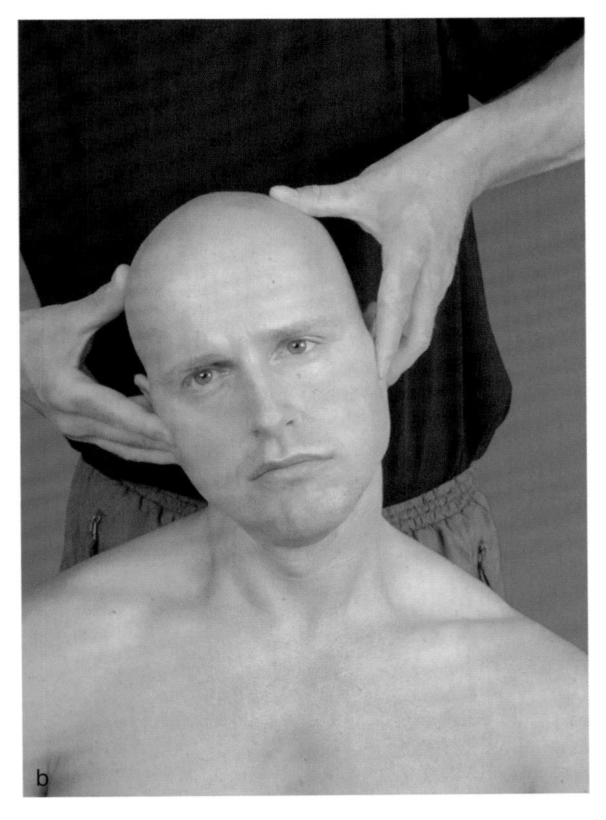

图 12.93　位移试验。(a)步骤1;(b)步骤2。

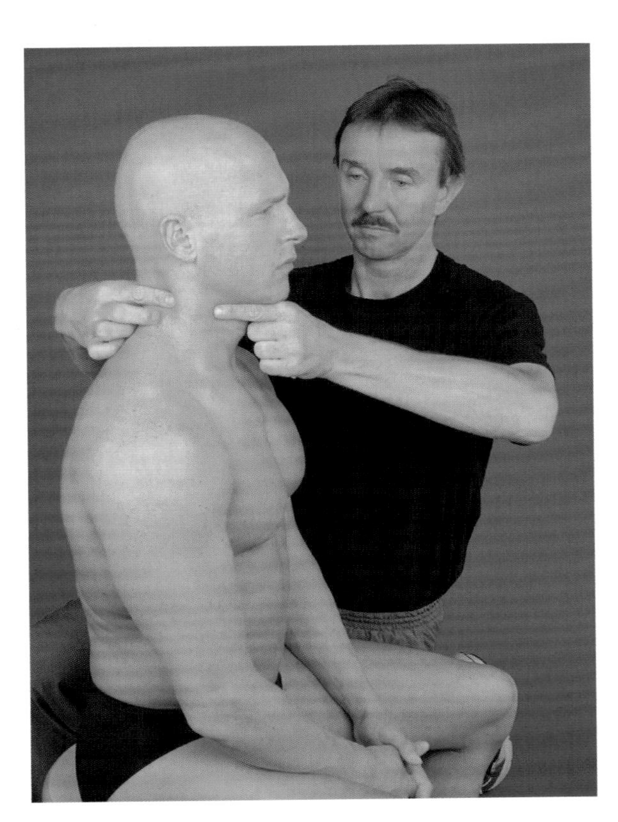

图 12.94　患者和治疗师的体位。

- 环形软骨(环状软骨)。
- 颈动脉结节。
- 颈静脉切迹和颈静脉窝。

接下来的触诊描述了这些结构如何阐明辨认颈椎水平。Hoppenfeld (1992)和Winkel (2004)已经描述了这个分类。这些结构总是被发现在每个人相同的水平,只有一个例外:舌骨-C3椎板。

舌骨-C3椎板

拇指和示指相距较远并且沿口底滑动。这两个手指通过轻捏尝试握住在口底和颈部组成的角中一个坚固的组织。组织质地往往是坚固的,并且与将其按压在骨面时相比抵抗更多感到弹性。为了确认正确的位置,治疗师谨慎地使用两根手指尝试向左和向右移动舌骨。坚硬的侧边缘被触诊并轻微弯向后方。当患者吞咽时,治疗师感到舌骨上下移动,在这个例子中所有需要寻找的结构在此触诊。

从侧边观察,另外一只手的示指停留在颈椎后外侧并施加轻微的压力(图12.96)。当双手示指置于相同的水平,治疗师能够相当确定他们已发现C3椎板

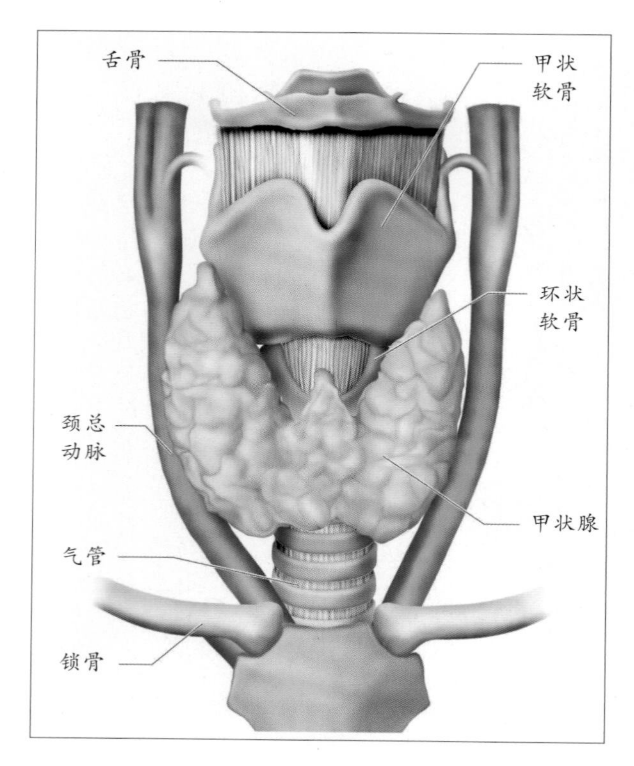

图 12.95 颈前的解剖。

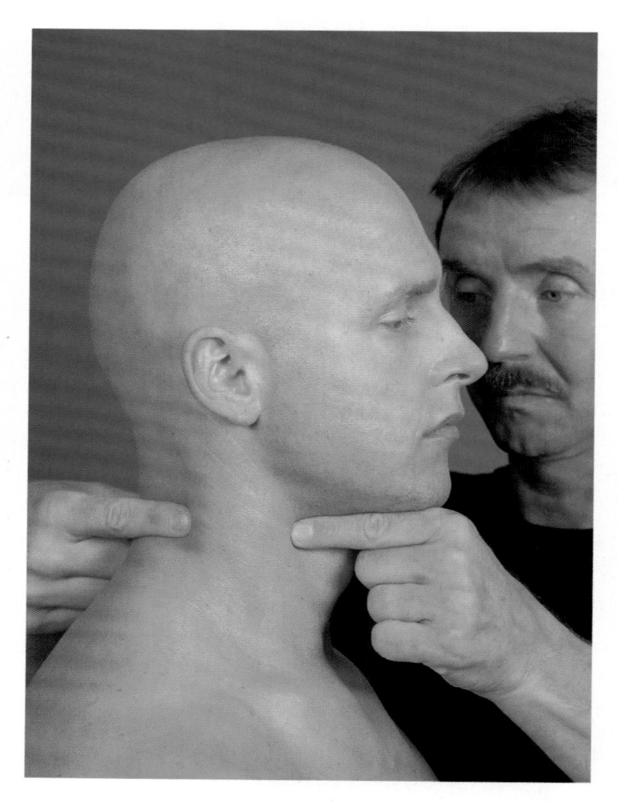

图 12.96 舌骨的触诊。

水平(图 12.97)。与其他前侧结构相比,舌骨位置变化很多,可能在口底更靠上或靠下的位置,意味着没有准确的 C3 水平确定方法。

甲状软骨(压迹)–C4 椎板

治疗师继续使用一个手指指尖触诊。前方突出的喉部边缘首先被找到。这个点被用来定位,向上移动一小段距离继续触诊直到感到一个明显的向上打开的压痕。这个压痕被发现在一个明显的尖端正上方,这个尖端称为喉结,在男性中特别明显。当后方的示指被置于相同的高度,C4 椎板水平已经被标记(图 12.98 和图 12.99)。

提示

如果使用前面描述的技术不能发现舌骨,可以触诊上部的压痕作为替代。舌骨和甲状软骨只通过一个环形凹陷来隔开。

甲状软骨(侧表面)–C5 椎板

触诊手指再次向下滑动一个短距离到甲状软骨前脊中间。从此点可以感受到两个侧表面。当指尖被置于这些表面中间时,与 C5 椎板水平相一致(图 12.100 和 图 12.101)。

环状软骨–C6 椎板

从甲状软骨前脊开始,触诊继续向下。指尖滑入一个凹陷,这个凹陷下方邻近环状软骨(环形软骨)(图 12.102)。治疗师现在触诊气管最上边缘,这是一个完全由软骨扣紧的包围气管的环。当从上/下方触诊时,环状软骨正确的位置以其典型的凸面形状为特点,位于 C6 椎板水平(图 12.103)。气管切开术的切口在环形软骨上部。当在紧急情况下提供急救时,良好

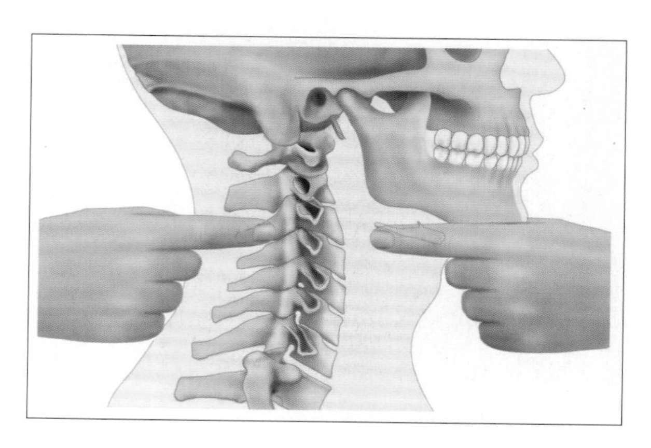

图 12.97 C3 水平的识别。

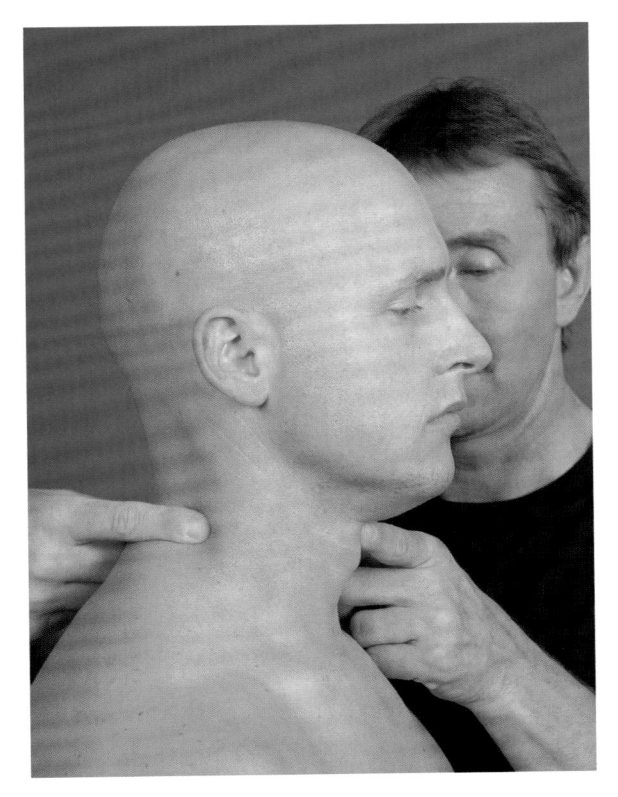

图 12.98 压痕的触诊。

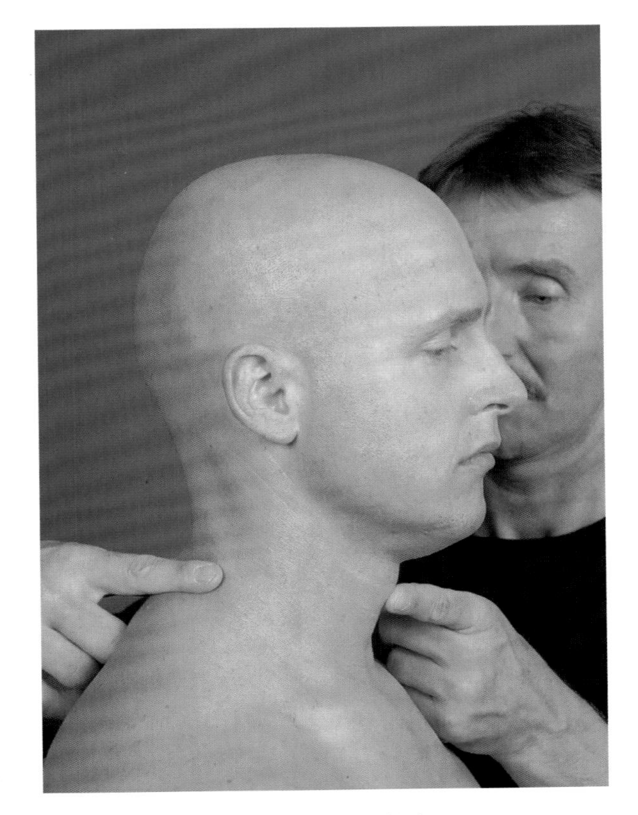

图 12.100 喉的触诊。

的解剖知识是非常重要的。甲状腺被发现在环状软骨两侧，并且仅凭自身结构很少能被触知，因为其组织非常柔软。

颈动脉结节

颈总动脉和 C6 横突前结节（颈动脉结节）在环状软骨侧方容易触及。为了达到这个目的，指尖触诊环状软骨前部并向后越过环状软骨移动，小心施加压力。一旦指尖不与环状软骨接触，指尖向后方施加压力。胸锁乳突肌前缘在此处被触及，并且在触诊中能够向一边滑动。颈总动脉搏动在这个位置已经能够被感受到。颈动脉结节大约距离环状软骨 2~3cm 远，当指尖感到一个明显坚硬的结构时说明已经被准确触及（图 12.104 和图 12.105）。

> 注意：一次只对一边进行触诊，确保两边的颈动脉结节不被同时压紧！另外，触诊不能在超过 60 岁怀疑或确诊有动脉硬化的患者身上进行。否则，动脉壁上硬化斑块有分离并引起脑栓塞的风险。

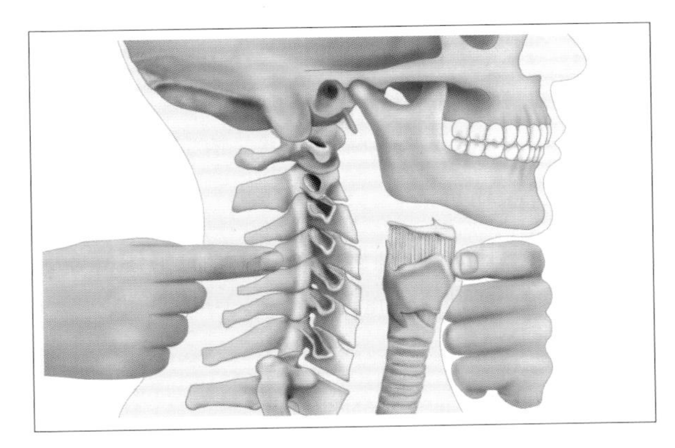

图 12.99 C4 水平的识别。

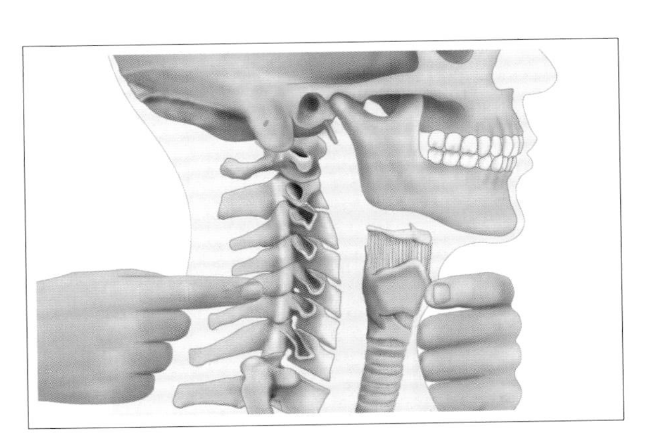

图 12.101 C5 水平的识别。

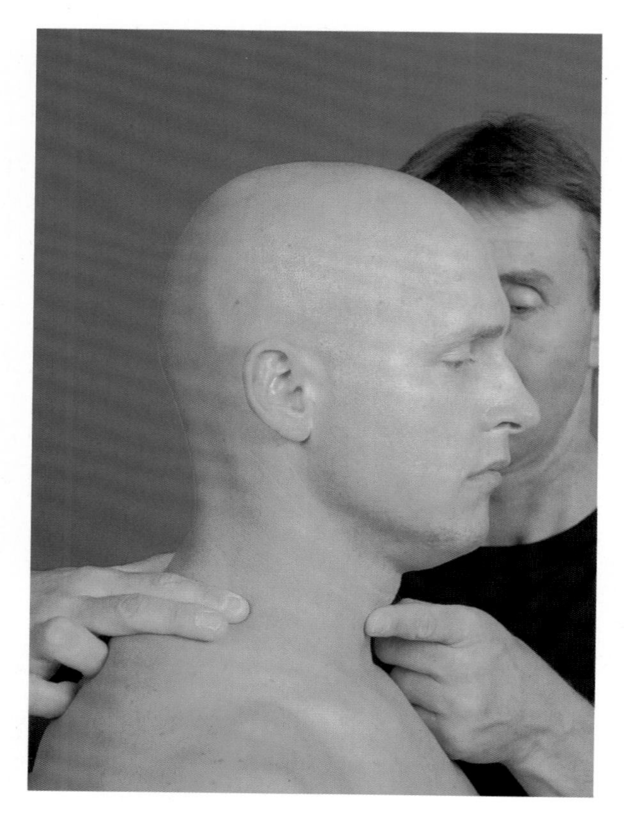

图 12.102　环状软骨的触诊。

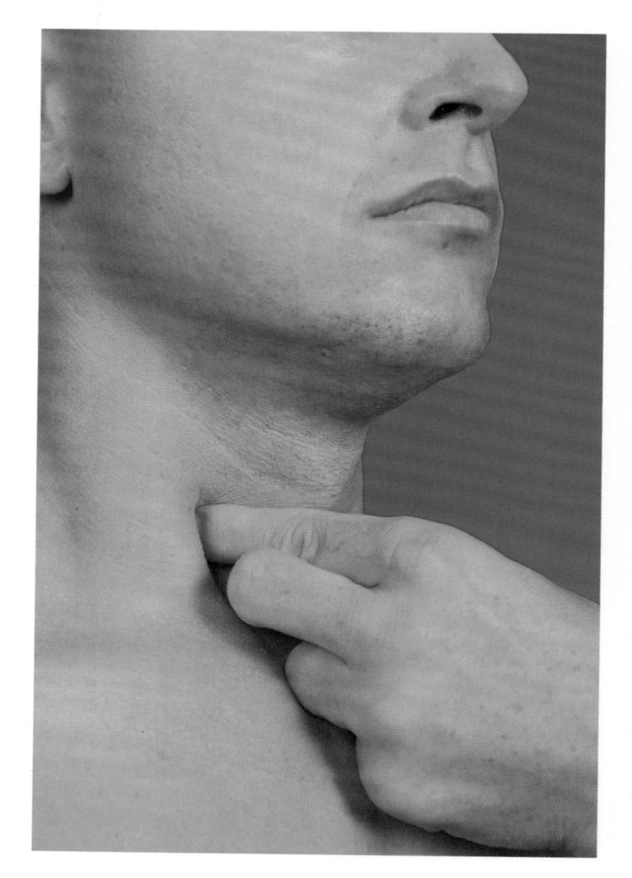

图 12.104　颈动脉结节触诊。

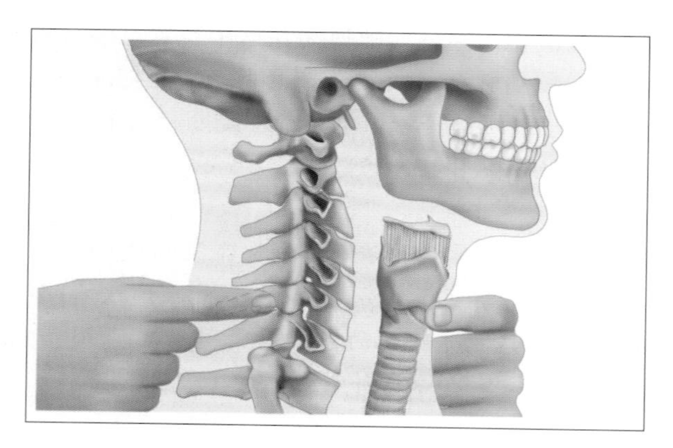

图 12.103　C6 水平的识别。

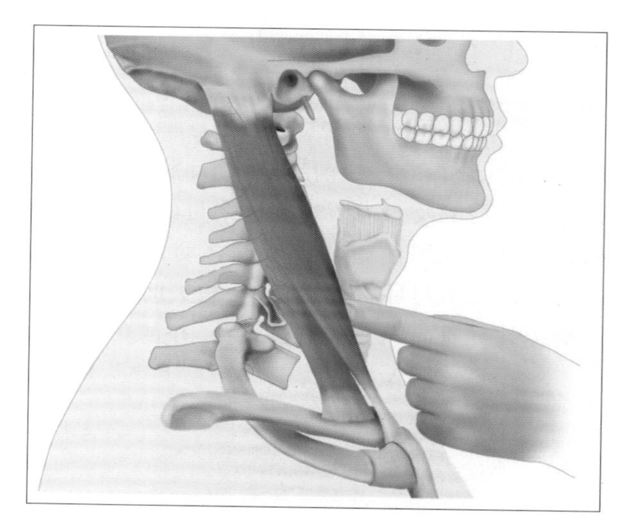

图 12.105　颈动脉结节水平的识别。

颈静脉切迹–T2 棘突

从环状软骨前部开始，手指向下触诊大约两个手指宽度直到到达胸骨柄上边缘。这个点被双侧胸锁乳突肌和锁骨中间凸起分隔。这个窝与 T2 棘突在同一水平。当指尖停留在颈静脉切迹上部时，指尖向上延伸停留在软组织窝(颈静脉窝)。通过向组织深部施加压力能触及气管的其他部分(图 12.106)。

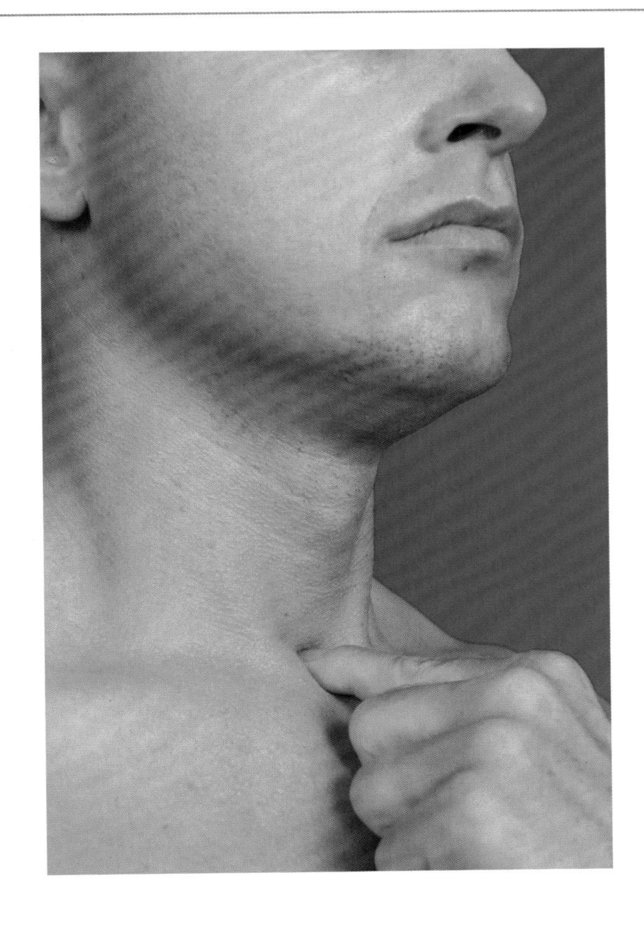

图 12.106 颈静脉切迹和颈静脉窝。

思考题

1.颈椎的功能是什么？

2.将颈椎分成两部分有什么意义？

3.如何描述颈椎椎体神经血管走行？

4.为什么在老化过程中颈椎椎间盘分离？

5.颈椎小关节连接的生物力学结果是什么？

6.在上颈椎和下颈椎中侧屈和旋转是如何耦合的？

7.哪块骨骼形成钩锥关节？

8.枕骨由哪些部分组成？

9.枕骨上的每条线是如何走行的？

10.枢椎和寰椎的哪些部分可以直接触诊到？

11.项韧带有哪些功能？

12.哪些结构位于寰椎横韧带前部或后部？

13.哪条韧带在上颈椎拥有最重要的控制功能？

14.指出四块颈部固有肌肉和四块颈部外部肌肉的名字。

15.描述头半棘肌、头夹肌和胸锁乳突肌的嵌入点位置。

16.术语“肌间间隙”在本章的含义是什么？

17.描述臂丛神经从斜角肌间隙到上肢的走行。

18.治疗师如何将颈椎在坐位初始体位置于中立位？

19.在后部和侧方头骨最重要的骨性定位标志是什么？

20.患者颈椎应向哪个方向移动才能在项韧带产生张力使之易于触诊？

21.治疗师从哪个骨性标志开始寻找椎板？

22.当触诊关节阵列时治疗师期待什么样的触感？

23.哪些结构在枕骨通过中间和侧面肌肉间隙？

24.C2 横突与胸锁乳突肌的连接点在哪里？

25.哪些结构形成颈部后三角边界，这个三角区怎样细分？

26.治疗师从哪里开始寻找前斜角肌？

27.描述第 1 肋触诊明显的三个点。

28.触诊咽喉为什么有帮助？

29.什么是喉结，哪个椎体与其在相同的高度？

(张文通 译 王红星 校)

第13章 头部与上下颌

引言

在头部所有的结构中,物理治疗师最擅长的就是治疗上下颌(颞颌关节,以下简称 TMJ)与寰枕关节了,而寰枕关节已经在 12 章中讲述了。颞颌关节的特殊结构决定了它不能在没有相邻关节活动下独立运动,因此相邻的关节也应考虑在内。

头部、下颌、面部的症状均可被统称为颅下颌(CMD)功能障碍。如同字面意思一样,这描述了颅骨(颅骨上的髁突)与下颌骨(下颌骨头部)的关节的功能障碍。颞颌关节障碍(TMD)是更常用的术语,更为精确地描述了下颌骨头部的非最佳状态的功能障碍(包括关节内的关节盘),当然也包括颞骨和组成 TMJ 的相关骨骼。

许多颅下颌的症状表现为各种类型的头痛或者耳朵、牙齿、下颌或是面部的疼痛。当触及扳机点时常常伴随着牵涉痛 (疼痛从肌肉扳机点放射到其他部位)。

除了系统的主客观评估以外,精确触诊肌肉和关节结构是很重要的。这使治疗师可以区分症状是来自牵涉痛(扳机点)还是其他原因,如关节性改变或关节损伤。

颞颌关节的特征和功能

TMJ 不仅仅有咀嚼功能,还有说话、唱歌、打呵欠、亲吻等功能。这些动作是同时伴随嘴巴的张合来完成的。

TMJ 的生物力学结构允许它在三个运动轴中运动(矢状轴、垂直轴、冠状轴)。下颌骨的运动绝非只有移动或转动。

下颌主要的运动包括:

- 抬高和降低(口的张合)下颌骨。
- 前伸和后缩(下颌的前后移动)下颌骨。
- 外侧内侧移动(下颌朝向或远离下颌矢状面)下颌骨。

颞颌关节治疗的一般应用

与其他的关节一样,TMJ 通常会受到以下因素的影响:

- 关节囊和非关节囊造成的运动限制。
- 过度活动或不稳定。
- 盘-关节突复合体的病理状态(下颌头和缓冲关节盘之间的关系或与相对关节面的关系)。
- 韧带损伤或韧带过度使用综合征。
- 肌肉损伤或肌肉过度使用综合征。
- 关节本身的炎性改变。

在牙科学中,TMD 通常分为以下子集:

- 肌源性的,即起源于肌肉的症状。
- 关节源性的,即直接起源于关节的症状。
- 肌肉关节病理症状,即肌肉和关节共同引起的症状。

在临床实践中,以上提及的症状很难直接区分,比如由于肌肉症状引起的颅下颌功能障碍,往往伴随着关节结构的改变。

解剖学与生物力学基础知识

物理治疗师通常没有足够的时间来关注头部和 TMJ 的物理治疗训练。在下面内容中我们总结了一些重要的(可触诊的)基础结构,有利于解剖的定位。治疗师应该先拿塑料头骨来练习,逐渐过渡到对患者的实际操作。

提示

当学习 TMJ 的生物力学时,使用橡皮带或是 Thera 带可以很好地模拟和展示肌肉的用力情况。

颅骨的解剖

头骨分区

为了便于定位,头骨被分为 11 个部分(图 13.1):

- 额区。
- 顶区。
- 枕区。
- 颞区。
- 颧区。
- 眶上区。
- 眶下区。
- 颊区。
- 颏区。
- 口腔。
- 鼻区。

在这些区域中,下面的 11 块骨结构可以很好地

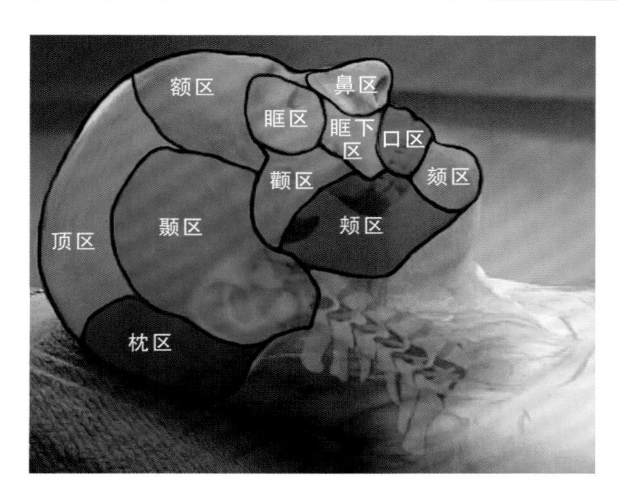

图 13.1　头部的区域。

被触诊(图 13.2):

- 枕骨。
- 顶骨。
- 额骨。
- 泪骨。
- 鼻骨。
- 颞骨。
- 茎突。
- 蝶骨。
- 颧骨。
- 上颌骨。
- 下颌骨。

现在大体的解剖定位已经可以实现,下面的内容讲述对头颅骨性结构更为针对性的触诊。

面部颅骨的概述

面部颅骨分为以下几部分:

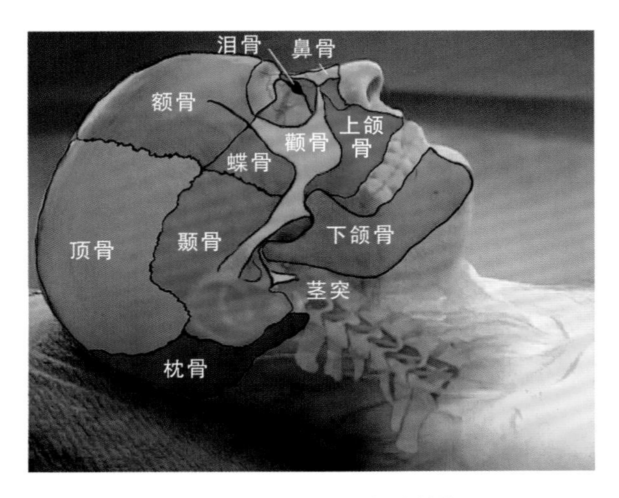

图 13.2　头部的骨性触诊结构。

- 与鳞部连接的上部。
- 中部则主要是上颌骨(上颌)。
- 下部主要是下颌骨(下颌)。

以下结构在面部颅骨之内:

- 眶道。
- 鼻腔。
- 鼻窦。
- 口腔。

颅骨的触诊

面部颅骨的前方

触诊结构概述

除了以上提及的内容以外,突出并可触及的骨性结构如下(图 13.3):

- 三叉神经的压点。

  – 眶上孔:眶上神经外侧支的出口点(三叉神经的第一个压点)(1);

  – 眶下孔:眶下神经的出口点(三叉神经的第二个压点)(2);

  – 颏孔:颏神经的出口点(三叉神经的第三个压点)(3)。

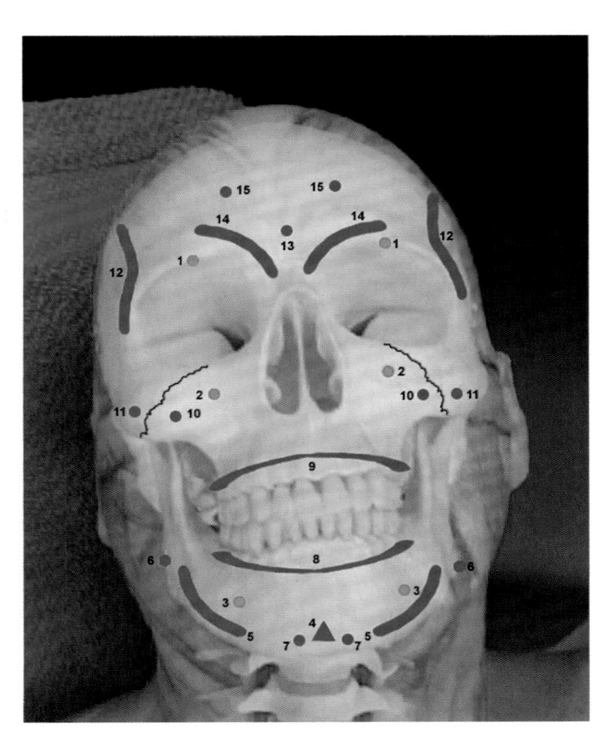

图 13.3　其他头部触诊的突出结构。

- 在下颌(下颌骨)可以触诊的结构包括:
  - 颏突(4);
  - 下颌骨体(5);
  - 下颌角(6);
  - 颏结节(7);
  - 下颌骨牙槽突(8);
  - 上颌骨牙槽突(9);
  - 上颌骨颧突(10);
  - 颧骨(11);
  - 颞线(12);
  - 眉间(13);
  - 眉弓(14);
  - 额结节(15)。

头骨的侧方

头骨侧方主要是由头骨的侧壁——顶骨和在头骨侧方中间区域的颞骨组成。颞骨与下颌骨关节盘和头部,共同组成了 TMJ。

触诊结构概述

无独有偶,触诊定位从下颌骨开始(图 13.4)。

- 下颌骨头部(1)。
- 下颌骨分支部(2)。
- 咬肌粗隆(3)。
- 下颌骨角(4)。
- 斜形线(5)。
- 关节结节(突)(6)。
- 颞骨弓(7)。
- 颧弓(8)。
- 颧骨的颞突(9)。

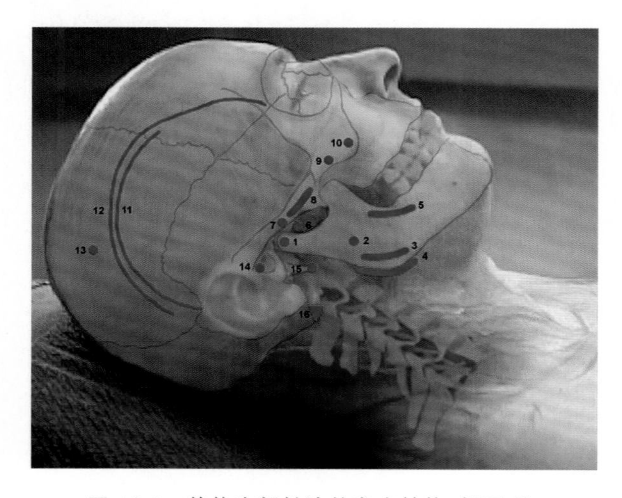

图 13.4 其他头部触诊的突出结构,侧面观。

- 颧骨的侧面(10)。
- 下颞线(11)。
- 上颞线(12)。
- 顶突(13)。
- 内耳道上棘(14)。
- 茎突(15)。
- 乳突(胸锁乳突肌的止点)(16)。

上下颌——颞颌关节

与包括膝关节在内的其他关节相比,颞颌关节很难被治疗师直接触及,因此治疗师需用不同的叩击技巧来测试相应的结构。因此对于治疗师来说,对两个颞下颌关节有良好的空间感并掌握系统的生物力学知识是很重要的,因为两侧 TMJ 是同时运动的。

实际上,上下颌应该被称作颞颌关节,因此颞骨与颌骨是不能独立分开而存在的。

局部解剖学与形态学基础知识

关节盘——软骨板或是关节缓冲器,将颞颌关节分为上下两部分。上半部分也叫做上关节,是由颞骨和关节盘(盘颞)组成的。下半部分或下关节是下颌骨与关节盘之间的关节来联系的。上部分是滑动关节,而下部分是车轴关节。

关节盘的形状像是一个水平的"8"字。它中间最薄,大约 1~2mm,向两边逐渐增厚,在末端约 3~4mm。它是由拉紧的组织构成,边缘仍有软骨细胞存在。关节盘在下颌骨头部上方的位置上纤维软骨化,看起来像帽子一样(图 13.5a,b)。

关节盘的功能甚至存在于关节表面 (颞骨髁径) 之外,在颞颌关节运动时,下颌骨头部的旋转和翼状肌的运动使得关节盘沿颞骨形成的路径运动。因此它又被称为运动的关节窝。

颞颌关节的生物力学

TMJ 运动由转动和滑动组成。当口张开,绕轴样的旋转发生于两侧髁形成的横轴上。同时伴随着矢状轴的移动,当张口时向前下方移动,当闭口时向后上方移动。

我们将以下两个运动区分:

- 开合口的运动。
- 咀嚼时的研磨运动。

我们来仔细看一下张口时的运动。TMJ 的旋转移动运动是流畅的,但是为了便于理解,我们将其复杂

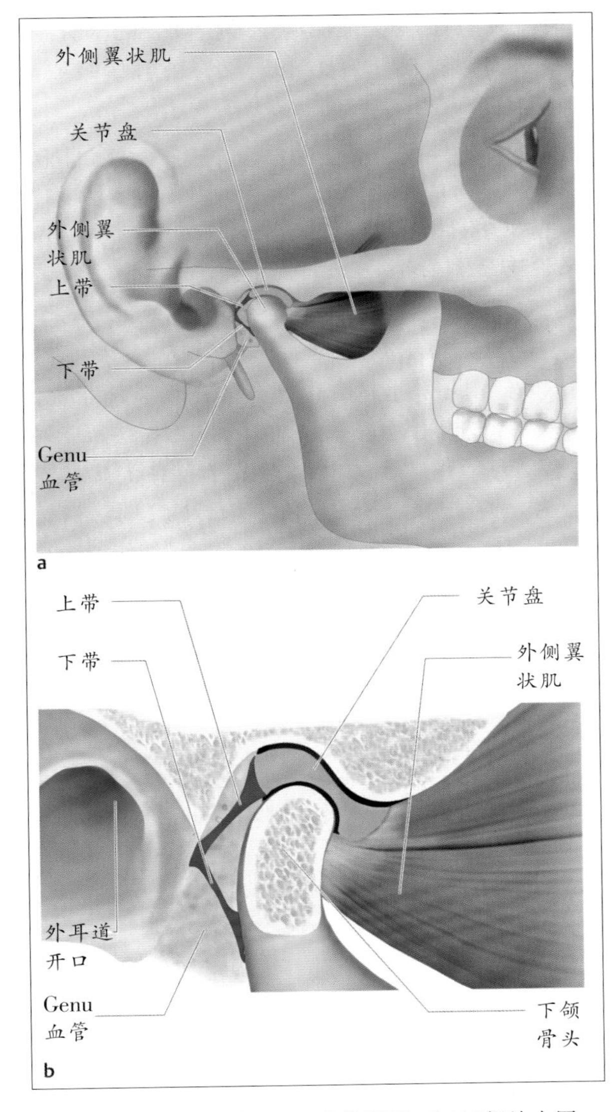

图 13.5 TMJ 的概览。(a)大体概览;(b)局部放大图。

的运动过程分为三个阶段。

口的张开

肌肉:简单地描述,张口涉及的旋转是由翼外肌和上舌骨肌启动的,同时受到闭口肌肉群的控制使运动减缓。

关节:在阶段1(旋转的第一阶段),下侧部分的髁轻轻旋转。这个运动被翼外肌和上舌骨肌启动,同时减缓牙齿的闭合速度。这是因为下颌骨头部轻微前方旋转的原因。接下来是运动关节窝原则,关节盘沿着髁径顺畅地运动,如果擀面机一样。它的运动被颞肌和侧方韧带的二层区域和后侧纤维上层组织减速。下层组织,安全地处于髁内,是放松的(图 13.6a)。

紧随第一阶段的是第二阶段,此时有更多的滑动发生在下颌骨头上。侧方的翼状肌牵拉关节盘,如同一个运动的关节窝,向关节突的下前方向运动。这也被定义为后撤运动。这个运动是由于翼外肌牵拉造成的,与前面提及的肌肉一起完成,同时被颞肌和侧方韧带的二层区域和后侧纤维上层组织减速(图 13.6b)。在阶段3,当受检者尽量张大口时,髁必须在阶段3中完成时再次旋转(旋转的第二阶段)。

在第二阶段关节盘被拉至关节突下方,当下颌骨头部转动时关节盘被拉至前方,由于翼外肌和其他上面提及的肌肉的协助,关节软骨被移动至关节突上方。只有这样口可在尽量张开的情况下进一步旋转。在二层区域的上层组织层协助下软骨盘的运动开始减速。在关节突上方的下组织层开始紧张起来。

口的闭合

现在讲述的是闭口运动,下颌骨头部的回旋使得关节盘回到其原先位置(在下颌骨头部的后侧旋转方向)。

同时关节盘向后移动,由于关节盘的后撤和翼外

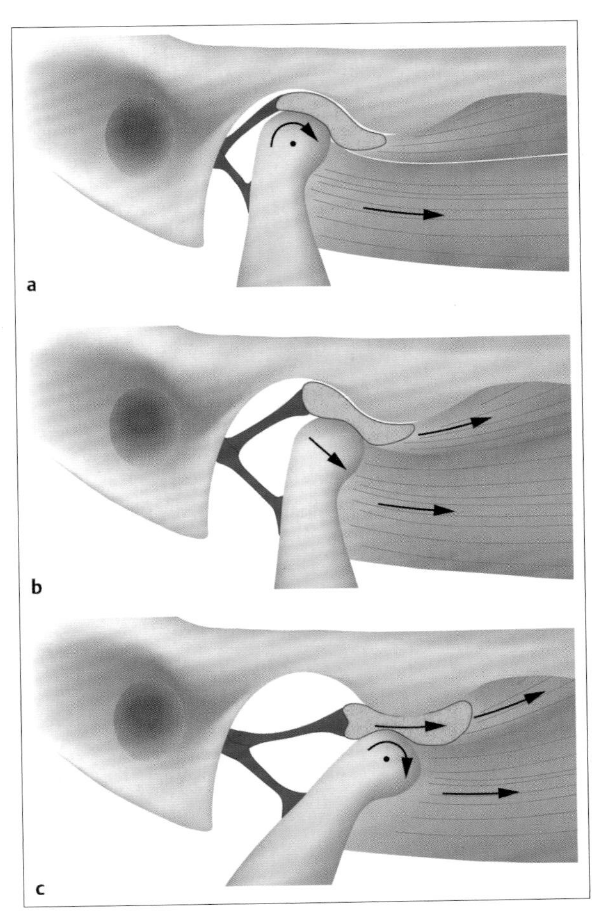

图 13.6 张口的过程。(a)阶段1:旋转或张开阶段;(b)阶段2:滑动阶段;(c)阶段3:第二次旋转阶段。

肌的牵拉使得运动减速缓冲。

研磨运动

在张口的同时相关的肌肉会协同收缩,导致了两个关节在同一个方向相对对称且同步的运动。相比之下,研磨运动则要求肌肉关节的不同运动。

当张合口时,下颌在仍处在中立面时,下颌尖将在研磨运动中左右运动。我们将工作侧和平衡侧加以区分。在工作侧食物被咀嚼成碎片,而另一侧(平衡侧)则要求前下方的移动来实现。

只有理解了上述的生物力学知识,治疗师才可以很好地认识、解释并治疗该部位的异常状态。

张口运动时中线偏离的评估

不是所有的颞颌关节结构都可以直接触诊,治疗师可以用不同的测试来评估骨与关节囊-韧带结构和关节盘可能的病理状态。

两个TMJ通常同时被观察,例如当张口时明显的中线偏离很容易被识别。

偏差(deflection)=张口时切点(下颌的中线点)偏移至一侧,不会回到中立面。

偏移(deviation)=张口时切点(下颌的中线点)偏移至一侧,但会回到中立面。

技巧:主动张口测试

第一个测试来评估偏移或偏差是在主动张口下完成的。这可以解释运动受限的原因,例如,问题是由于关节囊还是髁上径引起的(颞骨形成的面对面的关节平面)。测试主动张口,患者要求尽量张大口。患者要多重复几次直到口张到最大为止。口张到最大时(切边距离,IED)是通过尺子或圆规尺来测量的,开始的计数值应为0,也就是在前排牙齿咬合的垂直距离。一旦张口度数被确定,敲击现象将被触诊级数来测试,如下描述。

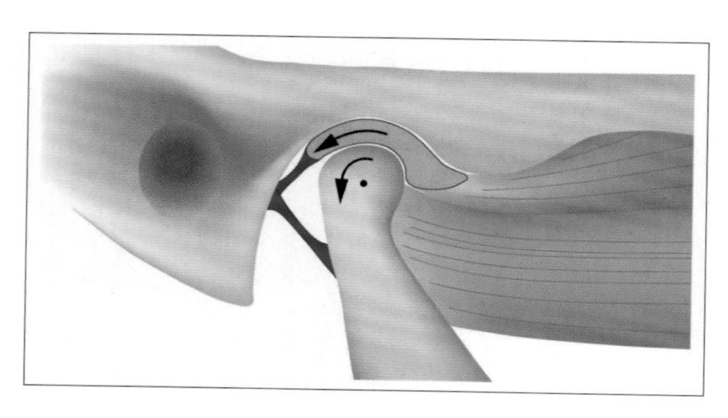

图 13.7 下颌关闭。

提示

根据Helkimo指数,正常张口幅度应≥40mm,如果没有达到,那么通过测量两侧下颌骨的侧向偏移度,常可发现下颌骨的偏移。如果没有发现侧向偏移,则是因为下颌的左右偏移,例如当左右侧方的偏移为10mm时,偏移则会被叠加3或4倍,这是口大概张开30~40mm的原因。如果不能偏移到一侧(例如左侧),则右侧TMJ关节卡住将是最有可能的原因。可能是关节盘的前侧脱位。如果向一侧的移动受限,但尚有可能活动(例如,左侧5mm,右侧10mm),是最短距离的一侧乘以3或4,这样张口多大就可以计算出来了。

颞颌关节的触诊

触诊结构概述
- 颞骨。
- 下颌骨的头部。
- 关节盘(通过敲击声来间接触诊)。

触诊流程概要

盘-突复合体的触诊是在张口时进行的,如下图所示(图13.8至图13.10)。

主动张口时的敲击现象评估

初始体位

患者坐在治疗椅上或是在放松下,头部稍抬躺在治疗床上。治疗师坐在患者头后方,大约11~12点钟方向的位置。

技术

在张口时,治疗师触诊TMJ的压痕,大约在外耳道的前下一指宽的位置。有些案例中,敲击声或是爆裂声会在张口时在手指下被感觉到。这样的情况通常会发生在:
- 开始张口时。

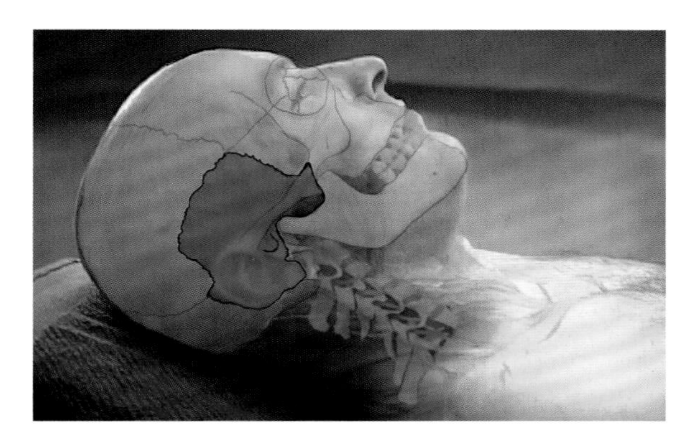

图 13.8 颞骨位置。

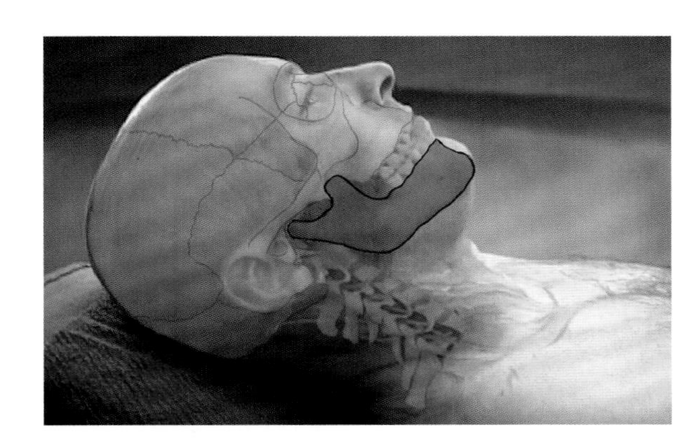

图 13.9 下颌骨位置。

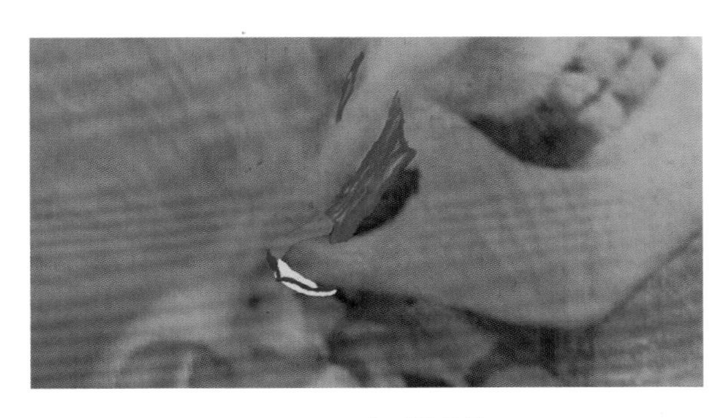

图 13.10 盘-髁系统。

• 张口的中期,大约口张开幅度是最大值的一半时。

• 张口运动末期,在口最大张开时的前一刻。

这描述了关节盘在下颌骨头部的可能位置（图 13.11 至图 13.13）。

提示

如上所述,TMJ 是由颞骨和下颌骨头构成的,并被关节盘分为上下两部分。关节盘恰好处于下颌骨头的上面,是一个水平的“8”字形。如果髁挤压到关节盘的后部,可能导致关节盘的变形和前移。同时上组织层被过度牵拉,敲击声出现。当关节盘前部移位后，前面提及的盘-髁系统会加重患者的病理症状,同时敲击声也出现了。

上下颌周围肌肉的触诊检查

触诊结构概述

• 咬肌。
• 翼内肌。
• 翼外肌。
• 颞肌。
• 二腹肌肌腹的前部和后部。

触诊流程概要

当决定如何去触诊时，实际的操作是要被考虑的。口面肌可以在口内或口外进行触诊。推荐在进行

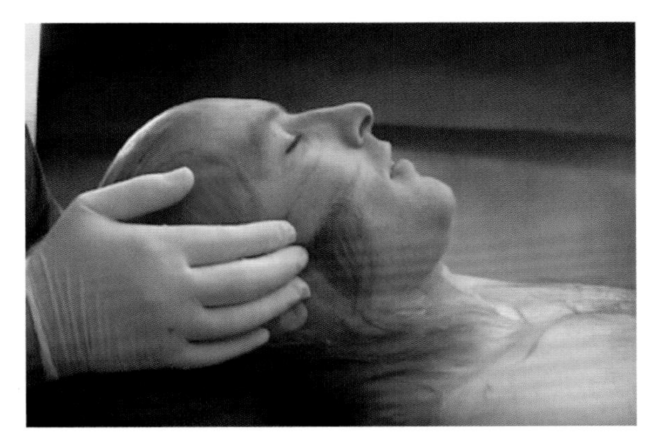

图 13.11 将近闭口时的 TMJ 触诊。

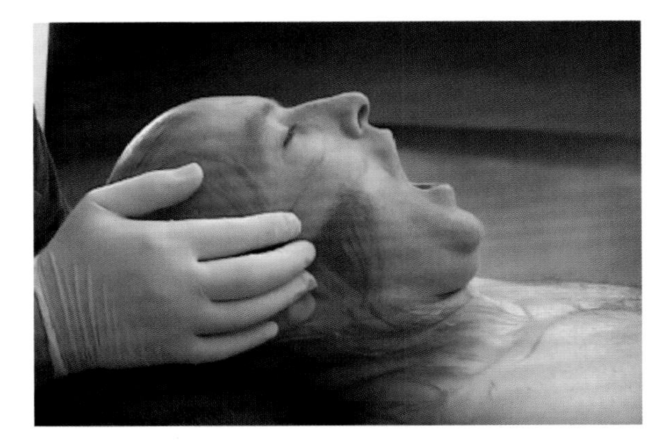

图 13.12 尽量张口时的 TMJ 触诊。

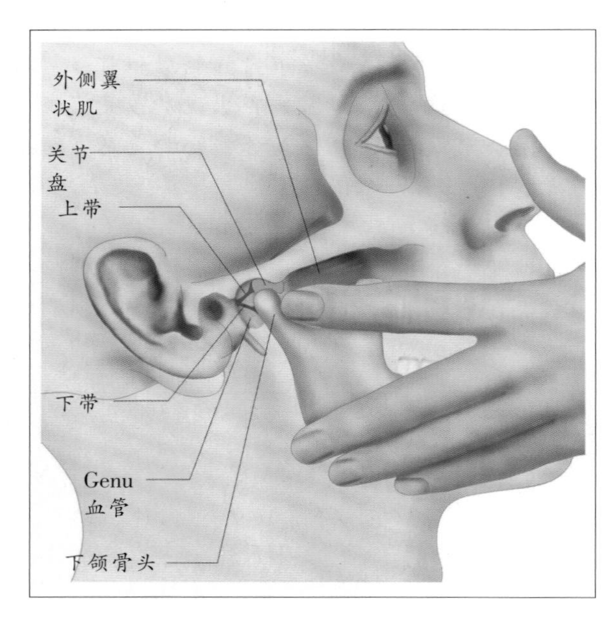

图 13.13 触诊时手指在颞颌关节的位置。

口内触诊后应该去除手套或至少清洁一下再进行口外的触诊。为了便于理解,触诊的肌肉只有肌肉收缩时才更容易触及。

提示

为了保护治疗师和患者,治疗师戴手套和口罩是很重要的。这可能在物理治疗操作中是不常见的,但是这却是必要的由于治疗师感染风险的增加,例如CMD(传染性疾病)患者,如果治疗师直接接触患者的唾液或血液则会有风险。同时这也降低了患者或治疗师感染空气传播疾病的可能。当触诊口外(面部触诊)或口内(口腔内部)时,一个问题出现了,当触诊完口内时,带着唾液的手或是手套去触诊患者的面部是否合适。同样当患者有面部化妆,触完面部直接去触及口内也是要患者不高兴的。

咬肌

咬肌在咀嚼系统中是很容易被触诊的,即使肉眼也可以识别出来。它分为浅层和深层两部分。它起源于颧弓然后通过一大块区域到达下颌骨角上的咬肌粗隆。

它形成一块这样的肌肉,悬挂在下颌骨角,与翼内肌相连。这块肌肉负责55%的口部闭合力量。

初始体位

患者坐在治疗椅上或是在放松下,头部稍抬躺在治疗床上。治疗师坐在患者头部侧方位置来评估。

技术

口内触诊是将示指或中指放置于口峡部(面颊内部)拇指放置于面颊外。这块肌肉也可以在面颊外部被触及。咬肌在口内下颌分支部皮肤下可以被触及。咬肌收缩时可以在下颌骨角被看到。让患者轻轻地将上下齿闭合来区分不同的组织。这样做,可以轻松地识别出收缩的咬肌(图 13.14 至图 13.17)。

评估与治疗提示

耳朵或外侧牙痛可能是由扳机点引起的牵涉痛,例如咬肌(图 13.18 至图 13.21)。

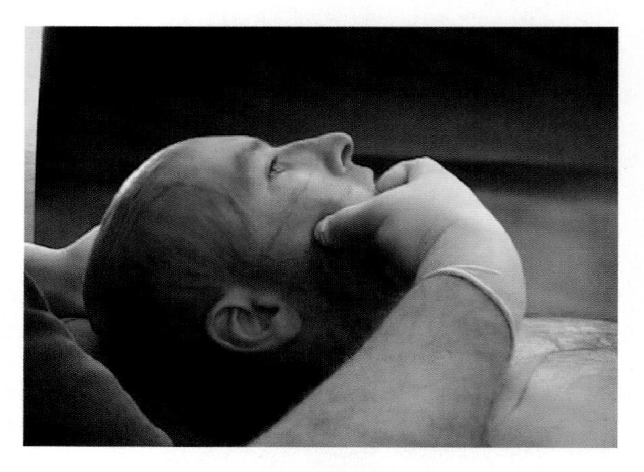

图 13.14 咬肌表层的触诊。

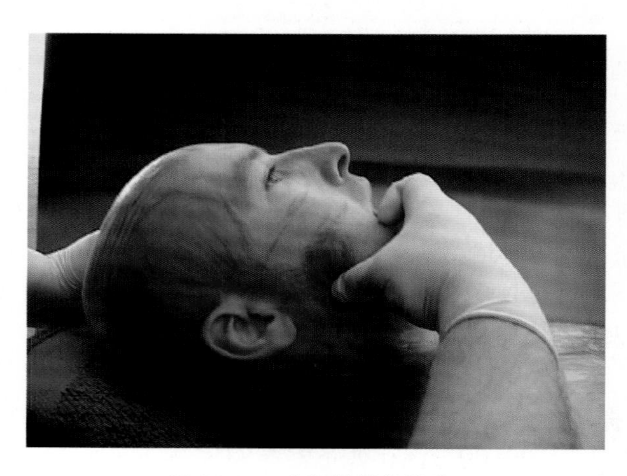

图 13.15 咬肌深层的触诊。

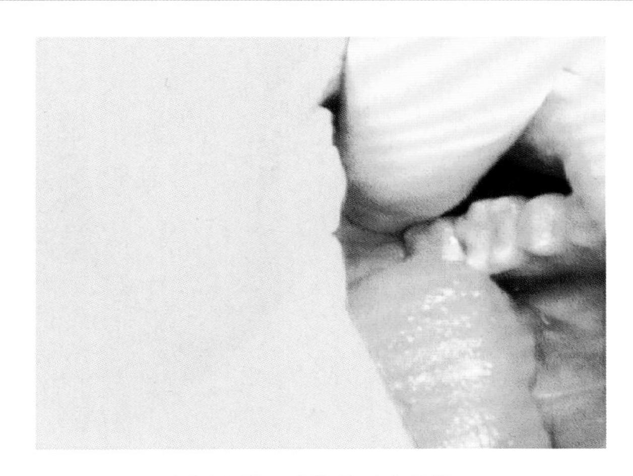

图 13.16　咬肌的口内触诊。

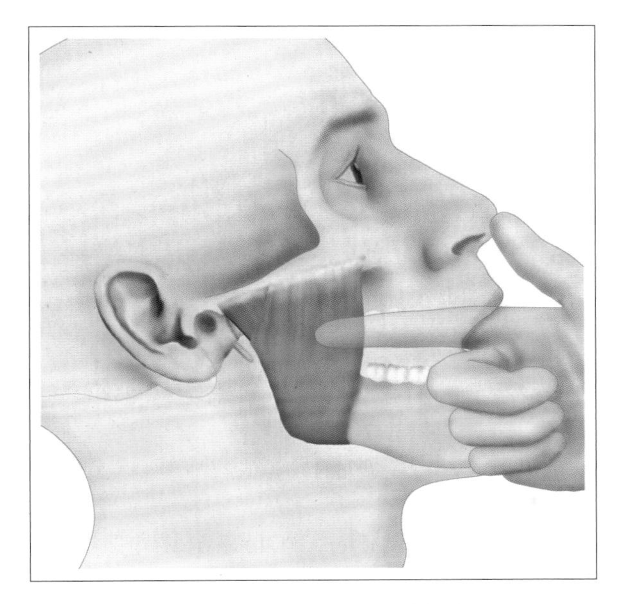

图 13.17　图示咬肌的口内触诊。

翼内肌

翼内肌起点在翼状窝，可以在下颌外侧观察到这块肌肉，它几乎与咬肌平行，最后终于下颌骨角。它与翼状粗隆相连。

与咬肌一起形成一块悬于下颌角的肌肉。这几块肌肉大约负责咬肌力量的 55%。

提示

在咀嚼时 TMJ 受到的压力是最大的。在咀嚼过程中当咬合时压力可达 700~950 牛顿，当然也可能更大。当患者咬牙或是磨牙（夜间磨牙症）时可能会改变或伤害患者的牙齿或咬合；这是由于在咀嚼时会产生很大的压力。肌肉失衡也可以引起面部疼痛或其他症状，例如，骶髂关节障碍可以影响到全身的状态。

初始体位

患者坐在治疗椅上或者头部稍抬躺在治疗床上。

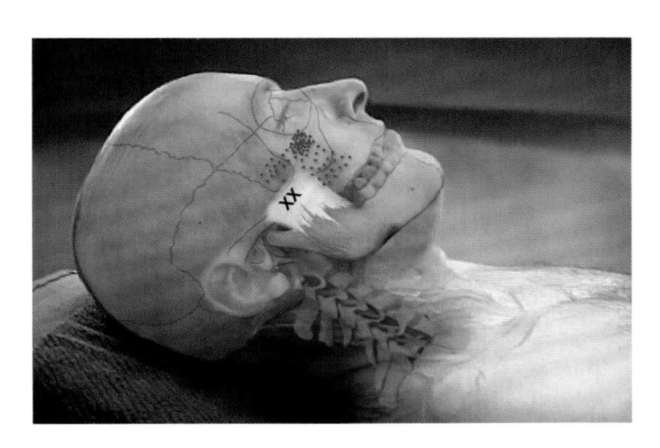

图 13.18　表层咬肌上层部分的扳机点引发的磨牙上部和上颌窦的牵涉痛。

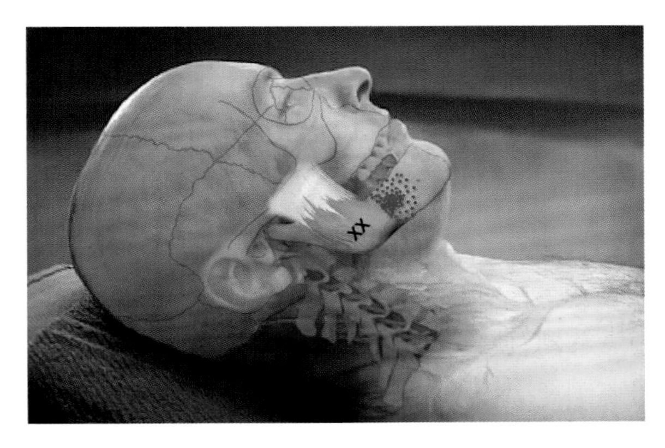

图 13.19　表层咬肌下层部分的扳机点引发的磨牙区域和颞骨的水平区域的牵涉痛。

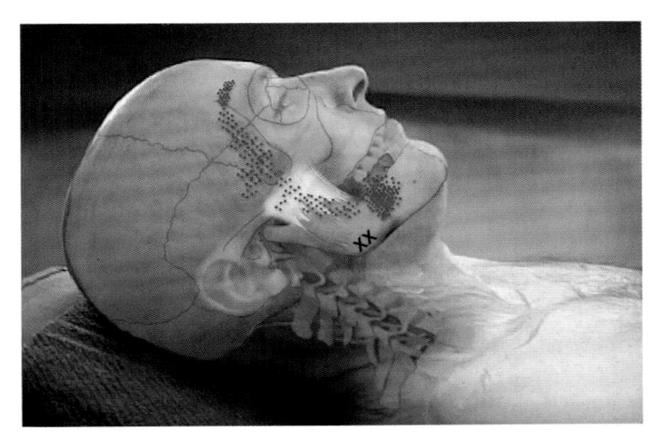

图 13.20　图中面部筋膜痛是由下颌骨角引起的，这里咬肌浅层清晰可见，它引起水平方向的下颌骨和颞骨牵涉痛。

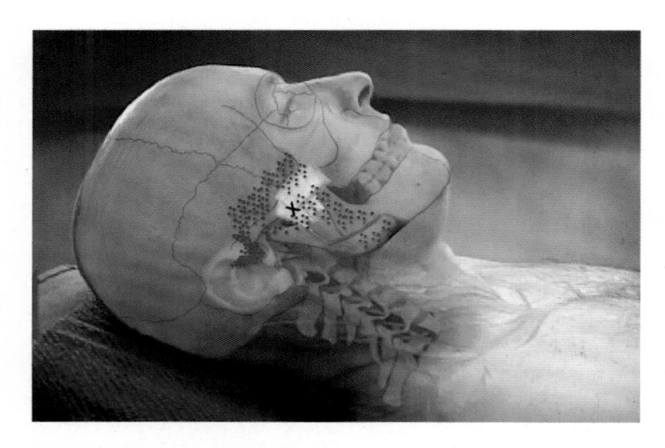

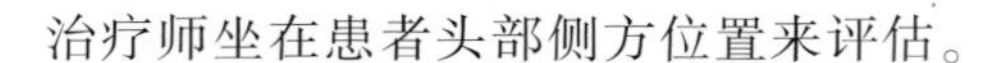
图 13.21 咬肌深层的扳机点引起耳朵和关节前方的牵涉痛。

治疗师坐在患者头部侧方位置来评估。

技术

口内触诊技术,需要把示指或中指放置于下颌骨分支部,这个位置分支从下颌骨粗隆延伸至下颌角。当然也可口外触诊,通过下颌角内侧点的里面来触诊(图 13.22 至图 13.25)。

评估与治疗提示

在翼内肌的扳机点可以引起耳前方的牵涉痛(图 13.26)。

翼外肌

翼外肌的上侧头起源于蝶骨的颞侧下棘。内侧头起于翼状突的外侧台。上侧头与关节盘相连,将关节盘前方移动,使口张开。下侧头止于下颌骨的髁突。当独自收缩时,使得下颌向对侧移动(内侧偏移)。当两侧肌肉同时收缩时使下颌向前移动(前移)。

这个运动由翼外肌开始,随后与舌上肌伴随收

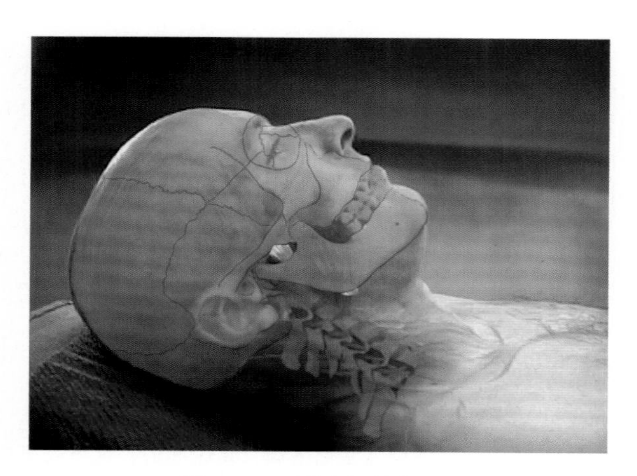

图 13.22 翼内肌的位置。

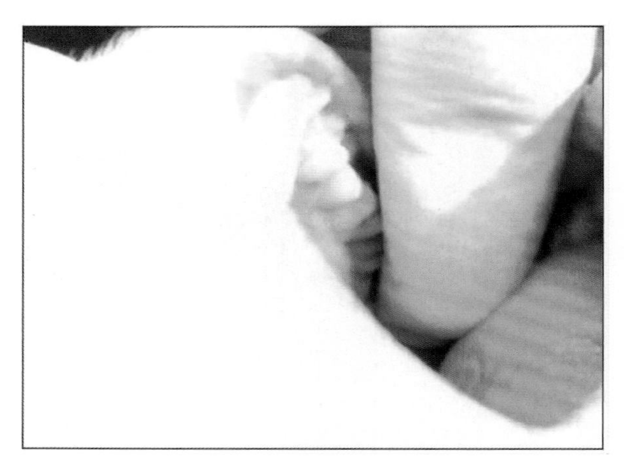

图 13.23 翼内肌的口内触诊。

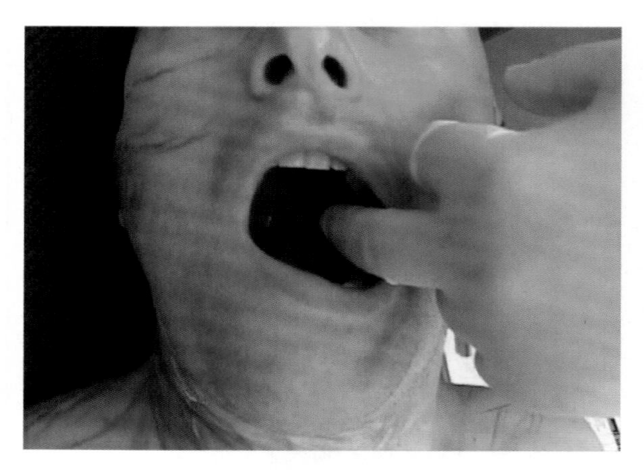

图 13.24 触诊过程,上面观。

缩。最近研究(Schindler,2004)显示翼外肌与 TMJ 的所有运动都多多少少会有关系。

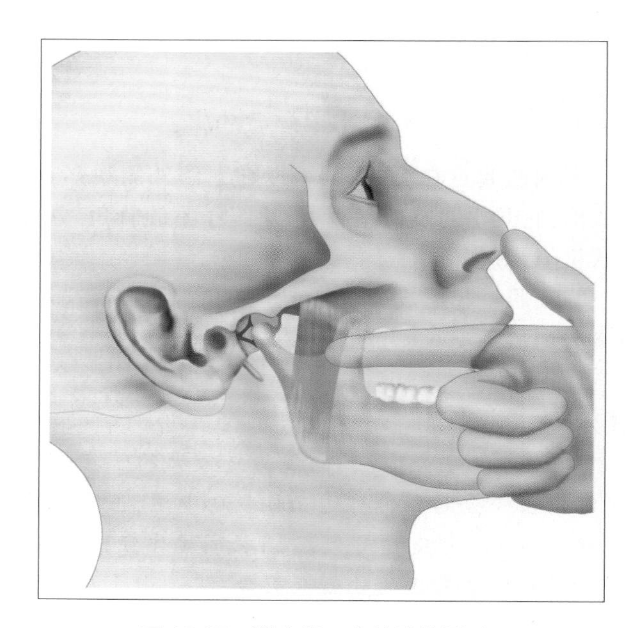

图 13.25 翼内肌口内触诊的图示。

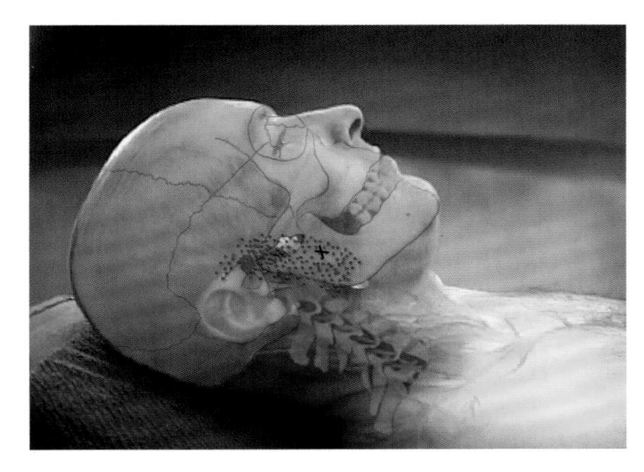

图 13.26 翼内肌的扳机点可以引起耳前的牵涉痛。

翼外肌常常引起颞颌关节的疼痛。这块肌肉是否可以被触及一直是一个疑问，但我们研究(Stelzenmuller 等,2004)并第一次证明了这块肌肉是可以被触诊的。有了直接的触诊,我们才可以评估肌肉纤维的质量、评估疼痛、功能性按摩(在手指触诊的同时患者张合口)才可以实现。这个研究的择取标准是患者都有此关节的相关问题。触诊则毫无疑问的可以被 MRI (核磁共振)和 EMG(肌电图)来证明。触诊技术是从具有不同维度关系的解剖标本中得到的。触诊的前提是治疗师熟悉触诊技术并有相关的经验（图 13.27 至图 13.29）。

初始体位

患者坐在治疗椅上或是在放松下,头部稍抬躺在治疗床上。治疗师坐在患者头部侧方位置来评估。

技术

手指触诊技术是将小指或示指放入口内腮内侧

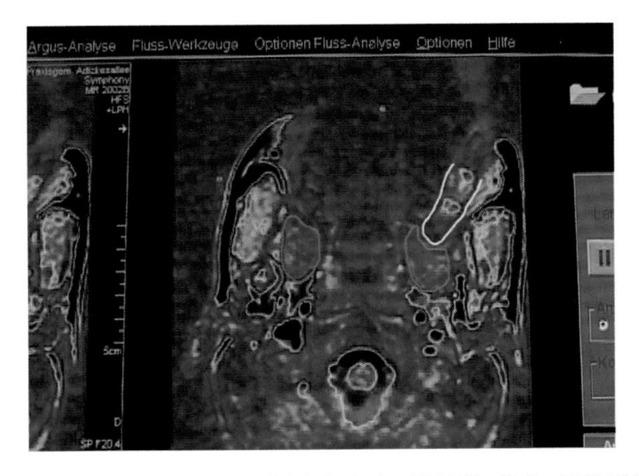

图 13.27 入口在 MRI 上的图示,红色:翼外肌。黄色:触诊用的手指。

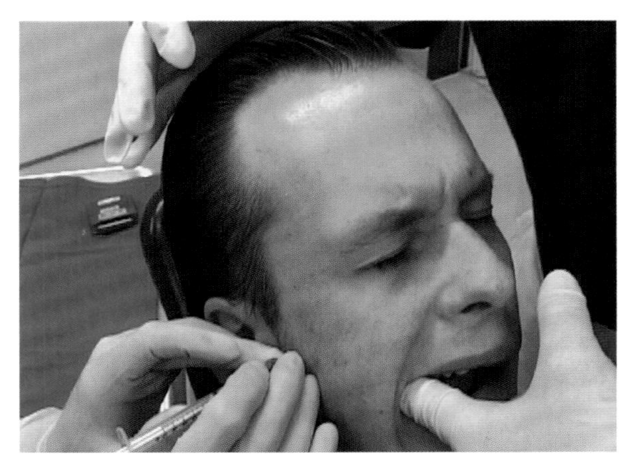

图 13.28 在 EMG 检测下的翼外肌触诊。

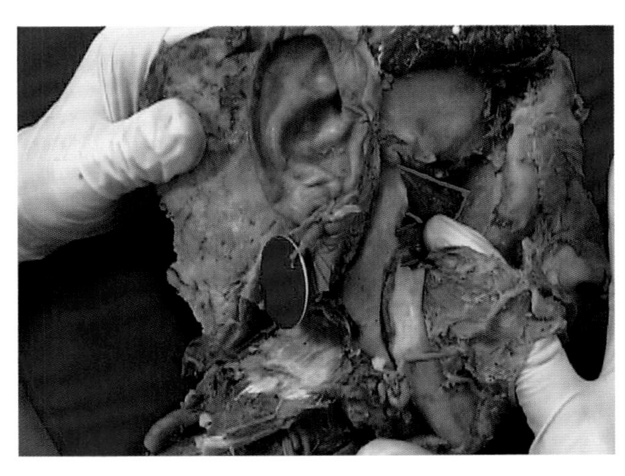

图 13.29 在解剖尸体上的入口图示。红色代表:翼外肌。蓝色代表:翼内肌。

位置来感受翼外肌。患者将下颌骨向评估侧偏移(下颌偏移,远离中轴)。治疗师的小指或示指沿着与上颌骨的牙槽突上部平行的口腔前庭到上颌结节，直到翼状突平台被触时结束。在这一步中,触诊经过了翼内肌的上侧部分。最后一部分的触诊向内上侧方向移动。

这块肌肉可以在口外侧被测试。这个测试提供的信息不如手指触诊详尽。做这个测试时,治疗师指示患者轻轻张开口,并移动下颌至一侧,例如,左侧。这个运动可以通过用对左侧下颌骨施加的次于最大的阻力使其减速。这样就测试了右侧翼外肌的力量或疼痛。

直到外侧翼状肌被证实可触诊到以来，该项触诊技术也被作为一个治疗方法,通过收缩-放松的方式来放松外侧翼状肌(图 13.31 和图 13.32)。

评估与治疗提示

翼外肌的扳机点可以引起下颌的牵涉痛。可能与关节源性疾病或上颌窦症状混淆(图 13.33)。

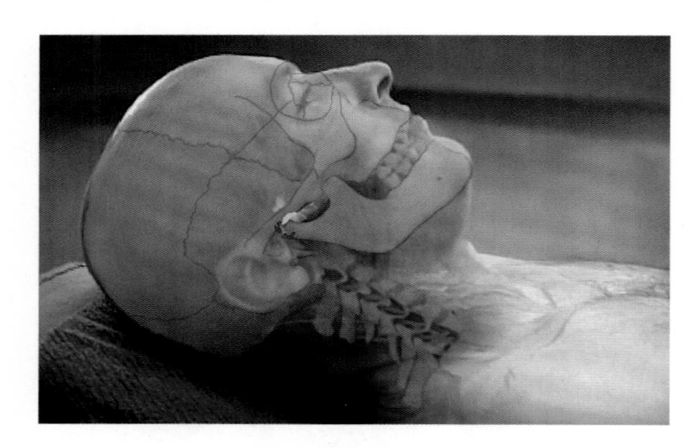

图 13.30 翼外肌位置。

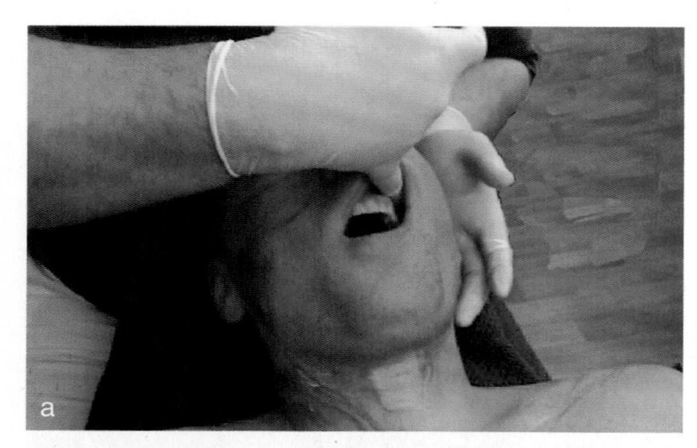

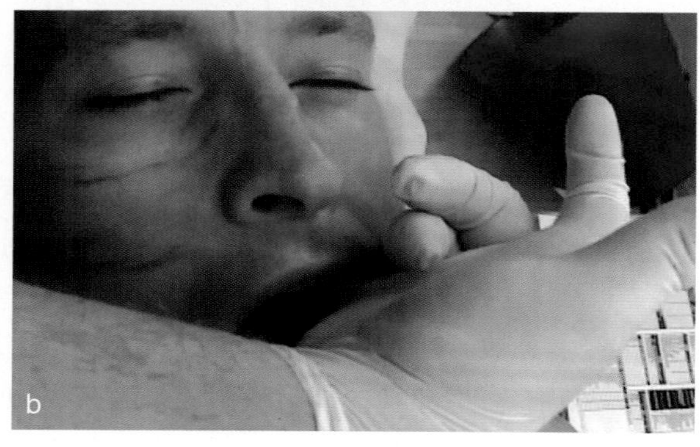

图 13.31 患者将下颌骨侧方偏移，然后进行翼外肌的口内触诊。(a)小指平行移动于牙槽突的上部分;(b)然后小指顺口前庭到上颌结节,顺着翼状突到侧方平台。

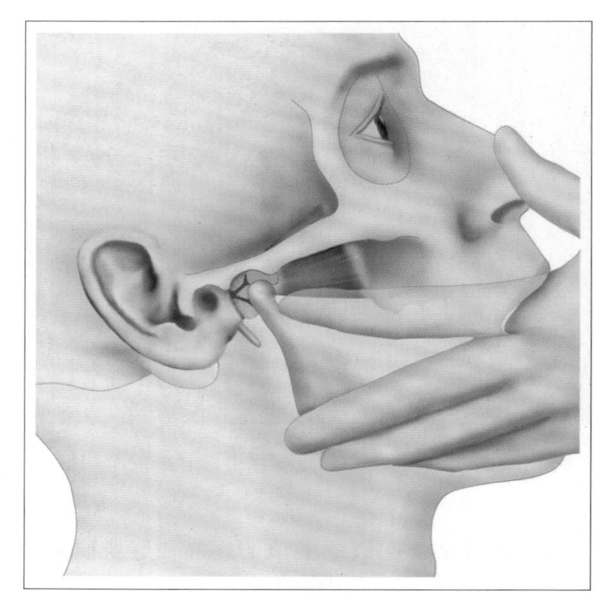

图 13.32 翼外肌的口内触诊图示。(橙色:关节盘)

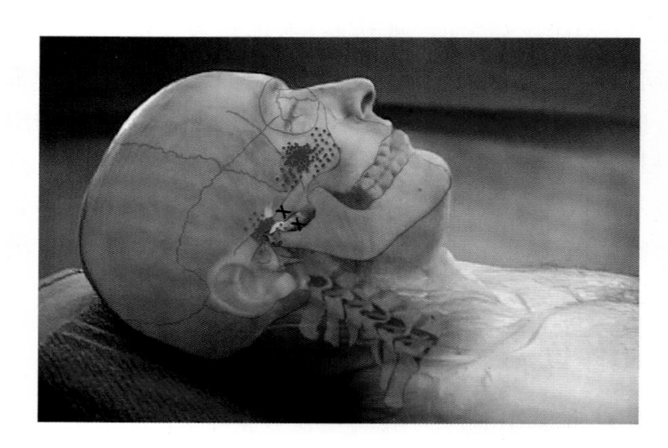

图 13.33 翼外肌扳机点引起颞颌关节的牵涉痛。这可能与上颌窦关节源性疾病和症状相混淆。

颞肌

颞肌分为三个部分:前侧、内侧、后侧部分。触诊评估是很重要的,因为这块肌肉根据不同的人群不同的大小尺寸,不同的运动与不同的牵涉痛(图 13.34 至图 13.42)。它起于颞骨鳞部和顶骨。止于下颌骨冠突。当两侧颞肌收缩则承担了 45%的口部闭合力量。同时下颌骨的后侧部分在冠突位置向后上方移动。前侧部分对下颌前伸与张口有重要作用。

初始体位

患者坐在治疗椅上或是在放松下,头部稍抬躺在治疗床上。治疗师坐在患者头后方。

技术

口外触诊于太阳穴前侧区域开始。治疗师触诊时用中等强度的压力垂直于纤维走向方向。触诊前侧部分始于顶骨的颞侧鳞部的颞线。治疗师触诊这部分肌肉时由前侧向后侧移动，然后到肌肉在颧弓的止点。这个方法对不同肌肉区域的扳机点和/或压痛点的定位是非常必要的。内侧与后侧部分的触诊则用相同的方法。

在触诊时指示患者稍稍张口或是将牙齿轻轻咬

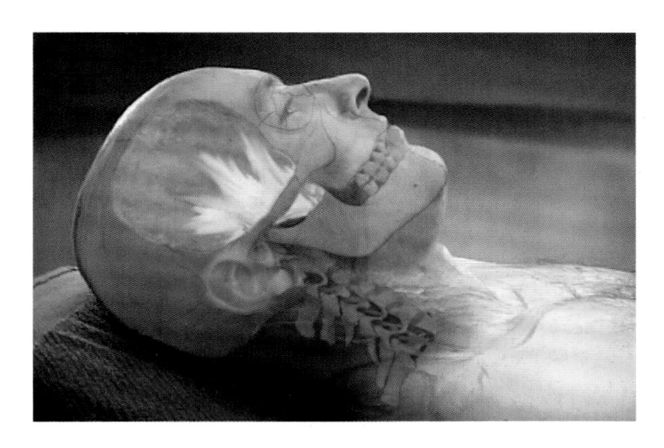

图 13.34 颞肌位置。

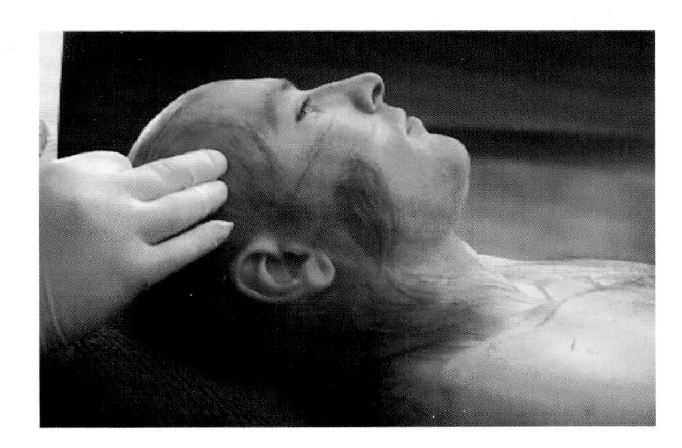

图 13.35 口外触诊从太阳穴前方区域开始。

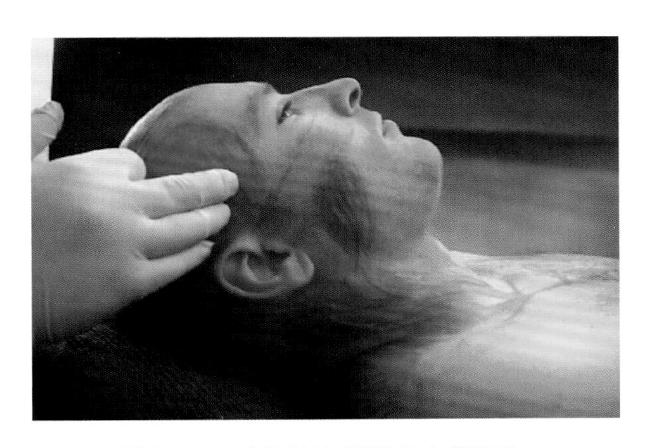

图 13.36 继续触诊，颞肌的中部触诊。

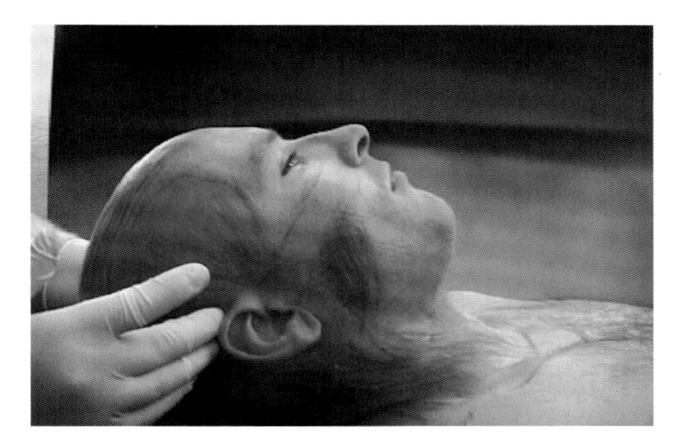

图 13.37 颞肌后方的触诊。

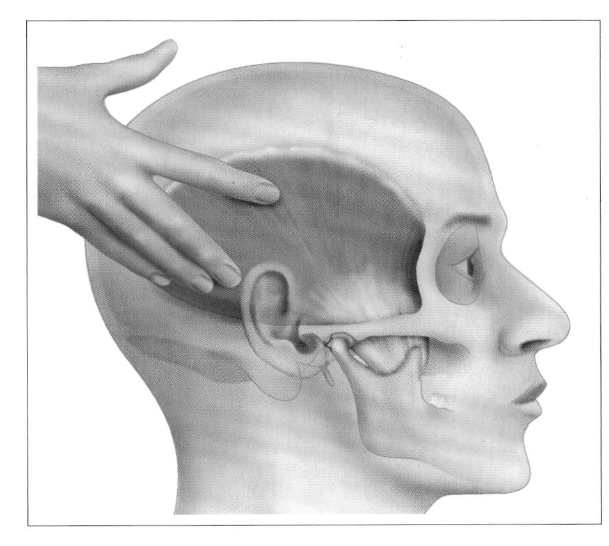

图 13.38 颞肌触诊图示。

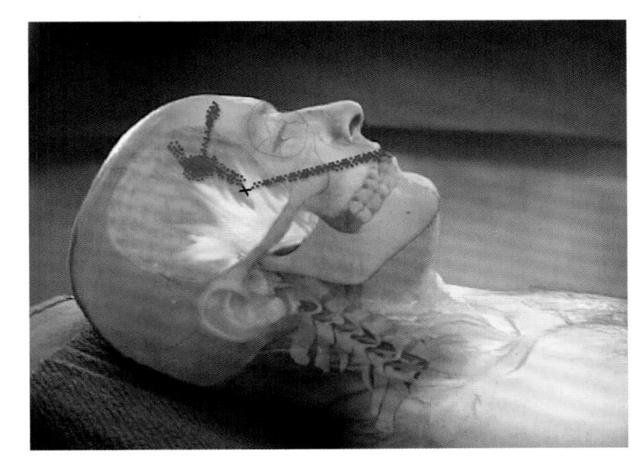

图 13.39 颞肌前方的扳机点引起牙齿前方的牵涉痛。

合，有助于治疗师区分不同的结构。示指、中指、小指都可以被用来做太阳穴区域的触诊。

二腹肌的前后肌腹

二腹肌的后肌腹起于颞骨的乳突切迹，与它的前腹一起通过肌腱与舌骨后角相连，前腹止于二腹肌窝。

二腹肌的一个很重要的作用是在吞咽时提高舌骨，同时它对张口也有作用。

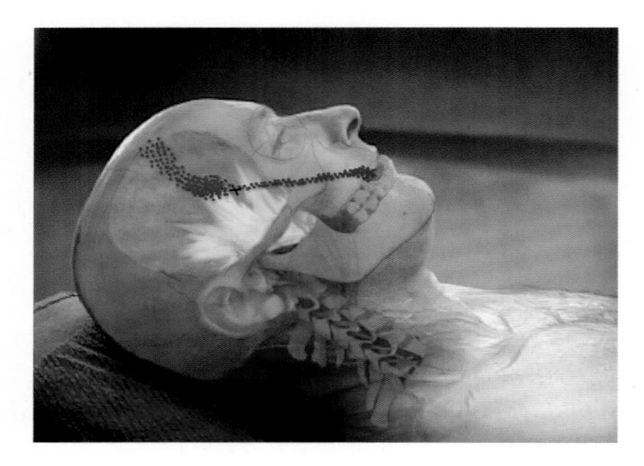

图 13.40 颞肌中部的扳机点引起切牙和磨牙前部的牵涉痛。

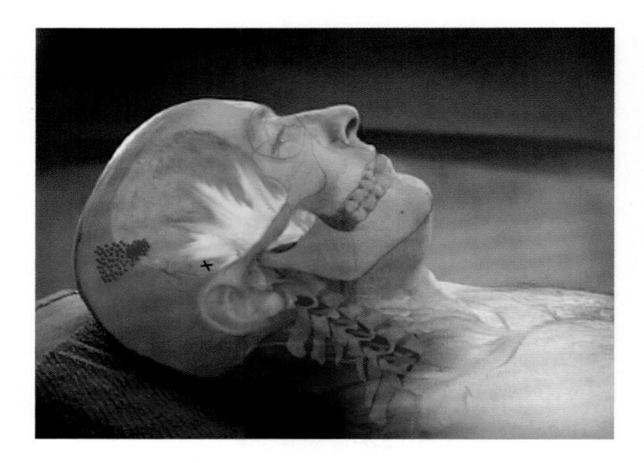

图 13.42 颞肌后方的扳机点引起顶骨的牵涉痛。

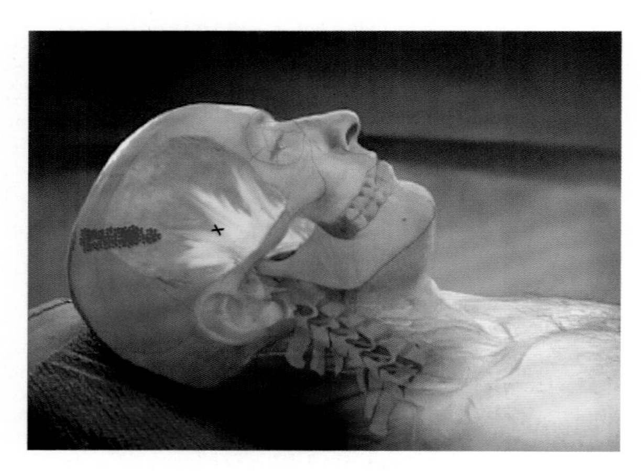

图 13.41 颞肌中部的扳机点引起顶骨中部的牵涉痛。

提示

头部或下颌有疼痛症状时,治疗师在不同的时间应评估口底的改变和/或疼痛。评估舌头的运动时需要患者将舌尖放置于鼻子方向, 在下颌尖上, 然后将舌头尽量往左或右移动。如果测试显示舌头两边运动不对称,那么就需要牙医、口腔外科、口腔面部外科、或神经科医生来做进一步的检查。这样的偏差可能仅仅是因为身体意识异常或是口底的改变引起的,例如,口内的溃疡(口腔溃疡),淋巴结肿胀,唾液腺结石,肿瘤,起源于脑内的组织等等。因此口底部需要系统的触诊(因口底部对疼痛敏感因此触诊应轻触)。

初始体位

患者坐在治疗椅上或者头部稍抬躺在治疗床上。治疗师坐在患者头部侧方位置来评估。

技术(口内)

示指或中指放置在口底部的下舌处 (舌头的下方)。治疗师将二腹肌前腹轻推至口底部,继而这块肌肉在口外、口内都可以被轻松触诊了。

现在证明张口时轻轻推住下颌给予阻力可以区分二腹肌前腹与其他舌骨上肌。V 字形的二腹肌前腹通过下颌尖时可以被识别。

技术(口外)

口外触诊技术也可用来触诊二腹肌后腹,是口内技术的一种备选方案。治疗师抓住下颌骨角触诊下颌骨分支后方的软组织。

当治疗师抓住下颌骨角并在下颌骨分支后方施加轻微压力,就可以感受到二腹肌后腹。

在触诊过程中要求患者做吞咽运动。此时二腹肌后腹将会与治疗师手指相抵抗。我们一般首先做的是口内的二腹肌前腹的触诊(图 13.43 至图 13.46)。

提示

舌骨上肌:舌骨上肌包括二腹肌、茎突舌骨肌、下颌舌骨肌、颏舌骨肌。颏舌骨肌、下颌舌骨肌和二腹肌前腹协助形成口底部。舌骨上肌对咀嚼、吞咽和说话、唱歌时的构声有作用。当下颌骨固定,下颌舌骨肌可以将舌底部抬高,使其抵抗上颚。舌骨和咽此时被向前上拉动。当舌下肌固定舌骨,下颌舌骨肌参与下颌骨的侧移和口的张开 (Rauber 和 Kopsch,2003)。

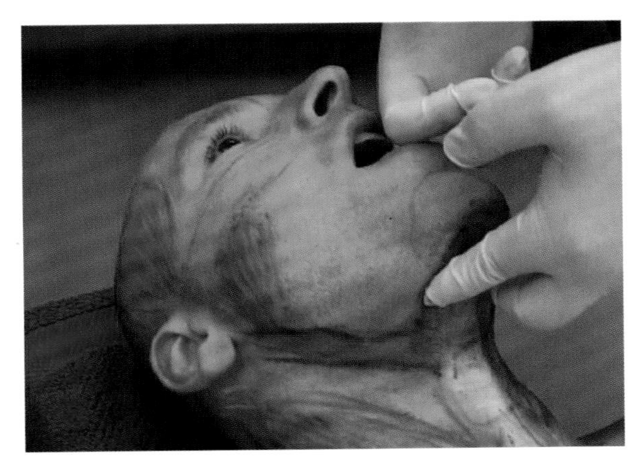

图 13.43　二腹肌前侧肌腹的口内触诊。

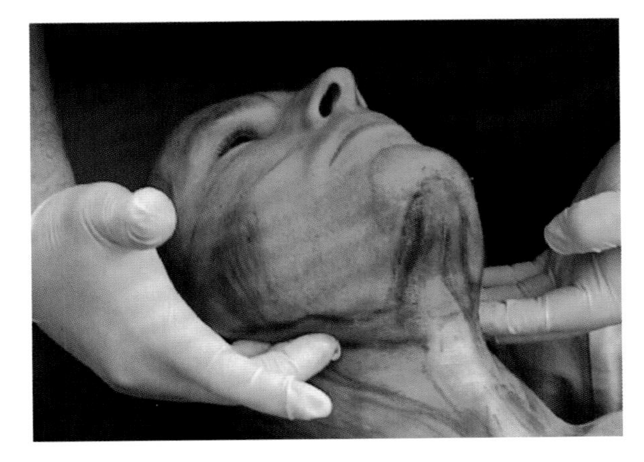

图 13.44　二腹肌后侧肌腹的口外触诊。

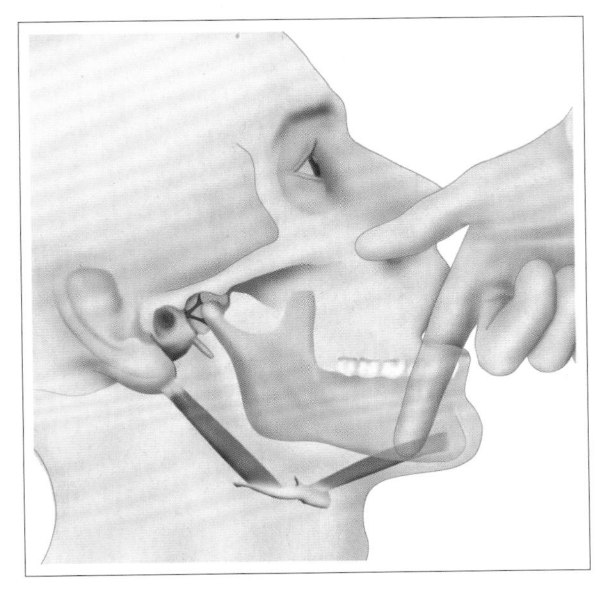

图 13.45　二腹肌前侧肌腹的口内触诊图示。

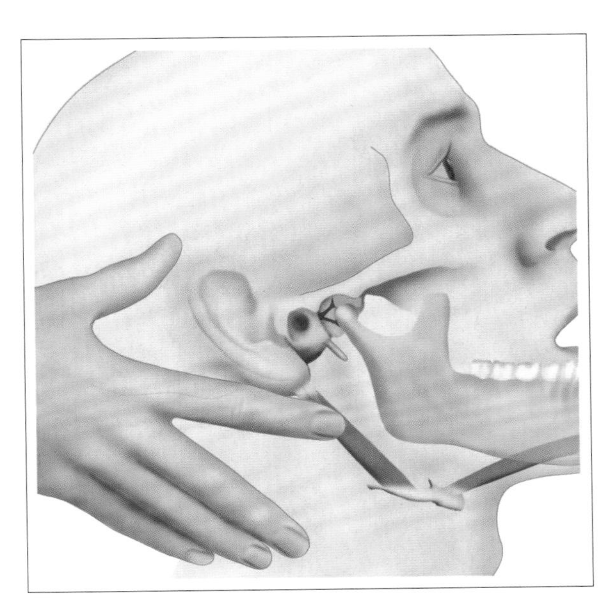

图 13.46　二腹肌后侧肌腹的口外触诊图示。

思考题

1.头部被分为 11 个部分，它们的名称各是什么？

2.三叉神经受压点的名称。

3.哪些骨头围绕关节盘使上下颌连接在一起？

4.口内触诊 TMJ 时为什么最好戴手套和口罩？

5.起源于颧弓然后通过一大块区域到达在下颌骨角上的咬肌粗隆的肌肉什么？

6.闭口的主要肌肉有哪些？

7.启动张口运动的肌肉是哪个？

8.二腹肌最重要的运动是什么？

（于大海　邱怀德　译　王红星　校）

索 引